医学影像学

（上）

李　冬等◎编著

吉林科学技术出版社

图书在版编目（CIP）数据

医学影像学 / 李冬等编著. -- 长春 : 吉林科学技术出版社, 2017.5

ISBN 978-7-5578-2473-0

Ⅰ. ①医… Ⅱ. ①李… Ⅲ. ①医学摄影 Ⅳ. ①R445

中国版本图书馆CIP数据核字(2017)第113582号

医学影像学

YIXUE YINGXIANG XUE

编　　著　李　冬等
出 版 人　李　梁
责任编辑　刘建民　韩志刚
封面设计　长春创意广告图文制作有限责任公司
制　　版　长春创意广告图文制作有限责任公司
开　　本　889mm×1194mm　1/16
字　　数　540千字
印　　张　40.5
印　　数　1—1000册
版　　次　2017年5月第1版
印　　次　2018年3月第1版第2次印刷

出　　版　吉林科学技术出版社
发　　行　吉林科学技术出版社
地　　址　长春市人民大街4646号
邮　　编　130021
发行部电话/传真　0431-85635177　85651759　85651628
　　85652585　85635176
储运部电话　0431-86059116
编辑部电话　0431-86037565
网　　址　www.jlstp.net
印　　刷　永清县晔盛亚胶印有限公司

书　　号　ISBN 978-7-5578-2473-0
定　　价　160.00元（全二册）

编委会

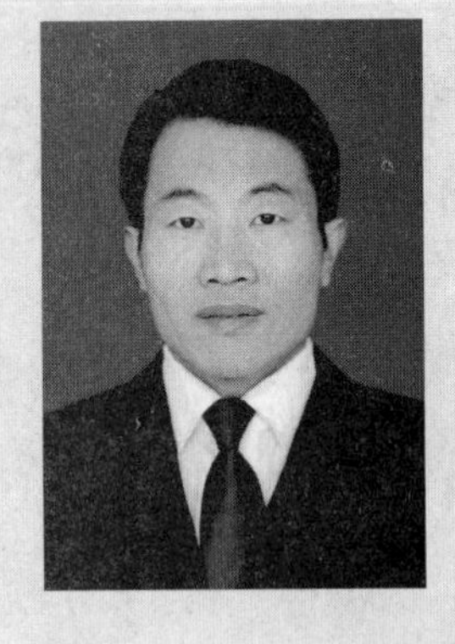

李　冬

男，放射科主管技师，毕业于泰山医学院放射系，2005年毕业于沈阳大学计算机专业成人教育，2012年毕业于青岛大学医学影像专业，获得学士学位。从业二十多年来，在影像技术、质量控制和设备维护保养、辐射防护等方面做出不懈的努力，对常见疾病“同病不同影，同影不同病”有自己独到的见解。随着数字影像及影像传输存储远程会诊设备技术的应用，在技术方面有长足的进步。发表论文五篇，参编论著两部。

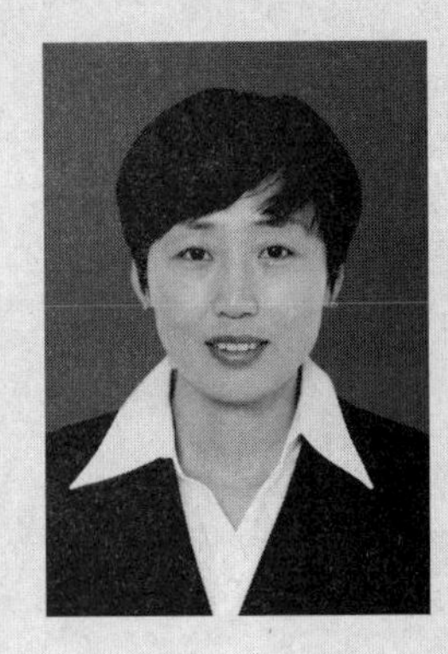

杨　霜

女，1977年2月出生，大学本科学历，现为山东省东营市胜利油田中心医院保健科主治医师，于2013年在北京协和医院超声科进修学习，熟练掌握腹部、浅表器官及心脏等常见病、多发病的超声诊断，对本专业领域内的疑难病症有丰富的超声诊断经验。发表论文两篇，著作一部。

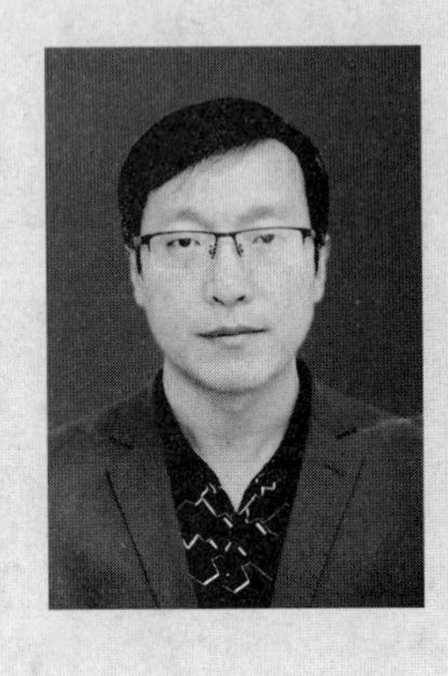

卢明春

男，1982年2月出生，2007年7月毕业于泰山医学院医学影像学专业，肥城矿业中心医院医学影像科CT-MR室副主任，主治医师。工作中踏实肯干，刻苦钻研，多次被评为先进工作者、优秀医师，泰安市放射学会委员、泰安市医学影像学会委员，并先后在山东省医学影像研究所、301医院进修学习，不断精进业务。擅长中枢神经系统、胸腹部、骨肌系统等疾病的影像诊断，发表论文两篇，论著一部。

前言

疾病的正确治疗是建立在正确诊断的基础上的，没有正确的诊断就不可能有正确的治疗。医学影像学的快速发展已经使其成为医疗中不可或缺的、最重要的诊断方法。因此，如何更好地使用影像学设备、提供更科学的影像学诊断，是每个影像学医生都应该掌握的技能。有鉴于此，为了方便临床医生查阅，促进医学影像学在应用中理论联系实际，我们结合医学影像学临床工作经验组织编写了《医学影像学》一书。

本书共二十五章，主要涉及超声检查、CT 检查、MR 检查、造影检查、核医学成像、介入放射技术等内容，编撰原则是病种涵盖面广、组织条理清晰、内容简洁有序、围绕主要影像学特征、诊断与鉴别兼顾，重点介绍了临床常见病、多发病的影像学诊断与鉴别，使读者能对疾病相关影像检查方法、临床要点、影像诊断与鉴别诊断有较系统的理解和清晰的思路，能对这些影像学高新技术有更透彻的了解、更精准的把握。适合医学影像学专业学生和临床青年医生随身携带参阅。

由于我们的理论水平和实践经验有限，在跟踪快速发展的医学影像技术和掌控博大精深的影像学诊断实践方面难免有所疏漏和讹误。期望在医学影像实践中不断得到良师益友的指教和谅解。

《医学影像学》编委会

2017 年 2 月

目 录

第一章　心脏与大血管超声诊断

第一节　正常心脏超声表现

一、二维超声心动图

二维超声心动图是目前心脏超声检查与诊断的基础和最常用最重要的模式之一，能够可靠地显示心脏大血管的空间位置、解剖结构，并对其功能进行评估。二维超声心动图又称切面超声心动图，因为其可以显示心脏大血管不同断面的二维图像。M型超声心动图、多普勒超声心动图均需以二维超声心动图作为基础或参考方可获得。

（一）基本成像原理

断层（切面）成像：超声心动图提供心脏大血管及血流的断面影像信息，可以对心脏结构进行“切片”样显示，与血管造影技术不同，后者显示轮廓结构。由于切面显像提供心血管结构的不同距离的影像，因此全面了解心脏房室及瓣膜功能结构有赖于整合多个切面获得的信息。心脏是运动器官，同时呼吸运动也会对图像产生影响。

（二）声窗

探头置于体表的位置包括胸骨旁、心尖、剑突下及胸骨上凹四个部位。右位心患者，探头需要置于右侧胸壁的相应位置以获得不同心脏切面。对于左侧胸腔存在大量积液的患者，心脏可能向后或向右移位，需要相应调整探头位置，有时需要患者坐位在左胸后壁进行探查。

（三）标准成像平面（切面或观）

包括3个呈正交关系的平面，即长轴切面、短轴切面及四腔心切面。超声心动图检查时，将通过右胸锁关节与左乳头连线获得的超声检查平面称为超声心动图的长轴切面，相当于心尖至心底的连线平面，此切面与人体的解剖矢状面恰成45°夹角，包括胸骨旁左室长轴切面、心尖左室长轴切面等。与心脏长轴切面呈90°夹角获得的切面称为心脏短轴切面，包括心底短轴切面、二尖瓣水平短轴切面及乳头肌水平短轴切面等。同时与长轴切面和短轴切面均垂直称为心脏的四腔心切面，包括心尖四腔心切面、胸骨旁四腔心切面及剑下四腔心切面等。

（四）常用二维超声心动图切面

1.胸骨旁声窗

(1)胸骨旁左心室长轴切面：探头置于胸骨左缘第3、4肋间，检查声束平面与右胸锁关节和左乳头的连线平行。

(2)胸骨旁右室流入道长轴切面：探头置于胸骨左缘第3、4肋间，在左室长轴切面的基础上，顺时针调整探头15°～30°，使声束指向剑突及三尖瓣方向，声束平面大致与左锁骨上窝与右肋弓连线平行。

(3)胸骨旁右室流出道长轴切面：探头置于胸骨左缘第3、4肋间，在胸骨旁右室流入道长轴切面的基础上，顺时针调整30°～45°，使声束指向左肩方向，声束平面大致与左肩、右肋连线平行。

(4)胸骨旁肺动脉长轴切面：探头置于胸骨左缘第3肋间，胸骨旁右室流出道长轴切面的基础上，进一步顺时针调整探头至30°～45°,显示肺动脉主干及分支。

(5)胸骨旁主动脉短轴切面:探头置于胸骨左缘第2、3肋间,在左室长轴切面的基础上,将探头顺时针旋转90°,使声束与左肩和右肋弓的连线平行。此切面的中心标志性结构为主动脉根部的横断面。

(6)胸骨旁二尖瓣水平左室短轴切面:探头置于胸骨左缘第3、4肋间,声束恰好通过二尖瓣口。此切面右室呈月牙形位于近场,室间隔呈弓状凸向右室侧,二尖瓣口呈鱼口状高回声位于左室短轴圆环状结构内。此切面是直接画迹法测量二尖瓣口面积的标准切面。

(7)胸骨旁乳头肌水平左室短轴切面:探头置于胸骨左缘第3、4肋间,声束恰好横切两组乳头肌。此切面右室腔更小,呈月牙形位于近场,室间隔呈弓状凸向右室侧,两组强回声乳头肌位于左室短轴圆环状结构之内。

2.心尖部声窗

(1)心尖四腔心切面:探头置于心尖搏动处,声束指向右胸锁关节,此切面室间隔位于图像近场的中央,室间隔由心尖向心底延伸,与三尖瓣隔瓣及二尖瓣前叶及房间隔交汇,房间隔向心底延伸止于房顶的心房穹隆,心脏的十字交叉位于图像的正中。

(2)心尖五腔心切面:在心尖四腔心切面的基础上,轻轻将探头顺时针旋转15°～20°,在心尖四腔心的中央十字交叉处左室侧出现左室流出道及主动脉根部结构,与左、右心室,左、右心房一起形成了五腔结构。

(3)心尖二腔心切面:在心尖四腔心切面的基础上,将探头逆时针旋转60°,使超声检查平面与室间隔平行。

(4)心尖左室长轴切面:在心尖四腔心切面的基础上,将探头逆时针旋转120°,或在心尖二腔心基础上,将探头逆时针旋转60°,使声束通过心尖指向后背,此切面与左室长轴切面相似,但可以清晰显示心尖部的结构。

3.剑突下声窗

(1)剑突下四腔心切面:探头置于剑突下,声束指向左肩,超声平面与标准左心室长轴切面垂直,图像的近场可见一小部分肝脏回声,然后可见右室、右房及左室位于图像的中场,左房位于远场,可以显示心脏的四个房室腔、两组房室瓣及房间隔和室间隔等结构。

(2)剑突下右室流出道长轴切面:在获得剑突下四腔心切面的基础上,将探头顺时针转动90°,声束指向左锁骨,超声平面与右室流出道长轴平行。

(3)剑突下左心室短轴切面:获得剑突下四腔心切面后,顺时针转动探头90°,并使声束平行。

(4)剑突下下腔静脉长轴切面:在获得剑突下四腔心切面的基础上,调整声束指向患者的右后背侧,此时超声检查平面与下腔静脉的长轴平行,可以显示下腔静脉进入右房的入口及肝静脉等。此切面是确定内脏位置、心房位置的重要切面。

4.胸骨上凹声窗

(1)胸骨上窝主动脉弓长轴切面:探头置于胸骨上窝,指向心脏方向,探头上的方向标志对向患者的左耳垂,检查平面基本与主动脉弓的长轴平行,可见一特征性的弓状大血管结构,起始段为升主动脉,弓部的上端依次可见无名动脉、左颈总动脉及左锁骨下动脉,弓向左下后走行为降主动脉。在主动脉弓形结构中央可见右肺动脉的横断面。此切面是显示主动脉弓及其分支的常用标准切面,也是判定大动脉关系和动脉导管未闭的重要切面。

(2)胸骨上窝主动脉弓短轴切面:在获得胸骨上窝主动脉弓长轴切面的基础上,转动探头约90°,探头指向下方心脏方向,检查平面基本与主动脉弓的长轴垂直,可以显示主动脉弓、主肺动脉、右肺动脉等,是观察上腔静脉及永存左位上腔静脉的重要切面。

二、M型超声心动图

随着高分辨率、高帧频二维超声心动图的临床应用,M型超声心动图的作用已经处于二维超声心动图的辅助地位。但由于 M 型超声心动图具有非常高的时间分辨率,高达 1 800 帧/秒(二维超声心动图仅达 30～60 帧/秒),此优点非常有助于观察快速运动的心脏结构、心脏瓣膜及心内膜的运动等。

目前 M 型超声心动图均在二维超声心动图指导下对心脏大血管、瓣膜运动、房室内径、壁厚度及运动情况进行显示。

在标准左心室长轴切面基础上,M 型超声心动图取样线分别通过主动脉瓣口水平、二尖瓣瓣尖水平及腱索水平取得三个基本 M 型超声心动图波群。

(一)心底波群(图 1-1)

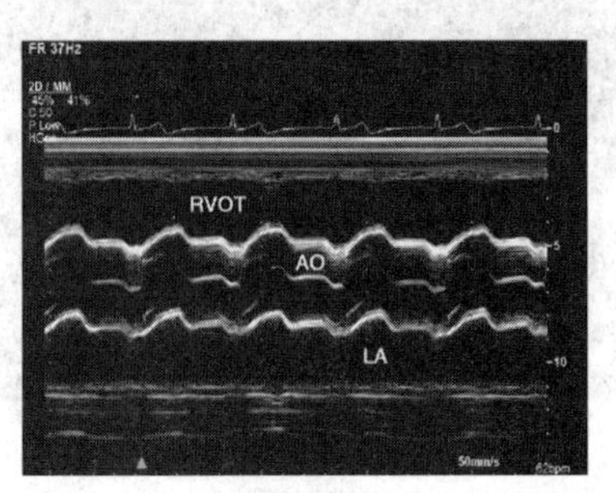

图 1-1　M 型超声心动图心底波群

主动脉根部曲线:心底波群中可见两条平行走行的高回声曲线,前面的高回声曲线是右室流出道后壁及主动脉前壁的运动曲线,后面的高回声曲线是主动脉后壁及左房前壁的运动曲线。两者之间的垂直距离即主动脉内径,其前方为右室流出道内径,一般在舒张末期进行测量。

(1)主动脉瓣曲线:位于主动脉根部曲线之间的六边形盒状曲线,收缩期主动脉瓣开放,可见位于前方的右冠瓣与位于后方的无冠瓣分开,分别贴近主动脉前、后壁曲线,舒张期主动脉瓣关闭,可见两个瓣膜合为一条纤细的回声曲线。

(2)左房后壁曲线:在心底波群的后方,呈一运动幅度较平直的曲线,左房内径在收缩末期内径最大时测量。

(二)二尖瓣波群(图 1-2)

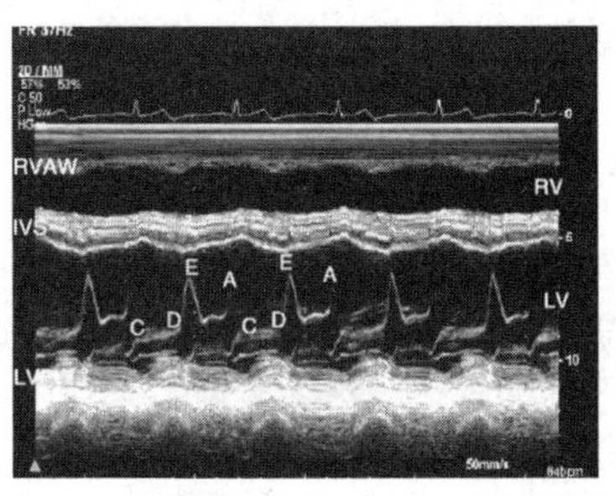

图 1-2　M 型超声心动图二尖瓣波群

M 型取样线通过二尖瓣前后叶获得二尖瓣波群,此波群自前向后依次可见胸壁、右室前壁、右室、室间隔、左室流出道、二尖瓣前叶及后叶、左房及左室交接区等。

1.二尖瓣前叶曲线

二尖瓣前叶曲线呈双峰形,曲线各点命名为 A、B、C、D、E、F 和 G 点或峰。①A 峰:心室舒张晚期左房主动收缩形成。②B 点:心房收缩之后,左房压力下降,左室内压力升高,推动二尖瓣前叶再次回到半关闭状态。③C 点:代表二尖瓣前后叶关闭。④CD 段:二尖瓣前叶曲线自 C 点开始到 D 点成为一段缓慢上升的曲线,此段二尖瓣前后叶合拢关闭,CD 段的前部主要为心室收缩期,后段为心室等容舒张期。CD 段形成与收缩期左室后壁的向前运动对二尖瓣的带动有关。⑤D 点:是心室舒张期的开始,二尖瓣前后叶即将开放。⑥DE 段:二尖瓣前叶曲线自 D 点开始到 E 峰之间成为一段快速上升的曲线。此曲线的形成机制为:左室等容舒张期之后,左心室内压力明显下降,当低于左房压力时,左房内的血液推动二尖瓣前后叶开放,前叶朝前运动,直至达到最高点 E 峰。⑦E 峰:二尖瓣前叶曲线的最高点,表示二尖瓣开放达到了最大幅度。此时二尖瓣前叶距离室间隔距离最小。

2.二尖瓣后叶曲线

二尖瓣后叶 M 型运动曲线形态与前叶相似，运动幅度较小、方向相反，与前叶曲线呈镜像改变，曲线的各部分分别称为 A′、B′、C′、D′、E′、F′和 G′峰或点。

（三）心室波群（图 1-3）

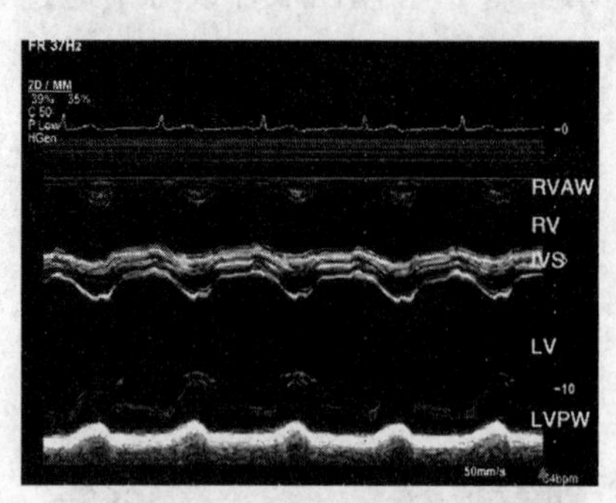

图 1-3　M 型超声心动图心室波群

声束通过腱索水平时即获得心室波群，此时自前向后依次可见胸壁、右室前壁、右室腔、室间隔、左室腔及左室后壁等结构。心室波群是 M 型超声心动图定量测量室间隔厚度和幅度、左室舒张末期内径和收缩末期内径、左室后壁厚度与活动幅度的标准波群。由此可推算左室短轴缩短率、左室舒张末期容积、左室收缩末期容积、左室每搏量、左室射血分数、左室质量及左室质量指数等参数。

三、多普勒超声心动图

多普勒超声心动图可检测心脏及血管内血流的方向、性质、时相、流速、流量、压差等信息，并能够对血流途径与走行等进行可靠的评估，是目前能实时、无创显示血流信息的最可靠影像检查技术。多普勒超声心动图包括彩色多普勒血流显像（color Doppler flowimaging，CDFI）和频谱多普勒两种主要技术。频谱多普勒包括脉冲多普勒（pulsed Doppler，PW）、高脉冲重复频率多普勒（high pulserepetition frequency Doppler，HPRF Doppler）和连续多普勒（continuous Doppler，CW）。频谱多普勒为血流动力学定量分析中的首选手段。

（一）正常二尖瓣口血流

1.CDFI

取心尖四腔心切面，舒张期二尖瓣开放，以红色为主的血流信号通过二尖瓣口进入左心室，收缩期二尖瓣关闭，无血流通过。

2.PW

在心尖四腔心切面或二腔心切面将 PW 取样容积置于二尖瓣口，舒张期获得双峰曲线，第 1 峰称 E 峰，为舒张期左心室快速充盈所致；第 2 峰较低，称 A 峰，为舒张晚期左心房收缩所致。

（二）正常三尖瓣血流

1.CDFI

取心尖四腔心切面，舒张期三尖瓣开放，以红色为主的血流信号通过三尖瓣口进入右心室，与二尖瓣血流类似。收缩期三尖瓣关闭，无血流通过。

2.PW

在右室流入道切面或心尖四腔心切面将 PW 取样容积置于三尖瓣口，舒张期获得双峰曲线，类似二尖瓣血流频谱，但幅度较二尖瓣低，且随呼吸周期改变，吸气时峰值较高，呼气时峰值较低。

（三）正常主动脉瓣血流

1.CDFI

心尖五腔心切面，收缩期主动脉瓣开放，以蓝色为主的高速血流信号通过主动脉瓣口，以后速度减慢，蓝色变弱以至消失。舒张期瓣膜关闭,无血流通过。

2.PW

收缩期为负向血流,呈单峰,上升支速率略大于下降支速率。

(四)正常肺动脉瓣血流

1.CDFI

胸骨旁右室流出道或肺动脉长轴切面,收缩期肺动脉瓣开放,瓣口充满蓝色为主的血流信号,以后血流速度减慢,蓝色减弱以至消失。舒张期肺动脉瓣关闭,无血流通过。

2.PW

收缩期为负向血流,呈单峰,类似主动脉瓣口血流频谱。

(五)正常主动脉血流

1.CDFI

胸骨上凹主动脉弓长轴切面,收缩早期左心室射血速度达高峰,升主动脉内可出现红色血流信号,可混迭少量黄色血流信号,收缩中晚期升主动脉远端血流颜色变暗。舒张期升主动脉内无血流信号显示。降主动脉收缩期充满蓝色血流信号,且逐渐变暗。舒张期降主动脉内无血流信号或出现少量红色血流信号。

2.PW

升主动脉内收缩期正向单峰频谱,降主动脉内则为负向单峰频谱。

(六)正常腔静脉血流

1.CDFI

在心底短轴切面可见上腔静脉内红色持续的血流信号进入右心房,剑突下下腔静脉长轴切面可见下腔静脉内持续的血流信号进入右心房。

2.PW

上腔静脉和下腔静脉血流频谱相似,呈双峰,第一峰为收缩期 S 峰,第二峰为舒张期 D 峰,频谱幅度随呼吸变化。

(七)正常肺静脉血流

1.CDFI

四腔心切面,显示红色的右上肺静脉血流信号进入左心房,为双期连续性。

2.PW

脉冲多普勒血流图(右上肺静脉):呈三相波,第一峰为收缩期 S 波,第二峰为舒张期 D 波,正常时 S>D,S、D 波均为正向波,基底较宽,心电图 P 波后是一负向低振幅 a 波,为舒张晚期左心房收缩,少量血流反流入肺静脉引起。肺静脉血流频谱不受呼吸影响。

四、经食管超声心动图

经食管超声心动图(transeso-phageal echocardiography,TEE)是 20 世纪 70 年代开始兴起的心血管诊断技术,TEE 探头技术经历了单平面、双平面及多平面的发展与完善,功能由早期的 M 型到二维、彩色血流显像及组织多普勒等日趋全面,应用范围由成人到小儿。目前 TEE 已经成为心血管疾病诊断与治疗中非常重要的手段。

(一)经食管超声心动图的基本切面

目前全平面 TEE 探头成像的角度为 0°～180°,0°为横断面,90°为长轴切面。根据 TEE 探头所在的位置不同,TEE 检查常用的切面有食管上段切面、食管中段切面及经胃切面。

1.经食管上段切面

探头进入食管的上段,在左心房的后方,可以获得主动脉、肺动脉、上腔静脉及冠状动脉的多个不同角度的切面图。

2.经食管中段切面

探头进入食管的中段，在左心房中部的后方，可以获得五腔心、四腔心、主动脉根部短轴、主肺动脉长轴切面以及房间隔、左心耳、右心耳及肺静脉等结构的多个不同角度的切面图。此时将TEE探头向背侧旋转180°，使探头前端晶片对向患者背侧的胸主动脉，可以取得胸主动脉的长轴(探头角度为90°时)及短轴切面(探头角度为0°时)。

3.经胃切面

探头进入胃底，向前弯曲探头，使探头前端晶片对向左心室，可以获得五腔心、四腔心、左室短轴切面。

(二)TEE检查适应证

所有经胸超声心动图检查不能进行(开胸心脏手术术中)或经胸超声心动图检查未能获得满意诊断信息时，TEE即可作为选择的检查方式。

①各种复杂型先天性心脏病的诊断。②各种后天获得性心脏病的诊断。③心脏肿瘤的诊断。④感染性心内膜炎的诊断。⑤心脏病术中监测：术前评估、术中监测与引导、术中心脏功能及心脏病手术疗效的即刻评估。⑥介入心脏病治疗中监测引导及疗效的即刻评估。⑦非心脏病术中监测与心脏功能的评估。⑧人工瓣膜功能及并发症的评估。⑨对于存在下列情况之一：中心静脉压升高、心房扩大、发绀加重或出现心律失常的患者进一步评估是否存在心房间隔病变(房间隔缺损、卵圆孔未闭或房间隔膨出瘤等)作为潜在栓塞事件的循证内容。⑩长期血管内或心腔内置管或植入起搏电极、封堵器等患者，当怀疑血栓或赘生物形成时。⑪人工瓣膜置换的患者，当怀疑血栓或赘生物形成时。⑫ICU、CCU及急诊室中的应用。

(三)TEE的检查禁忌证

①食管狭窄或畸形。②食管—气管瘘。③中重度食管静脉曲张、食管及胃溃疡、食管及胃肿瘤。④食管及胃穿孔或急性出血。⑤严重心功能不全。⑥严重心律失常。⑦严重呼吸道疾患气道未获得满意管理者。⑧持续高热。⑨严重感染性疾患。⑩体重低于2.8 kg者。

(四)TEE的检查准备与监测、操作方法

进行TEE检查前，应该向其主管医生或患者及亲属等详细了解患者既往病史，有无口咽牙齿疾患或急性炎症、食管及胃部疾病，有无消化道出血，了解患者的凝血、止血功能及患儿药物过敏史等。

向患者本人或亲属详细介绍TEE检查的程序，可能获得的诊断结果及出现的并发症等，签署TEE检查知情同意书。

对于不能配合的小儿或术中监测的患者，还需由麻醉科主管麻醉医师向患者家属介绍麻醉过程及可能出现的并发症，然后签署麻醉知情同意书。

为防止TEE检查过程中口腔及胃内容物误吸进入气管导致窒息，TEE检查必须在空腹条件下进行，一般要求禁食8 h以上，禁水4 h以上。检查当日由患者亲属陪同以消除患者的紧张和恐惧感。

非术中TEE检查患者，通过咽部喷雾3%丁卡因或口服2%利多卡因胶浆达到局部麻醉的作用，以减少插入TEE探头时患者的局部不适、恶心及防止咽喉痉挛等。

清醒较年长的能够良好配合的患者检查时选择左侧卧位，上半身及头部区域铺垫产垫巾，防止口腔分泌物污染。检查前连接心电图导联线。检查者及助手佩戴消毒手套，连接已消毒备用的TEE探头后在患者左侧进行操作。TEE探头插入前先将咬口垫置于患者口腔，嘱患者恰当咬住，将超声耦合剂均匀涂于TEE探头前部及末端表面，一方面便于插入时起到润滑作用，另一方面使TEE探头进入食管或胃腔时能够与管壁良好接触，以改善探头的超声透声能力。操作医生左手握住TEE探头操作金属柄，右手在距探头末端10～15 cm处握住探头，左手调节旋钮，使TEE探头前端朝向晶片侧轻度弯曲，助手协助患者调整体位，使患者口腔与食管形成较为自然的生理曲度，将TEE探头通过咬口垫小孔轻轻送入口腔，到达咽部时，嘱患者做吞咽动作，同时轻柔迅速将TEE探头无阻地插入患者食管内。此时密切观察患者心电图的变化，如果插入时遇到阻力或患者有不适感，切忌用力强行插入，以免造成咽部及食管损伤。可以重新准备，减轻患者的紧张感，鼓励患者放松，然后调整探头方向，再次插入。

当TEE探头顺利进入食管后，注意观察最具特征的主动脉根部短轴切面，以此作为参考切面，操作柄上扫查角度控制开关调节成像平面，通过将 TEE 探头向前推进或向后回撤、左右及前后调节旋钮以及直接转动 TEE 探头等基本操作手法可以取得不同深度、不同平面的标准及非标准 TEE 切面。在前推或后撤 TEE 探头时，应该保持探头在原始的位置（保持左右及前后调节旋钮在中心位置），以免造成食管或胃黏膜的损伤。检查完毕抽出 TEE 探头时，检查上述旋钮是否恢复初始位置，然后轻轻抽出 TEE 探头，取出咬口垫，检查患者口咽及牙齿有无损伤，清除口腔分泌物，嘱患者静卧 10～15min，并观察心电图的变化等，检查完毕 2 h 以上方可进食无刺激性食物。

五、心脏声学造影

心脏声学造影即心脏超声造影，又称造影超声心动图，是指将声学造影剂注入外周静脉或经心导管注入大血管、心腔或冠状动脉内，在心腔、大血管或心肌组织产生云雾状或片状的强回声反射，使心腔、大血管及心肌组织显影。

根据研究的目的与造影显像的部位不同，目前心脏声学造影可分为右心声学造影、左心腔心脏声学造影（left ventricular opacification，LVO）及心肌声学造影（myocardial contrast echocardiography，MCE）三种基本类型。

（一）心脏声学造影的原理

人体心脏及大血管中流动的血液虽然内含多种有形血细胞及其他成分，但当超声波通过时，这些内容物不能作为超声波的良好反射体，因此一般情况下，在超声二维灰阶成像时，血液显示为无回声液性暗区。如果通过外周静脉或心导管等将一些能够对超声波产生良好反射的无毒副作用的物质（声学造影剂）注入血液循环中，就能够显示心腔及大血管等部位的血流分布信息，注入体内的声学造影剂增加了血液内部声阻抗的差异性，因此能够在同时进行的超声心动图上得以显示，此乃心脏声学造影的最基本原理。

声学造影剂产生超声增强效应（造影）的原理主要是：声学造影剂包含了微气泡，气体进入血液增加了血液对超声波的散射和反射能力。Seward 等认为声学造影现象可能是多因素的综合作用，包括液体内的微小气泡、血流的紊乱、造影剂与血液的温度差别及两者声阻之不同等。而 Hagemeijer 等通过体外及动物实验研究认为声学造影效应与 Bernouli 效应有关，即任何溶液加快推注，即可在导管或注射器尖端快速喷出液体，致使原溶于液体中的气体迅速释出而形成气泡，故产生回声。Meltzer 等认为声学造影时产生的回声来自周围静脉注射时液体内所含的微气泡。随着声学造影更广泛的开展，多数研究者认为心腔内所出现的造影剂反射系由注射用具或溶液内含有的微小气泡所造成。

（二）理想声学造影剂基本条件

作为无毒副作用的介质注入外周静脉或心腔大血管内，良好的声学造影剂应具备以下特点：①含有较多的气泡，造影效果良好，且重复性强。②气泡直径小，均匀一致，能在血液中弥散，均匀密布心腔的各个部位。③右心声学造影剂仅使右心系统显影，经肺时即被过滤而“消失”，除非存在由右向左分流，左心系统不出现造影剂反射。左心声学造影剂经周围静脉注射后，首先出现于右心系统，而后能通过肺循环进入左心，使左房、左室与主动脉显影，可以进入心肌、肝脏和肾脏的微循环使其显影。④药物注入体内后易于降解排泄，不产生储积与毒副作用。⑤操作简便，易于掌握，容易保存与配制。

（三）心脏声学造影剂的类型

1.用于右心声学造影的造影剂

包括：①过氧化氢：非发绀患者：3％过氧化氢按体重计算，一次注射量为 0.01 mL/kg，最大注射量不应超过 1 mL。发绀患者：一次量为 0.005 mL/kg，一次最大注射量不超过 0.3 mL。如为幼婴，按体重计算一次注入量小于 0.1 mL，操作困难者，可将浓度稀释为 1％，而注射容量增加一倍。②含二氧化碳类声学剂：5％碳酸氢钠与维生素 C 按照 2∶1 比例混合；或 5％碳酸氢钠 4 mL 与 1％盐酸 1 mL 混合；或 5％碳酸氢钠 5 mL 与 5％醋酸 1 mL 混合制备。③生理盐水或 5％葡萄糖等注射用液体通过手振或三通开关在两个注射器之间来回推抽，直至液体变为乳白色。④通过声振仪声振 76％泛影葡胺、50％葡萄糖及 5％清蛋白溶液可以制备声振微气泡用于右心声学造影。

2.用于左心腔心脏声学造影及心肌声学造影的声学造影剂

种类很多,上述用于右心声学造影的造影剂当通过左心导管或右心漂浮导管嵌顿肺小动脉后注入均可实现左心腔造影,但由于上述方法均为创伤性,目前临床不再使用。通过外周静脉注入法实现左心声学造影及心肌声学造影是近年研究和发展迅速的领域。

(1)第一代声学造影剂:指所有含微气泡的声学造影剂,以 AlbunexR 为代表,是第一个通过美国 FDA 批准用于临床的左心声学造影剂,主要用于左心内膜边界轮廓的显示,外周静脉注射后不能实现满意的心肌声学造影。主要成分为5%的人清蛋白溶液,经过声振制备后形成稳定的以清蛋白作为外壳的微气泡造影剂。其微气泡平均直径 3~5 μm,浓度为每毫升 3×10^8~5×10^8 个微气泡,其中 92.5%的微气泡直径小于 10 μm。

(2)第二代声学造影剂:指所有含氟碳气体或六氟化硫等高分子惰性气体的微气泡声学造影剂,由于惰性气体分子量高、溶解度低,采用其替代第一代声学造影剂中的空气,明显增加了微泡在血液循环中的稳定性,存留的时间大大延长,因此可以用于左室腔轮廓的显示及心肌声学造影,也可以用于肝脏、肾脏、乳腺及淋巴结血流灌注的研究。

(四)心肌声学造影的超声成像技术

1.二次谐波成像(second harmonicimaging,HI)

微气泡在声场中产生探头发射频率的一半、2 倍、3 倍及多倍共振谐波,2 倍频率信号最强,微气泡在声场中产生的谐波信号的强度和频率与其所受的声压和微气泡之间的相互作用有关。二次谐波成像利用声学造影剂微气泡对声波的非线性反映,采用发射频率的 2 倍(微气泡在基波作用下产生二次谐波的频率)接收来自微气泡的谐波信号,明显抑制或减少了来自组织的基波和谐波信号(组织在声场产生共振的信号与微气泡相比弱得多),因此达到了增强造影剂回声信号的目的。

2.反向脉冲谐波成像(pulseinversion harmonic imaging,PIHI)

基本原理仍为二次谐波,探头反射和接收两个频率相同但相位相反的宽频脉冲信号,组织作为线性散射体,而声学造影剂微气泡作为非线性散射体,两者对两个反向脉冲信号产生的回波信号明显不同,组织的回波信号由于相位相反相加抵消为零,而微气泡在两个反向脉冲信号作用下,产生明显共振,其散射能力明显提高,因此造影剂显像的能力明显得以增强。

3.间歇触发谐波显像

又称触发成像,基本原理是通过间歇性发射高机械指数(mechanical index,MI>0.3)的声波,减少超声波对微气泡的持续破坏作用,在声波反射的间歇,有足够的微气泡可以补充和存留在组织的微循环中,因此显像的效果明显改善。

4.实时谐波成像

采用低声能、低机械指数连续发射声波并采用谐波成像。微气泡在声场中受到声压的作用,机械指数(MI)代表声压的大小,高机械指数微气泡容易破坏,必须采取间歇触发等技术才能实现较为满意的显影效果。当采用低机械指数成像时,微气泡的破坏减小,可以实时观察组织灌注。目前实时成像多采用实时闪烁成像技术,即在低机械指数成像的基础上,发射一次高机械指数的脉冲,将超声作用区域的组织微循环内的微气泡破坏,然后恢复低机械指数实时成像,通过实时观察心肌组织内微气泡的再充填过程评估心肌血流灌注状态。

(五)右心声学造影的临床应用价值

(1)对复杂或发绀型先天性心脏病患者,协助确定有无由右向左分流及其部位。

(2)对非发绀型左向右分流者,可观察右心系统有无负性造影区(negativecontrast area,NCA),同时嘱患者进行 Valsalva 动作,若有造影剂出现在左心系统,有助于诊断的确立。

(3)对于内脏反位或定位不明确的复杂先天性心脏病患者,可以用声学造影法明确右房(经外周静脉注入造影剂,首先出现造影剂回声反射的心房确定为解剖右心房)所在的位置。

(4)右心负荷过重者而右心内膜显示不清者,借助右心声学造影,可确定右室前壁轮廓有无增厚,及时了解右室腔是否扩大,亦可判断室间隔是否增厚。

(5)对疑有肥厚型心肌病的患者,造影后可确定室间隔右室面的界限,以进一步明确诊断。

(6)对于原发性肺动脉高压的患者,进行右心声学造影,可以排除心内分流,协助明确诊断。

(7)对于冠状静脉窦扩张的患者,若为永存左位上腔静脉回流冠状静脉窦所致,经左上肢外周静脉注入造影剂后,可见扩张的冠状静脉窦首先出现造影剂,然后右房、右室顺序显影。

(8)对于罕见发绀型先天性心脏病冠状静脉窦型房间隔缺损(无顶冠状静脉窦综合征)伴永存左位上腔静脉回流左房时,经左上肢外周静脉注入造影剂后,可见左房首先出现造影剂,然后右房出现造影剂。

(六)左心室造影的临床应用价值

①勾画心内膜边界及轮廓;准确测量室壁厚度;准确测量室壁运动及射血分数;改善负荷超声心动图对室壁运动分析的准确性。②协助室壁瘤的诊断。③协助心室憩室的诊断。④协助心尖部附壁血栓的诊断。⑤协助左心游离壁破裂的诊断。⑥协助心尖肥厚型心肌病的诊断。⑦协助心肌致密化不全的诊断。

(七)心肌声学造影的临床应用价值

①心肌微循环完整性的检测评估。②定量评价局部心肌血流量。③定量估测危险心肌的面积。④评估冠状动脉侧支循环。⑤判定存活心肌及功能预后分析。⑥估价冠状动脉血流贮备。⑦评估微血管内皮功能。⑧评价 PCI 及 CABG 疗效。⑨靶向声学造影剂的临床应用。

六、负荷超声心动图

经胸超声心动图及经食管超声心动图是目前心血管检查的常用和常规标准检查方法,负荷超声心动图在美国和欧洲的绝大多数超声心动图室也作为标准常规检查。

(一)负荷超声心动图的基本原理

负荷超声心动图通过药物或运动增加心脏做功,从而在多种心血管疾病患者诱发生理性的心脏功能异常改变。在冠心病患者应用最为广泛,在静态情况下,虽然存在不同程度的冠状动脉病变,但心肌血流可以通过多种机制调节确保心脏功能正常,因此在超声心动图上反映的内膜运动和室壁增厚均表现正常。负荷状态下,心脏做功增加导致氧耗量增加,冠状动脉血流量与氧耗量之间的平衡不再维持,引起心肌缺血,导致心内膜运动及室壁增厚异常。

(二)负荷超声心动图的类型

1.运动负荷超声心动图

通过运动增加心脏做功,包括仰卧位踏车、直立位踏车和活动平板运动负荷超声心动图三种。

2.药物负荷超声心动图

通过注入增加心率、升高血压的药物增加心脏做功,最常用的药物为多巴酚丁胺,其次为双嘧达莫和腺苷。

3.其他负荷

包括心内起搏、食管起搏、握力试验及冷水试验等。

(三)负荷超声心动图的方法

1.标准切面

常用切面包括胸骨旁左心室长轴切面(心尖左心室长轴切面)、心尖四腔心切面、心尖二腔心切面及乳头肌水平短轴切面,上述切面可以观察美国超声心动图学会(ASE)定量评估室壁运动的 16 节段法的所有室壁节段。

2.图像采集与存储

在静态时,分别获得上述四个标准切面,并以动态电影回放的形式按照固定的顺序存储图像。

3.负荷方案

(1)运动负荷超声心动图方案:采用运动平板标准 Bruce 运动方案、改良 Bruce 运动方案或心肌梗死患者运动方案,运动前获得静态超声心动图标准切面、ECG、血压、心率等,在运动的各个阶段,记录和比较血压、心率、ECG及超声心动图室壁运动变化。终止标准:完成目标运动负荷,达到最大运动负荷,出现心绞痛、ECG改变及心律失常等。

(2)多巴酚丁胺负荷超声心动图方案:采用静脉输液泵连续输注多巴酚丁胺,起始剂量为5 μg/(kg·min),每隔3~5 min递增一级,分别为10、20、30和40 μg/(kg·min),滴注前获得静态超声心动图标准切面、ECG、血压、心率等,在上述各个阶段,记录和比较血压、心率、ECG及超声心动图室壁运动变化。如果未达到目标心率或达到终止的标准,可以增加阿托品0.25~0.5 mg以增加心率,1 min后可以再给予0.25~0.5 mg,最大剂量2 mg。终止标准:达到最大负荷剂量,出现室壁运动异常或原有的室壁运动异常加重(大于等于两个相邻的室壁节段),出现心绞痛、ECG改变、室性心律失常,达到目标心率的85%,收缩压大于200 mmHg或低于100 mmHg或者舒张压大于120 mmHg,出现严重的不能耐受的多巴酚丁胺不良反应等。

(四)负荷超声心动图的临床应用价值

①检测诊断冠心病。②估测危险心肌的面积范围及分布。③心肌梗死风险分级。④评估再灌注治疗疗效,用于预后预测。⑤检测存活心肌(包括缺血心肌、顿抑心肌、冬眠心肌等)。

(五)影响负荷超声心动图的因素

(1)心内膜的显示与识别:评估室壁运动需要清晰显示室壁各个节段的心内膜,患者的体形、胸廓病变、探头位置以及图像处理参数等均会影响评估结果。谐波技术、TEE或注入声学造影剂等均有助于改善心内膜的观察与显示。

(2)心脏运动及呼吸运动。

(3)负荷诱发缺血与超声心动图检查的不同步或时间差异。

(4)静态状态已经存在的室壁运动异常:包括一些终末期缺血性心脏病、心肌病及慢性瓣膜性心脏病,此时已经存在严重的弥漫性左室壁收缩功能异常,负荷超声心动图可能不易检出冠状动脉缺血。

七、三维超声心动图

随着现代影像技术的迅速发展和超声技术的广泛应用,临床上对超声的要求不再局限于M型、二维超声,临床上亟需一种能够更形象、立体的显示心脏整体形态及毗邻关系的超声新技术,而实时三维超声心动图(real-time three-dimensional echocardiography,RT-3DE)的出现给这一"设想"提供了可能,如今的实时三维超声心动图作为一种检测心脏疾患的新技术,已逐渐在临床工作中开展使用,并具有广阔的应用前景。

(一)静态、动态和实时三维超声心动图

1.静态三维超声心动图成像

三维数据的采集包括自由臂式、非自由臂式和电子式三种方式,静态三维超声成像采用自由臂扫查方式,声束扫查和三维数据的采集需要一定的时间,且每扫查一次只能重建一幅静止的图像。它又包括表面成像模式和透明成像模式,表面成像模式是利用灰阶差异的变化或灰阶阈值法自动勾画出感兴趣区组织结构的表面轮廓。此法已较广泛地应用于含液性结构及被液体环绕结构的三维成像。透明成像模式是用透明算法实现三维重建,淡化周围组织结构的灰阶信息,着重显示感兴趣区域的结构,同时保留部分周围组织的灰阶信息,使重建结构具有透明感和立体感,从而显示实质性脏器内部感兴趣区的结构及其空间关系。

2.动态三维超声心动图成像

动态三维超声成像采用非自由臂扫查方式,扫查速度较静态三维超声成像稍快,数据采集时间也稍短,可以实现三维数据的动态显示,该技术通过将同一时相、不同方位上的二维信息组合成立体信息,再将不同时相的立体信息顺序显示,但成像过程较复杂,且图像质量受多种因素的影响,效果不甚理想,因而也未能在临床上普及应用。

3.实时三维超声心动图成像

实时三维超声技术,不仅克服了静态三维超声技术采集切面较少、图像立体感差、无法显示心脏内部结构和定量诊断准确性低等缺点,亦克服了动态三维超声技术图像采集和处理费时费力,且需呼吸及心电门控的缺点。在短短一个心动周期内，可多次完整地采集心脏结构某一感兴趣区内的三维数据资料，从而实现真正的实时动态三维成像。

（二）实时三维超声心动图的成像原理

实时三维超声心动图由美国 Duke 大学精心研制成功，是近年来超声医学领域内一项新的技术突破。实时三维超声成像所用的探头为矩阵形排列换能器，探头频率为 2～4 MHz，外形与一般的相控阵探头类似，但换能器的晶体片按纵向、横向多线均匀切割为数目多达 60×60＝3 600（或 80×80＝6 400）个的微小阵元。换能器晶体片工作时由计算机控制，虽然探头位置固定不动，指向不变，但设定的程序可驱动声束转动，到达靶区内的任何区域。当发射的声束按相控阵方式沿 Y 轴进行方位转向时，可形成二维图像，再使二维图像沿 Z 轴方向扇形移动进行立体仰角转向，即可实时获得“金字塔形”全容积数据库并显示出三维图像。

由于它采用的是“微电子技术”，以 16∶1 并行处理的方式去扫描金字塔形容积，同时发射多条扫描线，发射脉冲增多，脉冲间期明显延长，可透入人体组织的深度加大，快速发射的声束可沿 Y 轴作方位转向，另沿 Z 轴作仰角转向，单位时间内可获得更多的“金字塔形”三维容积数据库，因而可在较大容积范围内提供相当于二维图像扫描线密度的实时三维心脏结构动态图像。

（三）实时三维超声心动图的显像方式

根据图像的外形，实时三维超声心动图图像又可分为四种显示方式。

1.窄角度显示方式

“窄角的瓜瓣样”显示状态下声束扫描线在 Y 轴上作 60°方位转向，在 Z 轴上作 30°仰角转向，立体图像画面较窄，形似瓜瓣，简称“瓜瓣图”。此种方法成像快速，实时直观，轮廓清晰，伪影较少，对心脏疾患的及时诊断与鉴别、手术中监测和术后追踪等有重要价值。缺点是图像宽度不足，只能观察局部结构，其周边部位常有漏缺。

2.宽角度显示方式

用“宽角的金字塔形”显示状态下成像时，Y 轴方位转向与 Z 轴仰角转向均为 60°的“金字塔形”全容积立体图像，简称金字塔图。此种方式的优点是底面呈正方形，包络范围较大，能观察探查对象的全貌，形象逼真，各结构周邻关系清楚，心壁残缺现象较少，对于诊断心脏先天畸形，检测心搏量、心肌重量，观察室壁活动、心肌灌注造影等有很大帮助。其不足之处是这种宽角“金字塔形”立体图像系由不同心动周期、不同方位上相邻的 4 幅实时窄角“瓜瓣图”组合而成，严格说属于准实时动态超声心动图，可因心脏位移、心律不齐或呼吸动作而产生错位和伪像。这两种显像方法各有优劣，临床上在检查心脏疾患时应根据需要适当选择，以期清晰显示病变，达到正确诊断的目的。

3.彩色多普勒显示方式

在“宽角的金字塔形”显示的基础上，又进一步推出了彩色多普勒金字塔样显示方式，在 7 或 14 个连续心动周期中，选取紧密相邻的 7 个纵宽约 30°、厚度约 4.3°的窄角薄片状的窄角“瓜瓣图”，组合成 30°×30°的“金字塔形”立体数据库。此种扫描方式可立体显示瓣膜反流束和心内间隔缺损分流束的位置、时相、方向、长度、宽度、面积、流程、起止点和严重程度，对反流和分流进行比较精确的定量。

4.实时三平面显示方式

在实时三维超声成像的基础上，新近推出了实时三平面法，矩阵换能器采用三平面（夹角 60°）取图法快速进行三维采样，可实时显示心腔 3 个互成 60°角的二维切面，再辅以电子自动插补技术，建立另种类型的实时三维心腔轮廓，无需将数据导入工作站进行测量分析，即可在线计算腔室容积，并同步显示感兴趣腔室在心动周期内的动态变化。

（四）三维超声心动图的临床应用

1.观察心脏形态

进行三维超声心动图检查时，通过将“感兴趣区”置于图像的中央，并对图像进行切割与旋转，可以从不同方位了解心脏各个结构的形态、位置、大小、腔室内径、走向、空间关系、立体方位与活动状态，观察心壁、间隔与大血管的连续状态，对各种先天性心脏畸形的诊断与鉴别诊断发挥重要作用。

2.探查间隔缺损

对房间隔缺损、室间隔缺损患者,实时三维超声可在相应的间隔上看到连续中断,若沿间隔附近平行切割,再转动此切面,从与之垂直的方向由左侧或右侧进行观察,还可获得相应部位的房间隔或室间隔的平面图,从而显示出缺损的有无、位置、形状、直径、周长、面积、类型及其周邻关系。在手术后,实时三维超声更可用于确定补片或封堵器的位置、形态等各种空间信息。

3.确定瓣膜病变性质

实时三维超声显像时可获得与二维超声相似的心脏瓣膜断面,通过适当调整图像方位,可以显示瓣膜的形态、厚度,观察瓣膜的整体结构,并可展示二维超声所无法展示的瓣膜关闭和开放的动态结构图,从而判断病变的性质和程度。此外,还可显示人工瓣的形态及瓣叶活动状况。

4.评价腔室容积

由于实时三维超声图像能准确显示心脏在不同时相的立体形态,并在工作站上逐点描绘出心腔与心壁的轮廓与面积,由计算机估算出心腔容量和室壁重量,故可用于心脏容积及功能的评价。尤其对于有室壁瘤形成的腔室,可清晰显示向外突出的心壁的形态和轮廓并加以勾画和计算,较二维和 M 型超声更准确地评估心室容积,更适合临床应用。

5.观察室壁活动、评估心肌灌注缺损区

实时三维超声心动图对于观察心壁节段性运动失常,诊断心肌梗死等也有较大意义。实时三维超声心动图在一次弹丸注射后能立即获取整体心肌造影的实时三维资料数据库,而后再对数据库进行后处理分析,观察心室各个节段的造影效果,确定有无灌注缺损区及范围,这对于评价缺血心肌或梗死心肌的部位与范围具有重要意义。若将动态三维成像法和组织多普勒技术相结合,即可形象地观察心壁活动状态、起搏点的位置、传导的顺序等。

6.实时监测心脏手术

现有的实时三维超声心动图能快速成像,克服了以往的动态三维超声技术成像复杂、耗时较长的缺点。它可用于手术中直观显示心脏各个结构的轮廓,观察心脏瓣膜的形态,探测间隔缺损的部位、大小、形态,及时了解手术后病变矫正的效果,故对心脏外科手术的监护具有重大意义。

7.实时三维超声心动图彩色多普勒血流显像

可立体显示瓣膜关闭不全导致的反流、间隔缺损形成的分流等异常信号,并可以对反流和分流进行比较精确的定量;若能将实时三维技术和能量多普勒相结合,观察冠状动脉主干、前降支、回旋支、左缘支、右缘支、间隔支以及心肌内血管的立体走向、狭窄部位及周围侧支循环,这对于了解冠状动脉供血状态将具有重要意义,有待进一步研究。

8.探测心腔肿物

对心腔内黏液瘤、附壁血栓、Valsalva 窦瘤及其他肿物,实时三维超声心动图可以更加清晰和直观地检测其位置、形态、大小,确定与心壁结构的关系。

9.经食管实时三维超声心动图

对因肥胖、肺气肿、肋间隙狭窄致经胸检查图像模糊者可获得清晰的图像。此外,在腔室容积负荷过重时,由于声束由心尖向心底发射,经胸三维超声心动图通常难以将扩大的腔室包络入"金字塔形"数据库中,而经食管三维超声心动图检查时,由于声束由心底向心尖发射,扩大的心室也全部被包络入"金字塔形"数据库之中,故可对扩大腔室的室壁结构进行观察,并对腔室容积及功能进行准确评估,这在临床上具有重要价值。

八、心腔内超声心动图及血管腔内超声

(一)心腔内超声心动图(intracardiac echocardiography,ICE)

1.仪器与操作技术简介

心腔内探头为一次性的导管式,管体长达 90 cm,导管头端直径 10 F(3.2 mm),目前最小可达 8 F,超

声换能器位于导管头端，64 个晶片以相控阵方式控制超声波的发射和接收。探头频率 5～10 MHz，穿透深度可达 12 cm。可以通过将探头向前推进或向后回撤、左右及前后调节旋钮以及直接转动探头等基本操作手法取得不同深度、不同平面的标准及非标准切面，探头最大弯曲度达 180°。其操作类似单平面经食管超声心动图。

心腔内导管超声探头经外周静脉（一般为股静脉）插入血管腔内，然后经下腔静脉进入右侧心腔，可以对心脏大血管进行二维、M 型、彩色多普勒血流显像、频谱多普勒（包括脉冲及连续波）及组织多普勒等模式的显示。

2.探头位置与基本观察切面

探头一般置于三个部位：下腔静脉、右心房或右心室内。探头置于下腔静脉内主要观察腹主动脉。探头置于右心室内主要观察肺动脉、右室流出道及左心室等结构。右房内是监测心脏介入诊断与治疗的最常用部位，可以观察下列结构：

(1)主动脉根部短轴切面及长轴切面：观察主动脉根部、主动脉瓣、左室流出道、室间隔、右室流出道及肺动脉主干等。

(2)三尖瓣及右室切面：显示三尖瓣各瓣及其腱索、乳头肌、右心室等结构。

(3)二尖瓣与左室切面：显示二尖瓣前后叶及其腱索、乳头肌、左心室等结构。

(4)房间隔切面：显示房间隔、右心房及左心房等结构。

(5)左房及肺静脉切面：观察左房、左上肺静脉及左下肺静脉等。

3.临床应用价值

主要用于监测引导心脏介入诊断与治疗，包括经导管间隔缺损封堵术、经导管球囊瓣膜成形术及经导管心律失常射频消融术等，具体应用价值如下：

(1)经导管间隔缺损（房间隔缺损及卵圆孔未闭）封堵术术中监测：①房间隔缺损患者在封堵治疗前，导管超声心动图可以更加准确地测量房间隔缺损的大小、位置以及周边结构包括二尖瓣、三尖瓣根部及主动脉根部距离，观察与上下腔静脉、肺静脉及冠状静脉窦的毗邻关系等。②在房间隔缺损封堵治疗过程中，监测和引导导管通过房间隔缺损进入左房，指导打开左房侧封堵器及右房侧封堵器，确定位置正确后，指导输送导管，释放封堵器关闭房间隔缺损。③在房间隔缺损封堵器释放后即刻，通过 CDFI 可以立即观察是否存在心房水平残余分流。

(2)电生理介入诊断与治疗中的应用：①引导导管穿刺房间隔。②准确观察和显示左房和肺静脉。③准确引导消融电极的定位及确保最佳组织-电极接触。④消融过程自发性云雾回声的观察。⑤及时发现消融并发症。

(3)术中监测二尖瓣狭窄球囊扩张术(PBMV)：①引导导管穿刺房间隔。②引导扩张球囊准确定位于二尖瓣口。③术后即刻评价扩张疗效。④及时发现并发症。

4.局限性

心腔内超声心动图主要存在两个不足：费用昂贵和属于创伤性检查。但由于其主要用于介入心脏病诊断与治疗术中，因此其应用并不进一步增加患者的危险性。目前使用的一次性探头费用昂贵，限制了这项技术在临床的广泛应用。目前采用单平面探头，双平面和多平面成像探头的研制和应用有助于获得更多有用的切面。

（二）血管腔内超声（intravascular ultrasound，IVUS）

1.仪器与操作技术简介

血管腔内超声采用导管式的探头，导管头端直径 3～9 F(1～3 mm)，超声换能器位于导管头端，64 个晶片以相控阵方式控制超声波的发射和接收，探头频率达 30～50 MHz，穿透深度可达 2 cm，导管长度 90～200 cm。探头通过股动脉进入冠状动脉内，提供冠状动脉腔内及冠脉管壁的高分辨率图像信息。

2.临床应用价值

(1)可靠地观察和评估冠脉狭窄长度。

(2)准确地观察和评估冠脉狭窄程度。

(3)观察冠状动脉斑块内部成分,有助于评估斑块的稳定性。

(4)评价 PCI 治疗的疗效:包括经皮冠状动脉成形术(PTCA)、经皮冠状动脉溶栓(PTCR)、冠状动脉支架植入术、定向旋切术(DCA)、激光血管成形术、超声血管成形术等。

(5)观察和评估 CABG 桥血管的通畅性。

(曹改梅)

第二节 主动脉瓣疾病

主动脉瓣疾病主要包括主动脉瓣狭窄和关闭不全及主动脉瓣脱垂,可以是先天性,也可是后天性的。超声检查时均有特征表现,对临床诊断上具有重要价值,兹分别论述如下:

一、主动脉瓣狭窄

主动脉瓣狭窄有先天性和后天性两大类。后天性主动脉瓣狭窄可由多种病因所致,虽然风湿性心脏病在我国仍是后天性主动脉瓣狭窄的常见病因,但近年来,主动脉瓣退行性改变所致的狭窄有明显上升趋势。在欧美国家,二叶式主动脉瓣并钙化是主动脉瓣狭窄的最常见原因,此类患者约占主动脉瓣狭窄置换术病例的 50%。

(一)病理解剖与血流动力学改变

后天性者多为风湿性心脏病所致。由炎性细胞浸润,纤维增生,钙质沉积,主动脉瓣的正常解剖结构被破坏,瓣叶增厚,钙化和畸形,钙化在瓣叶边缘最为明显,瓣叶结合部融合,形成主动脉瓣狭窄。瓣叶的钙化与畸形使收缩期瓣叶对合部存在明显缝隙,形成程度不等的关闭不全。多在青年和成年即出现症状与体征。后天性的另一原因为主动脉瓣纤维化、钙化等退行性病变,形成的主动脉瓣轻至中度狭窄。钙化主要发生在瓣叶根部及瓣环处,钙化的程度是患者预后的一个预测指标。

先天性者主要为二瓣式主动脉瓣,约 80%的病例是右、左冠瓣融合,主动脉瓣呈现为一个大的前瓣与一个较小的后瓣,且左、右冠状动脉均起自前窦。约 20%为右冠瓣与无冠瓣融合,形成一个较大的右冠瓣与一个较小的左冠瓣,左、右冠状动脉起自左、右冠窦。左冠瓣与无冠瓣融合罕见。出生时二瓣式主动脉瓣常无明显狭窄;儿童至青年时期二叶式瓣叶形成瓣口狭窄,但瓣叶一般无明显钙化;中老年期狭窄的二叶主动脉瓣则有明显钙化。由于瓣叶畸形,出生后开闭活动可致瓣叶受损,纤维化及钙化,最终形成狭窄。二叶瓣钙化是成人与老年人单发主动脉瓣狭窄的常见病因。青少年时期钙化发展较慢,中老年期进展迅速,并多伴有主动脉瓣关闭不全。

正常主动脉瓣口面积约 3 cm^2,因病理过程致瓣口面积轻度减小时,过瓣血流量仍可维持正常,瓣口两端压差升高不明显。此时只有解剖结构上的狭窄,而无血流动力学上的梗阻。当瓣口面积减少 1/2 时,瓣口两端压差明显上升,左室收缩压代偿性升高。当减少至正常面积的 1/4 时,瓣口两端压差与左室收缩压进一步上升,心肌代偿性肥厚。主动脉瓣狭窄初期,虽已有左室压力负荷增加,但患者仍可无临床症状;一旦症状出现,往往提示主动脉瓣口面积已缩小到正常的四分之一以下。主要症状有呼吸困难、心绞痛、晕厥甚至休克。

(二)超声心动图表现

1.M 型超声心动图

风湿性主动脉瓣狭窄患者,心底波群显示主动脉瓣活动曲线失去正常的“六边形盒状”结构,主动脉瓣反射增强,开放幅度明显减小,常小于 1.5 mm。狭窄程度重时,主动脉瓣几乎没有运动,瓣膜图像呈分布不均的片状反射。对二瓣化主动脉瓣狭窄患者,由于瓣膜开口呈偏心改变,心底波群上呈主动脉瓣关闭线偏于主动脉腔一侧。此外M型超声心动图上主动脉壁活动曲线柔顺性减低，曲线僵硬。V峰低平，V′峰不清，有时几乎平直。同时，左心室因压力负荷加重，室间隔和左室后壁增厚，多在13 mm以上。

2.二维超声心动图

(1)左心长轴切面：如为先天性单叶主动脉瓣，由于单叶瓣开口常偏向一侧，长轴切面显示为一连续的膜状回声，变换声束方向，见其开口贴近主动脉前壁或后壁；如为二叶瓣，可见一大一小的两条线状回声的瓣叶，开口偏心，收缩期瓣叶回声呈帐篷状(图1-4)。老年性钙化者，见瓣环及瓣叶根部回声增强，活动僵硬，严重者可累及瓣体与瓣尖部。风湿性病变者，见瓣叶有不同程度的增厚，回声增强，主动脉瓣变形、僵硬，开口幅度明显减小(图1-5)。在左心长轴切面上，除显示瓣叶本身的病变外，还可见主动脉内径呈狭窄后扩张。早期左室不大，室间隔与左室后壁呈向心性增厚，其厚度大于13 mm，在病变晚期，左室亦可增大。

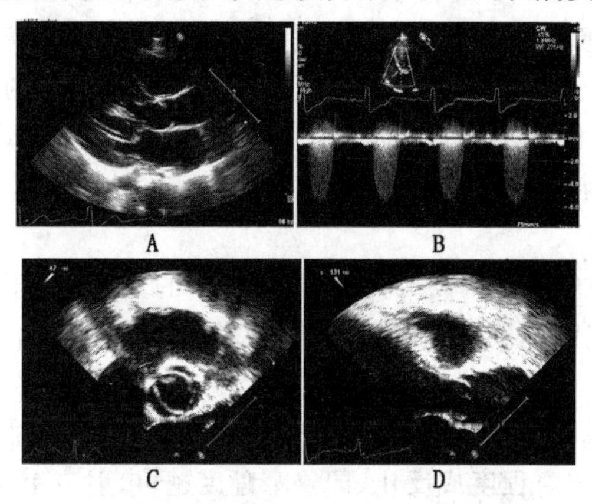

图1-4　主动脉瓣二瓣化畸形并狭窄

A.左心长轴切面显示收缩期主动脉瓣叶开放时不能贴壁，开口间距减小(箭头)；B.主动脉瓣口的高速血流频谱信号；C.经食管超声心动图于主动脉根部短轴显示主动脉瓣为二瓣化畸形(箭头)；D.长轴方向显示主动脉瓣开口

(2)心底短轴切面：单叶瓣呈片状的膜状回声，无多叶瓣的结合部回声，偏向主动脉壁侧有一狭窄开口，开口边缘回声增强。二叶瓣时，多数情况下表现为一叶瓣发育不良，而另外两叶瓣在结合部融合，形成一个大瓣。该切面上见收缩期开放时瓣口呈椭圆形，与瓣环间只有两个瓣叶结合部。较大瓣叶常保留瓣叶融合形成的界嵴，易被认为瓣叶间的结合部而漏诊二瓣化主动脉瓣。老年性钙化者，则见瓣叶根部或整个瓣叶回声增强，活动僵硬，但一般狭窄程度较轻。风湿性病变者，可见三个不同程度增厚的主动脉瓣叶，舒张期关闭时失去正常的"Y"字形态，开口面积变小，变形，呈不对称性的梅花状，主动脉的横断面积可变形，边缘可不规则。

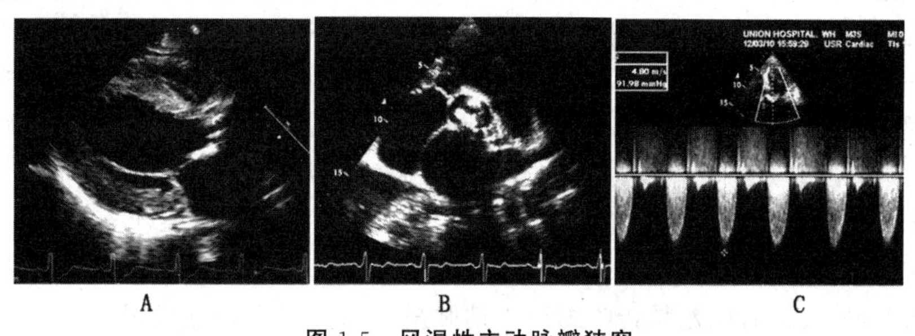

图1-5　风湿性主动脉瓣狭窄

A.左心长轴切面见主动脉瓣增厚，回声增强，收缩期开口间距减小；B.心底短轴切面见主动脉瓣收缩期开口面积(箭头)减小；C.心尖五腔心切面显示收缩期主动脉瓣口的高速血流频谱多普勒信号

(3)四心腔切面：除见室间隔、左室壁增厚之外，右房、右室无增大。

3.三维超声心动图

三维超声成像在获取二维数据的过程中，应将扫查切面的中心轴对准主动脉瓣结构，获取锥体数据库。在主动脉瓣上或瓣下位置，取与主动脉瓣平行的方位进行成像，可充分显示主动脉瓣三瓣叶的整体形态。主动脉瓣狭窄患者，可见主动脉瓣增厚，瓣叶边缘粗糙，狭窄主动脉瓣口的全貌显示十分清楚。三维超声心动图不但可直观简便地对主动脉瓣狭窄作出定性诊断，而且还可对狭窄的瓣口进行更为准确的定量评估。

4.经食管超声心动图

将多平面经食管超声探头前端置于食管中段，运用相控阵声束控制装置，调整声束至30°～60°间，可清楚显示主动脉瓣口短轴切面，进一步旋转至110°～130°，则可显示主动脉瓣口和左室流出道的长轴切面。上述方位的长轴与短轴切面，是食道超声心动图评价主动脉瓣病变最重要的切面。操作中，先运用二维成像观察瓣叶的数量、大小、厚度、活动度以及升主动脉和左室流出道的解剖结构，再用彩色多普勒显示主动脉瓣口的收缩期射流束。不同病变的主动脉瓣狭窄，其瓣叶超声图像特征类似于经胸检查，但经食管扫查图像更为清晰，对病变的判断更为准确。

5.彩色多普勒

(1)M型彩色多普勒：M型彩色多普勒成像时，可见变窄的盒形结构内充满五彩镶嵌的血流信号。由于M型超声心动图成像扫描线频率极高，对射流束的色彩变化显示更为敏感，对射流束的时相分析极有价值。

(2)二维彩色多普勒血流成像：主动脉瓣狭窄时，左室流出道血流在主动脉瓣口近端加速形成五彩镶嵌的射流束。射流束的宽度与狭窄程度成反比，即狭窄程度越重，射流束越细。射流束进入升主动脉后逐渐增宽，呈喷泉状。

6.频谱多普勒

(1)脉冲型频谱多普勒：主动脉瓣狭窄时，血流在狭窄的主动脉瓣口加速，其速度超过脉冲多普勒的测量范围，将取样容积置于主动脉瓣口或主动脉根部，可记录到双向充填的方形血流频谱。

(2)连续型频谱多普勒：连续多普勒于狭窄的主动脉瓣口可记录到收缩期高速射流频谱，依此可对主动脉瓣狭窄进行定量评估。

7.主动脉瓣狭窄定量评估

(1)跨瓣血流速度：运用CW测量跨狭窄瓣口的前向血流速度，必须在多个声窗扫查，以求测得最大流速。最大血流速度常可于心尖、高位肋间、右侧胸骨旁等声窗扫查到，偶尔也在剑突下与胸骨上窝等部位扫查。由于跨瓣高速血流束的三维空间走向复杂、多变，为了保证扫查声束与血流方向的平行，仔细、认真检查与熟练的操作手法对获取最大流速十分重要。主动脉瓣的跨瓣血流速度定义为在多个声窗扫查中所获取的最大速度。其他所有的低值不能用于报告分析中，超声报告应注明最大血流所测取的声窗部位与切面。如果声束与血流的夹角小于5%，则测值低估真实高速血流的程度可控制在5%以内。要小心使用角度校正键，如使用不当，则导致更大误差。跨瓣血流速度越高，在一定程度上反映狭窄程度越重。

(2)跨瓣压差：跨瓣压差是指收缩期左室腔与主动脉腔的压力差。测量指标包括最大瞬时压差与平均压差。尽管平均压差与最大瞬时压差的总体相关性好，但二者间的相互关系主要依赖于频谱的形态，而频谱形态则随狭窄程度与流率不同而改变。平均压差较最大瞬时压差能更好地评估主动脉瓣的狭窄程度。

1)最大瞬时压差：最大瞬时压差是指收缩期主动脉瓣口两侧压力阶差的最大值。最大瞬时压差点相当于主动脉瓣口射流的峰值速度点，将速度峰值代入简化Bernoulli方程，即可求出最大瞬时压差。此法测量简便、实用，局限性是只能反映收缩期峰值点的压差，不能反映整个心动周期内主动脉瓣口两端压差的动态变化。最大瞬时压差受多种因素影响，与狭窄的瓣口面积之间并无直线相关关系，故不能准确反映狭窄程度。

2)平均压差：是指主动脉瓣口两侧所有瞬时压差的平均值，为准确反映瓣口两端压力变化的敏感指标。现代超声仪器上设置有平均压差计算软件，测量时只需用电子游标勾画出主动脉瓣口血流频谱的轮廓，仪器显示屏上即自动报出最大瞬时速度、平均速度、最大瞬时压差、平均压差等指标。值得指出的是，平均速度是通过对各瞬时速度进行积分计算得出，而不是通过平均速度计算而得。

3）主动脉瓣口面积：瓣口面积是判断主动脉瓣病变程度的重要依据。多普勒所测瓣口速度与压差取决于瓣口血流。对一定的瓣口面积，瓣口的血流速度与压差随血流流率增加而增加。基于连续方程原理，在无分流及反流的情况下，流经左室流出道与狭窄主动脉瓣口的每搏量（SV）相等。设 AVA 为主动脉瓣口面积，CSALVOT 为主动脉瓣下左室流出道横截面积，VTIAV 为收缩期通过主动脉瓣口血流速度积分，VTILVOT 为通过主动脉瓣下左室流出道的血流速度积分，依据连续方程的原理可推导出如下计算公式：

$$AVA \times VTI_{AV} = CSA_{LVOT} \times VTI_{LVOT}$$

由此可以推导：

$$AVA = CSA_{LVOT} \times VTI_{LVOT} / VTI_{AV}$$

运用连续方程计算狭窄主动脉瓣口面积，需进行三种测量：①*CW* 测量狭窄瓣口的血流速度。②2*D* 超声测量主动脉瓣下左室流出道直径（*D*），计算其横截面积［$CSALVOT = \pi(D/2)^2$］。③*PW* 测量左室流出道血流速度积分。

在自然主动脉瓣狭窄的情况下，左室流出道与主动脉血流速度曲线形态相似，上述连续方程可简化为 $AVA = CSA_{LVOT} \times V_{LVOT} / V_{AV}$，$V_{LVOT}$ 与 V_{AV} 分别为左室流出道与主动脉瓣口的血流速度。

4）速度比率：为了减少上述连续方程中左室流出道内径测量的误差，可将上述简化连续方程中 CSA_{LVOT} 移除，仅计算左室流出道与主动脉瓣口的血流速度比值，其反映的是狭窄主动脉瓣口面积占左室流出道横截面积的比率。

5）瓣口面积切面测量：在多普勒信号获取不理想的情况下，可通过经胸或经食管的二维或三维图像，直接测量瓣口的解剖面积。但当瓣口存在钙化时，直接切面测量的结果往往误差较大。

根据左室-主动脉间收缩期跨瓣压差、收缩期主动脉瓣口血流速度及主动脉瓣面积等，可将主动脉瓣狭窄分为轻、中、重三度。

（三）鉴别诊断

主要应和瓣上、瓣下的先天性狭窄相鉴别。二维超声可显示瓣上或瓣下的异常结构如纤维隔膜、纤维肌性增生性狭窄等。频谱多普勒和彩色多普勒检测狭窄性射流的最大流速的位置，也有助于鉴别诊断。

二、主动脉瓣关闭不全

（一）病理解剖与血流动力学改变

主动脉瓣关闭不全的病因可大致分为两类：一类为瓣膜本身的病变；另一类为主动脉根部病变。瓣膜病变中，风湿性心脏瓣膜病是最常见病因。其次为感染性心内膜炎、先天性主动脉瓣畸形、主动脉瓣黏液性变、主动脉瓣退行性变以及结缔组织疾病。在主动脉根部病变中，主动脉窦瘤破裂、主动脉夹层和马方综合症是较常见的病因，其次为类风湿关节炎、长期高血压病、主动脉创伤等。临床表现上有急性、亚急性、慢性主动脉瓣关闭不全。

主动脉瓣关闭不全的主要血流动力学改变是左心室容量负荷增多。舒张期左室将同时接受来自二尖瓣口的正常充盈血液和来自主动脉瓣口的异常反流血液，形成血流动力学意义上的左室双入口。随着病情发展，左室舒张期容量过重，左室舒张末压明显升高，出现心排血量减少等心功能不全改变。左心房及肺静脉压力明显升高，可发生肺水肿。晚期少数患者可出现左房压的逆向传导产生右心衰竭。

（二）超声心动图表现

1.M 型超声心动图

（1）主动脉瓣改变：单纯主动脉瓣关闭不全患者，主动脉瓣开放速度增快，开放幅度可能增大。如合并有狭窄，开放幅度减小。另外，有时可见主动脉瓣关闭线呈双线和扑动现象。

（2）二尖瓣前叶改变：主动脉瓣病变特别是以主动脉瓣右冠瓣病变为主时，常产生方向对向二尖瓣前叶的偏心性反流。反流血液的冲击使二尖瓣前叶产生快速扑动波（30～40 次/秒）。扑动的发生率约为 84%。

在严重主动脉瓣反流时,左室舒张压迅速升高,使左室压力提前高于左房压,故在二尖瓣曲线出现二尖瓣提前关闭。

2.二维超声心动图

主动脉瓣关闭不全时,二维超声心动图对观察瓣叶的解剖结构病变、主动脉扩张与程度以及左室结构改变能提供重要的信息。一般来说,主动脉瓣轻度反流时,主动脉瓣病变与主动脉腔扩张较轻,左室腔没有明显的重构。慢性严重的主动脉瓣反流时,其主动脉瓣结构严重损害,主动脉根部明显扩张,左室前负荷增加,腔室明显增大。明显主动脉反流时,左室腔的大小与功能可提示发生病变的时间长短,并为制定治疗方案、选择手术时机提供重要信息。

(1)左心长轴切面:单纯性主动脉瓣关闭不全患者,心搏出量增多,主动脉增宽,搏动明显。舒张期主动脉瓣关闭时瓣膜闭合处可见裂隙。风湿性主动脉瓣关闭不全合并狭窄者,瓣膜增厚,回声增强,瓣口开放幅度减小,右冠瓣与无冠瓣对合不良(图 1-6)。二叶式畸形者,瓣叶开口偏心,瓣膜对合错位。感染性心内膜炎瓣叶穿孔者,部分可见瓣膜回声中断及赘生物回声(图 1-7)。主动脉根部夹层者,主动脉腔内见剥离内膜的飘带样回声。左室腔明显增大,室壁活动增强,晚期失代偿时室壁活动减弱。

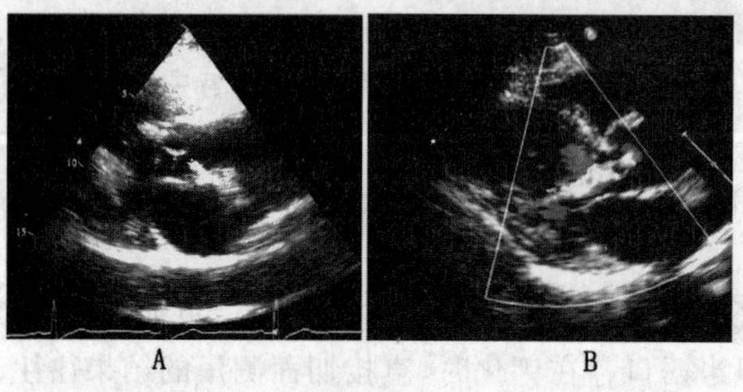
A　　B

图 1-6　主动脉瓣中度关闭不全

A.主动脉瓣叶舒张期对合不良;B.彩色多普勒显示中度主动脉瓣反流信号,反流束对向二尖瓣前叶。由于主动脉瓣反流血流冲击,二尖瓣短轴切面上见二尖瓣前叶舒张期不能充分开放

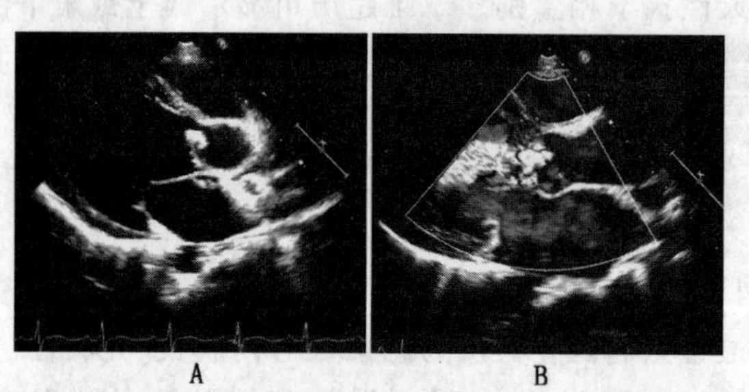
A　　B

图 1-7　主动脉瓣赘生物形成并重度关闭不全

A.箭头示主动脉瓣赘生物;B.主动脉瓣重度反流信号

(2)心底短轴切面:可显示三瓣叶活动。风湿性主动脉瓣关闭不全者,瓣叶边缘增厚变形,闭合线失去正常的"Y"字形态。严重关闭不全时可见闭合处存在明显的缝隙(图 1-8)。病变往往累及三个瓣叶,亦可以一个和(或)两个瓣叶的病变为主。二叶式主动脉瓣则呈两瓣叶活动。

(3)二尖瓣水平短轴切面:主动脉瓣反流束朝向二尖瓣前叶时,舒张期因反流血液冲击二尖瓣前叶,限制了二尖瓣前叶的开放。二尖瓣短轴切面上,二尖瓣前叶内陷,内陷多位于二尖瓣前叶的中间部分,使二尖瓣短轴观舒张期呈"半月形"改变。

(4)四心腔切面:左室扩大,室间隔活动增强并向右室偏移。早期右房、室无明显改变。

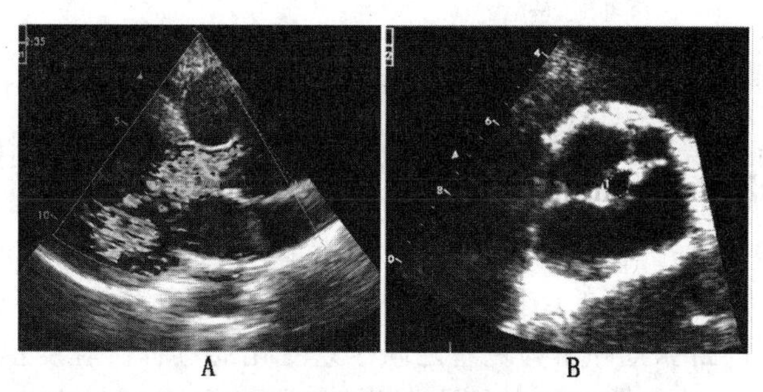

图 1-8　主动脉扩张并主动脉瓣重度关闭不全

A.主动脉明显扩张，左室流出道见主动脉瓣重度反流信号；B.主动脉根部短轴切面显示主动脉瓣三瓣叶舒张期对合处见明显缝隙

3.三维超声心动图

主动脉瓣关闭不全时，三维超声心动图不但可显示瓣叶边缘增厚变形的立体形态外，还可显示病变累及瓣体的范围与程度。可从多个角度纵向或者横向剖切主动脉瓣的三维图像数据，显示病变主动脉瓣叶及其与主动脉窦、主动脉壁及左室流出道的立体位置关系。

4.经食管超声心动图

由于主动脉瓣位置靠近胸壁，经胸超声心动图即可清楚显示主动脉瓣的病变，很少另需经食管超声心动图检查。

对肥胖、肋间隙狭窄及肺气过多等患者，经胸超声检查常不能清晰显示主动脉瓣结构及判断有无反流，经食管可获取高质量的图像，清楚地显示瓣叶的结构病变。检查方法和观察切面与主动脉瓣狭窄时经食管超声检查类似，首先运用二维图像显示左室流出道、主动脉瓣环和瓣叶、主动脉窦和升主动脉的解剖结构，再采用彩色多普勒成像显示主动脉瓣反流束的起源、大小、方向和分布。角度恰当时，可清楚显示反流束的血流会聚区。经食管超声心动图检查中声束很难与反流束方向相平行，多普勒超声难以准确测量真正的反流速度。

5.彩色多普勒

彩色多普勒可直接显示出舒张期过主动脉瓣的彩色反流束。彩色反流束由三部分组成：主动脉腔内的血流会聚区；彩色血流束经瓣口处的最窄内径；左室腔内反流束的方向与大小。常规选用左心长轴切面、心尖左心长轴切面及五腔心切面进行观察，可见左室流出道内出现舒张期反流信号。反流束起自主动脉瓣环，向左室流出道内延伸。视反流程度不同，反流束的大小与形态有明显不同。多数病变情况下，主动脉瓣的三瓣叶同时受损，反流束朝向左室流出道的中央；如病变主要累及右冠瓣，则反流束朝向二尖瓣前叶；如以左冠瓣或无冠瓣受损为主，反流束则朝向室间隔。在心底短轴切面上，二维彩色多普勒可更清楚显示反流束于瓣叶闭合线上的起源位置，有的反流束起自三瓣对合处的中心，有的则起自相邻两瓣叶的对合处。如为瓣叶穿孔，则反流束起自瓣膜回声中断处。

通过测量反流束的长度、起始部宽度、反流束面积及反流束大小与左室流出道大小的比例，可半定量估计主动脉瓣反流程度。但必须注意，反流束大小受血流动力学因素（如压力阶差、运动等）和仪器设置（如增益，脉冲重复频率高低）等因素的影响。反流束长度并不是评价反流程度的理想指标。临床上较常用的是反流束近端直径与瓣下 1.0 cm 内左室流出道直径之比，＞65％则为重度反流，以及左室流出道横截面上反流束横截面积与流出道横切面积之比，＞60％为重度。值得注意的是，单一切面上的彩色多普勒反流束面积大小，并不能准确显示反流束的真正大小，特别是对偏心性的主动脉反流更是如此，需在多个切面上进行显示。测量彩色反流束过瓣部位最窄处径线，是临床上评价反流程度的一个常用、可靠指标。

6.频谱多普勒

（1）脉冲型频谱多普勒：在胸骨上窝，将脉冲多普勒取样容积置于升主动脉内，正常人可记录到舒张期负向波。主动脉瓣关闭不全时，随着程度加重，负向波的速度与持续时间将增加。如负向波为全舒张期，则提示主动脉瓣关闭不全程度至少是中度以上。将取样容积置于主动脉瓣下左室流出道内，可记录到舒张期双向充填的方块形频谱。高重复频率的脉冲多普勒检查时，频谱常呈单向。频谱方向视取样容积与探头的位置关系而定。在左心长轴切面上常为负向频谱，而在心尖五腔图上则为正向。

(2)连续型频谱多普勒：常在心尖五腔切面上用连续多普勒检测主动脉瓣关闭不全的反流速度。因在此切面上，声束方向易与反流束方向平行。

1)反流速度下降斜率的测量：类似于二尖瓣狭窄患者，主动脉瓣反流时，压差减半时间与瓣口面积成反比，压差减半时间的长短可反映反流的严重程度。主动脉瓣反流患者舒张期升主动脉与左室间压差变化的过程类似于二尖瓣狭窄时舒张期左房与左室之间压差变化的过程。轻度主动脉瓣反流患者，由于反流口面积较小，升主动脉和左室在整个舒张期保持较高的压差，因此在反流频谱中反流速度的下降斜率较小，频谱形态呈梯形；反之，在重度主动脉瓣反流的患者，由于反流口面积较大，舒张期升主动脉的压力迅速下降而左室压力迅速上升，两者的压差迅速减小，反流频谱中下降斜率较大，频谱形态呈三角形。但应用该方法时，必须考虑周围血管阻力和左室舒张压的影响。

2)反流分数测量：其原理是收缩期通过主动脉瓣口的血流量代表了左室的全部心搏量，而收缩期通过肺动脉瓣口或舒张期通过二尖瓣口的血流量代表了左室的有效心搏量，全部心搏量与有效心搏量之差即为反流量，反流量与全部心搏量之比即为反流分数。反流分数为一定量指标，其测量在临床上对病情随访和疗效评价具有重要价值。

一般认为，当主动脉瓣反流分数小于20%时为轻度反流，20%～40%时为中度反流，40%～60%时为中重度反流，大于60%时为重度反流。

3)左室舒张末压测量：在主动脉瓣反流的患者，应用连续波多普勒技术可估测左室舒张末压。假设升主动脉舒张压为AADP，左室舒张末压为LVDP，则升主动脉与左室之间的舒张末期压差ΔP为：

$$\Delta P = AADP - LVDP$$

由上式可得：

$$LVDP = AADP - \Delta P$$

由上式可见，若已知升主动脉舒张末压和舒张末期升主动脉和左室之间的压差，即可以计算出左室舒张末压。由于肱动脉舒张压与升主动脉舒张压较为接近，可近似地将肱动脉舒张压($BADP$)看作是升主动脉舒张压，代入上式得：

$$LVDP = BADP - \Delta P$$

肱动脉舒张压可由袖带法测出，一般取Korotkov第五音即肱动脉听诊音完全消失时的血压值作为肱动脉舒张压。在重度主动脉瓣反流的患者，出现第五音时的血压值可较低，此时可取第四音即肱动脉听诊音突然减弱时的血压值作为肱动脉舒张压。舒张末期升主动脉与左室间的压差可由连续波多普勒测得。在反流频谱中测量相当于心电图QRS波起始点的舒张末期最大流速，并按照简化的Bernoulli方程将此点的最大流速转化为瞬时压差，这一压差即为舒张末期升主动脉与左室之间的压差。

(三)鉴别诊断

1.生理性主动脉瓣反流

在部分正常人，脉冲波和彩色多普勒检查均可发现主动脉瓣反流束的存在。但目前大多数学者认为，一部分正常人的确存在着所谓生理性主动脉瓣反流，其特点为：①范围局限：反流束通常局限于主动脉瓣瓣下。②流速较低：反流束通常显示为单纯的色彩而非五彩镶嵌。③占时短暂：反流束通常只占据舒张早期。④切面超声图像上主动脉瓣的形态结构正常。据上述特点，可与病理性主动脉瓣反流相区别。

2.二尖瓣狭窄

二尖瓣狭窄时，在左室内可探及舒张期高速湍流信号，湍流方向与主动脉瓣反流的方向相似，尤其当主动脉瓣反流束朝向二尖瓣同时二尖瓣狭窄的湍流束朝向室间隔时，两者易于混淆。其鉴别要点是：①多个切面扫查反流束的起源，可见主动脉瓣反流束起源于主动脉瓣口，而二尖瓣狭窄的湍流束起源于二尖瓣口。②二尖瓣狭窄的血流束起始于二尖瓣开放，而主动脉瓣反流束起始于主动脉瓣关闭，两者相隔一等容舒张期；二尖瓣狭窄的湍流终止于二尖瓣关闭，主动脉瓣反流终止于主动脉瓣开放，两者相隔一等容收缩期。③二尖瓣狭窄的最大流速一般不超过 3 m/s，而主动脉瓣反流的最大流速一般大于 4 m/s。④二尖瓣狭窄时，二尖瓣增厚，回声增强，开口面积减小；主动脉瓣关闭不全时，瓣叶边缘增厚，瓣叶对合处存在缝隙。

三、主动脉瓣脱垂

主动脉瓣脱垂是主动脉瓣关闭不全的一种特殊类型，系不同原因导致主动脉瓣改变，使主动脉瓣于舒张期脱入左室流出道，超过了主动脉瓣附着点的连线，从而造成主动脉瓣关闭不全。

（一）病理解剖与血流动力学改变

与房室瓣不同，主动脉瓣无腱索支撑，其正常对合有赖于瓣叶本身结构的正常及其支撑结构的完整，瓣叶与支撑结构的病变均可导致主动脉瓣脱垂。Cater 等按病理变化将其分成四类：Ⅰ类为主动脉瓣形态结构完整，但由于瓣叶内膜脆弱、损伤或先天性二叶主动脉瓣等病变，易于在舒张期脱垂；Ⅱ类为瓣膜破裂，可由自发性瓣膜破裂或感染性心内膜炎引起，撕裂的瓣叶于舒张期脱垂向左室流出道；Ⅲ类为主动脉瓣根部与主动脉壁结合处支持组织丧失，如 Marfan 综合征，夹层动脉瘤和高位室间隔缺损等；Ⅳ类表现为主动脉瓣粗大、冗长、松软、有皱折。组织学检查可见左室及主动脉瓣边缘有许多弹力纤维浸润，瓣膜结构疏松和纤维化，黏多糖增多和黏液样变性。

20%主动脉瓣脱垂患者仅有瓣叶脱垂，瓣叶对合线移向左室流出道，但瓣叶对合严密，无主动脉血液反流，患者无明显的临床症状与体征。而 80%的主动脉瓣脱垂患者伴有主动脉瓣反流，程度可为轻度、中度、重度。伴有主动脉瓣反流时，主动脉瓣脱垂患者的血流动力学改变与临床表现类同于主动脉瓣关闭不全。

（二）超声心动图表现

1.M 型超声心动图

心底波群上主动脉明显增宽，主波增高，主动脉瓣活动幅度增大。感染性心内膜炎者，主动脉瓣上多有赘生物出现或主动脉瓣有破坏征象。主动脉瓣关闭线呈偏心位置，如脱垂的主动脉瓣呈连枷样运动，则在左室流出道内 E 峰之前，可见脱垂的主动脉瓣反射。

二尖瓣波群上左室扩大，室间隔活动增强。伴有主动脉瓣关闭不全时，反流血液冲击二尖瓣叶，二尖瓣前叶可出现舒张期扑动波。

2.二维超声心动图

(1)左心长轴切面：舒张期主动脉瓣呈吊床样凸入左室流出道，超过了主动脉瓣根部附着点的连线以下，同时关闭线往往偏心，位于一侧。右冠瓣脱垂时，主动脉瓣闭线下移，接近主动脉后壁；而无冠瓣脱垂时，关闭线往往上移，接近主动脉前壁(图 1-9)。主动脉瓣受损严重时，脱垂瓣叶可呈连枷样运动，活动幅度大，舒张期脱入左室流出道，收缩时又返入主动脉腔，左心长轴切面上主动脉瓣两个瓣不能对合。

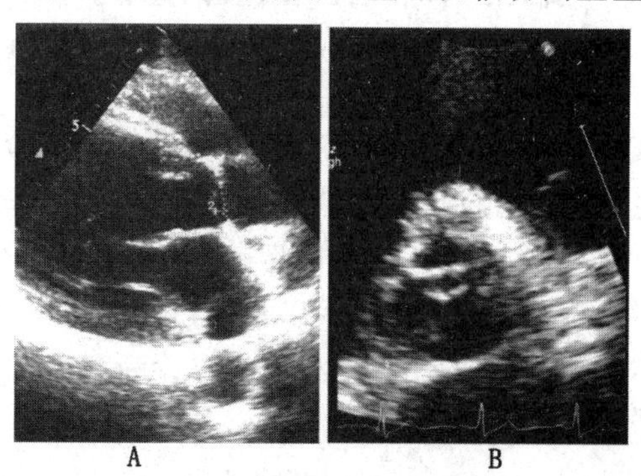

A　　　　B

图 1-9　主动脉瓣脱垂

A.左心长轴切面箭头示主动脉瓣叶脱入左室流出道；B.主动脉根部短轴切面示主动脉瓣叶对合处有缝隙

主动脉瓣脱垂如伴关闭不全，主动脉可以增宽，活动幅度增大。Marfan 综合征患者主动脉增宽程度更明显。由于主动脉血流在舒张期反流，使左室容量负荷过重，左室扩大，左室流出道增宽，室间隔活动增强。

(2)心底短轴切面:在此切面上见主动脉根部断面增宽,主动脉瓣活动幅度增大,关闭线变形。正常人呈“Y”形,主动脉瓣脱垂时,其关闭线失去正常的“Y”形,瓣膜不能完整闭合。

3.经食管超声心动图

大多数主动脉瓣脱垂患者,经胸壁超声心动图可清楚显示脱垂的主动脉瓣叶及其程度。但对肥胖、肋间隙过窄、肺气过多及胸廓畸形的患者,经胸检查不能清晰显示主动脉瓣的形态及其活动,需行经食管超声检查。检查时,将多平面经食管探头插入食管中段,启动声束方向调节按钮,于45°左右方位获取主动脉瓣口短轴切面,于120°方位获取主动脉根部的长轴切面。在上述切面中,先采用二维切面观察主动脉瓣叶的形态结构及与主动脉瓣环的相对位置关系,再采用彩色多普勒成像观察有无主动脉瓣反流及反流束的起源、大小、方向与分布。于胃底左室长轴切面采用连续多普勒测量主动脉瓣反流束频谱。

经食管超声二维切面显示时,舒张期可见一个或多个瓣叶的瓣体超过主动脉瓣的水平,脱向左室流出道。病变为瓣膜的黏液样变性,则主动脉瓣显示为松软过长或出现皱折,易被误认为赘生物,此时变换扫描角度则可清晰显示。Marfan综合征患者,主动脉呈梭形增宽形成升主动脉瘤,如有主动脉根部夹层形成,剥离的内膜连同主动脉瓣可一同脱向左室流出道。感染性心内膜炎主动脉瓣损害严重者,脱垂的主动脉瓣叶可呈连枷样运动。高位较大室间隔缺损,多伴有右冠瓣脱垂,脱垂的瓣叶可部分阻塞缺损口。如有主动脉瓣反流,经食管超声彩色多普勒与频谱多普勒的检查方法与图像特征类同于主动脉瓣关闭不全。

4.超声多普勒

如主动脉瓣脱垂伴有主动脉瓣反流,彩色多普勒显示与频谱多普勒扫查类同于主动脉瓣关闭不全(见主动脉瓣关闭不全)。

(三)诊断与鉴别诊断

诊断主动脉瓣脱垂应注意以下两点:①切面超声心动图上主动脉瓣舒张期向左室流出道脱垂,超过了主动脉瓣附着点连线以下,且收缩期又返回主动脉腔内。②M型超声心动图上,用扫描法检查,在心脏舒张期,左室流出道内二尖瓣前叶之前出现异常反射,此异常反射和主动脉瓣相连。此外,有以下表现者在诊断上有一定参考价值:①主动脉增宽并二尖瓣舒张期扑动。②左室增大,室间隔活动增强,有左室容量负荷过重。

(曹改梅)

第三节　二尖瓣疾病

超声心动图检查已经成为诊断心脏瓣膜病最常用、最重要的无创性检查方法。其中二尖瓣是心脏四个瓣膜中最先得到超声心动图观测评估的瓣膜。这是因为在超声心动图技术出现早期风湿性心脏病发病率较高,二尖瓣瓣叶的运动幅度相对较大并且有特征性运动轨迹,最容易被早期使用的M型超声技术检测到。现在广泛使用的二维和多普勒超声心动图技术以及正在发展完善之中的三维超声心动图极大提高了对瓣膜病变的诊断能力,可以对不同类型的二尖瓣病变作出诊断和定量评估。

一、二尖瓣狭窄

(一)病理解剖与血流动力学改变

在我国二尖瓣狭窄患者中,风湿热作为病因者高达90%。风湿热所导致的二尖瓣狭窄病理改变可分为三型:①隔膜型:二尖瓣前叶和后叶的边缘呈纤维性增厚、交界区粘连,偶有钙化点,使瓣孔狭窄。瓣膜的病变较轻,瓣体的活动一般不受限制。②隔膜漏斗型:除瓣孔狭窄外,前叶本身尤其后叶都有较严重病变，交界区粘连明显，同时腱索也发生粘连、缩短，使瓣膜边缘和部分组织受到牵拉，形成漏斗状。前叶的大部分仍可活动，但受到一定限制。③漏斗型：前叶和后叶的病变都发展为极严重的纤维化和（或）钙化，腱索和乳头肌异常缩短使整片瓣膜僵硬而呈漏斗状狭窄。由于前叶失去弹性活动，无论在收缩期或舒张期，二尖瓣均为一漏斗状的通道，故此型除狭窄外均伴有明显关闭不全。

二尖瓣狭窄形成之后，舒张期左房血流排出受阻，左房血液凝滞，可形成血栓。左房压力增高，左房扩大。左房压力增高后，导致肺循环阻力增加，右室负荷加重，后期有右室扩大。如不合并二尖瓣关闭不全，左室一般不扩大。

（二）超声心动图表现

1.二尖瓣狭窄的定性诊断

（1）M型超声：二尖瓣运动曲线呈"城墙"样改变。其中包括二尖瓣前叶EF斜率减低、运动幅度（D-E或E-E′间距）减小，曲线增粗回声增强。后叶与前叶同向运动，同时伴左心房继发性增大（图1-10）。

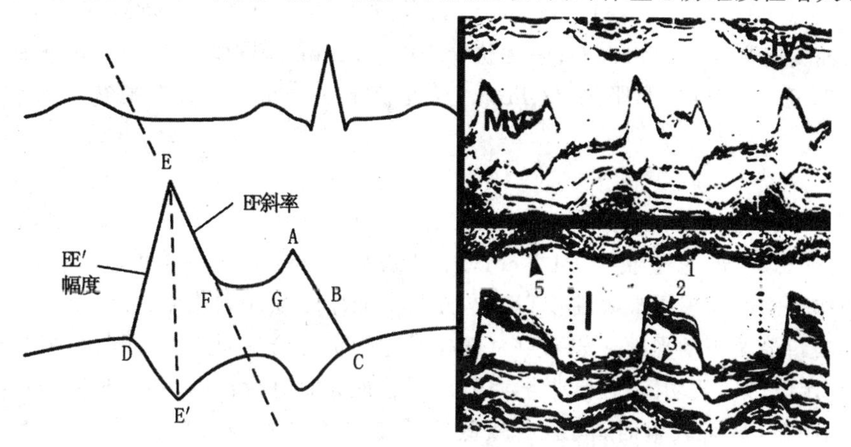

图1-10　风湿性心脏病二尖瓣狭窄M型超声表现

A.二尖瓣M型运动曲线模式图；B.正常二尖瓣的运动曲线；C.风湿性心脏病二尖瓣狭窄的运动曲线

（2）二维超声：左室长轴可见二尖瓣瓣叶增厚，回声增强，瓣口开放活动减低，在风湿性心脏病患者呈"圆顶"征；左室短轴可见前后叶交界区粘连，瓣口开放面积减小呈"鱼口"征（图1-11），瓣叶散在或弥漫性强点片或团块样强回声。同时伴有左心房增大，肺动脉增宽，右心腔增大等继发性改变。单纯性二尖瓣狭窄时，左心室较正常相对偏小。

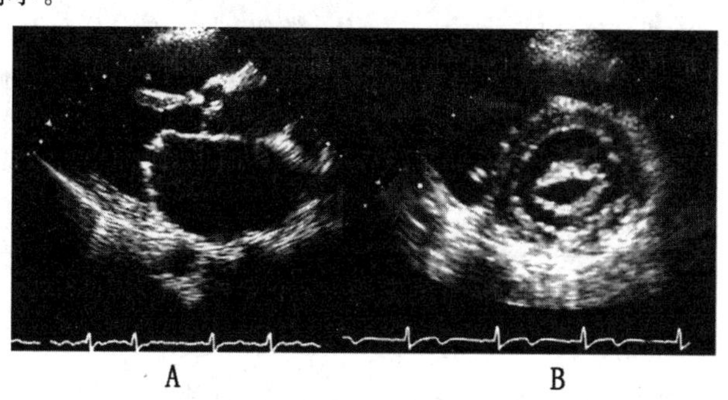

图1-11　风湿性心脏病二尖瓣狭窄二维超声表现

A.胸骨旁长轴二尖瓣开放呈"圆顶"征；B.胸骨旁短轴二尖瓣开放呈"鱼口"征

（3）多普勒超声：频谱多普勒显示过二尖瓣流速增快，E峰减速时间延长，湍流导致的"空窗"充填。彩色多普勒显示瓣口左房侧有血流汇聚，左室侧有五色镶嵌的表现（图1-12）。

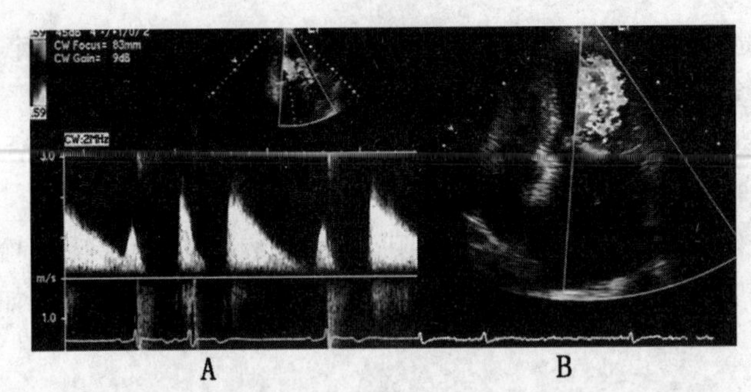

A　　　　　　　　　　B

图 1-12　风湿性心脏病二尖瓣狭窄多普勒超声表现

A.频谱多普勒显示二尖瓣口流速加快,"空窗"充填;B.彩色多普勒显示二尖瓣口左房侧血流汇聚及左室侧湍流

2.二尖瓣狭窄的半定量和定量诊断

(1)M 型超声:①根据二尖瓣 EF 斜率半定量狭窄程度,EF 斜率越慢,狭窄程度越重,正常人70～160 mm/s。轻度狭窄 35～55 mm/s;中度狭窄 10～35 mm/s;重度狭窄<10 mm/s。②根据 D-E 间距半定量狭窄程度,正常人 D-E 间距约 28 mm。轻度狭窄 13～20 mm;中度狭窄 9～12 mm;重度狭窄<8 mm。

(2)二维超声。

1)根据瓣口面积定量狭窄程度:在左心室短轴二尖瓣口平面用仪器轨迹球沿瓣口回声内缘勾画瓣口面积,正常人为 3.5～6.0 cm^2,轻度狭窄>1.5 cm^2;中度狭窄 1.0～1.5 cm^2;重度<1.0 cm^2。此方法简便易行,在正确掌握操作要领的前提下准确性较高。本方法在操作时须注意几点:①声束方向须垂直通过前后叶瓣尖,即扫查到瓣口最狭小的平面。如果声束偏高通过的不是瓣尖而是瓣体部位,势必造成瓣口面积检测结果偏大。②采用电影回放功能,在舒张早期瓣口开放最大时进行检测,必要时以同步心电信号作为时间坐标。③当钙化明显,声影较重时,应适当减低仪器灵敏度和增益,避免回声增粗导致的测量误差。④以左室长轴瓣尖开放间距作为短轴瓣口开放间距的参考对照,沿瓣口内缘勾画面积。取多次检测平均值,特别是当心房纤颤或操作欠熟练时多次检测取平均值更为重要。

2)根据二尖瓣前后叶瓣尖开放间距半定量狭窄程度:正常人开放间距约 25～30 mm。极轻度狭窄17～20 mm;轻度狭窄 12～16 mm;中度狭窄 8～11 mm;重度狭窄<8 mm。须注意二尖瓣开放间距的检测与瓣口面积检测相同,应该在舒张早期瓣口开放最大时进行,否则结果出入较大。

3)根据二尖瓣的运动性、瓣叶厚度、瓣下组织增厚程度以及瓣叶钙化程度四个方面对二尖瓣狭窄进行综合评分。每个方面分为 1～4 级(表 1-1)。1 级记 1 分,随级别增加记分分数递增,4 级记 4 分。每个患者从四个方面打分,最低 4 分,最高 8 分。当得分≤8 分时可考虑采用介入性球囊扩张术治疗二尖瓣狭窄。

表 1-1　二尖瓣狭窄综合评分

记分	瓣膜活动度	瓣下装置	瓣叶厚度	瓣叶钙化
1 分	仅瓣尖活动受限,其余部分活动尚好	仅二尖瓣叶下的腱索局限性轻度增粗	瓣叶厚度接近正常(4～5 mm)	回声光点增强局限于瓣尖的一个区域内
2 分	瓣叶下部活动受限,中部和基底部尚正常	腱索上 1/3 区域受累增粗	瓣叶中部正常,瓣尖明显增厚(5～8 mm)	回声光点增强弥散到整个瓣尖区域
3 分	瓣叶中下部活动受限,基底部尚好	腱索增粗扩展到远端 1/3 处	整个瓣叶均有增厚(5～8 mm)	回声增强扩展到瓣叶中部
4 分	舒张期瓣叶无或仅有微小前向运动	所有腱索广泛增粗缩短并累及到乳头肌	整个瓣叶明显增厚(>8 mm)	大部分瓣叶组织都有回声增强

(3)多普勒超声:①根据二尖瓣血流频谱的压力减半时间(PHT)半定量狭窄程度:正常人PHT<60 ms,轻度 90～150 ms,中度 150～220 ms,重度>220 ms。须注意本方法属于经验公式,适用于

瓣口面积小于 1.8 cm^2 的单纯性二尖瓣狭窄，当存在二尖瓣反流或主动脉瓣病变时可能导致对瓣口面积的过低或过高评估，准确性欠佳。②二尖瓣口瞬时最大压力阶差(PPG)和平均压力阶差(MPG)定量狭窄程度：正常人 PPG<4 mmHg；MPG≤1 mmHg。轻度狭窄 PPG 8～12 mmHg，MPG 3～6 mmHg；中度狭窄 PPG 12～25 mmHg，MPG 6～12 mmHg；重度 PPG>25 mmHg，MPG>12 mmHg。须注意当合并二尖瓣反流时可能高估瓣口面积，当合并左心室功能减低时可能低估瓣口面积。

(4)连续方程法测定二尖瓣口面积：根据流体力学的连续方程原理，在一个连续的管道内，不同截面处的流量相等，即 $A_1 \times V_1 = A_2 \times V_2 = A_3 \times V_3$。公式中 A＝截面的面积，V＝截面处的血流速度。因为心血管系统内的血流为搏动性，所以公式中的流速(V)实际上要采用各截面的平均流速乘以射血时间，即血流速度时间积分。假设公式中的 A_2 为二尖瓣平面，只要知道了其上游或下游任一平面的流量，同时得到过二尖瓣的血流流速时间积分，就能求出二尖瓣口面积。即 $A_2 = (A_1 \times V_1)/V_2$ 或 $(A_3 \times V_3)/V_2$。换言之，只要把二维和多普勒超声在主动脉瓣平面或肺动脉瓣平面检测到的相关参数代入上述公式即可求出二尖瓣口面积。主动脉瓣或肺动脉瓣的面积可将相应瓣环的直径代入圆的面积公式($\pi D^2/4$)而求出。此方法涉及的测量参数较多，必须保证每一个参数检测的准确性，否则造成误差的机会和程度增大。另外，连续方程法不适用存在二尖瓣反流或其他瓣膜有功能异常的患者。

(5)血流会聚法测定二尖瓣口面积：应用血流会聚法评价二尖瓣狭窄严重程度，不受二维超声直接瓣口面积测量法和多普勒压力减半时间法许多影响因素的限制(如瓣口形状、增厚度、钙化度、合并反流、操作手法、仪器条件等)，经胸超声检查时可在心尖左心长轴切面、两腔切面或四腔切面上进行，经食管超声心动图检查时，由于左房内血流会聚区显示范围大而清晰，尤其适宜应用该法进行定量研究(图 1-13)。

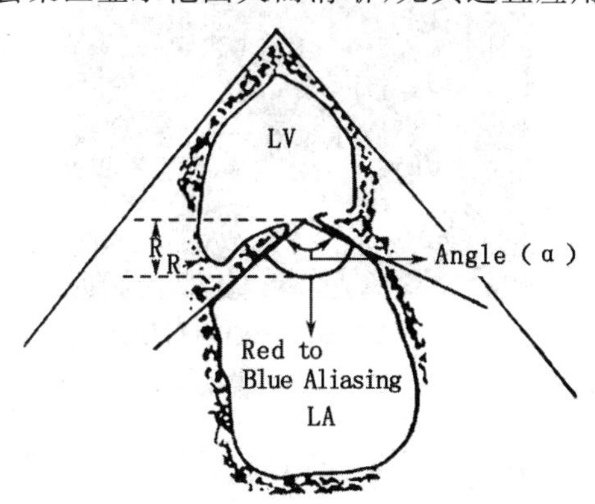

图 1-13　血流汇聚法检测二尖瓣口面积示意图

R 为会聚区的半径，Angle(α)为血流会聚区二尖瓣前后叶间夹角，
Red to Blue Aliasing 为血流红色转为蓝色的 Nyquist 速度倒错线

计算方法为：

$$MVA = Q/V$$

$$Q = 2 \times \pi \times R^2 \times AV \times \alpha/180$$

式中 MVA 为二尖瓣口面积(cm^2)，Q 为经过二尖瓣口的最大瞬时流量(mL/s)，V 为经过二尖瓣口的最大流速(cm/s)，R 为心动周期中最大血流会聚区红蓝交错界面至二尖瓣口(两瓣尖连线)的距离，AV 为 Nyquist 速度(cm/s)，α 为二尖瓣前后叶瓣尖的夹角。

(6)三维超声观测二尖瓣口面积：二尖瓣口的三维成像更直观形象，可以实现外科医师的手术切面观(图 1-14)。

理论上在三维立体图像上配合相应软件检测瓣口面积更精确，特别是对于瓣口形态不规则，二维超声难以寻找与瓣尖平面真正平行的切面时用三维超声检测瓣口面积更具优势。但目前三维超声成像技术和相应的定量检测软件尚在研究发展成熟中，临床尚未普及应用。

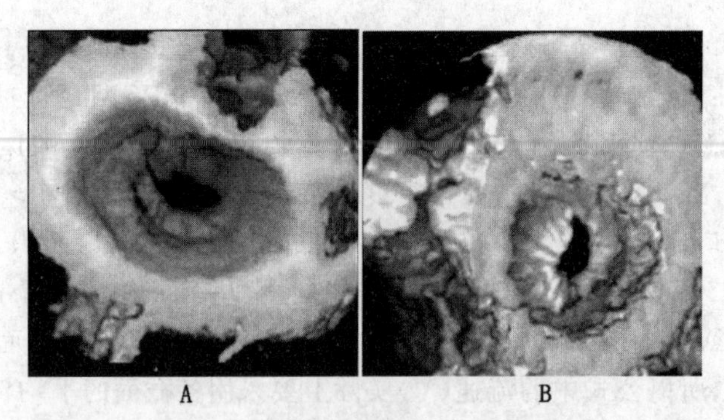

图 1-14 二尖瓣狭窄三维超声图像

A.从左房往左室方向观察;B.从左室往左房方向观察,均可见瓣口缩小

3.二尖瓣狭窄并发症的超声所见

(1)心房纤颤:M 型二尖瓣运动曲线 E-E 间距或室壁运动曲线的收缩顶点间距绝对不等。二尖瓣血流频谱 A 峰消失,呈高低、宽窄、间距不等的单峰波。

(2)左房血栓:二维超声表现为轮廓清晰的回声团,形状不规则,边界不规整,基底部较宽与左房侧后壁或左心耳壁紧密相连,一般无活动性。少数随心房运动存在一定活动性,血栓内回声强度可不均匀甚至存在钙化(图 1-15)。左心耳的血栓经胸超声有时难以显示,需经食管超声检查明确诊断。

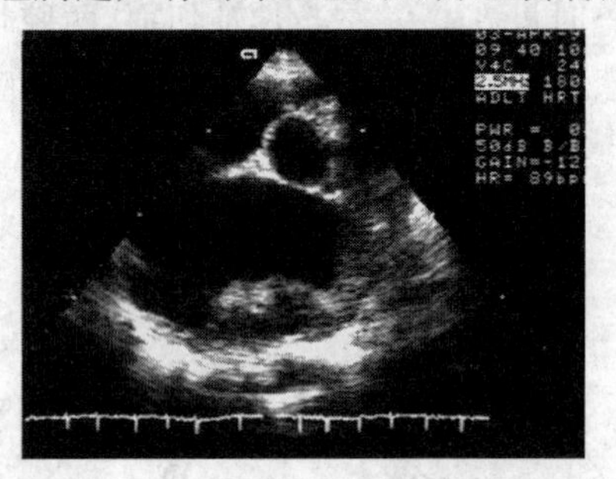

图 1-15 二尖瓣狭窄心底短轴切面

左心耳血栓延伸到左房侧后壁(箭头指向左心耳内血栓)

(3)肺动脉高压:二维超声可见主肺动脉增宽,右心腔扩大。多普勒超声可见不同程度的肺动脉瓣和(或)三尖瓣反流。肺动脉瓣反流速度增加≥2 m/s。三尖瓣反流速度增加≥3 m/s。肺动脉高压明显时还可伴有下腔静脉扩张,塌陷指数减低。肝脏扩大、瘀血等表现。

(三)鉴别诊断

1.左心房黏液瘤

为最常见的心脏原发性肿瘤。临床症状和体征与二尖瓣狭窄相似,但存在间歇性,随体位而变更,心房颤动少见而易有反复的周围动脉栓塞现象等特征。超声心动图表现为二尖瓣后面收缩期和舒张期均可见一团云雾状团块样回声,多数有一窄蒂附着于房间隔上,活动度大,往往随心脏舒张运动甩到二尖瓣瓣口甚至进入左心室流入道,导致舒张期过二尖瓣血流受阻,流速加快。同时超声动态观察二尖瓣瓣叶本身的活动度、厚度以及回声无明显异常。能造成类似血流动力学改变的左房内占位还有左房内活动性血栓。

2.主动脉瓣关闭不全

当存在中度以上特别是向二尖瓣前叶一侧偏心性的主动脉瓣反流时,二尖瓣在心室舒张期受主动脉反流血液的冲击,同时还有主动脉瓣反流致左室血容量增多,左室舒张压增高等因素,二尖瓣前叶开放受限表现为相对性二尖瓣狭窄,听诊在心尖区可闻及舒张期隆隆样杂音(Austin-Flint 杂音)。二维和 M 型超声心动图可见舒张期二尖瓣前叶开放受限,同时存在震颤现象,而二尖瓣后叶的结构形态及开放活动正常。同时明显主动脉瓣反流时往往存在左心室扩大,升主动脉增宽等超声表现。彩色多普勒在左心室长轴(包含主动脉瓣的五腔切面)可见舒张期来自主动脉瓣的反流束冲击二尖瓣前叶,但同时通过二尖瓣的血流也加速明亮,此时要特别注意如果仅在左室长轴四腔切面观察彩色多普勒可能把主动脉瓣的偏心性反流误认为过二尖瓣的高速血流。只要多角度进行全面的超声观察,抓住上述与典型二尖瓣狭窄的不同之处,两者的鉴别并不困难。

3.扩张型心肌病

当左心收缩功能明显减低,左室舒张压力明显增高时,二尖瓣开放活动幅度减小,特别是个别患者由于存在较长时间的二尖瓣关闭不全,瓣叶长时间受高速反流的冲击还存在轻度增厚回声增强。某些缺乏经验的超声工作者可能将其误诊为二尖瓣狭窄。鉴别的关键点在于扩张型心肌病舒张期过二尖瓣的血流速度在正常范围内。同时注意 M 型超声虽存在 D-E 或 E-E′间距减低,EF 斜率减低等表现,但前后叶运动始终呈镜像。而且超声存在着与“二尖瓣狭窄”明显不相称的左室扩大,收缩功能明显减低。

二、二尖瓣关闭不全

(一)二尖瓣关闭不全的病理分类

为了阐明二尖瓣关闭不全的机制,以便指导二尖瓣关闭不全的外科治疗,二尖瓣修复术的开创者,Dr. Alain Carpentier 根据二尖瓣瓣叶开放和关闭运动特征,将二尖瓣关闭不全分为三类,又称 Carpentier 分类。以后经过补充修改分为四类及相应亚型,后者又称为改良的 Carpentier 分类:

Ⅰ类:二尖瓣叶运动正常并二尖瓣关闭不全,进一步分为Ⅰa 和Ⅰb 两个亚型,Ⅰa 是由于瓣环扩大导致二尖瓣关闭不全,Ⅰb 是由于瓣叶穿孔导致二尖瓣关闭不全。

Ⅱ类:二尖瓣叶运动过度并二尖瓣关闭不全,即二尖瓣脱垂或连枷运动导致收缩期二尖瓣叶越过二尖瓣环平面,到了左心房一侧。进一步分为Ⅱa、Ⅱb、Ⅱc 和Ⅱd 四个亚型,Ⅱa 是由于瓣叶和(或)腱索冗长所致;Ⅱb 是由于腱索断裂所致;Ⅱc 是由于乳头肌梗死或瘢痕所致;Ⅱd 是由于乳头肌断裂所致。

Ⅲ类:二尖瓣叶运动受限并二尖瓣关闭不全,进一步分为Ⅲa 和Ⅲb 两个亚型,Ⅲa 是由于风湿性瓣膜病变导致瓣叶(腱索)收缩期运动受限引起的关闭不全;Ⅲb 是由于心脏扩大、乳头肌移位导致瓣叶运动受限不能有效关闭。

Ⅳ类:二尖瓣叶运动状态不定并二尖瓣关闭不全,即由于动态乳头肌功能异常导致二尖瓣关闭活动呈动态变化并关闭不全。

(二)二尖瓣关闭不全的血流动力学变化

二尖瓣关闭不全的病理生理和临床表现取决于反流血量、左室功能状态和左房顺应性。多数慢性轻中度二尖瓣关闭不全患者可保持长期无症状。因为根据 LaPlace 定律,室壁张力与心室内压力和左室半径的乘积相关。而二尖瓣关闭不全患者在收缩早期就有血液反流入左房,从而左室壁张力显著降低,心肌纤维缩短较多,表现为总的心搏量增加,EF 通常增高,但需注意有效心搏量并未增大,因此,二尖瓣关闭不全患者 EF 在正常低值范围,意味着心肌收缩功能已有减退。而患者的 EF 轻度降低(40%~50%),意味着患者已有明显心肌损害和心功能减低。一般单纯慢性二尖瓣反流患者的左室压力低,左室腔无明显变化,左室和左房往往有一个较长时间功能代偿期,在相当长时间内无明显左房增大和肺瘀血。然而,慢性中度以上反流,较多的血液在收缩期返回左心房,舒张期又进入左心室。这部分无效循环的反流血液导致左房和左心室的容量负荷增加,长期的容量负荷加大可导致左心房压力逐渐升高,并进一步出现肺淤血和肺动脉高压,甚至右心负担加重,右室肥大。同时导致左室逐渐扩大和左室功能失代偿,一旦出现左室功能失代偿,不仅心搏出量降低,而且加重反流,病情往往短期内急转直下表现为全心力衰竭。急性严重二尖瓣反流,早期阶段左房、左室扩大不明显,由于起病急骤,左心房未能适应突然增多的反流充盈量,左心房来不及增大,顺应性差,左房压力迅速升高,于是肺血管床压力升高,出现肺水肿、肺高压,有时肺动脉压力可接近体循环压力,但及时矫治二尖瓣关闭不全后仍可恢复正常。如未及时治疗,不长时间后左心室扩张,相对慢性二尖瓣关闭不全,左心室来不及产生代偿性肥厚,左心室心肌质量与舒张末期容积比值减小,左室心肌质量与左心室舒张末压不相称,同时加上左心房顺应性差,左室迅速衰竭。

(三)超声心动图表现

1.M 型超声心动图

由于超声心动图的飞速发展,彩色多普勒与二维超声已成为二尖瓣反流检测及反流病因诊断的主要手段,但 M 型超声在某些情况下,特别是对个别具有特征改变的疾病协助诊断方面仍有一定作用。

(1)二尖瓣波群:收缩期二尖瓣 CD 段明显下凹呈“吊床样”改变,提示二尖瓣脱垂,可能伴有反流(图 1-16)。腱索断裂时收缩期左房内可见高速扑动的二尖瓣叶。

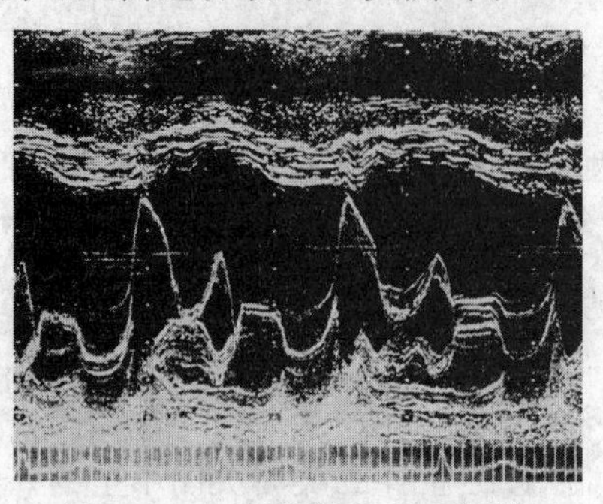

图 1-16　二尖瓣脱垂 M 型图像

箭头标识处显示收缩中晚期二尖瓣后叶呈“吊床”样改变

(2)心室波群:表现为左室内径和室壁运动幅度增大。

2.二维超声心动图

二维超声可以观察心脏形态,腔室大小,在提供反流原因与机制方面有其独特的价值,对评判瓣膜形态学与功能学方面有其重要的临床意义。不同病变的二尖瓣形态结构往往有某些特征性改变,这些改变常常是病因诊断的重要依据。

(1)二尖瓣反流的病因诊断。

1)风湿性二尖瓣关闭不全:可单独存在或与狭窄合并存在。超声往往有前后叶瓣尖增厚,回声增强。重度关闭不全者,大部分或整个瓣叶、腱索及乳头肌明显增厚、增粗,边缘不规则,回声反射增强,腱索间互相粘连缩短,腱索与瓣叶间结合点常已无法分辨,局部呈杂乱征象。部分重度关闭不全者可见前后叶对合不良或其间有裂隙。

2)二尖瓣脱垂:胸骨旁左心长轴切面为诊断二尖瓣脱垂的标准切面。二尖瓣瓣环前缘与瓣环后缘两点相连为瓣环线。正常二尖瓣收缩期前后叶关闭时,瓣叶不超过瓣环的连线,前后叶与左房后壁的夹角均大于 90°。二尖瓣前叶或后叶脱垂收缩期瓣叶呈弧形弯曲进入左房,弯曲的最大处至少超过瓣环线上 2 mm。二尖瓣前叶脱垂时,瓣叶活动幅度大,收缩期前叶与后叶的结合点后移,偏向左房侧,两叶对合点错位。前叶体部与主动脉后壁之间夹角变小成锐角。二尖瓣后叶脱垂时,瓣体部活动幅度大,瓣环向左房侧弯曲,前后瓣的结合点移向左房侧,可有错位,二尖瓣后叶与左房后壁间夹角亦变小(图 1-17)。此外收缩期左房内出现脱垂瓣膜,舒张期消失。

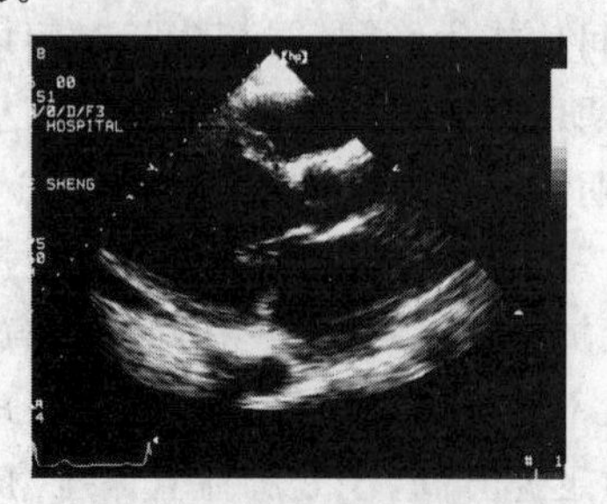

图 1-17　二尖瓣脱垂收缩期胸骨旁左心长轴切面

图中箭头所指处为脱垂的二尖瓣后叶

3)二尖瓣腱索或乳头肌断裂:其典型超声特征是受损瓣叶以瓣环附着处为支点呈 180°或更大幅度的

挥鞭样运动，又称连枷样运动，此时的病变瓣膜称为连枷瓣。舒张期瓣尖进入左室腔，体部凹面朝向左室，收缩期则全部瓣叶脱入瓣环水平以上，瓣尖进入左房，体部凹面亦向着左房（这种特征与瓣膜脱垂刚好相反；后者体部凹面始终朝向左室），前后叶收缩期对合点消失（图 1-18）。由于连枷瓣常由腱索、乳头肌断裂引起，故瓣叶尖端或边缘常有断裂的腱索或乳头肌回声附着。

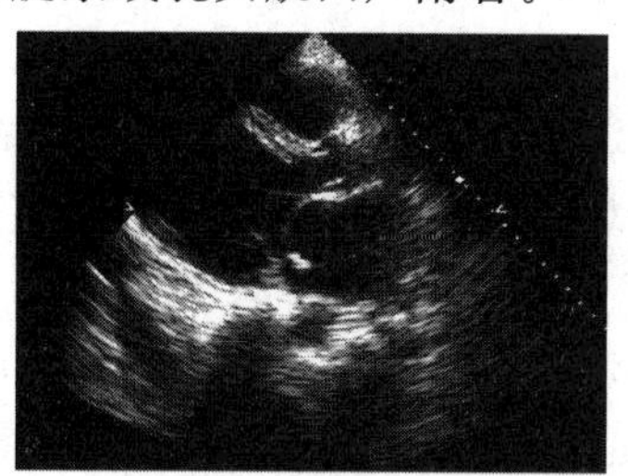

图 1-18　二尖瓣乳头肌断裂胸骨旁左心室长轴

收缩期二尖瓣前叶呈连枷样运动甩入左心房，顶端附着断裂的乳头肌残端，前后叶不能对合，前叶凹面朝向左心房

4）二尖瓣环钙化：是一种老年性退行性病变，随年龄增大发病率增高，糖尿病患者更易罹患，女性发病较男性多见，尤其在超过 90 岁的女性患者可高达 40%。二尖瓣环钙化可与钙化性主动脉瓣狭窄、肥厚型心肌病、高血压、二尖瓣脱垂等同时存在，但病理机制尚不明确。钙化通常局限于二尖瓣环，以后叶基底部钙化多见，病变可延伸到前叶，沿着纤维层或瓣叶的下面进行，但较少累及瓣叶体部。由于瓣叶基底部钙化使瓣叶正常活动受限，易出现二尖瓣反流。此外，钙化的瓣环在收缩期不能缩小，可能是引起瓣膜关闭不全的另一机制。直接征象为二尖瓣环后叶或前叶基底部（即二尖瓣后叶与左室后壁、前叶与室间隔之间）出现浓密的反射增强的新月形回声。

5）乳头肌功能不全：乳头肌功能不全指房室瓣腱索所附着的乳头肌由于缺血、坏死、纤维化或其他原因，发生收缩功能障碍或位置异常，导致对二尖瓣牵拉的力量改变而产生的二尖瓣反流。急性心肌梗死后的二尖瓣关闭不全发生率平均约为 39%，其中下后壁心肌梗死发生二尖瓣反流的比例高于前壁心肌梗死。对此类患者，在超声检查时除了注意二尖瓣对合运动和反流之外，还需注意观察室壁运动异常等相关改变。

6）先天性二尖瓣异常：可引发二尖瓣关闭不全的瓣膜畸形包括瓣叶裂、双孔型二尖瓣、二尖瓣下移畸形与瓣膜缺损；乳头肌发育不良包括拱形二尖瓣、乳头肌缺失、吊床形二尖瓣；腱索发育障碍包括腱索缩短、腱索缺失等。其中最常见引起二尖瓣关闭不全的先天性畸形是二尖瓣叶裂，多为心内膜垫发育异常的一部分，系二尖瓣某一部分发育不全形成完全或不完全的裂隙，多发生在二尖瓣前叶，常伴原发孔房间隔缺损或完全性房室通道。

7）感染性心内膜炎：以二尖瓣赘生物为主要表现，同时可能存在二尖瓣穿孔、膨出瘤、腱索断裂等瓣膜装置被破坏的表现，前叶受累多于后叶。往往同时存在主动脉瓣的赘生物。不少二尖瓣感染性心内膜炎原发部位为主动脉瓣，当发生主动脉瓣反流后，由于反流冲击二尖瓣前叶使之产生继发感染。超声可见病变二尖瓣瓣叶局部有絮状或团块状回声随瓣膜运动在二尖瓣口来回甩动，穿孔部位可见开放和关闭时形态异常甚至裂隙，形成膨出瘤时可见局部菲薄呈“球形”膨出，腱索断裂时可见瓣膜脱垂或连枷样运动。

（2）二尖瓣反流的继发改变。

1）左心房：较短时间的轻度二尖瓣反流，一般无继发改变。中度以上反流，或时间较长的轻度反流，往往有相应的左房容积及前后径扩大表现。

2）左心室：中度以上反流，左室腔多扩大，左室短轴切面可见圆形扩大的左室腔，室间隔略凸向右室侧。室壁运动幅度相对增强，呈左室容量负荷过重现象。

3）肺动、静脉和右心腔：肺静脉因为淤血和压力增加常常增宽。晚期患者肺动脉增宽，肺动脉压力增高，右房右室也可扩大，右室流出道亦较正常增宽。

4）心功能：在心功能代偿期，各种心功能参数的检测可正常，重症晚期心功能失代偿时，左室运动幅度减低，但射血分数减低程度与其他病变导致的收缩功能减低有所不同，由于大量反流的原因，射血分数减低幅度相对较小，有时与临床心力衰竭表现程度不成比例。

(3)二尖瓣瓣叶病变的定位诊断：二尖瓣关闭不全的治疗最主要和有效的手段是二尖瓣修复或二尖瓣置换。对于二尖瓣修复手术，术前明确二尖瓣叶的病理损害性质和位置十分重要。因为术中心脏停搏状态下的注水试验结果与正常心跳状态下的实际情况不完全相同，甚至有较大出入。而超声心动图是目前无创观测正常心跳状态下瓣膜状况首选方法。经过大量实践和总结，现已归纳出二尖瓣前后瓣分区与二维超声检查不同切面之间的关系。如果将二尖瓣前后瓣的解剖结构按照Carpenter命名方法分区，即从左到右将前叶和后叶分别分为A1、A2、A3，以及P1、P2、P3共六个区域(图1-19)；则标准的左心室长轴切面主要显示A2和P2区；标准的左心室两腔心切面主要显示A3和P3区，A3位于前壁一侧，P3位于后壁一侧；标准的左心室四腔心切面主要显示A1和P1，A1位于室间隔一侧，P1位于左室游离壁一侧。在左心室两腔与四腔心切面之间，还可观测到前后叶交界区，此切面主要显示P1、A2和P3区，P1和P3位于两侧，A2位于中间。需注意，每个患者病变累及的部位可能不止一个区域，检查时不但应对所有切面认真观察，还需要与短轴切面，以及多角度的非标准切面结合才能更全面和准确地定位。

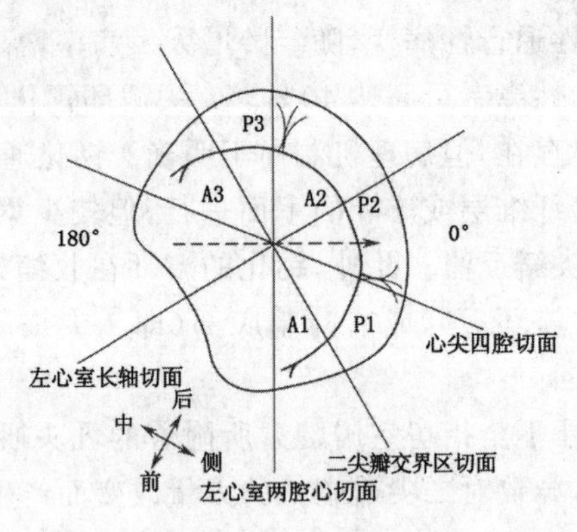

图1-19 常规检查切面与二尖瓣瓣叶分区关系

3.三维超声心动图

三维超声心动图可以从心房向心室角度，或从心室向心房的角度直观地显示整个二尖瓣口及瓣叶的形态、大小、整个对合缘的对合和开放状态，而这些是二维超声所无法显示的。在上述三维直观显示的基础上可以直接定量检测二尖瓣口甚至反流口的开放直径和面积。当存在瓣膜结构和功能异常时，可以从多角度取图观察测量瓣叶的对合状态、当病变明显时可直接观测到增厚的瓣膜、瓣膜交界处的粘连、增粗的腱索、对合缘存在的细小裂隙、前后叶错位、某个瓣叶或瓣叶的一部分呈“瓢匙状”脱垂(图1-20)、附着在瓣膜上的团块样赘生物、随连枷瓣运动而甩动的断裂的腱索或乳头肌。

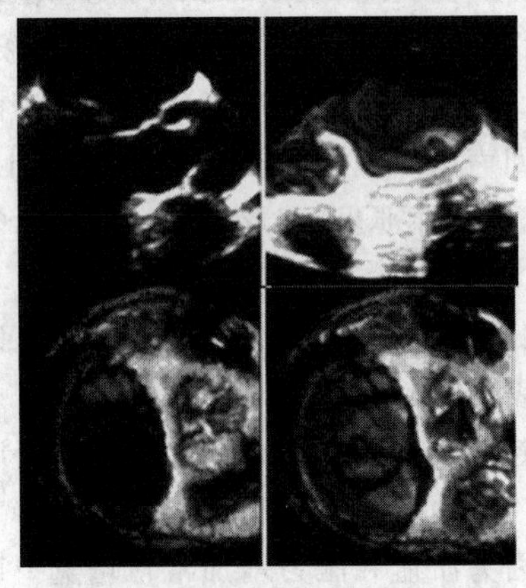

图1-20 二尖瓣脱垂三维超声图像
图中箭头所指处示脱垂呈“瓢匙状”

4.经食管超声心动图

经食管超声心动图相对于经胸超声心动图在二尖瓣关闭不全中的作用有如下特点：

(1)扫查二尖瓣反流束更敏感：有研究比较118例患者使经食管超声与经胸壁超声两种方法扫查的结果，发现有25%的二尖瓣反流仅能由经食管多普勒探及，其中14%反流程度达到2～3级。

(2)判断病变的形态与性质准确率更高：经食管超声对细微病变(小于5 mm赘生物)的高分辨力以及更近距离和更多角度的观察，明显提高了对瓣膜赘生物、穿孔、腱索断裂、脓肿、瘘管等病变的诊断能力。

(3)经食管超声在二尖瓣手术中有重要作用：由于经食管扫查不妨碍手术视野，故在二尖瓣关闭不全成形的外科治疗中可进行实时监测。在手术前可再次评估瓣膜结构与反流量的改变是否属整形术适应证、整形后可即刻观察反流改善情况、决定是否还需进一步整形或改做换瓣手术。在二尖瓣置换手术中经食管超声也可及时观察术后机械瓣的活动情况、判断有无瓣周漏等并发症。

5.彩色多普勒超声心动图

(1)二尖瓣反流的定性诊断：二尖瓣口左房侧出现收缩期反流束是二尖瓣关闭不全的特征性表现，是诊断二尖瓣反流最直接根据。比较严重的二尖瓣反流，在二尖瓣反流口的左室侧可见近端血流会聚区。由左心扩大、二尖瓣环扩张导致的继发性二尖瓣关闭不全多为中心型反流。由瓣叶、腱索、乳头肌等器质性损害造成的反流多为偏心型。如果反流的原因为瓣膜运动过度所致，如瓣膜脱垂、腱索或乳头肌断裂、瓣叶裂缺等病变，偏心反流走行偏向正常或病变相对病变较轻的瓣膜一侧，例如，后瓣脱垂时，偏心反流朝向前瓣一侧走行，在心尖四腔切面表现为向房间隔一侧走行。

(2)二尖瓣反流的半定量诊断：现临床应用最广泛、最简便易行的方法是通过彩色多普勒观测左房内反流束长度、宽度、面积以及反流束宽度等参数作出半定量评估。必须注意，反流束大小除与反流量有关外，还受血流动力学状态(如动脉血压)和仪器参数设置(如 Nyquist 速度、彩色增益、壁滤波)、评估切面与时相的选择等有关。

(3)彩色多普勒血流会聚法测定反流量：二尖瓣关闭不全时，大量左室血通过狭小的反流口反流入左房中，在反流口的左室侧形成血流会聚区，根据此血流会聚区的大小可定量计算二尖瓣反流量，其计算公式为：

$$Q=2\times\pi\times R^2\times AV\times VTI/V$$

式中 Q 为反流量(mL)，R 为血流会聚区半径(cm)，AV 为 Nyquist 速度(cm/s)，VTI 为二尖瓣反流频谱的速度时间积分(cm)，V 为二尖瓣反流峰值流速(cm/s)。

最新的实时三维超声心动图除能对二尖瓣关闭不全的相关结构进行立体观测外，还可对二尖瓣反流束进行三维成像。这有利于客观评价反流束的起源、走行途径、方向及其截面，尤其对附壁的偏心性反流的评价更有价值。理论上讲，在三维成像基础上对反流束进行容量计算可使定量评估二尖瓣反流程度更具有可信度及客观性。但目前这一技术还未完全成熟普及，相信随着电子技术的进步，这一技术将在不远的将来真正应用于临床。

6.频谱多普勒超声心动图

(1)二尖瓣舒张期血流频谱变化：由于舒张期左房除排出由肺静脉回流血液外，尚需将收缩期二尖瓣反流的血液一并排出，故舒张期二尖瓣口血流速度较正常人增快。E波峰值升高>1.3 m/s时，提示反流严重。

(2)肺静脉血流频谱变化：肺静脉血流频谱在二尖瓣反流尤其是中重度反流时出现明显改变，收缩期正向S波低钝或消失并出现负向波形。

(3)主动脉瓣血流频谱变化：二尖瓣反流较重时，收缩期主动脉血流量减少，主动脉瓣血流频谱峰值降低、前移，减速支下降速度增快，射流持续时间缩短。在重度二尖瓣反流时，有可能仅记录到收缩早中期的主动脉瓣血流信号。当收缩期主动脉流速低于舒张期二尖瓣流速时，提示为重度反流。

(4)流量差值法测定反流量与反流分数：利用脉冲多普勒检测二尖瓣和主动脉瓣前向血流速度积分($VTImv$ 和 $VTIav$)并结合二维检测二尖瓣和主动脉瓣口面积(MVA 和 AVA)，可以计算二尖瓣反流分数作为二尖瓣关闭不全的一种定量诊断参数。根据连续方程的原理，在无二尖瓣反流的患者中，通过主动脉血流量（$AVF=AVA\times VTIav$）等于通过二尖瓣血流量（$MVF=MVA\times VTImv$），而在单纯二尖瓣反流的患者中，主动脉血流量加上二尖瓣反流量才是全部左室心搏量，亦即收缩期二尖瓣反流量应为舒张期二尖瓣前向血流量（代表总的每搏排血量）与收缩期主动脉瓣前向射血量（代表有效的每搏排血量）的差值，各瓣口血流量计算方法是各瓣口的多普勒速度时间积分乘以该瓣口的面积。由于反流量随心搏量变化而变化，瞬间测值代表性差，计算反流分数可克服此缺点。用公式表示为：

$$RF=\frac{(MVF-AVF)}{MVF}=1-\frac{AVF}{MVF}$$

RF 为反流分数。反流分数可具体计算出反流血流占每搏排血量的百分比，有较大的定量意义。这一评估反流程度的方法已得到临床与实验室的广泛验证，有较高的准确性。一般认为轻度反流者反流分数为 20％～30％，中度反流者反流分数为 30％～50％，重度反流者反流分数为＞50％，其结果与左室造影存在良好相关性，相关系数为 0.82。但此方法也有其局限性：①必须排除主动脉瓣反流。②当二尖瓣口变形严重时需进行瓣口面积的校正，或应改用二尖瓣环水平计算流量。③计算步骤繁琐，需要参数值较多，测算差错的几率增加。④对于轻度二尖瓣反流不敏感。

(5)流量差值法测算有效反流口面积：有效反流口面积（effective regurgitant orifice area；EROA）不受腔内压力变化的影响，故而逐渐受到临床重视。由上述流量差值法可进一步计算有效反流口面积，具体计算公式为：

$$EROA=\frac{(MVF-AVF)}{VTI}$$

公式中 EROA 为二尖瓣反流口有效面积，VTI 为二尖瓣反流流速积分。有效反流口面积大小与反流程度的关系见彩色多普勒一节中血流会聚法测定 EROA 的相关论述。

(6)连续多普勒频谱特征：连续多普勒取样线通过二尖瓣口可记录到收缩期负向、单峰、充填、灰度较深、轮廓清晰完整的反流频谱，在左室和左房压力正常者，在整个收缩期均存在着较高的压力阶差，因此频谱的加速支和减速支均较陡直，顶峰圆钝，频谱轮廓近于对称。左室收缩功能减退者，左室压力上升迟缓，故频谱的加速支上升缓慢，流速相对于心功能正常者减低。左室收缩功能正常情况下，二尖瓣关闭不全的反流频谱峰值速度一般均超过 4 m/s。反流量大、左房收缩期压力迅速升高者，左室-左房间压差于收缩中期迅速减低，故频谱曲线减速提前，顶峰变尖、前移，加速时间短于减速时间，曲线变为不对称的三角形。

(四)诊断要点及鉴别诊断

二尖瓣反流的定性诊断并不困难。诊断要点是彩色多普勒超声和频谱多普勒超声在收缩期发现起自二尖瓣口左室侧进入左心房的异常血流。罕见碰到需要与之鉴别的病变。极少数情况下，需要与位于二尖瓣口附近的主动脉窦瘤破入左心房以及冠状动脉左房瘘相鉴别。前者的鉴别点在于异常血流呈双期连续性，后者的鉴别点在于异常血流以舒张期为主。加上相应的主动脉窦和冠状动脉结构形态异常不难作出鉴别。

（曹改梅）

第四节 三尖瓣疾病

大量临床实践表明，三尖瓣狭窄与关闭不全时缺乏特异性症状与体征，多普勒超声心动图是诊断三尖瓣疾病的首选方法，具有极高的敏感性与特异性，可正确判断病因和病变程度，为治疗提供重要诊断依据。

一、三尖瓣狭窄

三尖瓣狭窄较少见，主要由慢性风湿性心脏病所致，常合并有二尖瓣或(和)主动脉瓣病变。其他少见病因包括先天性三尖瓣畸形、后天性系统性红斑狼疮、类癌综合征、右房黏液瘤、心内膜弹力纤维增生症和心内膜纤维化等。病理解剖发现器质性三尖瓣病变约占慢性风湿性心脏病的10%～15%，但临床仅靠症状和体征的诊断率约为1.7%～5%。随着多普勒超声心动图的广泛应用和手术方式的进步，临床诊断率已大幅提高。

（一）病理解剖与血流动力学改变

风湿性三尖瓣狭窄时病理改变为三尖瓣叶增厚、纤维化及交界处粘连，使瓣口面积减小，舒张期由右房流入右室的血流受阻，造成右室充盈减少，右心输出量减低。同时瓣口狭窄致右房血流瘀滞，右房压力逐渐升高，超过0.67 kPa(5 mmHg)时可引起体循环回流受阻，出现颈静脉怒张、肝大、腹水和水肿。由于正常三尖瓣口面积达6～8 cm^2，轻度缩小不致引起血流梗阻，通常认为当减小至2 cm^2 时方引起明显的血流动力学改变。

（二）超声心动图表现

1.M型超声心动图

三尖瓣狭窄造成右室充盈障碍，舒张期压力上升缓慢，推动三尖瓣前叶向后漂移的力量减弱，致使三尖瓣EF段下降减慢，常小于40 mm/s(正常为60～125 mm/s)，典型者曲线回声增强、增粗，呈“城墙样”改变。但轻度狭窄者常难于见到典型曲线改变。

2.二维超声心动图

三尖瓣回声增强、增厚，尤以瓣尖明显。前叶活动受限，瓣体于舒张期呈圆顶状膨出，后叶和隔叶活动度减小。瓣膜开口减小，前叶与隔叶间的开放距离减小。腱索和乳头肌回声可增粗缩短。右房呈球形扩大，房间隔向左侧弯曲。下腔静脉可见增宽。

3.三维超声心动图改变

二维超声心动图不能同时显示三尖瓣的三个瓣膜，因此无法同时显示三个瓣膜的几何形态及其病变特征。实时三维超声心动图可以从右室面清晰地观察三尖瓣的表面及交界。

4.彩色超声多普勒

(1)M型彩色多普勒：可显示舒张期右室腔内红色为主、间杂有蓝白色斑点的血流信号，起始于三尖瓣E峰处，终止于A峰，持续整个舒张期。

(2)二维彩色多普勒血流成像：在狭窄的三尖瓣口处，舒张期见一窄细血流束射入右室，射流距较短，一般显示为红色，中央部间有蓝、白色斑点。吸气时射流束彩色亮度明显增加，呼气时彩色亮度减弱。

5.频谱多普勒

(1)脉冲型频谱多普勒：可记录到狭窄所致的舒张期正向射流频谱。频谱形态与二尖瓣狭窄相似，但流速较低，一般不超过1.5 m/s(正常三尖瓣流速为0.30～0.70 m/s)，吸气时出现E波升高，呼气时流速下降。

(2)连续型频谱多普勒：频谱形态与脉冲多普勒相似。许多学者应用与研究二尖瓣狭窄相似的方法估测三尖瓣狭窄的程度。

（三）鉴别诊断

(1)右心功能不良时，三尖瓣活动幅度可减小，EF斜率延缓，但无瓣叶的增厚粘连，三尖瓣口不会探及高速射流信号。

(2)房间隔缺损与三尖瓣反流时，因三尖瓣口流量增大，舒张期血流速度可增快，但通过瓣口的彩色血流束是增宽而非狭窄的射流束，脉冲多普勒显示流速的增加并不局限于三尖瓣口，而是贯穿整个右室流出道。E波的下降斜率正常或仅轻度延长。

二、三尖瓣关闭不全

三尖瓣关闭不全亦称为三尖瓣反流，三尖瓣的器质性病变或功能性改变均可导致三尖瓣关闭不全。由右室扩大、三尖瓣环扩张引起的功能性关闭不全最为常见。凡有右室收缩压增高的心脏病皆可继发功能性三尖瓣关闭不全，如重度二尖瓣狭窄、先天性肺动脉瓣狭窄、右室心肌梗死、艾森曼格综合征、肺源性心脏病等。器质性三尖瓣关闭不全的病因可为先天畸形或后天性疾病。先天畸形(如 Ebstein 畸形、心内膜垫缺损等)将在有关章节中详述;而在后天性器质性三尖瓣关闭不全中,风湿性心脏病是主要病因,其次为感染性心内膜炎、外伤、瓣膜脱垂综合征等所引起。近年来,由于静脉吸毒、埋藏起搏器、机械肺通气、室间隔缺损封堵术引起的三尖瓣关闭不全有上升趋势。

大量临床研究发现,应用多普勒超声在许多正常人中(35%以上)发现轻度三尖瓣反流,谓之生理性反流。据报道儿童和老年人的检出率高于青壮年人。经食管超声心动图的检出率高于经胸检查。

(一)病理解剖与血流动力学改变

风湿性心脏病、感染性心内膜炎等疾病累及三尖瓣时所产生的病理解剖学改变与二尖瓣相似。而在功能性三尖瓣关闭不全时,瓣叶并无明显病变,瓣环因右室收缩压升高、右室扩大而产生继发性扩张,乳头肌向心尖和外侧移位,致使瓣叶不能很好闭合。在收缩期,右室血液沿着关闭不全的瓣口反流入右房,使右房压力增高并扩大,周围静脉回流受阻可引起腔静脉和肝静脉扩张,肝淤血肿大、腹水和水肿。在舒张期,右室同时接受腔静脉回流的血液和反流入右房的血液,容量负荷过重而扩张,严重者将导致右心衰竭。反流造成收缩期进入肺动脉的血流减少,可使肺动脉高压在一定程度上得到缓解。

(二)超声心动图表现

1.M 型超声心动图

除出现原发病变的 M 型曲线改变外,常见三尖瓣 E 峰幅度增大,开放与关闭速度增快。由腱索或乳头肌断裂造成者,可见瓣叶收缩期高速颤动现象。右房室内径均增大,严重的右室容量负荷过重可造成室间隔与左室后壁呈同向运动。由肺动脉高压引起者可见肺动脉瓣 a 波消失,收缩期呈"W"形曲线。下腔静脉可因血液反流而增宽,可达 24 mm±4 mm(正常 18 mm±4 mm),严重时可见收缩期扩张现象。

2.二维超声心动图

三尖瓣活动幅度增大,收缩期瓣叶不能完全合拢,有时可见对合错位或裂隙(需注意除外声束入射方向造成的伪像)。由风湿性心脏病所致者瓣叶可见轻度增厚,回声增强。有赘生物附着时呈现蓬草样杂乱疏松的强回声。瓣膜脱垂时可见关闭点超越三尖瓣环的连线水平,或呈挥鞭样活动。右房、右室及三尖瓣环均见扩张。下腔静脉及肝静脉可见增宽。

3.三维超声心动图

应用实时三维超声心动图可对三尖瓣环、瓣叶及瓣下结构的立体形态进行观察。有学者应用实时三维超声心动图研究正常人三尖瓣环的形态,沿瓣环选择 8 个点,分别测量这些点随心动周期的运动,发现三尖瓣环为一个复杂的非平面结构,不同于二尖瓣环的"马鞍形"结构,从心房角度看最高点位于瓣环前间隔位置,最低点位于瓣环后间隔位置。另有学者发现在右心衰竭或慢性右室扩张时三尖瓣环呈倾斜角度向侧方扩张,几何形态与正常三尖瓣有显著性差异。分析三尖瓣环运动和右室收缩功能之间的关系,发现二者有很好的相关性。这些研究在一定程度上加深了对三尖瓣反流机制的认识。对反流束的三维容积测定有望成为定量诊断的新途径。

4.经食管超声心动图

经胸超声心动图基本可满足三尖瓣关闭不全的诊断需求,经食管超声心动图仅用于经胸超声图像质量不佳,或需要观察心房内有无血栓以及三尖瓣位人工瓣的评价。经食管超声心动图可从不同的视角观察三尖瓣的形态与活动,所显示三尖瓣关闭不全的征象与经胸超声检查相似,但更为清晰。

5.彩色多普勒

(1)M 型彩色多普勒:在三尖瓣波群上,可见 CD 段下出现蓝色反流信号。多数病例反流起始于三尖瓣关闭点(C 点),终止于三尖瓣开放点(D 点)。三尖瓣脱垂时,反流可起于收缩中、晚期。在房室传导阻滞患者中,偶见三尖瓣反流出现于舒张中、晚期。这是由于房室传导延缓,导致舒张期延长,心室过度充盈,舒张压力升高;而心房收缩过后,心房压迅速降低,故心室压力相对升高,造成房室压差逆转,推动右室血流沿着半关闭的三尖瓣返回右房。

在下腔静脉波群上,正常人与轻度三尖瓣关闭不全者,肝静脉内均显示为蓝色血流信号,代表正常肝静脉的向心回流。在较严重的三尖瓣关闭不全时，收缩中、晚期(心电图 ST 中后段及 T 波处)因右室血液反流，右房与下腔静脉压力上升，故肝静脉内出现红色血流信号，但舒张期仍为蓝色血流信号。

(2)二维彩色多普勒：三尖瓣关闭不全时，收缩期可见反流束自三尖瓣关闭点处起始，射向右房中部或沿房间隔走行。在肺动脉压正常或右心衰竭患者，反流束主要显示为蓝色，中央部色彩鲜亮，周缘渐暗淡。继发于肺动脉高压且右室收缩功能良好者，反流速度较快，方向不一，呈现五彩镶嵌的收缩期湍流(图 1-20，图 1-21)。在较严重的三尖瓣反流病例，肝静脉内可见收缩期反流，呈对向探头的红色血流信号；舒张期肝静脉血仍向心回流，呈背离探头的蓝色血流信号，因随心脏舒缩，肝静脉内红蓝两色血流信号交替出现。在胸骨上窝扫查上腔静脉时，亦可见类似现象。

6.频谱多普勒

(1)脉冲型频谱多普勒：在三尖瓣反流时，脉冲多普勒频谱主要出现以下三种异常：①右房内出现收缩期反流信号：在三尖瓣关闭不全时，右房内可记录到收缩期负向、频率失真的湍流频谱，为离散度较大的单峰实填波形，可持续整个收缩期，或仅见于收缩中、晚期。②腔静脉、肝静脉内出现收缩期反流信号：正常的肝静脉血流频谱呈三峰窄带波形，第一峰(S 峰)发生于收缩期，第二峰(D 峰)发生于舒张期，均呈负向，S 峰高于 D 峰。在 D 峰与下一 S 峰间，可见一正向小峰(A 峰)，由心房收缩所致。在轻度三尖瓣反流时，频谱与正常人相似，但在中重度反流时，由于右房内反流血液的影响，收缩期负向 S 峰变为正向，D 峰仍为负向，但峰值增大。上腔静脉血流频谱与肝静脉血流变化相似；下腔静脉血流方向与上述相反，反流较重时出现负向 S 峰，D 峰为正向，但由于下腔静脉血流与声束间角度过大，常难以获得满意的频谱图。③三尖瓣舒张期血流速度增快：在三尖瓣关闭不全较重时，通过瓣口的血流量增加，流速亦增快，故频谱中 E 峰值增高。

(2)连续型频谱多普勒：三尖瓣关闭不全时，连续多普勒在三尖瓣口可记录到清晰的反流频谱，其特征是：①反流时相：绝大多数三尖瓣反流频谱起自收缩早期，少数病例起于收缩中、晚期，反流多持续全收缩期乃至等容舒张期，直至三尖瓣开放时方才停止。②反流方向：自右室向右房，故频谱为负向。③反流速度：最大反流速度通常为 2～4 m/s。④频谱形态：反流频谱为负向单峰曲线，峰顶圆钝，频谱上升与下降支轮廓近于对称。在右室功能减低者，由于收缩期右室压力上升缓慢，频谱上升支加速度减低，呈现不对称轮廓。⑤离散幅度：反流频谱离散度较大，呈实填的抛物线形曲线，轮廓甚光滑。

7.心脏声学造影

经周围静脉注射声学造影剂后，四腔心切面显示云雾影首先出现于右房，而后心室舒张，三尖瓣开放，造影剂随血流到达右室。当三尖瓣关闭不全时，收缩期右室内部分造影剂随血流经过瓣叶间的缝隙退回右房而形成反流。这种舒张期流向右室，收缩期又退回右房的特殊往返运动，称为造影剂穿梭现象，此为三尖瓣关闭不全声学造影的一个重要特征。M 型曲线显示造影剂强回声从右室侧穿过三尖瓣 CD 段向右房侧快速运行，当加快 M 型扫描速度时，其活动轨迹更易于观察(图 1-21)。为观察下腔静脉有无反流血液，应由上肢静脉注射造影剂。显示下腔静脉长轴切面时，可见收缩期造影剂强回声从右房流入下腔静脉。

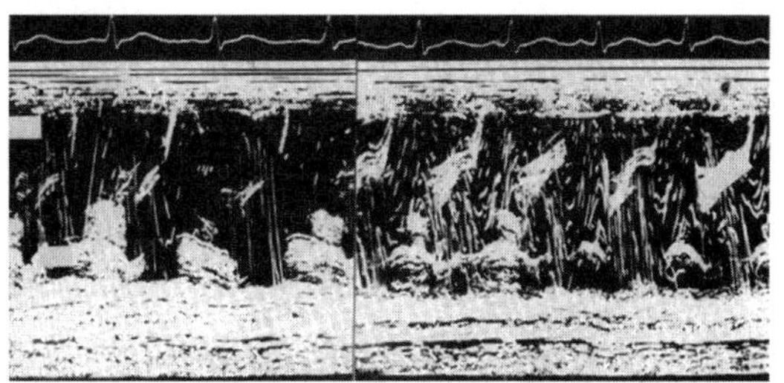

图 1-21　三尖瓣关闭不全声学造影三尖瓣曲线

注射过氧化氢溶液后，右房、室内可见造影剂反射，收缩期见造影剂由右室穿过三尖瓣反流至右房，形成与 CD 段交叉的流线

（三）鉴别诊断

1.生理性与病理性三尖瓣反流的鉴别

最重要的鉴别点是二维超声心动图显示生理性反流无心脏形态及瓣膜活动的异常。其次，生理性三尖瓣反流多发生于收缩早期，持续时间较短，反流束范围局限，最大长度＜1 cm，最大流速＜2 m/s。

2.器质性与功能性三尖瓣反流的鉴别

鉴别的关键点是二维超声心动图显示三尖瓣本身有无形态学的改变，如增厚、脱垂、附着点下移等。功能性三尖瓣反流时瓣叶形态可保持正常，但瓣环扩张。连续多普勒测定反流的最大流速亦可作为鉴别参考：器质性三尖瓣反流的流速极少＞2.7 m/s，而功能性反流速度常＞3.5 m/s。

（曹改梅）

第五节　肺动脉瓣疾病

肺动脉疾病以肺动脉狭窄（pulmonary stenosis，PS）最为常见，多为先天性，可独立存在，也可伴有其他心脏畸形。肺动脉狭窄是指右室至肺动脉血管之间的血流出现动态的或者固有的解剖梗阻，包括右室漏斗部、肺动脉瓣膜、瓣环、肺动脉主干及其分支狭窄，其中以瓣膜本身狭窄最常见，占90％以上，占所有先天性心脏病的10％。后天获得性肺动脉瓣狭窄非常少见，即使风湿病变累及肺动脉瓣，但导致风湿性肺动脉瓣狭窄非常罕见，肿瘤是导致肺动脉瓣病变的最常见的后天性原因，往往同时引起肺动脉瓣狭窄与关闭不全，但以关闭不全为主。肺动脉瓣狭窄多伴有狭窄部位远端的肺动脉扩张。右心室与肺动脉之间的压差超过50 mmHg以上代表有意义的肺动脉狭窄。严重时，右心室的压力可高于体循环收缩压。肺动脉瓣狭窄可以是复杂先天性心脏病的一部分，包括法洛四联症、房室间隔缺损，右室双出口及单心室等。肺动脉狭窄常合并有遗传和获得性疾病，包括风疹和Alagille，cutaneous laxa，Noonan，Ehlers-Danlo及Williams综合征等。

一、病理解剖和血流动力学改变

肺动脉狭窄的原因包括部分瓣叶融合、瓣叶增厚、瓣上或者瓣下区域狭窄等。根据病变部位肺动脉狭窄通常主要分为以下几型：

（一）肺动脉瓣狭窄

正常肺动脉瓣为三叶结构，先天性肺动脉瓣狭窄瓣膜可为三叶、二叶、单叶或瓣膜发育不良。典型的表现包括：瓣膜部分融合构成圆锥形或圆顶形状的结构，突向主肺动脉，中央有约2～3 mm圆形或者不规则的小孔。由于肺动脉主干组织结构薄弱，可出现不同程度的狭窄后肺动脉扩张，可能会出现由于“射流效应”引起的血流动力学改变。

大约10％～15％的肺动脉瓣狭窄患者存在肺动脉瓣发育不良。发育不良的肺动脉瓣的形状不规则，增厚、变形、缩小、僵硬、活动不良或几乎没有瓣膜（瓣膜缺失），瓣叶的交界处仅轻度融合或无融合。

90％的法洛四联症患者伴有肺动脉瓣二瓣化畸形，而单纯瓣膜性肺动脉狭窄时二瓣化畸形则罕见。

重症肺动脉瓣狭窄时，瓣下右心室肥厚可引起漏斗部缩小并导致右心室流出道梗阻。肺动脉瓣狭窄解除后继发的右心室流出道梗阻往往逐渐减轻或消失。

（二）肺动脉瓣下（漏斗部）狭窄

肺动脉瓣区下方肌束肥厚或者隔膜致使右室流出道狭窄，肺动脉瓣往往无明显异常。多见于法洛四联症或室间隔缺损患者。

1.隔膜型

室上嵴和肺动脉瓣之间出现一隔膜，隔膜中心有一小孔。孔径大于1.5 cm以上者多无临床症状；小于 0.5 cm 时症状明显。

2.肌束肥厚型

右室室上嵴、隔束、壁束异常肥厚，流出道变窄伴右室壁肥厚。肺动脉主干多无狭窄后扩张。狭窄区可能为狭窄管道状，亦可局限于漏斗部。

双腔右心室是一种伴随右心室流出道纤维肌性狭窄的罕见特例，存在瓣下水平的右心室流出道梗阻。

3.外周肺动脉狭窄（肺动脉主干及分支狭窄）

狭窄发生在主肺动脉水平、肺动脉分叉或者更远端的分支。左、右肺动脉狭窄可同时存在。可能合并其他先天性心脏畸形，如瓣膜性肺动脉狭窄，房间隔缺损，室间隔缺损或动脉导管未闭，20%的法洛四联症患者伴有外周肺动脉狭窄。

功能性或生理性的外周肺动脉狭窄是婴儿收缩期杂音的常见原因。它发生在早产儿和足月儿，随着时间的推移，肺动脉的发育完善，杂音通常在几个月内消失。

肺动脉狭窄时血流动力学改变与狭窄的部位、程度、范围及类型密切相关。轻度单纯性肺动脉狭窄时，多无明显血流动力学变化。而重度狭窄或者多发性狭窄时右心压力负荷过重，此时肺动脉狭窄致使右心排血受阻，右室长期负荷过重而导致右室壁向心性肥厚，顺应性减低，右房压随之升高，同时由于肺动脉狭窄，经肺静脉回流入左房的血液减少而使左房压力减低。右房压力增高而左房压力减低，卵圆孔开放，形成心房水平右向左分流，产生中心性发绀。

2006 年 ACC/AHA 心脏瓣膜疾病管理指南及 2009 年 EAE/ASE 超声心动图评估瓣膜狭窄临床应用指南规定，依据峰值流速和肺动脉压力阶差，肺动脉狭窄分轻、中、重三级（表 1-2）。

表 1-2　肺动脉狭窄程度分级

狭窄程度	轻度	中度	重度
峰值速度(m/s)	<3	3～4	>4
峰值压差(mmHg)	<36	36～64	>64

二、超声心动图表现

（一）二维及 M 型超声心动图

1.肺动脉瓣狭窄

心底短轴切面收缩期肺动脉瓣呈穹隆状（圆顶状或圆锥形）突向肺动脉主干，瓣口较小，瓣叶活动幅度较大。部分患者瓣叶增厚、回声增强，开口较小，瓣叶活动幅度也较小。瓣环狭窄时可见瓣环内径变小。M 型超声肺动脉瓣活动曲线 a 波加深，肺动脉瓣开放时间延长。正常肺动脉瓣活动曲线 a 波深度为 2～4 mm，肺动脉瓣狭窄 a 波深度大于 4 mm（图 1-22）。

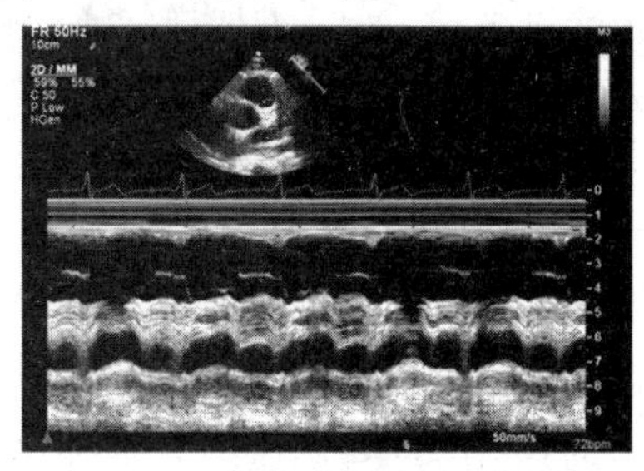

图 1-22　肺动脉狭窄 M 型曲线

显示肺动脉瓣增厚，回声增强，a 波加深

2.右室流出道狭窄

隔膜型狭窄者在心底短轴及右室流出道切面上于右室流出道内可见异常细线状回声，一端连于前壁，另一端连于室上嵴侧，中央见一小孔。此孔的大小决定狭窄的程度。肌束肥厚型在室上嵴部位心肌环形肥厚，壁束、室束均明显肥厚，致使流出道明显狭窄（图 1-23），M 型曲线显示肺动脉瓣收缩期高速震颤。

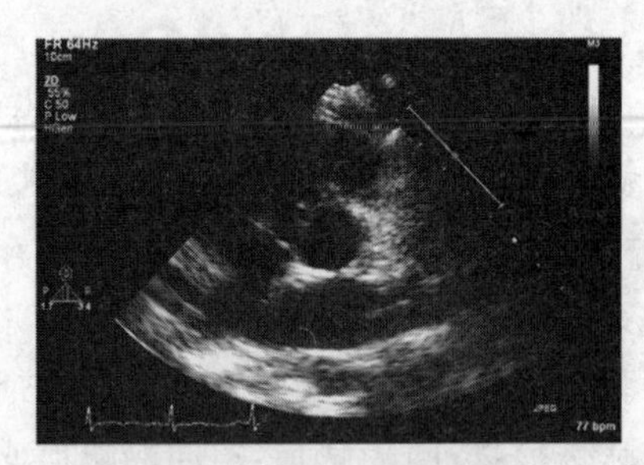

图 1-23 **心底短轴切面**

显示右室流出道肌性狭窄

3.肺动脉主干及分支狭窄

主肺动脉长轴切面可显示主肺动脉局部狭窄管壁增厚或向腔内突入,管腔变狭小;或者整个主肺动脉明显变细使管腔变狭小。左、右肺动脉分支近端狭窄时可显示相应管腔局限性狭窄,超声心动图不能显示远端肺动脉及其分支狭窄。

4.其他表现

肺动脉狭窄时右室壁多有不同程度的肥厚,右室前壁舒张末期厚度>5 mm(图 1-24)。右室腔多扩大,但是肌束肥厚型右室腔可变小。另外,可见卵圆孔未闭或房间隔缺损。

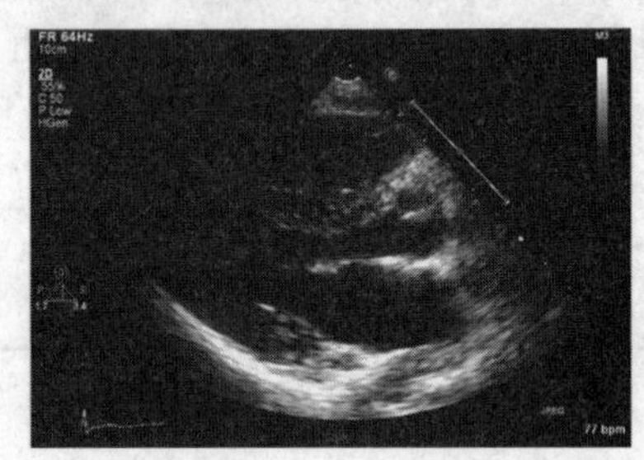

图 1-24 **左心长轴切面**

显示右室壁肥厚

(二)彩色多普勒

肺动脉瓣狭窄时,二维彩色多普勒显示血流在收缩期通过狭窄的肺动脉瓣口时突然变细,形成蓝色射流束,在肺动脉内延续一段距离后散开形成五彩镶嵌的涡流。射流束的宽度取决于狭窄的程度,瓣口面积越小,射流束越细。射流束在肺动脉干中形成明显的湍流。狭窄较轻时,湍流较局限;狭窄较重时湍流可充满整个肺动脉干。用 M 型彩色多普勒观察时,使 M 型取样线通过肺动脉瓣置于肺动脉内,收缩期于肺动脉口处的肺动脉瓣曲线 CD 段见蓝色血流信号从右室流出道穿过 CD 段进入肺动脉,在 CD 段的下方(即肺动脉内)可见五彩镶嵌的湍流信号。肺动脉瓣环狭窄、肺动脉主干及分支狭窄、右室流出道狭窄时,彩色多普勒表现类似,但收缩期五彩镶嵌的异常血流信号起源于各自不同的狭窄部位。因此彩色多普勒可以帮助确定高速射流束及其起源的部位。

伴有卵圆孔未闭或房间隔缺损时,心房水平出现蓝色的血流信号由右房流向左房。由于右心扩大,常导致三尖瓣反流,于三尖瓣的右房侧出现收缩期高速紊乱的血流信号。

(三)频谱多普勒

1.脉冲多普勒

将取样容积由右室流出道向肺动脉瓣环、肺动脉瓣口、肺动脉移动时,血流速度明显变化,于狭窄处可见明显加快的射流频谱,而于狭窄后肺动脉内则呈湍流频谱。

2.连续多普勒

利用连续多普勒技术可记录肺动脉狭窄处收缩期高速射流频谱,测得峰值流速,依次可进行一系列的计算，以判断肺动脉狭窄的程度。通过肺动脉狭窄的血流频谱可测量其峰值血流速度和平均血流速度，按简化 Bernoulli 方程可计算出肺动脉狭窄处的最大瞬时压差和平均压差，狭窄程度越重，上述压差就越大。

（四）经食管超声心动图

经食管超声心动图检查肺动脉狭窄的临床意义：

1.确定肺动脉狭窄的部位及程度（图 1-25）

在右室流出道切面上可以清晰地显示整个右室流出道、肺动脉瓣、肺动脉主干、肺动脉分叉处及左、右肺动脉近端的情况，可以进一步确定肺动脉狭窄的部位及程度。

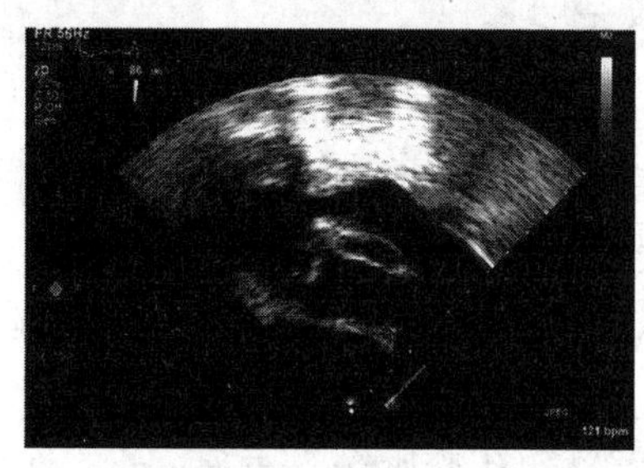

图 1-25　经食管超声心动图心底短轴切面 8 显示右室流出道肌性狭窄

2.确定有无伴发卵圆孔未闭或房间隔缺损

经食管超声心动图检查可以清晰显示房间隔结构，因此非常有助于两者的鉴别诊断。

3.监测肺动脉瓣球囊扩张成形术及评价疗效

在肺动脉瓣狭窄的介入治疗术中进一步观察肺动脉形态，评估部位及狭窄程度，实时进行监测，即刻判断疗效。

（五）三维超声心动图

三维超声心动图特别是实时三维经食管超声心动图能够较为清晰地显示肺动脉和房间隔的三维立体结构。

对于肺动脉瓣狭窄，三维超声心动图可直观地显示瓣膜的形态、厚度、活动情况，并可能显示瓣膜开口的大小，更加直观准确地判断其狭窄程度。右室流出道狭窄的患者，三维超声心动图在确定其狭窄部位及程度方面具有更为重要的价值。

三、鉴别诊断

重度肺动脉狭窄合并卵圆孔未闭者从病理解剖及血流动力学上分析应归入法洛三联症。肺动脉狭窄的患者常常合并房间隔缺损。二者均有肺动脉狭窄和心房水平的分流，应注意鉴别。Fallot 三联症为心房水平右向左分流，患者有发绀；轻度肺动脉瓣狭窄合并房间隔缺损为心房水平左向右分流，患者无发绀。肺动脉狭窄最常见的原因为先天性，风湿性和肿瘤所致的肺动脉狭窄均有相应特征改变，前者几乎同时伴有其他瓣膜的形态和血流动力学改变，后者为肿瘤转移累及心脏的表现，因此鉴别诊断并不困难。

（宋　秋）

第六节　感染性心内膜炎

感染性心内膜炎（infective endocarditis，IE）是指病原微生物侵犯心瓣膜、心内膜或大动脉内膜所引起的感染性炎症，其特征性的损害为赘生物形成。

感染性心内膜炎可分为急性和亚急性两类。急性感染性心内膜炎主要由金黄色葡萄球菌引起，表现为严重的全身中毒症状，在数天至数周内发展为瓣膜及其周围组织破坏和迁移性感染，可发生于没有心血管基础病变的基础上；亚急性感染性心内膜炎多由草绿色链球菌等病菌引起，病程发展为数周至数月，中毒症状轻，很少引起迁移性感染，多数发生于原有心血管基础病变的患者。随着心血管系统创伤性检查、介入治疗和心脏手术的广泛开展，如人工瓣膜置换术、心血管畸形矫治术、心脏起搏器安置等，本病的发病率也有所上升。

超声心动图通过检测赘生物、瓣膜形态和功能改变、并发症以及血流动力学改变，有助于IE的早期诊断和治疗。

一、病理解剖与血流动力学改变

(一)病因学

感染性心内膜炎是由于细菌、真菌和其他病原微生物(如病毒、立克次体、衣原体、螺旋体等)入血繁殖，在心瓣膜、心内膜或大动脉内膜侵蚀生长，与血小板、白细胞、红细胞和纤维蛋白及坏死组织等形成大小不等的赘生物。链球菌、葡萄球菌、肠球菌以及厌氧的革兰氏阴性杆菌是引起感染性心内膜炎的主要致病菌。

儿童感染性心内膜炎患者中，大多数存在心脏结构异常，如室间隔缺损、动脉导管未闭、法洛四联症等。成人患者主要的基础心脏病为风湿性二尖瓣和(或)主动脉瓣关闭不全，主动脉瓣二瓣化畸形、二尖瓣脱垂、老年性瓣膜退行性病变均为易患因素。人工瓣膜也是感染的好发部位，随着人工心脏瓣膜的广泛使用，占所有感染性心内膜炎的比例也在增加，瓣膜置换术后最初6个月危险性最大。静脉内药物滥用者发生心内膜炎的危险度是风湿性心脏病或人工瓣膜患者的数倍，并具有右心瓣膜感染的特有倾向，瓣膜受累最常见于三尖瓣。医疗相关性心内膜炎，如长期留置中心静脉导管、埋藏导管、血透导管等。

(二)发病机制

1.内膜损伤

感染的常见部位多在二尖瓣左房侧、二尖瓣腱索、主动脉瓣左室面、右室心内膜和肺动脉内膜。三种血流动力学条件可损伤内膜：①反流或分流高速喷射冲击内膜。②血液从高压腔室流向低压腔室。③血流高速流经狭窄瓣口。心内膜损伤后，内膜下的胶原暴露，使血小板及纤维素更易于黏附和沉积。

2.非细菌性血栓性心内膜炎

内膜损伤和高凝状态导致血小板-纤维素在损伤部位的沉积，这种沉积物称为非细菌性血栓性心内膜炎(NBTE)。非细菌性血栓性心内膜炎的沉积物附在二尖瓣和三尖瓣心房面的关闭线，以及主动脉瓣和肺动脉瓣心室面的关闭线。

3.感染性心内膜炎

菌血症是最终促发非细菌血栓性心内膜炎转化为感染性心内膜炎的因素。菌血症的发生率以口腔黏膜，特别是牙龈最高。细菌黏附于非细菌性血栓性心内膜炎，持续存在并繁殖，通过血小板-纤维素聚集而增大形成赘生物，造成局部或超出瓣膜范围的破坏，持续菌血症和赘生物碎片可导致栓塞和任何器官或组织的迁移性感染。

(三)病理解剖与血流动力学改变

赘生物黏附在瓣叶、腱索、心内膜或大动脉内膜表面，其形态多变，可呈孤立无蒂的团块黏附在瓣膜上，或呈钟摆样易碎团块，甚至条带状。IE引起的瓣膜变形或穿孔，腱索断裂和大血管与心腔室之间或腔室间的穿孔或瘘管均可导致进行性充血性心力衰竭。发生于二尖瓣的IE，可引起瓣叶穿孔、撕裂，腱索断裂，瓣环破坏，导致瓣膜反流，左房、左室增大。累及主动脉瓣的心内并发症比累及二尖瓣者进展更快。主动脉瓣或人工瓣膜的感染，通常扩展至瓣环及环旁组织，以及二尖瓣-主动脉瓣的瓣间纤维组织，引起瓣周漏、瓣环脓肿、间隔脓肿、瘘管和心律失常，甚或化脓性心包炎。大的赘生物尤其附着于二尖瓣上者，可引起功能性瓣膜狭窄。赘生物容易脱落并造成栓塞，栓塞部位以脾、肾和脑血管最为常见，患有三尖瓣感染性心内膜炎的静脉内药物滥用者，肺栓塞通常为化脓性栓子。赘生物直径≥10 mm者，栓塞发生率可达33%，且死亡率较高。

IE 典型的临床表现有发热、杂音、贫血、栓塞、皮肤病损、脾大和血培养阳性等。

二、超声心动图表现

（一）赘生物的一般超声表现

赘生物在二维超声图像上有相应的特殊表现：①大小不等：小至 2～3 mm，大至 10～20 mm 以上。②形态不一：可呈绒毛絮状、团块状、息肉状、条带状或不规则形。③回声强度不等：新鲜的赘生物松散，回声较弱；陈旧的或有钙化的赘生物回声增强。④活动度不一：有蒂与瓣膜相连者，可随瓣膜呈连枷样运动；已发生纤维化或钙化的赘生物活动明显减低，甚至消失。⑤变化较快：经有效抗感染治疗，赘生物逐渐缩小，病变局部回声增强；赘生物的突然消失，多提示赘生物脱落；赘生物增加、增大和（或）心血管结构进一步受到破坏，多提示病变进展。

（二）不同瓣膜的赘生物特征

1.主动脉瓣

主动脉瓣赘生物的促发因素主要有：风湿性主动脉瓣关闭不全、先天性二叶式主动脉瓣畸形以及老年性主动脉瓣退行性变等。

（1）二维和实时三维超声心动图：重点采用胸骨旁左心室长轴、胸骨旁大动脉短轴、心尖五腔心以及心尖左心室长轴切面显示主动脉瓣上团块状或条带状赘生物。赘生物大小不一，回声强弱不等，多附着于主动脉瓣的心室面，随心脏舒缩呈连枷样运动。左心室长轴切面还可观察到脱垂的主动脉瓣携带赘生物甩向左室流出道（图 1-26）。合并主动脉瓣破损或穿孔者，瓣膜回声粗糙，应用局部放大（ZOOM 键），常可于主动脉瓣根部见到裂隙。间接征象为左心室增大。

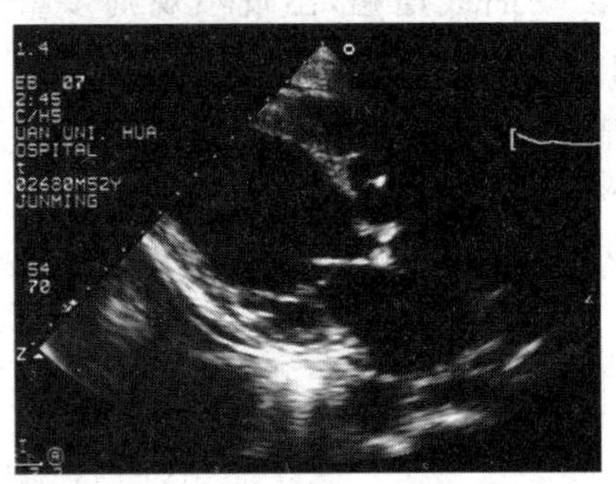

图 1-26　主动脉瓣赘生物

左心室长轴切面二维超声见主动脉无冠瓣心室侧条状赘生物附着（Veg）

（2）经食管超声心动图：采用多平面经食管超声技术，可清楚显示主动脉瓣口短轴切面、主动脉瓣口和左室流出道的长轴切面。主动脉瓣赘生物的超声图像改变类似于经胸检查，但图像更为清晰，对病变的判断更为准确（图 1-27）。

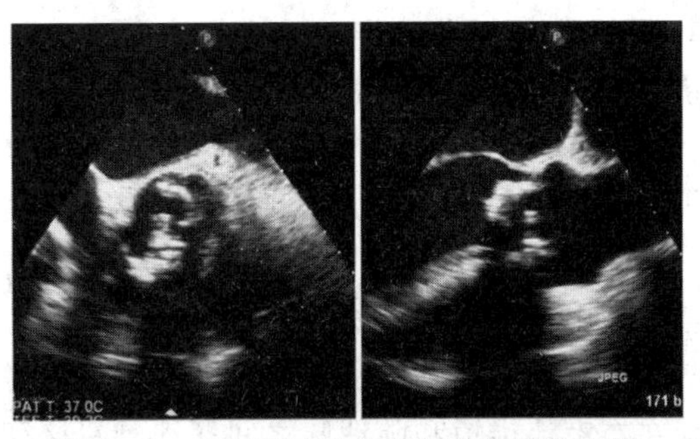

图 1-27　室间隔缺损合并主动脉瓣赘生物

经食管超声心动图显示膜周部室间隔缺损 6 mm，主动脉瓣增厚，无冠瓣团状赘生物附着

（3）M 型超声心动图：M 型主动脉波群可见舒张期主动脉瓣关闭时出现不规则条带状赘生物回声，将取样线移至二尖瓣水平，在左室流出道内亦可见不规则条带状赘生物回声。合并主动脉瓣穿孔者，收缩期

主动脉瓣开放时出现不规则的粗震颤。合并主动脉瓣关闭不全者，二尖瓣前叶可出现舒张期细震颤。

(4)多普勒超声心动图：彩色多普勒显示源于主动脉瓣口的五彩镶嵌反流束，基底宽，色彩紊乱，流程较短，多为偏心性。合并主动脉瓣破损或穿孔者，反流束常呈多束。

2.二尖瓣

多发生在风湿性心脏病、二尖瓣脱垂等基础上，也可发生在无器质性心脏病的患者。

(1)二维和实时三维超声心动图：重点采用胸骨旁左心室长轴、二尖瓣水平左室短轴及心尖四腔心切面显示二尖瓣上附着团状或条带状赘生物。赘生物形态不规则，回声强弱不等，随瓣膜开放、关闭活动，多见于二尖瓣心房面。合并瓣叶破损或穿孔者，瓣膜回声粗糙，回声中断，有时呈串珠样(图 1-28)；合并腱索断裂者，瓣膜活动度异常增大呈"连枷样"运动。继发改变为左心腔增大，室壁运动增强。

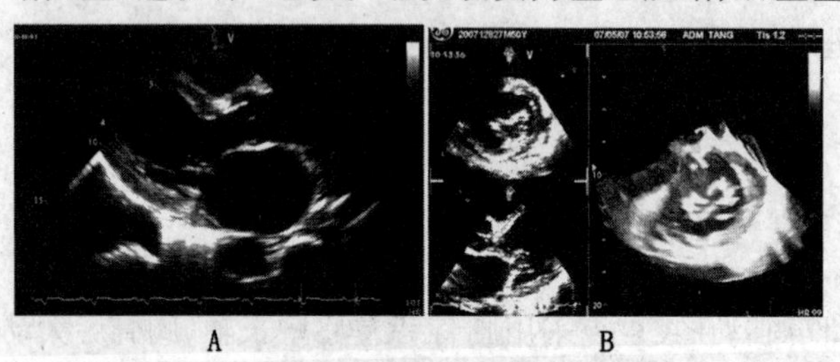

A　　　　B

图 1-28　二尖瓣赘生物伴穿孔

A.左心室长轴切面二维超声见二尖瓣前瓣尖心房侧条状赘生物附着(Veg)，瓣体裂孔5 mm；
B.同一患者，实时三维超声显示二尖瓣前叶赘生物伴穿孔

(2)M 型超声心动图：二尖瓣叶活动曲线增粗，出现不规则多重回声，但仍为双峰曲线。较大的赘生物可以影响瓣叶关闭，导致 CD 段曲线分离。

(3)多普勒超声心动图：彩色多普勒显示收缩期左心房内源于二尖瓣口的蓝色反流束，流程短，色彩紊乱，多有偏心。合并瓣叶穿孔时，反流束起源于瓣叶穿孔部位，其形态、方向与经瓣叶对合缘的反流束不同，常呈多束反流；频谱多普勒于二尖瓣左心房侧记录到收缩期负向高速湍流频谱。

3.三尖瓣

三尖瓣 IE 较左心系统少见，右心系统的心内膜炎主要发生于新生儿或静脉注射毒品成瘾的成年人，其中大多数为三尖瓣受累。

(1)二维和实时三维超声心动图：右室流入道切面和心尖四腔心切面是观察三尖瓣赘生物的最佳切面，赘生物附着于三尖瓣前叶者居多，呈团块状或条带状，随瓣叶开闭摆动于右心房与右心室之间。病程较长者，赘生物多发生钙化。通常三尖瓣瓣膜增厚，回声粗糙，闭合不严，有时可见三尖瓣脱垂。间接征象为右心腔扩大，右室前壁运动幅度增强。

(2)M 型超声心动图：三尖瓣运动曲线增粗，可见赘生物呈不规则的绒毛样回声。

(3)多普勒超声心动图：彩色多普勒可见收缩期右心房内源于三尖瓣口的蓝色为主的多色镶嵌血流束；频谱多普勒于三尖瓣右心房侧记录到收缩期负向高速湍流频谱。

4.肺动脉瓣

单纯累及肺动脉瓣的 IE 极为少见，多发生于原有器质性病变基础上，常为先天性心脏病患者，如肺动脉瓣狭窄、动脉导管未闭、法洛四联症和室间隔缺损；少数见于瓣膜原本正常而有明显诱因或发病条件者，如长期静脉营养输液、置放心导管及由药物依赖静脉注射而致病者。

(1)二维超声心动图：胸骨旁心底短轴、肺动脉长轴切面可见肺动脉瓣增厚，回声增强，有团块状或条带状赘生物附着，随瓣膜活动而在右室流出道和肺动脉之间摆动。间接征象可见右室增大。少数患者赘生物可附着于肺动脉主干、分叉处或一侧肺动脉壁内，随血流甩动，极易脱落造成栓塞(图 1-29)。

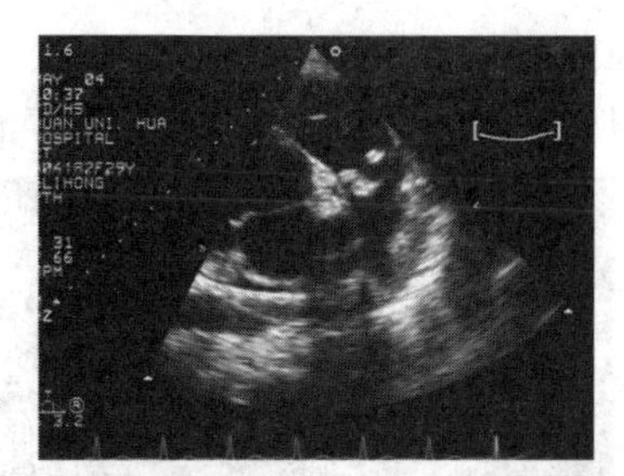

图 1-29 动脉导管未闭合并肺动脉赘生物

右室流出道长轴切面见肺动脉左前及右后壁团状赘生物附着(Veg)

(2)M 型超声心动图:在右室流出道内,舒张期出现绒毛状赘生物回声,收缩期消失。

(3)多普勒超声心动图:肺动脉瓣关闭不全者,彩色多普勒显示舒张期右室流出道内源于肺动脉瓣口的红色反流束;赘生物引起肺动脉瓣狭窄者,收缩期肺动脉内血流加快,频谱为负向高速湍流。动脉导管未闭合并肺动脉赘生物者,彩色多普勒显示主肺动脉内连续性左向右分流束。

5.人工瓣膜

赘生物多附着在生物瓣瓣膜及瓣环处,机械瓣则多附着在瓣片的基底部或瓣环处。多切面显示异常团状或条带状赘生物附着于人工瓣瓣环或瓣片上,可呈低回声或高回声,形态不规则,可随血流摆动。如果赘生物位于瓣叶交界处,相互融合,常导致人工瓣开放受限,闭合不严。如果 IE 侵及瓣周,常导致严重的瓣周漏。但由于人工瓣特殊的结构特点,如机械瓣金属瓣架及瓣片的强回声和后方明显声影的影响,经胸超声心动图很难早期发现人工瓣的赘生物,如高度怀疑应进行经食管超声心动图检查(图 1-30)。四川大学华西医院曾遇一例 Marfan 综合征主动脉瓣置换术后 2 个月患者,因发热,常规经胸超声心动图未发现异常,经食管超声心动图发现主动脉夹层合并感染性心内膜炎伴赘生物形成,再次行人造血管置换术。

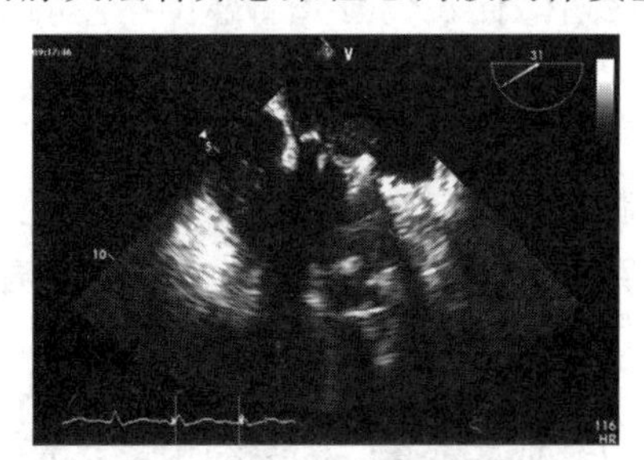

图 1-30 人工瓣赘生物

二尖瓣位人工机械瓣置换术后 2 年,经食管超声心动图显示瓣架左房侧团状赘生物附着(Veg)

(三)并发症的超声表现

感染性心内膜炎最常见的并发症是瓣膜穿孔、腱索断裂,超声图像上表现为相应瓣膜的反流及连枷样运动。此外,发生于瓣膜外的并发症最多见于主动脉瓣,感染从主动脉瓣叶扩展到瓣叶周围组织,其发展和严重程度取决于瓣膜和瓣膜外扩张的方向和程度。

1.瓣周脓肿

急性感染性心内膜炎较常见,尤以金黄色葡萄球菌和肠球菌为其致病菌。多位于前间隔、环绕主动脉根部,包括瓣膜脓肿、瓣环脓肿、心肌内脓肿。主动脉瓣周脓肿表现为在主动脉根部与右室流出道,左心房前壁、肺动脉之间大小不等、形态各异的无回声区或回声异常的间隙,含有化脓物质,形成脓肿。脓肿可为单个或多个,位于瓣叶体部、瓣环或心肌内,其周围可见主动脉瓣膜赘生物(图 1-31)。感染因不同主动脉窦受累可向三个方向蔓延:①右冠窦,典型的感染途径经主动脉瓣根部蔓延到膜部或肌部室间隔,进而至右心室或右室流出道;偶尔室间隔破裂形成室间隔缺损。②左冠窦及其相邻的部分无冠窦,感染经主动脉与二尖瓣间的纤维组织向二尖瓣前叶基底部蔓延;感染也可直接波及主动脉瓣与左心房间相对无血管组织区;偶尔进入房间隔。③无冠窦,感染可伸展到室间隔后部、右心房、偶尔可达右心室基底部。主动脉瓣环的感染延伸至室间隔可形成室间隔脓肿,表现为受累区室间隔增厚,回声增强,增厚的心肌内可见到无回声腔。

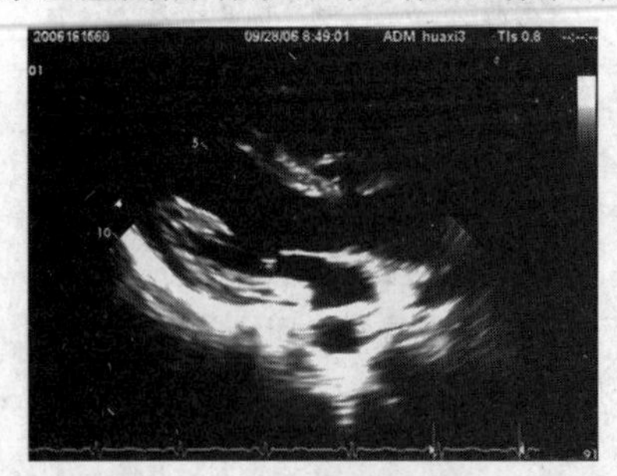

图 1-31　主动脉根部脓肿

左心室长轴切面二维超声见主动脉前壁与相邻室间隔内呈现无回声区(箭头所指处)

2.主动脉根部感染性膨出瘤

在主动脉根部,感染侵入内膜并在主动脉瓣环、主动脉窦或壁内形成一与主动脉管腔相通的盲囊。致病菌由赘生物的栓塞或从感染的主动脉瓣直接蔓延而抵达主动脉壁内,在该处生长并引起中层灶性坏死,乃至形成膨出瘤。该膨出瘤向内破裂形成心内瘘,使血流动力学恶化,常需外科干预。彩色多普勒超声有助于发现该瘤破裂,可见多色镶嵌血流束并可记录到连续性湍流频谱。

3.二尖瓣膨出瘤

因主动脉瓣感染性心内膜炎而引起。表现为二尖瓣前叶的左心房侧可见一风袋样结构,由于左心室压力较高,该膨出瘤总是突向左心房,在收缩期更明显,瘤体可完整,也可有不同程度的收缩期漏,甚至完全破裂,导致严重的二尖瓣反流。其产生机制为主动脉瓣破裂后,反流血液喷射冲击二尖瓣前叶造成损伤并继发感染,破坏二尖瓣的内皮及纤维体,使二尖瓣薄弱部位在左心室高压下逐渐向低压的左心房突出,从而导致二尖瓣膨出瘤的形成。

4.心内瘘

主动脉根部脓肿和感染性主动脉窦瘤均可破入邻近腔室,形成心内瘘管。心内瘘可单发或多发,通常从主动脉伸展到右室、右房或左房,并引起相应的血流动力学改变和超声征象(图 1-32)。

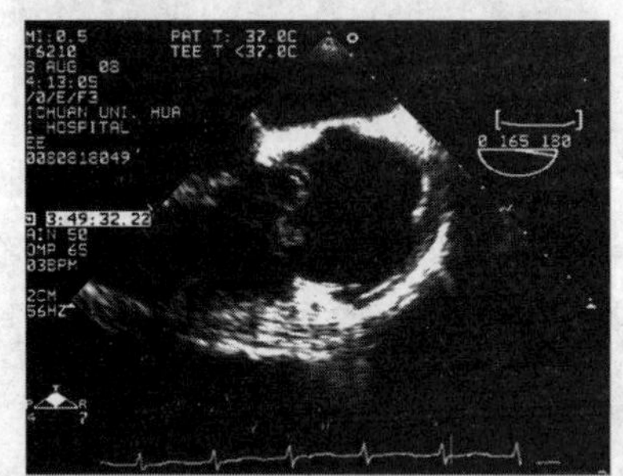

图 1-32　人工瓣合并心内瘘

主动脉瓣位人工机械瓣置换术后半月,经食管超声心动图显示无冠窦感染性窦瘤破入右房,窦壁赘生物附着(Veg)

5.冠状动脉阻塞

当左、右冠状动脉开口与受感染的主动脉瓣十分接近时,赘生物的碎片栓塞至冠状动脉内,则可造成心肌梗死。二维超声可发现新出现的心肌节段性运动异常,也可观察到大的赘生物于堵塞冠状动脉开口。

6.化脓性心包炎

在急性感染性心内膜炎,可由血源性播种、心肌脓肿破裂、或细菌性膨出瘤穿孔等诸多途径引起化脓性心包炎。在亚急性感染,偶可产生反应性浆液性积液。二维超声可确定积液的存在与分布。

三、诊断要点与鉴别诊断

（一）诊断要点

赘生物形成是 IE 最重要的诊断依据。超声心动图动态观察赘生物的变化，对临床正确诊断和处理具有重要意义。超声心动图诊断 IE 重要的阳性特征有：①摆动的心内团块状、条带状或不规则形状赘生物，附着于瓣膜或支持结构上，或在反流以及分流喷射的路线上，或在植入的材料上，而缺乏其他的解剖学解释。②瓣周脓肿。③人工瓣瓣周漏。④新出现的瓣膜反流。如果患者上述特点不典型时还应结合患者有无易患因素、发热、栓塞等综合考虑。

（二）鉴别诊断

由于本病的临床表现多样，常易与其他疾病混淆。瓣膜赘生物主要需与下列疾病鉴别：

1.瓣膜黏液样变性

可引起瓣叶不均匀性增厚、回声增强，当二尖瓣黏液样变性伴脱垂或腱索断裂时与赘生物相似。二者主要的鉴别点在于累及的范围：前者病变呈弥漫性，瓣叶冗长；后者多局限，常常发生在瓣尖。

2.风湿性心瓣膜病

患者也可出现发热、瓣膜增厚、脱垂、腱索断裂以及风湿性赘生物等类似 IE 的临床和超声表现，但风湿性赘生物多呈小结节状，位于瓣膜关闭线，与瓣膜附着部位较宽，无独立活动，而 IE 赘生物活动度大，基底部窄。

3.心脏肿瘤

大的赘生物与小的瓣膜黏液瘤、纤维弹性组织瘤等有时很难鉴别。左房黏液瘤临床最常见，偶也可发生于二尖瓣左心房面，导致二尖瓣关闭不全或狭窄，其活动度与二尖瓣赘生物相似，需结合病史、临床表现以及随访观察病情演变加以鉴别。

4.老年性瓣膜退行性病变

附着于瓣膜的钙化团块多同时伴有瓣环钙化，随瓣膜开闭而活动，活动度小，与陈旧性赘生物有时较难区别，可结合年龄、病史、临床表现进行鉴别。

（宋　秋）

第七节　冠心病

随着我国人们生活水平的日益提高，冠心病的发病率逐年提高。近年来，超声仪器的不断改进及相应软件的研发为超声医学的发展提供了必要的技术支持，不断涌现的超声新技术为冠心病及各种心脏病变的评价提供了有效的工具，同时超声诊断因其简便性、无创性、可重复性及可床旁操作等优势在冠心病诊断中发挥着不可替代的作用。

一、冠状动脉的解剖及血流动力学

（一）冠状动脉解剖

正常冠状动脉分别起源于左、右冠状动脉窦，左冠状动脉起源于左冠窦，左冠状动脉主干在肺动脉左侧和左心耳之间向左走行大约 1 cm 后分为左前降支和回旋支，部分患者在左前降支和回旋支之间还发出斜角支。左前降支沿前室间沟走向心尖，多数达后间隔再向上、向后止于心脏的膈面；前降支在前纵沟沿途发出许多分支供应心室前壁中下部及室间隔前 2/3。回旋支沿房室沟走向左后部，绕过左室钝缘到达膈面，它在行进中发出许多分支分布于左室前壁上部、侧壁、后壁及其乳头肌。右冠状动脉起源于右冠窦，然后沿后室间沟走向心尖；右冠状动脉除分布于右室壁外，尚分布于左室后壁及室间隔后 1/3。上述血管及其分支如发生动脉粥样硬化或痉挛，可造成管腔狭窄而产生心肌缺血。

（二）冠状动脉血流动力学

心脏每分钟排血约 5 升。心脏连续不停地做功，耗氧量巨大。静息状态下氧的清除率为70％～80％，心肌组织内氧储备极少，因此心肌对供血不足最敏感。当心脏耗氧量增加时，冠状动脉的血流量将通过多种机制进行调节以满足心肌的需要，包括：血流动力学因素（舒张期血压、舒张期长短、冠状动脉内径）；冠状动脉平滑肌的紧张度；神经调节因素（冠状动脉外膜上的肾上腺素能神经纤维调节及通过调节心脏收缩活动、收缩频率、电生理及心肌代谢等方面调节）；代谢因素（多种代谢产物可引起血管扩张）等。

冠心病的病变基础是动脉粥样硬化的不断进展，造成冠状动脉管腔的狭窄，特别是易损斑块的破裂导致的血小板聚积和血栓形成，是冠心病急性事件的主要原因。

二、冠状动脉的超声心动图检查

超声心动图尤其是经食管超声心动图可以观察冠状动脉的起源、走行、形态及其内血流。近年来发展的彩色多普勒冠状动脉血流成像技术更可以较为直观地显示冠状动脉主干及其分支的血流，同时可探测心肌内冠状动脉血流，并对冠状动脉远端血流进行检测。以经胸超声观察冠状动脉为例介绍。

（一）二维超声心动图

二维超声心动图可清晰显示左、右冠状动脉的起始部，在心底短轴切面于主动脉根部 4～5 点钟处可见左冠状动脉的开口，在 10 点钟处可见右冠状动脉的起源（图 1-33）。

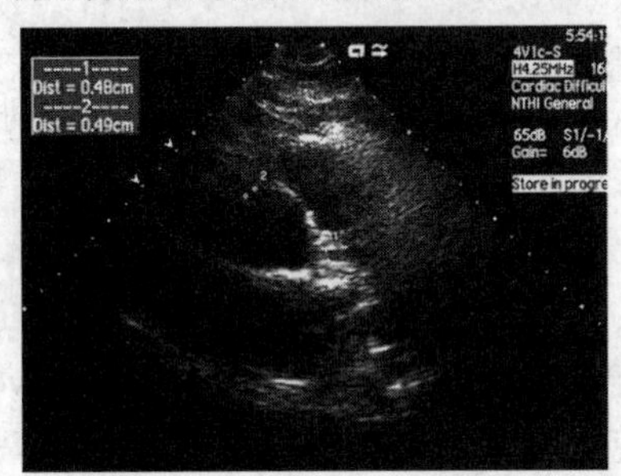

图 1-33　左、右冠状动脉经胸二维超声心动图成像

在心底短轴切面于主动脉根部可见左（1）、右冠状动脉（2）的起源

在胸骨旁主动脉根部短轴切面调整探头方位，可显示左冠状动脉的主干向左走行，随即顺时针旋转探头 30°时，可见其长轴图像，发现分叉处时指向肺动脉瓣者为左前降支，其下方者为左回旋支。左主干向肺动脉倾斜 15°～30°，而后平直走行，左前降支顺室间隔下行，而左旋支向左后走行。将探头稍向上翘，于主动脉根部的右上缘 10 至 11 点的部位可见右冠状动脉长轴图像。在左室长轴切面清楚显示主动脉前壁时，向内旋转探头，再略向上扬，也可见右冠状动脉。右冠状动脉自右冠窦起源后迅速右行或进一步从出口处下行。右冠状动脉近端长轴在心尖四腔切面和剑突下五腔切面可显示，右冠状动脉中段短轴在剑突下心尖四腔切面可显示。冠状动脉及其分支不在同一水平，难以显示冠状动脉的全貌，通常在一个切面上只能显示一段冠状动脉，因此在超声扫查时须不时变换探头的方向方能观察到冠状动脉的连续情况。

在二维超声心动图上冠状动脉呈梭状、圆形或管状。左主干开口呈漏斗状，正常左主干长度＜2 cm（约 95％），直径为 4～10 mm（平均 7 mm），右冠状动脉直径为 3～6 mm，左前降支近端为 3～5 mm。

（二）彩色多普勒冠状动脉血流成像技术

近年来发展的彩色多普勒冠状动脉血流成像技术弥补了二维超声心动图观察冠状动脉的不足，在显示冠状动脉主干及其分支的同时，可探测心肌内冠状动脉血流，其有效性经冠状动脉造影对照证实对左前降支远端的总检出率达 90％。与冠状动脉造影相比，此项技术具有无创、可重复观察的优越性，是冠状动脉造影的重要补充（图 1-34）。扫查方法如下：

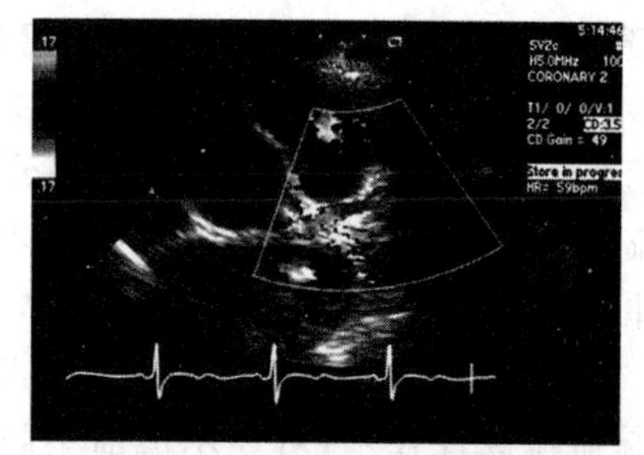

图 1-34　左冠状动脉彩色多普勒血流成像

清晰显示左冠状动脉主干，左前降支近端(LAD)和回旋支(CX)近端的血流

1.左前降支

患者取平卧或左侧卧位，在左心二腔切面基础上探头略向右侧倾斜，使室间隔前方出现部分右室结构再将探头逐渐向左倾斜，待右室结构正好消失，此时室间隔前方显示沿前室间沟下行的前降支的中下段。二维超声可显示其远端的短轴切面，稍微旋转探头可显示左前降支的长轴管型结构，用彩色多普勒显示其血流，脉冲多普勒可显示其血流频谱。在心尖三腔切面可显示左前降支末段彩色多普勒血流图。

2.右冠状动脉后降支

患者取左侧卧位，于胸骨左缘第四或五肋间显示左室短轴切面，彩色多普勒可显示其血流。在左心二腔切面基础上探头略向下移动，显示左室心尖部，待右室结构正好消失，此时左室下壁与膈肌之间可出现沿后室间沟下行的后降支的中下段。

3.左旋支

在心尖四腔切面略改变探头倾斜角度，于左室的左外侧可显示左旋支的分支——钝缘支的血流。

在左室短轴切面上，于室间隔的前、后方可分别显示前降支和后降支的横断面，左室左侧可见钝缘支的横断面，室间隔前段及左室前壁心肌内可见心肌内的冠状动脉血流。彩色多普勒显示冠状动脉为舒张期持续的线状红色血流信号，脉冲多普勒显示的以舒张期为主的双期血流频谱。在彩色多普勒冠状动脉血流成像引导下采用频谱多普勒可定量分析冠状动脉血流灌注情况，认识冠状动脉血流的生理，了解各种生理和病理因素对冠状动脉血流灌注的影响，评估药物治疗的效果，为诊断和治疗提供可靠的依据。

常用参数有：收缩期最大和平均血流速度(PSV，MSV)；舒张期最大和平均血流速度(PDV，MDV)；收缩期和舒张期血流速度时间积分(VTIS，VTID)；总血流速度时间积分(VTIS+D)；总平均速度(MV)；舒张期和收缩期血流速度时间积分比值(VTID/VTIS)；收缩期和舒张期血流速度时间积分与总血流速度时间积分比值(VTIS/VTIS+D，VTID/VTIS+D)等。

彩色多普勒冠状动脉血流成像对于室间隔前段、左室前壁及侧壁前段心肌内血流可较为清晰的显示，而室间隔后段及左室后壁心肌内的冠状动脉血流显示欠佳。右室游离壁心肌内冠状动脉血流成像亦不理想。

(三)经胸超声观察内乳动脉桥

冠状动脉搭桥术是冠状动脉血流重建的一种有效方法，尤其对治疗多支病变或主干近端高危病变患者，与介入治疗和常规药物治疗相比有明显的优势。内乳动脉作为移植血管，其远期通畅率高于自体大隐静脉，冠状动脉前降支病变多采用该血管与前降支吻合的方法进行治疗。

内乳动脉又称胸廓内动脉，其解剖结构左右两侧基本相似，是锁骨下动脉的第一支分支，发自锁骨下动脉第一段的下壁，与椎动脉的起始部相对，沿胸骨侧缘外侧 1～2 cm 处下行，至第 6 肋间隙处分为腹壁上动脉和肌膈动脉两终支。内乳动脉血管长度约 20 cm，平均直径 3 mm。

左内乳动脉(LIMA)检查方法：将探头置于左锁骨上窝做横切，探及锁骨下动脉长轴，将探头旋转 90°，以彩色多普勒显示血流信号，于锁骨下动脉下壁即椎动脉起始部的对侧可见内乳动脉起始部。尽可能调整声束与血流的角度，在距起始部 1.0～1.5 cm 范围内取样，获得脉冲多普勒频谱。彩色多普勒超声能够提供有关内乳动脉的形态学信息，且通过多普勒检测了解其血管功能，为术前准备及术后随访评估提供相关信息，锁骨上窝较胸骨旁 LIMA 显示率高。检测指标：血管内径(D)、收缩期峰值流速(V_S)、舒张期峰值流速(V_D)、收缩期速度时间积分(VTI_S)、舒张期速度时间积分(VTI_D)、收缩期与舒张期峰值流速的比值(V_S/V_D)、收缩期与舒张期流速度时间积分的比值(VTI_S/VTI_D)。

冠状动脉搭桥术后，LIMA 脉冲多普勒频谱曲线特征由术前的收缩期优势型转变为术后的舒张期优势型，与冠状动脉的频谱曲线相似。在左室长轴切面基础上，探头向患者心尖方向滑动，并使探头旋转到右室结构正好消失时，应用冠状动脉血流成像技术，可显示沿前室间沟下行的 LAD 的中远段。在该切面，部分患者可显示桥血管与自体 LAD 吻合的特征性倒"Y"形冠状动脉血流成像图，即由桥血管远段、远段自体 LAD 及近段自体 LAD 组成，交汇点即吻合口的位置。在心尖二腔切面也可显示桥血管与自体 LAD 的吻合口。

冠状动脉血流成像技术检查 LIMA 桥以其无创性、可重复性、便于随访的优势，成为评价冠状动脉搭桥术前后内乳动脉功能及血管通畅性首选而可靠的检测技术。

三、心肌缺血的超声心动图检查

心肌一旦发生缺血，立即出现室壁运动异常，故缺血节段的室壁运动异常是诊断缺血心肌的主要方法之一。

(一)左心室室壁节段的划分

1.20 节段划分法

美国超声心动图学会推荐的 20 节段法，将胸骨旁左室长轴四面分为三段，即基底段、中间段、心尖段；沿左室短轴环，在基底段和中间段的室壁，再每隔 45°划分一段，各分为 8 个节段在心尖水平分为 4 个段，共计 20 段。这种方法可以构成一球面的左室节段系统，这个系统像一个靶图，将异常节段标在靶图中，又称牛眼图，可以很容易显示异常节段室壁占整个心室壁的比例，估测病变程度。在心室再同步化治疗中亦可发挥定位作用。

2.16 节段划分法

根据冠状动脉与各室壁节段间的对应关系，使用 16 节段划分法(图 1-35)。该法在长轴切面把左室壁分为基部、中部、心尖部，在短轴切面把左室壁分为前壁、前间隔、后间隔、下壁、后壁、侧壁，而心尖部短轴切面仅分为四段即前壁、后间隔、下壁、侧壁，共计十六段。这种划分法与冠状动脉血供分布密切结合，又使各段容易在超声心动图两个以上的常规切面中显示出来。从图 1-35 中可看出，心尖侧壁和心尖下壁为冠状动脉供血重叠区，心尖侧壁可由左前降支或左回旋支供血，心尖下壁可由左前降支或右冠状动脉供血。在判断心尖侧壁的供血冠状动脉时，如果心尖侧壁室壁运动异常的同时伴有室间隔或左室前壁的室壁运动异常，则心尖侧壁划为左前降支供血节段；如果伴有左室后壁或后侧壁的室壁运动异常，则心尖侧壁划为左回旋支供血节段。同样，在分析判断心尖下壁的供血冠状动脉时，如果心尖下壁室壁运动异常的同时伴有下壁运动异常，则心尖下壁划为右冠状动脉供血节段；如果伴有室间隔或左室前壁的室壁运动异常，则心尖下壁划为左前降支的供血节段。

3.17 节段划分法

20 节段和 16 节段划分法均不包括心尖顶部，即没有心腔的真正心肌心尖段。近年来超声方法评价心肌灌注的各项技术逐步应用发展，心尖顶部心肌段日益受到关注。因此美国心脏病学会建议几种心脏影像学检查方法统一采用 17 段心肌分段方法，其命名及定位参考左心室长轴和短轴 360°圆周，以基底段、中部-心腔段及心尖段作为分段命名，沿左心室长轴从心尖到基底定位。17 节段划分法实际上是在 16 节段划分法的基础上把心尖单独作为一个节段。

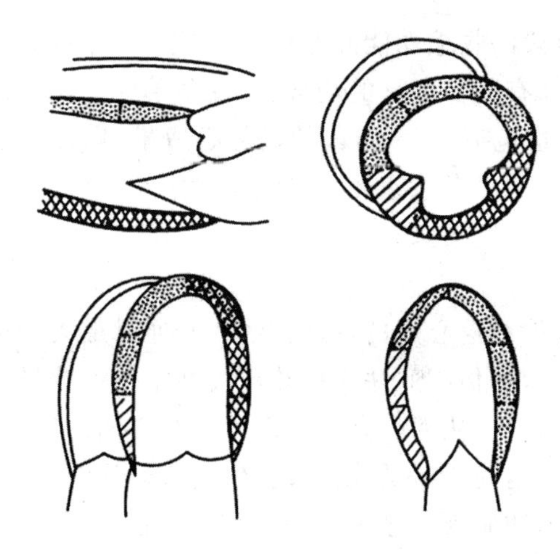

左前降支供血区　左前降支回旋支重叠区
右冠脉供血区　左前降支右冠脉重叠区
回旋支供血区

图 1-35　冠状动脉供血区域分布图

（二）节段性室壁运动异常的分析

缺血性节段性室壁运动异常是冠心病在二维超声心动图上的特征性表现，节段性室壁运动异常的表现：①室壁运动幅度减低、消失、反常（矛盾）运动。②室壁运动时间延迟。③心肌收缩时的变形及变形率减低。④心肌收缩运动梯度低下。⑤室壁收缩期增厚率减低、消失、负值。心内膜运动＜2 mm 者为运动消失，2～4 mm 者为运动减弱，≥5 mm 者为运动正常。

1.节段性室壁运动异常的目测分析

应用目测法对室壁运动进行定性分析：①运动正常：收缩期心内膜向内运动幅度和室壁增厚率正常者。②运动减弱：较正常运动幅度减弱，室壁增厚率＜50％者。③不运动：室壁运动消失。④矛盾运动：收缩期室壁朝外运动。⑤运动增强：室壁运动幅度较正常大。同时采用室壁运动记分（wall motion score，WMS）法进行半定量分析：运动增强＝0 分；运动正常＝1 分；运动减弱＝2 分；不运动＝3 分；矛盾运动＝4 分；室壁瘤＝5 分。将所有节段的记分相加的总和除以所观察的室壁总数即得“室壁运动指数”（wall motion index，WMI）。凡室壁运动指数为 1 者属正常，室壁运动指数大于 1 者为异常，室壁运动指数≥2 者为显著异常。研究表明室壁运动指数与左室射血分数显著相关，室壁运动指数越高，射血分数越低。

2.组织多普勒成像（tissue Doppler imaging，TDI）

TDI 通过直接提取心肌运动多普勒信号，获得心肌长轴运动的方向运动速度、位移、时相等多项信息，对节段室壁运动进行定性、定量研究。

3.应变率成像（strain rate imaging，SRI）

4.彩色室壁动态技术（color kinesis，CK）

CK 由声学定量技术（AQ）发展而来。AQ 技术是根据心肌和血液的背向散射信号不同，计算机自动将二者鉴别开来，在心肌和血液的分界（即心内膜）处给予曲线勾画出来，CK 技术正是在此基础上建立起来的。它通过心动周期中不同的时间段心内膜所在位置的不同给予不同的颜色，室壁运动即可通过观察某段室壁的收缩期心内膜运动幅度大小、心内膜颜色变化的方向来判断有无节段性室壁运动异常。

CK 以不同色彩显示在同一幅图像上直观显示整个心动周期心内膜向内或向外运动幅度和时相，从收缩期开始由内向外依次将心内膜图像编码为红→橘红→黄→绿→蓝，从舒张期开始由内向外依次为红→蓝→绿→黄，将无运动或矛盾运动者始终显示为红色，可用于分析室壁运动。

5.实时三维成像技术（real-time three-dimensional echocardiography，RT-3DE）

RT-3DE 克服了二维超声心动图切面有限的不足，可显示整个左室室壁运动。RT-3DE 对正常左室局部收缩功能的研究表明左室各节段的收缩功能并非均一,前壁、前间壁和侧壁收缩功能明显强于下壁和后壁,局部心搏量从心底部到心尖部有逐步下降的趋势,这说明单纯应用局部射血分数来评价左室局部功能具有一定的局限性。RT-3DE 测量包括:左室节段的局部心搏量、局部射血分数、局部-整体射血分数等系列局部心功能,可进一步提高冠心病患者左室局部收缩功能定量评价的准确性。

四、超声心动图负荷试验

负荷超声心动图是一种无创性检测冠心病的诊断方法。其通过最大限度激发心肌需氧增加而诱发心肌缺血,通过实时记录室壁运动情况,评估心肌缺血所致节段性室壁运动异常。由于心肌缺血时室壁运动异常往往遭遇心电图改变和心绞痛发生,从而提高了超声诊断冠心病的敏感性,也增加了其安全性。负荷超声心动图常用负荷的方法包括:①运动负荷试验:运动平板试验、卧位或立位踏车试验等。②药物负荷试验:包括正性肌力药(多巴酚丁胺)和血管扩张剂(双嘧达莫、腺苷)。③静态负荷试验:包括冷加压试验、握力试验、心房调搏等。

(一)运动负荷试验

常用的运动负荷试验为运动平板试验和踏车试验。运动试验的禁忌证与心电图运动试验相同,运动采用的方案及运动终点也与心电图运动试验一样。负荷超声心动图以出现室壁运动异常或原有异常室壁运动加重为确诊冠心病的标准。超声心动图运动试验在运动前记录各常规切面图像,运动中由于直立的体位,晃动的躯体及呼吸频率加快均影响了运动中超声心动图检查,运动后需立即让患者平卧检查。由于运动停止后心肌缺血尚能维持一段时间,其心肌缺血持续的时间与运动负荷量和心肌损害程度有关,故应尽快检查才能发现室壁运动异常。采用卧位踏车试验可避免患者起立运动,躺下检查的不便和停止运动时间过长记录不到异常的室壁运动的缺点。

虽然运动负荷超声心动图是最为生理的负荷试验,没有药物所致的血流动力学方面的不良反应。但由于受患者年龄、体能、下肢血管疾病或下肢肌肉骨骼疾病的限制,以及运动所致的呼吸增快、胸壁过度运动等因素影响超声图像质量,因而其临床应用受到一定限制。

(二)药物负荷试验

由于药物负荷试验不受体力及下肢疾病的限制,目前临床应用较为普遍。常用药物有多巴酚丁胺、腺苷和双嘧达莫。

1.多巴酚丁胺负荷超声心动图

多巴酚丁胺是异丙肾上腺素衍生物,是人工合成的儿茶酚胺类药物,具有较强的 β_1 受体兴奋作用,即正性肌力作用。经研究证实,静脉滴入 1～2 min 后开始生效,8～10 min 达高峰,血浆半衰期约 2 min,停药后 5～10 min 作用消失。静脉注射 2.5～10 μg/(kg · min)时,可使心肌收缩力增强,心输出量增加,左室充盈压、肺毛细血管楔压和中心静脉压下降,以此可检出存活心肌。当应用 20 μg/(kg · min)以上时,可使心率增快,血压增高,心肌需氧量增加,流向狭窄冠状动脉的血流量减少,使该血管供血的心肌缺血,从而检测出缺血心肌。

多巴酚丁胺剂量及用法:起始浓度为 5 μg/(kg · min),每 3min 递增至 10、20、30 μg/(kg · min),最大剂量为 30～50 μg/(kg · min)。经超声心动图各切面观察每一剂量及终止后 5 min 的室壁运动,并记录血压、心率及 12 导联心电图。终止试验标准:多巴酚丁胺达峰值剂量;达到目标心率;出现新的室壁运动异常或室壁运动异常加重;出现心绞痛;心电图 ST 段下降≥2 mV;频繁室性期前收缩或室速;收缩压≥220 mmHg,或舒张压≥130 mmHg,或收缩压比用药前降低≥20 mmHg;出现不能耐受的心悸、头疼、恶心、呕吐等不良反应。若出现室壁运动异常可诊断为冠心病。

以往对多巴酚丁胺负荷试验结果的判定多采用对节段心肌功能视觉评价上,以计算室壁运动记分指数(wall motion score index,WMSI)为评判标准,带有明显的主观性和经验依赖性,当图像质量较差时,不同观察者之间得出的结论差异明显,诊断精确性低。随着超声新技术的开展,在多巴酚丁胺负荷超声心动图基础上结合多种新方法以提高诊断率,主要有:①与声学造影结合:通过注入声学造影剂使左室造影,增强对心内膜边界的辨认，提高视觉评价的准确率，并且通过心肌灌注成像判断心肌活性，二者的结合能同时实现收缩储备和心肌灌注的评价，使对心肌活性的判断更客观准确。②与应变率成像结合：可测量所有心肌节段的心肌运动的量化指标在静息状态与负荷状态下的变化情况，特别是采集二维原始图像的 VVI 技术及二维应变技术的应用，避免了多普勒技术角度、帧频及噪声的影响，提高了试验的准确性。③与彩色室壁运动(CK)结合：在 CK 技术基础上评价室壁运动，提高了对室壁运动判断的准确性，减少了人为主观因素的影响，试验的敏感度、特异度和诊断准确率增加。

2.双嘧达莫药物负荷试验

双嘧达莫(潘生丁)为冠状动脉扩张剂，其发挥作用的机制主要是通过抑制心肌细胞、内皮细胞和血管平滑肌细胞对腺苷的摄取及增加冠状动脉对腺苷的敏感性。双嘧达莫使正常的冠状动脉扩张，使其血流量增加达正常的 5 倍，而心肌耗氧量不增或略低。但对已有粥样硬化和狭窄的冠状动脉，其扩张作用显著减弱，甚至完全不能扩张。在冠心病患者，正常的冠状动脉充分的扩张的同时，病变血管的血液灌注明显减少，出现“盗血现象”诱发心肌缺血。双嘧达莫药物负荷试验是评价冠状动脉固定狭窄病变和冠状动脉小血管病变的有效手段，在存活心肌的评价中应用较少。

双嘧达莫剂量及用法：0.56 μg/kg 以生理盐水稀释后 4 min 内缓慢静脉注射，观察 4 min，若无反应再于 2 min 内给 0.28 μg/kg 静脉注射，总剂量 0.84 μg/kg，10 min 内注射完。

3.腺苷负荷超声心动图

腺苷是目前认为作用最确切和最强的冠状动脉扩张物质。部分正常细胞在代谢过程中可产生少量腺苷，但在心肌缺血时则可产生大量腺苷。腺苷可直接作用于内皮细胞和血管平滑肌细胞的腺苷 A_2 受体而使动脉扩张，低剂量应用腺苷可通过增加冠状动脉血流速度检测冠状动脉血流储备，高剂量应用可通过对冠状动脉的“盗血作用”诱发心肌缺血。1990 年腺苷首次推出后即成为新一代的负荷试验药物。腺苷以其半衰期短、作用直接、不良反应轻的优势，在缺血性心脏病的诊断及对治疗效果的评估上具有广泛的应用价值。

腺苷注射液经静脉持续静脉泵注入，剂量为 140 μg/(kg·min)，用药时间 6 min。在给予腺苷注射液前、用药 3 min、终止给药时和停药后 5 min 分别记录二维超声心动图与 12 导联心电图，观察 ST 段变化，同时监测血压和心率，出现明显阳性结果或不良反应及时停药。腺苷不良反应的发生率达 80%，主要有头痛、面红、心悸、胸部不适、呼吸加深或困难、低血压、房室传导阻滞等。但腺苷的半衰期极短，停药后不良反应很快消失。

五、存活心肌的超声心动图检测

随着冠心病内科介入治疗及外科冠状动脉搭桥术的广泛开展，如何评价受损心肌的血流灌注，功能改善状况也越来越受到关注。因为再血管化治疗仅能提高具有存活心肌患者的生存率，无活性的心肌经再血管化治疗后功能不能恢复。为此，提出了存活心肌的概念：即指冠状动脉缺血或再灌注后具有收缩力储备的心肌，包括：①顿抑心肌：指在严重短暂的心肌缺血缓解后(一般少于 20 min)受损心肌功能延迟恢复的状态，即血流已经恢复正常或接近正常时心肌收缩功能仍低下，延迟恢复。②冬眠心肌：指长期低血流灌注使受损心肌收缩功能适应性下降，心肌降低做功、减少氧耗，以维持细胞活性。二者的共同的特点是心肌代谢存在、心肌细胞膜完整、具有收缩储备，对正性肌力药物有收缩增强的反应。

研究表明，冠状动脉微血管的完整性是确保心肌收缩力储备和局部功能恢复的先决条件，是心肌存活的必备条件。但微血管的完整性(心肌组织灌注)与收缩储备并不匹配，心肌收缩储备与微血管完整性是存活性的两个不同方面，它们不能互相替代。因此，如何运用超声方法评价存活心肌成为超声技术发展的新热点。

(一)药物负荷超声心动图

1.小剂量多巴酚丁胺负荷超声心动图

目前临床检测存活心肌多应用小剂量多巴酚丁胺，起始浓度为 2.5 μg/(kg·min)，每次递增

2.5 μg/(kg·min)至 10 或 15 μg/(kg·min)，每个剂量维持 5 min。也有应用多巴酚丁胺 3、5、10 μg/(kg·min)，每个剂量维持 5 min 的方法。

小剂量多巴酚丁胺负荷试验的注意事项：①心肌梗死患者对小剂量多巴酚丁胺耐受性好，多数患者不出现不良反应。②必须注意观察室壁运动的改变，尤其是心肌梗死节段，但对正常节段也应注意观察，因部分患者有多支血管病变，在负荷后也可能出现新的室壁运动异常。③在试验过程中，应注意有无室性心律失常和心肌缺血表现。禁忌证为：心肌梗死后，病情不稳定，仍有心肌缺血表现者；有频发严重心律失常者；左室腔内血栓者；高血压控制不佳者；不能耐受多巴胺类药物者。

心肌缺血反应的标志是在静滴多巴酚丁胺时，收缩减弱节段收缩运动进一步恶化，无收缩活动节段在小剂量时出现一过性改善，但在较大剂量时，收缩运动再度恶化(双相反应)。缺血心肌收缩期后异常收缩常提示该处心肌存活，出现以下改变有利于诊断存活心肌：①收缩活动减弱的节段负荷后较前增强。②无收缩活动的节段负荷后出现收缩变厚，位移增加。③收缩减弱的节段在小剂量时较前改善，但随着剂量增加，出现收缩活动再次减弱。以第 3 条为特异性最高。有文献报道：如果心肌部分受损，有 50％心肌存活时心肌的收缩后收缩最显著，超声心动图可应用收缩后收缩指数、收缩后增厚及心肌背向散射积分周期变异(CVIB)等参数进行评价。

多巴酚丁胺负荷超声心动图预测存活心肌的准确率和正电子断层成像(PET)和单光子断层成像(^{201}Tl-SPECT)相似，总阳性预测率为 83％，总阴性预测率为 81％。对缺血心肌尤其是对运动消失节段的检测，多巴酚丁胺负荷超声心动图有更高的阳性预测率。

2.腺苷负荷超声心动图

腺苷剂量及用法同前。

目前认为心肌缺血后微循环的损伤是一个动态变化过程，再灌注早期心肌灌注异常可同时见于坏死心肌和存活心肌区域，因此早期的心肌灌注缺损并不代表心肌坏死。另外，再灌注后早期由于“微循环顿抑”而导致的微循环灌注的异常是随时间可逆的，心肌灌注逐渐恢复的心肌节段其功能也逐渐恢复。由此提示对存活心肌的检测也要动态观察。

缺血后微循环损伤伴有显著的冠状动脉血流储备的异常，而在局部微循环灌注仍异常的早期阶段存活心肌的冠状动脉血流储备已恢复，因此再灌注后冠状动脉血流储备的测定能更早地检测心肌的存活性。腺苷负荷超声心动图结合心肌声学造影，能够对局部心肌微循环扩张储备功能进行定量评价，从而在再灌注早期检测存活心肌。

(二)心肌声学造影

从心肌微循环灌注的角度检测存活心肌的超声技术是近年发展起来的心肌声学造影(myocardial contrast echocardiography，MCE)技术。声学造影剂由周围静脉注入后可产生大量微泡，新一代声学造影剂的微泡直径约 4～6 μm、流变学特性与红细胞相似，结合 MCE 成像技术，可清晰地显示心肌的灌注状态，评价心肌血流灌注强度、范围，检测缺血心肌，评估冠状动脉狭窄程度及冠状动脉血流储备，心肌梗死溶栓或冠状动脉介入治疗后心肌再灌注效果，在冠状动脉搭桥术中为血运重建术适应证提供决策、评价搭桥效果等。

心肌微循环的完整性是 MCE 检测存活心肌的基础。微循环的完整性包括解剖结构的完整以及功能状态的完整，后者即微循环扩张储备功能的完整性。在冠状动脉缺血及再灌注过程中，心肌微循环的有效灌注是确保心肌存活的先决条件。MCE 即通过评估心肌的灌注和微血管的完整性来识别存活心肌。

1.MCE 的评价方法

(1)MCE 心肌灌注的评价方法：MCE 对心肌灌注的评价方法主要有两种。①进行定性分析预测局部心肌的存活性，通过观察无运动心肌节段注射声学造影剂后有无灌注。与坏死心肌不同，存活心肌虽有局部运动异常，但由于微血管结构相对完整，保证了有效的心肌灌注，MCE 常表现为正常均匀显影或部分显影。而坏死心肌由于局部微血管的破坏，再灌注后出现无复流现象，MCE 表现为灌注缺损。②对局部心肌灌注进行定量分析。有学者选择 31 例陈旧前壁心肌梗死伴梗死相关冠状动脉通畅的患者，应用 MCE

对比相关心肌区域的运动状态。观察经左冠状动脉注入声学造影剂后，左室前壁心肌与后壁心肌灰阶峰值强度（PI）比值与左室前壁运动的关系，证明梗死区PI比值与局部收缩功能相关（r=0.88）。因此，PI是估计梗死区心肌存活性简单而可靠的指标。

在慢性冠状动脉缺血的条件下，心肌对慢性低灌注的反应是收缩功能下降但保持其存活性（即冬眠心肌）。有学者研究显示MCE的再充盈曲线参数可以反应冬眠心肌的微血管特性，从而能够很好地预测局部心肌的存活性。

（2）MCE对微血管的完整性的评价：MCE结合冠状动脉扩张剂的使用，通过对局部心肌微循环扩张储备功能的定量分析来评价冠状动脉微血管的完整性。缺血后微循环损伤伴有显著的冠状动脉血流储备的异常，在再灌注后局部微循环灌注仍异常的早期，具备收缩力储备的存活心肌的冠状动脉血流储备已恢复。研究提示再灌注后24 h冠状动脉血流储备>1.6，局部心肌收缩功能恢复的可能性大。因此，再灌注后冠状动脉血流储备的测定能更早的检测存活心肌。

（3）MCE结合多巴酚丁胺负荷试验：MCE的特征是能显示心肌毛细血管是否健全，虽然心肌无收缩活动，但如果超声微泡能进入心肌梗死区则可证明有毛细血管，认为有存活心肌。在小剂量多巴酚丁胺作用下，可能出现心肌内微血管血流再分布，二者的结合进一步提高了诊断的准确性。

2.MCE的分析方法

（1）目测法：属定性和半定量分析方法。通过声学造影获得心肌灌注图像，使心肌组织回声增强，根据显影增强的效果分为0～3级。局部组织血供丰富区域显影明显增强，而病变部位组织血流灌注较差，局部造影显影增强较弱或无增强，显示为灌注缺损。

（2）定量分析：心肌显影的二维灰阶及能量谐波成像的彩色视频密度由暗至亮分为0～255级。微泡造影剂进入冠状动脉循环后迅速产生心肌成像并达到峰值强度（peak intensity，PI），随后逐渐消退。对MCE观察区域进行定量分析并绘制时间-强度曲线，并得到定量指标：峰值强度（PI）；注射造影剂到出现心肌造影增强的时间；造影开始增强到峰值的时间（AT）；造影峰值强度减半时间（PHT）；造影持续的时间和曲线上升下降速率及曲线下面积等。曲线下面积及PI反映进入冠状动脉血管床的微泡数总量，可用于评估心肌血流量。时间-强度曲线可计算出区域性心肌血流分布和心肌灌注情况。

当声学造影强度处于一个稳态后，微泡进入或离开某一部分心肌循环的量是相同的，脉冲间隔时间与视频强度之间呈指数关系，符合公式：$y=A(1-e^{-\beta t})$。y是脉冲间期t时间的视频强度（VI）；A是局部组织能蓄积的最大微泡数量，反映的是局部微血管密度，代表了毛细血管容积；β是曲线上升平均斜率，即造影剂微泡的充填速度，反映的是局部血流速度；两者的乘积（A×β）即反映了局部心肌血流量（MBF）。坏死心肌的（A×β）值明显低于存活心肌，当标化后的（A×β）值<0.23时，提示局部心肌坏死。MCE显示顿抑心肌的峰值强度（PI）较正常心肌无明显差别，再灌注早期由于反应性充血，PI值轻度增加，而此时心肌收缩功能减低，由此提示存活心肌。

由于实时MCE能对心肌内感兴趣区的再灌注强度曲线进行分析，并对峰值强度、曲线斜率等参数进行测量，因此能定量局部心肌的血流量，提高MCE对存活心肌判断的准确性。许多研究将MCE与PET、SPECT等临床采用的其他检测存活心肌的方法进行比较，证实MCE在判断存活心肌方面有着极高的准确性。

六、急性心肌梗死及并发症的超声心动图检测

急性心肌梗死（acute myocardial infarction，AMI）是冠状动脉内斑块破裂的动态变化过程发展到血栓使冠状动脉完全闭塞，致使冠状动脉供血的相关心室壁因持久缺血而完全或几乎完全坏死。心室壁收缩功能因而丧失，收缩运动异常。

（一）心肌梗死的超声诊断

超声心动图在AMI诊断中可评价心脏室壁节段的运动、室壁厚度、心腔形态、左心室收缩及舒张功能，评价存活心肌等。同时可进行排除性诊断，如二维超声可明确急性心包炎心包积液的诊断，二维结合

经食管超声可明确主动脉夹层的诊断等。当心肌坏死后，室壁运动改变常表现为无运动或矛盾运动，室壁收缩期无增厚。室壁增厚率改变比室壁运动更能反映心肌梗死的存在、程度和范围。心肌梗死后瘢痕形成时，局部节段室壁变薄，超声回声增强。根据节段性室壁运动的部位，结合心电图心肌梗死部位能准确判断梗死相关血管。心肌声学造影可通过造影剂灌注缺失确定心肌梗死范围。

超声心动图对心肌梗死的诊断也存在局限性，在透壁性心肌梗死时几乎都能检出室壁运动异常。但在非透壁性心肌梗死时，由于存在足够数量的有功能的心肌故不一定出现室壁运动的异常。另外，超声心动图在判断梗死面积大小时也存在局限性，因为梗死周围非坏死及非缺血心肌受附近坏死心肌的影响可出现室壁运动异常；心肌梗死后由于再灌注有些心肌处于顿抑状态或处于冬眠状态，这些心肌的运动异常导致超声对梗死范围的高估。

美国心脏病学会（AHA）推荐心肌梗死超声检查的指征：①伴有休克或重症泵功能衰竭，心肌功能衰竭；或有可能进行外科手术治疗的并发症如室间隔穿孔，心脏游离壁破裂，重度二尖瓣反流，左心室真性或假性室壁瘤。②大面积心肌梗死（心电图上多部位，或 CKMB＞150 IU/L，总 CK 大于 1 000 IU/L）。对此类患者需要了解有关其预后及是否需要抗凝治疗以防止左室血栓等信息。③心肌梗死并发心动过速，血流动力学不稳定，肺淤血，难治性心绞痛，或心包填塞。④AMI 合并有心脏瓣膜病变或先天性心脏病。⑤AMI 并发心包积液。⑥AMI 患者应用钙拮抗剂或β受体阻滞剂等可引起左心功能抑制，或引起左心室功能进一步损害时以及时发现并立即处理。

（二）右心梗死

右心梗死在临床诊断中常漏诊。右室功能损害多发生于下壁心肌梗死，为右冠状动脉近端闭塞，阻断右室支或后降支的血流，导致右室梗死。超声心动图上的主要表现为右室游离壁异常运动和右室扩张。短轴图可见下壁和正后壁运动异常，在心尖四腔面见右室扩大，也可出现右室室壁瘤及右室血栓形成。常并发三尖瓣反流，系由于室间隔运动异常所致。

（三）急性心肌梗死并发症的超声检测

急性心肌梗死患者由于有典型的症状、心电图及心肌酶学标记物检测，临床医生通常可以迅速做出诊断，因此超声心动图用于 AMI 发病时的检查并非常规，但在 AMI 并发症的诊断中，超声心动图因其可床旁操作的优势，其作用不容忽视。

1.心肌梗死的扩展和延展

急性心肌梗死后，特别是大面积透壁性梗死，导致左室腔变形，出现几何形态学改变，即左室重构。左室重构表现为早期左室扩大，起于急性期，持续到恢复期，超声心动图证实梗死区扩展和心室扩张。扩展是指梗死部位变薄向外扩张，收缩功能进一步减低，室壁运动积分指数变差，但功能正常心肌的百分比没有改变。AMI 时扩展常发生在心肌破裂之前，并提示较差的预后。而心肌梗死的延展是指梗死周围的缺血心肌发生梗死，功能正常心肌的百分比下降，室壁运动积分上升（心室功能变差），又出现新的梗死区进一步扩展。

超声心动图检查可以从多方面检测梗死扩展：

（1）二维图像：在心肌梗死早期观察梗死扩展的范围、部位和程度；在心肌梗死发展过程中梗死扩展可发展为室壁瘤，也是左室“心室重构”的一部分，心室局部和整体的扩张是左室重构的主要因素，损害左室功能并影响预后。超声心动图可床旁动态观察心室进行性扩大的范围、程度及对心功能的影响，是否出现严重瓣膜反流，是否发生室壁瘤及附壁血栓，是否发生机械并发症（室壁破裂及室间隔穿孔）等。

（2）测量参数：①左室容量：以观察是否发生梗死扩展。②测量左室前壁和后壁的长度：发生梗死扩展，梗死节段长度延长。③测定梗死区的半径：以判定有无扩展。当梗死部位扩张，膨出，其半径缩短。如前壁半径短轴与左室短轴比，可反映前壁或下壁局部膨出及其程度。④扩展指数（expansion index）：梗死区室壁运动失调节段心内膜长度与非梗死区心内膜长度的比值。⑤室壁心肌厚度减薄率（ventricular wall thinning ratio，VWTR）：梗死区运动失调节段室壁厚度与正常室壁厚度的比值，正常大于 0.8。

2.室壁瘤

室壁瘤是AMI的最常见并发症，是由于梗死区心肌扩张变薄，心肌坏死、纤维化，少数钙化，心腔内压力使其逐渐向外膨出所致，常累及心肌各层，绝大多数累及心尖。室壁瘤通常发生在AMI后1年内，其发生率占心肌梗死患者的3.5%～38%。发生部位以左室前壁、心尖部及室间隔为多，也可发生在下壁基底部。AMI后形态学改变在2周内已形成，室壁瘤形成的患者占心肌梗死患者的百分比在急性期与陈旧期大致相同。超声心动图对室壁瘤诊断的敏感性达93%～100%。

左室室壁瘤可分为真性室壁瘤、假性室壁瘤及功能性室壁瘤。超声心动图是检测心肌梗死后室壁瘤形成的常规方法之一，可准确测量室壁瘤的大小、位置，判断瘤腔内有无血栓及室壁运动功能测定，鉴别真、假性室壁瘤，敏感性达93%～98%。室壁瘤的超声心动图检出率与血管造影相关较好。在某些情况下，超声对室壁瘤的观察优于血管造影和核素心脏检查。

(1)真性室壁瘤的超声特征：心肌组织消失，瘢痕形成，病变局部扩张，在心室舒张期和收缩期均向外膨出变形，在收缩期扭曲形态的室壁瘤瘤壁无向心性收缩或呈相反方向的离心运动(亦称矛盾运动)，与正常心肌交界部位可见宽大的“瘤口”，呈瓶颈形态。室壁瘤实质上是梗死扩展的结果。室壁瘤的另一个特征是血流异常，在大片无收缩区(AK)和反向搏动区(DK)多普勒超声常显示有涡流血流频谱，亦可见到因血流缓慢形成的超声自显影现象。心尖部大块无收缩区常可见到这种自显影现象。异常血流和自显影常是血栓形成的预兆。

多数前壁心尖部室壁瘤在心尖四腔面或二腔面见到，心尖部收缩功能受损，心底部收缩功能尚保持正常。大的室壁瘤也能使整个心室功能受损，可见心室壁变薄，心腔扩大。超声心动图除能确定有无室壁瘤及其大小外，还能对非梗死心肌的功能进行评估。M型超声心动图测定室壁瘤患者心底部活动预测这类患者室壁瘤切除术后的生存率。二维超声心动图作同样的研究证明：在心尖部室壁瘤的患者，心底部径对手术预后预测比血管造影及左室射血分数更有价值。

(2)假性室壁瘤：假性室壁瘤是因为左心室游离壁破裂，局部心包和血栓等物质包裹血液形成的一个与左心室腔相通的囊腔，这种并发症通常是致命性的。二维超声与彩色多普勒合用是诊断假性室壁瘤的有效方法。二维超声心动图可以显示在心包腔内血肿，其外壁为心包和血凝块而不是心肌，其所在部位心室壁回声断裂，形成一瘤口与瘤体相通，瘤口直径小于瘤体最大直径，瘤壁由纤维样心包组织和(或)血凝块构成，没有心肌成分，瘤腔内壁可有强弱不均的块状或片状回声，彩色血流频谱可显示血流信号从左心室腔通过心肌破裂口流入假瘤腔内。应用超声声学造影，可见到造影剂进入瘤体内。经胸实时三维超声可更好地显示，发现经胸二维超声漏诊的假性室壁瘤。

假性与真性室壁瘤的本质区别是心脏已破裂，假性室壁瘤处的心肌、心内膜中断，不连续。超声心动图鉴别假性与真性室壁瘤的要点是室壁瘤的颈部宽度，假性室壁瘤的颈部比较窄，一般情况下，其颈部比瘤体窄，而真性室壁瘤的颈较宽。假性室壁瘤在心室收缩心室变小时瘤体反而变大。彩色血流频谱亦有助于血流观测。超声诊断假性室壁瘤极为重要，这类室壁瘤可能突然破裂，导致患者立即死亡。因此，一旦诊断，应尽快手术。

(3)功能性室壁瘤：在形态上与真性室壁瘤不同，其是由纤维组织或瘢痕构成，局部可有心肌纤维，同样影响心肌的整体收缩运动，引起射血分数降低。功能性室壁瘤仅见于心室收缩期，膨出的室壁区域与邻近正常心肌区域不形成“瘤口”样形态，是心肌梗死扩展的结果。

3.室间隔穿孔

室间隔穿孔是AMI时发生于室间隔的心肌破裂，形成室间隔缺损，是AMI的严重机械并发症之一，出现严重的血流动力学障碍，可迅速发展至心力衰竭，乃至心源性休克，预后极差，病死率很高。室间隔穿孔多发生在AMI后1周内。国内报道：75%的穿孔发生在AMI后1周内，24 h内发生穿孔者为31.3%。另文不同报道：91.4%出现在AMI后7天内，其中24 h内发生者占25.7%。

超声心动图是检测室间隔穿孔的理想方法。二维超声可以直接观察到破裂的室间隔。彩色多普勒可显示室间隔缺损所致的异常左向右分流，由于左室收缩期压力明显高于右室，左室内血液急速向右室分流，彩色多普勒血流成像可见以蓝色为主的五彩镶嵌血流，如破损口较大，彩色血流束较宽，心尖四腔切面可见红色血流束。当左室下壁心肌梗死后室间隔穿孔时，在左室短轴位于下壁与后间隔之间可见彩色血流穿过缺损口沿右室膈面进入右室。

室间隔破裂可发生于任何部位，前壁、下壁心肌梗死均可发生，常发生于室间隔近心尖部，多数为开放性穿孔，较少为不规则性穿孔。室间隔穿孔的大小不等，直径一般小于 4 mm，穿孔直径越大者，左向右分流量越大，对血流动力学的影响和心室功能损害的程度越大，直接关系到患者的生存率。穿孔也可能是多发的。经食管超声有助于诊断。

AMI 合并室间隔穿孔多见于老年人，有时合并多种疾病，图像显示不清晰，且穿孔部位多在前室间隔与心尖部，彩色多普勒在此处衰减明显，脉冲、连续多普勒取样困难。因此，如 AMI 后突发胸骨左缘 3～4 肋间粗糙的收缩期杂音，临床怀疑并发室间隔穿孔时，需仔细扫查能够显示室间隔的各个切面，注意心肌变薄、有节段运动障碍的部位是否有断续的回声失落及心肌结构紊乱，在此基础上用彩色多普勒显示有无收缩期五彩血流束经此处自左室流向右室。同时用连续多普勒取样显示有高流速湍流频谱即可明确诊断。

4.左室附壁血栓

左室附壁血栓是 AMI 常见的并发症之一。通常多附着于有反向搏动的室壁瘤样扩张部位。二维超声是检出左室附壁血栓的常规方法，其对诊断左室附壁血栓价值甚至高于 X 光下左室造影及核素左室造影。在许多前瞻性研究中，超声心动图已成为检测附壁血栓的“金标准”。

大多数附壁血栓发生前壁心肌梗死，多发生于心尖部。在心室各个部位均可以见到血栓，可形成球形突向腔内，并随血流活动。右室心尖部也可能有血栓。

附壁血栓的二维超声心动图检查可见：左心室腔内不规则团块状回声附着于左室心内膜表面，可凸向左心室腔，也可呈薄片状在心尖部附着，位置固定，回声强度及密度不均匀，表示血栓有不同程度的机化、纤维化，回声较弱的血栓提示该血栓较为新鲜。附壁血栓通常位于心尖部，其密度不随心肌收缩活动改变，以此与心内膜结构相鉴别。团块状回声附着区的心肌室壁运动失调，减弱或消失。附壁血栓凸向心腔内，有时可见其随血流活动，这种血栓易脱落造成体循环栓塞，危险性较大，二维超声可动态追踪观察其大小及活动度，以此评价临床抗凝治疗效果。

诊断左室心尖部血栓应注意以下几点：①与心尖部肌柱回声鉴别：心尖部肌柱随收缩活动发生形态改变，血栓则无变化。②与超声近场伪差鉴别：人工伪差不随心脏搏动活动，而随探头移动而移动。③绝大多数左室血栓都发生于室壁运动异常的部位。④血栓必须在至少两个以上观察面上见到。

如患者超声图像质量差，或者血栓较为新鲜回声较弱，常规经胸超声不易判断，以及左室肌小梁及假腱索或者近场伪像均影响对附壁血栓的判断。可采用左室声学造影，造影后可显示造影剂充盈缺损，此时左室附壁血栓边界一目了然，从而使左室附壁血栓易于识别。

5.心肌梗死后二尖瓣反流

心肌梗死后二尖瓣反流（MR）病因及病理生理：①心肌梗死后左室扩大，二尖瓣环扩张，造成二尖瓣相对关闭不全。②左心室扩大，乳头肌位置下移，使腱索相对变短，导致二尖瓣关闭不全。③乳头肌及相关心脏游离壁的急性缺血导致的乳头肌断裂或功能不全，造成 MR。乳头肌断裂的发生率为 1%，低于室间隔穿孔，后乳头肌累及的机会比前侧乳头肌多 6～12 倍，断裂常发生在乳头肌的远端，可能累及一个或数个小的乳头肌头部，发生在乳头肌近端的完全断裂非常罕见。

AMI 患者出现 MR 时只有 46.9%可闻及心尖部收缩期杂音，反流严重者较反流轻者的收缩期杂音闻及率反而降低，提示并发 MR 的 AMI 患者仅靠心脏听诊极易漏诊。超声心动图因其诊断 MR 的敏感性、无创、可床旁操作等特点而广泛应用。彩色多普勒可显示左房内蓝色的反流束，二维超声可显示因乳头肌断裂所致的二尖瓣连枷状运动，乳头肌功能不全时显示二尖瓣瓣叶在收缩期最大关闭时未达到瓣环水平，形成瓣叶错位的外观。

超声心动图显示的 MR 对 AMI 的预后具有预测价值，AMI 后早期（一周内）MR 多为轻度，中、重度

MR较少见。有MR患者30天及1年的死亡率显著高于无MR者，提示有MR患者的预后较差。AMI早期出现不同程度的MR与梗死的部位明显相关，下壁、后壁心肌梗死MR的发生率高。AMI后MR与左室形态和下壁异常运动相关，在前壁梗死患者也是如此，而下壁梗死患者MR只与下壁异常运动相关。

七、血管内超声成像

冠心病急性心脏事件(急性冠状动脉综合征)发生的病理基础是动脉粥样硬化斑块破裂或内皮溃疡基础上诱发血栓形成。随着对斑块稳定性的认识，识别不稳定斑块越来越受到关注。冠状动脉造影(coronary angiography，CAG)曾被认为是诊断冠心病的“金标准”，然而它是根据造影剂充盈缺损影像来诊断，只能反映造影剂充填的管腔轮廓，提供有关血管管壁和病变形态结构的信息有限。现在临床上不仅关心冠状动脉的狭窄程度，而且越来越重视冠状动脉内斑块的形态和组成，血管内超声(intravascular ultrasound，IVUS)因此应运而生。血管内超声首次为临床提供了直接观察血管壁的动脉粥样硬化斑块和其他病理情况的工具。与冠状动脉造影相比，IVUS提供了更多潜在的信息，IVUS可以在冠状动脉内直接观察血管内膜下结构，即动脉全层(包括斑块厚度)，提供管腔、管壁横截面图像，分辨出斑块的大小、组成成分、分布以及观察斑块处血管的重构情况，在斑块稳定性的诊断上具有CAG无法比拟的优势。

目前使用的IVUS系统主要包括相控阵技术和机械扫描技术。相控阵系统通过同步产生一束360°的超声束而生成图像，操作过程中需要将整个导管在血管内推送或回撤以获得图像，相对于机械扫描探头，具有更小的外径，其主要缺点是位于转换器周围的伪像。机械扫描是将装载有单晶体的转换器设计在外鞘内，利用一个灵活的传动轴带动转换器发生机械旋转，获取图像，操作时需要用生理盐水冲洗以保证转换器与外鞘间没有空气，转速可达每分钟1 800转，获取的图像清晰度高。机械旋转型导管的近场分辨力较好，可提供清晰的支架小梁影像，且不需滤掉伪影。但机械导管因不能使影像束动态聚焦，其远场分辨力较差。另外，不均匀旋转伪像也是影响机械旋转型导管影像质量的因素。

IVUS在每个图像切面上有三个空间方向上的分辨力，通常轴向分辨力为80～120 μm，侧向分辨力为200～250 μm，环形切面上的分辨力主要与图像伪像有关，目前还不能量化。研究表明IVUS所显示的斑块组成和组织学检查有良好的相关性，通过与组织学对比研究，IVUS在判断粥样斑块成分方面的可信性已经得到证实，有“活体组织学”之称。

虚拟组织学成像(VH)是利用频率-范围分析的一种新兴技术，IVUS-VH是在传统灰阶IVUS采集不同组织回声信号振幅的基础上，同时收集回声信号的频率，通过射频信号的频率范围分析，可以识别5种颜色编码的4种组织学斑块类型：即钙化、坏死、纤维以及纤维脂质性斑块，可以区分动脉粥样斑块的组成，判断易损斑块，这些不同的斑块成分被赋予彩色编码。钙化、纤维化、纤维脂质混合和坏死脂质核心分别被标以白色、绿色、黄色和红色。IVUS弹力成像技术已经被用于研究血管壁的机械性质，以间接反映斑块的组织病理学成分，它是将心动周期中的心腔内压力与IVUS、图像相结合，提供血管壁的张力并反映组织学构成。

(蒋丽娜)

第八节 心肌病

1995年，WHO国际心脏联合工作组(ISFC)将心肌病定义为伴有心功能障碍的心肌病变，分为扩张型、肥厚型、限制型和致心律失常性右室心肌病四型。未分类型心肌病仍保留。但是，近年来心肌病的相关研究取得了显著进展，特别是心肌病分子遗传学领域取得了突破性进展，一些心肌病的病因已经明确，并发现了新的心肌病类型。2006年美国心脏病协会(AHA)对心肌病进行了新的定义和分类：“心肌病为一组临床表现为多种多样的心肌疾病，具有结构异常和(或)电异常，由各种原因通常是遗传原因造成，常表现为心室异常肥厚或扩张,但也可以正常”。此分类仍然沿用了原发性和继发性的分类。原发性心肌病分为三种类型(遗传性、获得性和混合性)。将心肌病分为家族性、遗传性和非家族性、非遗传性心肌病,因此,心肌病的概念中纳入了一大类遗传性心肌病,不仅包括了先前发现的有明显形态学异常的心脏病,还包括了新近发现的表现为原发性心律失常,而无结构改变的疾病。摒弃了未分类型心肌病。本节重点讲述扩张型、肥厚型、限制型心肌病。

一、肥厚型心肌病

肥厚型心肌病(hypertrophic cardiomyopathy,HCM)特点为左心室或右心室肥厚,通常是左室壁非对称性肥厚,以室间隔肥厚最为多见。家族性者为常染色体显性遗传。常发生心律失常及猝死。

(一)病理解剖与血流动力学改变

通常左室壁非对称性肥厚,以室间隔为主,致心腔狭小,左室流出道狭窄。心脏体积增大,重量增加。偶尔可见肥厚型心肌病表现为左心室对称性肥厚。典型形态学改变为心肌细胞肥大和排列紊乱,周围疏松结缔组织增多。显微镜下见心肌肥厚和肌束排列明显紊乱,形成特征性的螺蜗样构型,细胞内肌原纤维结构排列紊乱。纤维化明显,形成肉眼即可观察到的瘢痕。

主要的血流动力学改变为:心室肥厚、心肌收缩力增强、左心室流出道收缩期形成压力阶差、舒张期弛缓和顺应性异常、二尖瓣反流。其中最引人注目的特点是动力性压力阶差的存在。根据有无梗阻,按血流动力学改变将肥厚型心肌病分为:肥厚型梗阻性心肌病和肥厚型非梗阻性心肌病。

(二)超声心动图表现

1.M 型超声心动图

(1)二尖瓣波群:二尖瓣 EF 下降速率减慢,E 峰常与室间隔相撞。梗阻者二尖瓣瓣体和腱索收缩期前向移动,称为 SAM 现象(systolic anterior motion,SAM),M 型显示为二尖瓣 C-D 段呈多层弓背样隆起。左室流出道狭窄<20 mm(正常左室流出道内径为 20~40 mm)。

(2)心底波群:主动脉瓣出现收缩中期提前关闭现象,右冠瓣呈“M”型,无冠瓣呈“W”型,出现收缩期半关闭切迹。

(3)收缩功能:肥厚的室间隔收缩运动减低,左室后壁收缩运动增强,总体心肌收缩力增强。晚期,收缩力下降,射血分数减低。

2.二维超声心动图

(1)左室壁非对称性肥厚室间隔明显增厚,一般在 19~30 mm,甚至达到 40 mm,左室后壁正常或轻度增厚(图 1-36)。室间隔厚度与左室后壁厚度之比一般大于 1.5。

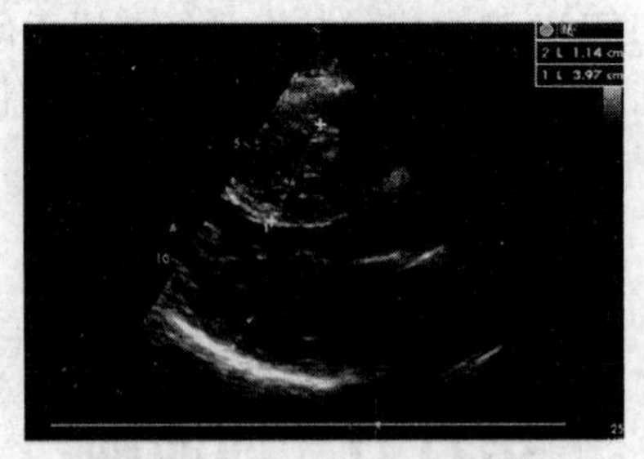

图 1-36 左室长轴切面

左房增大,室间隔明显增厚,左室后壁轻度增厚

(2)肥厚的心肌回声增强、不均匀,呈斑点状,毛玻璃样改变,可能与心肌纤维排列紊乱及其荧光样物质沉积有关。

(3)左室乳头肌水平短轴切面乳头肌肥厚,位置前移。

(4)特殊类型的肥厚型心肌病心尖肥厚型心肌病表现为心室心尖部心肌明显增厚,心腔明显狭小,呈“核桃样”改变(图 1-37),严重者心尖部心腔闭塞。均匀肥厚型心肌病各切面均可见各室壁明显均匀一致的增厚，回声增强，心腔变小，一般无左室流出道狭窄。

3.三维超声心动图改变

HCM 患者三维超声心动图可更直观地显示左室心腔变小及室壁增厚程度及位置，准确测量左室舒张末期及收缩末期容积，真实反映左室功能。特别是对于梗阻性 HCM 患者可更清晰的显示左室流出道狭窄的程度，尤其是从左室向心底方向观察时可以准确测定左室流出道的面积，实时动态可观察瓣膜运动情况。

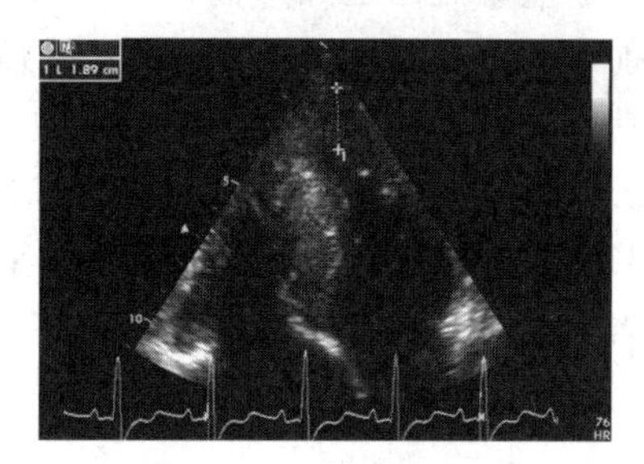

图 1-37　心尖四腔切面

心尖部心肌明显增厚，心腔明显狭小，呈"核桃"状

4.彩色多普勒

(1)梗阻者左室流出道内收缩早期为五彩镶嵌的细窄血流束，并向主动脉瓣及瓣上延伸，狭窄越重，色彩混叠越严重。彩色血流最窄的部位即为左室流出道梗阻部位。

(2)非梗阻者左室流出道收缩期为蓝色血流充满，血流速度正常。

(3)多合并不同程度的二尖瓣反流。

5.频谱多普勒

(1)梗阻者左室流出道血流速度明显加快，频谱为负向高速充填状射流，形态呈"匕首"样。左室流出道内压力阶差>30 mmHg 时提示有梗阻。左室流出道越狭窄，流速越快，且左室射血时间越长。

(2)二尖瓣频谱 A 峰>E 峰。这是由于心肌肥厚、心室舒张延缓，心肌硬度增加，左室顺应性下降所致。

6.组织多普勒

(1)组织速度成像（TVI）及定量组织速度成像（QTVI）：HCM 患者组织速度成像（tissue velocity imaging，TVI）示室间隔二尖瓣环水平组织多普勒频谱 Em 峰<Am 峰，等容舒张期（IVR）延长。

定量组织速度成像（quantitative tissue velocity imaging，QTVI）测量肥厚的室间隔收缩期峰值速度（Vs）与正常人相比无明显差异，这是由于肥厚型心肌病中虽然肥大变形的单个心肌细胞收缩功能可能减弱，但心肌总体收缩功能不低甚至增强。而内、外膜峰值速度差（ΔV）和内、外膜峰值速度阶差（VG=ΔV/L，L 为室壁厚度）明显低于正常，甚至为零或出现负值。肥厚的室间隔舒张早期峰值速度（V_E）明显降低，$V_E/V_A<1$，说明肥厚型心肌病以心肌舒张功能受损为主，其程度远较收缩功能受损严重。

梗阻性和非梗阻性肥厚型心肌病的上述各运动指标多无显著性差异，可以认为尽管梗阻性和非梗阻性肥厚型心肌病在血流动力学上明显不同，但其室间隔和左室后壁舒缩活动并无差异。

(2)应变率成像（strain rate imaging，SRI）应变率成像检测局部心肌的形变能力，获得各心肌节段的收缩期峰值应变率（SRs）、快速充盈期应变率（SR_E）、房缩期应变率（SR_A）及各时相的应变值及峰值应变（ε）。

应变率曲线：HCM 患者肥厚的室间隔 SRs 明显减低，以中间段为著，部分节段近乎为零，甚至出现反向运动。非肥厚的左室壁节段收缩期应变率值也不同程度的减低。各节段心肌的 SRE 值不同程度降低，SRA 无明显变化，SRE/SRA<1。

应变曲线：肥厚各节段 ε 明显降低，部分节段 ε 曲线出现反向运动（正峰）或部分反向运动（正、负双峰）。而且有研究表明室间隔中段局部心肌 ε 分别与室间隔厚度以及 IVS/PW 比值之间存在明显的相关关系。SRI 技术可准确地检出 HCM 患者局部心肌收缩功能的异常，为准确、定量地评价局域心肌功能提供了重要的参数。

(三)诊断与鉴别诊断

1.诊断要点

肥厚型阻塞型心肌病的超声心动图的诊断要点为:①室间隔非对称性的增厚,大于 1.5 cm,但运动幅度和收缩期增厚率均减低。②左室后壁厚度正常或少许增厚,室间隔与左室后壁厚度比值大于1.3～1.5。③左室流出道变窄。多普勒检测时可于左室流出道探及湍流信号。④左室后壁运动幅度正常或稍增加。⑤二尖瓣前叶收缩期出现异常之向前运动,M 型超声心动图见 E 峰贴近室间隔,EF 斜率明显减低。⑥主动脉瓣出现收缩中期关闭。⑦舒张功能异常二尖瓣口舒张期血流频谱 E/A 降低,等容舒张期延长。

非阻塞型心肌病患者与上述情况有所不同,虽然室间隔明显增厚、活动幅度减低,但左室流出道狭窄可不明显,收缩期二尖瓣无向前突起现象。另因左室流出道无阻塞现象,左室内压力未显著增高,故左室后壁厚度可以在正常范围。此类患者需结合病史与其他检查进行综合判断。

2.鉴别诊断

主要应和以下疾病相鉴别。

(1)高血压性心脏病:首先有高血压病史。主要超声表现为:室间隔与左室后壁增厚,一般为向心性对称性,也偶有轻度非对称性,但室间隔厚度/左室后壁厚度<1.3。增厚的心肌内部回声均匀。早期左室壁搏幅增高,晚期时呈离心性肥厚,振幅减低。左房内径增大,左室内径多正常,而肥厚型心肌病左室内径可减小。M 型二尖瓣 EF 斜率可减慢,但无 SAM 现象及主动脉瓣收缩中期提前关闭现象。

(2)主动脉瓣及主动脉狭窄性病变:包括主动脉瓣先天性(包括主动脉瓣二瓣化)、老年性及风湿性狭窄,主动脉瓣下狭窄,主动脉瓣上狭窄,主动脉缩窄。主要超声表现为:室间隔及左室后壁向心性对称性增厚,内部回声均匀。主动脉瓣明显增厚、反光强、开放受限,严重者钙化,或于主动脉瓣上、瓣下可见膜性狭窄或局限性主动脉缩窄,而肥厚型心肌病患者无上述病变,这是最主要的鉴别点。

(3)甲状腺功能减退性心肌病和尿毒症性心肌病:这些引起左室肥厚的心肌病变多有明确的相关疾病病史,而且均为左室壁均匀一致性的对称性肥厚,常合并不同程度的心包积液。

二、扩张型心肌病

扩张型心肌病(dilated cardiomyopathy,DCM)是一种病因不清、发病机制尚待阐明、原发于心肌的疾病。其临床症状是逐渐发展的。主要症状源于左室扩大,收缩功能下降而致的左心功能不全。最早出现的症状仅为疲倦无力,晚期出现不同程度的呼吸困难、端坐呼吸、夜间阵发性呼吸困难甚至肺水肿。超声心动图对本病诊断有重要的意义。

(一)病理解剖与血流动力学改变

扩张型心肌病心肌细胞减少,间质胶原增殖,残余心肌细胞肥大,蛋白合成增加,室壁先增厚继而变薄,心脏四个心腔均明显扩大,呈普大型,心腔内可有附壁血栓附着,以左室心尖部最常见,其次可见于右心室、右心耳和左心耳。组织学检查显微镜下可呈现广泛的间质和血管周围纤维化,尤多累及左室心内膜下。早期心肌舒张功能受损,继而收缩功能受损,心脏泵血功能衰竭,心脏排血功能减低,残余血量增多,舒张末期压增高,射血分数减少,肺循环、体循环淤血,最终导致严重的不可逆性心力衰竭。由于心腔扩大,房室瓣环被动牵拉,常可引起房室瓣关闭不全。

(二)超声心动图表现

1.M 型超声心动图

(1)二尖瓣波群:左室腔明显增大,二尖瓣前后叶开放幅度变小,前后叶 E-E′间距<10 mm,形成“大心腔,小开口”,但前后叶仍呈镜像运动,呈“钻石样”改变,E 峰至室间隔距离(E-point septal separation,EPSS)明显增大(图 1-38),一般>10 mm。

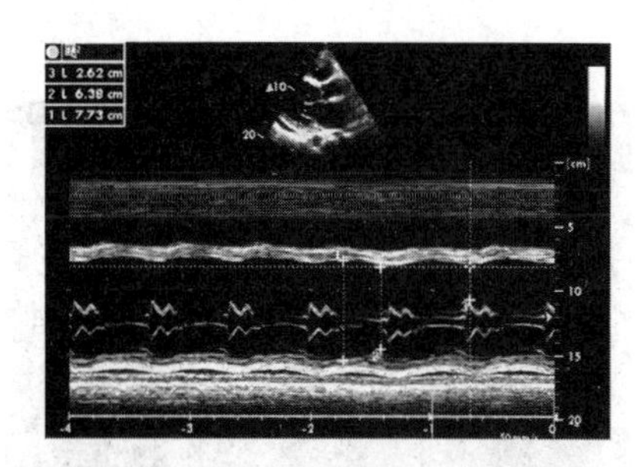

图 1-38　二尖瓣口水平 M 型超声

室壁运动幅度减低，心腔扩大，呈“大心腔，小瓣口”改变，EPSS 明显增大

(2)心底波群：主动脉振幅减低，主动脉瓣开放小，关闭速度减慢。

(3)左室收缩功能：室壁运动弥漫性减低。左室后壁振幅≤7 mm，室间隔振幅≤3 mm。左室射血分数(EF)及左室短轴缩短率(ΔD)明显降低。左室射血时间(ET)减慢，射血前期与射血期之比(PEP/ET)增大(图 1-39)。

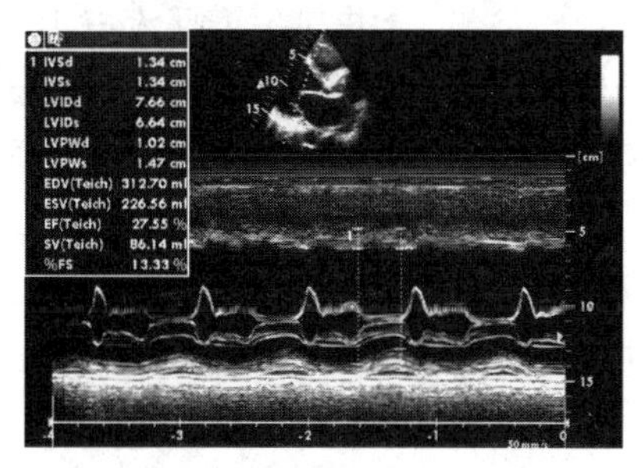

图 1-39　左室 M 型超声

左室壁运动幅度减低，EF、SV 值减低

2.二维超声心动图

(1)四腔心切面：四个房室腔均明显增大，以左心室、左房为著(图 1-40)。左室呈球形扩大，室间隔向右室侧膨凸，左室后壁向后凹。侵犯右心的心肌病表现右心扩大为主。

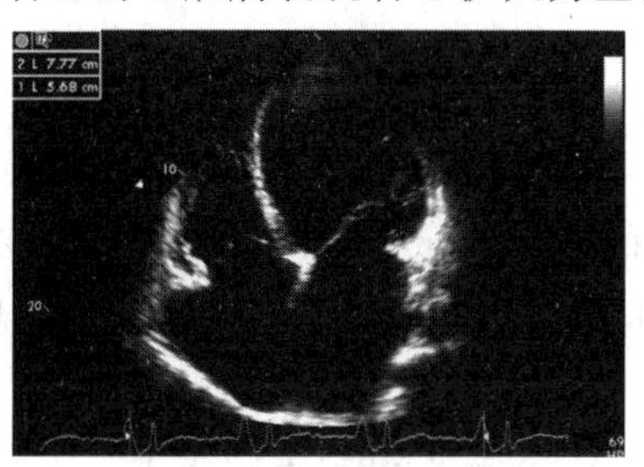

图 1-40　心尖四腔切面

见四个心腔均扩大，以左室、左房为著

(2)左室长轴切面：左室扩大，左室壁厚度相对变薄，室壁回声可增强。室间隔增厚率降低。

(3)附壁血栓：多见于左室心尖部，单发或多发的形态各异回声团。血栓回声水平可根据形成时间不同而不同，随时间推移回声水平逐渐增高，有时可有蒂与室壁相连，酷似黏液瘤(图 1-41)。

3.三维超声心动图改变

目前用三维超声法测定左室整体容积及射血分数较二维超声法准确已得到临床和超声界的公认。DCM 患者左室形状发生改变，左室横径及前后径的增大程度重于长径增大的程度，因此常规左室射血分数及左室短轴缩短率的测值偏低，经常与患者的临床症状不符。三维超声对 DCM 患者左室收缩功能的评价采用多平面的 Simpson 法，不受左室形态的影响，可更真实反映左室功能及全身供血状况，为该病的诊断和治疗提供新的评价标准。同时，三维超声心动图能更加直观地观察瓣口运动、心腔内有无血栓、血栓部位、数量等情况。

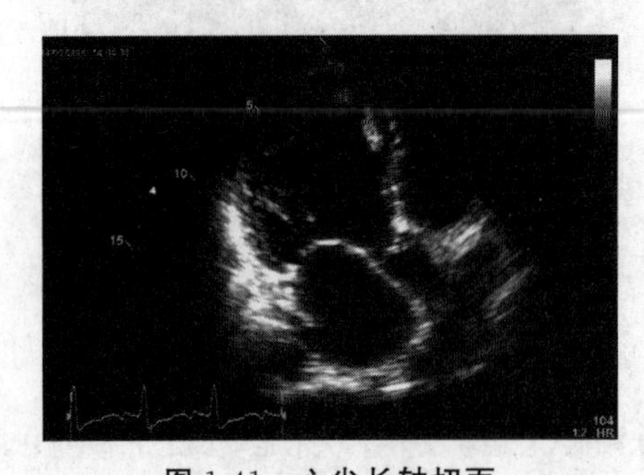

图 1-41 心尖长轴切面

于左室腔近心尖部可见两个略高回声光团(箭头所示)

4.彩色多普勒

(1)彩色多普勒可见各瓣口血流色彩暗淡,很少出现色彩混叠。

(2)合并多瓣膜反流,最常见于二、三尖瓣,合并二尖瓣反流占100%,合并三尖瓣反流占85%～90%,60%～70%合并肺动脉瓣反流,主动脉瓣反流发生率较低,约20%～30%。反流为相对性的,因此反流束较局限,反流程度会随心室收缩功能、心室大小和瓣环扩张程度不同而发生变化。

5.频谱多普勒

(1)主动脉瓣口血流峰值流速(V_{max})、流速积分(VTI)均减低,射血时间(ET)缩短,射血前期(PEP)延长,PEP/ET比值增大。一般认为主动脉收缩期最大血流速度和流速积分降低是评价左心室收缩功能较为敏感的指标。

(2)二尖瓣口血流频谱异常的形态随疾病时期和程度不同,表现形式各异:①在病变早期常表现为A峰增高、E峰减低,E/A＜1。②伴有较严重的二尖瓣反流时,二尖瓣E峰正常或稍增高,A峰减低,E/A增大(＞1.0)呈现所谓"假性正常化"的频谱形态,DTI可以帮助鉴别其真伪。③严重心力衰竭时,常出现"限制性"充盈形式,E/A＞1.5～2.0,此时多为不可逆性舒张功能不全。E峰多呈高耸的尖峰波,A峰极低或消失。

6.组织多普勒

(1)组织速度成像(TVI)及定量组织速度成像(QTVI):DCM室间隔二尖瓣环水平组织多普勒Em峰＜Am峰。QTVI显示DCM患者左室壁各节段Vs、V_E、Ds明显降低,且峰值时间后移,V_E/V_A＜1。在病变早、中期,以上各峰值变化均呈弥漫性改变,正常的峰值速度梯度没有改变,即仍表现为从心底到心尖逐渐减低的趋势。随着DCM患者的心功能损害进行性加重,Vs、V_E、Ds从心底到心尖方向逐渐减低的规律消失,提示心肌功能受损严重。等容舒张期速度出现明显的收缩后收缩现象。

(2)组织追踪成像:组织追踪图(tissue tracking,TT)是基于组织速度成像的一种新的超声心动图技术。它采用7种不同的颜色,按照红、黄、橙、绿、青、蓝以及紫色的顺序对不同大小的运动幅度进行编码。红色表示运动幅度最低,紫色表示运动幅度最大。正常人组织追踪图表现为从瓣环到心尖部呈两侧对称的紫—红色逐次变化,代表运动幅度逐渐减低。DCM患者TT表现为两侧对称的橘黄色或红色,正常部位的紫、蓝、绿色递减现象消失,说明DCM左室壁运动弥漫性减弱。

(3)应变率成像技术:DCM应变率成像表现为各节段心肌纵向SRs及ε弥漫性降低,且峰值时间后移,峰值降低程度与心肌损伤程度一致,严重时可出现反向运动;SRE亦弥漫性降低,SRE/SRA＜1;等容舒张期应变率(SRIVR)以负向峰为主,而且峰值高尖,出现明显的收缩后收缩现象,这是舒张功能减低的敏感指标,SRI可以敏感的检测出DCM患者的收缩和舒张功能减低情况及其特点,不受检测者体位、呼吸、心脏整体扭动及心肌局部牵拉运动的影响,准确可靠,但存在重复性较差的缺点。

(三)诊断与鉴别诊断

超声心动图上表现为左室扩大,室壁活动幅度弥漫性低下伴左室收缩功能减低,并排除其他原因所致者即可诊断为扩张型心肌病。主要与以下疾病相鉴别。

1.缺血性心肌病

详见表 1-3。

表 1-3　扩张型心肌病与缺血性心肌病的鉴别诊断

	缺血性心肌病	扩张型心肌病
病史	有明确的心绞痛和/或心肌梗死病史	无明确病史
心腔形态	心腔局限性或弥散性扩大,有时可形成局限性外膨	全心扩大,以左心为著,左室球形扩张
室壁厚度	心肌厚薄不均,病变部分变薄	相对均匀变薄(实际正常或稍厚)
室壁运动	不协调,节段性运动减低	向心运动协调且弥漫性减低,有左束支传导阻滞时可不协调
室壁回声	回声不均匀,可增强或减低	回声均匀正常或偏低
瓣口反流	多见于二尖瓣,反流程度相对较轻,多瓣口反流较少见	各瓣口均可有反流,发生率高,程度较重
组织多普勒成像	局部心肌色彩暗淡、消失甚至出现相反的色彩,运动速度减低	心肌色彩弥漫性暗淡,运动速度均减慢
心肌声学造影	局部心肌灌注缺损	心肌灌注尚正常
冠状动脉造影	单支或多支冠状动脉狭窄或闭塞	冠状动脉正常

2.围生期心肌病及酒精性心肌病

围生期心肌病(PPCM)、酒精性心肌病(AHCM)在超声心动图上基本上与扩张型心肌病(DCM)无法鉴别,主要依靠病史。

(1)病史:PPCM 发病时间局限在妊娠最后 3 个月或产后 6 个月内;既往无心血管系统疾病史,除外其他心血管疾病。AHCM 均具有长期大量饮酒病史,一般每天摄取白酒 150 mL 以上,持续 5 年以上,可形成 AHCM。而 DCM 则无任何明确病史。

(2)超声心动图:这三种疾病都表现为全心扩大,室壁运动弥漫性减弱,合并二尖瓣、三尖瓣反流,心室内可有附壁血栓。但 PPCM 和 AHCM 一般情况下以左心室增大为著,而且增大程度不如扩张型心肌病明显,且其他房室腔变化较轻。AHCM 室壁呈斑点状回声增强,心内膜也可增厚,回声增强。

(3)PPCM 和 DCM 通过心内膜心肌活检在鉴别上可提供重要依据,但在 DCM 和 AHMD 之间心内膜心肌活检也无法鉴别。

(4)根据治疗后效果进行鉴别 PPCM 在治疗后心功能会有明显改善,心腔变小,有人甚至可以再次妊娠都未见复发。AHMD 禁酒配合内科治疗,大多数患者心功能明显好转,一年即可出现明显改善,心脏也可逐渐恢复正常大小。而 DCM 则治疗后效果不显著,左心室也难以恢复至正常。

三、限制型心肌病

限制型心肌病是一种特殊类型的心肌病,比较少见。其特点为一侧或两侧心室舒张期充盈受限,而收缩功能正常。

(一)病理解剖与血流动力学改变

其病理改变为心室内膜和内膜下纤维组织增生,心内膜明显增厚,可大于正常人的 10 倍。心室壁硬化,心室腔缩小或闭塞,心室舒张充盈严重受损,舒张末压增高。心室肌收缩功能正常或轻度减低。

(二)超声心动图

1.M 型超声心动图

M 型超声心室波群可显示室壁及心内膜增厚,室壁运动幅度减低,心室腔变小。

2.二维超声心动图

(1)心内膜增厚正常心内膜厚度小于 1.0 mm,限制型心肌病的心内膜厚度可达数毫米,致左心室腔收缩期及舒张期变化不明显。室壁可有一定增厚,心肌回声增强,可表现为室壁心肌内呈浓密的点状回声。

以心尖部显著，心尖部由僵硬的异常回声占据，导致心尖部闭塞。

(2)双房明显增大，可有附壁血栓。心室通常不大或减小，心室腔变形，长径缩短。舒张后2/3心室径无变化，体现了心室的充盈受限。

(3)二、三尖瓣可增厚、变形，固定于开放位置，失去关闭功能。

3.彩色多普勒

(1)二尖瓣、三尖瓣反流出现收缩期轻—中度的二尖瓣及三尖瓣反流。当心室舒张压明显增高时可见舒张期二尖瓣、三尖瓣的反流，与收缩期反流不同，舒张期的反流速度低，且仅存在于舒张中、晚期。

(2)舒张期二尖瓣、三尖瓣瓣口血流信号充盈持续时间较短。在心房收缩期，肺静脉和上腔静脉内也可显示蓝色的反流信号。

4.频谱多普勒

(1)二尖瓣、三尖瓣血流频谱改变：E峰高尖，E峰减速时间缩短DT≤150 ms。A峰减低，E/A增高＞2.0。二尖瓣、三尖瓣血流频谱不随呼吸变化或变化不明显。

(2)肺静脉及上腔静脉血流频谱改变：早期肺静脉舒张波(D)和收缩波(S)峰值速度增高，晚期S波降低甚至缺失，逆流波(AR)增高(＞35 cm/s)，时限延长，连续出现于整个心房收缩期。上腔静脉逆流波(AR)亦增加。

5.组织多普勒

(1)组织速度成像：限制型心肌病患者各时相心肌运动速度减低，尤以舒张早期运动速度减低显著，舒张早期峰速度与收缩期峰速度比值VE/VS＜1.3，正常人VE/VS＝1.5～2.0。舒张早期峰速度与舒张晚期峰速度比值VE/VA＜1。

(2)应变率成像技术：限制型心肌病患者的左室收缩期应变率(SRS)和快速充盈期应变率(SRE)均降低，以SRE的降低为著，其与房缩期应变率(SRA)的比值降低。

(三)诊断与鉴别诊断

超声表现为心内膜增厚、心室腔变小、双侧心房扩大可考虑限制性心肌病的诊断，但必须与缩窄性心包炎鉴别。两者在二维超声心动图上均可表现为双房明显增大，心室相对小，可伴有心包积液、腔静脉增宽等改变。多普勒均呈限制型充盈障碍。鉴别要点：缩窄性心包炎心包增厚，心包积液明显多于限制型心肌病，但心肌收缩功能正常，组织多普勒超声上表现为心肌收缩期运动速度和应变正常；而限制型心肌病主要表现为心内膜增厚，心肌收缩功能受损，组织多普勒超声上表现为心肌收缩期运动速度和应变减低。

(蒋丽娜)

第二章　胃肠超声诊断

第一节　胃肠超声解剖

一、胃

（一）胃的形态

胃是消化管腔中最宽大的部分。空虚时缩得较小，正常成人的胃充盈状态下的容积可达 1.5 L。胃上经贲门连食管，下经幽门接十二指肠。以贲门口周围直径 4.0 cm 的范围称贲门部，贲门部左侧的膨出部称胃底，该结构位于左膈下肝脾之间，是胃最固定的部位。贲门和胃底以下的部分叫胃体。胃体的下部称胃幽门窦（也简称胃窦）。朝前上方的胃壁为胃前壁；后下方为胃后壁。胃前、后壁间的上缘称胃小弯，下缘称胃大弯。在胃充盈状态下，胃小弯侧胃体与幽门窦间有一折弯，称角切迹（又称胃角），是胃体与幽门窦的分界。幽门部经肝胃韧带与肝相连，位置也比较稳定。胃经幽门接十二指肠球部。

胃的形状因体型不同、体位变换和充盈状态的不同而变化，X 线造影将充盈的胃分为牛角型、鱼钩型及无力型三种。鱼钩型和无力型胃的位置较低，体、窦部活动度比较大。站立状态下，角切迹明显。

胃底上后方与左膈穹隆相邻，胃底的左背侧是脾脏，胃后壁隔网膜囊与左肾上腺、左肾、胰腺及横结肠系膜相邻；小弯侧的胃前壁与肝左外及肝左内侧叶相贴。大弯侧的胃体和幽门窦前壁的一部分与前腹壁直接贴靠。

（二）胃壁的构造

胃壁较食管壁薄，比肠管壁厚。主要由以下各层构成：

1.浆膜

胃壁表面除大、小弯边缘部外，其他各部全被覆浆膜。

2.固有肌层

分三层。最外层为纵层，是食管纵肌层的延续；中层为环层，比较厚，该肌层是幽门括约肌的重要组成部分；内层为斜肌层。

3.黏膜下层

是介于黏膜和胃壁固有肌层之间的结构，由疏松的结缔组织组成，内含丰富的血管、神经和淋巴引流。

4.黏膜

为胃壁最内层，借黏膜下组织与胃壁固有肌层相连，黏膜深方也有一层纤薄的平滑肌组织，称为黏膜肌层。胃黏膜与黏膜下组织形成许多皱褶，叫做黏膜皱襞。胃底和胃体大弯侧黏膜皱襞粗大、密集，成网状排列；胃体的黏膜皱襞与胃长轴平行；胃幽门窦的黏膜变得比较平坦，皱襞明显减少。

（三）胃的血液供应

胃的营养动脉来自腹腔动脉。胃动脉沿胃小弯和胃大弯分布于胃壁外表，各自形成一个动脉弓。胃小弯的动脉弓由胃左动脉和胃右动脉组成。胃左动脉起源于腹腔动脉，向左向上到达贲门处，然后向下分出前、后两支，沿小弯的前后侧行走，末端与胃右动脉吻合。胃大弯的动脉弓由胃网膜左动脉和胃网膜右动脉吻合，胃网膜右动脉起源于胃十二指肠动脉，沿胃大弯向左行，其末端与胃网膜左动脉吻合。胃短动脉来自脾动脉，约4～6支，经胃脾韧带至胃大弯，分布于胃底外侧区。正常情况下彩色多普勒超声仅能显示部分较高一级血管的血流信号。

胃静脉与动脉平行，汇流至门静脉。在胃小弯侧有胃左静脉（又称冠状静脉）和胃右静脉（幽门静脉），前者直接汇入门静脉或经脾静脉汇入门静脉；后者直接汇入门静脉。在胃大弯侧有胃网膜左静脉和胃网膜右静脉，前者汇入脾静脉，后者汇入肠系膜上静脉。胃短静脉汇入脾静脉。

二、小肠

小肠上端开始于十二指肠球部，下端经回盲结肠口续接大肠，成人小肠的长度约3～5 m。小肠分无系膜的十二指肠与有系膜的空肠和回肠三个部分。

（一）十二指肠

十二指肠总长度约30 cm。分为球部、降部、水平部及升部四段。大部分位于上腹膜后。整个十二指肠弯成向左上方开放的铁蹄形环，胰头嵌在十二指肠环凹间。球部的长轴与胆囊长轴平行并且和胆囊内侧壁紧贴。球部远端向下弯曲后形成降部，该弯曲称为十二指肠上曲。降部下内侧有十二指肠乳头，是胰、胆汁进入肠道的必由之路。降部和水平部的交界为十二指肠下曲，水平部约在脐孔水平上3～5 cm处横跨在下腔静脉前方，然后在腹主动脉和肠系膜上动、静脉之间穿过后向上微弯形成升部。升部较短，在接近胰体尾下方处形成十二指肠空肠曲续接空肠。

十二指肠与其他小肠大致相同，主要由浆膜、肌膜和黏膜构成。

（二）系膜小肠

系膜小肠主要盘踞在结肠围成的方框和小骨盆内。前面被大网膜以不同情况覆盖，并与前腹壁接触。除起始与末端比较固定外，其他各段小肠借肠系膜和腹后壁附着而活动性很大。

系膜小肠上五分之二名为空肠，位于左上腹腔；下五分之三段迂曲较多，故名回肠，两段间无十分明显界限。系膜小肠末端多位于右侧腰大肌前面，折向右上方到右髂窝，经回盲结肠口连接大肠。

（三）系膜小肠壁的构造

系膜小肠壁由浆膜、肌织膜、黏膜下组织及黏膜层组成。肠黏膜的环形皱襞为小肠上段独有的特殊结构，由黏膜及黏膜下组织组成。除十二指肠球部缺少外，自十二指肠降部到空肠上约三分之一处最密最长，从空肠中三分之一开始至回肠下段向下逐渐稀疏短小。皱襞与肠管纵轴垂直呈环状。

（四）小肠的营养动脉

小肠的营养动脉来自肠系膜上动脉的分支，静脉经肠系膜上静脉注入门静脉。

三、大肠

大肠分为盲肠、结肠和直肠三部。盲肠附有蚓突（阑尾）。

大肠全长约有1.5 m。一般由上到下渐细，直径平均约5～6 cm，粗细与大肠内容充盈程度有关。大肠起自右侧髂窝，沿腹腔后壁右边上行到肝部，由此转向左方到脾部，由脾再转向下方沿腹腔后壁左侧向下达左侧髂窝部，然后返回右上方，由右上方再折入小骨盆，约于第三骶椎水平续接直肠。大肠的全部经过，围成一近似方框结构，框内内容主要是小肠。大肠表面具有三条平均距离的结肠带。在三带间每隔一定距离，有一横行陷沟。在沟内相当的黏膜上，形成镰状结肠半月襞。

（一）盲肠

盲肠为大肠的始端，长约有6～8 cm。位于右髂窝的髂筋膜上，其前面于腹股沟韧带中部上方和前腹壁直接或间接贴靠，背面附着于髂窝，盲肠内侧与右侧腰大肌相邻。

（二）阑尾

阑尾附于盲肠后下端，形如蚯蚓，多数有弯曲，长约2～20 cm，位于右髂窝部。阑尾的位置极不确定。管壁构造如大肠，由浆膜、肌层、黏膜下组织及黏膜四层构成。阑尾的营养动脉为蚓突小动脉。

（三）结肠

结肠分为升结肠、横结肠、降结肠和乙状结肠四段。横结肠和乙状结肠有系膜结构，活动性很大。升结肠及降结肠属于间位脏器，位置相对固定。

1.升结肠

为盲肠的延续，在腹膜遮盖下越髂骨嵴沿后腹壁腰方肌向上，达右肾下端前面及肝右叶的下方，由此向左弯成结肠肝曲（又称右曲），续接横结肠。升结肠外侧与侧腹壁相邻，内侧下段与腰大肌相邻。

2.横结肠

活动性很大，由结肠右曲开始，在横结肠系膜连挂下，以下垂形式横向经腹上部、腹中部向左侧进行，到脾前下方折弯成锐角形的结肠脾曲（左曲），下接降结肠。脾曲结肠经膈结肠韧带与膈相连接。

横结肠右上方有肝和胆囊，中部和左上方连接胃大弯及脾下缘，背侧与十二指肠、胰腺相邻，前面经大网膜靠近前腹壁，下侧与部分小肠接触。横结肠的位置变化大，横结肠最低点可能在脐以下，甚至达到骨盆。结肠脾曲较肝曲高，偏于腹腔后侧。脾曲在左肾上极前外侧，肝曲靠右肾下端或前面。

3.降结肠

自结肠脾曲开始，沿腹腔左侧壁下行，于左肾下端腰大肌外缘，腰方肌前面达左髂骨嵴或腰大肌内缘处，续接乙状结肠。

4.乙状结肠

其弯曲形式类似“乙”字，所以叫乙状结肠。乙状结肠以乙状结肠系膜连于后腹壁（即小骨盆后壁及骨盆左侧边缘附近）。乙状结肠的长短及形式变化也很大。其末端约于第三骶骨前面续接直肠。

结肠黏膜下组织与小肠同。

结肠的营养血管是由肠系膜上动脉分出的回结肠动脉、中结肠动脉及自肠系膜下动脉分出的左结肠动脉及乙状结肠动脉。静脉经肠系膜上、下静脉注入门静脉。

（四）直肠

直肠为大肠的最末段，全长约有 16 cm。上端于第三骶骨上缘处接乙状结肠，下接肛门终于会阴部。直肠的上段前面及侧面被腹膜包覆，中段前壁被覆腹膜在男性输尿管入口高处，向前折覆于膀胱上面及侧面，在膀胱与直肠间形成一凹陷，称为直肠膀胱陷凹。女性于子宫颈管外口高处向前上方折起，包覆于阴道上段及子宫后面，形成膀胱子宫陷凹。

直肠前壁上约三分之一邻接小肠与乙状结肠；中三分之一在男性与膀胱后壁接触，在女性与子宫后面接触；直肠下约三分之一部没有覆盖的腹膜，在男性前侧与膀胱底、输尿管、精囊腺及前列腺后面邻近，女性与阴道后壁相贴。直肠的上段一般因粪便积存比较膨大。下段除排便时外，保持收缩空虚状态。

直肠管壁由肌织膜、黏膜下组织及黏膜构成。浆膜只分布在上段的前壁和侧壁以及中段的前壁。

直肠的动脉血管来自直肠上动脉（肠系膜下动脉）、直肠下动脉（髂内动脉分支）、肛门动脉（阴部内动脉分出）。

静脉在肠壁周围互相结成密网，称直肠静脉丛；由丛发出的静脉血管，一部分伴随动脉上行入门静脉系统，一部分经髂内静脉入下腔静脉系。

（杨　霜）

第二节　胃肠超声检查方法

胃肠超声检查包括经腹壁胃肠超声检查、术中胃肠超声、内镜腔内超声和胃肠肿瘤超声引导下穿刺。

一、经腹壁胃肠超声检查

经腹壁胃肠超声检查是最基础的检查方法。包括空腹常规检查和胃肠充盈检查法(胃肠超声造影)。空腹常规检查的内容包括整个腹部,以了解胃肠区管腔或管壁有无病理阳性所见,发现和验证肿瘤的存在,判断有无腹部转移。胃肠充盈超声检查法是通过饮食或灌注有利于超声波成像的液体充盈胃肠受检区而实现的胃肠检查法。充盈检查法能提高胃肠病变的检出率,使疾病的诊断和鉴别诊断更准确。在实时超声观察下,观察胃肠管壁蠕动情况,了解胃腔充盈和排空功能。

二、胃肠肿瘤的术中超声检查

术中超声扫查是在手术中完成的一种特殊胃肠超声检查。用于胃肠恶性肿瘤或较复杂的疾病手术中。通过分辨率较高的术中探头发现微小肝脏转移灶、寻找可疑肿大淋巴结,了解肿瘤的深方浸润情况、确定肿瘤的临界,估计肿瘤的切除可能性,帮助选择最佳手术方式,决定手术的切除范围,清扫可疑的转移病灶。

三、超声引导下穿刺活检术

超声引导下穿刺活检是在实时超声引导下,对于超声可以观察到的占位性病变进行穿刺的一项介入性超声技术。被证明能用于胃肠肿瘤取材活检,还可以用于胃肠囊液性占位性病变的确诊和治疗。

四、内镜超声

内镜超声(endoscopic ultrasonography,EUS)是内镜和超声共同完成对于食管、胃、十二指肠和大肠及其周围检查的一种综合诊断技术。两项技术的结合使疾病的诊断准确率明显提高,对食管、胃、十二指肠、大肠等部位肿瘤的形态学、结构学以及组织病理学的判断更加客观可信,能发现较小癌瘤,确定肿瘤的周围浸润和转移;尤其对胃肠黏膜下病变的诊断可以弥补内镜和放射检查的不足。在EUS引导下对肿瘤穿刺活检的新技术明显改善并提高了内镜活检的准确率。此方法还可以用于对纵隔、胰腺、胆道系的检查。

五、直肠腔内超声检查

直肠腔内超声检查使用阴式直肠腔内探头,对直肠管壁以及直肠壁周围脏器和结构的一种检查技术。

六、超声新技术在胃肠的应用

(一)彩色多普勒超声

被用于胃肠肿瘤、食管及胃底静脉曲张、肠套叠、腹壁疝、急性阑尾炎和其他炎性疾病的病变区以及所属血管的血流变化。

(二)三维超声

可用于对胃肠肿瘤等病变的立体结构的观察。

(三)谐波造影

在胃肠管腔充盈情况下,再通过谐波造影能对于肿瘤的定性诊断以及鉴别诊断提供重要依据。

(杨　霜)

第三节　胃肠超声检查的准备

一、设备条件

（一）仪器

高分辨力实时超声诊断仪可对脏器进行动态观察；20 世纪 90 年代推出的二维彩色超声多普勒仪除能对病变内及其周围的血流观察外，还能了解胃肠腔内的液体流动等功能。内镜超声需要配备超声仪器和常规内镜检查器械。

（二）探头

（1）经腹部超声检查用线阵或凸型探头，频率：3.5～7.5 MHz，对于成人患者一般以 3.5～5.0 MHz 最常用；对于小儿和身体瘦小者则以 5.0～8.0 MHz 作为首选；在观察比较表浅部位的结构（如胃肠前壁的较小病变、急性阑尾炎、大网膜等）也需要将探头频率提高到 8.0～10.0 MHz。

（2）手术中选用近场较高频率探头，一般以 5.0～10.0 MHz 的线阵式探头最适宜。

（3）内镜超声频率范围多在 7.5～20 MHz 之间，主要根据检查部位和病变大小决定，高频率探头的声波穿透力差，不适于检查较大的或管腔外肿瘤。最新型的微细型内镜超声探头的直径仅 1.0 mm 左右，通过普通的内镜活检孔道送至检查部位，检查中途可以根据需要更换不同频率或类型的探头，比传统的固定式内镜超声探头方便灵巧。

（4）直肠腔内超声探头的频率多为 5.0～10.0 MHz。

（5）超声引导下穿刺探头的频率选用 3.5～4.0 MHz，微凸型探头、小型相控阵或机械扇扫探头配以穿刺引导架是最好的超声引导穿刺探头。

（三）其他

（1）手术中探头的术前消毒和穿刺探头的要求相同。

（2）内镜超声探头和内镜的清洗、消毒同内镜检查的准备。

（3）胃肠超声引导下穿刺活检针以 21 G 型为主，对于肿块型或管壁较厚、范围较大，而且直接位于腹壁下的病变可以考虑 18 G 活检针，但须慎用！

（4）超声引导下穿刺还需要备好穿刺包和其他穿刺器械、消毒物品等。

二、胃肠充盈剂的准备

（一）胃肠充盈剂的类型

根据物质在胃内的超声成像效果分为无回声型和有回声型两种。

1.无回声型超声胃肠充盈剂

主要是较稀薄而纯净的液体，是最常用、取材最方便和效果较好的胃肠充盈剂。其中又包含产气和不产气的两大类：产气类充盈剂主要是含碳酸氢钠的饮料。无气类充盈显影剂以脱气水为主，茶水和市售不含碳酸氢钠的纯液体饮料、甘露醇、生理盐水等属于无气类充盈显影剂。内镜超声检查使用温白开水即可。中药制剂如胃快速显影液、藿香正气水等也属于无回声型，目前使用的已经很少。

2.有回声型超声胃充盈显影剂

主要是一些谷物经研磨加工的细粉剂。有回声型充盈成像效果的关键在于粉剂的颗粒，宜选用精细均匀，黏稠度小的物质；调制的浓度将影响超声成像的效果。过于稠厚时不利于对黏膜层的观察，调制不均匀更会使其回声不均匀甚至出现声波衰减；过于稀薄则难以达到预期的回声水平，因此调制需要经验和技巧。在各种胃肠超声显影剂中郭氏研制的“胃窗-85”是效果最好的有回声型超声胃充盈显影剂。

(二)胃肠充盈显影剂的使用方法

1.使用方法

(1)口服法:检查上消化道,一般都以口服法为主要方式。

(2)注入法:用注射器通过鼻饲管将充盈剂注入;内镜超声也是通过此方法注水达到充盈的目的。

(3)灌肠法:用于大肠的充盈超声检查。

2.用量

成人一般饮用液体量在500～600 mL时即可满足胃检查的需要,胃功能试验的用量根据需要制定。小儿则根据年龄和病情掌握用量。

检查小肠的充盈显影剂用量在800～1 000 mL(约是胃检查的1.5倍),可在胃充盈检查前后嘱受检者分两次饮用。

灌肠用液体需一次备足,约2 000～2 500 mL,小儿用量可以减半。实际灌肠用量根据患者的年龄、体型、病变的位置和性质决定,以超声充分显示病变区域、患者能够耐受为基本原则。

三、检查前准备

(一)胃、小肠超声检查前准备

(1)检查前一日晚餐进流食,其后禁食,查前4 h内禁水,检查前排净大便。

(2)隔夜胃内潴留物一般不会影响检查效果,无需做胃肠减压和洗胃。

(3)嘱受检者备好足量胃充盈剂。

(二)大肠超声检查前准备

(1)嘱受检者排净大便。

(2)经腹壁的乙状结肠和直肠检查应使膀胱良好充盈。

(3)需保留灌肠下超声检查者,查前一日晚餐进流食,睡前服轻泻剂,晨起排便,清洗灌肠。

四、检查步骤

(一)空腹检查

对腹部各脏器和胃肠区做全面超声扫查,发现胃肠管壁或管腔病变,确定阳性所见的部位和范围;了解肝脏等脏器有无相关的阳性所见,腹腔和腹膜后有无淋巴结肿大、有无腹水等。

(二)胃、小肠充盈检查

嘱患者一次饮入充填剂500～600 mL,然后依次采取仰卧位、右前斜位、坐位(或站立位),右侧卧位对贲门胃底、胃体、胃窦、幽门和十二指肠做系统观察。如继续做小肠观察时,应每隔10～15 min检查一次,直至检查到回盲区。

(三)大肠灌水检查

清洁灌肠后,患者取右侧卧位,经肛门置管,然后患者取仰卧位,灌注温生理盐水。沿直肠至盲肠逆行顺序做超声检查。

(四)直肠水囊检查法

从肛门放入连接胶管的胶囊,经胶管向囊内注水,同时排净气体。将水囊充盈后,持探头在小腹区对直肠及周围结构进行检查。

五、检查注意事项

(1)胃肠超声检查宜安排在上午进行,以利于受检者做空腹准备,而且,上午胃肠腔内气体也相对较少。

(2)胃肠超声检查应和X线钡剂造影相互避开,钡剂在胃肠腔内的积存将明显干扰超声图像。已行钡剂造影者,则应待钡剂完全排出后再行超声检查。

(3)儿童和不能合作者可于检查前适当应用镇静剂。

(4)小儿也可在哺乳中接受超声检查。

(5)怀疑胃或十二指肠溃疡穿孔以及消化道外伤急症者禁用胃肠充盈检查法。

(杨　霜)

第四节　正常胃肠超声图像

一、胃肠声像图

胃肠内容物有气体、液体、食糜或粪便。在声像图中,胃肠管腔内气体易于识别;食糜或粪便可呈不同程度的中等至强回声。液体的回声决定于液体本身的纯净程度。在正常生理情况下,以上几种物质多呈混合类型存在于胃肠内。实时超声的动态观察可见它们在胃肠腔内流动的情况,同时因蠕动而在形态上发生的变化特点有助于和腹部肿块区别。

二、胃肠常用标准切面声像图

(一)胃常用标准切面声像图

1.食管一胃连接部长轴切面

显示腹段食管、贲门、胃底和高位胃体长轴图像。探头沿左肋弓向外上倾斜,见肝左外叶脏面下后方自横膈食管裂孔有一尖端向后上的鸟嘴状结构,其中心不规则强回声为管腔和内膜面的界面回声,紧邻前后两条线状弱回声为前后壁的黏膜下与肌层结构。外侧强回声为浆膜面与周围结构所形成的界面。

2.食管一胃连接部短轴切面

显示腹段食管、贲门和部分胃底的短轴图像。探头置于剑突下,与长轴切面垂直,于肝左叶与腹主动脉间或左侧靶环征象为腹段食管和贲门的短轴切面。在胃腔良好充盈下,食管或贲门结构外侧旁的含液区为胃底。

3.胃底与高位胃体切面

患者仰卧位或身体稍向左倾斜卧位。饮水使胃充盈后探头沿左肋弓或左上腹纵断扫查,声像图中见肝左叶脏面下后方含液结构,形态呈椭圆状,近头侧端为胃底,近足侧方为高位胃体。胃底顶部紧靠左侧横膈,外后侧壁与脾相邻;胃体后方有胰体尾和左肾。

4.胃体、胃窦切面

患者取坐位或立位,探头自左肋弓下沿充盈胃腔从胃体向胃窦滑行扫查,了解胃的体表投影。声像图中,靠近腹壁侧胃壁为胃前壁,对侧为胃后壁;胃前、后壁间靠近肝脏侧为胃小弯,外下方为胃大弯。再持探头对胃做横行扫查,若充水胃腔呈左右两个互相分离的圆或类圆液腔时,分别为胃体和胃窦横切面。探头向下移行,胃体、胃窦小弯侧相互靠拢,当汇合成横“8”字状时,汇合区域代表胃角。再自胃角向下,胃腔断面呈椭圆状,此时近患者左侧部分是胃体大弯侧,右侧是胃窦大弯侧。

牛角型胃的位置高,呈横位,声像图中胃角的征象常不明显。无力型胃的胃体和胃窦小弯之间的距离狭窄,胃角位于脐水平以下。

(二)十二指肠声像图特征

十二指肠位置固定,第一段(球部)位于肝左内叶脏面下方,胆囊内侧。充盈良好的十二指肠在声像图中呈一长锥形含液结构,平行于胆囊长轴;第二段(降部)内侧为胰头;第三段(水平段)位于胰头下方,在下腔静脉与腹主动脉前方横过;第四段较短,在胰体、尾足侧续接空肠。

(三)空、回肠位置与形态

空肠多居于左上腹和中腹部,黏膜皱襞密集明显。空虚状态下,局部长轴切面可见如绒状的黏膜皱襞,液体良好充盈时,长轴切面上可见多条带状强回声自肠壁伸向腔内,这些条带结构长短不齐,和肠管长轴呈垂直状排列,称为“琴键”征。

回肠位于中下腹和右下腹,黏膜皱襞逐渐稀少,内膜面相对平坦。

若在腹水衬托下,肠管和肠系膜结构也能清晰显示。其短轴像呈现蘑菇状结构,蘑菇头部为肠管短轴,蘑菇颈、根为肠系膜。长轴肠管可呈腊肠状。

(四)大肠标准切面声像图

正常生理情况下,难以显示出大肠精确而易于辨认的图像,需根据解剖关系和肠道内容物加以识别,通常以充盈的气体或粪块和肠壁形成的强回声界面多见,表面呈波浪状。此结构的形成和大肠壁的半月状黏膜皱襞有关。回盲区位于右下腹外侧,探头纵向扫查时,近右髂窝的盲端结构为盲肠,盲端下方是超声寻找阑尾的主要区域。升、降结肠属于间位脏器,位置比较固定,主要在腹部两侧寻找,双侧的肾脏对于确认结肠也有一定帮助。结肠分别在肝脏右下缘和脾脏下缘折曲形成结肠肝曲和脾曲。结肠肝曲位置升高进入肝脏前膈面和胸、腹壁间隙时称为间位结肠,该部位管腔内气体或粪块积聚会影响肝脏、乃至胆囊的超声检查。横结肠和乙状结肠借肠系膜和腹后壁连接,位置相对变化较大,持探头沿结肠作连续扫查可以减小声像图对这些结构判断的失误。结肠灌水的检查方法对于定位有重要作用。充液的结肠内壁上有半月状黏膜皱襞,在回盲部还可以见到回盲瓣。

直肠在下腹壁或会阴部检查,也可以使用直肠腔内探头。经腹壁的检查要在膀胱良好充盈下进行。子宫阴道后方的管壁结构就是直肠(男性则在膀胱和前列腺后方)。

三、胃肠管壁结构和测量

(一)正常胃壁

空腹胃底及高位胃体胃壁因黏膜较集中而显得较胃窦壁厚,厚度有时可达 1.0 cm。随胃腔充盈,黏膜和黏膜皱襞展开,其厚度趋近于胃窦处胃壁。充盈状态下胃黏膜皱襞自黏膜层向胃腔内隆起呈小乳头或小丘状。皱襞间有强弱回声相间排列的层次结构。沿胃长轴见胃黏膜皱襞与胃平行状。

高分辨率仪器能将胃壁分为 5 层结构。表现为 3 条强回声线和 2 条弱回声线相间平行排列状。从内膜开始,第一条(强)回声线和第二条(弱)回声带为自黏膜表面的界面至黏膜腺体深部的界面回声。第三条(强)回声带是黏膜下与其前后结构(黏膜肌和胃壁固有肌层的浅肌层)形成的界面回声。第四条(弱)回声带是大部分胃固有肌层。第五条强回声线则表示浆膜下,浆膜层与其周围的界面回声。胃壁内、外两条强回声线间距离代表胃壁厚度。正常人胃壁厚度范围为 3～5 mm(平均值大多在 4.1～4.5 mm 间)。胃幽门肌处壁的厚度不超过 6.0 mm(新生儿则小于 4.0 mm)。高频超声对胃壁的层次显示效果较好。

(二)小肠

小肠管壁呈线状中等强回声,厚度多在 3.0 mm 以下。一般情况下小肠管径充盈时小于 3.0 cm。

(三)大肠

大肠壁厚度与小肠相同。直肠腔内探头可显示大肠壁的 5 层结构。

(杨　霜)

第五节　胃肠肿瘤

一、胃肠癌

（一）胃癌

1.临床病理和表现

胃癌在我国消化道恶性肿瘤中占第一位。最常见于胃幽门窦，其他依次为胃小弯、贲门区、胃底及胃体。病理组织分类以腺癌和黏液腺癌最多见。肿瘤最初发生于黏膜层，以肿块或管壁增厚的形式向腔内生长，同时向四周扩展，并向胃壁深方浸润。局限于黏膜层的较小胃癌称为原位癌；肿瘤深度浸润未超过黏膜下层者属于早期胃癌；超过黏膜下层称为进展期胃癌，又叫做中晚期胃癌。癌肿的大体形态学分成肿块型、溃疡型、管壁增厚三种基本类型。目前国际公认的进展期胃肠癌病理形态学的分型是 Borrmann 于 1926 年提出的四种类型：BorrmannⅠ型为向腔内生长的局限而不规则的肿块，称为肿块型；肿瘤表面坏死形成凹陷是溃疡型胃癌的特征，BorrmannⅡ型溃疡周围癌组织局限，和正常胃壁界限分明，为局限（或单纯）溃疡型；BorrmannⅢ型的溃疡周围癌组织向周围浸润生长，界限不清，病变范围扩大，为浸润溃疡型；BorrmannⅣ型为弥漫浸润型胃癌，是癌组织在胃壁广泛浸润的结果，大部分或全部胃壁增厚，部分病例的肿瘤组织主要在黏膜下生长，黏膜结构残存。

早期胃癌常无明显症状，逐渐出现胃区不适或疼痛、恶心、呕吐，消化道出血常见于溃疡型胃癌，晚期胃癌引起腹水、恶病质。腹部实质脏器（如肝脏、胰腺等）、淋巴结、腹膜、盆腔、左锁骨上淋巴结是癌瘤容易侵及的部位。

2.声像图表现

（1）管壁不规则增厚或肿块形成。

（2）内部回声呈低回声，欠均匀；低分化和黏液腺癌内部回声较少，较均匀。

（3）病变区内膜面不平整，或有管腔狭窄。

（4）常见功能异常：蠕动减缓、幅度减低或蠕动消失、胃潴留等。

（5）彩色超声多普勒所见：在部分较大肿瘤实质内常发现有不规则的血流信号。

3.超声分型

（1）结节蕈伞型（BorrmannⅠ）：肿瘤向腔内生长，呈结节状或不规则蕈伞状，无明显溃疡凹陷（图 2-1）。

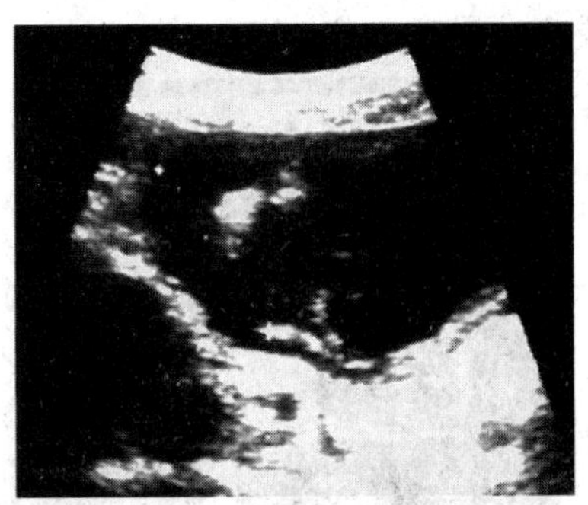

图 2-1　胃窦结节蕈伞型癌

胃窦小弯侧胃壁结节状隆起，实质为低回声，欠均匀，周围正常胃壁层次结构清楚，胃后方小圆球状淋巴结，手术病理证实为胃腺癌转移

（2）局限增厚型（BorrmannⅠ）：肿瘤部分胃壁增厚，范围局限，与正常胃壁界限清楚。

(3)局限溃疡型(BorrmannⅡ):溃疡明显,边缘隆起与正常胃壁界限分明。整个病变呈火山口状。

(4)浸润溃疡型(Borrmann Ⅲ):“火山口”征象明显,溃疡周围有较大范围的壁不规则增厚区(图 2-2)。

(5)局限浸润型(BorrmannⅣ):胃壁局部区域受侵,全周增厚伴腔狭窄,但内膜面无明显凹陷(图 2-3)。

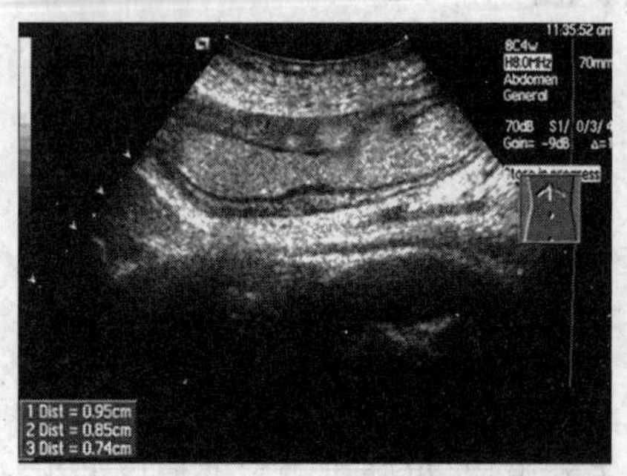

图 2-2 胃癌声像图

浸润溃疡型胃癌,有回声型胃充盈剂衬托下,胃壁前壁增厚(++2,和++3 标示范围),中央部位见溃疡凹陷(黑箭头标示部位),后壁部分也有轻度增厚

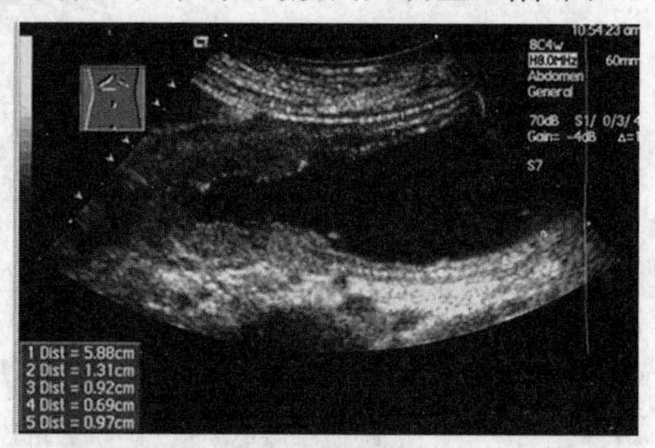

图 2-3 局限浸润型胃癌(自然组织谐波条件下,使用 8.0MHz 凸阵腹部探头)

在无回声液体衬托下,胃窦癌变部位低回声增厚(++),正常胃壁层次消失,胃腔狭窄

(6)弥漫浸润型(BorrmannⅣ):病变范围广泛,侵及胃大部或全胃,壁厚明显、管腔狭窄。部分病例可见胃黏膜层残存,呈断续状,胃第三条强回声线紊乱、增厚、回声减低、不均匀或中断(图 2-4)。

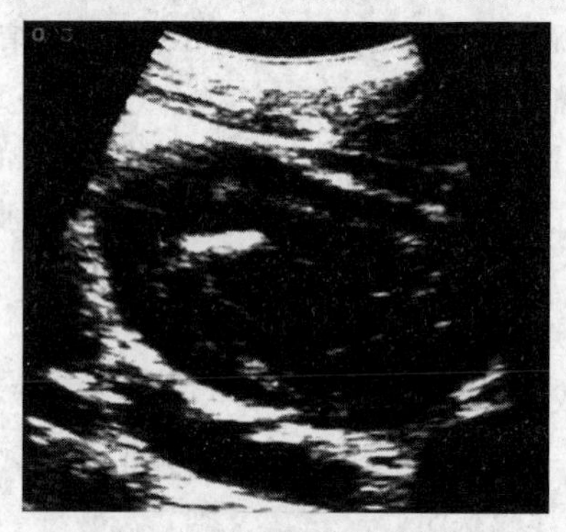

图 2-4 弥漫浸润型胃癌

胃窦短轴切面,胃腔像,胃壁全周增厚,胃壁正常层次破坏,第三层回声减低、中断

4.胃癌深度侵及范围

(1)早期胃癌:肿瘤范围小、局限、胃壁第 3 层(黏膜下层及浅肌层线)存在。但黏膜下层受侵时此层次则呈断续状。在此类型中,息肉型(早期癌Ⅰ型)和壁厚者超声显示较好(图 2-5),对早期癌Ⅱc 和Ⅲ型(凹陷型)显示率差。胃早期癌的确诊要依靠胃镜活检。

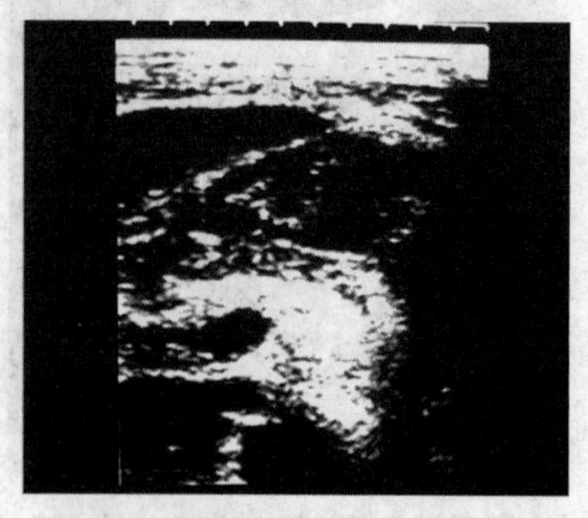

图 2-5 胃幽门窦早期癌(息肉型)

胃幽门窦前壁局限性小隆起,呈乳头状,肿块深方第三条黏膜下强回声线完整,局部肌层蠕动正常。手术病理证实为原位癌

(2)肌层受侵:胃壁第 3、4 层回声线消失,但第 5 层线尚完整。胃壁趋于僵硬。

(3)浆膜受侵:胃壁第 5 层强回声线不清。

(4)侵出浆膜:胃壁第 5 层强回声线中断,肿瘤外侵生长。

5.贲门癌

贲门癌是发生在贲门部(包括和贲门邻近的食管末端、胃底和近端胃小弯)的胃癌;贲门癌的声像图特征与胃癌相同,超声分型也和胃癌一致。其中,弥漫浸润型管壁全周呈规则或不规则性增厚,病变范围较广,常上延及腹段食管,下可侵及胃底体较大范围,梗阻征象较明显(图 2-6)。贲门短轴切面呈现"靶环"征,液体通过困难,局部管腔狭窄明显。位于食管起始段和腹段的食管癌可分别经颈部和腹部超声探及到病变,常见征象为"假肾"征。检查中主要注意病变大小厚度和周围浸润,胸段食管癌需内镜超声检查。

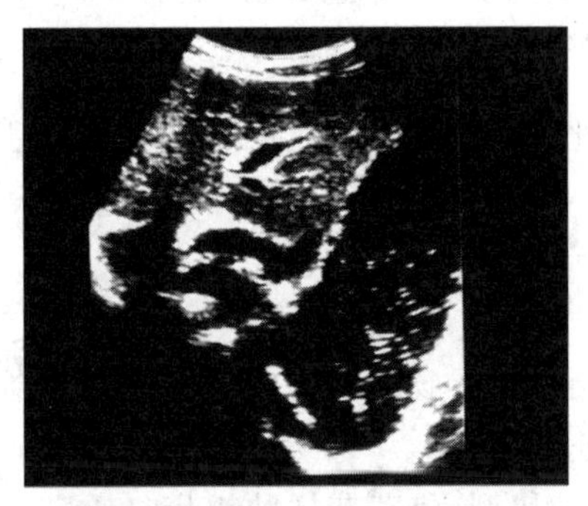

图 2-6　胃底贲门局限浸润型癌

食管－胃连接部长轴切面,腹段食管前后壁至胃底内侧壁低回声增厚为肿瘤

6.残胃癌

胃癌术后的超声检查重点是对腹腔(包括肝脏、腹膜后、盆腔)等处转移病灶的发现和观察。残胃位置深在,受干扰因素较多。尤其毕Ⅱ式手术,残胃与空肠吻合时胃内容物易迅速进入小肠,在胃充盈状态下超声对残胃癌的显示效果并不理想,超声未见明显病变时应建议内镜超声或胃镜检查确诊。

(二)小肠癌

1.临床病理和表现

小肠癌在临床少见,其中约 1/3～1/2 发生在十二指肠的第二段到十二指肠空肠曲,也可以发生在回肠远端。肿瘤的形态学变化是不规则肿块形成或管壁增厚。早期症状少,随肿瘤增大而引起病变以上部位管腔梗阻,患者有呕吐、腹痛等,便血或呕血和肿瘤溃疡有关。肿瘤周围和腹膜后淋巴结容易因转移而肿大;肿瘤还可以向肝脏和胰腺转移。

2.声像图表现

(1)管壁不规则向心性增厚或肿块形成,管腔狭窄。最常见的超声征象是"假肾"征和"靶环"征。

(2)肿瘤实质呈低回声,欠均匀;低分化和黏液腺癌内部回声较少,较均匀。

(3)病变区内膜面不平整,外界也常因肿瘤浸润而显得边界不清。

(4)常见功能异常:近端肠管内容物积聚,通过困难,胃潴留。

(5)彩色超声多普勒所见:常被用于观察肿瘤周围的浸润程度,肿瘤向外界浸润常使周围的血管受压而使血流信号减少或消失。

3.超声分型

(1)肿块型:低回声型不规则肿块凸向腔内,实质回声欠均匀(图 2-7)。

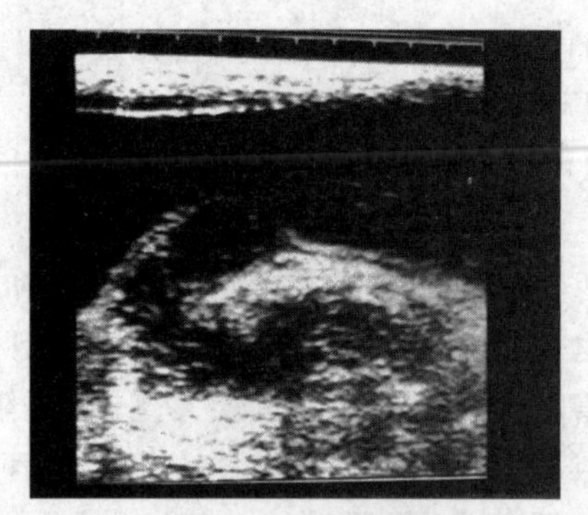

图 2-7　十二指肠下曲癌

高位肠梗阻患者,急诊超声检查发现胃潴留(st),幽门开放,十二指肠内容物向胃腔返流,在十二指肠下曲发现不规则状低回声肿瘤

(2)管壁增厚型:以局部管壁增厚为特点,大多数在超声检查时已经波及全周,管腔狭窄,近端肠管因内容瘀积而扩张,通过受阻。

(三)大肠癌

1.临床病理和表现

大肠癌是胃肠道常见的恶性肿瘤,占胃肠道肿瘤的第二位。包括结肠癌和直肠癌。以回盲部、直肠、乙状结肠、结肠肝曲和脾曲为高发处。

大肠癌的病理形态可分为、:①肿块型:呈菜花样肿物凸向肠腔内。②管壁增厚型:以不规则的管壁增厚形式向心性生长,同时向周围扩展,常因管腔通过障碍而发生肠梗阻。③溃疡型:多在管壁增厚型肿块基础上发生,肿瘤中央出现凹陷溃疡,此型出现梗阻症状者不多,但常伴有便血。大肠癌可以直接向局部扩散,腹腔种植;也常引起淋巴结,或肝脏等部位的转移。便血是大肠癌主要症状,其他常见症状有腹痛、便秘、腹胀、肿瘤晚期常出现腹水。

2.声像图表现

(1)增厚型:肠壁向心性不规则增厚伴管腔狭窄,肿瘤实质为稍欠均匀的低或较低回声;常见超声病理征象为“假肾”征和“靶环”征。病变处管腔通过不畅、近端肠管瘀胀或肠梗阻。在肿瘤和近端正常肠管交界处呈现管腔向心性收缩的挛缩状(图 2-8)。

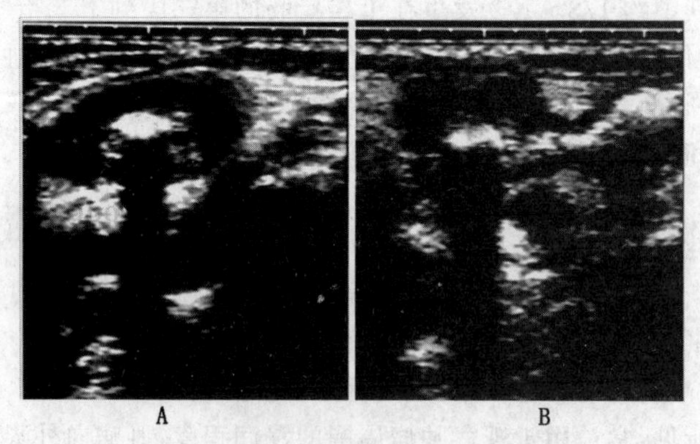

图 2-8　结肠肝曲癌

A.短轴切面;B.长轴切面。结肠肝曲管壁不规则增厚,实质回声不均,局部管腔狭窄,狭窄管腔内强回声伴有声影的结构为粪块(S)。近端升结肠(AS)管腔内容物淤积。LN:淋巴结肿大(转移)

(2)肿块型:表现为局限性、形态不规则或呈菜花状的、向腔内隆起的较低回声型肿块,表面不平整,实质回声不均。肿块外界常因癌组织浸润而显得界限不清;病变周围肠壁多正常。

(3)溃疡型:以管壁增厚为主,中心区有局限的溃疡凹陷,溃疡基底处的管壁和周围部分相比明显

变薄。

(4)其他表现:肿瘤部位肠管僵硬,肠蠕动消失。

(5)肿瘤转移征象:可见肿瘤淋巴回流区淋巴结肿大,肝脏等器官内转移灶。

(6)彩色超声多普勒所见:在肿块型和部分管壁增厚型肿瘤实质内有较丰富的、不规则的血流信号。

二、胃肠恶性淋巴瘤

(一)临床病理和表现

胃肠恶性淋巴瘤是源于胃肠黏膜下淋巴组织的恶性肿瘤。肿瘤常呈单发或多发肿块状,也可以管壁增厚方式生长。病变处常有黏膜覆盖,黏膜面有时发生溃疡。肿瘤发生的常见部位是胃体窦、空肠近段和升结肠。极少数也可发生在横结肠或回肠末端。

本病常以上腹饱胀、疼痛、恶心、呕吐、黑便、食欲减退或腹部肿块等就诊时被影像学或内镜检出。

(二)声像图表现

(1)肿瘤位于黏膜下,大部分瘤体表面可见拱桥样黏膜皱襞。

(2)胃肠壁弥漫性增厚或局限型肿物,有时表现为黏膜下多结节。

(3)实质呈均匀的低回声或近似无回声,透声性好,后方回声略增强。

(4)适当调节仪器增益条件可见肿物内部多结节或网格结构。

(5)胃肠腔狭窄的程度不严重。

(6)部分病例可出现溃疡凹陷,溃疡凹陷周围的胃黏膜层完整。

(7)有时可见肝脾大或腹部淋巴结肿大。

(8)彩色超声多普勒所见肿瘤内部见散在不规则走行的低速血流信号。

(三)超声分型

1.巨块型

病变广泛,壁厚明显,并伴有肿块形成。内部回声欠均匀,并见瘤内有大小不等的结节融合征象。各结节间有中等回声边界,使整个肿块区呈网织状。

2.浸润型

全周广泛而明显壁增厚,增厚壁呈结节隆起状。瘤内有多个低回声小结节。

3.多结节型

是胃恶性淋巴瘤的一种,胃黏膜隆起、肥大;胃黏膜下有多发小低回声结节。

4.肿块型

局限性肿块。胃部肿块型淋巴瘤在胃腔充盈下可见黏膜被抬起现象。肠道肿块型淋巴瘤则因肿块局限,内部回声低而均匀,易误诊为囊肿。

5.溃疡型

分大溃疡型和小溃疡型两种。大溃疡型病变以较大而明显的溃疡为特征,溃疡环堤处有黏膜层覆盖,肿瘤体内常见数个低回声结节,是最具有超声诊断特点的一种类型(图 2-9)。小溃疡型病变呈中等度壁均匀增厚(厚度约为 1.0～1.5 cm)。溃疡多发且表浅(称为“匐行溃疡”),超声不易辨认,易误诊为胃癌。

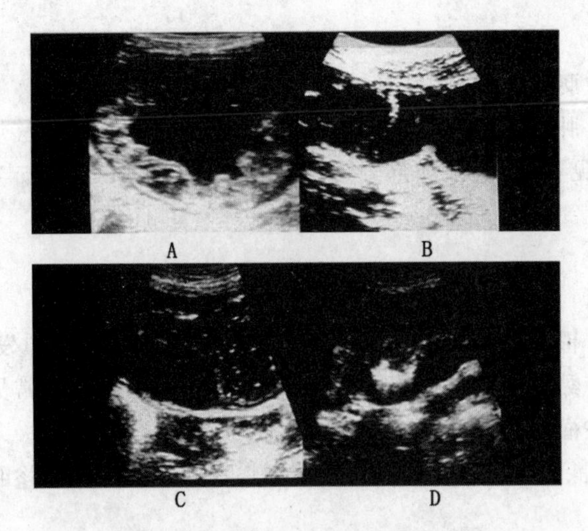

图 2-9 胃黏膜下恶性淋巴瘤声像图

A. 胃黏膜下肿瘤(胃恶性淋巴瘤—多发结节型),胃全周性增厚,黏膜层呈波浪状隆起;B.胃黏膜下肿瘤(胃恶性淋巴瘤—肿块型);C.肿瘤处的黏膜层呈"拱桥"样;D.胃黏膜下肿瘤(胃恶性淋巴瘤—溃疡型)

三、胃肠间质瘤

(一)临床病理和表现

胃肠间质瘤属于消化管黏膜下肿瘤。既往的平滑肌瘤和平滑肌肉瘤、神经组织来源性肿瘤属于此类。肿瘤可发生在消化道的任何部位。较小的肿瘤多是圆球状,随即可以向分叶状或更不规则形态发展。肿瘤的生长方式:或将黏膜顶起向管腔内生长;或突出浆膜,长在管壁外;也可以向管腔内、外同时扩展。肿瘤的病理组织学变化为溃疡形成;较小的肉瘤就会出现实质的弥漫性出血坏死、继而出现液化,当坏死液化腔和溃疡相通时有假腔形成。患者临床常见症状为腹部不适或疼痛,常因消化道出血,腹部肿块而就诊。

(二)声像图表现

(1)胃肠区圆球状或分叶状肿块(图 2-10)。

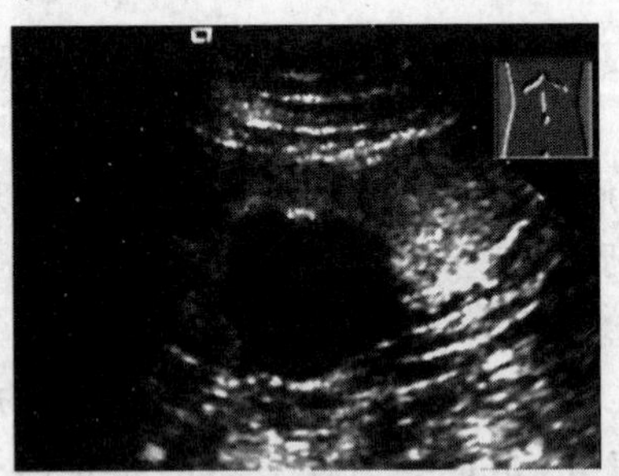

图 2-10 胃黏膜下良性肿瘤(间质瘤)

有回声胃充盈剂衬托下,胃后壁黏膜下类圆球状实性肿瘤,实质为不均匀的低回声,肿瘤表面有溃疡形成

(2)内部呈均匀或较均匀的低回声。

(3)肿瘤最大直径多在 5.0 cm 以下(偶见于直径 9.0 cm 者)。

(4)肿块边界清晰。

(5)可有小溃疡,溃疡规整,基底较平滑。

(三)间质瘤的恶变

(1)肿瘤的形态多为分叶状或不规则状。

(2)直径大于 5.0 cm,文献报道肿瘤平均直径多在 10.0 cm。

(3)瘤体内部回声增强、不均匀。

(4)常有深、大而不规则的溃疡凹陷。

(5)实质内液化,液化区较大而不规则。

(6)若液化与溃疡贯通,肿瘤内生成假腔(图 2-11)。

(7)易引起周围淋巴结和肝脏转移。

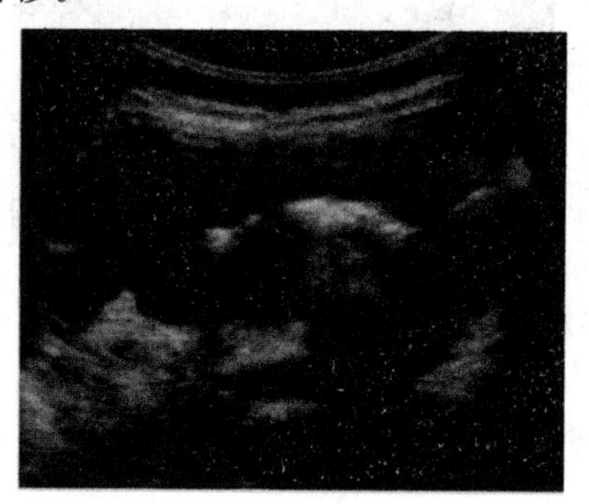

图 2-11　小肠间质瘤(恶性)

肿瘤(T)呈分叶状,中心假腔形成,有窦道和小肠腔相通

(四)超声分型

1.腔内型

肿物向腔内生长,局部管腔变窄;胃充盈下检查常见被肿瘤抬起的黏膜。此型在小肠和大肠少见。

2.壁间型

肿瘤同时向腔内、外生长,管腔内黏膜稍见隆起。

3.腔外型

肿瘤主要向浆膜外生长,管腔受压变形不明显。

四、胃肠脂肪类肿瘤

(一)临床病理和表现

包括脂肪瘤和血管平滑肌脂肪瘤,属于黏膜下肿瘤,良性居多,临床较少见。肿瘤体积一般较小(直径约 2.0～4.0 cm),肿瘤多为管腔内生型。可生长在胃到结肠的各段,临床多以肠梗阻、肠套叠等并发症来就诊时被超声检查确定。

(二)声像图表现

位于黏膜下的圆球或扁圆球体肿块,实质为较强回声。超声检查时容易被误认为胃肠内容物。肠道脂肪类肿瘤的声像图上不容易发现隆起的黏膜皱襞。

五、胃息肉

(一)临床病理和表现

胃息肉属于胃黏膜层上皮性良性肿瘤,分真性和假性两种。假性息肉系黏膜炎性增生形成;真性息肉,又名息肉样腺瘤,最常见。由增生的黏膜腺上皮构成,多为单个。表面呈结节状,多数有蒂,大小一般不超过 2 cm。息肉样腺瘤属于癌前期病变。发病部位以胃窦多见。

发病早期通常无明显症状。部分有上腹不适、腹痛、恶心、呕吐及消化道出血等症状。发生在幽门部较大的息肉可引起幽门梗阻。

（二）声像图表现

空腹超声检查时，很难发现较小的胃息肉；在胃充盈条件下，声像图上表现为自胃黏膜层向腔内隆起病变，呈圆球状、乳头状或分叶状，大小约 1.0 cm（偶可见大于 2.0 cm 者），息肉质地软，瘤体多为不均匀的中等或较强回声。基底部有较细的蒂与胃壁连接，局部胃壁层次结构和蠕动正常（图 2-12）。

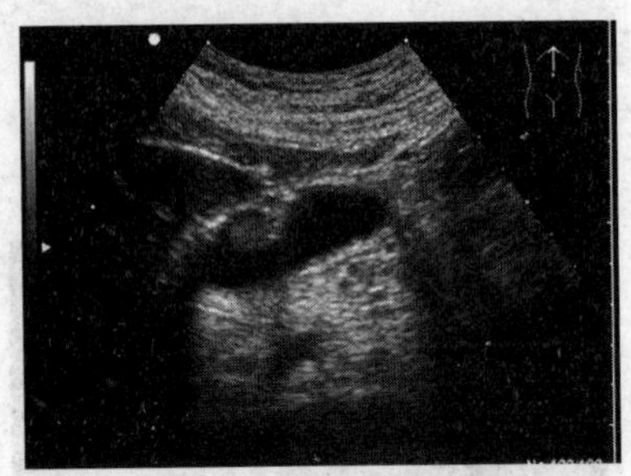

图 2-12　胃窦息肉

胃窦短轴切面：胃前壁乳头状隆起，实质为等回声

六、胃壁囊肿

（一）临床病理和表现

胃壁囊肿属于胃黏膜下囊性肿瘤，临床很少见，大多数囊肿继发于胃壁的迷走胰腺，是胰液潴留性的假性囊肿。形成的囊肿向胃腔内膨出。患者主要症状是胃区不适，腹胀等。

（二）声像图表现

表现为向胃腔内膨出的黏膜下囊性无回声，囊壁薄而平滑，囊液清晰（图 2-13）。

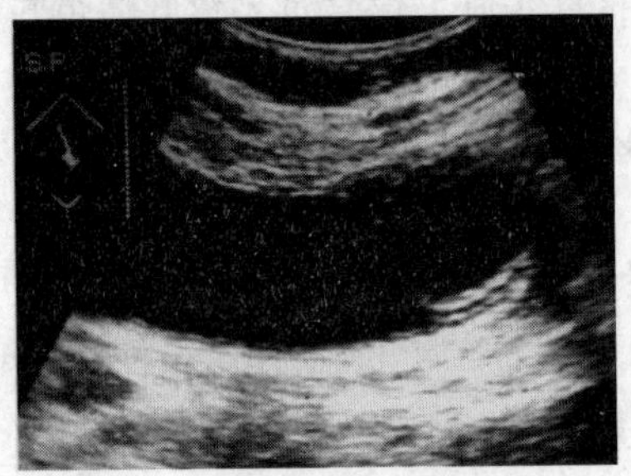

图 2-13　胃壁假性胰腺囊肿

胃腔无回声液体充盈，胃体大弯侧球状黏膜隆起，内部为液性无回声，术前超声诊断胃壁囊肿，手术病理确诊为胃壁假性胰腺囊肿

七、阑尾黏液囊肿

（一）临床病理和表现

阑尾黏液囊肿是发生在阑尾的囊性肿瘤，临床也比较少见。大多数囊肿因阑尾黏膜粘连，管腔闭塞后黏液潴留所致。少数为原发于阑尾的囊性黏液腺癌。此种肿瘤极易破裂，流出的黏液向全腹扩散，在腹膜上形成大小不等的多处转移，同时有大量腹腔积液。患者经常以腹水、腹胀而来就诊。

（二）声像图表现

表现为盲肠下方的长椭球状囊性无回声区，囊壁薄而均匀。囊液稠厚或感染时使回声增强不均匀。囊腺癌形态欠规则，囊壁厚而不平整，回声不均匀，囊液稠厚呈不均质的低回声。转移的肿块表现为腹膜上形态各异的低回声结构。实质间可见散在小的囊性区。腹水稠厚，变换体位时可见飘落的细小回声。

（杨　霜）

第六节 胃非肿瘤性疾病

一、贲门失弛缓症

(一)病理和临床表现

贲门失弛缓症是食管神经肌肉功能障碍所致的一种疾病,又名贲门痉挛。主要表现是食物不能顺利通过贲门入胃,导致食物潴留,食管壁可出现继发性肥厚、炎症、憩室、溃疡或癌变。

本病多见于青壮年,男女发病无差异。主要症状是吞咽困难,剑突下或胸骨后疼痛。

(二)声像图表现

(1)空腹见腹段食管扩张,内容物潴留。近贲门口的长轴超声断面上形成鸟嘴状或尖锥状,短轴断面表现为扩大的食管管腔。

(2)嘱患者引水后液体滞留于食管下段,食管壁蠕动增强,贲门口关闭状,液体不能通过。

(3)贲门管壁轻度、均匀性、局限性增厚(约 6～8 mm)。

(4)再嘱患者饮热水或刺激膻中、中脘、足三里等穴位时食管内液体迅速通过贲门喷射状入胃,最后仍然有少量液体残存于食管下端。

二、先天性肥厚性幽门狭窄

(一)病理和临床表现

先天性肥厚性幽门狭窄(congenital hypertrophic pyloric stenosis,CHPS)属于新生儿的先天性疾病。患儿的幽门肌过度肥厚,致使幽门管狭窄,胃内容物潴留。男婴的发病率明显高于女婴,临床症状主要是呕吐,常在出生后 2、3 周开始,就诊时间多在 1～2 个月间。体检患儿消瘦,右上腹可扪及橄榄形肿块。严重者可引起脱水和碱中毒。

(二)声像图表现

(1)幽门胃壁肌层全周性、均匀性、限局性增厚。短轴超声断面呈均匀性"靶环"征。长轴断面呈梭形或橄榄形,长约 2.0～2.5 cm,壁厚度约 4～8 mm(图 2-14)。

(2)幽门管狭细,胃内容物通过困难,胃腔内容物潴留,有时可见胃壁逆蠕动。

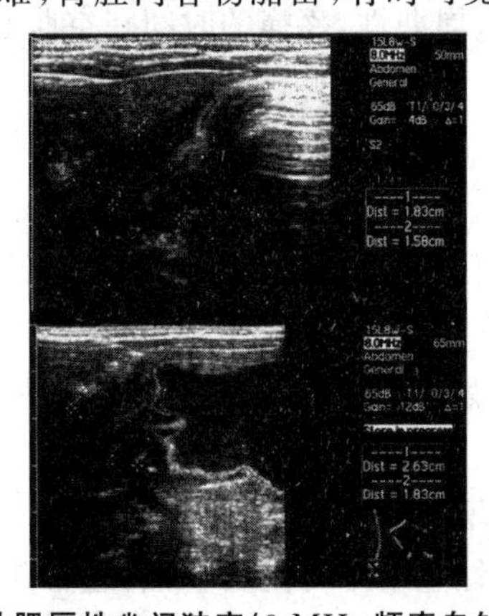

图 2-14 先天性肥厚性幽门狭窄(8 MHz 频率自然组织谐波条件)

5 周男婴,消瘦,吐乳。空腹幽门区"橄榄核"状低回声包块(上图++标示范围)。母乳充盈胃腔后,过幽门主轴长轴切面显示胃幽门均匀性增厚(下图:++标示范围),幽门管腔狭窄

三、胃黏膜巨大肥厚症

(一)临床病理和表现

胃黏膜巨大肥厚症是一种较少见的胃黏膜过度增生性疾病,发病部位在胃底、体,很少累及胃窦部。病理表现为胃黏膜外观隆起、增大,黏膜皱襞间凹沟深,X线和胃镜称之为脑回样黏膜皱襞。发病无年龄差异,男性较女性多见。主要症状是上腹部疼痛、食欲减退、呕吐、体重减轻和腹泻。患者常有低蛋白血症,严重时出现浮肿和腹水。

(二)声像图表现

空腹超声检查见胃底、体部"假肾"征。胃充盈后见胃底、体黏膜层明显增厚,黏膜皱襞肥大,走行迂曲。黏膜实质为低回声,内有多发(数毫米)小囊肿样结构,为黏膜腺体过度分泌所致的潴留性囊肿,一般胃壁蠕动功能无异常变化。严重时可见腹水。

四、胃肉芽肿病

胃肉芽肿病是一种胃壁炎性肉芽肿性浸润,又称之为炎性假瘤。由多种不同病因引起。感染性肉芽肿包括胃壁结核病、梅毒、血吸虫病等;病因不明的肉芽肿主要有嗜酸性肉芽肿和 Crohn 病。疾病的确诊需要胃内镜活检和对疾病病史的了解,血清特异性检查对梅毒的确诊有重要帮助。

声像图表现:①胃壁低回声增厚。②息肉样改变。③有时可以发生溃疡。④增厚胃壁或息肉均为低回声。

由于肉芽肿的超声表现无特异性,容易被误诊为胃肿瘤,因而属于非特异性检查。

五、胃和十二指肠球溃疡

(一)病理和临床表现

溃疡病的全称为消化性溃疡,是消化道最常见的疾病之一。继发于激素等药物或精神因素者称应激性溃疡。由于放射照射引起的叫做放射性溃疡,放射性溃疡和放射性胃肠炎常同时发生。溃疡的发病部位以胃小弯的角切迹、幽门管和十二指肠球部最多见。基本病理是黏膜层局限性凹陷,直径多在 2.0 cm 以内,凹陷深度超过黏膜肌层。溃疡周围的黏膜经常伴有水肿、充血或增生等炎症变化。通常单发,多发性溃疡仅占 5%~10%。溃疡病的严重并发症有:出血、幽门梗阻和溃疡穿孔。常见症状有腹痛和腹部不适。胃溃疡的疼痛部位在剑突下,疼痛的节律性不明显,多为餐后痛;十二指肠球溃疡的疼痛在上腹部腹正中线偏右部位,疼痛的特点为节律性、周期性,疼痛的时间在空腹和夜间。

(二)声像图表现

(1)空腹超声检查可以发现胃或十二指肠球部壁局限性增厚,厚度常小于 1.5 cm。范围局限,增厚胃壁呈较低回声。

(2)胃充盈状态下,典型的胃溃疡周围的黏膜层及黏膜下层局限性增厚,中央有较平滑的溃疡凹陷(图 2-15A,B)。

(3)急性较大溃疡以胃壁局限性胃黏膜层缺损凹陷为主,溃疡基底胃壁变薄,甚至向浆膜外凸;胃壁增厚程度轻微(图 2-15C,D)。

(4)小而较浅的溃疡仅以局限性壁增厚为唯一表现。

(5)幽门管溃疡以水肿充血的局限性壁增厚为主要特点,经常伴有胃排空延迟;急性期时常出现幽门痉挛和胃潴留,幽门管腔狭窄,液体难以充盈。

(6)十二指肠球溃疡的超声表现为局限性管壁增厚,球部变形,液体充盈欠佳、通过球部迅速(激惹现象);溃疡面有局限性凹陷,当溃疡内有气体贮存时表现为壁间小点状强回声,小的溃疡面超声不容易发现。

(7)三维超声对溃疡面的显示近似于胃内镜图像。

六、胃炎

(一)病理和临床表现

胃炎是由多种病因引起的急性和慢性胃黏膜弥漫性炎症。

感染性物质或毒素，化学性、物理性(温度或机械)损伤，心、肝、肾、肺等严重疾病均可以成为急性胃炎的病因。急性胃炎的主要病理有胃黏膜充血、水肿，严重者出现浅表糜烂，酸碱烧伤所致的急性胃炎，严重时出现胃黏膜部分断裂、脱落和出血，病情较凶险。

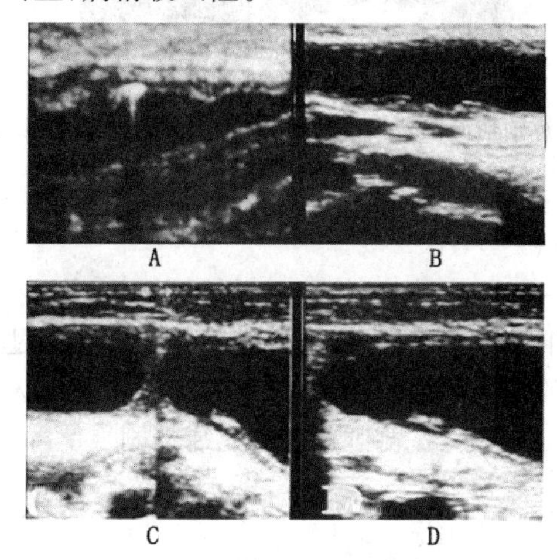

图 2-15　胃溃疡

A.胃窦前壁小溃疡内气体积存，呈现强回声伴有"彗星尾"样征象("comet"sign)；B.胃窦后壁慢性溃疡，呈现小"火山口"征象，溃疡底部增厚处的黏膜结构清晰可见；C.过胃角长轴切面，恶性淋巴瘤患者，接受化疗过程中因激素过量，突发腹痛、呕血，急诊超声检查：胃腔充盈下见胃角近后壁凹陷，溃疡基底明显变薄；超声提示胃角应激性穿通性急性溃疡；D.过胃角短轴切面图像

慢性胃炎在我国属于常见病，约占胃病患者的 50%以上。成年人胃内镜检查统计中几乎 90%以上有程度不同的胃黏膜慢性炎症表现。慢性胃炎分慢性浅表性胃炎和慢性萎缩性胃炎两种。经常在同一个胃内，两者同时存在。慢性胃炎的病理比较复杂，主要有胃黏膜水肿，炎性细胞浸润。慢性萎缩性胃炎的基本病理改变是腺体萎缩、黏膜层变薄；进而出现肠上皮化生。门静脉高压所致胃黏膜炎性改变主要是黏膜充血。

疣状胃炎属于慢性胃炎，又称为豆疹样胃炎或慢性胃炎活动期；胃黏膜轻度糜烂和多发小疣状隆起是此种胃炎的特点。

胃炎的主要症状是：上腹部不适或疼痛，轻者常无任何症状。

(二)声像图表现

1.急性胃炎

空腹胃壁轻度低回声型增厚，厚度多在 1.5 cm 以下；胃充盈后胃黏膜层肥厚，黏膜皱襞粗大，尤其在胃窦区出现粗大黏膜皱襞有确诊意义(图 2-16)。

因酸碱烧伤，胃黏膜急性损伤时可见粗大的黏膜表面呈不平整状，或可见黏膜断续及部分呈游离状。

二维彩色多普勒超声在急性胃炎的肥厚黏膜中可以测到血流信号。

2.慢性胃炎

超声诊断慢性胃炎存在着较大争议。因为慢性胃炎的超声表现也经常见于许多正常人；而超声的诊断和胃镜活检结果经常出现不一致。因此单纯用超声诊断慢性胃炎宜慎重。

当胃黏膜上出现多发的较强回声疣状赘生物时，可以考虑豆疹样胃炎或慢性胃炎活动期。

二维彩色多普勒超声或有回声型超声造影剂检查时，发现幽门区的液体反流征象，对于诊断胆汁反流性慢性胃炎有一定帮助。

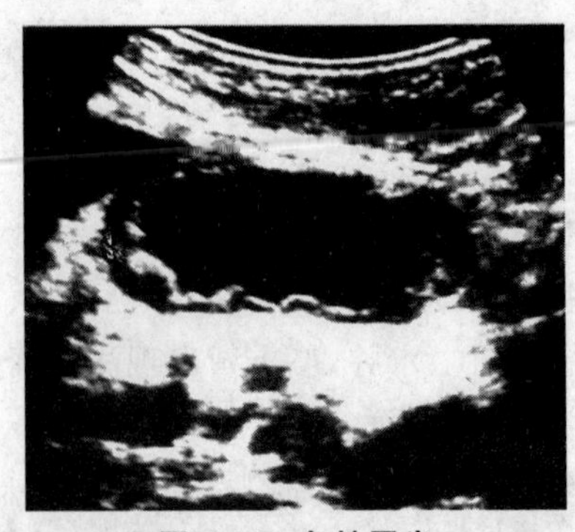

图 2-16　急性胃炎

胃窦短轴切面图像，胃黏膜层增厚，黏膜皱襞增多肥大

七、胃黏膜脱垂

（一）病理和临床表现

胃黏膜脱垂是由于胃窦黏膜下结缔组织疏松，致使黏膜皱襞活动度过大，在胃壁蠕动收缩时被推送入幽门或十二指肠球。随局部蠕动的完结，胃窦黏膜皱襞又退回原位。多发生于 30～60 岁的男性，其临床表现缺乏特征性，常有上腹部不适或疼痛，左侧卧位可使疼痛加剧。此外，该病多与溃疡及胃炎并存，多数患者的症状可被溃疡和胃炎的症状掩盖。

（二）声像图表现

（1）胃窦部黏膜肥厚隆起，局部层次尚可辨认。

（2）在胃充盈下实时超声观察，见指状黏膜随胃蠕动向幽门移动，既而进入十二指肠球，然后随蠕动波消失，胃窦黏膜回复到胃窦部。

八、胃扭转

（一）病理和临床表现

胃正常位置的固定机制发生障碍，或胃受邻近脏器病变影响发生移位，胃沿某一轴线产生反转或重叠，称为胃扭转。上腹部疼痛为主要症状。

（二）声像图表现

空腹超声检查无阳性发现。胃充盈下检查时见胃腔失去正常形态，扭转部位的胃腔缩小，胃壁出现明显皱折；或在同一切面下见前后重叠的两个胃腔。

九、胃下垂

（一）病理和临床表现

在站立位胃正常充盈时，胃的最下缘达盆腔，胃小弯角切迹在髂嵴连线以下，十二指肠球部向左偏移，称胃下垂。病因主要是由于胃膈韧带与胃肝韧带松弛无力，以及腹部肌肉松弛所致。

临床主要症状有慢性腹痛与不适感、腹胀、恶心、嗳气与便秘等。轻度胃下垂多无症状。

（二）超声诊断标准

（1）站立位胃正常充盈时，胃小弯角切迹在髂嵴连线以下。

（2）胃呈低张力型。

（3）胃排空明显延迟，餐后 6 h 仍然有近 1/4～1/3 的胃内容物充盈。

十、胃潴留和急性胃扩张

（一）病理和临床表现

胃腔内容物积存，胃排空功能明显延迟，称为胃潴留，若伴有急性而明显的胃腔扩大，胃壁蠕动消失，则称为急性胃扩张。胃潴留多继发于幽门或高位肠梗阻患者。急性胃扩张最常见于腹部手术后，还可以继发于外伤，有时发生在糖尿病患者。胃潴留的主要症状有胃区胀满、呕吐等，严重者胃区膨隆；急性胃扩张最常见症状是胃区疼痛，一般较轻微。

(二)声像图表现

空腹检查，胃潴留表现为胃腔内有大量细碎均匀的食糜，胃腔扩张，胃幽门开放困难等。急性胃扩张则表现为胃腔高度扩张，胃壁松弛，蠕动消失。

十一、幽门梗阻

(一)病理和临床表现

幽门梗阻通常继发于炎症反应的水肿、充血或反射性幽门痉挛；另外见于瘢痕组织或肿瘤阻塞幽门通道所致。前者以内科治疗能缓解；后者需以手术治疗。

呕吐是幽门梗阻的主要症状，一般发生在进食后 30～60 min，每次呕吐量较多，内含陈旧食物。

(二)声像图表现

(1)空腹胃腔内有大量液性内容物潴留。

(2)幽门管狭窄，液体通过困难。

(3)胃壁蠕动可亢进或消失，并常发生胃窦部管壁逆蠕动。

(4)病因诊断：胃窦部肿瘤可见局部壁隆起或增厚性实性低回声肿物，幽门管狭窄变形，内膜面不平整。其他良性病变幽门管壁增厚轻微或无阳性变化。

十二、胃肠穿孔

(一)病理和临床表现

胃肠穿孔最常发生在胃或十二指肠球溃疡和急性阑尾炎，也可以发生在肿瘤和手术后的患者。

临床表现为突然发作的持续性腹部剧痛，进而延及全腹。腹部触诊腹肌紧张，全腹压痛和反跳痛。慢性穿孔病变可能仅有局限症状，常较轻。

(二)声像图表现

腹腔内游离性气体是超声诊断穿孔的最主要征象。超声检查的重要部位在上腹部以及肝脾与横膈之间。平仰卧位时，腹腔游离气体多在上腹的腹壁下。在斜侧位时，肝脾和膈下的气体便是膈下游离气体。胃后壁穿孔的气体首先出现在小网膜囊，同时伴有小网膜囊积液。其他部位的穿孔也常伴有腹腔积液；较局限的积液，局部管壁增厚等异常和局部压痛对穿孔部位的判断有帮助。

十三、异物和胃结石

(一)病理和临床表现

胃异物以误吞食入最常见，文献中也有蛔虫和胆囊十二指肠穿孔后结石进入胃腔的报道。对病史和对异物形态的了解在超声检查时是必要的。

柿子、黑枣、头发和红果均可在胃酸的作用下积聚形成结石。胃结石患者有明确的食入致病食物或异物的近期病史。患者常因上腹部不适、饱胀、疼痛、食欲减退等胃部症状前来就诊。部分病例胃石患者的腹部可扪及肿块。结石进入肠道容易引起肠梗阻。

(二)声像图表现

空腹超声检查仅可发现较大的结石，较小异物或结石须在胃充盈下检查；当胃腔得以良好充盈时，超声可以显示直径仅数毫米的异物，尤其对透 X 线的软性物质超声检查效果明显优于 X 线检查。异物的回声和其本身的密度有关，大多表现为等至强回声，结石则以表面类弧状强回声伴有声影为特征性表现(图 2-17)。

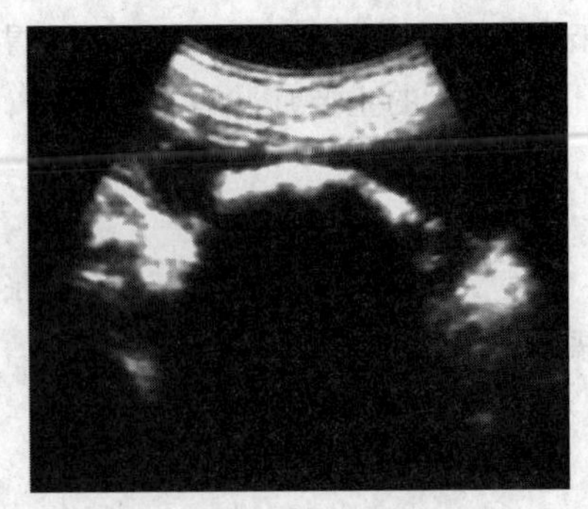

图 2-17　胃石症

4周前食涩柿子史，因胃区不适接受超声检查，胃充盈下检查，见胃腔内弧状强回声伴有声影(AS)

十四、胃底静脉曲张

(一)病理和临床表现

门静脉高压时，胃冠状静脉侧支扩张，进而延及胃底以及食管管壁的静脉，静脉发生扩张和迂曲，病变局部黏膜膨隆。静脉曲张容易破裂引起出血。临床表现以门静脉高压为主，如脾大、脾功能亢进、腹水等。胃底静脉曲张破裂者出现呕血与黑便，严重者发生出血性休克。

(二)声像图表现

(1)空腹见贲门胃底壁增厚，壁间有蜂房状小而不规则的囊样结构。

(2)使胃充盈下检查见病变区黏膜下的葡萄状或迂曲的管状液性无回声。

(3)常伴肝硬化、门静脉增宽及脾大等超声征象。

(4)二维彩色多普勒能显示曲张静脉内的血流信号；频谱多普勒中多为低速度连续性静脉血流。

(杨　霜)

第七节　肠道非肿瘤性疾病

一、肠系膜上动脉综合征

(一)病理和临床表现

肠系膜上动脉综合征是指肠系膜上动脉和腹主动脉的夹角过小，十二指肠水平部受压，十二指肠水平部以上肠管扩张、淤滞而产生的一种临床综合征，约占十二指肠淤滞症的50%。本病多见于瘦长体型的青年女性。

主要临床症状为慢性间歇性、进食后腹部胀满、疼痛甚至呕吐。患者仰卧位时症状明显，俯卧位或膝胸位时症状减轻乃至消失。

(二)声像图表现

(1)进食后，十二指肠水平部近端的肠腔淤胀，肠系膜上动脉和腹主动脉夹角过小，局部十二指肠肠管受压狭窄，内容物难以通过。

(2)低张力胃型或胃下垂，胃内容物潴留，胃排空时间延长。

(3)患者采用膝胸位后，肠系膜上动脉和腹主动脉夹角加大，十二指肠腔内淤积缓解。

二、克罗恩病

(一)病理和临床表现

克罗恩病(Crohn's disease)是消化道非特异性慢性炎性疾病。可以发生在全消化道的任何部位,但以回肠末端最常见。病变或局限单发,也可见于几处肠管,故又称为末端节段性回肠炎。病理表现是肠壁充血、水肿,黏膜下肉芽肿样增生所导致肠壁增厚、变硬,黏膜面常有多发溃疡,浆膜面纤维素性渗出使邻近肠段、器官或腹壁粘连,因病变局部肠管狭窄可以继发肠梗阻。如果继发感染可形成脓肿或瘘管。病变区肠系膜有淋巴结肿大。本病多反复发作,病史长。

患者的常见症状为腹痛、腹泻、稀便或黏液便,病变侵及结肠可为脓血便伴黏液,少数患者可发生脂肪泻、低热或中等度发热。

(二)声像图表现

(1)回肠远端、回盲区肠管或结肠某段肠壁全周性轻度增厚,呈均匀性低回声或结节状。管壁厚度约在 1.0～1.5 cm 之间。

(2)管壁增厚处管腔狭窄,内膜面不平滑,内容物通过缓慢。

(3)近端肠管扩张。

(4)肠周围脓肿时提示有瘘管形成。

(5)病变周围淋巴结肿大,呈低回声,实质回声均匀。

(6)彩色二维超声多普勒检查时可能在病变处查见散在的血流信号。

三、急性阑尾炎

(一)病理和临床表现

急性阑尾炎在急腹症中居首位。病理上分为单纯性阑尾炎、化脓性阑尾炎和坏疽性阑尾炎。单纯性阑尾炎的主要改变是充血、水肿和白细胞浸润,阑尾肿胀轻微。化脓性阑尾炎也叫蜂窝组织炎性阑尾炎,阑尾肿胀明显,壁间形成多发性小脓肿,腔内积脓,阑尾周围可有脓性渗出液。坏疽性阑尾炎的管壁缺血、坏死、容易继发穿孔,周围有较多渗出液。患者的症状和体征是转移性右下腹疼痛,阑尾区压痛和反跳痛。血液常规检查白细胞计数升高,中性粒细胞增多。

(二)声像图表现

阑尾位置变异大,超声检查中受肠气干扰,很难见到正常的阑尾。在腹水状态下,患者站立位检查可能见和盲肠相连的蚓突状结构就是阑尾。

(1)阑尾体积肿胀时在声像图表现为一低回声的管状结构,阑尾的短轴断面呈卵圆形或不规则形状。

(2)阑尾管腔因积液而扩张,腔内致密强回声是肠石的特征,一般肠石后方可以出现声影。

(3)阑尾黏膜因炎症回声增强,呈现为管壁和腔内积液之间的一条线状强回声。

(4)阑尾肿大如团块状,壁间回声不均匀,是阑尾炎的程度加重或脓肿形成的表现。

(5)肿大的阑尾周围有局限性积液则提示阑尾周围脓肿。

(6)回肠末端经常伴有轻度肠管内容物淤积,管壁蠕动较缓慢。

四、肠套叠

(一)病理和临床表现

伴有肠系膜结构的肠管被套入相连接的另一段肠腔内称为肠套叠。常见于小儿外科急诊,成人则多继发于肿瘤。被套入的肠管因血液循环障碍使肠壁充血、水肿而增厚,继而发生坏死。

肠套叠几乎都伴有近端肠管的梗阻。

肠套叠的主要临床表现为突然发生的间歇性腹痛、呕吐、血便、腹部包块。

(二)声像图表现

(1)肠套叠包块套叠的肠管长轴切面上可见肠管重叠的“套桶”样征象,多层肠管呈平行排列,反折处肠管的折曲现象上下对称;短轴切面为大、中、小三个环状结构形成的偏心性“同心环”或“靶环”状。外圆呈均匀的低回声,为远端肠壁回声,中间和内部两个环状管壁稍增厚,是被套入的近端肠管。中环和内环的界面由浆膜组成,常在局部见到较强回声的肠系膜。彩色超声多普勒检查在此部位了解血流的改变,以判断肠壁的血液循环变化。

(2)肠梗阻表现套叠以上的肠管内容物在套叠处因通过受阻出现淤积。

(3)中年以上的肠套叠需注意病因的检查,主要是肠壁内生型肿瘤,其中又以脂肪瘤最常见,肿瘤实质多为强回声。

五、肠梗阻

(一)病理和临床表现

肠腔内容物不能正常向下运行通过,称为肠梗阻,是临床常见而严重的一种急腹症。根据病因和病理表现分为机械性肠梗阻和麻痹性肠梗阻;还根据梗阻的程度分成完全性肠梗阻和不完全性肠梗阻。病理生理改变是梗阻部位以上的肠管内容淤积、积液和积气,严重并发症有肠穿孔和肠壁坏死。机械性肠梗阻的淤张肠管管壁蠕动活跃,梗阻远端常可以发现病因如肿瘤、结石、肠套叠等;麻痹性肠梗阻时肠壁蠕动波减缓甚至消失。

肠梗阻的主要症状是阵发性腹部绞痛、腹胀、呕吐;机械性肠梗阻的肠鸣音亢进。完全性肠梗阻时无排便和排气。梗阻晚期发生水、电解质紊乱和休克。

(二)声像图表现

(1)肠管内容物淤积,腔内积液、积气,梗阻早期气体不多;肠管淤张的范围、程度是判断梗阻的部位和性质的重要依据。

(2)肠壁黏膜皱襞水肿、增厚。

(3)机械性肠梗阻肠壁蠕动增强,幅度增大,频率加快,甚至有时出现逆蠕动,肠腔内容物随蠕动也有反向流动。

(4)麻痹性肠梗阻时肠管淤张,肠蠕动弱或消失。

(5)绞窄性小肠梗阻时肠蠕动也表现为减缓甚至消失;腹腔内出现游离液体回声。短期内超声复查见腹腔游离液体明显增加。

(6)梗阻原因诊断机械性肠梗阻远端出现异常回声对于原因的确定有重要帮助,常见原因有肿瘤、异物、肠套叠、肠疝等;麻痹性肠梗阻可以出现在机械性肠梗阻晚期,更多见于手术后或继发于其他急腹症(如急性胆囊炎、急性胰腺炎、急性阑尾炎等)。手术后的麻痹性肠梗阻表现为全肠管的淤张,而继发于其他急腹症时淤张的肠管局限而轻微。

(杨　霜)

第三章　肝脏超声诊断

第一节　肝脏正常解剖位置及毗邻

肝脏是人体最大的实质性器官。大部分位于右季肋区，小部分位于左季肋区，左右肋弓间的部分与腹前壁相贴，其形态近似于“楔”形。

肝脏的体表投影可以用三点作标志：第一点为右锁骨中线与第五肋相交处；第二点为右腋中线与第10肋下1.5 cm的相交处；第三点为左第6肋软骨距前正中线左侧5 cm处。第一点与第三点的连线为肝上界；第一点与第二点的连线为肝右缘；第二点与第三点的连线相当于肝下缘。通常，成人肝脏右叶下缘不超过右侧肋弓，左叶下缘可至剑突下3 cm处（图3-1）。

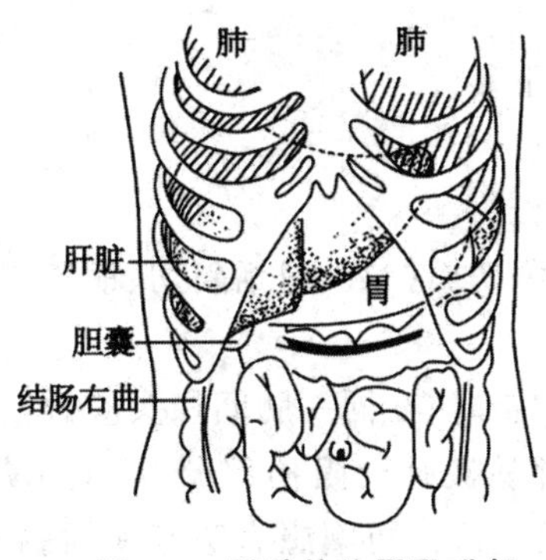

图3-1　肝脏的位置及毗邻

肝脏的凸面向上弧形隆起，大部分与右侧膈肌相贴附，称为膈面。肝的脏面有两条纵沟和一条横沟，呈“H”形。左纵沟为静脉韧带裂和肝圆韧带裂组成，右纵沟由胆囊窝和腔静脉窝组成，横沟为第一肝门，门静脉、肝动脉和胆管由此出入（图3-2）。肝脏脏面与十二指肠、胆囊、结肠右曲、右肾、右肾上腺、下腔静脉、胃、胰等脏器相邻。

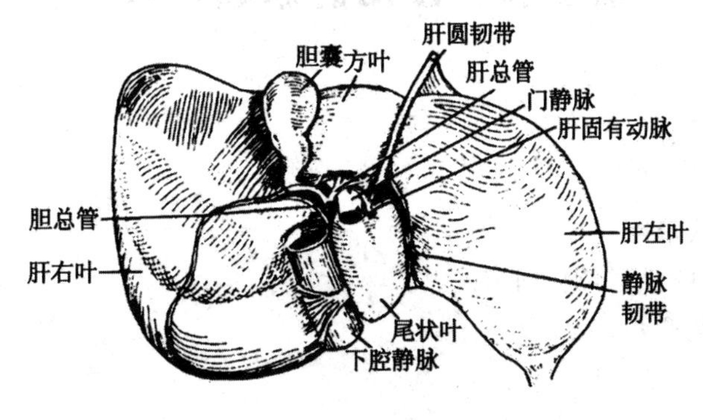

图3-2　肝脏的脏面

（杨　霜）

第二节 使用仪器和检查方法

一、仪器

应用实时超声显像仪，凸阵、线阵、相控阵探头均可，常用探头频率 3～5 MHz。肝脏血管血流检测需用彩色多普勒超声显像仪。

二、检查前准备

肝脏超声检查前不需做准备。当同时需要对胆道系统检查时，应空腹。

三、体位

(一)仰卧位

最常用体位。患者仰卧于检查床，右臂上举置于枕后，使肋间隙增宽，便于检查。

(二)左侧卧位

此体位也较常用，便于右后叶和肝门部结构的检查。

(三)坐位、半坐位或站立位

必要时可应用，此体位时肝脏位置下移。

四、探查方法

(1)于右肋间、肋缘下、剑突下行各种切面扫查，包括斜切、横切或纵切面扫查，取得肝脏各部分的各种切面图像。

(2)扫查手法注意点：①于肋间隙扫查时，在同一肋间探头应做扫查方向的最大范围摆动，取得一系列不同方向上的切面图像。②对右膈顶部易被肺气阻挡部分，应加用从肋缘下扫查，扫查时使声束由下向上，由肝下缘指向膈顶部。③于肋缘下扫查时，可嘱患者吸气使横膈位置下降后再屏气，获得肝脏最佳显示效果。

（杨　霜）

第三节 正常肝脏超声表现

一、肝脏的形态和轮廓(图 3-3)

(1)肝表面光滑，边界线清晰。

(2)肝脏膈顶部呈光滑的弧形带状回声。

(3)肝脏下缘、外缘均呈锐角。

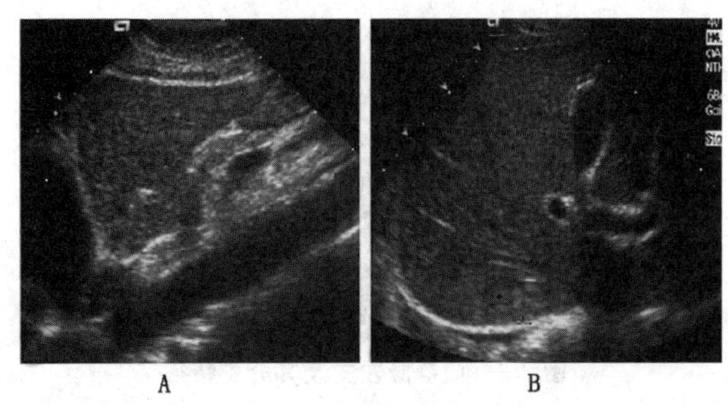

图 3-3　正常肝脏左右叶切面图

A.肝表面光滑，下缘呈锐角；肝脏膈顶部光滑的弧形高回声；B.肝实质为细小密集点状回声，分布均匀

二、肝脏实质回声

肝脏实质回声为细小密集点状回声，中等强度，分布均匀(图 3-3)。

三、肝内管道结构超声表现

肝脏内有门静脉、肝动脉、肝管和肝静脉四种管道结构。前三者在肝内分布基本一致，并均被共同的结缔组织包绕，称 Glisson 系统。肝静脉自成系统，称肝静脉系统(图 3-4)。

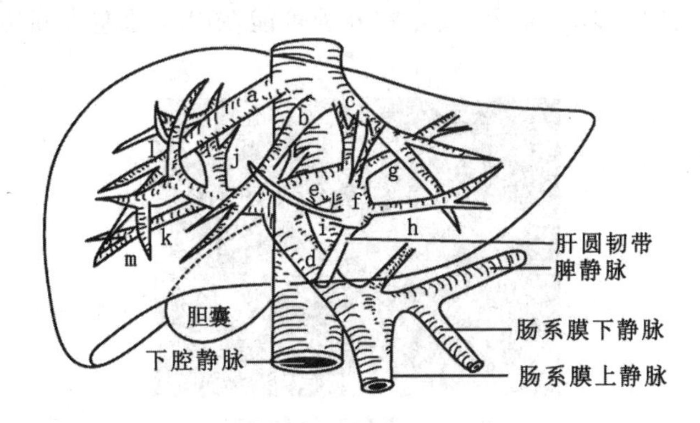

图 3-4　肝内管道结构

a～c 为肝静脉(a 肝右，b 肝中，c 肝左)，d 为门静脉主干，e～m 为门静脉分支(e.左支横部，f.左支矢状部，g.左外叶上段支，h.左外叶下段支，i.左内叶支，j.右后叶上段支，k.右后叶下段支，l.右前叶上段支，m.右前叶下段支)

(一)门静脉

门静脉主干由脾静脉和肠系膜上静脉汇合而成，在网膜孔前缘上行达肝门。在肝门横沟处，门静脉主干分叉为右支和左支。右支短粗，沿肝门右切迹行走分布于右半肝，其分支有右前支、右后支。左支分四部：横部位于肝门横沟；到达左纵沟时转向前上方为矢状部；在转折时构成 90°～130°转角，称角部；矢状部末端膨大，称囊部。左支的主要分支有左内叶支、左外叶上段支、左外叶下段支，分布于左半肝。门静脉肝内各分支超声表现为管壁回声强而厚的管道结构。其分支走行有一定的特征，如左支及主要分支超声图像显示为“工”字形结构(图 3-5)，右前支则与胆囊长轴平行。

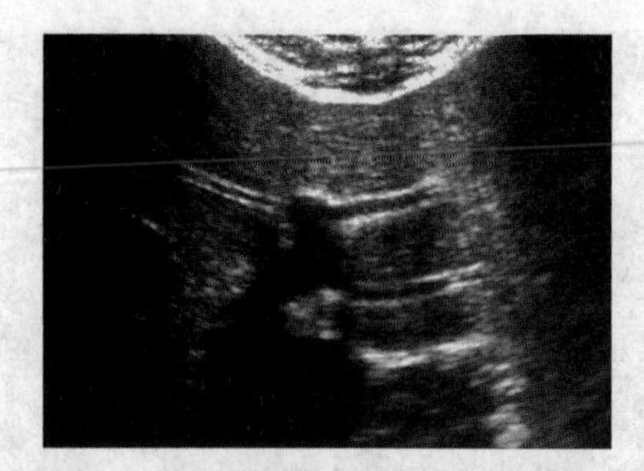

图 3-5　门静脉左支及其分支特征

门静脉左支、左内叶支、左外叶上段支与下段支，显示为“工”字形

（二）肝静脉

肝静脉系统包括肝左、肝中及肝右静脉和两组肝小静脉。肝左静脉收集左外叶静脉回血，肝中静脉收集左内叶和右前叶静脉回血，两者汇合后注入下腔静脉。肝右静脉收集右后叶及一部分右前叶静脉回血，注入下腔静脉。肝小静脉主要包括肝右后静脉和尾状叶静脉，一般 4～8 支，直接注入下腔静脉。肝静脉超声显示为管壁菲薄、回声弱的管道结构，走行较平直，由肝周缘走向下腔静脉（图 3-6）。

（三）肝管

起自肝内毛细胆管，止于乏特壶腹。其肝内部分与门静脉各级分支走行基本一致，左内叶肝管与左外叶肝管汇合成左肝管，右前叶肝管与右后叶肝管汇合成右肝管，左右肝管汇合成肝总管。肝内胆管分支的解剖变异较多。正常时肝内胆管多不显示，仅左右肝管可能在门静脉左支横部或右支前显示为细管道结构。

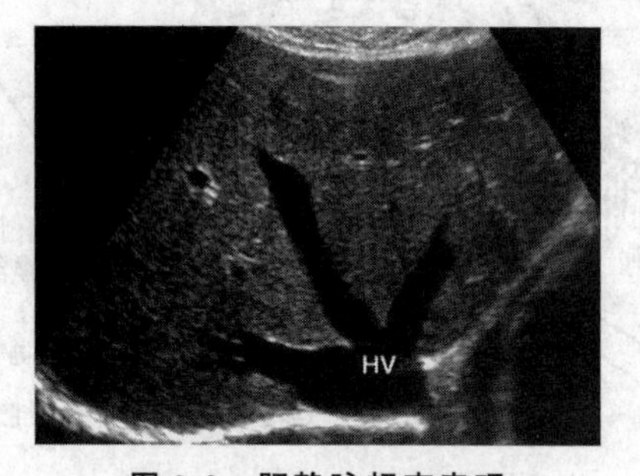

图 3-6　肝静脉超声表现

三支肝静脉（HV）呈管壁菲薄、无回声的管道结构，汇入下腔静脉

（四）肝动脉

肝总动脉自腹腔动脉干发出，沿胰腺上缘向右行走，先后分出胃右动脉与胃十二指肠动脉后，本干即称肝固有动脉，在肝十二指肠韧带内上行，入肝门前分为肝左动脉及肝右动脉。在肝内的走行与门静脉分支基本一致，但变异较多。在胰腺上缘横切面上，可以显示腹腔动脉干向左右分叉为脾动脉和肝总动脉（图 3-7）。肝固有动脉有时亦可显示。肝动脉分左右支处位置低，故有时可在肝门部纵切面上显示门静脉与肝总管之间圆形管道断面，为肝右动脉。肝内小动脉正常时超声多不能显示。

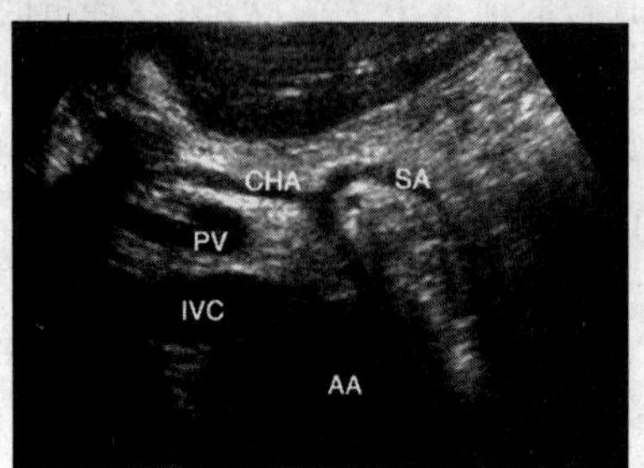

图 3-7　肝总动脉超声表现

腹主动脉（AA）向前发出腹腔干，其分叉为肝总动脉（CHA）和脾动脉（SA）

四、肝脏血管正常血流

(一)门静脉血流

门静脉血流频谱为持续性静脉频谱,随心动周期及呼吸略有波动(图 3-8)。

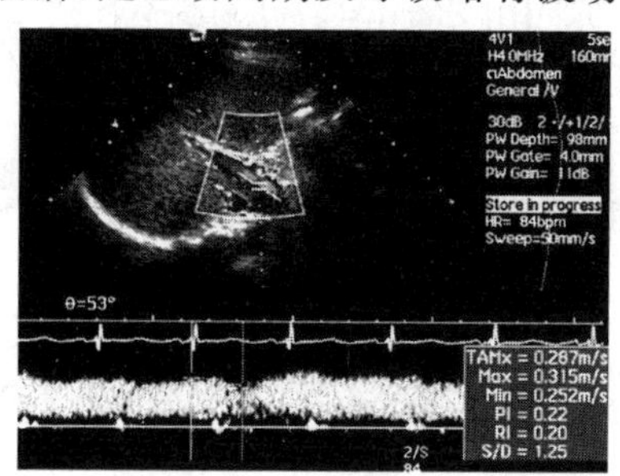

图 3-8 门静脉血流频谱

(二)肝静脉血流

正常肝静脉血流频谱与下腔静脉频谱相似,彩色多普勒及脉冲多普勒显示血流方向为离肝血流(图 3-9)。

(三)肝动脉血流

当肝总动脉及肝固有动脉可显示时,可于其中获得动脉型血流频谱(图 3-10)。

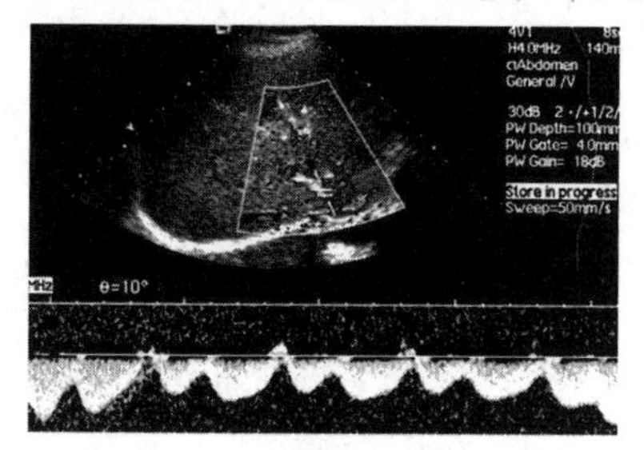

图 3-9 肝静脉血流频谱

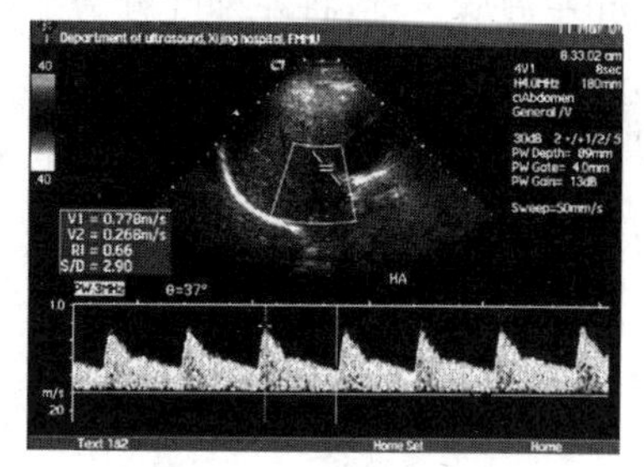

图 3-10 肝动脉血流频谱

五、肝脏其他结构图像

(一)肝圆韧带

由门静脉左支矢状部至囊部的长轴切面上,可见自囊部至肝下缘有一条强回声带,即肝圆韧带,横切面上显示为一团状强回声。

(二)静脉韧带

位于肝左叶与尾状叶之间,为一条带状强回声。

六、肝脏的分叶分段

目前国际上多采用 Couinaud 肝段划分法。Glisson 系统分布于肝段内,肝静脉走行于肝段间,将肝脏分为左、右半肝、五叶和八段。S1 至 S8 段分别为:尾状叶,左外叶上段,左外叶下段,左内叶,右前叶下段,右后叶下段,右后叶上段,右前叶上段(图 3-11)。

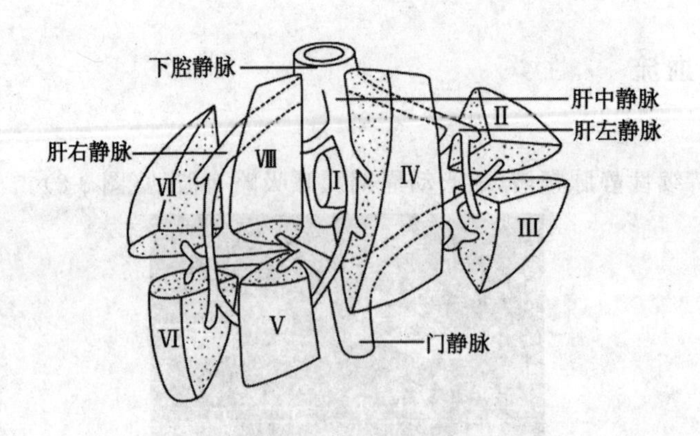

图 3-11 Couinaud 肝段划分法示意图

(一)正中裂

正中裂将肝分为左、右半肝。此裂的投影相当于胆囊窝中线至下腔静脉左壁的连线。裂内有肝中静脉走行。

(二)左叶间裂

此裂为一矢状裂,将左半肝分为左内叶和左外叶。它相当于镰状韧带附着线稍偏左。裂内有门静脉左干矢状部走行。

(三)左段间裂

内有肝左静脉走行,将左外叶分为上段和下段。

(四)右叶间裂

该裂由外上向内下斜行,内有肝右静脉走行,将右半肝分为右前叶和右后叶。

(五)右段间裂

肝门右切迹到肝右缘中点的连线,相当于肝门静脉右支主干平面,分开右前及右后叶上下两段。

(六)背裂

位于尾状叶前方,将尾状叶与左内叶和右前叶分开。

(杨 霜)

第四节 肝脏血管疾病

一、门静脉高压症

(一)病理与临床

各种原因引起门静脉血流受到阻碍,导致门静脉系统压力增高,由此而产生的一系列症状称之为门静脉高压症,可分为肝内型和肝外型两类。肝内型常见,占 95%,主要由肝硬化引起。肝外型少见,多由肝外门静脉栓塞引起。由于门静脉血流受阻,脾脏淤血及纤维组织增生,使脾大,门静脉侧支循环开放和扩张。临床表现因病因不同而有所差异,但主要是脾大、脾功能亢进、呕血、黑便、腹水等。

(二)声像图表现

1.门静脉系统

门静脉主干和属支的内径增粗,尤以脾静脉与肠系膜上静脉汇合处明显。门静脉主干内径大于 13 mm,脾门静脉内径大于 9 mm,走行迂曲。根据门静脉高压严重程度,其血流可表现为出肝血流、双向血流或仍为入肝血流。可合并门静脉栓塞和门静脉海绵样变性。门静脉高压时,主干入肝血流速度常减低,如形成肝内侧支循环,门静脉主干流速可正常。门静脉高压时脾静脉血流量明显增加,占门静脉血流量的一半以上。

2.侧支循环

声像图上可显示胃左静脉曲张和脐旁静脉开放。胃左静脉位于肝脏左叶、胃与腹主动脉所围成的三角区内,可沿腹主动脉在上腹部纵断扫查和高位横断扫查进行观察,正常胃左静脉平均内径 1.6 mm,超声不易显示,门静脉高压时内径在 4 mm 以上,容易观察到。脐旁静脉开放表现为肝圆韧带为低到无回声,内径 3～10 mm,从门静脉左支囊部延伸至腹壁,其内充满血流信号,也可观察到脾肾静脉侧支曲张。

3.脾大

多为中度或重度肿大。脾静脉增宽,走行迂曲。

4.腹腔积液

腹腔积液较少时,仰卧位扫查,可在膀胱子宫直肠窝或膀胱周围、肝肾隐窝、肝周围间隙发现很窄的无回声带。腹腔积液较多时,除上述部位外,在腹部两侧和盆腔、膈下间隙皆可发现大片无回声区。实时超声可见小肠在腹腔积液中浮动。有些患者可见右侧胸腔积液。

5.肝动脉

肝动脉代偿性增宽,较正常易于显示,尤其在肝门部常可显示搏动性条状彩色血流,在肝内也可见到点状闪烁搏动血流。肝动脉流速增高。

6.胆囊壁

水肿增厚,呈双边征。

7.原发病表现

因病因不同而异,肝硬化引起的肝脏实质、肝内血管及其他表现见肝硬化部分。

(三)鉴别诊断

应与布-加综合征鉴别。布-加综合征常可发现明显的下腔静脉或(和)肝静脉阻塞,肝静脉扩张,肝内静脉侧支循环形成,以及肝尾状叶增大等,而门静脉高压患者原发病的表现突出,如肝硬化所致门静脉高压多有肝萎缩、肝实质回声不均等表现,肝静脉外压性变窄、走行弯曲,无下腔静脉和肝静脉阻塞,无下腔静脉和肝静脉阻塞,无肝静脉扩张及肝静脉之间交通支。

二、门静脉海绵样变性

(一)病理与临床

门静脉海绵样变性的最常见病因为门静脉栓塞,引起栓塞的最常见因素是癌栓,其次为肝硬化、消化道感染引起的血栓所致。此外,肝静脉阻塞性疾病、各种凝血病、脾切除、门静脉吻合术及肝移植术后并发症等均可引起门静脉海绵样变性。患者的临床表现主要与原发病有关,因此,病因不同,临床表现也不同。

(二)声像图表现

1.二维图像表现

肝外门静脉正常结构消失;肝门区可见蜂窝状无回声;门静脉主干内可见低或强回声。

2.彩色和频谱多普勒表现

在肝门区蜂窝状无回声中充满红、蓝相间的血流信号,频谱为静脉波形;栓塞的门静脉部分检测不到血流信号。

(三)鉴别诊断

门静脉海绵样变性的病因不同,但海绵样变的超声表现具有特征性,结合二维和彩色、频谱多普勒一般可作出明确诊断。

三、门静脉栓塞

(一)病理与临床

门静脉阻塞多继发于肝硬化、炎症、外伤及肿瘤,主要由瘤栓或血栓形成引起,也有部分肝外门静脉栓塞病因不明。门静脉血栓主要发生于门静脉主干，阻塞部位不同，形成的血流动力学改变和临床症状不同。门静脉瘤栓多继发于肝硬化合并肝癌，临床表现以原发病为主。

（二）声像图表现

1.二维声像图表现

门静脉管腔内可见边缘不光滑的低回声或中等回声；栓子大小、形态和阻塞程度不等；阻塞部位的门静脉管腔增宽；如为瘤栓，可同时显示原发灶。

2.彩色和频谱多普勒表现

部分阻塞时病变处血流充盈缺损，管腔狭窄，血流束变细不规则，狭窄部流速增快，狭窄远端呈紊乱的杂色血流。狭窄部可见连续性门静脉血流频谱，流速增高，狭窄远端血流频谱紊乱，若合并门静脉高压，狭窄处血流速度可较正常人低。完全阻塞时，阻塞段管腔内无彩色血流信号，周围可见侧支血管。有时栓塞部位可显示小点状血流信号，如为动脉性波形，对癌栓的诊断有帮助。由于门静脉阻塞，肝动脉及其分支可代偿性扩张（图 3-12）。

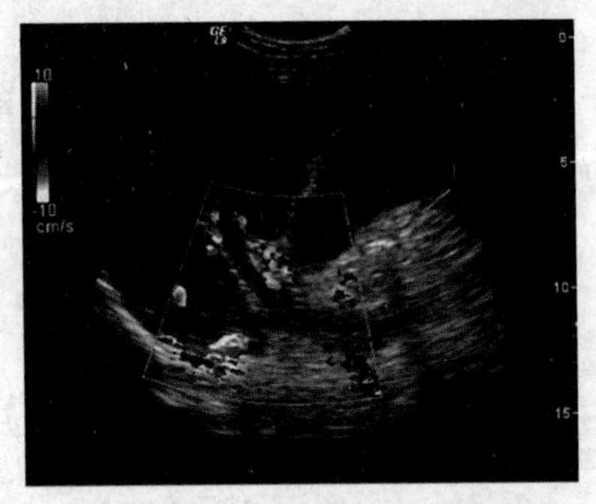

图 3-12　门静脉主干栓塞

门静脉主干内充满低回声，CDFI：未见血流信号，肝动脉代偿性增宽，流速较高

（三）鉴别诊断

有时因仪器调节或患者肥胖、肠气干扰等因素影响门静脉血流显示，可与门静脉栓塞混淆。此时，除调整体位、探头加压等方法外，应适当调节仪器，如降低脉冲重复频率、增加彩色增益、多普勒增益及降低壁滤波等以减少伪象。

四、TIPSS 术后

（一）病理与临床

该手术为门静脉高压症分流术的一种，经颈内静脉插管在肝静脉和门静脉之间放置一金属支架，将肝静脉和门静脉直接沟通，在肝内建立门体分流通道，分流口径为 0.8～1.2 cm，属限制性门体分流。临床表现主要为原发病的临床表现。超声观察内容应包括：①流速和流向。②支架回声。③支架前方门静脉和支架内血流方向和流速。

（二）声像图表现

1.二维声像图表现

支架为强回声管道结构，显示清晰，边界毛糙，两端分别连接于肝静脉和门静脉。

2.彩色和频谱多普勒表现

由于网状支架的内面粗糙，支架内血流紊乱，为杂色血流，频谱为高速湍流波形，速度可高达 100 cm/s以上。门静脉主干内为入肝血流，流速和流量较术前明显增加，置管前方的门静脉血流反向并流入支架内，也可为双向血流。

五、肝动脉门静脉瘘

肝动脉-门静脉瘘（HPAVF）是少见的肝血管异常，多数伴发于获得性肝脏病变，如肝癌、肝血管瘤、外伤、肝硬化等，约10%为先天性血管发育异常。HPAVF使肝动脉血流从动静脉瘘处流入门静脉系统，使门静脉系统压力增高，导致病变区门静脉分支甚至门静脉主干内血流反向，引起严重的门静脉高压，而肝内血供完全由肝动脉提供。患者临床症状的严重性和HPAVF累及范围及分流量的大小明显相关。

声像图的特征性表现为病变区门静脉血流反向（分流量大时门静脉主干内血流也反向），频谱为动脉型。其他超声表现包括肝动脉及其分支增宽，流速增高，阻力减低；严重者伴有脾大、腹水、静脉曲张等门静脉高压的表现；肝脏实质回声因原发病不同而异，弥漫性HPAVF肝脏实质回声常无明显改变（图3-13）。

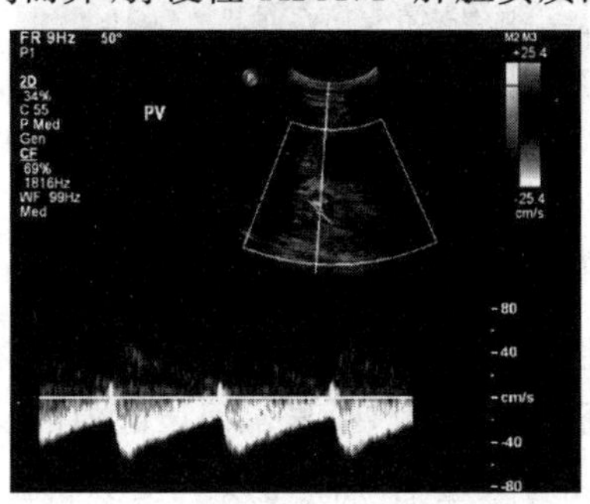

图 3-13　肝动脉门静脉瘘频谱

门静脉血流反向，频谱为动脉波形，肝动脉增宽

（杨　霜）

第五节　肝脏良性弥漫性病变

一、脂肪肝

（一）病理与临床

脂肪肝指肝内脂肪含量异常增多，肝细胞内出现大量脂肪颗粒堆积的表现。临床常见类型为均匀性脂肪肝，又称弥漫性脂肪肝，部分患者为非均匀性或局限性脂肪肝。多数患者无明显症状，或自觉肝区不适，或因高血脂、肝功能异常、合并其他疾病等原因就诊，也有体检发现者。

（二）声像图表现

1.均匀性脂肪肝

肝脏增大，包膜光滑，边缘变钝。肝实质回声近场弥漫性增强，光点细密，远场回声强度随深度加深而递减，严重时深部肝组织显示不清。肝内管道系统（肝内胆管、门静脉分支、肝静脉）管壁回声减弱，管腔显示不清。

2.非均匀性脂肪肝和局限性脂肪肝

病变区回声同弥漫性脂肪肝。病变局限于部分肝叶或肝段。肝实质呈现片状回声增强区，常以肝静脉为界，或沿门静脉分支长轴分布，边界清楚；对周围组织无挤压，内部血管走行正常（图3-14）。有时整个肝脏内仅少部分肝脏组织保持正常，未被脂肪浸润，多见于肝脏边缘部分和胆囊周围，表现为弥漫性脂肪肝的回声增强区内出现孤立性低回声结节或小片状低回声区，边界一般清晰，但不规则，无占位效应。少数病变呈团块状，为强回声，与周围组织分界不清，呈圆形、椭圆形，也可不规则，有时可误为肿瘤，但其无占位效应，内部血管走行正常。

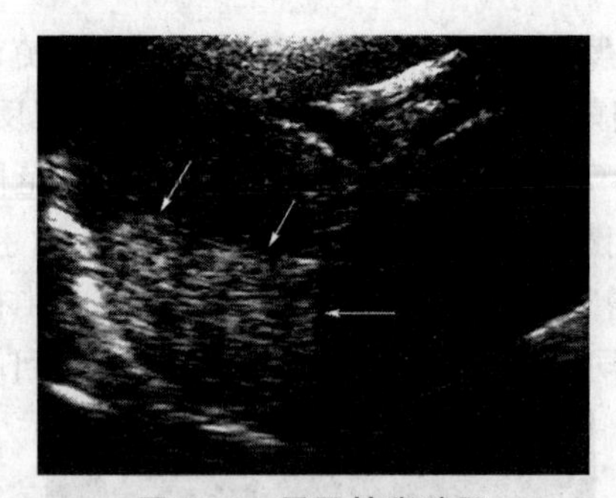

图 3-14 局限性脂肪肝

肝实质内见局部回声增强，形态不规则，占位效应不明显，周围血管未受压

(三)鉴别诊断

(1)局限性脂肪肝和肝实性占位性病变，如肝血管瘤、肝癌的鉴别：前者如为叶段型，一般容易区分，如为团块型，其最大特征是无占位效应，肝脏形态无改变，异常回声区内部及周边血管走行正常，范围大时，内部回声仍均匀。肝脏实性占位性病变有占位效应，肿瘤体积大时更为明显，因病因不同伴有其他声像图特点。

(2)非均匀性脂肪肝中的正常肝组织和肝实性占位性病变的鉴别：前者多分布于肝脏边缘和胆囊周围，呈片状，边界清晰但不规则，无占位效应。后者有占位效应，尤其是在肝脏边缘时可引起肝脏形态改变。

二、肝硬化

(一)病理与临床

肝硬化是一种常见的慢性、进行性、弥漫性肝病，由一种或几种病因长期或反复作用引起。病理组织学上有广泛肝细胞变性坏死、肝细胞结节性再生、结缔组织增生及纤维化，导致正常肝小叶结构破坏和假小叶形成，肝逐渐变形、变硬而发展成为肝硬化。临床上有多系统受累，以肝功能损害和门静脉高压为主要表现，晚期常出现消化道出血、肝性脑病、继发感染等严重并发症。最常见的是小结节性肝硬化，即门静脉性肝硬化；其他还有大结节性肝硬化（坏死后肝硬化）和再生结节不明显性肝硬化（如血吸虫病、胆汁淤积等原因所致肝硬化）。通常起病隐匿，发展缓慢，代偿期症状轻，有乏力、腹胀、肝区隐痛等症状，肝功能正常或轻微异常，失代偿期全身症状明显，一般情况较差，消化道症状突出，有贫血和出血倾向，还合并有门静脉高压的症状，如脾大、腹水等，可有上消化道出血、肝性脑病等严重并发症。

(二)声像图表现

肝硬化的声像图表现因病因、病期的不同而各有其特点，主要表现为：

1.肝脏的形态、大小和包膜

小结节性硬化早期肝脏增大，后期萎缩、明显变形，肝脏表面呈小锯齿状；大结节性硬化因再生结节较大，引起肝表面和肝边缘明显凹凸不平，肝脏形态不规则；血吸虫病性肝硬化肝大明显，但再生结节不明显，肝脏无或仅有轻度变形和包膜的不规整。胆汁性、淤血性等原因导致的肝硬化肝脏表面一般尚平滑或轻度凸凹不整。

2.肝脏实质回声

早期肝实质回声改变不显著；中晚期实质改变较明显，不同类型肝硬化表现不同。小结节性肝硬化肝内回声弥漫性增粗，有结节感。大结节性肝硬化表现为肝实质内直径在数厘米甚至更大的不均匀中强回声区，边界较清楚，周围常有较粗的强回声带包绕，部分夹杂有形态不规则的低回声区。血吸虫病性肝硬化表现为肝实质回声不均匀，肝内见不规则条状强回声交织，呈网状或地图样，肝表面和边缘轮廓相对比较平整。原发性胆汁性肝硬化表现为实质回声较强，分布不均匀，肝内胆管显示不清，肝外胆管和胆囊也较难显示。淤血性肝硬化表现为实质回声增多、增强、分布尚均匀(图 3-15)。

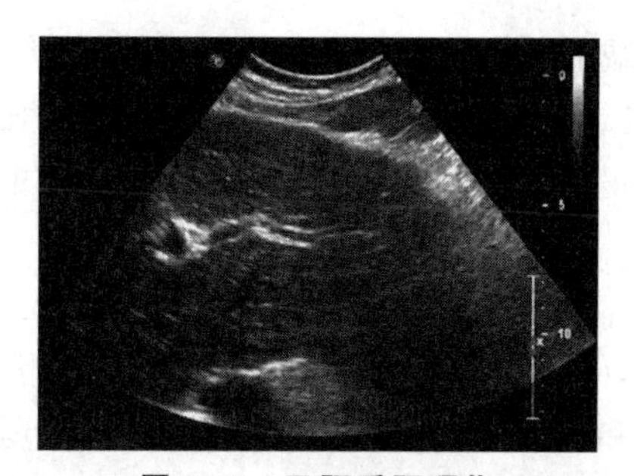

图 3-15　乙肝后肝硬化

肝脏包膜凸凹不平，实质回声增粗、增强，分布明显不均匀，门静脉分支走行迂曲、僵硬，管壁回声增强

3.肝内血管回声

门静脉主干和左、右支增粗，肝内门静脉分支迂曲变细，管壁回声增高，血吸虫肝病时门静脉周围因纤维组织大量增生导致管壁明显增厚，声像图上形成粗大条索状强回声。肝静脉系统变细、不均匀，走行僵直、迂曲，甚至闭塞消失。

4.门静脉高压征象

见本节门静脉高压部分。

（三）鉴别诊断

中、晚期肝硬化的超声诊断一般无困难。诊断主要依据肝脏轮廓、内部回声改变和伴发的门静脉压高压征象。早期肝硬化和不典型肝硬化尚应与弥漫型肝癌、慢性乙醇中毒性肝病、先天性肝纤维化等疾病鉴别，确诊主要依靠肝穿刺组织学检查。

三、病毒性肝炎

（一）病理与临床

病毒性肝炎的病原体有多种类型，传播途径和临床表现各有特点。临床上根据病期可分为急性肝炎、慢性肝炎、重型肝炎（又分为急性暴发型、亚急性重型、慢性重型）和淤胆型肝炎（毛细胆管型肝炎）。肝炎的诊断主要依靠病史、体检和多种实验室检查。常见症状为乏力、全身不适、食欲减退、肝区不适、发热、黄疸等，体检常见面色晦暗、巩膜黄染、肝区叩痛等，常伴有脾大，病情迁延且严重者，可有腹水、出血倾向、肝性脑病等表现。

（二）声像图表现

1.急性肝炎

肝大，包膜光滑，边缘比较锐利。肝实质弥漫性回声减弱，光点稀疏。肝内门静脉分支管壁回声增强，肝内小血管的断面清晰，与回声减低的实质对比明显。胆囊壁增厚，但壁内层次清楚并可随肝炎病情好转可自行恢复。肝门部淋巴结可轻度肿大，呈扁卵圆形低回声。脾脏轻度肿大。

2.重型肝炎（急性或亚急性）声像图表现

肝萎缩（肝脏各径线明显小于正常）；肝表面不光滑；肝实质弥漫性回声不均匀；胆囊壁显著增厚；可伴有腹腔积液。

3.慢性肝炎（迁延性，活动性）的声像图表现

肝大，边缘较钝；肝包膜轻微不规整；肝实质回声增粗，不均匀；肝内的血管壁回声减弱或显示不清；脾大；可伴有轻度门静脉高压征象；可伴有肝门淋巴结轻度肿大。

四、其他肝脏实质弥漫性病变

（一）药物中毒性肝炎

多种物质可引起中毒性肝炎，如金属、类金属、化疗药物、抗生素、食物性毒素等。药物中毒可引起肝

细胞变性和坏死。早期肝实质回声减低,光点稀疏,但脾脏一般不肿大。慢性中毒性肝炎较为常见,主要为消化道症状如食欲缺乏、消化不良、肝区疼痛等,声像图上见肝脏弥漫性增大,肝实质回声较粗大,可见短线状回声。严重者肝实质回声增粗、增强,分布不均,可见弥漫分布的小等号样结构及肝内小肝管轻度扩张,深部回声衰减。

(二)淤血肝

声像图表现为肝脏普遍性肿大,但形状和轮廓基本正常,包膜光滑,肝实质回声常减低,光点稀疏,胆管或血管管壁回声增强。下腔静脉和肝静脉内径增宽,生理性搏动减弱或消失,可有腹腔积液。以上表现具有一定的特异性,结合病史和心脏超声检查,容易作出病因诊断。本病应与布-加综合征鉴别。

(三)酒精性肝病

根据肝脏受损害程度,分为单纯脂肪变、酒精性肝炎和酒精性肝硬化三个阶段。临床表现也从无症状肝大发展为黄疸、肝衰竭、门静脉高压等改变。早期脂肪滴积聚于肝细胞内,声像图表现类似脂肪肝,肝实质回声增强,后方回声衰减,管道结构回声模糊。随着肝细胞变性和坏死,声像图见肝实质回声增粗,分布不均。发展为肝硬化后,声像图也相应呈肝硬化改变。

(四)肝糖原累积症

本病为先天性碳水化合物代谢失常所致,糖原可累积在肝脏、肾脏、肌肉等多种器官组织。幼儿期即可发病,患儿出现乏力、厌食、发育迟缓等症状,体检常发现肝、脾大。

声像图表现为肝脏弥漫性肿大,边缘圆钝,包膜光滑,实质回声增强,光点细密。年龄较大患者可合并腺瘤,为边界清晰的低回声区,较大病灶血流较丰富,随病程延长,病灶常逐渐增多、增大。

(杨　霜)

第六节　肝脏囊性占位性病变

一、单纯性肝囊肿

(一)病理与临床

肝脏单纯性囊肿是一种生长缓慢、病程长的良性病变,可为单发,也可为多发,后者更为多见。一般无症状,较大的肝囊肿可致肝区不适。

(二)声像图表现

典型声像图表现为肝内圆形或椭圆形无回声区,单发或多发,囊壁薄,边缘整齐光滑,与周围组织分界清晰,内部为无回声,前、后囊壁和后方组织回声增强,常伴有侧方回声失落。囊肿大小差别很大,可从数毫米到 20 厘米以上。较小的囊肿不影响肝脏轮廓,囊肿较大时,肝脏相应增大。较大的囊肿可使邻近的管道受压移位、迂曲。巨大肝囊肿可使肝脏实质受压突入胸腔,位置很高,需仔细扫查才能找到。位置表浅、体积较大的肝囊肿,探头加压时可轻度变形。部分囊肿内可见分隔。

不典型肝囊肿主要见于囊肿合并出血或感染。此时囊内可出现弥漫性低水平回声,或出现分层、液平等表现;囊壁可不均匀增厚,边缘不整齐,边界模糊不清。

(三)鉴别诊断

1.肝囊肿出血与肝脓肿鉴别

两者无回声区内均可出现弥漫性低回声或沉渣、液平等表现,但前者囊壁菲薄、清晰、光滑,患者无明显症状,后者囊壁厚而不均,内壁不光滑,内部回声较杂乱,患者通常有明显的炎症表现。

2.肝囊肿与肝脏实性占位性病变鉴别

前者有明显的囊壁回声,内部为无回声或分层、分隔,后壁回声明显增强,有侧边声影,内部无血流信号。后者无囊壁回声，病灶内部有回声，后壁多无回声增强，侧边声影不明显，内部有血流信号。

3.肝囊肿与某些恶性肿瘤，如囊腺癌肝内转移鉴别

腺癌的肝内转移声像图囊壁常不规则，伴有实性成分，如有分隔，分隔常厚度不均匀，且病灶内多有不同程度的回声和分层、沉渣等表现，为组织和细胞坏死、沉积的表现，患者通常有原发病的相应表现。

4.肝囊肿与先天性肝内胆管囊状扩张(Caroli 病)的鉴别

前者通常无症状，后者常见腹痛、腹部包块、黄疸三联症，不同切面上可见囊性扩张的胆管与胆道系统相通，常伴有肝外胆管的囊柱样扩张。

5.肝囊肿与和包虫囊肿的鉴别

见肝棘球蚴病部分。

二、多囊肝

（一）病理及临床

本病是一种先天性疾病，肝脏呈多囊样表现，部分病例同时伴有肾脏、胰腺、脾脏等器官的多囊性改变，肿大的肝脏呈结节状，有囊性感，无压痛。随着年龄增长，肝脏日益增大，症状和体征也逐渐出现，如腹痛、肝功异常等。

（二）声像图表现

肝脏左、右叶增大，形态失常，表面不规则。肝内弥漫性分布多数大小不等的无回声区，直径数毫米至数厘米，病灶间可见部分肝组织，常受周围的囊肿后方回声增强和侧边声影影响，不能显示其正常结构，使肝脏回声杂乱。肝内管道系统可受压变形，常伴有多囊肾(图 3-16)。

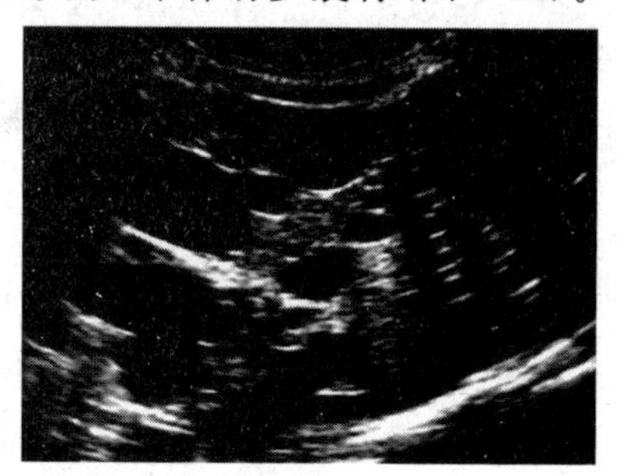

图 3-16　多囊肝

肝脏实质内充满大小不等的无回声，囊肿之间的肝实质因近场囊肿后方的回声增强和侧边声影影响，回声明显不均

（三）鉴别诊断

本病超声表现典型，诊断一般较容易，但应与多发单纯性肝囊肿鉴别，后者囊肿数量有限，各个囊肿孤立存在，囊肿之间可见正常肝组织，肝脏形态一般无异常，不合并其他器官的多囊性改变。

三、肝包虫病(棘球蚴病)

（一）病理及临床

本病由棘球绦虫的幼虫寄生于人体所致，是牧区常见的人畜共患病。根据病原不同分为细粒棘球蚴病(包虫囊肿)和泡状棘球蚴病(泡球蚴病)。病变多数小囊泡组成，伴有肉芽组织和慢性炎症，呈浸润性生长，表现似肝肿瘤。患者多来自牧区或有接触史，早期无明显症状，囊肿长大后可出现压迫症状如肝区胀痛、上腹部不适、食欲缺乏等，囊肿合并感染或破裂则有相应的症状和体征。肝区包块质韧有弹性感，Casoni试验多为阳性。

（二）声像图表现

(1)肝包虫囊肿。①单囊型：似单纯囊肿，囊壁为双层，较厚，外层光滑，内层不整齐。囊腔内一般为无回声区，有时可在底部见点状低回声沉积。内囊破裂后与外囊有不同程度的分离，呈不规则的条带状在病

灶内漂动。②多囊型：似多房囊肿，大的囊腔内，出现多数小囊或分隔样结构，呈"囊中囊"表现。小囊（子囊）呈圆形、椭圆形或多边形，其中可有孙囊。子囊可呈花瓣样、车轮样或蜂窝样分布。③实变型：包虫囊肿退化、死亡或合并感染，失去囊肿特征，囊壁显著增厚、粗糙，囊壁明显钙化，可见弧形强回声及声影，囊内结构模糊不清，呈杂乱不均匀的强回声，似实性肿物。

（2）肝泡球蚴病：呈实质性团块，酷似肝肿瘤。以非均匀性回声增强为主要表现，有明显的占位特点。病灶无包膜，界限不清，形态不规则。

（3）受累肝叶包膜隆起，病灶所在肝叶和邻近肝组织萎缩，其他部分肝段、肝叶代偿性增生，常使左、右叶比例失常，邻近器官受压移位。病灶附近的管道系统受压移位，走行失常，胆道受压可使近端胆管扩张。

（三）鉴别诊断

典型患者依据病史、症状、局部体征、生物学实验和声像图表现，一般不难诊断，所需鉴别者包括以下肝脏疾病。

1.囊型肝包虫囊肿和肝囊肿的鉴别

前者张力高，囊壁回声增强增厚，常达数毫米，为双层；后者囊壁薄而光滑。

2.多发型肝包虫囊肿和多囊肝鉴别

前者各囊间囊壁结构和囊内回声差异明显，常有子囊、孙囊和车轮样等典型表现，不合并其他器官的多囊性改变；后者于肝内显示多个大小不等的无回声区，可伴有其他器官的多囊性改变。

3.实变型肝包虫囊肿与肝癌的鉴别

前者病灶内部回声杂乱，囊壁不均匀增厚，但病灶内部和周边无血流信号；后者病灶内及周边多可探及血流信号。

4.局灶型肝泡球蚴病和肝血管瘤鉴别

前者界限不清楚，内为粗颗粒样强回声；后者直径较小时多表现为界限清楚的中强回声区，内部呈网状。

5.巨块型、弥漫结节型肝泡球蚴病与肝癌

前者内部回声常极为杂乱，内见不规则点状、斑块状钙化和后方声影，内部无血流信号；后者瘤体周边多有声晕，内部钙化较小而局限，彩色多普勒可检测到内部血流信号，周围血管内可见瘤栓，结合流行病学，AFP 检测等可鉴别。

6.坏死液化型肝泡球蚴病和肝脓肿的鉴别

前者的液化区极不规则，病变所在肝叶肝组织萎缩，其余部分肝组织代偿性增大；后者肝脏多为弥漫性肿大，病灶区见不均匀低回声，部分中心可见液性暗区，但与前者特有的声像特征明显不同。

四、肝脓肿

（一）病理及临床

肝脓肿可分为细菌性和阿米巴性两种。前者多以寒战、高热、右上腹痛、肝大、压痛为主要症状和体征，血象升高；后者多在阿米巴痢疾后 1～3 个月发生，也可数年后发生，脓肿多为单个，主要位于肝右叶，脓腔内充满褐色半流动的坏死物质和未完全液化坏死的肝组织、血管和胆管等，脓液稠厚。

（二）声像图表现

声像图一般难以区分细菌性和阿米巴性肝脓肿。

1.典型表现

肝大，肝实质内出现低至无回声的占位性病灶，单发或多发。病灶边缘常不整齐，后方回声增强。病灶内部常可见点、片状低回声，有时可见液平面，如有纤维组织包裹，可见病灶周围较清晰的回声增强带，厚度不均匀，有时可见钙化。有时可见膈肌运动受限和右侧少量胸腔积液。

2.非典型表现

肝脓肿早期，病变区与周围肝组织分界不清，内部为不均匀的低至中等回声，后方回声不增强，与肝内实性占位性病变不易鉴别；如果组织坏死少或液化不完全，病变内部仅出现小圆形低回声区或较大的异常回声区，后方组织回声增强不明显；如脓液过于稠厚，病灶内部常为不均匀的低回声，声像图表现不易同占位性病变鉴别。粟粒样肝脓肿、肝内多发性小脓肿的声像图表现与单发的肝脓肿相似但呈多发，分布无规律，单个病灶较小。

（三）鉴别诊断

1.肝脓肿与肝内实性占位性病变鉴别

肝脓肿早期内部未液化时，不易与肝脏实性占位性病变鉴别，但肝脓肿早期边界模糊，随诊内部回声发生明显液化，结合病史、化验和诊断性穿刺术可以鉴别。脓液过于稠厚的肝脓肿，在变动体位或受到振动时，内部回声可有浮动或改变，且内部无血流信号，可与实性占位鉴别。部分肝转移癌表现为低回声和混合性回声，边界不规则，容易误认为脓肿，但其实性成分多有血流，有原发病的病史，结合化验和诊断性穿刺术可以鉴别。

2.肝脓肿与不典型肝囊肿（继发囊内出血、感染）鉴别

肝囊肿囊内出血和感染囊内可见低回声，可形成液平面，出血后囊壁仍为菲薄光滑，前后壁回声增强，与肝脓肿不同，也可依据病史鉴别。囊肿伴感染时，如囊壁回声模糊则很难与肝脓肿鉴别。

3.肝脓肿与胰腺假性囊肿鉴别

较大的胰腺假性囊肿尤其是合并感染时可使左肝向上移位，可误为肝左叶脓肿，但胰腺假性囊肿与肝脏无联系，位置在肝外，呼吸运动时与肝脏有相对运动，患者有既往胰腺炎病史，以上各点均可供鉴别。

五、膈下脓肿

（一）病理及临床

膈下区位于腹腔上部，被肝脏分隔成肝上和肝下两个间隙，膈下脓肿好发于右膈下区，特别是右肝前间隙。本病大多继发于腹腔化脓性感染，如胃肠穿孔、阑尾炎穿孔等，或为腹部手术后并发症，部分可由肝脓肿直接向右膈下蔓延而成。主要症状和体征为发热、右上腹痛、肝区压痛等，血象升高。

（二）声像图表现

膈肌条状强回声和肝脏包膜回声明显分离，多在右膈和右肝表面之间、肝肾隐窝出现带状无回声区或低回声区，内部回声的多少和强度与脓液的稠度和坏死组织的多少有关。膈下积液也可呈梭形，对右肝形成边缘整齐的压迹。病变区不随体位变化而移动。可同时伴有右膈抬高、膈肌运动受限和反应性胸水。如病变区内见多数点状强回声浮动或伴彗星尾提示液体中有小气泡或局部积气，可能为产气细菌感染所致。

（三）鉴别诊断

超声诊断对于肯定或除外肝周围脓肿极有帮助，但不能严格区分积液的性质。鉴别诊断包括以下病变：

1.腹腔积液

腹腔积液为游离性，腹腔最低处积聚最多，且形态随体位变动而改变，内部为均一的无回声区。

2.胸腔积液

膈肌的回声为较宽的强回声，肝脏包膜的回声为纤细的强回声，胸腔积液的无回声区位于膈肌强回声带之上，膈下脓肿的无回声区位于膈肌的强回声带和肝脏表面的线状强回声之间。另外，胸腔积液一般不会造成肝脏表面的局限性压迹。

3.靠近膈肌顶部的肝脓肿

本病声像图上无膈肌和肝包膜的分离，病灶多为圆形或椭圆形位于肝实质内，病灶边缘与膈肌接触面小，与膈下脓肿对肝脏表面造成的弧形或半圆形压迹不同。随诊过程中肝脓肿有从低回声向无回声转变的病程发展过程。

（杨　霜）

第七节 肝脏良性肿瘤和瘤样病变

一、肝血管瘤

(一)病理及临床

血管瘤是最常见的肝脏良性肿瘤。本病为先天性血管畸形,组织学可分毛细血管瘤和海绵状血管瘤,可以单发或多发。声像图表现有四种类型,即强回声型、低回声型、无回声型(囊肿型)和混合型。患者一般无明显症状,常为查体或其他检查时发现。随诊数月内一般无明显变化。

(二)声像图表现

1.小血管瘤

一般直径小于 2 cm,表现为肝内中强回声,多为圆形;边界清晰但不光滑,周边无声晕;放大观察可见内部回声为网状;病变可分布在静脉边缘,但对血管无挤压。一般病灶内部检测不到血流信号(图 3-17)。

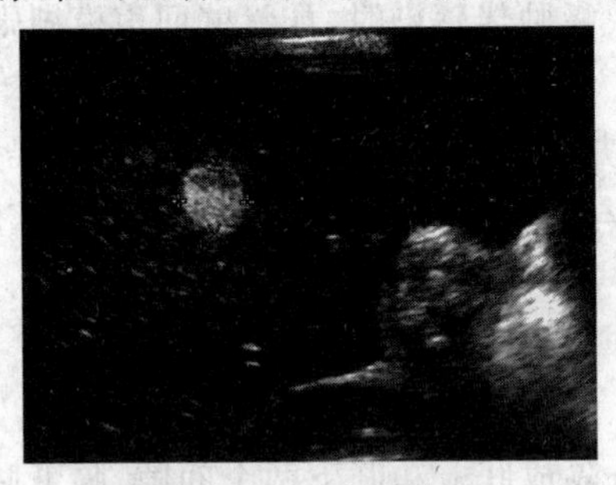

图 3-17 肝小血管瘤

病灶呈中强回声,边界清晰,内部回声呈网状

2.中等大小血管瘤

直径 2～4 cm,形态和边缘表现与小血管瘤基本相似;多数为中强回声,少数为等回声或低回声;内部回声呈网状,有时见到管状结构,与肝静脉属支相通或有肝静脉属支在病变内穿行;有时后壁可有轻度回声增强;彩超检测有时可见有静脉血流通入瘤体内。

3.大血管瘤

直径超过 4～5 cm,甚至可达 10 cm 以上,肝左叶较多见;边界清晰,无声晕;内部回声紊乱,呈杂乱的网状,一般以低回声为主,可见不规则无回声区,为扩张的血窦;后方回声可增强;如位于肝边缘,探头加压时瘤体可变形;内部可检测到点、条状静脉血流。

(三)鉴别诊断

应与肝癌鉴别,小肝癌多呈低回声,分布较均匀,轮廓较清晰,内部无筛网状结构;较大肝癌回声多增强,边界不规则,周边可有声晕,内部可检测到动脉血流。结合血 AFP、核素血池扫描以及超声引导下细针吸取细胞学检查可确诊。

二、肝腺瘤

(一)病理及临床

本病少见,为良性,极少恶变。病理可分为肝细胞腺瘤与胆管细胞腺瘤。成年患者多为女性,发病或与口服避孕药物有关。本病可分巨块型和结节型,肝右叶较多见。一般无症状,有症状患者瘤体一般在 10 cm 以上,常发生内部出血和坏死。肝糖原累积症患者随年龄增长可逐渐出现肝腺瘤。

（二）声像图表现

病灶多为圆形或椭圆形，边缘清晰，部分患者可见包膜回声。小病灶一般为均匀的低回声，较大病灶回声不均匀，中心可见出血、坏死引起回声增强和明显的液化无回声区。后方组织回声不增强，也无明显衰减。CDFI：部分病灶内可见丰富的动、静脉血流，但无特异性。

（三）鉴别诊断

肝腺瘤声像图表现无特异性，仅凭超声征象很难与肝癌鉴别。诊断应结合病史、实验室检查和其他影像检查，确诊有赖于超声引导病理组织学检查。

三、肝局灶性结节性增生

（一）病理及临床

本病是一种少见的良性病变，不恶变。多为单发，大小多为数厘米。病灶中央为星形瘢痕样放射状纤维分隔，将病变分为大小不等的多个小叶，纤维间隔内有大量血管、增生胆管，并有炎症细胞浸润。大部分患者无症状，多为意外发现。有症状者多表现为右上腹隐痛、肝大、右上腹包块等，个别患者因结节破裂、出血而死亡。

（二）声像图表现

多为肝内单发病灶，形态不规则，可为圆形或结节状等表现；边界一般清晰，但无包膜回声；内部回声常不均匀，较典型的表现是中央呈星形分布的形态不规则的条状强回声，分布和走行不规则，其余部分为中等到低回声，欠均匀；CDFI：典型者可见中央血流较丰富，可见点、条状动、静脉血流，略呈放射状分布，走行略迂曲（图 3-18）。

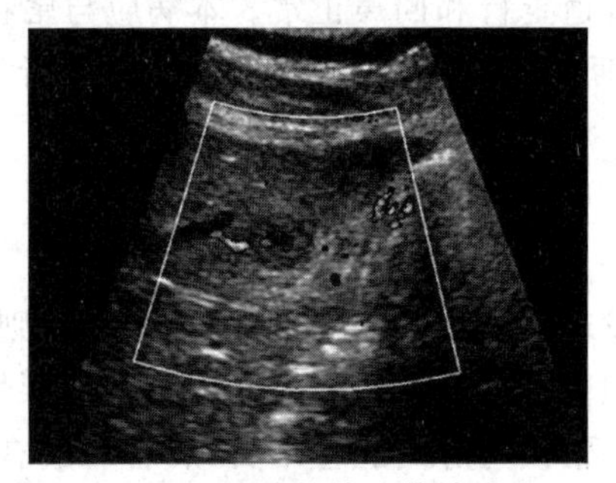

图 3-18　肝局灶性结节性增生

病灶呈中低回声，大小 1.0 cm×0.9 cm，边界清晰，中心血流丰富

（三）鉴别诊断

声像图表现一般不易与肝癌区别。超声很难就其声像图表现得出特异性诊断，确诊有赖于超声引导下穿刺活检和病理检查。

四、肝结核

本病少见，常为全身性结核病的肝脏表现。患者常有低热、盗汗、食欲缺乏、消瘦，症状不典型，临床诊断较难。

声像图表现：肝脏形态轮廓无明显改变或有轻度肿大；病变较小时为低回声，内部回声较均匀，边界清晰；病变较大时常为不均匀的强回声，边界清晰，形态不规则或呈分叶状；病灶后方回声不增强；干酪样坏死时可出现低回声或无回声区；病灶内有钙化时，可见强回声伴后方声影；可伴有脾大。其声像图表现不易与肝肿瘤鉴别，确诊有赖于针吸和组织学活检。慢性纤维化和钙化性结核病灶可有强回声团块及声影，有助于确诊。

五、肝错构瘤

本病是一种先天性良性肿瘤，多发生于婴幼儿，较少见。瘤体多较大，表面光滑，切面呈不规则囊状。

患者一般无他症状，多因腹部摸到肿块而就诊。

声像图表现为：肝脏明显增大，瘤体边界清晰，为圆形或椭圆形，与肝组织分界明显；内部可见多个大小不等的无回声区，间以不规则强回声区；如有钙化则呈强回声伴后方声影；其余部分肝组织无异常。

六、肝结节病

为结缔组织增生性疾病，是一种非干酪样上皮组织肉芽肿，可累及全身多个器官。结节与周围肝组织分界明显，内部有大小不等的纤维化中心，呈结节性变化的肝组织，并有小的胆管形成和增生，以及大量血管和白细胞、淋巴细胞浸润，极少见坏死或出血。

声像图可见肝脏形态和轮廓正常或有轻度增大，肝内出现单个或多个大小不等的病变，形态多不规则，无明显包膜回声。单个结节内部回声可稍低，也可稍高于周围的肝组织，分布不均匀，有的与周围的肝组织回声相近，边界模糊，其声像图表现常不易与肝癌区分。本病病灶在抗炎或激素治疗后可缩小直至消失。

七、肝尾状叶增大

肝尾状叶增大较多见于肝硬化患者，为代偿性增大，布-加综合征患者也可有明显的尾状叶增大，部分尾状叶增大患者可无任何病因，为非代偿性增大。

声像图表现：如为肝硬化合并尾状叶增大，肝脏外形和实质回声为肝硬化表现；无肝硬化时，肝脏形态和回声无明显变化。增大的肝尾状叶体积可明显大于肝左外叶，包膜回声清晰，轮廓整齐平滑，单纯性肿大时，内部为低回声，欠均匀，内部管道走行和回声正常。本病应与尾状叶癌鉴别，后者尾状叶增大的同时形态、轮廓失常，内部有局限性癌肿回声，可伴有声晕，血流分布、走行失常，病变内可见异常血流，病灶周围有正常肝组织回声。

八、肝内局灶性钙化

无症状，多为常规超声检查时发现。肝内钙化灶，呈圆形或不规则强回声，边界清晰，后方伴声影，多发时常呈簇状分布，其余部分肝组织回声无异常。如为肝内管壁局限性钙化，在侧动探头观察时，可见到小等号样强回声，可伴有声影。本病常误为肝内胆管结石，后者一般有右上腹闷胀或消化不良症状，声像图见单个或多个圆形或结节状小强回声，伴声影，位于胆管内，多发时常沿管腔呈条状排列，近端胆管可有一定程度的扩张。

九、肝内异物

经皮肝穿刺引流的导管可显示其管壁，为两条平行的线状强回声，管腔内为无回声，侧动探头可见其延续至皮肤。手术时放置的钛夹，呈粗大的点状强回声，后方可有彗星尾样强回声，多无声影。血管内放置的支架为管状强回声，管壁较粗而边界模糊，彩色多普勒显示其内部为杂色血流，频谱为高速湍流。如为填塞的大网膜、吸收性明胶海绵，则呈边界不清、形状不规则、大小不一的强回声区，内部无血流信号。

（杨　霜）

第八节 肝脏恶性肿瘤

一、原发性肝癌

(一)病理及临床

本病为我国常见的恶性肿瘤,以30～50岁间的男性发病率最高。病理分为肝细胞型、胆管细胞型和混合型,前者占90%以上。原发性肝癌在大体类型上可分为三型:①巨块型:可为单独的大块,或由许多密集结节融合而成,直径常在数厘米以上,肝右叶多见,易发生坏死、液化、破裂、出血,较少合并肝硬化或硬化程度较轻。②结节型:最多见,多伴有肝硬化,可为单个结节或多个结节,大小不一,癌结节与周围肝组织的分界不如巨块型明显。③弥漫型:最少见,癌结节一般较小,弥漫分布,伴有肝硬化,肉眼难以和肝硬化区分。

(二)声像图表现

均质性肿瘤为低回声;血管和间质成分增多,或有变性、坏死、机化等非均质性改变时肿瘤内部为强回声;病灶内部液化坏死时表现为混合性回声。

1.原发性肝癌声像图表现

(1)巨块型:病灶较大,边缘不清晰或不规则,常伴有无回声晕。内部为不均匀性的强回声,典型者有"块中块"样表现。合并液化性坏死和出血者,内部可见不规则无回声区。有时病灶周围可见较小的低回声卫星灶(图3-19)。

(2)结节型:直径一般小于5 cm。可见于肝左、右叶,单发或多发。单发结节边缘较清晰,常见明显声晕,多发性结节的边界常不清晰,结节大小差别较大。病灶内部回声多样,可为强回声、等回声或低回声,一般不均匀,回声强度一般与结节大小有关,较小结节多为低回声,瘤体增大逐渐转变为中等回声以至强回声。常伴有明显的肝硬化表现。

(3)弥漫型:肝脏形态似肝硬化,形态变形,包膜不规整,部分患者肝大。肝实质弥漫性回声增粗、紊乱,部分呈结节样和不规则斑块样。肝内血管走行迂曲、管腔变细。

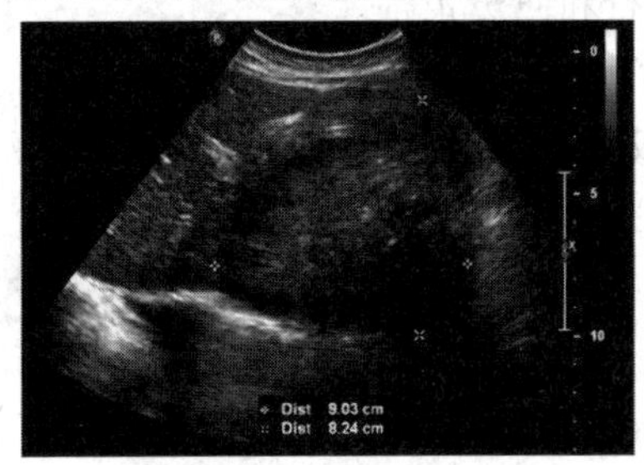

图3-19 原发性肝癌

病灶大小为9.0 cm×8.2 cm,位于肝脏边缘并向外突出,部分边界欠清晰,边缘见声晕,内部回声不均匀

2.原发性肝癌的间接征象

(1)肿瘤的占位效应:肿瘤导致肝脏外形改变,包膜隆起或边缘圆钝;肿瘤压迫周围组织使肝内管道结构受压变形或绕行,肝内胆管扩张;由于肿瘤压迫和炎症反应引起周边出现低回声晕。肿瘤压迫邻近器官如横膈、右肾、胆囊等引起的相应表现。

(2)肿瘤转移征象:门静脉、肝静脉和下腔静脉内癌栓形成,肝门和腹腔淋巴结肿大。

3.彩色多普勒表现

彩色血流可呈提篮状包绕肿物,也有伸向瘤内,或在瘤内呈散在分布。常可检测出高速动脉血流。

(三)鉴别诊断

根据原发性肝癌声像图类型及其回声特征(包括多种间接征象),结合血清甲胎蛋白测定等一般可以作出正确诊断。影像检查的联合应用可以提高检出率和准确性。超声诊断需注意与以下疾病鉴别：

1.肝血管瘤

肝小血管瘤多为边界清晰的中强回声区，内部呈网状，一般内部无血流信号。小肝癌大多呈低回声区，病变内部回声较均匀或稍不均匀，无网状结构。有的小血管瘤内部回声较低，且无明显网状结构者，与肝癌鉴别诊断较难，但仔细观察，其轮廓呈较强线状类似包膜样回声，内部结构回声和肝组织相近，多位于静脉附近。大的海绵状血管瘤一般为边界清晰的低回声，声像图上常见内部有大小不一的不规则无回声区，内部为静脉血流，较大的肝癌边界不规则，内部为不均匀的强回声，液化坏死区多在中心部位，常可检测到动脉血流，并伴有其他间接征象，可与血管瘤鉴别。如血管瘤较大而边界清楚，但血窦较小，与肝癌较难鉴别，可结合放射性核素血池扫描或细针抽吸活检鉴别。

2.局限性脂肪肝或脂肪分布不均匀

病变无占位效应，回声均匀，易与肝癌鉴别。

3.肝脓肿

早期、未完全液化或脓液稠厚的肝脓肿，内部常呈不均匀分布的低至中等回声，可误为肝癌，但肝脓肿多有较清楚的边界，周边回声多增强，在变动体位，加压拍击肝区时可见病灶内部回声有漂浮、移动征象，病灶深部较浅部回声密而强。超声引导下针吸细胞学检查可明确诊断。

4.肝硬化

结节性肝硬化肝内回声强度不一，分布不均，不易与弥漫型肝癌鉴别，此时结合肝癌的间接表现，如肝内血管的改变，血管内瘤栓等可以鉴别。肝内再生结节也易误诊为肝癌，但再生结节回声低，内部结构类似周围肝组织，与肝癌不同。由血吸虫病引起的肝硬化，当网状结构较粗厚，内部常呈类圆形低回声区时，易误诊为肝癌，但其肝区网状结构回声清晰，内部低回声区也较规则，脾脏常增大，结合病史和实验室检查可鉴别。

5.肝局灶性结节样增生

形态常不规则，回声不均匀，血管走行迂曲，不易与肝癌鉴别，具有典型表现者内部可见星状强回声，中心为多血流表现，血流也呈放射状向四周分布，可为鉴别诊断提供依据，确诊依赖肝穿刺组织学检查。

6.肝尾状叶增大

肝尾状叶明显增大时，可误为肿瘤。但增大的尾状叶一般为椭圆形或厚楔形，包膜光滑，内部回声与正常肝组织相同并相连，内部管道走行和回声正常。

7.肝结节病

常多发，形态多不规则，回声可较低或稍增高，与早期小肝癌从声像图上不易鉴别。但本病常为全身结节病的肝脏表现，经抗炎或激素治疗可缩小或消失。

二、肝转移癌

（一）病理及临床

转移性肝癌可来自人体许多器官。胃肠、食管、胆、胰腺等消化系肿瘤最易通过门静脉血行转移；乳腺、肺、胃、卵巢、子宫肿瘤等可通过血行和淋巴管转移到肝脏；肝脏邻近器官，如食管下段、胆囊、胃、结肠、胰腺等部位的恶性肿瘤还可通过直接蔓延方式转移。肝脏转移癌的病理形态和其原发癌相似，以多发的结节型为主。与原发性肝癌不同，转移癌很少伴有肝硬化。

（二）声像图表现

1.强回声型

较多见，占半数以上，可来自全身各部位器官，其中以消化道肿瘤居多。病变区回声明显高于周围肝组织回声，病灶呈圆形、椭圆形或不规则形，一般边界清晰，少数边界模糊。较大病灶内部可因坏死、出血、钙化等原因出现不规则无回声区或伴有声影的强回声。此型又可分为密集强回声、不均匀强回声和靶型强回声三种不同表现。结肠和直肠黏液腺癌常表现特征性的密集强回声；靶型强回声表现为中央为强回声，病变一般较小，边界清楚，强回声周围有1～3 mm低回声包绕，宽度常大于原发性肝癌的声晕，是转移癌的典型征象,但并不多见(图 3-20)。

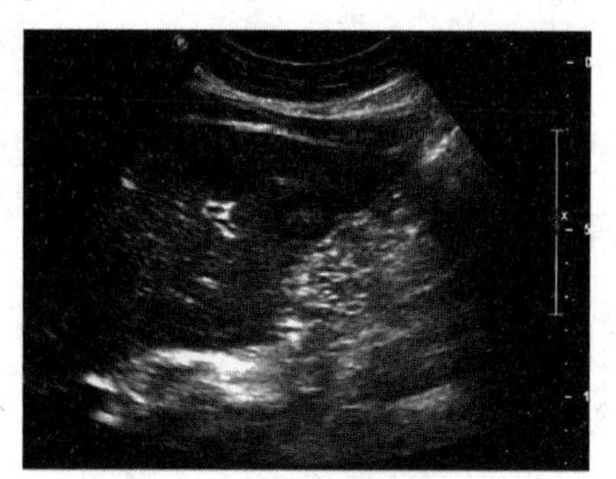

图 3-20　结肠癌肝转移灶

病变大小 1.7 cm×1.3 cm,边界尚清,内部呈中高回声,周边为低回声晕

2.低回声型

也较常见。可见于多部位转移癌。病变为圆形、椭圆形、分叶状等,轮廓不整齐但较清楚,内部回声低于肝组织回声,一般尚均匀,可伴后方组织轻度回声增强。呈无回声型者极少,见于乳腺癌、恶性淋巴瘤、黑色素瘤、鼻咽癌等,提高增益后,病变内可出现微弱回声,内部可见血流信号,有时与肝囊肿极难鉴别,但囊肿内部无血流信号,明确诊断需结合病史和随诊。

3.等回声型

比较少见。肿瘤结节回声与周围肝实质回声相似,常易漏诊。

4.混合回声型

较少见,多见于胃肠道、卵巢等处囊腺癌或容易出现液化坏死的肿瘤,如平滑肌肉瘤的肝转移。肿瘤内部同时有囊、实性成分,囊性为主的常表现为多房,分隔不规则,厚度不均匀;实性为主的常见中心不规则无回声区;部分转移灶先出现囊性包块,具有分隔和部分实性成分,之后出现囊性向实性的转变。此型也可由放疗或化疗引起,并可伴有瘤内钙化。

5.转移性肝癌常见的继发性征象

肿块对其周围肝组织、邻近血管、胆管以至相邻器官压迫、侵犯可产生系列继发征象并有助于诊断(详见原发性肝癌继发征象)。较大门静脉分支、肝静脉内或下腔静脉内癌栓少见,与原发性肝癌不同。

(三)鉴别诊断

1.转移癌和原发性肝癌鉴别

病灶单发,且较小时,原发性肝癌大多为低回声,周边晕环较窄,转移癌回声可为无、低、高回声,晕环较宽。病灶较大时,两者很难鉴别,当病灶周围有声晕、占位效应明显或伴有癌栓时,多为原发性肝癌。当病灶内部有大片无回声区而边界模糊而不规则时,多为转移性肝癌。如为多发性病灶,鉴别要点为:原发性肝癌多伴有肝硬化,而转移性肝癌多不伴肝硬化。当肝内病灶边缘不清,血管内可见癌栓时常为原发性肝癌,转移性肝癌病灶边缘一般较清晰,伴有癌栓者少见。

2.肝转移癌与其他肝内病变的鉴别

见原发性肝癌的鉴别诊断部分。

三、肝母细胞瘤

肝母细胞瘤较少见,是由肝脏胚胎组织发生的恶性肿瘤,主要发生在婴幼儿。多发于肝右叶,可单发或多发。

声像图表现:肝脏增大,正常形态消失,有时可见边缘隆起。病灶呈圆形、椭圆形或分叶状,与周围肝组织分界明显。内部回声不均,常有无回声区,也可有钙化灶。肝内大血管内有时可见癌栓。腹腔内有时可见肿大淋巴结。

(杨　霜)

第四章 胆道超声诊断

胆囊超声检查不受病情限制，无需依靠造影剂，空腹状态胆汁的充盈可迅速、灵敏地显示胆囊腔内数毫米的病变，如不同性质的结石、胆囊壁的厚度及平整度，观察有无增生性肿瘤、隆起性病变如息肉、胆囊壁穿孔及周围积液等，并为良恶性病变的鉴别诊断提供重要信息。超声对正常胆囊一般均能显示，还可通过脂餐前后胆囊大小和形态的变化了解胆囊的功能状况。超声还能显示数毫米的肝内外胆管及轻度扩张的胆管，以及结石、肿瘤及囊性疾病；并能通过观察胆管的动态改变，提高对胆管早期病变的诊断水平。

第一节 胆囊及胆管的解剖和检查方法

一、胆囊及胆管正常解剖位置及毗邻

胆囊在右半肝与左内叶之间，其长轴的空间方位垂直于门静脉右支。胆囊颈后方为十二指肠和胰头，胆囊底下方为结肠袢内气体的不规则强回声。胆囊位置较低时其后方为右肾。

左右肝管紧贴门静脉左右支前壁，在肝门部汇合成肝总管，下行与胆囊管汇合成胆总管。胆总管长4～8 cm，内径0.6～0.8 cm，上段位于门静脉右前方，下行时向右弯曲，约2/3穿过胰腺实质，1/3位于胰头背侧，并向下斜行穿入十二指肠降部内后侧壁，多数与主胰管汇合形成膨大的Vater壶腹，开口于十二指肠大乳头，少数单独开口于十二指肠腔。

二、使用仪器和检查方法

根据患者的胖瘦及胆管的深浅程度，选用频率3.5～5.0 MHz探头的实时超声仪。行右上腹连续扫查，5 MHz探头可更清晰地显示胆囊壁各层结构。胆囊及肝脏位置较高时，取右前斜位从右肋间扫查，能改善肝总管、胆囊颈管、胆总管结构的显示。胆囊体底部的前壁距腹壁近，受多次反射干扰，壁层次显示不清晰时，高频探头的应用可提高图像的清晰度，选择可变聚焦仪器检查也有一定帮助。

患者须禁食8 h以上，使胆囊内、胆管内充盈胆汁，并减少胃肠内容物和气体的干扰，故早晨空腹检查较为适宜，检查前饮水500～700 mL可利于肝外胆管显示。

(一)胆囊扫查方法

1.经肝脏显示胆囊

右季肋6～9肋间逐个滑行至肋弓缘，声束指向第一肝门，可获得肝右叶、胆囊以及与门静脉伴行的右肝管直到肝总管的断层像。

2.右上腹腹直肌外缘显示胆囊纵轴切面

探头稍向左倾斜，在深吸气时可完全显现胆囊长轴径与胆囊颈部、体部、底部及肝脏、肝门部的解剖特征。

3.右肋缘下斜切面

患者深吸气后屏气，探头从肋缘下向上倾斜扫查，可显示肝右叶和胆囊位于右肾前方，向左上移

动可见胆囊颈管部位于下腔静脉、门静脉、肝总管横切面的前外侧，并可显示门静脉左右支及其伴行的左右肝胆管。

(二)肝内胆管扫查方法

1.剑突下横切面扫查

显示左肝内门静脉左支及紧贴其腹侧的左肝管，并沿门静脉矢状部及左外上支、外下支“工”字形结构显示位于门静脉分支内侧的左肝胆管二级分支。

2.右肋间斜切面扫查

一般在6～9肋间扫查，显示门静脉右前支、右后支及伴行的右肝胆管二级分支，并沿门静脉主干显示伴行的胆总管纵轴切面。

3.右肋缘下斜切面扫查

患者深吸气状态下声束从右肋缘中点至脐之间连线可分别作胆道长、短轴切面，显示左右肝胆管汇合及胆总管全长与不同高度的横轴切面。

(三)肝外胆管扫查方法

充分利用肝、胆囊、胃、十二指肠、胰头等毗邻脏器作超声窗，并重视扫查技巧，是显示肝外胆管病变、提高诊断率的关键。

患者取右前斜位45°，在深吸气后屏气状态下，探头加压扫查，可推挤气体使肝外胆管得以显示。当胃肠气体较多时，饮水促使气体移动有利于显示胆管或病变。

1.右上腹肋缘下纵切面扫查

探头下缘稍向左侧倾斜显示肝外胆管上段，继而探头稍向下移，下缘稍向右外侧斜切，连续追踪显示肝外胆管下段，一般可显示至胰头段。

2.自肝门部-胰头段连续横切面扫查

可追踪肝外胆管，并观察胆管全貌及与周围组织关系。

3.胰头段纵旋转扫查

以胰头为超声窗，探头在胆管下段作右旋转30°～90°，可较好地显示胰头段胆管全程，气体干扰较少时可显示胆管横切面至进入十二指肠内。

4.胰头段横旋转扫查

肝外胆管下段与十二指肠的解剖特点呈弓形，利用实质性胰头及液体充盈的十二指肠，探头适当的转动可以提高末段胆管及病变的显示。探头与胰头长轴平行，固定探头左侧，把右侧端沿胆管末段作逆行旋转扫查，可较好地显示乳头部及壶腹部胆管。

(丁华杰)

第二节 正常声像图表现

一、胆囊

胆囊是一个梨形囊状结构，位于肝右叶后面的胆囊窝内。分为胆囊底、胆囊体和胆囊颈三部分。胆囊壁有几层结构：黏膜层具有数量和高度不等的分支状皱襞；固有膜是由疏松结缔组织组成的；肌层由疏松排列的环状、纵行以及斜行的平滑肌纤维组成，直接毗邻固有膜，两者之间没有黏膜下层；肌层周围结缔组织层(浆膜下、外膜)是由不同量的胶原纤维、弹力纤维及脂肪组织组成的。胆囊、胆囊管由胆囊动脉和肝固有动脉的分支供血，胆囊动脉通常为肝右动脉的分支，多数位于肝、胆囊管和肝总管形成的胆囊三角(Calot三角)内。部分胆囊动脉起源于肝固有动脉、肝左动脉、胃十二指肠动脉或直接起始于肠系膜上动脉。此外,肝内也有一些小动脉经胆囊床参与胆囊壁的血供。

(一)普通超声

纵断切面呈梨形,纵径 6~8 cm、横径 2~3 cm,腔内为均一的无回声,多伴有后方回声增强。胆囊壁呈单层高回声带,平滑,轮廓清晰,厚度不超过 3 mm(图 4-1)。部分病例可以明确区分胆囊颈部和体部的交界,表现为胆囊壁在此处屈曲形成皱襞。如屈曲明显,似被分隔成两个囊腔,如皱襞比较短小,有时易被误诊为胆囊息肉样病变。胆囊管一般难以显示。进食后胆囊收缩变小,壁增厚。胆囊超声检查常见的人工伪影有:①多重反射,在胆囊显示部位靠近腹壁时容易出现。②旁瓣现象,酷似胆泥沉着于胆囊颈体部。③声束厚度效应,亦称部分容积效应,使得胆囊邻近的消化管内气体及其声影看似位于胆囊腔内的结石(图 4-2)。上述人工伪影可妨碍病变的显示或易误诊为病变,可通过改变体位或扫查方向予以排除。

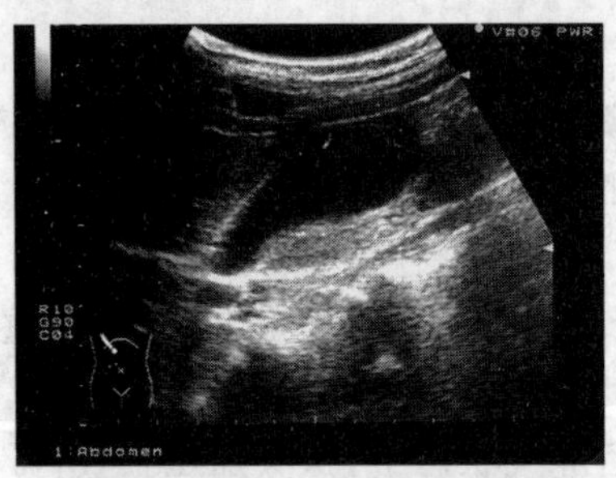

图 4-1 胆囊(GB)正常声像图

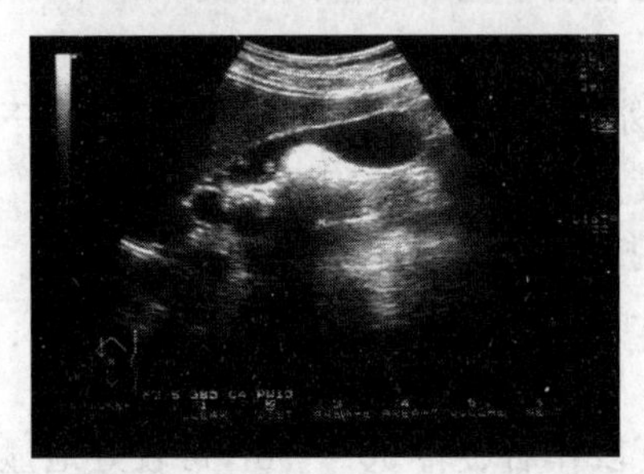

图 4-2 人工伪影——部分容积效应,酷似胆囊结石(箭头)

(二)超声造影

目前多数文献并未将胆囊超声造影划分时相,或以 25~40 s 为界分为增强早、晚期。根据中山大学附属第一医院的经验,将开始注入造影剂至第 30 s 定义为增强早期,第 31 s 至不少于 180 s 定义为增强晚期。

注入超声造影剂后,正常胆囊壁迅速明显高增强,较肝实质出现增强时间早,呈均匀的亮线状,囊壁厚薄一致,连续且完整,与周围肝实质分界清晰。大多数情况下可清晰显示胆囊外壁及内壁的线状高增强,内壁和外壁之间的组织增强程度稍低,因此由内至外表现为高—等—高增强的形态。至增强晚期胆囊壁逐渐消退为等或低增强。胆囊内为无增强区。

二、胆管

肝外胆管包括左、右肝管的一级分支、两者汇合形成的肝总管,以及胆囊管开口以下的胆总管。左、右肝管一级分支位于伴行的门静脉的腹侧壁,内径正常<3 mm。正常肝外胆管血管网的动脉血供中有60%血流来自于下方的胰十二指肠动脉上后分支,38%来自于上方的肝右动脉。左右肝管汇合部及左右肝管由肝右动脉、胆囊动脉供血。肝动脉分支在胆管壁表面相互吻合,形成动脉丛,再发出多个穿插支垂直进入胆管壁内构成胆管周围血管丛,经毛细血管网回流入肝窦或门静脉内。胆总管至区域胆管水平(段胆管的主要分支)称为大胆管,间隔胆管是大胆管较细分支,外径大于80 μm。正常大胆管和间隔胆管的血管丛呈规律的分层排列,即内层、中层和外层。大胆管的内层由一层规则排列的、像链条一样开口于上皮层下面的毛细血管组成,间隔胆管的内层则是由几个构成小圆腔的毛细血管组成。两者的中层和外层各由少数毛细血管、微静脉和胆管壁内或胆管周围组织中的小动脉构成,其中外层微血管直径较粗。

(一)普通超声

由于胆囊管通常难以描出，肝总管与胆总管的分界亦难以判别，在右肋缘下锁骨中线附近作纵扫查可获得胆总管的长轴像，内径正常 8 mm 以下，在门静脉腹侧面行走，与门静脉一起构成上细下粗的平行管道，管壁为高回声带，平滑，较门静脉壁稍粗，管腔内为无回声。在双管道之间常可见到一直径 2 mm 左右由高回声壁包绕的圆点状无回声，此即为肝右动脉的横断像，扫查时可以此作为确认胆总管的一个标志。胆总管下段因易受胃肠道气体的干扰，不像上段部分那样容易显示。

(二)超声造影

胆管超声造影分期目前尚无统一标准，实际应用可参照 2008 年超声造影欧洲指南对胰腺超声造影时相的划分，分为增强早期(10～30 s)以及增强晚期(31～120 s)。

正常肝外胆管壁与附近大动脉同时开始强化，呈均匀的线状高增强，晚期强化逐渐消退。胆管壁无增厚或连续性中断，而胆管腔内无增强。

(丁华杰)

第三节 胆囊结石

一、病理与临床

胆囊结石有胆固醇结石、胆色素结石和混合性结石，在我国胆囊结石患者中以胆固醇结石最多见。胆囊结石可合并胆囊炎，且两者互为因果，部分患者最终导致胆囊缩小，囊壁增厚，腔内可充满结石。

胆囊结石患者可有右上腹不适、厌油腻等症状。结石嵌顿于胆囊管内时，可导致右上腹绞痛、发热等症状。胆绞痛是胆囊结石的典型症状，可突然发作又突然消失，疼痛开始于右上腹部，放射至后背和右肩胛下角，每次发作可持续数分钟或数小时。部分患者疼痛发作伴高热和轻度黄疸。疼痛间歇期有厌油食、腹胀、消化不良、上腹部烧灼感、呕吐等症状。查体可见右上腹部有压痛，有时可扪到充满结石的胆囊。胆囊结石超声显示率 90%以上，诊断价值较大，是首选的检查方法。

二、声像图表现

胆囊内可见一个或多个团块状强回声，后方伴有声影，可随体位变化而移位。当结石较大时，常只能显示结石表面形成的弧形强回声，内部结构难以显示。多个结石紧密堆积时，有时不能明确显示结石数量及每个结石的具体大小(图 4-3)。特殊类型的胆囊结石：

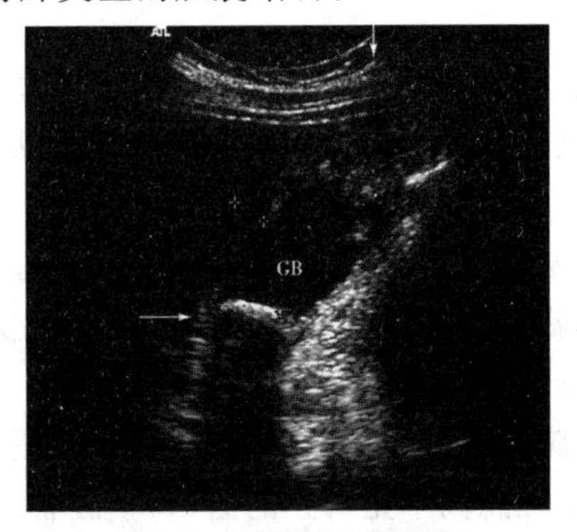

图 4-3 胆囊结石声像图

超声显示胆囊腔内见弧形强回声，后方伴声影。箭头：胆囊结石，GB：胆囊

1.泥沙样结石

可见多个细小强回声堆积，形成沉积于胆囊后壁的带状强回声，后方伴有声影，随体位改变而移动。

2.充满型结石

胆囊内呈弧形强回声带，后伴声影，无回声囊腔不显示，强回声带前方有时可显示胆囊壁，后方结构则完全被声影所掩盖(图 4-4)。

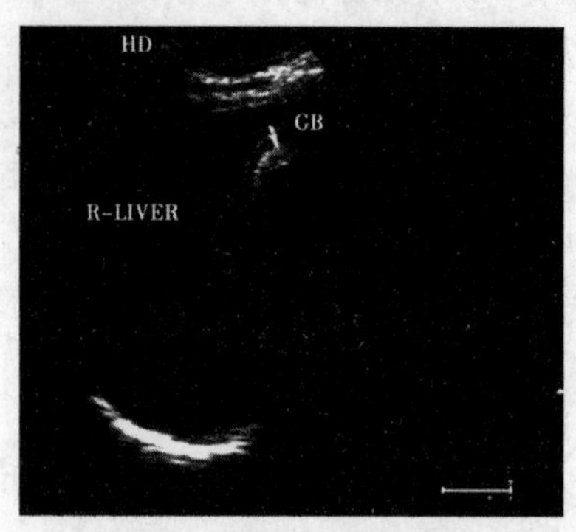

图 4-4 胆囊结石声像图

超声显示胆囊腔的无回声，可见弧形强回声，后方伴声影，箭头：胆囊结石，GB：胆囊，R-LI VER：右肝

三、鉴别诊断

典型的胆囊结石超声诊断一般不困难。对于胆囊颈部的结石，由于缺少胆汁的衬托，使其结石强回声不明显，仅表现为胆囊肿大或颈部声影，超声必须认真仔细地检查，变换体位，如坐立位、胸膝位等，才能发现结石，并进行正确诊断。

(一)泥沙样结石需与浓缩淤积的胆汁或炎性沉积物相鉴别

泥沙样结石回声强，声影明显，随体位移动速度较快。

(二)充满型结石需与肠腔内积气相鉴别

结石后方为明显声影而非气体后方的彗星尾征，且肠腔内气体形态随时间而变化。

(丁华杰)

第四节 胆囊隆起性病变

一、病理与临床

胆囊隆起性病变不是一个独立的疾病，是一组不同病理类型的疾病，分为非肿瘤性息肉和肿瘤性息肉，非肿瘤性息肉中以胆固醇性息肉占大多数，其次是炎性息肉和腺肌瘤；肿瘤性息肉包括腺瘤和腺癌，其中以腺瘤为主。

胆固醇性息肉主要是上皮细胞基底膜内胆固醇沉积、组织细胞过度膨胀形成黄色的小结节突出黏膜表面，是胆囊胆固醇沉着症的一种，临床较为多见。其病理特点为多发小息肉，质脆蒂细，易与黏膜分离，不伴肠化生及不典型增生，无癌变倾向。

炎性息肉是由胆囊黏膜的固有膜上的慢性炎症细胞浸润，形成炎性肉芽肿向胆囊腔内突起，故多发生在胆囊有慢性炎症、结石情况下。炎性息肉不是真正的瘤，属于假瘤。

胆囊腺肌病时可见黏膜肥厚增生，阿-罗窦数目增多并扩大成囊状，穿至肌层深部，窦与胆囊腔之间有管道相连，形成憩室，故有“胆囊憩室病”之称。病变肌层明显增厚，一般分三型：弥漫型、节段型和局限型。

胆囊腺瘤呈广基与胆囊相连，偶有蒂，以单发多见，体、底部较宽。目前认为其可能为胆囊癌癌前病变。文献报道其癌变率在10%左右，若合并胆囊结石则癌变危险性增加。

胆囊癌是胆道系统常见的恶性肿瘤(详见相关章节)。

二、声像图表现

(一)腺瘤

单发多见，多位于胆囊颈部或底部，为类圆形中等回声，自胆囊壁向囊腔内突出。偶有蒂，不伴声影，不随体位移动。直径大于1.0 cm者应警惕恶变可能。

(二)胆固醇性息肉

息肉常多发，体积较小，显示为自囊壁上向腔内突起的乳头状或桑葚状中强回声(图4-5)，小的仅呈现为点状强回声，大的通常不超过1.0 cm。多数有长短不等的蒂，或基底较窄，不随体位改变而移动，一般无声影，点状强回声后方常伴彗星尾征，也可合并胆囊结石。

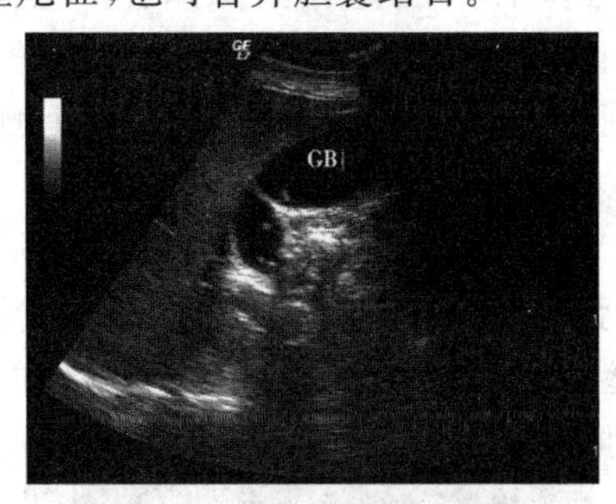

图4-5 胆囊息肉声像图

超声显示胆囊前后壁见多个中等回声，后方未见声影

(三)腺肌病

胆囊壁增厚，可呈弥漫性、节段性或底部局限性增厚，向腔内隆起。增厚的囊壁内可有小的圆形无回声区(图4-6)，可合并胆囊壁内小结石，呈斑点状强回声，后方可伴彗星尾征。脂餐后胆囊收缩功能亢进。

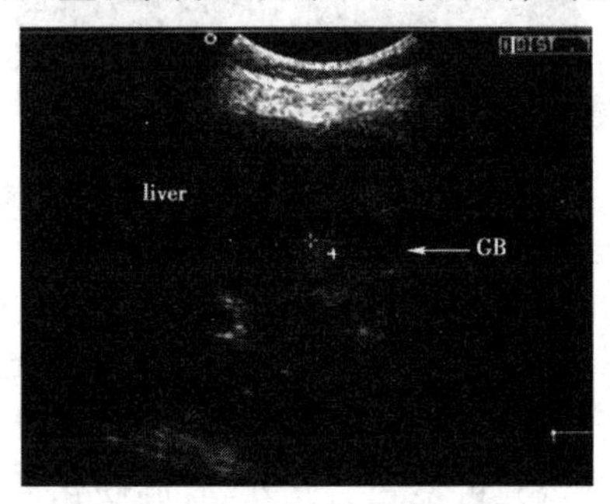

图4-6 胆囊腺肌增生症声像图

超声显示胆囊壁弥漫性增厚，回声不均。GB:胆囊，liver:肝脏

(四)炎性息肉

常多发，发生部位不固定，可发生于胆囊的任何部位，基底较宽，无蒂，且常同时伴有胆囊炎、胆囊结石的声像图表现。

三、鉴别诊断

(一)胆囊腺瘤和胆固醇性息肉相鉴别

两者相比，腺瘤体积较大，基底较宽；且腺瘤常单发。多发且体积较小者多为胆固醇性息肉。

(二)胆囊腺瘤、腺肌症与小结节型腺癌相鉴别

腺癌多单发，体积较大，直径多数大于15 mm。腺瘤直径大于10 mm时应警惕恶性可能。而腺肌症

除特异性小囊样结构外，还可通过脂餐试验鉴别，腺肌样增生表现为收缩功能亢进，而慢性胆囊炎和胆囊癌是收缩功能减低或丧失。需要注意的是，息肉如果增大超过 10 mm，彩色多普勒超声发现有血流信号时，应考虑有肿瘤的可能，需密切观察，并考虑手术切除。 **（丁华杰）**

第五节 胆囊炎

一、急性胆囊炎

（一）病理与临床

胆囊受细菌或病毒感染引起的胆囊肿大，胆囊壁增厚、水肿。急性胆囊炎是常见的急腹症之一，细菌感染、胆石梗阻、缺血和胰液反流是本病的主要病因。临床症状主要是右上腹部持续性疼痛，伴阵发性加剧，并有右上腹压痛和肌紧张，深压胆囊区同时让患者深吸气，可有触痛反应，即墨菲（Murphy）征阳性。右肋缘下可扪及肿大的胆囊，重症感染时可有轻度黄疸。

（二）声像图表现

胆囊体积增大，横径大于 4 cm，张力高，胆囊壁增厚大于 3 mm，呈“双边征”（图 4-7）；胆囊腔内常探及结石回声，结石可于胆囊颈部或胆囊管处；胆囊内可见胆汁淤积形成的弥漫细点状低回声。胆囊收缩功能差或丧失。发生胆囊穿孔时可显示胆囊壁的局部膨出或缺损及周围的局限性积液。

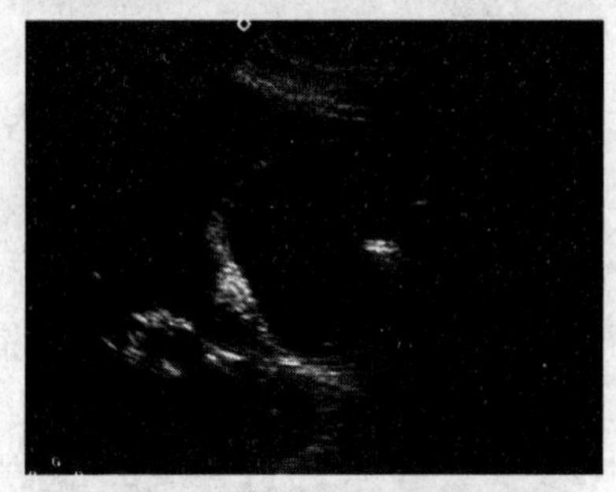

图 4-7 急性胆囊炎声像图
超声显示胆囊肿大，胆囊壁增厚

（三）鉴别诊断

对于胆囊炎，首先应寻找产生胆囊炎的原因，超声可以帮助检查是否有胆囊结石、胆囊梗阻、胆管梗阻、胆总管囊状扩张症等，以明确病因，便于诊断。胆囊增大也可见于脱水、长期禁食或低脂饮食、静脉高营养等患者，根据病史，必要时行脂餐试验可鉴别。此外，有肝硬化低蛋白血症和某些急性肝炎、肾功能不全、心功能不全等全身性疾病患者，也有胆囊壁均匀性增厚，但无胆囊增大，超声墨菲征阴性，结合病史与临床表现易与急性胆囊炎相鉴别。

二、慢性胆囊炎

（一）病理与临床

临床症状包括右上腹不适、消化不良、厌油腻，也可无自觉症状。慢性胆囊炎的临床表现多不典型，亦不明显，但大多数患者有胆绞痛史，可有腹胀、嗳气和厌食油腻等消化不良症状。有的常感右肩胛下、右季肋或右腰等处隐痛。患者右上腹肋缘下有轻压痛或压之不适感。十二指肠引流检查，胆囊胆汁内可有脓细胞。口服或静脉胆囊造影不显影或收缩功能差，或伴有结石影。

（二）声像图表现

慢性胆囊炎的早期，胆囊的大小、形态和收缩功能多无明显异常，有时可见胆囊壁稍增厚，欠光滑，超声一般不作出诊断。慢性胆囊炎后期胆囊腔可明显缩小(图 4-8),病情较重时胆囊壁毛糙增厚,不光滑;严重者胆囊萎缩,胆囊无回声囊腔完全消失。胆囊萎缩不合并结石者难以与周围肠管等结构相区别,导致胆囊定位困难;合并结石者仅见强回声伴后方声影。胆囊功能受损严重时,胆总管可轻度扩张。

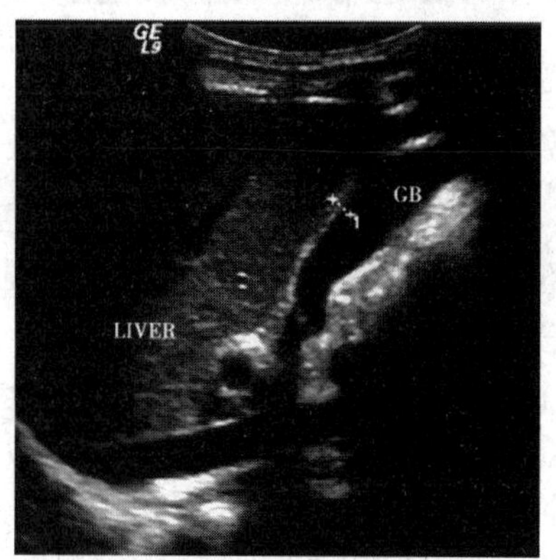

图 4-8　慢性胆囊炎声像图

胆囊体积小,壁增厚毛糙

(三)鉴别诊断

胆囊明显萎缩时需与先天性无胆囊相鉴别:慢性胆囊炎致无回声囊腔完全消失,特别是不合并胆囊结石或结石声影不明显时,易与周围肠管内气体形成的强回声混淆,以致难以辨认出胆囊的轮廓。因此先天性无胆囊患者可能被误诊为慢性胆囊炎,此时应结合病史和临床表现,多切面探查,或动态观察等方法仔细加以鉴别,减少误诊率。

(丁华杰)

第六节　化脓性胆管炎

一、病理与临床

急性胆道感染常因肝外胆管结石所致的胆管梗阻诱发。胆管壁充血、水肿,结石在胆管内可以移动,发生嵌顿,急性发作时可引起阻塞性黄疸和化脓性胆管炎。典型临床表现为寒战、高热、黄疸。

二、声像图表现

胆管扩张,壁增厚,毛糙,回声增强,结构模糊,管腔内可见点状中等回声(图 4-9)。合并结石时胆管内可见强回声,后方伴声影,肝内外胆管扩张,胆囊增大等。

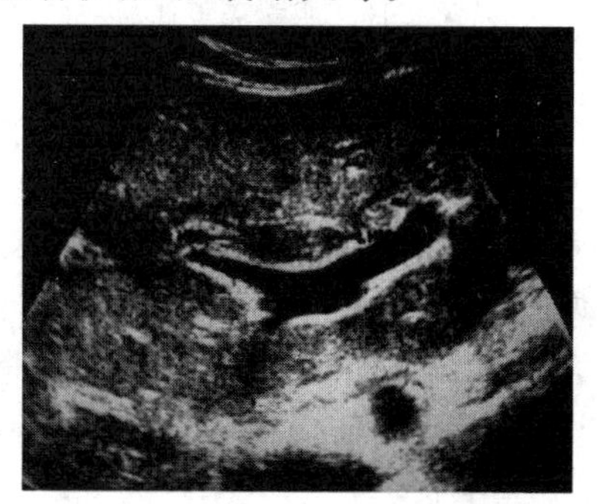

图 4-9　化脓性胆管炎声像图

超声显示肝内胆管增宽,管壁回声增强

(丁华杰)

第七节　胆囊癌

一、病理与临床

胆囊癌可发生于胆囊的任何部位,以胆囊底部和胆囊颈部最多见。原发性胆囊癌的大体形态可分为浸润型、结节型、胶质型和混合型。浸润型最多见,约占总数的70%～80%;胆囊癌的病理类型以腺癌最为多见,约占胆囊癌的70%～90%,此外尚有鳞癌、腺鳞癌、腺瘤恶变、息肉恶变、类癌等。腺癌中最常见的是无其他亚型的腺癌(not other wise specified adenocarcinoma,NOSA),约占腺癌的60%～70%,该型腺癌大多分化良好。

胆囊癌早期无特异性临床表现,合并胆囊结石或慢性胆囊炎者可有相应症状,中晚期患者可能触及右上腹肿块,或出现黄疸。晚期则产生明显症状,如右中上腹部持续性隐痛、食欲缺乏、恶心、呕吐,持续并进行性加重的黄疸,可伴有发热、腹水等。查体有肝大,右季肋下可扪及坚硬而无压痛的肿物。

二、声像图表现

根据胆囊癌的形态,可将胆囊癌分为结节型、浸润型、实块型等,超声有不同的表现。①结节型:呈乳头状、菌伞状或团块状中低回声,肿块自胆囊壁向腔内突出,基底宽或窄,体积较大,直径常大于10 mm,单发或多发,以单发多见,可合并胆囊结石或胆汁淤积。②浸润型:胆囊壁局限性或弥漫性不规则增厚,呈中等回声(图4-10),为肿瘤浸润胆囊壁的表现。③实块型:胆囊呈一中低回声实性肿块,正常无回声的胆囊腔消失。肿块边缘与周围肝脏分界不清,常为晚期胆囊癌伴有周围肝实质浸润转移的表现。CDFI显示病灶内血流信号丰富。

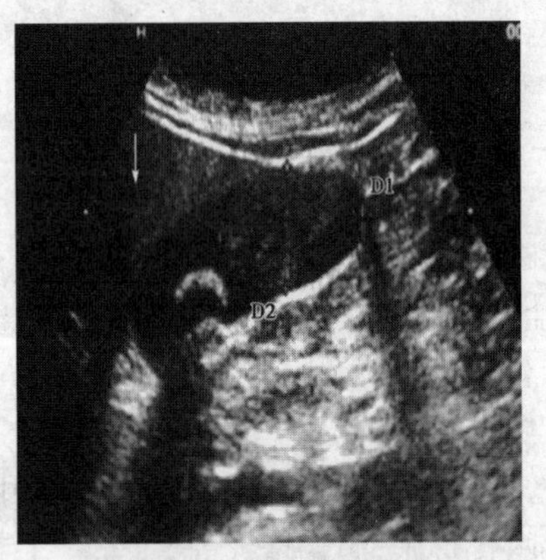

图4-10　胆囊癌声像图

超声显示胆囊底部腔内见中等回声,形态不规则,回声不均

三、鉴别诊断

超声检查对发现胆囊壁隆起性病变具有重要的临床价值,早期胆囊癌在形态上呈隆起性病变者占80%～90%。典型胆囊癌的超声图像,诊断一般并不困难。但是,对于胆囊壁增厚型、小结节型胆囊癌,与胆囊炎、胆囊息肉难以鉴别,应该结合临床资料进行综合分析进行诊断。

(1)结节型胆囊癌与胆囊良性隆起样病变常难以鉴别,对于直径大于10 mm、单发的隆起样病变需密切随诊观察,必要时手术切除。

(2)实块型胆囊癌需与肝癌相鉴别:根据肿块部位、形态轮廓、与周围肝组织的关系等特征不难鉴别。

(丁华杰)

第八节 肝内外胆道梗阻

正常情况下，左、右肝管及更细小分支通常不显示，肝总管宽度小于 5 mm，胆总管宽度小于 8 mm，胆囊切除后或大于 70 岁的老年人，胆总管代偿性增宽可达 10～12 mm。

一、病理与临床

引起肝内外胆道梗阻的原因很多，最常见的是结石，其次是肿瘤、炎症、蛔虫。胆道阻塞导致胆汁淤滞，胆压增高，胆管增宽。

二、声像图表现

肝门处胆管及肝内胆管均与门脉及其分支平行，因此肝内胆管扩张呈树枝状、丛状，与平行走行的门静脉形成“平行管征”。重度扩张时，呈“树杈状”或“海星状”向肝门部汇集。肝外胆管扩张，与门静脉构成“平行管征”或“双筒猎枪征”(图 4-11)。正常胆总管内径 4～6 mm，老年人可达 8 mm。肝外胆管内径超过 12 mm 时，提示明显扩张。

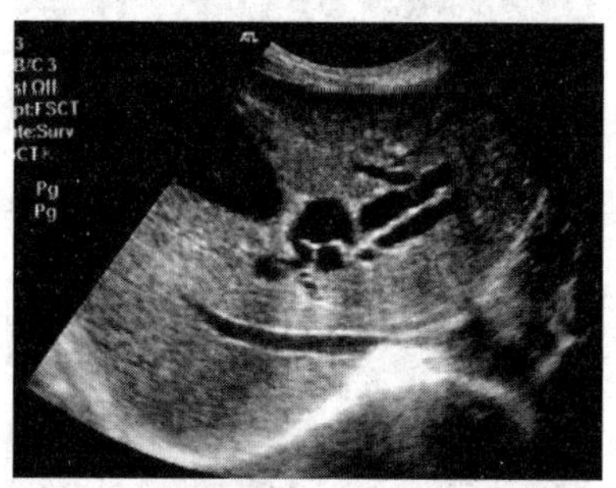

图 4-11 胆总管梗阻导致肝内胆管扩张

超声显示肝内胆管增宽，与门脉分支形成“双管征”

三、鉴别诊断

超声显像能清楚显示肝内外胆系结构，肝内外胆管有无扩张，因此对鉴别黄疸的性质、阻塞部位及病因具有重要的临床价值。根据胆管扩张的水平可以判断阻塞部位，一般情况下，胆总管与胆囊的张力状态是一致的，如肝内胆管扩张，胆囊肿大，胆总管扩大，多提示胆总管下端梗阻；如肝内胆管扩张，胆囊不大甚至缩小，胆总管不扩张提示肝总管梗阻；如肝内胆管扩张，胆总管扩张，胆囊不大，提示胆囊或胆管病变；如胆管、胰管双扩张，提示壶腹水平梗阻或胰头部病变。胆系的梗阻主要由结石或肿瘤引起，超声可显示阻塞的病因，如结石、肿块、炎性狭窄等。胆管结石表现为胆管内的强回声伴声影，通常与管壁分界清晰。胆管肿瘤以恶性多见，多为中等或低回声，与管壁分界不清，管壁增厚、中断，肿物的形态不规整，边界不清晰。由恶性肿瘤引起的胆管梗阻，梗阻程度常比结石引起的梗阻严重，胆总管内径常达 1.5 cm 以上。肝外胆管也可因肿大淋巴结等引起外压性狭窄，但胆管扩张程度不如胆管肿瘤所致梗阻严重，且胆管壁结构完整，胆管远端均匀性缩窄。

四、不同病因的肝内外胆道梗阻

肝内外胆道梗阻常见病因包括肝内外胆管结石、胆道肿瘤、胆道蛔虫症及各种原因所致的胆道外压性改变等。分述如下：

(一)肝内外胆管结石

1.病理与临床

肝外胆管结石多见于壮年和老年，急性发作时出现腹痛、黄疸、发热等，常有反复发作的病史。肝外胆管结石以胆总管结石多见，其来源一是在肝外胆管内形成，来源二是由肝内胆管结石或胆囊下降至胆总管。肝外胆管结石的特点是引起胆管梗阻和继发的急性胆道感染。结石在胆管内可以移动，除非发生嵌顿，一般不引起完全性阻塞。

多有长期反复发作的胆系感染等病史。典型发作症状是：胆道间歇性梗阻和伴发胆道感染症状，如间歇性发作的上腹痛、发冷、发热、黄疸、恶心、呕吐。急性发作时则出现腹痛、高热、寒战及黄疸。

肝内胆管结石多发生于中青年，一般无症状，少数可有上腹部不适等消化不良症状。

2.声像图表现

肝内、外胆管内出现强回声，伴或不伴后方声影。嵌顿于胆总管下段或肝总管内结石，致使其上段胆总管及肝内胆管呈树枝状扩张，并可致胆囊增大。结石多发时可见多个强回声，沿胆管走行部位排列(图 4-12)，上段胆管扩张或不扩张(图 4-13)。胆管结石常合并胆囊结石。

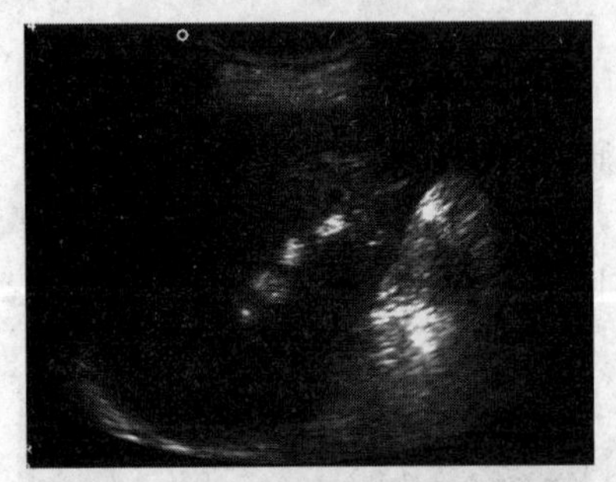

图 4-12　肝内胆管多发结石声像图

超声显示肝内见多数短条状强回声，沿胆管走行分布

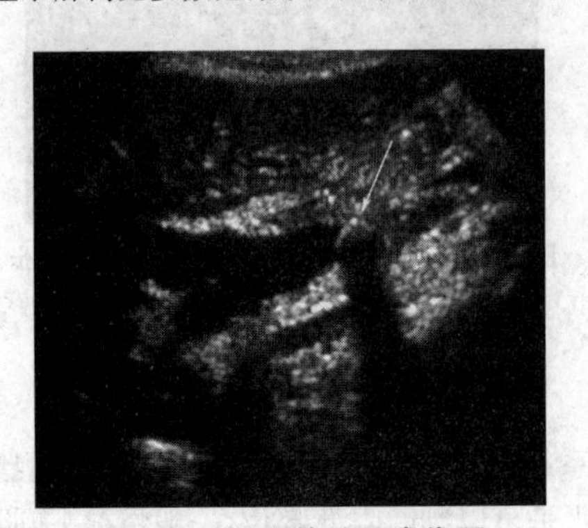

图 4-13　胆总管结石声像图

超声显示胆总管上段扩张，扩张远端管腔内见弧形强回声，后方伴声影

3.鉴别诊断

(1)肝外胆管结石多位置较深，容易受到肠气的干扰，其诊断较胆囊结石困难，较小的结石以及位于胆总管下段的结石容易漏诊。胆总管下段结石需与胆总管下段或壶腹部肿瘤、肠气、瘢痕组织等鉴别：肿瘤多呈中等回声或低回声，浸润胆管壁，体积较大。而结石与胆管壁有清晰分界，其后方常伴声影。肠气、瘢痕组织形成的强回声常于某一切面时与结石声像图类似，多切面检查常能鉴别。

(2)肝内胆管结石主要需与肝内钙化灶和积气鉴别，肝内管壁的钙化灶为强回声，常呈等号样，炎症后的钙化灶常呈簇状，回声多强于肝内胆管结石，不沿胆管走行分布，肝内胆管不扩张。胆管内积气患者多有胆道、胃空肠吻合术等病史，气体强回声同时出现于多处胆管内，形态不固定，无声影，伴彗星尾征，改变体位时可向胆管内位置较高处移动，不伴有末梢胆管的扩张。

(二)胆道肿瘤

1.病理与临床

胆管癌较胆囊癌少见，其发病率约占胆囊癌的 1/4～1/2，近年来发病率有增高的趋势。胆管癌好发于肝门部左、右肝管汇合处、胆囊管与肝总管汇合处以及壶腹部。约80%是腺癌,偶见未分化癌和鳞癌。胆管因癌细胞的弥漫性浸润而变硬、增厚,肿瘤环绕胆管浸润使胆管狭窄或堵塞,亦可呈乳头状或结节状肿块突入管腔,使胆管部分或完全阻塞。

胆管癌的临床表现以阻塞性黄疸最为突出,其起病隐袭,早期即出现黄疸。黄疸进行性加重。常伴有上腹疼痛或胆绞痛样发作。如伴继发感染,有高热、上腹剧痛、胃肠道症状。其他症状有体重减轻、身体瘦弱、乏力、肝大、腹水、恶病质等。另外,胆总管壶腹部癌可有消化道出血以及顽固性脂肪泻,并可发生继发性贫血。

2.声像图表现

胆管内见中等回声或低回声,自管壁突入扩张的管腔内,肿块边缘不整,与管壁黏膜层分界不清,管壁回声中断;或胆管壁局限性不均匀增厚,致管腔明显狭窄(图4-14),CDFI:其内无或见少许血流信号,其远段胆管扩张。晚期胆管癌可见肝脏弥漫性肿大,回声粗糙不均匀,以及肝门淋巴结肿大或肝内有转移灶。

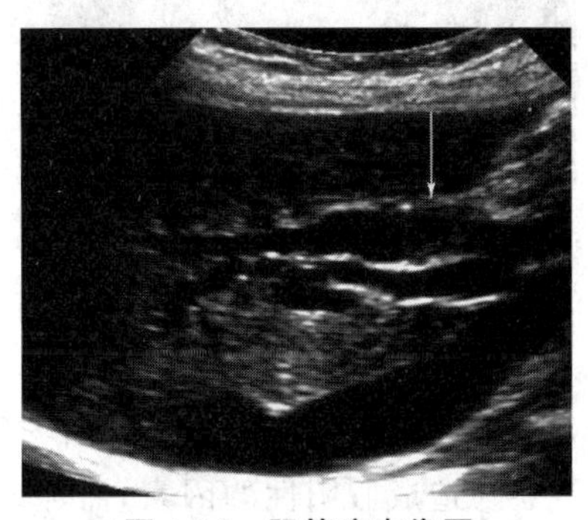

图4-14　胆管癌声像图

超声显示肝内胆管扩张,管壁局限性不规则增厚,管腔局部明显狭窄

3.鉴别诊断

(1)超声能够显示胆管形态及走行的改变,并能准确判断胆管内肿块的形态特征,通常能正确诊断,但是应注意肝脏及肝门区有无淋巴结转移。某些硬化性胆管炎的病例与胆管癌难以鉴别,诊断困难时应进一步做PTC及ERCP等检查进行综合判断。

(2)胆总管下段癌需与壶腹癌、胰头癌相鉴别:胆总管下段癌位于胆总管内,形态相对规则,胆总管回声中等;胰头癌位于胰头内,回声低,形态欠规则,所致胰管扩张更明显。但胆总管下段癌与壶腹癌通常难以鉴别。

(3)高位胆管癌需与肝癌相鉴别:位于胆道旁的肝癌可以压迫或浸润胆管壁,甚至在胆管内形成瘤栓,致上段胆道扩张,导致鉴别困难,此时应多切面仔细观察肿瘤的大小、位置及其与胆道的关系,并结合临床进行鉴别。

(三)胆道蛔虫症

1.病理与临床

胆道蛔虫是肠蛔虫症常见并发症,一般在发热或肠道功能紊乱或肠道环境发生变化时,蛔虫活动增加,易通过十二指肠乳头的开口钻入胆道内,可引起胆道机械阻塞和细菌感染。

胆道蛔虫病的主要临床表现为突然发生的剑突右下方阵发性“钻顶样”剧烈绞痛,向右肩放射,疼痛亦可突然缓解。恶心呕吐,吐出物为胃内容物、胆汁,亦可吐出蛔虫。可发生寒战、发热等胆道感染症状,如有胆道阻塞,可出现黄疸。查体时剑突下或稍偏右有深压痛,无腹肌紧张及反跳痛。腹痛剧烈而体征轻微,两者不相称是本病的特点。如合并胆道感染及梗阻严重时右上腹可出现肌紧张,压痛与反跳痛,局限性腹膜炎的体征。

2.声像图表现

当蛔虫位于胆总管内,超声可见胆总管扩张,内有一数毫米宽的双线状强回声,其间为低回声,为蛔虫的体壁，双线间的低回声区为蛔虫的假体腔，蛔虫与扩张的胆总管长轴切面形成"管中管"征，横切面呈"靶环"征，前端圆钝，边缘清晰，活的蛔虫可以显示蠕动(图 4-15)。如有多条蛔虫时，胆管内显示多条线状强回声。胆囊内蛔虫在胆囊腔内显示虫体的双线条状回声，甚至呈团状；蛔虫死亡后，其残体可碎裂成数段，如位于胆总管中回声与虫体存活时相似，但双线样回声可不连续；如位于胆囊内，常见多段双线样回声重叠在一起，堆积于胆囊内，改变体位时可移动，但无声影，需与胆囊内结石鉴别。

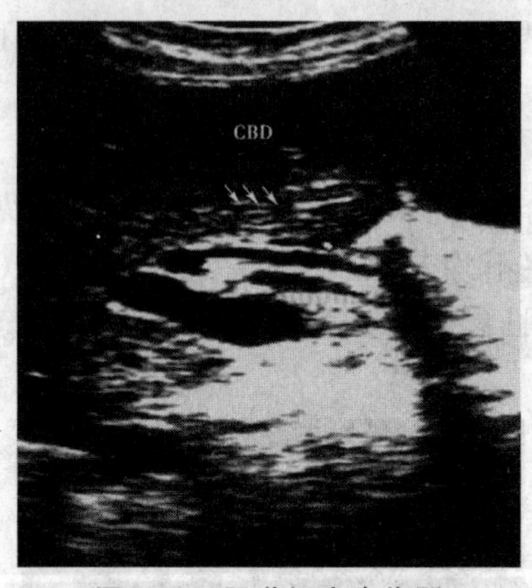

图 4-15　胆道蛔虫声像图

超声显示肝外胆管腔内见管状强回声

3.鉴别诊断

蛔虫死后，虫体萎缩，破碎时看不到平行回声带，需与胆道结石鉴别，后者胆道扩张较重，范围广泛，并常引起黄疸，可以鉴别。另外应注意观察易造成假阳性的因素，需加以鉴别：如肝动脉有时穿行于胆管和门静脉之间，酷似扩张胆管内的双线状改变，但肝动脉管壁搏动，易于识别。 **(丁华杰)**

第九节　先天性胆管囊性扩张症

一、病理与临床

目前对该病的病因多数学者赞成先天性因素学说，包括先天性胆管上皮增殖异常、胆胰管合流异常及胆管周围神经发育异常。先天性胆管上皮发育异常导致部分管壁薄弱。胆胰管合流异常导致胰酶在胆管内激活破坏胆管上皮。胆管周围神经发育异常可导致胆管下段痉挛、胆管内压增高，促进胆管扩张。本病多由于先天性胆管壁薄弱、胆管有轻重不等的阻塞，使胆管腔内压增高，扩大形成囊肿。

关于先天性胆管囊性扩张症的临床分型，目前国际上普遍使用的是 Todani 分型法：Ⅰ型为胆总管梭形或球形扩张；Ⅱ型为胆总管憩室；Ⅲ型为胆总管末端囊肿；Ⅳa 型为肝内外胆管多发性囊肿；Ⅳb 型为胆总管多发性囊肿；Ⅴ型为肝内胆管单发或者多发性囊肿(即 Caroli 病)。其中以Ⅰ型发病率最高，约占报道总病例的 90%以上；Ⅱ、Ⅲ型均罕见；Ⅳ、Ⅴ型相对少见。

先天性胆管囊性扩张症有三大特征：腹痛、黄疸和肿块。但往往有此典型表现的病例并不多。

二、声像图表现

(一)先天性胆总管囊肿

胆总管扩张，呈囊状、梭形或椭圆形，常常在 1.0 cm 以上，特别注意本病囊状扩张的两端与胆管相通，为特征性表现，壁光滑清晰，其内回声清亮(图 4-16)。合并结石、胆汁淤积时其内可见强回声或中低回声。多无其他胆道系统异常表现，可合并肝内胆管囊性扩张。

(二)肝内胆管囊性扩张症

又称Caroli病，声像图表现为左、右肝内胆管节段型或弥漫型的囊性扩张，呈椭圆形或梭形，囊腔间相互连通，边缘清晰光滑。

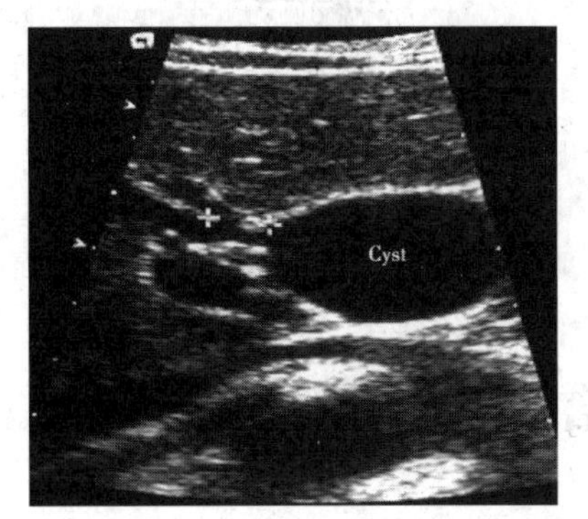

图4-16　先天性胆总管囊状扩张声像图

超声显示肝门部无回声，与胆管相通，囊壁光滑，囊内透声较好，Cyst：胆总管囊肿

三、鉴别诊断

先天性胆管囊性扩张以青少年女性多见。患者常常有右上腹痛、黄疸等症状。幼年时肝外胆管囊状扩张，往往无症状，可偶然在体检中被发现。

(一)需与胆总管下段结石或肿瘤等致胆道扩张相鉴别

先天性胆总管囊肿，扩张的部位呈椭圆形或纺锤形，而上下段与之相连处的胆管管径相对正常，无明显扩张，正常与异常胆道分界鲜明，多不引起肝内胆管扩张。而结石或肿瘤等梗阻引起的胆管扩张常同时累及其上段肝内、外胆管，呈由粗至细的渐变型，胆囊亦可受累。

(二)先天性胆总管囊肿需与先天性双胆囊相鉴别

先天性双胆囊一端为盲端，而先天性胆总管囊肿两端均与胆管相连，根据形态及脂餐试验等容易鉴别。

(丁华杰)

第十节　胆囊不显示

一、病理与临床

常见的原因有胆囊切除术后、进餐后胆囊收缩、胆囊位置异常、胆囊慢性炎症导致胆囊萎缩、肝总管梗阻导致肝内胆汁排除受阻，使胆囊不能充盈、胆囊充满结石等，特殊的情况有先天性胆囊缺如。无特殊临床表现或表现相关疾病的临床症状，如右上腹部疼痛、不适、发热、黄疸等。

二、声像图表现

在胆囊窝内未能见到胆囊回声。

三、鉴别诊断

胆囊不显示的因素很多，首先是寻找常见的原因，如胆囊切除，此外检查前必须有足够的禁食时间，以使胆囊充盈，从多角度、多切面、变换体位扫查，以找到胆囊不显示的原因。

(丁华杰)

第五章　胰腺超声诊断

第一节　胰腺及周围解剖

胰腺位于腹膜后，横越上腹正中。可分为头、颈、体、尾四部分，相互之间无明确分界。

一、头部

头部最大，略呈球形，为十二指肠降部和横部包绕，前面与横结肠、肝脏、小肠等相邻，后面是下腔静脉、右肾静脉，其上缘有门静脉和肝动脉。沿着胰头的右侧缘，胃十二指肠动脉自胰头的前上缘穿入，而胆总管进入其背侧。胰头钩突向左可绕至肠系膜上静脉的后方。

二、颈部

颈部狭窄，前面是幽门和十二指肠球部，后面是肠系膜上静脉与脾静脉汇合成门静脉处。

三、体部

胰体部始于正中线左侧，其前面隔小网膜囊与胃后壁相邻，下方是横结肠及其系膜。胰体后方无腹膜，直接与肠系膜上动脉、腹主动脉、左肾静脉及左肾上腺相接。在胰体上缘，腹腔动脉向左右分别发出脾动脉和肝动脉，而脾静脉穿行于胰体后上缘。

四、尾部

体部向左上方延伸即为胰尾，脾动脉和下方的脾静脉共同走行于胰尾上缘的深面，抵达脾门。

胰腺位于第一、二腰椎水平，其体表投影上缘约相当于脐上 10 cm，下缘约相当于脐上 5 cm。胰头低而胰尾高，其长轴与水平线夹角约在 10°～30°范围。根据对 100 例大体标本的研究，头、体、尾排成一条直线的仅占 61%，其余的 39%为体部比头高，或胰头比体尾部高，或头尾部高中间低，或波浪形。了解这些特点，有助于超声扫查准确、迅速地获得胰腺切面。

胰腺在腹部位置的深浅与网膜和腹膜后的脂肪量有关。体瘦者脂肪层菲薄，胰腺靠近前腹壁，胰体更突向前；肥胖者因肠系膜及腹膜后的脂肪层较厚，胰腺位置较深。

胰管位于胰腺实质中，分主胰管和副胰管。主胰管自胰尾开始，在胰实质的中心偏后贯穿胰体，在颈部向右下转至胰头，经 Vater 壶腹部与胆管共同开口于十二指肠乳头部。主胰管的管径至胰头逐渐增大，约在 2～3 mm 范围，一般较均匀平整，但在一些老年人，管径可轻度增大、粗细不均。

胰腺的血液供应主要由腹腔动脉分支而来的胰十二指肠上、下动脉和脾动脉的分支供应。其中只有胰十二指肠动脉弓能在声像图上被显示，它们走行于胰头与十二指肠之间的沟内。

胰腺的淋巴管丰富，其淋巴引流可经胰腺周围和脾门淋巴结等注入腹腔动脉、肠系膜上动脉和腹主动脉等处的淋巴结。

（丁华杰）

第二节 胰腺超声检查方法

一、检查前准备

(1)一般患者于检查前禁食4～6h,尤以禁早餐后当日上午检查为宜。

(2)胃肠气体干扰较重者,检查前日晚仅吃少量少渣饮食,睡前服轻泻剂(果导3片或番泻叶4.5～6 g),检查当日晨禁食。

(3)检查中,必要时可饮脱气水或胃肠造影剂400～600 mL,充盈胃腔形成胰腺良好的声窗。

二、检查体位

(一)仰卧位

深吸气状态,可以通过肝脏及充盈胃观察胰腺,该体位由于气体存积于胃体部影响对胰尾的显示。

(二)坐位或站立位

有利于肝脏充分下移,并使胃内气体移积于胃底而使胰腺得以良好显示;尤其是胃切除术后常影响胰腺的显示,此体位扫查更为重要。

(三)左前斜位

饮水后充盈胃窦、十二指肠,使胰腺头、体部避开气体干扰,改善显示条件。

(四)俯卧位或右侧卧位

可通过左肾或脾脏和充盈的胃体对胰尾进行观察。

三、扫查方法

首选凸阵实时超声探头,适当降低增益条件并调节聚焦场。将探头置于剑突与脐之间,沿着右肾门至脾门的连线扫查,或在上腹正中水平将探头向左上倾斜,与水平成10°～30°夹角扫查,可获得胰腺的长轴切面图。识别胰腺的标志是位于胰腺周围的血管:背侧的下腔静脉,腹主动脉,肠系膜上动、静脉以及脾静脉等血管。沿下腔静脉、门静脉、腹主动脉及脊柱左缘作上腹部纵切面分别可获得胰头、颈、体、尾部的短轴切面图。

胰腺由于本身形态差异较大,并且向左上腹倾斜,因而在腹部作一次横切面扫查常难以显示胰头至胰尾整个长轴。在胰体尾显示后将探头向右下侧转即能显示胰头,并从胰头上缘向下连续扫查达十二指肠水平部,使胰头得以完全显示。在扫查中也要重视对胰头、颈、体、尾各部的短轴切面连续观察,以减少遗漏。

胰腺的位置较深,探头作加压扫查,可以推挤排除局部胃肠气体的干扰,并且缩短体表至胰腺的距离,提高胰腺的显示率和清晰度。凸阵和扇扫探头观察范围更广,可使胰尾部的显示较为满意。

通过实时超声仪观察发现,在做深呼吸时,胰腺可有小范围上下移动,其范围最大可达3 cm左右,平均为2 cm。胰腺扫查时,应充分利用这种呼吸运动变化,有时可提高显示率和清晰度。

(丁华杰)

第三节 正常胰腺的超声表现

一、胰腺形态

正常胰腺长轴断面的形状可以大致分为以下三型:①蝌蚪型:最常见为胰头大而体尾部小,少见反向的蝌蚪型,即胰头小。②腊肠型:头、颈、体、尾部厚度相似。③哑铃型:颈部细窄,头部和体尾部厚大(图 5-1)。

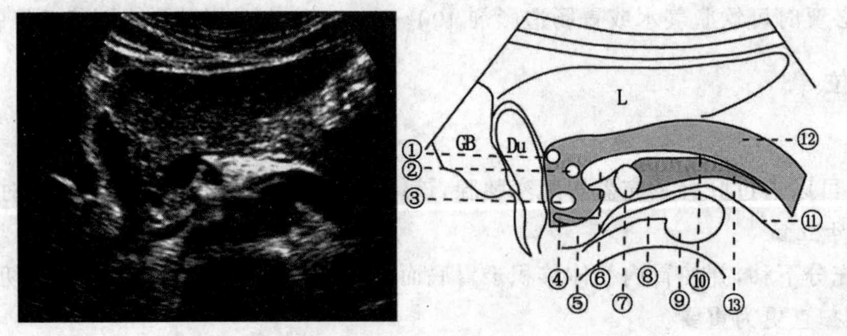

图 5-1 正常胰腺

A.胰头、体部及周围血管;B.示意图:①胰十二指肠上动脉。②胰十二指肠下动脉。③胆管。④胰十二指肠后下静脉。⑤下腔静脉。⑥肠系膜上静脉。⑦肠系膜上动脉。⑧右肾动脉。⑨腹主动脉。⑩脾静脉。⑪左肾静脉。⑫胰腺。⑬腹膜后脂肪

胰腺的轮廓线一般显示较清晰。胰腺没有致密的纤维包膜,本身亦不厚实,其轮廓的显示主要取决于胰腺和相邻脏器及脂肪组织。呼吸运动、胃肠蠕动等均会影响胰腺轮廓线的回声强度和清晰度。

二、胰腺切面与毗邻

(1)胰腺长轴声像图为横跨脊柱前的长条状中等回声区。胰头部最厚,位于下腔静脉之前,为十二指肠环所包绕,气体较多时干扰胰头显示。在胰头的前外侧和背侧可分别显示出胰十二指肠动脉和胆总管的圆形横切面。

(2)胰头向左延伸变窄为颈部,其后面为肠系膜上静脉与脾静脉汇合处。

(3)继续移行为胰体。其后方显示有脾静脉、肠系膜上动脉和腹主动脉,左肾静脉横穿肠系膜上动脉与腹主动脉之间。无腹水时,小网膜囊不显示,可见胃后壁贴于胰体前面。

(4)胰体向左越过脊柱成为胰尾抵于脾门,常见脾静脉伴行其后方。

(5)沿下腔静脉纵切面,显示胰头的上下径呈卵圆形,位于门静脉主干的下方。

(6)沿腹正中线或腹主动脉纵切面,于肝左叶和胃后壁的后方显示胰体的短轴,呈类三角形或椭圆形,呼吸时可变长变细。

(7)胰尾向背侧走行,由于胃腔气体干扰,仰卧位上腹纵切面常难以显示,或仅显示靠近脊柱左缘的一部分;在左肋间扫查,通过脾脏可显示胰尾邻近脾门脾静脉起始部呈条带状强回声。

三、胰腺回声

正常胰腺实质的回声强度较正常肝脏稍强或相似。胰腺的回声强度取决于自腹膜后延伸入胰体小叶间的纤维和脂肪组织的含量。随着老年化,胰腺组织萎缩而纤维和结缔组织增加,胰腺回声明显增强。胰腺的回声强度可稍有差异,但正常者应均匀一致,任何局部增强或减弱都应当考虑异常表现或病变。

四、胰腺大小测量

胰腺的形态在青年人显得饱满，边缘平滑，随着年龄增大则变得不规则或呈分叶状，相对缩小。对胰腺的测量，前后径（厚度）反映其大小的改变较为准确实用。纵切应选择最厚处测量较为可靠。测量胰头在下腔静脉之前，不包括钩突；测量胰体在肠系膜上动脉之右前；测量胰尾以脊柱左侧缘为准。

正常成人胰腺前后径超声测量最大值：胰头为＜30 mm，胰颈部水平为＜22 mm（不包括脾静脉），胰体、胰尾为＜28 mm。老年人和胰岛素依赖性糖尿病患者的胰腺超声测值均小于正常人。因胰腺的个体差异较大，受探头切面方向和呼吸的影响，此数据仅供参考。诊断中重视观察形态和回声变化更有意义。

五、胰管形态大小

高分辨力实时超声使主胰管的显示获得满意的效果。正常人主胰管表现为横贯胰实质的两条平行的中强回声线，平整而明亮，其中间为管腔。管壁有点状的间断，为小叶导管的汇合口，此为主胰管区别于其他管道结构的重要特征。胰管在胰尾较细，至体部、头部逐渐增粗。正常胰管超声测得内径（前后径）在体部不大于 2 mm，在头颈部不大于 3 mm。偶见先天性胰管扩张，达 4～6 mm，但近端无占位，无结石，患者可有上腹不适、胀痛感。胰头和胰尾部的胰管随着胰腺向背后行走，声束无法垂直入射，并因气体干扰较重，显示率低。注射胰泌素后 2～5min 扫查，管腔增大，显示率提高。主胰管的超声显示率可达 85%以上。胰管不显示一般发生于胰腺实质回声增强、胃肠气体干扰明显以及胰腺菲薄或萎缩等情况。

在声像图上可能误诊为胰管的结构有胰腺前方的胃后壁和肝动脉或胰腺后面的脾静脉；可能误认为胰腺组织的有后腹膜脂肪组织；当胰尾部位置较高或形态隆起时，可压迫或挤压充盈胃形成胰腺肿瘤或胃黏膜下肿瘤伪像。实时超声仪追踪其解剖特征、周围血管走行或彩超观察，必要时行 CT 或 MR 检查，不难作出鉴别。

（丁华杰）

第四节　急性胰腺炎

根据病理变化可分为：急性水肿性胰腺炎和急性坏死性胰腺炎或急性出血性坏死性胰腺炎，又称重症胰腺炎。前者最多见，约占 90%以上。一般认为是由胰腺消化酶被激活后对胰腺组织自身消化所引起的化学炎症。

一、病理与临床

急性胰腺炎患者在发病前常有饮酒、饱食或高脂餐史，有些患者既往有胆石症发作史。急性腹痛是急性胰腺炎最突出的症状，也是最先出现的症状。疼痛为持续性，逐渐加重，伴有胆石发作者，则兼有右上腹绞痛，约占 5%～20%。40%～50%的急性胰腺炎患者有后背及腰部牵涉痛。消化道症状有恶心、呕吐、腹胀、肠麻痹。此外有黄疸、发热、腹水、胸水、电解质紊乱、出血、皮下淤斑及休克，甚至猝死。伴有血清淀粉酶、尿淀粉酶增高。

二、声像图表现

（一）二维超声

典型急性胰腺炎超声所见：

(1)胰腺弥漫性体积肿大:以前后径增大为主。个别为局限性肿大,多见于胰头和胰尾,与胰头副胰管或胰尾胰管梗阻形成局限性炎症有关。

(2)形态和边缘的变化:比大小能更客观地反映胰腺的病理变化。轻型炎症时,边缘整齐,形态规则;重型时边缘模糊不清,形态下规则,胰腺与周围组织分界不清。

(3)内部回声:水肿型为均一的低回声,出血坏死性内部呈高低混合回声,有液化和钙化灶(图 5-2,图 5-3)。

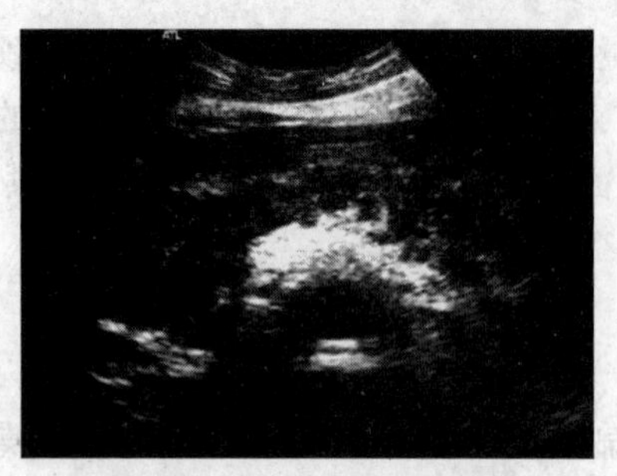

图 5-2　出血坏死性胰腺炎

超声见胰腺弥漫性增大,形态不规则,内回声强弱不均,后方脾静脉显示不清

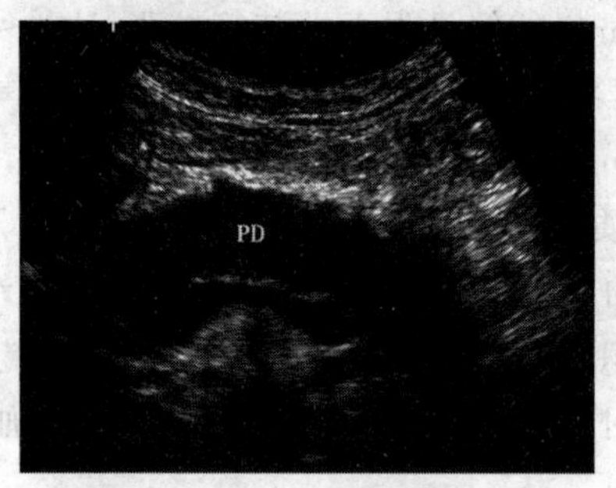

图 5-3　急性水肿性胰腺炎

超声见胰腺回声减低、均匀,边界清,胰管可见无扩张,脾静脉清晰显示。PD:胰管

(4)胰管:轻度扩张或不扩张,当胰液外漏时扩张可消失或减轻。

(5)积液:常见于胰周、小网膜囊、肾前旁间隙、腹腔、盆腔、胸腔。

(6)假性囊肿:多发生于胰周或胰内。

(7)胰腺脓肿,胰腺正常结构消失,内部呈不均匀的混合回声,是最严重的局部并发症之一。

彩色多普勒超声:由于急性炎症的渗出和肠气干扰,胰内部血流显示更加困难。脓肿坏死区血流完全消失。

三、鉴别诊断

大多数病例有较典型的超声表现,结合临床表现和血清淀粉酶检查,一般可得到诊断。超声对急性水肿性胰腺炎的诊断率可达 78%～92%,对坏死性胰腺炎的诊断率达 89%～92%。约 10%～30%的病例超声检查无异常,应结合临床进行诊断。轻型与重型胰腺炎的超声鉴别见表 5-1。

表 5-1　轻型与重型胰腺炎鉴别

类型	轻型胰腺炎	重型胰腺炎
胰腺肿大	轻中度弥漫性肿大	严重弥漫肿大
胰腺边缘	清晰	不整、模糊不清
异常胰腺回声	均一低回声	不均一混合回声
胰周积液量	少	较多见、量多
胸水、腹水	少见	多见
肠麻痹、积气、扩张	少见	多见

需与急性胰腺炎相鉴别的疾病有：

(一)鉴别急性胰腺炎和慢性发作性胰腺炎

慢性胰腺炎急性发作的超声表现可与急性胰腺炎的出血坏死性相似，根据声像图很难鉴别。必须动态观察，并结合临床表现，一般可以鉴别。

(二)局限性胰腺炎与胰腺癌

胰腺癌边缘不规则、内部回声不均、后方回声衰减、向外突起或向周围浸润，肿块内无贯通胰管，胰外无积液等超声表现，需结合病史、CA199、胰淀粉检查等，必要时行超声引导下活检。

(三)弥漫性肿大的急性胰腺炎与弥漫性胰腺癌

均可显示高回声或混合回声，边缘不规则。胰腺癌有向周围呈蟹足样或锯齿样浸润性生长，周围器官移位，周围血管受压或受浸润，胰周淋巴结肿大等。根据声像图的动态变化，结合临床资料予以鉴别。

(丁华杰)

第五节 慢性胰腺炎

一、临床表现

(一)腹痛

腹痛是慢性胰腺炎最突出的症状，约75%～90%的患者都有程度不等的腹痛。腹痛多呈反复发作的上腹部疼痛，饮酒、饱餐可诱发。慢性胰腺炎的腹痛常有胰腺疼痛体位特点，即患者喜坐位或前倾，平卧位时或进食后疼痛加重；前倾俯坐或屈腹时可使疼痛缓解。

(二)体重减轻

为仅次于腹痛的一种较常见的症状，约75%的患者有此表现。

(三)腹泻

腹泻是慢性胰腺炎的典型表现，约30%的患者可有腹泻，典型的可为脂肪泻。此外，有黄疸、糖尿病等。

二、声像图表现

不同病理类型的胰腺炎有不同特征的声像图表现。

(一)胰腺大小

大小变化无一定规律，据文献报道28%～50%的慢性胰腺炎大小正常，其余大部分可有不同程度的肿大，少数缩小，主要取决于胰腺炎的病理类型。少数为局限性肿大，又称假瘤型胰腺炎，多见于局限性胰腺炎。

(二)形态和边缘

胰腺形态僵硬、饱满，边缘不整，这是大部分慢性胰腺炎的重要超声表现，在胰腺大小正常的病例出现此声像图特征有重要的诊断意义。

(三)内部回声

大部分病例有不同程度的胰腺内部回声粗糙，慢性钙化型伴有回声增高，或呈斑点状强回声，是胰实质钙化的标志。有极少数病例的内部回声无改变(图5-4)。

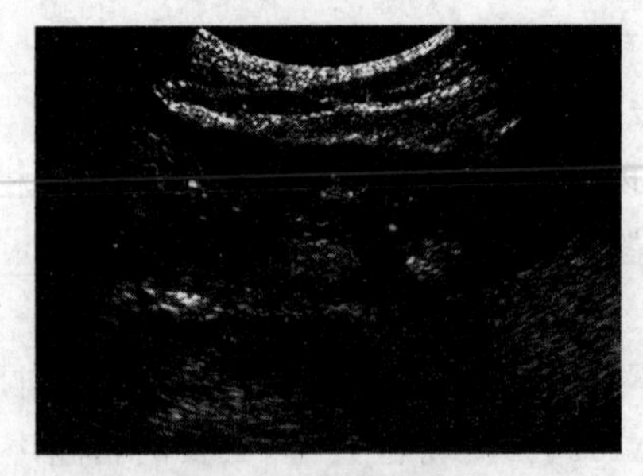

图 5-4 慢性胰腺炎

超声胰腺大小未见异常，实质回声不均匀，边界不清晰，内可见散在点状强回声，胰腺后方脾静脉模糊不清

（四）胰腺结石

对慢性胰腺炎有确诊价值，常见于钙化型慢性胰腺炎，为点块状强回声，后方伴声影。但体外超声对小钙化灶和结石的检出能力有限，内镜超声检查可提高胰内钙化灶和小结石的检出率，从而提高胰腺炎的诊断正确率。

（五）胰管扩张

钙化型胰腺炎常伴有结石形成，胰管扩张较明显，梗阻型以轻中度扩张较常见，为不规则扩张，粗细不均，典型的为串珠样改变。

（六）胰腺假性囊肿

可发生在胰腺内和胰周，囊壁较厚而不规则，边界模糊，囊内可见弱回声。

彩色多普勒超声：尚未检测到血流动力学的改变。

超声内镜检查：能更敏感地检出胰腺包膜不规整，内部回声不均匀，细小钙化灶和结石，以及胰管的串珠状改变。

三、鉴别诊断

长期以来胰腺结石、胰管不规则扩张、胰腺假性囊肿为临床上慢性胰腺炎最有价值的诊断指标。需与慢性胰腺炎相鉴别的疾病有：

（一）假瘤型胰腺炎与胰腺癌

胰腺炎的肿块特征为：①内部为低回声。②肿块内有强回声钙化灶。③后方回声衰减不明显。④肿块与非肿块境界不清。⑤尾侧胰管扩张不明显或仅有轻度扩张。⑥肿块内有胰管贯穿。⑦胰周淋巴结无明显肿大。⑧随症状的减轻和加重，肿块大小可发生变化。鉴别诊断困难时可穿刺活检。

（二）慢性胰腺炎与全胰腺癌

全胰腺癌的超声特点为：①胰腺形态变化显著，呈膨胀性生长状态。②内部回声显著不均，有“圆中圆”现象。③后方回声衰减明显。④周边器官移位。⑤胰周淋巴结肿大。⑥周围血管受压或被侵犯。

（三）慢性胰腺炎的假性囊肿与胰腺囊腺癌

胰腺囊腺癌的超声特点为：①非典型的囊性结构，表现囊实混合回声或实性肿物内的囊区。②肿物边界不清，向周围器官浸润。③囊内壁不光滑。④胰腺的其他部分无慢性炎症的声像特征。

（四）老年性胰腺与慢性胰腺炎

老年性胰腺的特点是：胰腺形态正常，边界清晰，内部回声高但均匀，胰管无扩张或轻度均匀扩张。无胰腺炎病史。

（丁华杰）

第六节　胰腺真性囊肿

一、临床表现

与囊肿的种类、部位及大小有关，无特异性，多数无症状。

二、声像图表现

（一）二维超声

1.先天性囊肿

胰腺实质内单发或多发的囊性物，圆形，或椭圆形，壁薄，囊液透声性好，体积小，常合并肝、肾、脾囊性病变。

2.潴留性囊肿

胰内体积较小的囊性病变，囊肿本身与先天性囊肿无明显区别，胰管可与囊肿相通。有时可见胰腺结石、钙化等慢性胰腺炎的表现。

3.寄生虫性囊肿

胰棘球蚴病可发生于胰腺，囊中有囊，囊壁上不规则的点片状强回声是重要的特点。

4.肿瘤性囊肿

详见胰腺囊腺瘤和囊腺癌。

（二）彩色多普勒超声

除肿瘤性囊肿外，尚未发现彩超对囊肿类别的鉴别诊断作用。

三、鉴别诊断

胰腺内或胰腺相连的囊性病变，壁薄、囊液清晰、体积较小者可诊断为胰腺囊肿，无急性胰腺炎发作病史者，真性囊肿可能性大。但超声不能鉴别真性囊肿的类别。需要鉴别的疾病有：

（一）胰外囊肿

囊肿包膜与胰腺被膜不相连，深呼吸时囊肿运动与胰腺运动不一致。如胰头部囊肿，应与肝囊肿及右肾囊肿相鉴别。胰体部囊肿应与网膜囊积液相鉴别。

（二）胰腺脓肿、血肿

无明确包膜，内部呈低回声，透声性较差。有相应的病史和临床表现。

（三）小胰癌

低回声，无包膜，后方回声衰减。

（四）胰腺囊腺瘤

囊壁厚而不规则，可见肿瘤的实质成分，囊液透声性较差，有较丰富的血流信号。

（丁华杰）

第七节 胰腺假性囊肿

一、临床表现

胰腺假性囊肿较真性囊肿多见，常见的病因为急性或慢性胰腺炎、胰腺外伤和胰腺手术。可表现为上腹痛和消化道症状。

二、声像学表现

单个或2～3个大小不等类圆或不规则形无回声，囊壁较厚，可有分隔，囊液清晰。坏死或继发感染者内部可见点片状中低回声。囊肿常挤压周围器官，使其受压或移位，并与周围器官粘连。

三、鉴别诊断

根据胰周囊性病变，囊肿较大，囊壁较厚，有胰腺炎、胰腺手术、胰外伤病史，可作出假性囊肿的诊断。应与下列疾病鉴别：

(一)胰腺假性囊肿与真性囊肿的鉴别

后者较小、壁薄、囊液清，无急性胰腺炎的发作史，无手术、外伤病史。前者壁较厚，囊液欠清晰，有急性炎症发作史。但多数情况下两者鉴别困难。

(二)胰腺脓肿

脓腔内可见随体位改变浮动的低、中、高点片状回声，其壁增厚、粗糙、不规则。与典型的单纯胰腺囊肿不难鉴别。与合并感染的胰腺囊肿很难鉴别，超声引导下穿刺可确诊。 **(丁华杰)**

第八节 胰腺癌

一、临床表现

胰腺癌出现临床症状时往往已属晚期，因在病程早期患者可无症状或症状很不典型，70%～80%的胰腺癌发生在胰头部，体、尾部次之，有时全胰均有。

(1)主要的症状是黄疸，特别是胰头癌。胰头癌引起的黄疸是进行性加重。胰体癌或全胰癌只是在病程的晚期才有少数患者出现黄疸。

(2)腹痛：因肿瘤部位的不同而异，胰头癌的患者往往可有进食后的上腹部胀满不适或腹痛，胰体尾部癌腹痛往往在左上腹或脐周，后期因肿瘤侵及腹膜后神经组织而引起腰背痛，可呈束带痛。

(3)食欲缺乏、消化不良，致使患者周身无力、体重减轻。

(4)体征：在出现梗阻性黄疸时可因胆汁淤积而肝大，胆囊肿大。少数患者可有左锁骨上淋巴结转移。

二、声像学表现

(一)二维超声

(1)胰腺内肿物：胰腺内肿物是诊断胰腺癌的最直接依据，小于2 cm的肿瘤多为均匀低回声，圆形，与正常组织无明显界线，无包膜，后方回声衰减不明显。随肿瘤增大肿块内回声不均匀增加，部分可有钙化、液化或呈高回声改变，肿物境界不清，呈浸润性生长，形态不规则，后方回声衰减（图 5-5）。

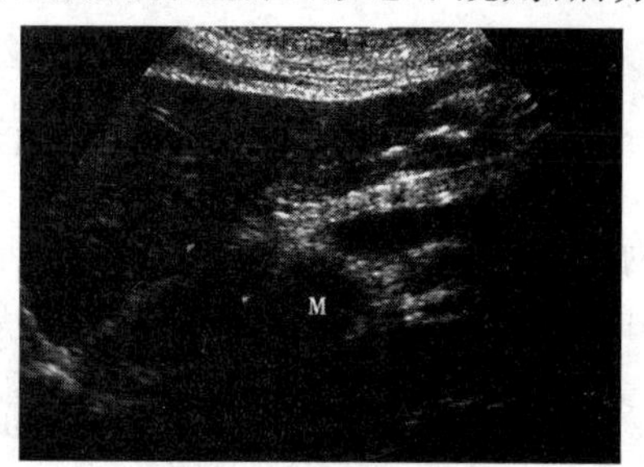

图 5-5　胰腺癌（钩突部）

纵切面见肿瘤呈低回声，边界尚清，边缘不整，后方衰减（M：肿瘤）

（2）胰腺大小的改变：胰腺局限性肿大常见，胰头前后径大于 2.5 cm，胰体尾前后径大于 2.0 cm。全胰腺癌者胰腺呈弥漫性增大。肿瘤小于 2 cm 时，胰腺增大可不明显。

（3）胰腺轮廓和边缘的改变：肿瘤较小时胰腺轮廓改变不明显，较大时胰腺形态异常，轮廓不清，与周围器官境界消失。

（4）胰管不同程度均匀性扩张，内壁平滑。当肿瘤侵犯胰管时可闭塞。如肿瘤位于胰头部，且副胰管通畅，胰管内径可正常。

（5）胆管扩张：胰腺癌和肿大的淋巴结浸润或压迫胆总管，引起胆道梗阻。超声可见扩张的胆总管中断于胰腺的低回声肿物内。

（6）胰周血管的压迫和侵犯：肿瘤附近的血管被推移、挤压、变形，或管腔内见实性回声，或被肿瘤包绕（图 5-6）。

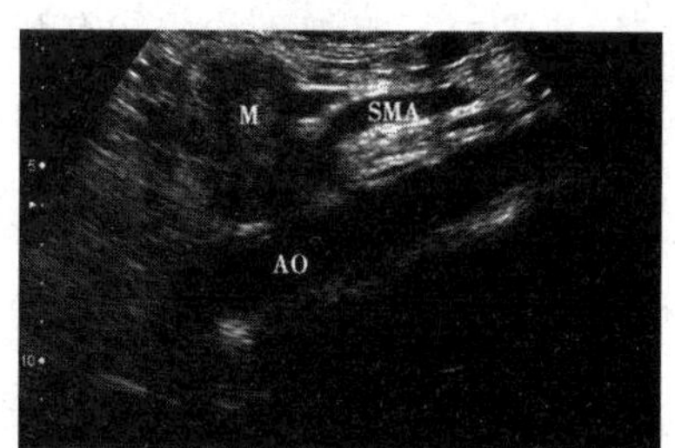

图 5-6　胰体部胰腺癌

超声见肿瘤位于腹主动脉前方 5.5 cm×3.9 cm，为中等回声，呈浸润性生长，侵犯腹腔干及肠系膜上动脉。血管造影示腹腔干，脾动脉及肠系膜上动脉狭窄（M：肿瘤；AO：腹主动脉；SMA：肠系膜上动脉）

（7）周围器官的侵犯：常侵犯的器官有十二指肠、胃、脾、胆囊等，器官表面的正常浆膜界面消失。

（8）淋巴结转移：胰周淋巴结肿大，内部呈低回声。一般认为 1 cm 以上的淋巴结转移性可能性大。

（9）胰腺后腹膜增厚：腹膜后组织回声减低，脾静脉背侧至肠系膜的垂直距离大于 0.7 cm。表明腹膜后神经丛和肠系根部受侵犯。

值得注意的是：①胰腺癌小于 2 cm 时，肿瘤显示困难。胰腺大小无明显变化，胰管可无明显扩张，要仔细观察胰内回声的微小变化，注意间接征象，必要时进行超声内镜检查。②脾动脉走行与胰管非常接近，易误认为扩张的胰管，必须养成沿扩张胰管向头侧追踪管道走行的习惯以减少误诊，彩超有利于鉴别。对于确认为扩张的胰管，可追踪了解胰管的梗阻部位。③横切扫查时对胰周围器官肿瘤易误认为胰内肿物，必须纵横 2 个切面进行鉴别。④副胰管与主胰管连通，或肿瘤较小，或肿瘤位于胰腺钩突部时胰管内径可正常。⑤全胰腺癌时可仅表现为胰腺内回声不均，边界不整，胰腺大小正常。

（二）彩色多普勒超声

1.彩色多普勒超声表现

直径 4 cm 以内的胰腺癌内很少能检测出血流信号，肿瘤增大时可于周边部分检出低速血流，远比肝癌、壶腹癌、肾癌和胰腺的其他类型的癌肿血流稀少。

肿瘤对周围大血管有无压迫和侵犯是检查的重点。血管可被推移、挤压、变形，或管腔内癌栓形成，或血管壁高回声层断裂，或被肿瘤包绕。血流频谱可出现湍流、速度加快或减慢或消失等改变。

2.彩色多普勒超声检查的意义

(1)胰腺癌为少血供肿瘤，肿块内血流信号稀少支持胰腺癌的诊断。

(2)血流的观察有助于各种肿瘤的鉴别诊断，如胰岛细胞癌、胆管癌为多血供肿瘤，胆道肿瘤血供较胰腺癌丰富。2 cm 以上的肿瘤彩色多普勒超声未观察到血液信号，肿瘤多原发于胰腺；2 cm 以下肿瘤内观察到血流信号，肿瘤原发于胆管可能大。

(3)彩色多普勒超声有助于对大血管的定位和鉴别，特别是肿瘤巨大周围血管移位明显在二维超声定位定性困难时，彩色多普勒超声有其独特作用。

(4)彩色多普勒超声可同时从不同的切面显示肿瘤及其周围的动脉和静脉，显示管腔内和血管壁的改变，直观显示肿瘤与周围血管关系，鉴别血管单纯受压和侵犯，为外科手术方式的选择提供有力的依据。研究结果表明，以肿瘤包绕肝动脉 1/2 周作为侵犯肝动脉指标，以门静脉壁回声消失和中断作为侵犯门静脉指标，诊断正确率分别为 98.4%、94%。

三、诊断与鉴别诊断

胰腺内回声不均，边界不清、后方回声衰减、内部血供贫乏的肿物，是诊断胰腺癌最直接的证据。肿瘤不明显，以胰胆管扩张或胰腺局部肿大为主时，需进行进一步检查。下列疾病需与胰腺癌相鉴别：

(一)假瘤型胰腺炎

主要特点是：①与正常组织分界不如胰腺癌清楚，内部回声均匀，与正常胰腺组织相比回声性质不变，只是回声水平不同。②胰管扩张程度轻，胰管内径粗细不均。③有胰管穿通征。④有慢性胰腺炎的超声表现。⑤内有正常血管走行。

(二)胰腺囊腺瘤、囊腺癌

主要特点是：①多生长在胰体或胰尾部。②肿瘤多为非实性的多房囊性肿物，囊壁厚，内壁不光滑。③部分肿瘤以实性回声为主，但透声性好，后方回声无衰减。④胰管扩张较少见。⑤肿瘤内血流较胰腺癌丰富。⑥出现转移较胰腺癌晚。

(三)胰岛素瘤

主要特点是：边界平滑清晰，回声较胰腺癌高，内部血流丰富。

(四)壶腹周围癌

主要特点是：①病灶较小即出现黄疸、胆管扩张。②肿瘤发生在管腔内，而非外压性。③肿瘤血供较丰富。④胰腺肿大不明显。

(五)腹膜后肿瘤

位于脾静脉的后方，成分叶状结构，与胰腺有一定的边界。胆管扩张较少见。

(六)慢性胰腺炎与全胰腺癌

慢性胰腺炎内部回声不均，形态基本正常，无浸润性生长，不侵犯血管。淋巴结小而少，内部回声均匀。

(丁华杰)

第九节 胰腺囊腺瘤与囊腺癌

一、临床表现

本病多见于女性，平均年龄为 35～50 岁，肿瘤生长缓慢，早期多无症状；最早出现的症状为疼痛、闷胀或不适，轻重不一，常不引起患者注意，随着时间推延，腹痛，闷胀症状亦逐渐加重，往往在餐后加重，服药无效。胰腺囊腺瘤与囊腺癌在临床表现方面和声像图上均难以鉴别。

二、声像图表现

（一）二维超声

囊腺瘤或囊腺癌多发生于胰体、胰尾部。小的胰腺囊腺瘤呈多房或蜂窝状无回声，囊壁回声增强，也可表现为类似实性肿块的高回声或低回声病灶，但其透声性好，瘤体后方回声增强。大的囊腺瘤表现为以囊性为主的肿物，内部呈无回声，常有分隔，并伴有实性部分的团块状高回声。囊壁回声增强，且不规则增厚，有的呈乳头状突向腔内。壁上可有点状强回声钙化，其后方伴声影。肿物呈类圆形或分叶状(图 5-7～图 5-9)。

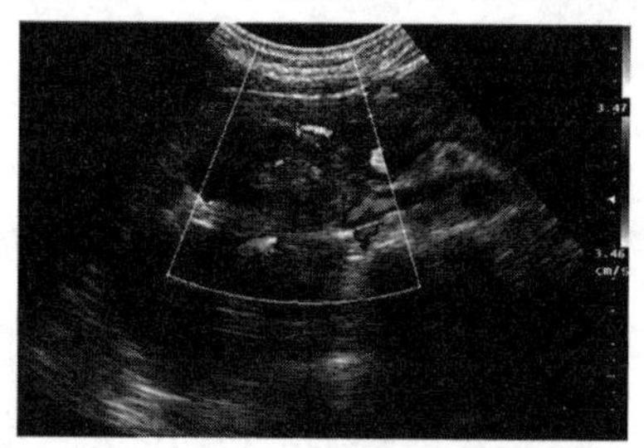

图 5-7　胰腺浆液性囊腺瘤(呈囊实性)

超声见胰头部混合回声，边界清，CDFI 内部及周边见血流信号

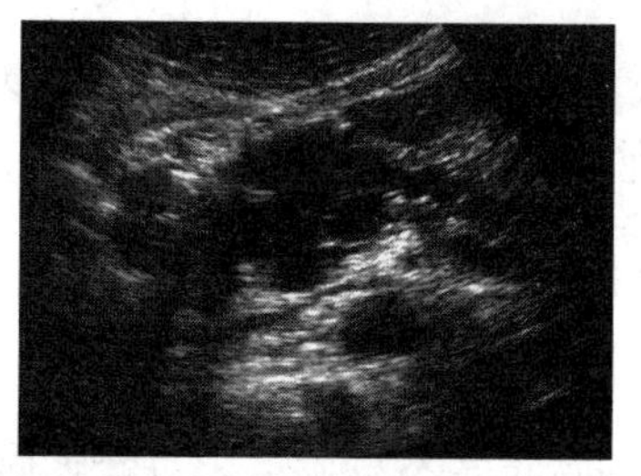

图 5-8　胰腺浆液性囊腺瘤(呈多房囊性)

超声见胰头部无回声，边界清，内有分隔

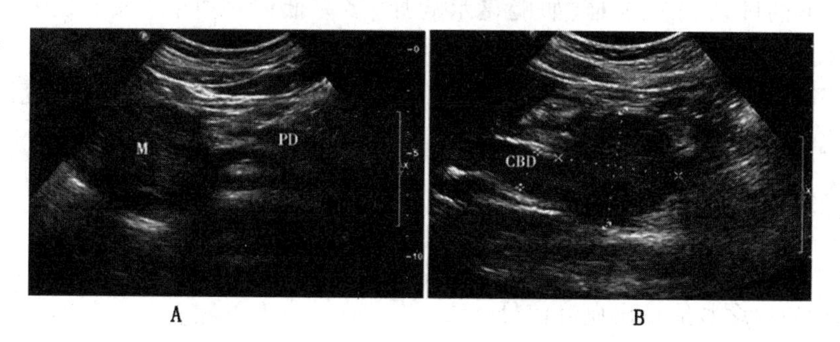

A　B

图 5-9　胰腺浆液性囊腺瘤(呈囊实性以实性为主)

A.超声见胰头部 5.5 cm×5.1 cm 中等回声，周边见多个小无回声，边界清，胰管扩张 0.8 cm。B.同一患者，肿瘤压迫胆总管，胆总管扩张 1.8 cm，胆总管中断于肿瘤处(CBD：扩张的胆总管；M：肿瘤；PD：扩张的胰管)

胰腺囊腺癌的声像图表现与囊腺瘤十分相似，难以鉴别。但有时囊腺癌可显示边缘模糊、不整齐，内部回声杂乱，囊内乳头样增生明显，向邻近器官浸润性生长，周围淋巴结肿大。胰管部分可有轻度扩张，多数无明显变化。

（二）彩色多普勒超声

囊腺瘤血供较胰腺癌丰富，肿瘤内可检测到动脉血流信号。囊腺癌内更易检出血流信号，如肿瘤侵犯周围血管，出现相应的超声表现，可参考胰腺癌部分。

三、鉴别诊断

胰腺内以多房囊性为主的囊实混合回声肿瘤可能为囊腺瘤。肿瘤有浸润生长趋势，囊壁上有乳头状突起者，可能为囊腺癌。需与下列疾病鉴别。

(一)胰腺癌

主要特点是：①好发于胰头部。②内部为实性低回声。③后方回声衰减明显。④常伴胰管扩张。⑤瘤内几乎无血流信号。

(二)胰腺假性囊肿

主要特点是：①囊壁相对厚薄均匀。②形态圆形或类圆形。③囊液透声性好。④内部无乳头状突起。⑤有胰腺炎、外伤、手术病史。

(丁华杰)

第十节 壶腹周围癌

一、临床表现

壶腹部肿瘤主要是癌肿，良性肿瘤极少见。大多数发生于40岁以上男性。本病较早出现黄疸，呈进行性加重。常有上腹痛、上消化道出血、发热、贫血、食欲缺乏、恶心、呕吐及胆囊肿大、肝大。

二、声像图表现

(一)二维超声

(1)壶腹部位于胰腺与十二指肠之间，正常不易显示。当壶腹周围癌致胰胆管扩张时，沿胆总管长轴向顺时针旋转向下追踪，可能检出肿物。但由于肿物体积往往较小，肿物周围缺乏均质回声的对比参照物，要辨认1 cm以下的肿块仍有困难，如能显示病灶，多为低回声肿物，肿物边界不清，大小多介于1.0～2.0 cm之间，圆形，扩张的胆管在此低回声物处中断。

(2)胆管扩张：肝内外胆管均匀性扩张，胆管内可有胆泥沉积。有时合并结石时，极易遗漏壶腹部癌的诊断。

(3)胰管扩张：全程平滑扩张，内径大于0.3 cm。

(4)淋巴结肿大。

(5)周围大血管受侵犯。

(二)彩色多普勒超声

超声能显示的肿瘤内多数能检出血流信号。

三、鉴别诊断

根据超声检查胆管全程扩张，胰管扩张，胆管末端实性占位性病变，胰腺回声正常可以作出壶腹部癌的诊断。如未能发现占位性病变，胆胰管扩张明显，胰腺正常，应高度怀疑本病，行超声内镜或ERCP检查。需鉴别诊断的疾病包括：

(1)胰头癌：参见有关部分。

(2)胆管结石：结石常常嵌顿于壶腹部，为强回声，伴声影。部分声影不明显的结石与肿瘤的鉴别困难，需行EUB或ERCP检查。

(3)壶腹部炎性狭窄：体外超声鉴别较困难，EUB也难以作出正确诊断，ERCP＋活检有帮助。

(丁华杰)

第十一节　胰岛素瘤

一、临床表现

胰岛素瘤是很少见的疾病，分功能性和非功能性。好发于青壮年，女性多于男性。功能性胰岛素瘤典型的症状为低血糖发作，在清晨或傍晚空腹时或劳累后出现症状，出现的症状多样，这与低血糖的程度有关。多数为良性。10%～20%为恶性。

二、声像图表现（图 5-10）

（1）多为边界清晰、规则、光滑的圆形低回声肿瘤。少数为强回声或高回声。

（2）肿瘤尾侧胰管无明显扩张。

（3）肿瘤体积较小，体外超声不易显示，EUB 有助于检出病变。

（4）肿瘤内部血流信号丰富。

（5）恶性胰岛细胞瘤体积较大，边界不整，有浸润性生长趋势，并有淋巴结和远处器官转移。

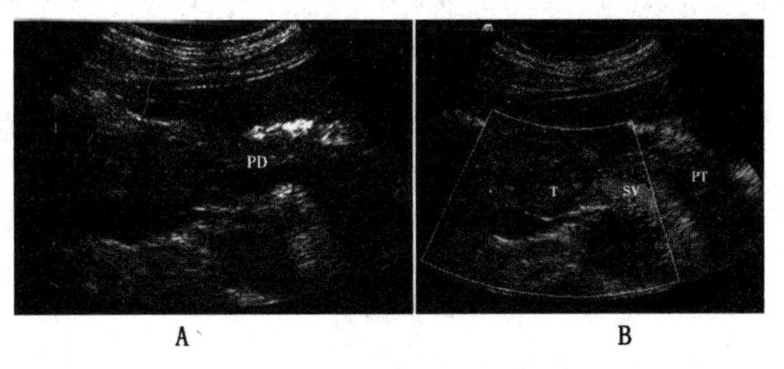

图 5-10　胰岛素瘤

A.超声于胰头部见 2.9 cm×2.4 cm 低回声，内部回声均匀，边界清，胰管可见未扩张；B.同一患者，肿瘤包膜清晰，CDFI 周边及内部可见血流信号，以周边血流为主（PD：胰管；T：肿瘤；SV：脾静脉；PT：胰尾）

三、鉴别诊断

本病应与胰腺癌、胰腺囊肿、胰腺囊腺瘤相鉴别。在进行声像图特点比较的同时，病史和实验室检查非常重要。

（丁华杰）

第十二节　胃泌素瘤与胰高血糖素瘤

一、胃泌素瘤

（一）临床表现

好发于中青年男性，有顽固性的上消化道溃疡、腹泻、脂肪泻及贫血等。约 1/2～2/3 为恶性。实验室检查有高胃泌素血症。

(二)声像图表现

肿瘤多位于胰腺头、尾部,胰体较少见,大多数为多发。肿瘤多呈低回声,边界清晰、规则,内部回声较均匀。胰管无扩张,CDFI:内部血流丰富。

(三)鉴别诊断

胰腺内大小不等的低回声,边界清晰,内部回声较均匀,血流丰富,有顽固性的上消化道溃疡病史和高胃泌素血症可诊断本病。

二、胰高血糖素瘤

(一)临床表现

本病较少见,多见于50～60岁,女性多见。主要表现为糖尿病、坏死性游走性红斑、贫血、体重减轻、静脉血栓、舌炎、胰高血糖素升高。恶性肿瘤占87%。

(二)声像图表现

肿瘤多位于体尾部,为不均匀高回声,边界清晰,内部血流丰富。

(丁华杰)

第六章　脾脏超声诊断

第一节　脾脏正常解剖位置及毗邻

脾脏是人体最大的淋巴器官和储血器官。位于左季肋区的肋弓深处，处于第9～11肋腋前线至腋后线之间，是腹腔内器官，呈长椭圆形，略似蚕豆，由腹膜皱襞所构成的胃脾韧带、膈脾韧带、脾肾韧带和膈结肠韧带等4条韧带支持。正常脾脏长10～12 cm，宽6～8 cm，厚3～4 cm，重110～200 g。脾脏有腹膜包裹，脾外侧面为膈面，紧贴膈肌，内侧面为脏面，前部较大，与胃底及胃体贴近，后部与肾及肾上腺相接触，下部靠近结肠脾曲，中部有脾门，呈纵形凹陷，有血管和神经出入，组成脾蒂。胰尾常抵达脾门或其附近。脾实质由淋巴组织、血窦和各种血细胞组成，质地柔软，在切面上可见由淋巴细胞密集组成的许多白色小点，称白髓，其余部分呈红色，由脾索及血窦构成，称红髓。

脾动脉多起自腹腔干，沿胰腺上缘迂曲行走至脾门附近处分成4～7个分支进入脾脏，脾动脉直径4～5 mm，进入脾实质后分为前支和后支。脾静脉在脾动脉下后方，于脾门处由3～6个较大分支静脉汇合而成，沿胰腺上后方走行，常呈轻度弯曲，直径5～8 mm。

脾门切迹是识别脾门的重要标志。脾门处，可见脾静脉，于胰腺颈部后方与肠系膜上静脉汇合形成门静脉。门静脉高压时，可见脾静脉扩张、增宽，亦可见到脾动脉的搏动增强。

（田　华）

第二节　脾脏的超声检查方法

一、仪器条件

脾脏超声检查所用仪器条件与肝脏超声大致相同。最常采用实时超声诊断仪和凸阵探头，频率用3.5 MHz。如具有变频发射功能的超宽频探头，使用4～5 MHz发射频率可能效果更好，尤其对较瘦者、青少年和儿童更为适宜。对于新生儿和婴幼儿，宜采用5～7.5 MHz高频较小的凸阵或线阵探头以提高图像分辨力。用凸阵探头显示脾脏靠近膈顶部的超声扫查“盲区”(被肺内气体遮挡)，比用线阵探头更为有利。

现代彩色超声诊断仪兼有灰阶和彩色Doppler血流成像等多种功能，对于脾脏某些血管病变，如门静脉高压、脾动脉瘤、脾动静脉瘘等进一步诊断和鉴别诊断十分有用。近年来，兼有超宽视野成像或“全景超声成像”功能的高档超声诊断仪问世，它特别有利于对巨大脾脏和脾脏肿物的全面观察和测量。超声造影成像新技术，在脾梗死以及脾外伤的诊断与分级诊断(分型)等方面，比常规灰阶和彩色超声更能起决定性作用。

二、检查前准备

一般无需特别准备。不宜在饱餐后进行检查，以免脾脏过多地向后上方移位。为了清楚地了解脾门区、胰尾区、左肾和左肾上腺附近肿物与脾脏之间的关系，或进行左上腹肿物的鉴别诊断，可在空腹情况下饮水 300～500 mL 后再查，小儿则可在哺乳后进行。

三、体位

（一）右侧卧位

为常规采用的体位。嘱患者向右侧卧 45°～90°，左手上举至头部以增加肋间隙宽度，便于经肋间脾脏长轴扫查。此体位的脾脏因重力作用可稍向前下方移位，便于更大范围地观察脾内结构和脾门情况。

（二）仰卧位

此亦比较常用的体位，尤其适于脾脏厚度的测量和饮水后的扫查。缺点是超声扫查脾脏的范围较小，操作不够方便。

（三）俯卧位

很少采用。仅在脾脏很小，右侧卧位和仰卧位脾脏图像显示不满意，或在脾区发现较大肿物，需要进一步鉴别肿物来源时采用。

多种体位的联合应用，有利于对脾脏病变的判断与分析。

四、扫查技术

（一）脾脏肋间斜断面（脾脏长轴断面）

将探头放在左侧胸壁第 8～11 肋间，于腋前线与腋后线之间进行扫查，寻找脾脏长轴断面。正常脾长轴，几乎与第 10 肋骨平行，通常位于第 9～10 肋间。通过肋间斜切不受肋骨干扰，故可获得清晰的脾脏断面图像。仔细沿肋间侧动扫查，即可观察脾脏轮廓和脾实质内回声；将探头向头侧倾斜，尽可能全面地显示脾脏，包括膈顶部及脾上端。在右侧卧位扫查，最容易显示此断面。

（二）脾脏冠状断面

此断面以脾和左肾为主要解剖学标志。被检者仰卧位，将探头放置在腋后线，使探头扫描平面朝脊柱作冠状断面扫查，以显示脾脏、左肾以及腰大肌和脊柱左缘。脾脏冠状断面可同时显示脾的上下端，因而可用于脾的长径测量。

（三）脾脏前倾冠状断面

根据部分学者尸检脾脏体表超声测量与脾脏标本实际厚度测量对照研究和提示，为使临床超声探测脾脏的厚径接近于离体标本的实际厚度而不至于产生很大误差（冠状断面的脾厚超声测值往往偏大），必须获得标准的前倾冠状断面图。方法是：在脾脏冠状断面的基础上，将探头声束平面逐渐向腹侧倾斜，直至清晰地显示脾门部血管。脾脏前倾冠状断面是准确测量脾脏厚径的参考平面，也可利用脾作为声窗，对脾门部血管、胰尾、胃区结构及病变进行观察。在右侧卧位时，可以首先在腋后线附近获取脾与左肾断面图，然后向腹侧侧动探头，直至清晰显示脾脏轮廓和脾门结构。

（四）脾脏横断面

此断面在 20 世纪 80 年代关节臂式超声扫描仪盛行时一直作为常规断面，自实时灰阶超声仪普及以后已很少采用。一般仅用于右侧卧位，将探头置于左侧肋弓下方，以探测脾大时在肋缘下的厚度与宽度。近年来，随着全景超声成像技术的进展，脾脏横断扫查重新受到重视。该断面图的优点在于显示脾脏、左肾、胃和胰尾部的关系，并可与 CT 作比较观察。

五、脾脏超声测量方法

脾脏解剖学形态、大小、位置比较特殊，而且有较大的个体差异，加上超声检查时受肋骨的遮挡和肺气的干扰，给脾脏大小的准确超声测量带来困难。

(一)径线测量

脾脏径线测量包括长径、厚径和宽径。长径测量应尽可能显示脾的上下两端，取上端最高点至下端最低点之间的距离；厚径测量时应注意清晰显示脾被膜和脾门部；宽径为垂直于长径的最宽距离。其中，厚径测量为最简单而实用的测量指标。长径和宽径测量与实际解剖学测量的差别较大，但仍不失为判断脾脏大小的参考指标，以长径测量相对常用。

(二)面积测量

(1)利用超声仪器的电子测量装置，在冻结图像上进行脾脏纵断轮廓的描绘，直接读数。

(2)脾脏截面积计算公式 S＝K・ab。S 为面积，K 为常数，a、b 分别代表厚径和长径。正常健康者 K 为 0.8，有肝病者 K 为 0.9。

(三)体积测量

1982 年以来文献中屡有脾脏体积超声估测的报告，或采用脾脏体积指数，即：长径×宽径×厚径×常数，或采用连续截面积测定并累加计算。尽管这些方法能够在一定程度上反映脾脏大小，但方法比较繁琐，精确程度也较差，迄今未被广泛采用。

(田　华)

第三节　正常脾脏声像图和正常值

一、正常声像图

(一)脾脏断面形态

正常脾脏断面略呈半月形或钝菱形，其膈面呈弧形部分被肺下缘气体引起的振铃效应掩盖。脾脏靠近下端的横断面呈扁圆形，脏面稍凹陷。

脾脏轮廓清晰、表面光滑，包膜呈细线样强回声。脾的上端和下端较圆钝，沿脾长轴肋间扫查并向前侧动，可见脾前缘的脾切迹。脾门部回声较强，该处以脾血管断面为特征(图 6-1)。

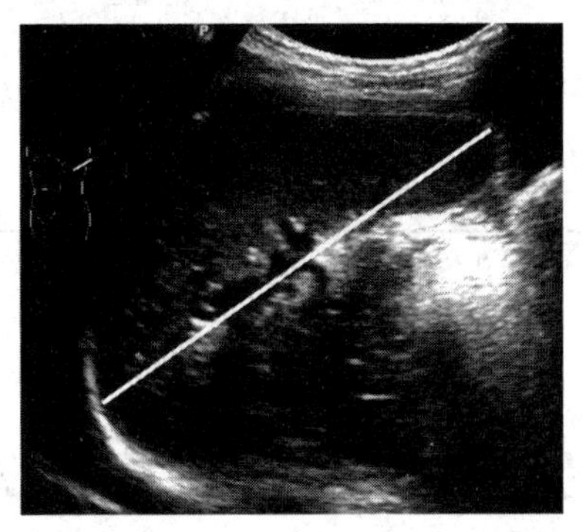

图 6-1　正常脾脏声像图和超声测量方法(前倾冠状断面)

虚线代表脾厚径，白线代表长径(脾上端至脾下缘)，脾门部血管清晰可见

(二)脾的实质回声

呈非常均匀的细点状回声。它与肝实质回声相近或略强，比左肾皮质回声略强。正常脾实质内部的细点状回声以其均匀一致为特征。然而，超声扫查过程中声束可能通过肋软骨或肋弓，从而产生不均匀低回声和声影，甚至酷似肿瘤的伪像，宜注意加以识别。

二、正常超声测量值

国内外报道脾脏正常测量值不多,测量方法也不尽一致。有关正常成人和儿童脾脏超声测值可见表6-1和表6-2。50岁以上老年人的脾脏有萎缩趋势。

从实用出发,正常成人脾脏厚径可以定为3.0 ±0.5 cm(男女测值相近);平均长径可以定为:男9.0 ±1.0 cm,女8.5 ±1.0 cm。如果厚径>4 cm,长径>11 cm,结合在吸气时脾脏下缘在肋缘下出现,可定为脾大。

表6-1　305例正常成人脾脏超声测量值(单位cm)

	平均值	标准差	标准误	P值
脾厚				
男	3.04	0.61	0.05	
女	2.92	0.51	0.04	<0.05
全组	2.98	0.58	0.03	
宽径				
男	5.49	1.62	0.14	
女	5.40	1.46	0.12	>0.25
全组	5.44	1.55	0.09	
长径				
男	8.99	1.05	0.09	
女	8.46	0.99	0.08	<0.001
全组	8.67	1.04	0.06	

正常脾脏测值与年龄有关,表6-2可供参考。

表6-2　脾脏长径与年龄、性别的关系(单位cm)

年龄	男	女	P
0~3个月	4.6	4.4	NS
3~6个月	5.6	5.0	NS
6~12个月	6.2	5.9	NS
1~2岁	7.4	6.8	NS
2~4岁	7.3	7.5	NS
4~6岁	7.8	7.8	NS
6~8岁	8.7	8.2	NS
8~10岁	9.5	9.2	NS
10~12岁	9.7	10.0	NS
12~15岁	10.1	10.0	NS
15~20岁	11.2	10.0	<0.05

(注:NS代表无显著性差异)

(田　华)

第四节　脾脏常见疾病

一、脾大

(一)病理与临床

由于各种充血性疾病、感染性疾病、寄生虫病、血液性疾病、代谢性疾病、结缔组织病等引起脾脏血流受阻而淤血、纤维化、增大。脾大患者一般无自觉症状。

（二）声像图表现

1.脾大的确定

具有以下条件之一者，可考虑脾大：①脾脏的厚度，成年男性>4 cm、女性>3.5 cm，或脾脏的长度>11 cm。②无脾下垂的情况下，脾脏下极超过肋下，或脾脏上极达到腹主动脉前缘。③仰卧位探查，脾脏前缘贴近前腹壁，脾脏上极接近或越过脊柱左侧缘。

2.脾大程度的确定（图 6-2）

（1）轻度肿大：脾脏各径线稍增大，形态大致正常，仰卧位时脾脏下极在肋缘下或在肋缘下 2～3 cm 刚可探及。

（2）中度肿大：脾脏各径线明显增大，形态失常，仰卧位时脾脏下极超过肋缘下 3 cm 直至脐水平。

（3）重度肿大：脾脏形态失常，脾门切迹消失，仰卧位时脾脏下极超过脐水平，周围脏器受压移位。

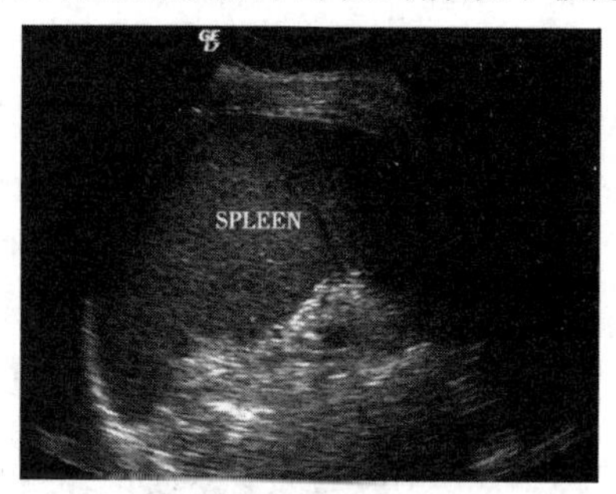

图 6-2 脾大声像图

3.内部回声改变

内部回声可无明显改变，或轻度均匀性、欠均匀性增强。

4.脾静脉及其属支

脾静脉内径正常或增宽。淤血性脾大者，脾静脉扩张、迂曲，内径>0.8 cm。

（三）鉴别诊断

需结合患者其他超声表现、临床表现、实验室检查及其他特殊检查综合分析脾大原因。

二、脾囊肿

（一）病理与临床

脾囊肿较少见，单纯性囊肿，一般为多发，多数直径小于 5 cm，囊内为浆液。脾囊肿无特殊临床表现，部分患者左上腹有钝性胀痛，当囊肿较大对周围脏器造成压迫或刺激时，可产生相应的症状，肋缘下可触及肿大脾脏，囊内并发感染可出现发热、腹痛。

（二）声像图表现（图 6-3）

脾实质内可见边界清晰的无回声区，囊肿壁较薄且厚度均匀。合并出血、感染时，内部可有弥漫性低、中强回声；囊壁钙化时，可见斑块状强回声后伴声影，其后壁及后方组织回声增强，CDFI：内未见血流信号。

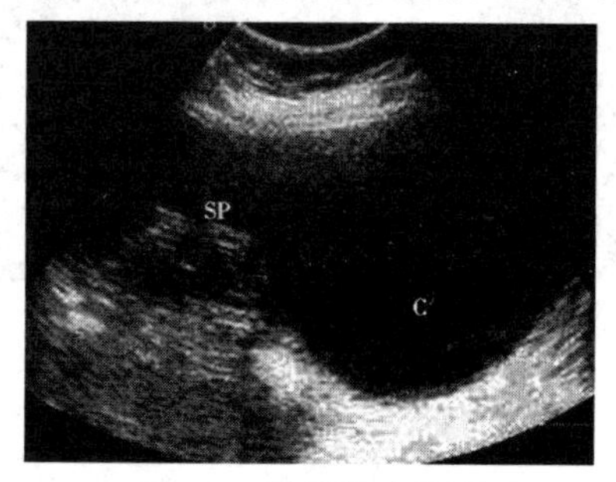

图 6-3 脾囊肿声像图

脾脏下极见一形态规则、边界清晰的无回声区（C），壁薄厚度均匀

三、多囊脾

(一)病理与临床

多囊脾为先天性多囊性疾病在脾脏的表现,但不如多囊肝和多囊肾常见。一般无任何临床表现,随着脾脏的进行性增大,可出现左上腹胀痛、不适。

(二)声像图表现

脾脏明显肿大,脾内布满大小不等的无回声,囊肿之间无正常脾组织回声,CDFI:内未见血流信号。常合并多囊肝、多囊肾。

四、脾淋巴管囊肿

(一)病理与临床

脾淋巴管囊肿又称淋巴管瘤,较少见,来自扩张的淋巴管。一般无特异性临床表现。

(二)声像图表现(图 6-4)

脾实质内见不规则形无回声区,无囊壁或囊壁不完整、中断,内有纤细的强回声分隔呈多房样,CDFI:内未见血流信号。

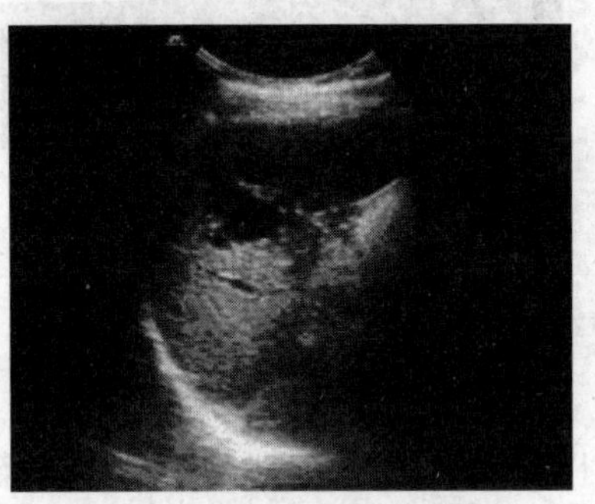

图 6-4 脾淋巴管囊肿声像图

脾脏中部可见一不规则形无回声区,无囊壁,内可见分隔

五、脾脏皮样囊肿

(一)病理与临床

脾脏皮样囊肿又称畸胎瘤。一般无特异性临床表现,肿物较大时可有压迫症状。

(二)声像图表现(图 6-5)

脾实质内见无回声,形态规则或不规则,壁厚薄不均,无回声内见毛发、牙齿、骨骼、软骨形成的团状、带状强回声,后方伴声影,或见脂质形成的点状回声,点状回声受压后可见浮动。CDFI:内部无血流信号。

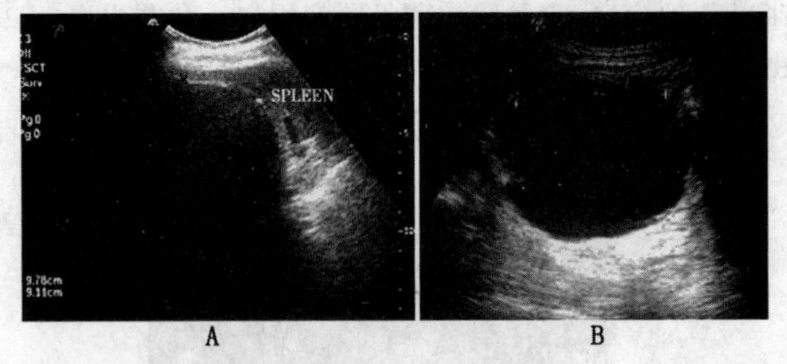

图 6-5 脾脏皮样囊肿声像图

脾脏上极见一无回声区,形态规则,壁厚薄不均,内见点状回声

六、脾包虫囊肿

（一）病理与临床

棘球蚴病是棘球绦虫的幼虫寄生于人体所致的寄生虫病，是牧区常见的人、畜共患的地方性、流行性疾病。患者有牧区生活史或接触史。早期无明显症状，随着囊肿的逐渐增大，可出现压迫症状。

（二）声像图表现

脾大，实质内见无回声区，呈圆形或椭圆形，囊壁较厚为双层，外壁光滑，内壁不整齐，内壁破裂可在囊内形成不规则条带样强回声，部分囊底部可见点状低回声；有的囊腔内可见小囊（子囊），且可有孙囊，囊中有囊的声像图表现，为包虫囊肿的特征性声像图表现。常同时存在肝、肺等处的包虫囊肿。

七、脾脓肿

（一）病理与临床

脾脓肿较罕见。常为全身感染性疾病经血行至脾脏，也可由脾脏周围脏器感染直接波及或经淋巴道蔓延至脾脏。典型表现有畏寒、发热、左上腹痛、外周血白细胞升高等。超声引导下穿刺抽出脓液可明确诊断。

（二）声像图表现

未液化的脾脓肿病灶呈不规则形的强、等或弱回声区，边缘较厚，不规则，内部回声不均，动态观察病灶坏死液化时内形成不规则无回声区，无回声区壁厚，后方回声增强，内可见点状及斑片状回声。

八、脾血管瘤

（一）病理与临床

脾血管瘤是脾良性肿瘤中最常见的一种，为先天性血管畸形，组织学上分为毛细血管瘤和海绵状血管瘤，可单发或多发。患者无明显临床症状。

（二）声像图表现（图 6-6）

脾实质内见圆形或类圆形不均质高回声或低回声，边界清楚，边缘不光滑，周边回声增强，放大图像内部可见小无回声，呈网状，CDFI：大部分血管瘤周边可见血流信号，内部无血流信号显示；少部分血管瘤内部可见条状静脉血流信号，且与其周边的脾静脉相延续。

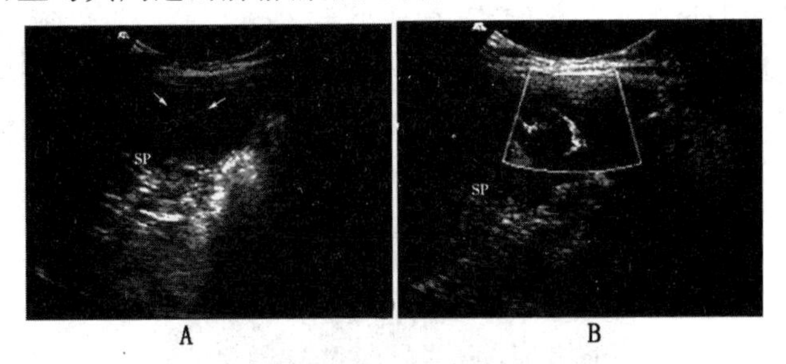

图 6-6　脾脏血管瘤声像图

A.脾实质内见不均质高回声（↑）；B.高回声内部见多支血流信号

九、脾梗死

（一）病理与临床

许多疾病，如风湿性心脏瓣膜病、脾脏周围脏器的炎症等形成的栓子脱落经血液循环至脾动脉内，脾动脉栓子脱落，或脾动脉栓塞术后均可引起脾梗死。

（二）声像图表现（图 6-7）

脾脏增大，实质内见楔形低回声，内见短条状强回声，或脾内见楔形中强回声区，内部回声强弱不均，楔形底部朝向脾包膜，尖端指向脾门，CDFI：梗死区无血流信号。

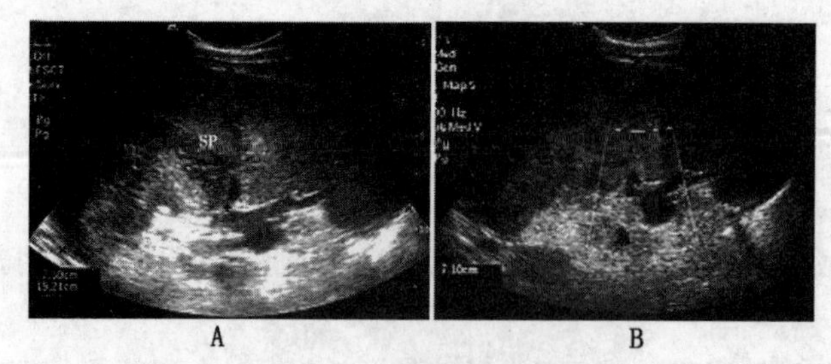

图 6-7 脾梗死声像图

A.二维灰阶声像图;B.彩色多普勒血流图。脾内见尖端指向脾门的楔形中强回声,内回声不均匀,CDFI:内无血流信号

十、脾结核

(一)病理与临床

脾结核常继发于血行播散,常为全身粟粒性结核的一种表现;或为少量结核杆菌经血行侵入脾内形成小的结核病灶。

(二)声像图表现

分三种类型:①弥漫结节型:脾脏轻或中度增大,脾脏实质内见多个大小不等的低回声结节,直径约2～5 mm,边界较清楚,形态欠规则,内部回声均匀,结节常沿脾血管分布,CDFI:结节内未见血流信号。②实性团块型:脾实质内见多个不规则混合回声,边界清楚,内部回声不均匀,可见斑片状无回声或点片状强回声,CDFI:部分内可见少许血流信号。③钙化型:脾实质内可见点状、斑片状强回声,部分后伴声影。

十一、脾恶性淋巴瘤

(一)病理与临床

脾恶性淋巴瘤常为全身性淋巴瘤的一部分。

(二)声像图表现(图 6-8)

脾淋巴瘤声像图可分为四种类型:①弥漫型,脾脏显著增大回声减低,脾内无明显结节。②粟粒型,脾脏增大,其内弥漫分布十数枚乃至数十枚小结节,直径小于 3 cm,呈粟粒样,密集处呈蜂窝状。③结节型,脾脏局限性增大,形态不规则,内见单个中低至极低回声,形态规则或不规则,边界清,部分病例病灶中心液化坏死,病灶内可见不规则无回声区。④混合型,脾脏增大,形态不规则,脾内可见多个大小、形态不一的低回声。

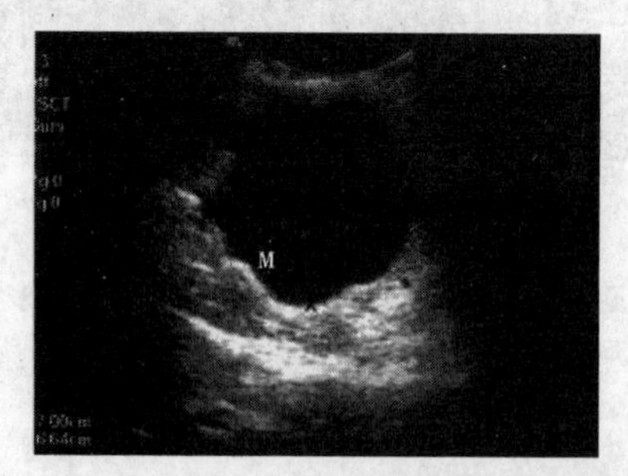

图 6-8 脾下极非霍奇金恶性淋巴瘤声像图

脾下极可见一低回声,呈分叶状,内部可见液化形成的无回声区

十二、脾脏转移性肿瘤

(一)病理与临床

脾转移性肿瘤临床少见,常见的原发肿瘤是乳腺癌、肺癌、卵巢癌、结直肠癌、胃癌及皮肤恶性黑素

瘤等。

(二)声像图表现

脾实质内见一个或多个圆形或不规则形病灶,内部回声随癌种不同呈多样表现。

十三、脾实质钙化灶

(一)病理与临床

脾实质钙化灶常在脾粟粒性结核、脾非特异性感染、脾出血、腺癌脾转移等疾病后形成。

(二)声像图表现

较大钙化表现为强回声后方伴有明显声影,小的局灶性钙化仅表现为小颗粒状强回声,常无声影。

十四、脾破裂

(一)病理与临床

脾脏供血丰富,质地十分脆弱,腹部闭合性损伤常致脾破裂,慢性脾大增加脾组织的脆性,可发生自发性脾破裂,多见于血液病性巨脾。腹部外伤后,脾破裂可发生在外伤早期,亦可表现为延迟性或隐匿性脾破裂,脾血肿可以位于脾包膜下、脾实质内和脾周围。

脾破裂左上腹有明显压痛。如原有慢性脾大史突发可疑腹腔内出血表现时,应考虑自发性脾破裂的可能。

(二)声像图表现(图 6-9)

脾外形正常或增大,包膜连续或中断,在脾包膜与脾实质之间或在脾实质内部及脾周围显示无回声区,底部常可见到条、块状沉积物。有时脾脏未见异常,但腹腔内有出血,也应该考虑脾脏破裂引起出血的可能。脾破裂的常见类型有:

(1)脾包膜下血肿:脾外形正常或失常,包膜光滑、完整,包膜下可见月牙形无回声区,不随呼吸运动和体位改变而变化,其内可见细点状回声,脾实质受压表面呈凹陷状。

(2)脾实质血肿:脾外形不同程度增大,脾包膜完整,病变处呈不规则无回声区,内见点状回声,或病变处回声强弱不均匀,形态不规则,边界不清。

(3)脾真性破裂:脾包膜回声连续性中断,中断部位见形态不规则,回声不均匀包块,脾实质内可见无回声区,其延伸至脾包膜破裂处。脾周围可见无回声区,其宽度与脾周围积血量多少有关,出血多者腹腔内可探及无回声区。

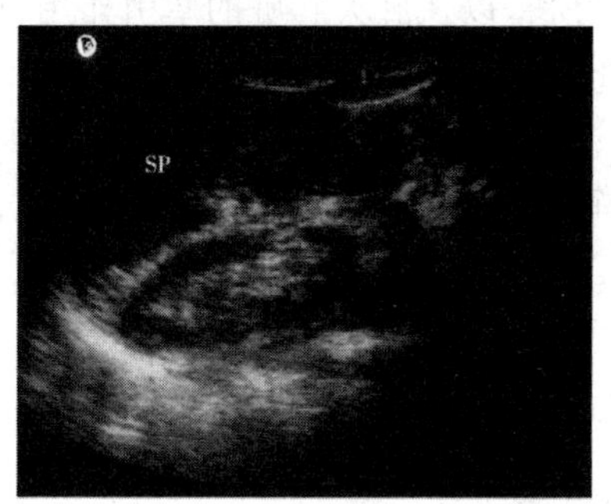

图 6-9 脾破裂声像图

脾上极及下极见多个破口(SP:脾脏)

(三)鉴别诊断

1.脾脏囊性疾病

脾囊肿、脾棘球蚴病、脾囊性淋巴管瘤表现为脾实质内圆形或椭圆形无回声区,边缘清晰、锐利,后方回声增强,结合外伤史和声像图的动态变化,可与脾破裂相鉴别。

2.脾分叶畸形

脾切迹可表现为自脾表面向内延伸的裂缝状回声带,脾呈分叶状,内部回声无异常。腹、盆腔内无液性暗区，结合病史动态观察可鉴别。

十五、副脾

（一）病理与临床

副脾是指存在于正常的脾脏以外，与脾脏结构相似、功能相同的一种先天性异位脾组织，可能是由于背侧胃系膜内胚胎脾芽的某部分融合失败所致，多呈球形或椭圆形，可与正常的脾脏完全分离，或有结缔组织相连，具有单独的动静脉；以单个为多见，也可以多达4～5个。其发现位置依次为脾门处、脾血管、胰尾部腹膜后、沿胃大弯的大网膜、小肠和大肠系膜，女性的左侧阔韧带、子宫直肠窝、男性左睾丸附近。常无特殊临床表现。

（二）声像图表现

在脾门及其附近区域可见圆形或类圆形的低回声区，边缘清晰，包膜完整，内部为均匀细点状回声，回声强度与正常脾相似，与正常脾分界清楚，偶可见副脾有与脾门处动、静脉相通的血管分支，CDFI可显示其血流信号。

（三）鉴别诊断

1.脾门淋巴结肿大

脾门周围可见数个大小不等、边缘完整的低或弱回声区，无与脾门血管相通的血管分支。单个淋巴结肿大，鉴别困难时，需结合超声引导下穿刺活检确诊。

2.左肾上腺肿瘤

多伴有肾上腺功能异常的临床表现，无脾门血管进入其内的特征。

3.腹膜后恶性肿瘤

肿瘤增大迅速，短期内复查变化较大，无脾门血管进入其内的特征。

4.腹部或胰尾肿瘤、子宫内膜异位症

超声鉴别困难时，需结合放射性核素脾显像来发现副脾。

十六、游走脾

（一）病理与临床

较少见，多由于脾蒂和韧带先天过长，以及肿大脾脏的牵引作用所致。游走脾多沿腹腔左侧向下移动至盆腔，甚至横过中线达右下腹，因此脾脏位置变化较大。

（二）声像图表现

在脾区扫查不到脾脏的回声，在中、下腹部或盆腔发现实性肿块，其轮廓、形状和内部回声与脾脏相同，同时可显示脾门及脾血管，CDFI：可显示脾血管的血流信号及其走行。

（三）鉴别诊断

游走脾要与脾下垂相鉴别，脾下垂时，站立位探查脾区，脾上极位于左侧第10肋间隙以下，脾下极位于左肋缘以下，卧位时脾位置正常。

十七、多脾综合征

（一）病理与临床

多脾综合征指多脾伴有先天性心血管异常和内脏位置异位，是一种十分少见的先天性多系统发育畸形组成的综合征。特征为多个小脾，双侧脏器左右异构，内脏位置不定。成年患者多无明显临床表现。

（二）声像图表现

多脾表现为大小不一的多个脾脏，结节状或球状，回声均匀，与正常脾脏回声相似，可以位于沿胃大弯走行的任何位置，常见位于右上腹，偶尔双侧分布，也可以位于左上腹。

(三)鉴别诊断

多脾需与副脾相鉴别,副脾指除有一个正常大小的脾脏外还有一或多个小脾脏,无其他临床表现;而多脾综合征无正常脾脏回声,仅见多个与脾脏回声相似的结构,且合并心血管等异常。

十八、脾脏分叶畸形

(一)病理与临床

脾脏分叶畸形与脾的发生有关。胚胎第5~6周时脾起源于胃背系膜内的间充质细胞群。先是在胃背系膜内形成数个彼此相连的脾组织区,以后互相合并成分叶的脾。胚胎后期脾的分叶状外形消失,但仍有可能因脾切迹很深,使其保留原始分叶状态。

(二)声像图表现

深陷的脾切迹可表现为自脾表面向内延伸的裂缝状回声带,脾脏呈分叶状,内部回声正常。

(三)鉴别诊断

脾分叶畸形需与脾破裂相鉴别。脾分叶畸形时脾实质内的裂缝状的回声带整齐,边界清晰,有刀切感,其周围脾实质回声均匀。而脾破裂时脾实质内可见条状或不规则的回声减弱或增强区,边界模糊不清,包膜中断处回声杂乱,不整齐。

十九、无脾综合征

(一)病理与临床

无脾综合征又称Ivemark综合征,是一种常染色体隐性遗传病。表现为脾发育不全或无脾,通常合并复杂心血管畸形、胸腹腔器官的内脏异位与发育不良。由于脾脏缺如、免疫功能低下,且合并有复杂性心脏病及心肺功能不全,此类患儿极易合并感染,多于出生后不久因心功能衰竭、呼吸衰竭或败血症等并发症死亡。

(二)声像图表现

在脾区及腹腔内扫查不到脾脏,肝脏居中,常合并心血管畸形和内脏畸形。

二十、脾萎缩

(一)病理与临床

脾脏萎缩的原因由多种因素造成,血流动力学因素、神经内分泌因素都是可能的原因。

(二)声像图表现

脾脏厚度<2.0 cm,长度<5.0 cm。

二十一、先天性脾脏反位

(一)病理与临床

与肝脏反位或其他内脏反位同时存在。

(二)声像图表现

在右季肋区显示脾脏声像图,左上腹显示肝脏回声。

(田　华)

第七章　肾、输尿管和膀胱超声诊断

第一节　肾脏超声诊断

一、肾脏超声解剖

肾脏位于脊柱两旁的腹膜后间隙内，双肾上端向内前倾斜，其长轴呈“八”字形。仰卧位时，上、下端多数在第 12 胸椎与第 3 腰椎之间，右肾低于左肾约 1～2 cm。正常肾脏随呼吸上下移动的幅度为 2～3 cm。右肾前面紧邻肝脏，前下部为结肠右曲，内侧为十二指肠降部。左肾前上方为胃底后壁、胰尾和脾门；中部为结肠左曲。双侧肾上端为肾上腺，后面的上部为肋膈隐窝，中下部紧贴腰肌。肾脏由外向内被肾筋膜、脂肪囊、纤维囊包绕。

肾脏的外形似蚕豆，其长径约 9～12 cm，宽径约 4～5 cm，厚约 3～4 cm。左肾略大于右肾，但是在成人长径相差不应大于 2 cm。肾的内侧缘有一个垂直并向前内侧开放的裂，称为肾门，其内由肾血管、肾盂、淋巴管和神经通过共同组成肾蒂。肾门向内是一个较大的腔，称为肾窦。肾脏的内部结构如图 7-1。实质部分分为皮质和髓质。皮质在外层，厚约 0.5～0.7 cm，部分伸入到髓质的乳头之间，称为肾柱；髓质在深层，形成 15～20 个圆锥形结构，称为肾锥体；锥体顶端突入肾窦，称为肾乳头。肾小盏边缘包绕肾乳头基部，收集来自乳头孔的尿液。2～3 个肾小盏汇合成一个肾大盏，再由肾大盏集合成漏斗状肾盂，出肾门向后下移行为输尿管。

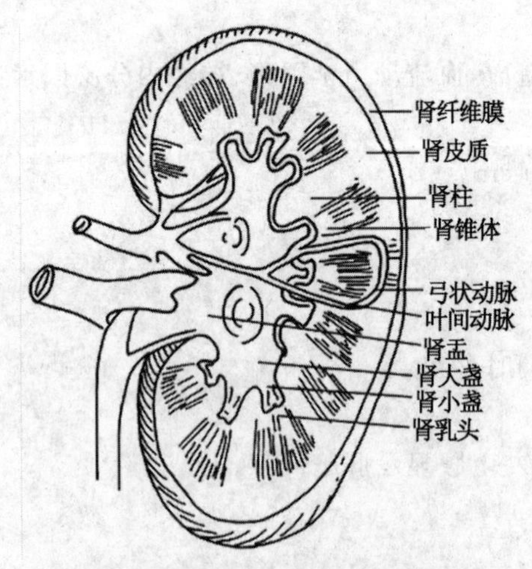

图 7-1　肾脏的内部结构示意图

肾动脉起始于约第 1 腰椎水平的腹主动脉，位于肾静脉的后方。右肾动脉走行于下腔静脉、胰腺头部、右肾静脉之后；左肾动脉向左下行经左肾静脉与胰腺体、尾部之后。双侧肾动脉均在抵达肾门附近处分为前、后两主支经肾门进入肾窦。前支较粗，再分为 4～5 支段动脉进入前部的肾实质；后支较细，进入后部肾实质(图 7-2)。根据其分布的区域，将肾实质分为上段、上前段、下前段、下段和后段，除后段由后支供血外，其余各段均由前支供血。段动脉进一步分为叶间动脉→弓状动脉→小叶间动脉(图 7-3)。在弓状动脉之前，肾动脉分支间几乎没有吻合支。

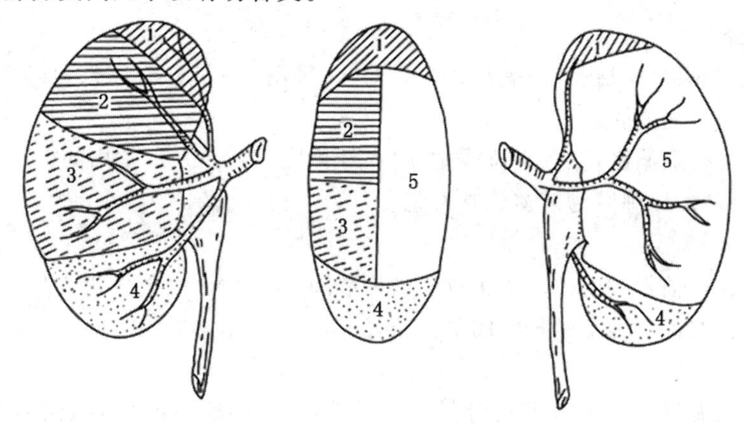

图 7-2 肾段与肾动脉分布

1.上段;2.上前段;3.下前段;4.下段;5.后段

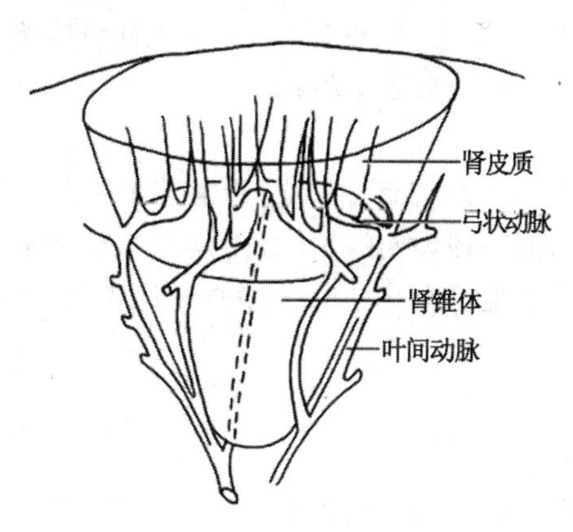

图 7-3 肾脏内部血管结构

肾动脉进入肾门前的分支并不恒定。也有不经肾门直接入肾实质者，称副肾动脉或迷走肾动脉，其发生率约为 20%～30%。副肾动脉多起源于肾动脉，也有起源于其他动脉(如腹主动脉、肾上腺上动脉等)。有时还可见到一侧双肾动脉，甚至多支副肾动脉。肾下极的副肾血管经过输尿管的前方，可压迫输尿管引起肾积水。

肾静脉位于动脉前方。左肾静脉向右沿脾静脉和胰体的后方向右穿过肠系膜上动脉根部与腹主动脉之间汇入下腔静脉，来自左睾丸/卵巢静脉、左肾上腺静脉和左膈下静脉的血流也汇入左肾静脉。右静脉于同名肾动脉后方向左行，汇入下腔静脉。右卵巢/睾丸静脉直接汇入下腔静脉。

肾脏血供异常丰富。肾脏重量仅占人体重量的 0.5%，而血流量约占心输出量的 20%～25%。以单位体积计算，肾脏是全身血流量最大的器官。其中又以皮质血流最多，占全肾血流量的 90%～95%，达 4 000～5 000 mL/(min·kg)。髓质血流量相对皮质较少，约占 5%～10% 左右，外髓质约 1 200 mL/(min·kg)，内髓质约 250 mL/(min·kg)。血液不仅在肾实质的分布不均，流过肾实质的速度相差也很大，流过皮质仅需 2～3 s，而流过髓质乳头几乎需 60 s 之久。造成分布不均的主要原因是髓质内小动脉细长，且有平滑肌及交感神经支配，血流阻力大，黏滞度也高。了解肾脏的血流特点，对分析肾脏血流灌注有重要帮助。

肾脏的淋巴管自肾门起始与肾静脉伴行，引流至腰淋巴结。

二、超声检查方法

(一)常规超声检查

检查肾脏一般用 3～5 MHz 探头,检查小儿与婴幼儿,采用 5～8 MHz。患者以空腹为好。在需要了解输尿管和膀胱状态时,应充盈膀胱。

患者取仰卧位,必要时取俯卧位、侧卧位或站立位,经侧腰部扫查是最常用的方法,嘱患者深吸气后屏气,以肝脏为声窗检查右肾,以脾脏为声窗检查左肾。

(一)冠状断面扫查

患者仰卧位、右前或左前斜侧卧位。探头置于腋后线,纵向扫查,使声束指向内上方。可以获得肾脏最大冠状断面声像图,常在此断面测量肾脏的最大长径。

(二)横断面扫查

在冠状扫查的位置,旋转探头 90°,可获得肾脏的横断面声像图。经肾门的横断面可做肾前后径、宽径和集合系统前后径的测量。

(三)矢状断面扫查

患者取侧卧位或仰卧位,探头置于侧腹部肋弓下方,显示肾脏声像图后,调整探头方位,使探头与肾脏长轴平行,由内向外检查,可获得肾的一系列纵断切面。

(四)斜断面扫查

患者处于任何体位,均可对肾脏作斜断扫查。其中,患者取仰卧位经后侧肋间以肝脏或脾脏作声窗扫查肾上段,经肋缘下在深吸气末扫查肾下段,取俯卧位经脊肋角扫查肾上极都是很常用的重要扫查方法。

检查肾脏,需要取不同体位从多径路多断面进行。检查时还需对探头适当加压,以最大限度地排除肠气干扰并缩短探头与肾脏之间的距离。

(二)超声造影

1.仪器和造影剂

肾脏超声造影对仪器和造影剂的要求与肝脏相同。不同的造影剂,稀释方法和要求各异,要严格按照制造商的说明进行操作。

超声造影剂几乎都是在短时间(约 20～30 min)内就经肾排出,目前未见超声造影对肾功能有影响的报道,故超声造影可以用于增强 CT 或增强 MRI 禁忌证的患者,特别是肾功能损害或尿道梗阻的患者。

2.肾脏超声造影方法

肾脏超声造影患者无需特殊准备。检查体位要求能够清楚显示需要观测的病变。

每例肾脏的超声造影检查必须包括常规超声(包括灰阶超声和彩色多普勒超声)的初步扫查。常规评估之后,进行超声造影。

(1)造影剂的选择和剂量:目前允许用于临床的造影剂种类很少。国内仅有声诺维一种。由于肾脏体积小而血流量大,所以造影剂的使用量要减少,通常大约使用肝脏造影剂量的一半即可以很好显示肾脏的血流灌注特征。剂量过大反而会严重影响病变细节的显示,如肿瘤假包膜、小肿瘤内部的囊性变等。

(2)注射方法:①团注法:也称弹丸式注射法,是将造影剂快速注入血管内的方法。静脉穿刺针尾部连接一个三通管,三通管一侧连接盛有 5 mL 生理盐水的注射器,另一侧连接盛有造影剂的注射器。在造影条件下,显示清楚要观察的部位或病变后,将造影剂一次快速推注入血管内,紧接着快速尾随注入生理盐水 5 mL。这种方法快速简便。②持续滴注法:将稀释好的造影剂经静脉均匀缓慢地滴注入或用输液泵匀速注入血管内。注意在滴注过程中要不断振动造影剂悬液,以免微泡沉淀。

(3)成像方法:采用何种成像方法,以使用的造影剂和观察内容而定。通常使用低 MI 实时灰阶造影成像,必要时辅以低 MI 条件下的 CDFI 或功率多普勒成像。①实时灰阶造影成像:持续发射低 MI 超声获得微泡的谐波成像,在早期皮质期、髓质期及晚期皮髓质期连续观察肾脏肿瘤的造影强化特点。②触发间隔成像:注射造影剂后,嘱患者屏住呼吸,仪器自动按预先的设置间歇发射或 ECG 同步触发 4～6 个高

MI超声脉冲以击破微气泡，清除已经进入感兴趣区内的微泡，而后又自动进入低MI设置，获取感兴趣区再灌注的信息。

三、正常肾脏声像图

（一）常规超声表现

肾脏冠状断面呈外凸内凹的“蚕豆”形（图7-4）。

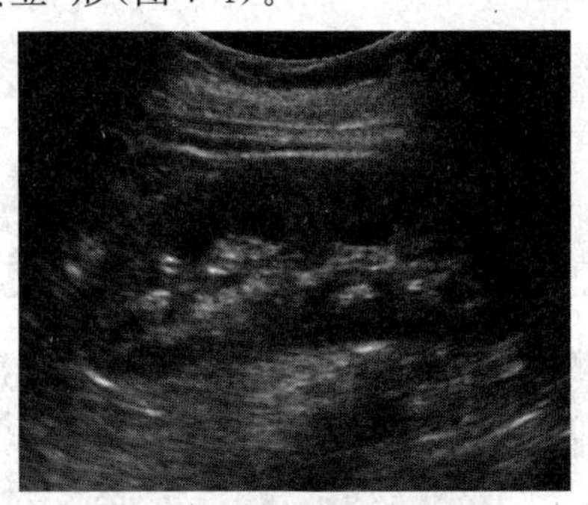

图7-4　正常肾脏声像图

在儿童及大多数成年人，超声可以分辨出皮质和髓质。正常肾皮质由肾实质外层向内延伸到椎体之间，回声均匀，等于或低于肝脏或脾脏回声。髓质的回声低于皮质，呈顶端指向肾窦的圆锥三角形弱回声区，似果核状围绕肾窦放射状排列。扫查肾脏时由于“各向异性伪像”、脾脏或肾周脂肪的影响，上下段的实质回声可能不一致，有时被误认为回声异常。改变探头方向和位置多断面扫查容易鉴别。

肾窦为被实质包绕的椭圆形高回声结构，也称集合系统回声。宽度约占肾横断面宽度的1/2～2/3。其边界不规则，借此可以粗略判定上、中、下组肾盏的位置。肾窦内部常可见到细小的无回声结构，它可能是增宽的静脉回声，也可能为存有尿液的肾窦回声，CDFI容易将两者鉴别。当膀胱高度充盈时，肾窦轻度扩张，但是一般不超过1.5 cm。排尿后变窄。

肾皮质被光滑而连续的高回声线包绕，通常被看作肾纤维囊回声。在纤维囊回声之外，又有一层较厚的高回声带。此为肾脂肪囊回声。其厚度因人而异，肥胖者可达2～3 cm，而消瘦者可能不显示。患者呼吸时，肾脂肪囊回声带与肾脏一起运动，而与肝脏、脾脏作相对运动，称为“滑动症”。

CDFI容易显示肾内外血管，甚至肾皮质的血供也清晰可见。肾动脉可被从起始部追踪到肾门，为搏动性细管状结构，内径约0.4～0.6 cm，阻力指数在0.6～0.8之间，随年龄增大而增高。动脉进入高回声的肾窦，叶间动脉垂直于肾皮质，而弓形动脉平行于肾皮质（图7-3）。超声造影可以清晰显示肾皮质微小动脉的血流灌注。纵向扫查时，常可显示位于下腔静脉后方呈环状的右肾动脉。有时可见副肾动脉。

双侧肾静脉伴行于肾动脉前外侧，呈条带状无回声区，上下径略大于前后径，CDFI显示持续性低速血流。右肾静脉较短，内径约0.8～1.1 cm，容易显示其全段。于胰头钩突下方汇入下腔静脉。左肾静脉较长，而且内径较右肾静脉略粗，特别是邻近腹主动脉左侧的一段，内径可达1.0～1.2 cm，但是在肠系膜上动脉和腹主动脉间其前后径显著小于上下径，以致此处血流速度明显增快。

新生儿肾脏声像图与儿童和成人不同，皮质和髓质的差别很明显。皮质回声更高，而髓质相对较大，回声更低。由于肾窦内脂肪较少，所以肾窦回声较低，甚至与实质回声分界模糊。通常这种回声特征在4～6个月后逐渐消失。此外，部分新生儿可能有暂时性髓质回声增强，声像图酷似肾髓质海绵肾。其原因和病理意义尚不清楚，一般1～2个月内消失。由于胎儿小叶的痕迹，肾表面明显不光滑，呈分叶状。这些征象随年龄增长而日趋不明显，2岁后逐渐接近成人，3～4岁消失。但是也有少数不消失者，致使肾脏表面有明显切迹，实质呈分叶状。

（二）超声造影

经前臂静脉注射造影微泡9～12 s后肾皮质快速增强，呈均匀高回声，而肾髓质无明显增强。整个肾脏表现为高回声皮质内放射状镶嵌的弱回声髓质。集合区为弱回声内穿行的段动脉回声（图7-5）。由于造影剂的高衰减特征和声束入射角度影响，可能使声束深方肾实质增强程度减弱或不均匀。其后，肾髓质自周边向中央逐渐增强（从 20 s 到 40 s），大约于 40～50 s 后，皮质和髓质增强相同，整个肾实质呈较均匀的高回声（从 40 s 到 120 s）。造影剂流出相的表现为肾髓质增强减弱，然后出现肾皮质的缓慢减弱。约 3 min，实质内造影剂接近全部消退。这一增强过程是因为肾髓质的肾小球血流灌注低于肾皮质（每 100 克肾组织约 190 mL/min 比 400 mL/min）。因此，微泡注射后，我们可以获得肾脏皮、髓质分界清晰的早期皮质增强期、髓质增强期、肾脏皮和髓质都均匀增强的晚期，皮髓质消退期。

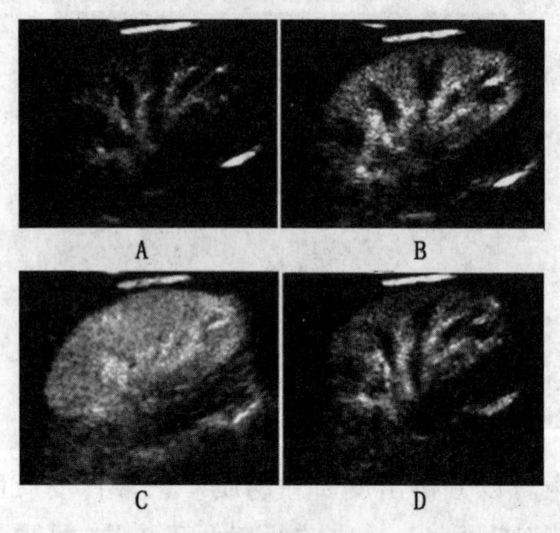

图 7-5　正常肾脏造影表现

A.早期皮质增强期；B.皮质增强期；C.髓质增强期；D.消退期

（三）肾脏的超声测量方法与正常值

长径：在肾脏最大冠状断面（通过肾门的最长和最宽断面），从上极的上缘至下极的下缘。

宽径：从肾门内上缘至肾轮廓的外侧缘，注意与肾长径相垂直。

肾脏厚度：在经肾门部横断面，从前缘至后缘。

实质厚度：冠状断面的中部，从肾窦的外缘至肾实质的外缘。

肾盂前后径：在短轴断面测量肾盂的前后径。膀胱排空后小于 1 cm。

肾窦宽径从肾窦高回声的内侧缘到外侧缘。肾门部横断面似“马蹄”形。此断面应显示肾门结构，并使显示的前后径（厚度）和宽径最小。测量肾脏厚度应从前缘至后缘。

正常人肾脏超声测量的参考值：①男性成人：肾长径平均 10.7 ±1.2 cm；宽径：5.5±0.9 cm；厚径：4.4 ±0.9 cm；实质厚：1.1～1.8 cm。②女性成人：肾长径平均 10.3 cm±1.3 cm；宽径：5.3 cm±1.0 cm；厚径：4.1 ±0.8 cm；实质厚：1.1～1.6 cm。左肾略大于右肾，但是长径相差小于 1.5 cm。③小儿：肾脏长径随年龄增长而变化，其正常值为：出生时 4.0～5.0 cm；1 岁 5.5～6.5 cm；5 岁 7.5～8.5 cm；1 0 岁 8.5～10.0 cm。

肾脏体积可以用公式 V＝1/2（长×宽×厚）估测。出生时约 20 cm^3；1 岁约 30 cm^3；18 岁约 155 cm^3。

由于经长轴和短轴测量都可出现误差，所以各个方向的测量值均不很准确。肾脏长径、宽径容易低估，而厚度容易高估。

正常肾血管阻力较小，肾动脉主干、叶间动脉和弓形动脉均可见较高的舒张期血流。正常成人肾动脉多普勒测值：①主肾动脉血流峰值：50～150 cm/s。②舒张末期血流速度：＜50 cm/s。③加速度：＞300 cm/s。④加速时间：＜80 ms。⑤主肾动脉血流峰值/主动脉血流峰值＜3。⑥肾内动脉阻力指数：＜0.7（与年龄有关）。

四、肾脏正常变异的声像图

肾脏先天性变异在泌尿系统疾病中占有较大比例。部分可能酷似肿瘤，有人称其为“假肿瘤”。熟悉其声像图表现对鉴别诊断有重要帮助。

(一)肥大肾柱

突入肾窦的等回声结构,与正常肾皮质无分界,回声与实质回声一致,与肾窦分界清晰,大小一般不超过 3 cm。彩色多普勒和能量多普勒显示其血供与正常肾组织一致,无横向或方向小动脉穿入。超声造影该结构与肾皮质增强时相与强度相同。

(二)驼峰肾

单驼峰征是肾脏常见的一种变异,与肥大肾柱相反,声像图表现为左肾外侧缘实质的局限性向外隆起,回声与肾实质相同(图 7-6),血流灌注特征与毗邻的肾实质相似,与肾脏的肿块容易鉴别。

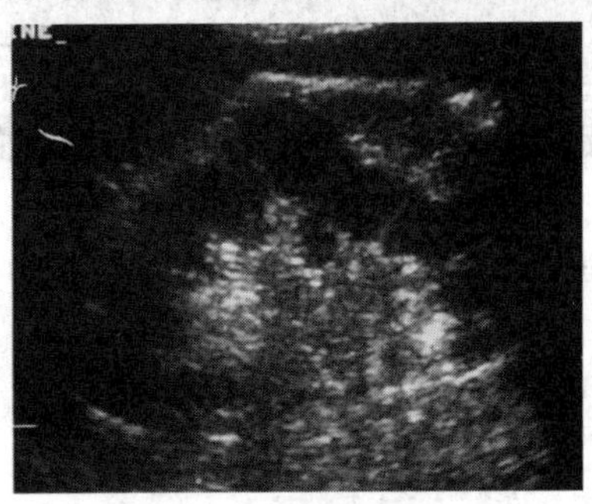

图 7-6 驼峰肾

(三)结合部实质缺损

也称永存性肾胚胎分叶、肾叶融合线。常位于肾实质的上前段,表现为线状或三角形高回声结构(图 7-7)。结合部实质缺损是由胚胎时期肾小叶连接处的肾窦延伸所致,它们同病理性损害的鉴别要点是位置特殊,并且通过一个被称为肾内隔膜的高回声线同中央部的肾窦相延续。

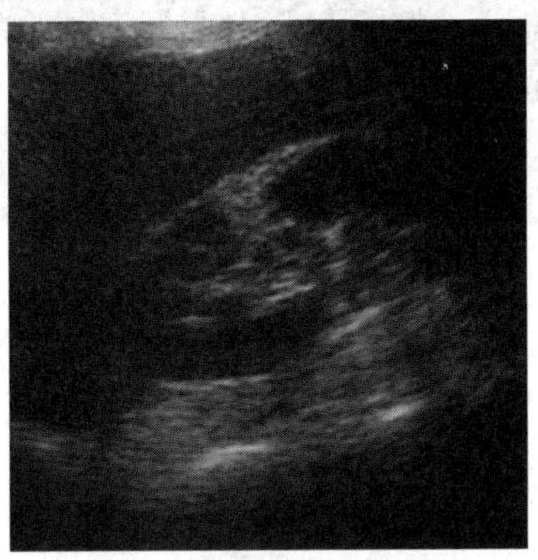

图 7-7 肾实质结合部缺损

(四)分叶肾和肾叶畸形

胎儿期肾实质呈分叶状,在 4～5 岁前消失。若到成人仍保留肾分叶痕迹,称分叶肾。分叶肾是一种常见变异,易被误认为是慢性感染所致的肾脏瘢痕形成。二者的鉴别点在于前者肾脏表面的切迹不会像肾瘢痕那样覆盖到髓质锥体上面,而是仅仅覆盖在肾锥体之间,其下方的髓质和皮质是正常的。

肾叶畸形常见于肾旋转不良时肾叶的融合异常。当肾叶过分突向外周时,肾表面局部隆起,形成一个假瘤样结节(图 7-8)。声像图显示肾窦回声区内与肾实质无分界且回声一致的团块,CDFI 显示团块两侧有叶间动脉,皮髓质间有弓状动脉。

分叶肾和肾叶畸形一般无临床表现,偶尔有血尿者,极易误认为肾肿瘤。超声造影可以显示与肾实质同步一致的灌注,以明确诊断。

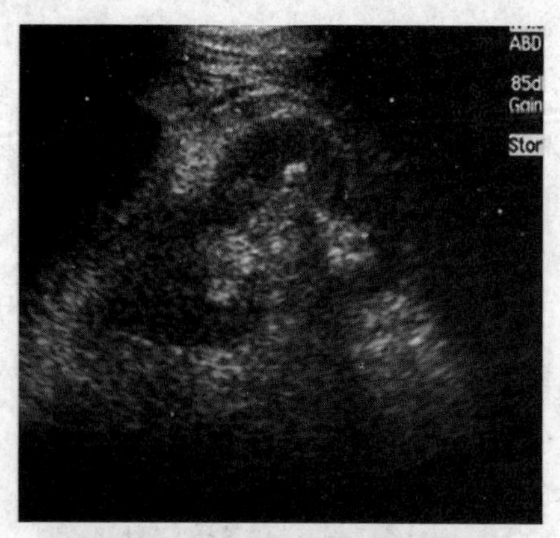

图 7-8　成人分叶肾伴肾叶畸形

左肾表面结合部实质缺损伴肾叶畸形，畸形肾叶内有结石，酷似肿瘤

（五）肾窦脂肪沉积

肾窦由纤维结缔组织、脂肪、淋巴管和血管组成，正常声像图显示为椭圆形高回声结构。肾窦大量脂肪沉积可使肾窦回声增强，范围增大。常见于老年人。

（六）肾外肾盂和分支肾盂

通常情况下，肾盂是位于肾窦内的三角形结构。肾外肾盂往往部分或者全部超出肾脏的边界，声像图上显示肾脏中部囊性区域（图 7-9）。当患者由仰卧位转为俯卧位时，扩大的肾外肾盂往往能够缩小。

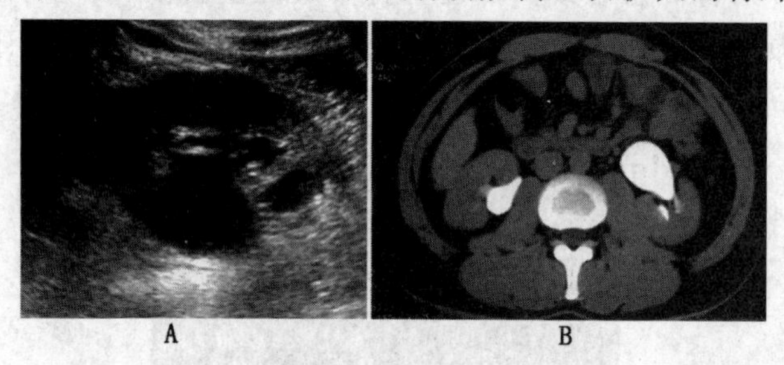

图 7-9　肾外肾盂

A.声像图显示左肾门部无回声区，肾盏扩张；B.同侧 CT 显示肾盂位于肾外，明显扩张

五、常见疾病

（一）肾弥漫性病变

1.病理与临床

肾弥漫性病变是指各种原因造成的肾脏炎性、非肿瘤性病变，主要是肾实质的损害。急性期病变包括急性肾小球肾炎、过敏性紫癜、药物或毒物引起的中毒性肾炎等，主要的病理变化为肾实质充血、肿胀、炎症细胞的浸润，肾脏常有不同程度的增大。慢性期病变包括慢性肾小球肾炎、慢性肾盂肾炎、高血压肾病、狼疮肾、糖尿病肾病等，疾病早期病理变化多样，但后期病理变化比较一致，均为肾毛细血管腔逐渐狭窄、闭塞，引起肾小球缺血、萎缩、硬化，肾小管、肾单位也随之萎缩，间质纤维化，肾实质明显变薄，肾脏小而硬。临床可表现为蛋白尿、血尿、水肿、高血压等，后期可发展为肾功能不全以致肾衰竭。

2.声像图表现

病变早期声像图无明显变化；当肾脏有充血、水肿时，双肾肿大，肾实质（锥体更明显）回声减低，低于脾脏回声，肾实质增厚；当结缔组织增生明显时，肾实质回声增强，双肾可稍大或缩小，也可在正常范围内；当病变以萎缩、纤维化为主时，双肾缩小，肾实质回声增强、变薄，皮髓质分界不清，结构紊乱（图 7-10）。

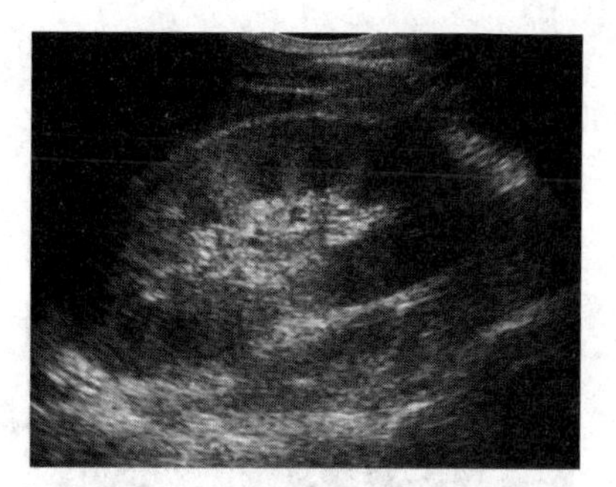

图 7-10　肾弥漫性病变声像图

图示病变肾脏，肾实质回声增强

3.鉴别诊断

本病需与先天性肾发育不良鉴别，前者多双侧发病，肾结构有改变；而后者常单侧发病，以肾缩小为主，肾结构正常。

（二）肾囊肿

1.病理与临床

肾囊肿分为皮质囊肿、肾盂旁囊肿、肾盂源性囊肿、肾髓质囊肿等。各种肾脏囊性病变的发病机制有所不同，可发生于皮质、髓质或皮髓质连接处。本病多无临床症状，囊肿较大时，侧腰部胀痛，可引起压迫症状；囊肿合并感染时，除局部胀痛外，尚有发热等感染症状；肾盂旁囊肿引起肾脏梗阻时还可引起肾积水，影响肾功能，也可继发肾性高血压，有时可引起血尿。

2.声像图表现

孤立性肾囊肿多数发生在单侧，呈圆形或椭圆形，位于肾皮质，较大者常向肾表面隆起、凸出，内部为无回声，壁薄、光滑，后方回声增强；多发性肾囊肿肾内可见多个呈圆形或椭圆形无回声，亦来自肾皮质，声像图表现与孤立性肾囊肿相同，较大者常向肾表面隆起(图 7-11)。

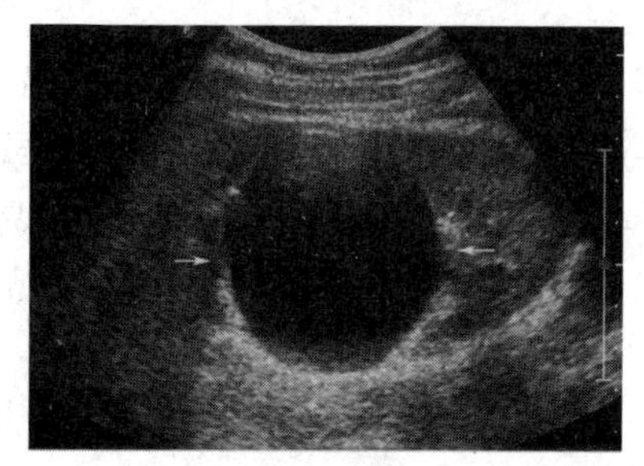

图 7-11　孤立性肾囊肿声像图

箭头所示为肾囊肿，内部为无回声，壁薄、光滑，后方回声增强

3.鉴别诊断

本病应与多囊肾鉴别。前者肾脏多为局限性增大，可单侧或双侧发生，囊肿之间能够显示正常肾实质回声；而后者肾脏为普遍性增大，累及双侧，囊肿间无正常肾实质结构回声，且常合并多囊肝。

（三）多囊肾

1.病理与临床

多囊肾是一种常见的先天性遗传性疾病，可分为成人型和婴儿型。其发展缓慢，病情较轻者无明显症状，病情较重者主要临床表现有腰腹部胀痛、恶心、呕吐、间歇性血尿和季肋部触及肿块等，晚期随肾功能减退可出现尿毒症症状。

2.声像图表现

(1)肾轮廓增大，形态失常。

(2)肾实质内显示无数大小不等的无回声，呈弥漫性分布，互不相通。

(3)未能显示正常的肾实质。

(4)肾动脉血流阻力指数明显增高(图 7-12)。

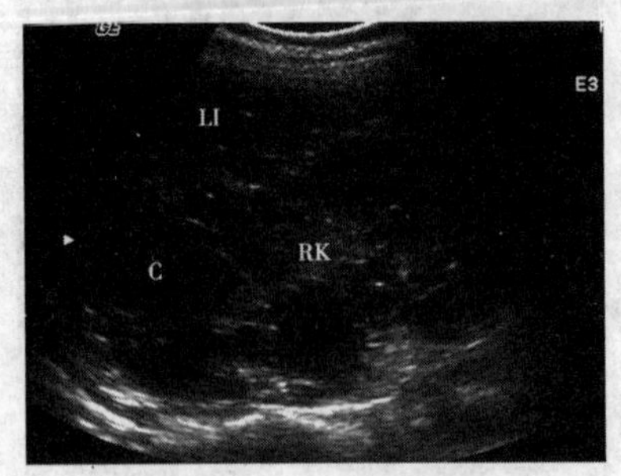

图 7-12　多囊肾声像图

肾脏增大，实质内间无数大小不等的无回声，呈弥漫性分布，互不相通(LI:肝脏;C:囊肿;RK:右肾)

3.鉴别诊断

参见“肾囊肿”。

(四)孤立肾

1.病理与临床

孤立肾为单侧肾缺如，是肾脏先天性发育异常。患者往往无明显不适。

2.声像图表现

(1)单侧肾脏明显较正常均值大，但形态和结构未见明显异常。

(2)对侧正常肾脏位置、腹部、盆腔均未能发现肾脏结构。

3.鉴别诊断

本病诊断需慎重，须排除肾异位、游走肾、肾萎缩或肾发育不全。

(五)马蹄肾

1.病理与临床

马蹄肾又称蹄铁形肾，本病有 90% 为肾脏下极相连，形状像马蹄而得名。本病由胚胎早期两侧肾胚基在两脐动脉之间融合在一起而导致，融合部分称为峡部，由肾实质或结缔组织构成。其肾盂因受肾融合的限制，不能正常旋转，输尿管越过融合部前面下行，由于引流不畅，易出现积水、感染和结石，也易并发膀胱输尿管反流。患者可无任何症状，在体检中偶然被发现。或可出现肾盂积水、尿路感染或结石，因脐周痛、胃肠不适和下腹部肿块而就诊。

2.声像图表现

超声显示肾脏增大增长，形态失常，向内下走行，双肾下极横跨腹主动脉和下腔静脉前方而连成一体。肾皮髓质分界清，结构清。CDFI:肾内血流分布未见明显异常(图 7-13)。

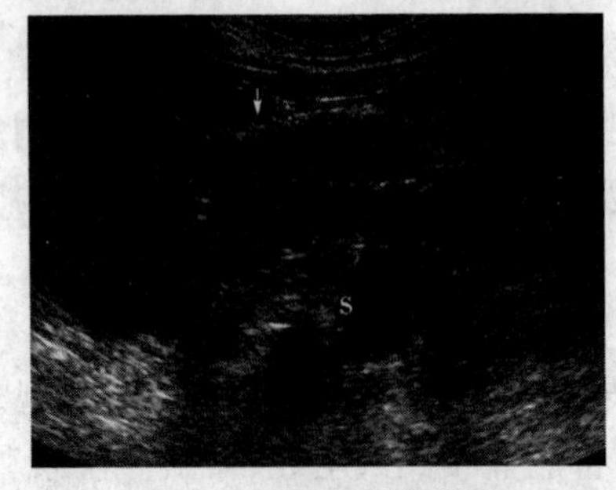

图 7-13　马蹄肾声像图

箭头所示为双肾下极融合后横跨脊柱处(S:脊柱)

3.鉴别诊断

本病属先天性异常中比较常见的一种，声像图比较典型，容易诊断。马蹄肾需与腹膜后纤维化或腹膜后肿物相鉴别。马蹄肾虽亦位于腹膜后，但仔细观察其内可见肾窦回声，不包裹血管。而后两者内部无肾窦回声，腹膜后纤维化常包裹血管而生长，不难鉴别。

（六）肾积水

1.病理与临床

肾积水发生于尿路梗阻后，多由上尿路梗阻性疾病所致，常见原因为先天性肾盂输尿管连接部狭窄、输尿管结石等；长期的下尿路梗阻性疾病也可导致肾积水，如前列腺增生、神经源性膀胱功能障碍等。主要临床表现为肾区胀痛，腹部可触及囊性肿块。不同的梗阻病因，可产生相应的临床表现与体征。

2.声像图表现

（1）肾窦回声分离，其间出现无回声，且无回声相互连通。

（2）如合并输尿管积水，则无回声与输尿管相连通。

（3）轻度肾积水，肾实质及肾外形无明显改变。中度以上肾积水，肾脏明显增大。重度肾积水，肾实质受压变薄（图 7-14）。

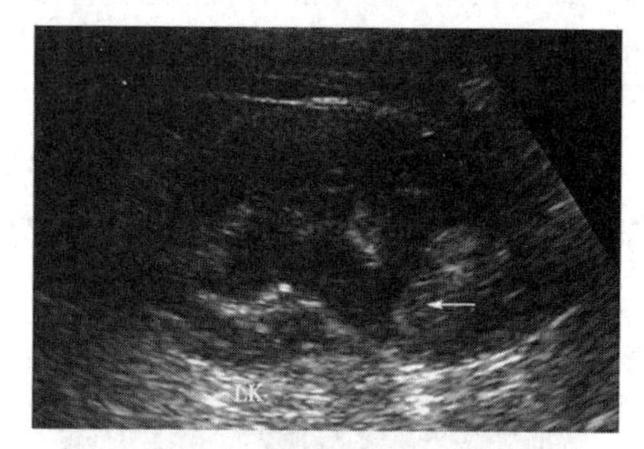

图 7-14　左肾积水声像图

箭头所示为扩张的肾盂肾盏（LK：左肾）

3.鉴别诊断

（1）与正常肾盂的鉴别。大量饮水、膀胱充盈及有关药物可引起肾盂、肾盏的生理性分离，但生理性分离一般不超过 1.5 cm，且解除有关影响因素后可恢复正常。

（2）严重的肾积水需与多发性肾囊肿或多囊肾鉴别。前者无回声相互连通，而后两者无回声相互不连通。

（七）血管平滑肌脂肪瘤

1.病理与临床

肾血管平滑肌脂肪瘤多见于女性，以单侧肾发病为主，双侧肾发病多伴有结节性硬化。肿瘤无包膜，呈圆形或类圆形。多无临床症状。较大的肿瘤常有内部出血，当肿瘤出血时，患者会突发急性腹痛、腰部肿块、血尿和低热，严重时会发生休克。

2.声像图表现

（1）可分两种类型。一种为边界清晰的圆形高回声，内部回声不均，后方回声无明显衰减。另一种呈洋葱切面样图像，由高、低回声相间的杂乱回声构成，边缘不规则，呈毛刺样改变。

（2）肿瘤较小时，肾外形无明显改变。较大的肿瘤常使肾脏变形，肾窦偏移（图 7-15）。

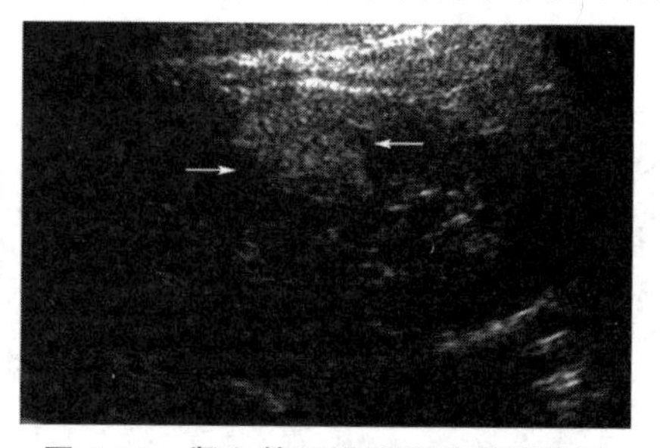

图 7-15　肾血管平滑肌脂肪瘤声像图

3.鉴别诊断

本病主要应与肾癌相鉴别。血管平滑肌脂肪瘤一般较肾细胞癌回声更强，周边呈毛刺样改变，且内部回声可以不均匀，一般无出血、坏死等囊性区域，血供不丰富；而肾癌边界常清晰，内部常有出血、坏死等囊性区域，血供较为丰富。

（八）肾细胞癌

1.病理与临床

肾细胞癌简称肾癌，好发年龄为中老年，男性多于女性，多为透明细胞癌，起源于肾小管上皮细胞，可发生于肾实质的任何部位，但以上、下极为多见，少数侵及全肾；左、右肾发病机会均等，双侧病变占1%～2%。早期肾癌可无明显临床症状和体征。血尿为肾癌的主要临床表现，多数为无痛性血尿。生长在肾周边部或向外发展的癌肿，出现血尿时间较晚，往往不易及时发现。晚期肾癌有发热、消瘦等恶病质症状。

2.声像图表现

（1）肾内出现占位性病灶，呈圆形或椭圆形，边界清晰，但晚期肾癌向周围浸润时，边界常不清晰。

（2）肿瘤内部回声多变，较小的肾癌以低回声或高回声为主，中等大小的肾癌多呈低回声，较大的肿瘤以混合性回声、等回声或低回声为主（图 7-16）。

（3）依据生长方向和发生部位不同，肾癌可压迫肾窦或侵犯肾窦或肾包膜。

（4）肾癌晚期，可侵犯或随血行转移至肾静脉和下腔静脉，表现为静脉内径增宽，内有低回声。

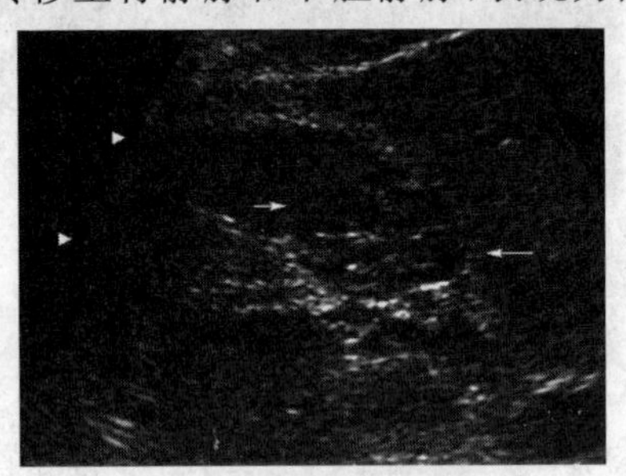

图 7-16　肾癌声像图

箭头所示为肾癌，内部回声不均，呈椭圆形，边界清晰

3.鉴别诊断

超声作为一种常规的影像学探查手段，能较好地发现小的肾占位，再结合增强 CT 等检测手段，能够较早地发现和诊断那些无症状的小肾癌。在探查中，应注意以下情况。

（1）与肥大的肾柱鉴别：由于等回声型肾癌与正常肾实质回声相近，当肿瘤边界不清时，可被误诊为肥大的肾柱。一般来说，肥大的肾柱与肾皮质回声相同，且与肾皮质相延续，CDFI 显示内部可见正常血管穿行。

（2）与血管平滑肌脂肪瘤的鉴别：见“血管平滑肌脂肪瘤”。

（3）与单纯肾囊肿的鉴别：文献报道非典型肾囊肿（壁不规则或增厚、囊内有回声、有钙化、后方回声增强效应减弱等）中有 42%为肿瘤，所以对于不典型肾囊性肿块，仔细观察其内部回声特点及囊壁情况有助于作出正确判断。

（九）肾盂癌

1.病理与临床

肾盂癌系发生在肾盂或肾盏上皮的一种肿瘤，约占所有肾肿瘤的 10%，主要为肾移行细胞癌，左、右肾发病率无明显差异，双侧同时发生者，约占 2%～4%。本病多发生于 40 岁以后的中老年，男性多于女性，单发或多发，也可与输尿管、膀胱等多部位并发。约有 70%～90%的患者临床表现为无痛性、间歇性、肉眼全程血尿，少数患者因肿瘤阻塞肾盂输尿管交界处后可引起腰部不适、隐痛及胀痛，偶可因凝血块或肿瘤脱落物引起肾绞痛，因肿瘤长大或梗阻引起积水出现腰部包块者少见，尚有少部分患者有尿路刺激症状。晚期患者出现贫血及恶病质。

2.声像图表现

典型超声表现为肾窦内的实性低回声区，部分肾窦强回声中断或扩张，或直接看到分离的输尿管、肾盂内有不规则实性肿物存在。CDFI：血流不丰富(图 7-17)。

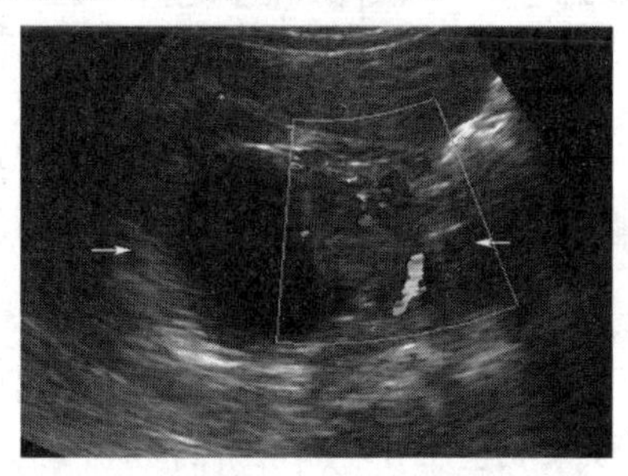

图 7-17　肾盂癌彩色多普勒声像图

箭头所示为肾盂癌，CDFI 周边和内部见血流信号。肾盂癌旁可见呈无回声的扩张肾盂

3.鉴别诊断

肾盂癌小于 1 cm 或呈浸润性生长的扁平状肿瘤时，超声探查难以发现，当超声探查阴性时，并不能排除肾盂癌，还应作其他进一步探查。超声诊断肾盂癌，敏感性较差，但是患者有血尿时，超声探查具有辅助诊断的作用。肾盂癌需与肾盂腔内血凝块鉴别，后者为扩张的无回声暗区内形成不规则低回声光团，与肾盂肿瘤十分相似，但在患者体位变动时可有移位，而肾盂癌不会因为患者体位变动而发生位置变化。

(十)肾结石

1.病理与临床

肾结石是泌尿外科的常见疾病，是由于患者代谢障碍、饮水过少等，尿液中的矿物质结晶沉积在肾盂、肾盏内。根据结石成分的不同，肾结石可分草酸钙结石、磷酸钙结石、尿酸(尿酸盐)结石、磷酸铵镁结石、胱氨酸结石及嘌呤结石六类。大多数结石可混合两种或两种以上的成分。腰痛和血尿是肾结石的主要症状，且常在活动后发作或加重。腰痛多为钝痛或绞痛，并沿患侧输尿管向下放射。合并感染时，血尿和脓尿可同时发生。

2.声像图表现

肾结石的典型声像图为强回声团，其后方伴声影，结石周围有尿液形成的无回声带。但其声像图表现也因结石的大小、成分、形态和部位而有一些变化。有的结石后方声影可能较弱或无明显声影，有的结石可随体位改变而移动。如结石引起梗阻，可出现肾盂或肾盏扩张(图 7-18)。

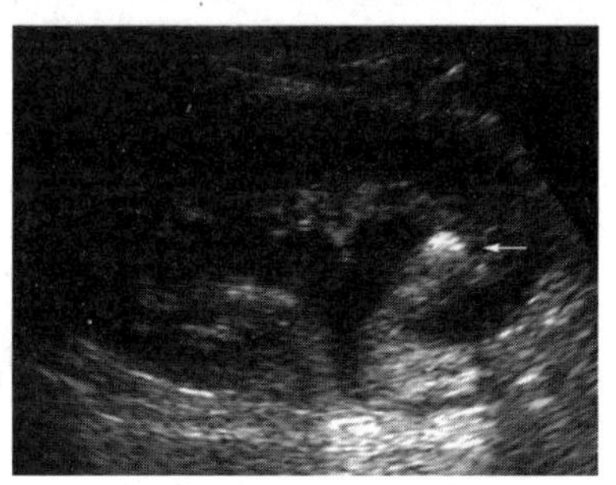

图 7-18　肾结石声像图

箭头所示为肾窦区扩张的下盏内的结石，呈团状强回声，后方有声影

3.鉴别诊断

肾结石的声像图表现较为复杂，应与肾窦灶性纤维化、肾内钙化灶鉴别。后两者病变不是位于肾盂或肾盏内，不随体位改变移动，其周围无尿液形成的无回声带。

(田　华)

第二节　输尿管超声诊断

一、输尿管超声解剖

输尿管是一对细长肌性的管状器官，上端起于肾盂，下端止于膀胱三角区。长约 20～34 cm。其管径粗细不均，平均为 0.5～0.7 cm。输尿管全长分为腹段(上段)、盆段(中段)和膀胱壁段(下段)。

腹段起自肾盂输尿管连接部，沿腰大肌前面下行，止于跨越髂总动脉处。盆段自总动脉前方，向下后内侧移行，并经盆底的结缔组织直达膀胱后壁。膀胱壁段斜穿膀胱壁，在膀胱后方向下内侧移行，止于膀胱三角区的输尿管嵴外侧端——输尿管口处。

每侧输尿管有三个狭窄处，其内径为 2 mm 左右，即第一狭窄位于肾盂和输尿管移行处；第二狭窄位于越过髂总动脉或髂外动脉处；第三狭窄为膀胱壁内侧。狭窄部是结石阻塞的常见位置(图 7-19)。

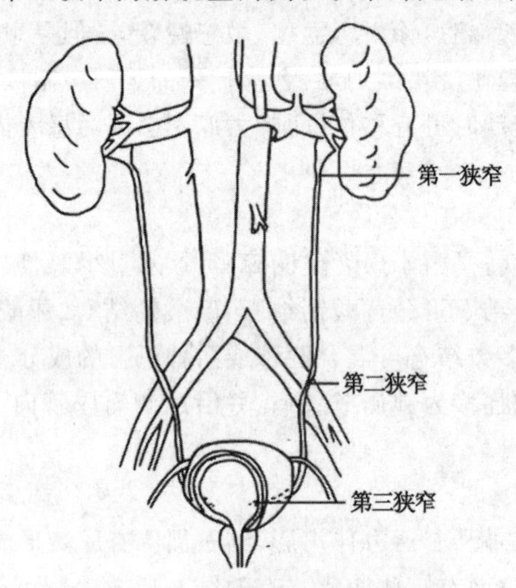

图 7-19　输尿管的三个狭窄处

二、输尿管超声检查技术

探头频率多用 3.5～5 MHz，在保证扫查足够深度的情况下，尽可能使用高频率探头，以提高分辨力。应在膀胱充盈后检查，并尽量避免肠气干扰。检查方法有以下三种途径：

(一)经腹壁检查

仰卧位或侧卧位。显示肾门后，追踪显示输尿管至盆部。亦可分别在下腔静脉或腹主动脉外侧1～2 cm处寻找扩张的腹段输尿管，向下追踪盆部输尿管。第二狭窄部在两侧髂总动脉末端及髂外动脉前方寻找。以充盈膀胱作为透声窗，能显示膀胱壁段和两侧输尿管口。检查过程中着重观察结石易存留处，即输尿管的三个生理狭窄部。输尿管肿瘤或转移性肿瘤压迫可发生在输尿管的任何部位，因此，重点应在扩张的输尿管中断处仔细寻找。

(二)经背部检查

俯卧位。显示扩张积水的肾盂，然后显示肾盂输尿管连接部，若该部输尿管也扩张积水，则向下作滑行扫查，追踪扫查至腹段输尿管。检查过程中，重点观察输尿管第一狭窄部有无病变。

(三)经直肠或经阴道检查

中度充盈膀胱，向前外侧倾斜扫查显示膀胱三角区，寻找输尿管开口，然后调整扫查平面，以显示输尿管盆段的下端。

膀胱高度充盈后检查，有助于提高输尿管梗阻性病变的显示率。

对输尿管膀胱壁段病变的检查，可因膀胱无回声区后方回声过强，可能掩盖病变的回声。适当抑制远场增益，探头适当加压扫查特别重要。但对体型较瘦的患者过分加压可以使扩张的输尿管压瘪，以致不能显示。

三、正常输尿管声像图

正常输尿管内径狭小，超声不易显示。对瘦体型或肾外型肾盂者，有时可显示肾盂输尿管连接部。嘱受检者膀胱充盈后检查，以膀胱作为透声窗，可显示输尿管膀胱壁段。声像图所见该两处输尿管均呈回声较强的纤细管状结构，其内径一般不超过 5 mm，管壁清晰、光滑，内为细条带形无回声区。

四、输尿管基本病变的声像图表现

几乎所有的输尿管疾病都可引起尿液引流阻碍。导致肾盂和近端输尿管扩张。扩张的输尿管呈无回声管状结构，壁薄而光滑。这一征象很容易被发现。因此，它既是输尿管病变的主要间接征象，又是寻找病变的向导。扩张的末端为病变所在部位。结石表现为管腔内的强回声团，管壁回声正常；肿瘤表现为局限性软组织团块或管壁不规则增厚；炎性狭窄表现为管壁均匀性增厚。

五、常见疾病

（一）输尿管结石

1.病理与临床

90%以上输尿管结石为肾结石降入输尿管，原发于输尿管的结石很少见，除非存在输尿管梗阻病变。临床上通常表现为腰部出现阵发性绞痛或钝痛，常伴有不同程度的血尿。由于输尿管结石大都来自于肾，故痛点会随结石的移动而向下移动。

2.声像图表现

肾盂、输尿管扩张，扩张的输尿管中断处，其内可探及圆形、椭圆形或弧形强回声，后方有声影，与输尿管管壁分界清楚。当结石较小或质地较疏松时，后方可无声影（图 7-20）。

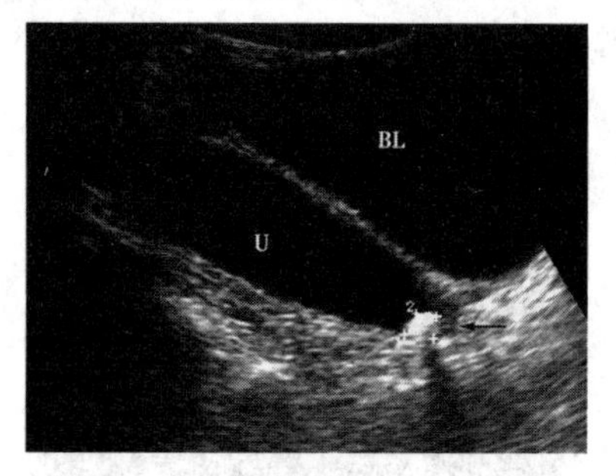

图 7-20 输尿管结石声像图

箭头所示为扩张的输尿管内的结石，呈团状强回声，后方有声影（U：输尿管；BL：膀胱）

3.鉴别诊断

典型的输尿管结石超声较易诊断，不典型的输尿管结石应注意与输尿管肿瘤相鉴别。输尿管肿瘤患者常有无痛性血尿发生，肿瘤回声较结石低，有些患者以输尿管管壁不规则增厚为特点，肿瘤与输尿管管壁分界不清，肿瘤较大时，对周围组织有浸润。

（二）输尿管囊肿

1.病理与临床

输尿管囊肿又称输尿管膨出，是指具有膀胱黏膜的下输尿管囊性扩张，致输尿管底部膨胀引起，囊肿外覆膀胱黏膜，内衬输尿管上皮，中间为肌纤维和结缔组织。输尿管囊肿轻者常无明显症状，重者出现下尿路梗阻症状，如排尿不畅等。输尿管梗阻可引起肾功能损坏，甚至导致尿毒症的发生。合并感染时有脓尿、血尿、尿频、尿急、尿痛等症状。

2.声像图表现

在膀胱三角区可探及圆形或椭圆形无回声区，壁薄而光滑，其大小随输尿管蠕动有节律性变化，可合并同则输尿管和肾盂不同程度的扩张。囊肿内合并结石时出现相应的声像图表现(图 7-21)。

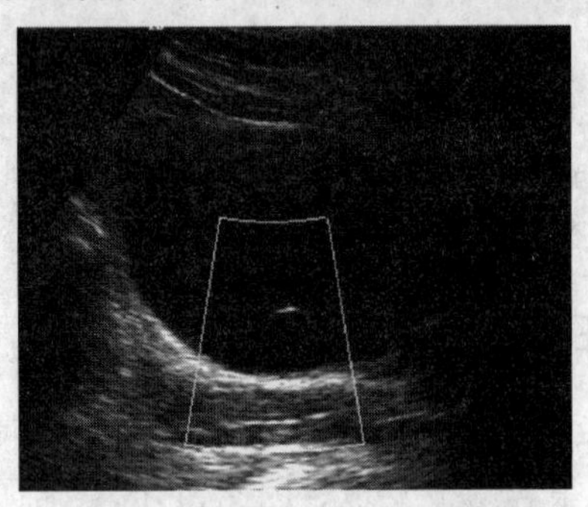

图 7-21　输尿管囊肿声像图

3.鉴别诊断

一般情况，超声依据其典型的声像图表现对本病能作出正确判断。需注意与输尿管脱垂和输尿管憩室相鉴别。

(三)输尿管肿瘤

1.病理与临床

原发性输尿管肿瘤在临床上较少见，约占尿路上皮性肿瘤的 1%，以移行细胞癌为多，好发于 41～82 岁的男性患者，约有 3/4 发生于输尿管下段。输尿管癌具有多中心性，即容易合并肾盂癌和膀胱癌，输尿管本身也可呈多发肿瘤状态。早期多无症状，患者常因无痛性血尿来就诊。

2.声像图表现

当病变较小、未引起尿路梗阻时，超声很难发现病变所在。当肿瘤引起输尿管梗阻时，梗阻处输尿管管壁不均匀性增厚、变形，有僵硬感。肿瘤常为低回声或稍强回声，梗阻处以上肾盂输尿管扩张(图 7-22)。CDFI 有时可显示肿瘤内有血流信号。

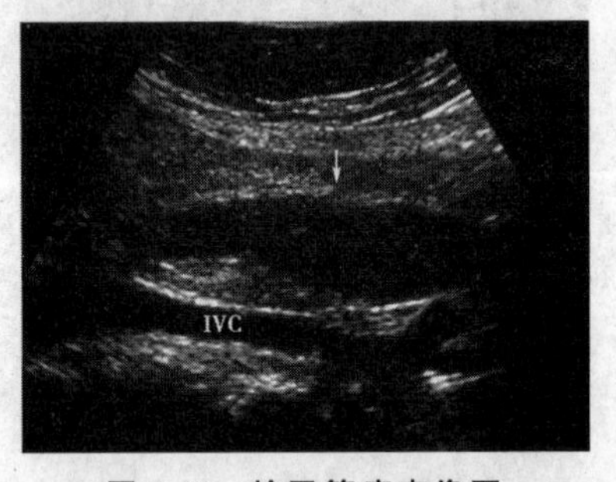

图 7-22　输尿管癌声像图

箭头所示为输尿管上段的实性占位，呈低回声(IVC：下腔静脉)

(田　华)

第三节　膀胱超声诊断

膀胱为储存尿液的囊性器官，适于超声检查，其形态、大小及毗邻关系随尿液充盈量的多少而变化。膀胱充盈时呈类圆形或三角形，上端为顶部，呈尖角状指向前上方，膀胱顶下方膨大部分为膀胱体，体的下部为膀胱底，较宽，此处可见两侧输尿管开口，其与尿道内口连接的三角形区域构成膀胱三角区，它是膀胱肿瘤的好发部位。

一、膀胱正常解剖位置及毗邻

膀胱为贮尿器官，其大小、形状、位置及壁的厚薄随充盈程度和其相邻器官的关系而有所不同。膀胱空虚时成锥体形，膀胱充盈时呈椭圆形或近圆形。膀胱底的下方为膀胱颈部，尿道内口位于该处，它是膀胱声像图正中矢状断面的重要标志。

成人膀胱位于盆腔内耻骨联合后方。充盈的膀胱贴近腹壁，膀胱上面由腹膜覆盖，自其顶部后上方反折，在男性形成膀胱直肠陷窝，女性则形成膀胱子宫陷窝。膀胱后方两侧有输尿管。男性膀胱后下方有两侧精囊、输尿管及其壶腹部、前列腺；女性膀胱后下方与子宫颈和阴道相邻。

膀胱壁由肌层、黏膜下层和黏膜层构成，外表面为薄层疏松结缔组织。肌层有三层平滑肌组成，在尿道内口处构成膀胱括约肌。膀胱底部有一三角区，该三角区尖向下、续接尿道内口，底部两端有输尿管的开口，此处无黏膜下层，表面平滑，称之为膀胱三角，为肿瘤和结核的好发部位。

二、超声检查技术

(一)仪器

膀胱检查所用探头主要有两类。

1.腹部检查探头

目前常用的是线阵、凸阵及扇扫探头，三种探头频率可以是 3.5 MHz 和 5.0 MHz。其中线阵探头扫查面广，但要求膀胱充盈量多；扇扫探头灵活，远场宽，对膀胱颈部及侧壁检查效果好，但近场视野狭窄；而凸阵探头弥补了两者的缺点，是经腹壁扫查膀胱的最佳选择。这些探头也可用于经会阴部扫查膀胱，但以凸阵探头较好。

2.腔内检查探头

有经直肠的单平面及双平面扫查探头，还有尿道插入扫查膀胱的探头。经直肠单平面扫查探头有纵断面或横断面，其中纵断面扫查探头对膀胱颈部、三角区、后尿道及与前列腺、精囊、直肠毗邻关系显示较清楚，横断面扫查探头对膀胱侧壁显示的更好。双平面探头是纵断面和横断面扫查的组合。经尿道探头频率一般为 5～7.5 MHz，甚至有 20 MHz 微导管超声探头，显示膀胱壁有无病变，图像更清晰，层次分明，有利于对膀胱肿瘤进行分期，但经尿道检查有一定痛苦。

(二)检查前的准备

1.经下腹壁超声扫查

患者必须充盈膀胱，必要时插导尿管注入 300～500 mL 生理盐水充盈膀胱。经会阴部扫查时适度充盈膀胱，检查时取仰卧位，必要时取左侧卧位。

2.经直肠超声扫查

排空大便，适度充盈膀胱，检查时取膀胱截石位或左侧卧位。

3.经尿道超声扫查

与膀胱镜检查操作类似，有尿道感染者慎用，检查体位同膀胱镜检查体位。

(三)扫查方法

1.经腹壁扫查法

患者仰卧位，充盈膀胱可作纵断面、横断面或斜断面多切面扫查，必要时可左、右侧卧位扫查，注意观察膀胱壁及腔内的异常表现。

2.经会阴部扫查

多在男性使用，取截石位，探头置于阴囊根部与肛门口之间作纵、横断面扫查。由于探头距离膀胱颈部位置近，稍加压探头，对显示膀胱颈部、前列腺、精囊及后尿道膀胱层次更清楚。

3.腔内探头扫查法

经直肠探头扫查时取左侧卧位、经尿道探头扫查时取截石位,均可显示清楚膀胱壁及膀胱腔内的异常回声,有利于膀胱肿瘤的分期。

(四)膀胱超声检查中的测量方法

1.膀胱容量及残余尿量的测定

膀胱容量指膀胱充盈状态时膀胱内容积,膀胱残余尿量为排尿后仍留在膀胱内的尿液量,正常人膀胱容量约为350～500 mL,残余尿量少于10 mL。计算膀胱容量和残余尿量的超声测定选取经腹壁测量,公式如下:

(1)V=5PH:V为膀胱容量,P为膀胱横断面的最大面积,H为膀胱颈至膀胱顶的距离,有学者用此法测定31例正常人,平均误差为18.7%。

(2)V=10×(d1×d2):V为膀胱容量,d1、d2分别代表膀胱横断面的最大左右径及前后径。有学者经对100例正常人测定误差为0～44%。

(3)V=1/2abc:V为膀胱容量或残余量,a、b、c分别为膀胱的纵、横、前后三个径,有学者用此公式对26例患者测定值与导尿量误差仅5～10 mL。

2.膀胱内径的测量

取膀胱最大横断面测量膀胱腔最大前后径和左右径。取膀胱最大纵断面测量膀胱腔最大上下径,测量时取膀胱内缘至内缘测值。膀胱壁厚度是从浆膜层外缘至黏膜层内缘厚度。经会阴部或直肠扫查可测定后尿道内径。

(五)三维超声在膀胱检查中的应用

三维超声是近几年超声发展的主要方向之一,在心脏的应用上具有很大的成功。在腹部三维超声领域中由于膀胱内充满液体,透声性极佳尤其适用三维超声成像,为临床医师提供了膀胱及内部肿瘤立体结构与相邻结构的立体关系,弥补了二维超声的不足。能充分显示感兴趣病变区域,它可根据临床医师的要求对图像进行多方位的切割,可由前向后、由左至右、由上至下多方位观察膀胱壁及肿瘤的整体结构,肿瘤与膀胱壁的空间位置关系以及肿瘤基底面及肿瘤表面的情况,可为外科医师安排手术提供参考信息。可用于病变的体积测量,特别对形态不规则病灶,明显优于二维超声。但三维超声也存在一些不足之处,主要是二维超声成像是三维超声成像的基础,如果二维超声成像质量不好就影响三维重建的质量,病灶与周围组织反差较小时其三维重建质量较差。而且三维成像的速度较慢,对细微结构分辨力不够理想。

三、正常膀胱的超声表现

(一)正常膀胱声像图

充盈正常的膀胱,内部呈均匀的无回声区,膀胱壁为完整光滑的回声带,各处膀胱壁厚度一致,膀胱壁的任一局限性增厚都可能是异常的。膀胱横切面在耻骨联合以上显示圆形或椭圆形,在小骨盆腔内略呈四方形;纵切面略呈钝三角。实时超声观察膀胱时,三角区可观察到输尿管口喷尿现象。排尿后,正常膀胱腔内无回声应基本消失。

(二)膀胱的正常值

膀胱体积由于充盈尿量的不同而异,膀胱形态横切面观察应基本对称,膀胱壁充盈时正常厚度一般小于4 mm。

四、异常膀胱病因分析

(一)大膀胱

指膀胱容量超过正常者。①前列腺肥大。②男性尿道狭窄。③男性尿道结石。④女性尿道损伤、狭窄。⑤新生儿尿道瓣或尿道隔。⑥某些患者的膀胱膨出。

(二)小膀胱

①慢性膀胱炎反复发作可引起膀胱缩小。②膀胱结核性病变可引起单侧或整个膀胱壁厚、膀胱腔缩小。③少见的呈浸润生长的新生物、有肿瘤时膀胱壁常不对称。④恶性病变的手术或放疗引起。⑤晚期血吸虫病由于钙化、壁纤维化可致膀胱缩小。

(三)局限性膀胱壁增厚

①不充分充盈所致的膀胱折叠。②肿瘤、无蒂或息肉状的肿瘤。③结核或血吸虫病结节(肉芽肿)。④小儿对血吸虫病感染的急性反应。⑤外伤引起的血肿。

(四)弥漫性膀胱壁增厚

①男性患者:前列腺梗阻。②严重的慢性感染:如膀胱炎、结核。③小儿膀胱壁极厚常因尿道瓣或尿道隔引起阻塞造成。④神经源性膀胱。⑤少见的膀胱浸润生长的肿瘤。⑥血吸虫病:由于膀胱壁的钙化、纤维化引起壁增厚且回声增强。

五、常见疾病

(一)膀胱结石

1.病理与临床

膀胱结石可分为原发性与继发性。原发性膀胱结石多由于营养不良或低蛋白饮食所致,多见于儿童。继发性膀胱结石多由上尿路小结石下降并停滞于膀胱内形成,其主要病因有尿路梗阻、感染、膀胱异物、代谢性疾病等,多见于男性。我国膀胱结石多为草酸钙、磷酸盐和尿酸盐的混合结石。主要临床表现为排尿时尿流中断、尿痛、尿急、尿频和血尿等。

2.声像图表现

在膀胱内探及团状强回声伴后方声影,多位于后壁,且团状强回声随体位改变而移动。超声对膀胱结石较易诊断,但小于 3 mm 的小结石易被遗漏,应引起注意(图 7-23)。

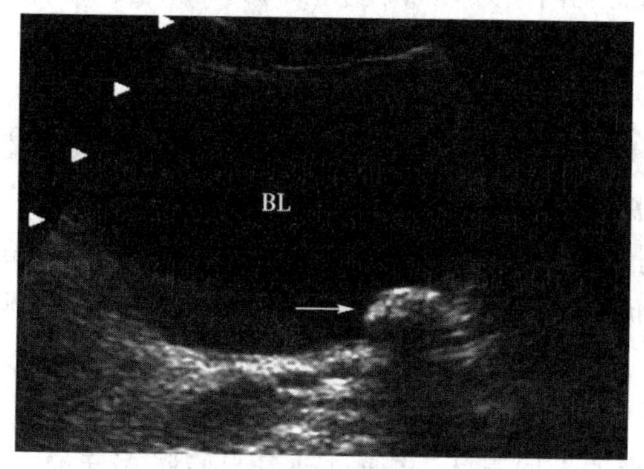

图 7-23　膀胱结石声像图

箭头所示为膀胱结石,呈团状强回声,后方有声影(BL:膀胱)

3.鉴别诊断

应与膀胱肿瘤相鉴别。当膀胱肿瘤合并钙化时,易将肿瘤误诊为结石,此时 CDFI 若能探及肿瘤内的血管,则有助于作出明确诊断。对于随体位改变而位置不发生变化的"结石",应高度警惕肿瘤合并结石的可能。

此外还应与输尿管口结石及输尿管囊肿内结石相鉴别,只要注意观察,此两者不难作出正确诊断。

(二)膀胱肿瘤

1.病理与临床

膀胱肿瘤是泌尿系最常见的肿瘤,分为上皮性和非上皮性两类。上皮性肿瘤占 95%～98%,其中最常见的是移行上皮乳头状癌,少数为鳞癌和腺癌。其病因可能与尿液中某些代谢产物的刺激、慢性炎症等有关。好发于 40～60 岁男性。临床表现为间歇性或持续性无痛性全程肉眼血尿。当有血块或肿瘤堵塞尿道口时,可出现排尿不畅或发生尿潴留。多数晚期患者会出现尿频、尿急、尿痛等尿路刺激症状。当肿瘤引起尿路梗阻时,可有肾积水。

2.声像图表现

膀胱内可探及乳头状或菜花样低回声,有蒂或较宽基底与膀胱壁相连,体位改变时可见其在尿液中漂动,但不能脱离基底部而在膀胱内滚动。膀胱壁局限性增厚,依浸润程度不同,膀胱壁连续性中断于不同深度。基底较宽者有时以浸润膀胱壁为主,突入腔内部分较少,浸润肌层较早,膀胱壁回声杂乱,失去正常结构。肿瘤多发生于三角区,其次为两侧壁(图 7-24)。CDFI 常可在肿瘤基底部探及肿瘤血管。

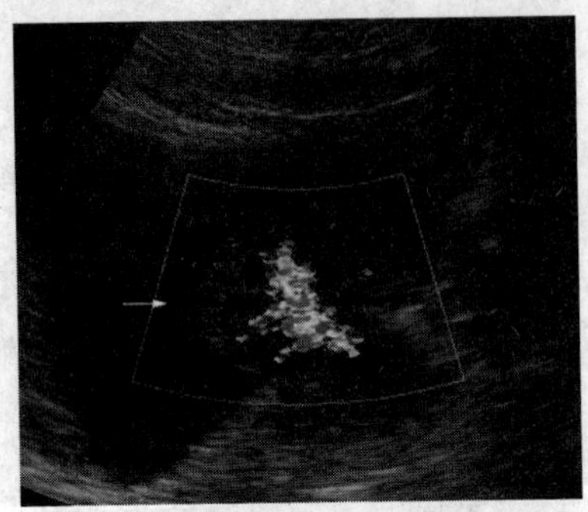

图 7-24 膀胱癌彩色多普勒声像图

箭头所示为膀胱壁上的实性占位,呈菜花样突起,基底部较宽。CDFI:肿块内可探及较丰富的动、静脉血流信号

3.鉴别诊断

(1)当膀胱肿瘤发生钙化时应与膀胱结石相鉴别。

(2)膀胱底部癌常侵犯前列腺,反之前列腺癌亦常侵犯膀胱,肿瘤较小时依其发生部位不难鉴别,但当肿瘤较大时,鉴别较难,经直肠探查常有助于区分。

(3)此外肥大的前列腺常向膀胱内突入,易误诊为膀胱肿瘤,应注意鉴别。

(三)膀胱憩室

1.病理与临床

膀胱憩室是指膀胱壁自分离的逼尿肌之间向外呈袋状膨出而形成的囊状物,其与膀胱内腔之间有孔道相通,称为憩室口,多发生于膀胱三角区周围。膀胱憩室分为先天性和后天性,一般认为无论先天性憩室还是后天性憩室,其发生均与先天性膀胱肌层发育局限性薄弱、下尿路长期梗阻使膀胱内压力长期增高等因素有关。膀胱憩室主要症状为二次排尿和尿液混浊,合并感染时有排尿刺激症状,合并肿瘤或结石时,可有血尿。

2.声像图表现

膀胱周围探及圆形或椭圆形的无回声区,并通过缺口与膀胱相连通。该无回声区壁薄,边界清晰,排尿后可变小,多见于后壁及两侧壁。依据彩色血流信号可观察到其与膀胱之间的液体相互流通。当合并感染,无回声内可有点状强回声,憩室底部可有沉积物。此外憩室内可合并结石或肿瘤(图 7-25)。

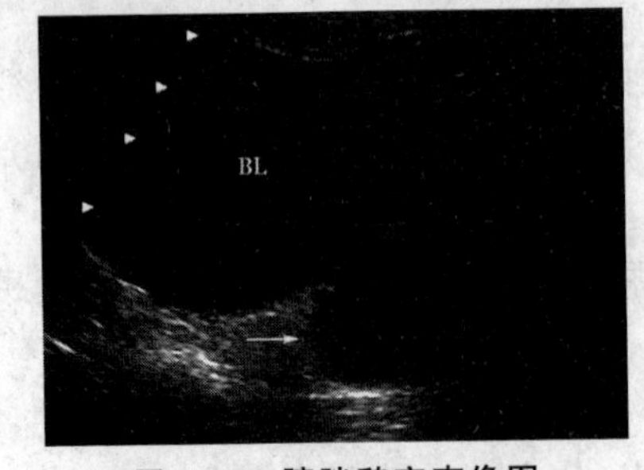

图 7-25 膀胱憩室声像图

箭头所示为膀胱憩室,呈无回声,与膀胱相通(BL:膀胱)

3.鉴别诊断

本病应与膀胱周围其他囊性病变如盆腔囊肿及输尿管囊肿相鉴别。膀胱憩室与膀胱相连通，且大小随膀胱充盈度不同而改变，依据其典型特点不难与其他病变相鉴别。

(四)膀胱凝血块

1.病理与临床

膀胱凝血块是指各种病因导致的膀胱内壁出血形成的实性团块。常见的病因有急、慢性炎症、结石、肿瘤及外伤等。临床主要表现为血尿伴膀胱刺激症状。

2.声像图表现

膀胱内探及形态各异、大小不等的低或中强回声团块，与膀胱壁分界明显。团块边界不规整，内部回声不均，且随体位改变而移动，CDFI显示其内无血流信号。

3.鉴别诊断

膀胱内凝血块依据其典型声像图表现不难诊断，应注意与膀胱肿瘤相鉴别。

(田　华)

第八章 前列腺、睾丸和阴茎超声诊断

第一节 正常男性生殖系统

一、正常男性生殖系统解剖概要

（一）前列腺及精囊腺解剖概要

前列腺为腺体和纤维肌肉组织组成的实质性器官，位于膀胱颈部的下方，包绕尿道前列腺部。前列腺外形似栗子，上端宽大，为前列腺底，邻接膀胱底；下端变窄，为前列腺尖，朝向前下方。前列腺后方紧邻直肠，故临床常经直肠行前列腺触诊和超声检查。前列腺后上方有呈倒"八"字排列的一对精囊腺。前列腺在盆腔中的位置和毗邻关系见图 8-1。

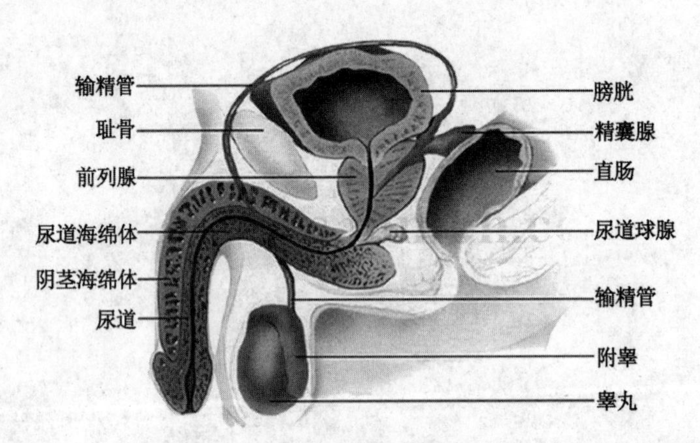

图 8-1 前列腺解剖位置示意图

前列腺的解剖分区当前广泛采用的是 McNeal 提出的带区划分法，将前列腺分为腺性组织和非腺性组织两部分，腺性组织按对性激素的敏感性划分为内腺和外腺。前者包括尿道周围腺体和移行区，是前列腺增生的好发部位。后者包括周围区和中央区，是前列腺癌的好发部位（图 8-2）。

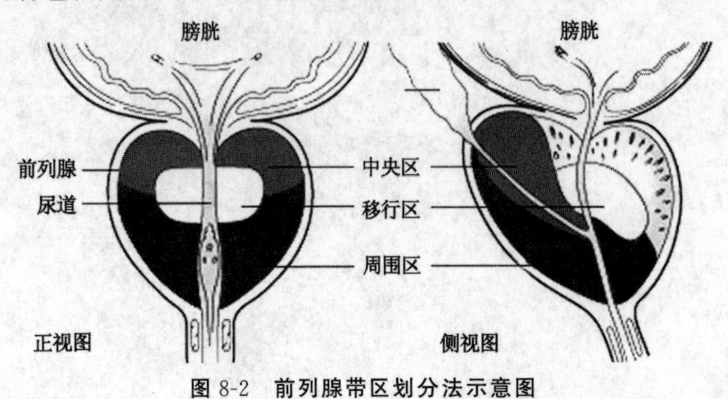

图 8-2 前列腺带区划分法示意图

精囊腺位于前列腺上方，左右各一，呈倒置的“八”字夹在膀胱底与直肠之间(图 8-3)。精囊腺对男性生殖功能起着重要作用，男性精液的 90%来自精囊液。从解剖生理功能看，精囊与前列腺关系密切，前列腺的疾病常波及精囊，由于两者均开口于后尿道，因而两者的炎症在感染途径和病因方面往往相同，临床表现也大体相似。

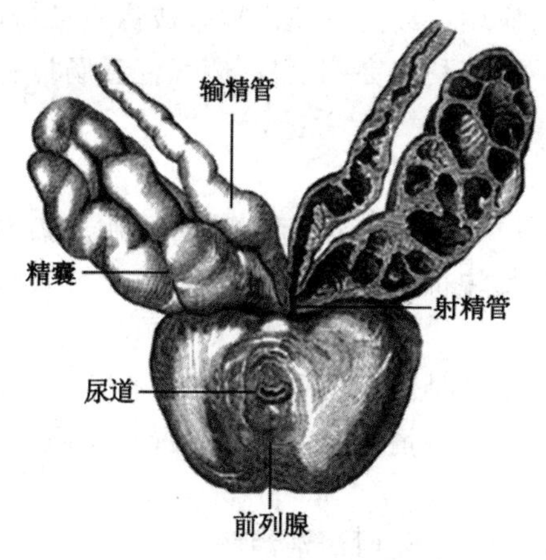

图 8-3　精囊腺解剖示意图

(二)正常睾丸及附睾解剖概要

阴囊为一袋状结构，阴囊壁由皮肤、肉膜及提睾肌和鞘膜组成。肉膜在阴囊正中形成纵隔将阴囊分成左右两囊，内有睾丸、附睾及精索。鞘膜起源于胚胎期的腹膜鞘状突，一部分紧贴睾丸和附睾的白膜，称为脏层，另一部称为壁层，两者之间为鞘膜腔。出生后如腹膜鞘状突与腹膜腔仍交通，则形成交通性鞘膜积液，并容易伴发腹股沟斜疝。

睾丸实质外有白膜包被，在睾丸门处白膜增厚，形成睾丸纵隔，由此呈扇形发出分隔，将睾丸分为多个小叶，每个小叶内含有多条精曲小管，精曲小管在睾丸纵隔内形成睾丸网。由此发出15～20 条睾丸输出小管，最终合并成一条附睾管。附睾为一半月形小体，附着于睾丸后方，分头、体、尾三部(图 8-4)。输精管是附睾管的延续，起自附睾尾，走行在精索中，经腹股沟管进入盆腔，与精囊腺汇合为射精管。

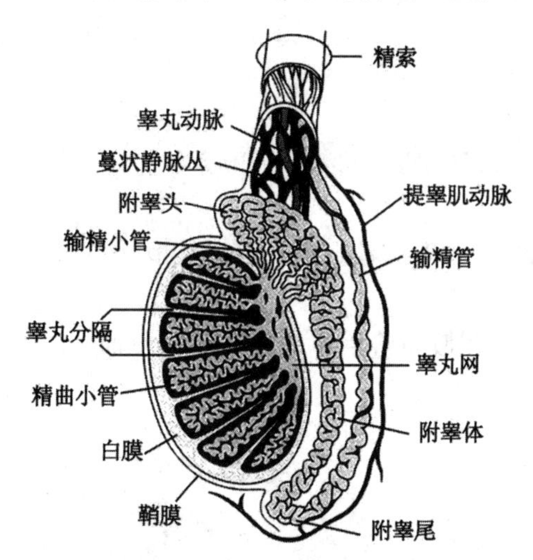

图 8-4　睾丸及附睾的解剖模式图

精索为一对圆索状结构，由出入睾丸的输精管、睾丸动脉、蔓状静脉丛、淋巴管等构成，起于腹股沟管内环，经腹股沟管外环降入阴囊。

二、正常男性生殖系统超声检查方法

(一)前列腺及精囊腺超声检查方法

前列腺及精囊腺的超声检查方法主要有耻骨上经腹壁检查和经直肠检查两种,少数情况下可经会阴部检查,经尿道前列腺检查一般很少应用。经直肠超声检查成像质量高,对微小病变的显示能力优于经腹壁超声检查,还可同时在超声引导下行前列腺穿刺活检,因而经直肠检查日益成为前列腺及精囊腺超声检查的趋势。

1.仪器设备

经腹超声检查可采用线阵或凸阵探头。经会阴部检查可采用扇扫或小曲率半径凸阵探头。经直肠检查可采用单平面或多平面探头,尤其是端视式探头,以灵活地显示前列腺内部不同断面。

2.检查前准备

(1)经腹壁检查:嘱患者保持适当的膀胱充盈。

(2)经会阴部检查:嘱患者检查前排便,清洗会阴部。为配合经腹壁检查和显示精囊,也应常规保持膀胱适当充盈。

(3)经直肠检查:嘱患者检查前排便,必要时清洁灌肠。

3.检查方法

(1)经腹壁检查:取仰卧位,将线阵或凸阵探头置于耻骨上,沿长轴转动探头使声束的投射方向逐渐从膀胱三角区移至前列腺和精囊。可观察到一系列前列腺、精囊的横切面声像图。然后将探头纵向置于耻骨上,作矢状面扫查,可得到膀胱底部和前列腺的纵切面声像图。

(2)经会阴检查:可取左侧卧位或膝胸位,必要时可取截石位。在会阴部或肛门前缘扫查,可得到前列腺的矢状和冠状切面声像图。

(3)经直肠检查:可取左侧卧位、膝胸位或截石位,一般以左侧卧位为方便。检查时在探头换能器表面涂敷少量耦合剂后套上一避孕套,排空气泡后在避孕套表面外涂耦合剂,缓慢插入肛门。先由前列腺底至前列腺尖行横切面扫查,再旋转探头行纵切面扫查,得到一系列前列腺和精囊的矢状和冠状面声像图。由于经直肠超声探头为高频探头,声衰减较大,在前列腺增生体积显著增大时应适当降低频率,以观察前列腺的全貌。

(二)阴囊及睾丸超声检查方法

1.仪器设备

阴囊检查多采用线阵式探头,探头频率以5～10 MHz为佳。

2.检查前准备

阴囊超声检查一般无需特殊准备,如受检者阴囊部阴毛较多,必要时应剃除阴毛。

3.检查方法

通常采取仰卧位,充分暴露阴囊,用胶布将阴茎固定于腹部皮肤上,用卫生纸垫高阴囊。检查精索静脉曲张和腹股沟斜疝时以站立位为宜。

三、正常男性生殖系统超声表现

(一)正常前列腺和精囊的超声表现

1.正常前列腺的超声表现

(1)经腹壁检查:正常前列腺横切面呈左右对称的栗子形,包膜光滑,内部为细小的中等回声点,分布均匀。在透声窗良好的条件下,可见前方的低回声内腺和后方回声偏强的外腺,两侧底部后上方可见呈低回声或无回声的精囊。纵切面上正常前列腺呈椭球状,其尖部指向前下方,正中线可见尿道内口呈轻微凹入(图8-5)。正常前列腺的测值由于仪器、探查途径的不同,报道的数值互有出入。经腹壁测量正常前列腺各径线约为:长径3 cm,宽径4 cm,厚径2 cm,前列腺各径线的正确测量方法见图8-6。

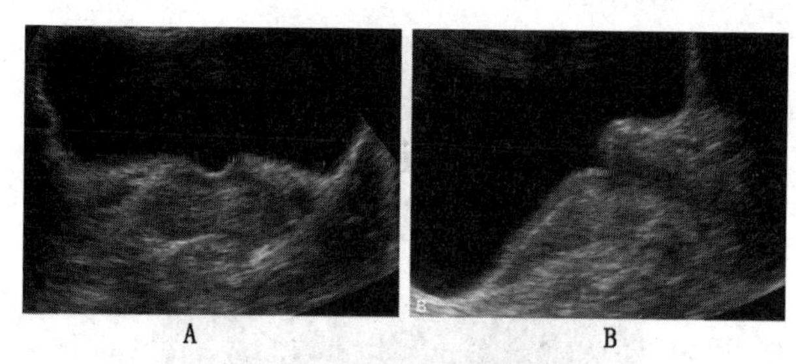

图 8-5　经腹壁检查前列腺

A.横切面；B.纵切面

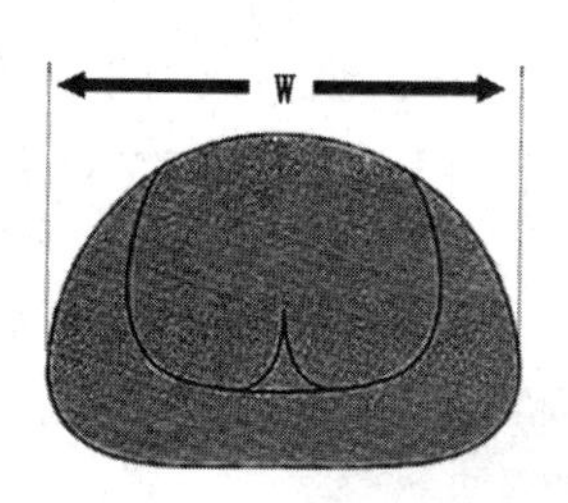

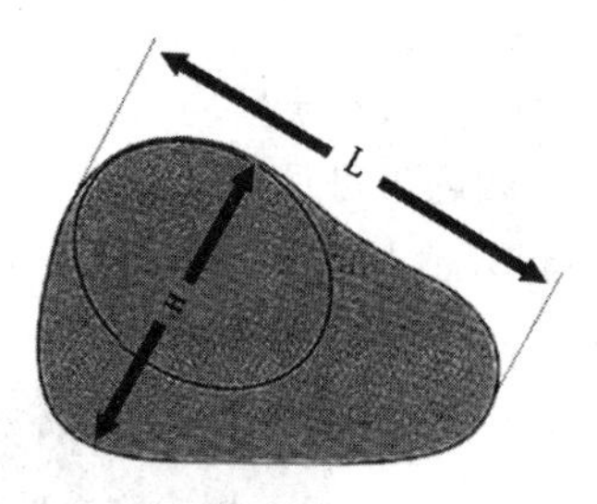

图 8-6　前列腺径线的正确测量方法

横切面测量宽径，纵切面测量长径和厚径

(2)经直肠检查：经直肠检查因探头距前列腺位置近，加之频率高，图像质量显著优于经腹检查。其声像图与经腹壁检查类似，横切面上呈栗子形、左右对称、包膜光滑。内腺位于前部，回声略低，外腺包绕内腺的两侧和后方，回声细密偏强。纵切面上前列腺近似椭圆形，尿道呈纤细的带状强回声，自尿道内口起向下后方略呈“S”形弯曲到达下端的尿道膜部(图 8-7)。

经腹壁和经直肠超声能够区分内腺和外腺，但无法对内、外腺作进一步划分。

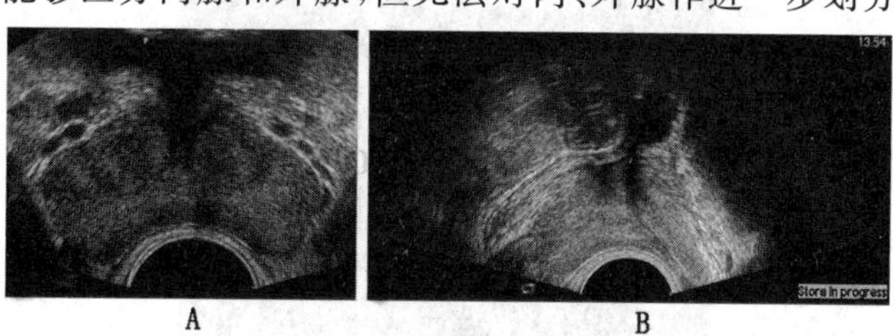

图 8-7　经直肠检查正常前列腺声像图

A.横切面；B.纵切面

2.正常精囊腺的超声表现

精囊腺位于膀胱的后上方，横切面上精囊腺为成对的囊腔样结构，纵切面上略呈三角形(图 8-8)。经腹壁超声对精囊的显示较差，难以区分精囊管腔和精囊壁。经直肠超声能够清晰地显示精囊的内部结构，精囊腺的形态和回声根据囊液充盈状态的不同而有所差异，精囊腺充盈好时囊腔呈纤细、扭曲的条状回声(图 8-9)。

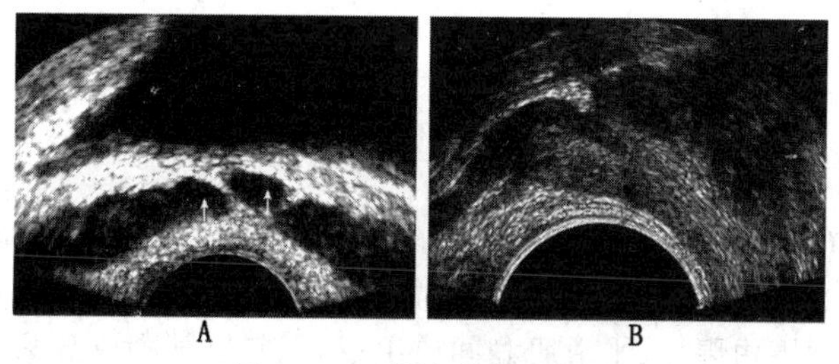

图 8-8　正常精囊腺声像图

A.横切面上为成对的囊腔样结构，箭头所指为输精管；B.纵切面位于前列腺后上方，略呈三角形

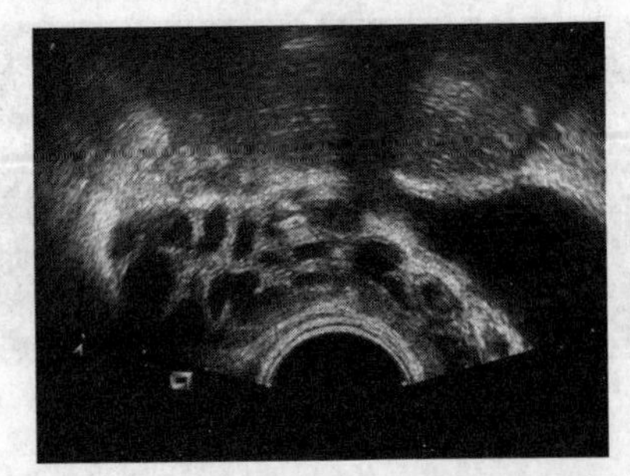

图 8-9 经直肠超声显示精囊囊腔和囊壁

(二)正常睾丸超声表现

正常睾丸呈椭球形,表面光滑,实质呈均匀点状的中等回声。纵切面上沿睾丸长轴可显示睾丸纵隔,呈线状强回声(图 8-10)。高频超声可见睾丸动脉分支自睾丸门进入睾丸,呈放射状分布。睾丸的三面有附睾包绕,附睾头部呈半圆形,其回声较睾丸略低,鞘膜腔积液时常可见小球形的附睾附件与其相连(图 8-11)。正常鞘膜腔内可见少量的积液。

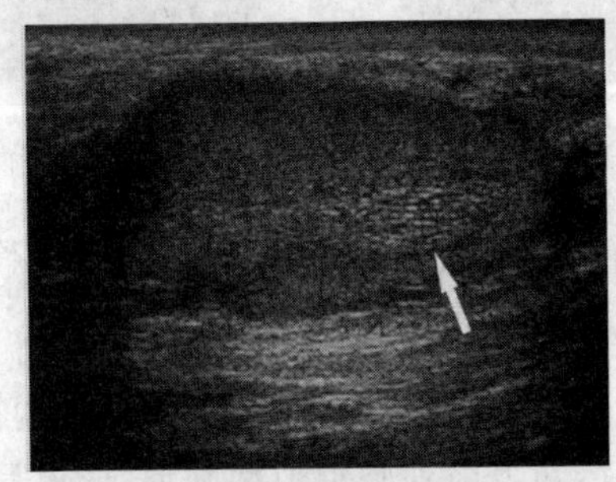

图 8-10 正常睾丸声像图(箭头所示为睾丸纵隔)

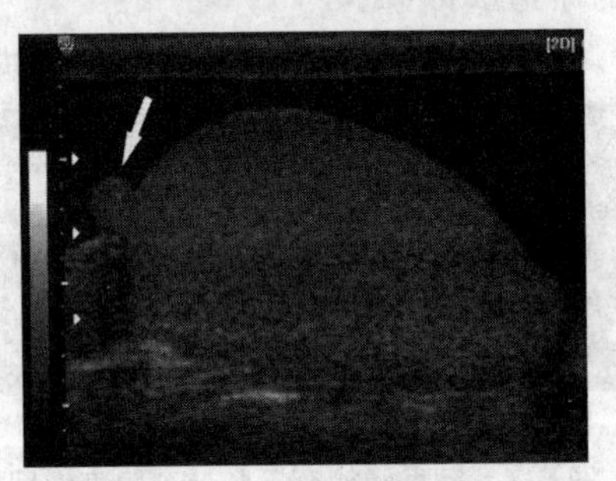

图 8-11 附睾附件(箭头所示)

(王桂东)

第二节 前列腺疾病

一、前列腺增生症

前列腺的结构随着年龄不断发生变化。约从 45～50 岁开始,位于腺泡内的上皮组织开始消失,整个前列腺开始退化,但位于尿道周围的腺体开始增生,增生的腺体压迫外腺。至 80 岁时这种组织学增生可高达 90%以上。增生的前列腺由腺体、平滑肌和间质组成,但常以某种成分为主形成不同的病理类型,可以呈分叶状或结节状,也有部分前列腺以纤维组织增生为主,质地变硬,但腺体并不大。

初期临床症状表现为夜尿增多、尿频、尿急,继之出现尿程短、尿线细,排尿等待、排尿时间延长和尿潴留。尿流率测定最大尿流率小于 15 mL/s，可合并感染、结石、膀胱憩室等并发症。肛指检查前列腺体积增大、质地变硬、可触及增生结节。其重量较正常的 20 g 左右可有成倍增加，但临床症状与前列腺体积并不平行。前列腺特异性抗原(prostate specific antigen，PSA)可有轻度升高。

(一)声像图表现

(1)前列腺体积增大、形态饱满。通常以横径超过 4 cm，纵径超过 3 cm，前后径超过 2 cm 为标准。形态由板栗形逐步变圆，边界规则、包膜可增厚但光滑无中断现象，可为对称性增大或以某侧移行区增生为著。内、外腺比例异常，内腺增大，外腺受压变薄，内外腺比例大于 1.5∶1。可用前列腺重量来确定是否存在前列腺增生。由于前列腺的比重在 1.00～1.05 之间，因此，前列腺重量基本等于其体积(cm^3)。前列腺的重量计算公式：重量＝体积＝0.5233×横径×纵径×前后径。

(2)部分患者前列腺肥大明显向膀胱内凸出，和膀胱三角区肿瘤鉴别点在于此处膀胱壁连续(图 8-12)。

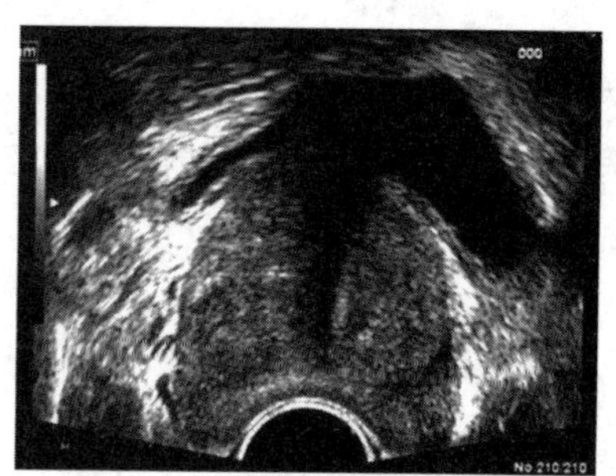

图 8-12　前列腺增生超声图像

增生的移行区前列腺组织突入膀胱内

(3)前列腺内部回声均匀、稍强，内腺回声不均，可呈结节样改变，增生结节多呈等回声或强回声。

(4)实质内，特别是内、外腺之间常出现点状或斑状强回声，可呈弧形排列，是前列腺结石的表现。

(5)增生腺体内腺管扩张，呈"蜂窝样"改变，腺体内还常见多发性小囊肿，这是腺体退行性变，腺管内液体潴留所致。

(6)尿道受增生结节压迫时，经直肠超声可显示其走行扭曲。

(7)CDFI 与正常组织比较，增生结节的供血增加，内腺可以见到较丰富的血流，脉冲多普勒显示这些血流是阻力较低的动脉血流频谱，即高舒张期血流频谱。

(8)继发性改变：①膀胱壁增厚：内壁凹凸不平，可见多个小隆起，和膀胱占位的鉴别在于改变方向扫查时呈条状。②膀胱憩室：表现为膀胱壁局限性外凸的无回声区，可以是单个或多个、圆形或类圆形，并与膀胱腔相通，当排空小便时憩室腔随膀胱体积缩小也变小，憩室腔内可以出现结石或占位性病变，鉴别点在于结石可随体位改变而移动，占位性病变不会随体位改变而移动。③膀胱结石：长期尿道梗阻、尿潴留可出现膀胱结石。④膀胱内残余尿量增多或尿潴留、双侧肾盂积水等征象。

(二)诊断及鉴别诊断

根据上述超声征象诊断前列腺增生症的准确性很高，此病需要与前列腺癌、前列腺炎及膀胱肿瘤鉴别。

1.前列腺癌

前列腺增生多发生在内腺，呈圆形弥漫性、对称性增大，包膜完整。前列腺癌多发生在外腺，表现为低回声结节。当肿瘤较大时，前列腺形态异常，两侧不对称，包膜变形。少数前列腺增生结节与前列腺癌结节比较类似，需要穿刺才能明确诊断。

2.前列腺炎

根据前列腺炎的内部回声及边缘的表现，可较准确地鉴别前列腺增生症与前列腺炎。前列腺炎者前列腺体积轻度增大，实质回声降低、不均匀，而前列腺增生的内部回声以增强为主。

3.膀胱肿瘤

当前列腺内腺增生突入膀胱时，回声酷似膀胱肿瘤，易误诊为膀胱肿瘤。但前列腺增生的病史较长，以排尿困难为主，后者病程较短，以血尿为主。膀胱肿瘤表面不光滑，基底向前列腺浸润生长，彩色多普勒显示血流从膀胱基底部进入瘤体。

二、前列腺炎

前列腺炎可以发生在各个年龄段，多见于中青年男子。因前列腺导管系统开口于后尿道，而且各开口的方向不同，易被感染，故炎症多开始于腺管。病因有：由尿道炎引起的上行性感染；尿道内留置导尿管引起的医源性感染；邻近器官的炎症，如直肠、结肠、下尿路的感染通过淋巴管引起前列腺炎。此外，性行为频繁、盆腔充血等均可诱发前列腺炎。

（一）病理

临床上按其病程可分为急性和慢性。急性前列腺炎腺体充血水肿，腺管和周围间质内炎细胞浸润，严重者可形成脓肿。炎症迁延不愈则发展为慢性前列腺炎，最后导致纤维组织增生，前列腺体积缩小，部分患者纤维化累及后尿道，使膀胱颈硬化。

（二）临床表现

多数患者无明显症状，临床表现多较轻微，较重者可出现全身感染征象、发热、尿路刺激症状、会阴区胀痛、前列腺触痛明显。前列腺液化验及细菌培养有助于诊断前列腺炎。

（三）声像图表现

一般情况下，无论是急性前列腺炎或是慢性前列腺炎，声像图特征都不明显，只有部分患者出现下列声像图改变(图 8-13)。

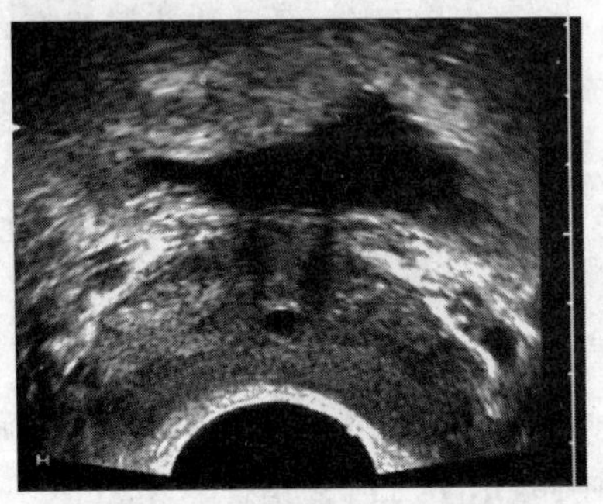

图 8-13　前列腺炎超声图像

(1)前列腺内部回声不均，急性炎症主要以低回声为主，当有脓肿时甚至出现无回声区，形态不规则，边界不清楚。慢性炎症实质内可见增强的小钙化灶，回声以偏强回声为主。病变反复发作者，内部回声甚至呈结节状。

(2)前列腺周围间隙在炎性渗出明显时可出现间隙状少量积液，累及精囊时，精囊稍增宽，边缘模糊。

(3)部分患者出现尿道周围低回声晕环。

(4)CDFI 急性前列腺炎或慢性前列腺炎急性发作时，部分患者的前列腺内会出现血流信号增加，PW 会显示高速(收缩期血流速度增高)低阻的血流频谱。局灶性前列腺炎，特别是急性炎症，可显示局部血流信号异常增多，这种血流类型与前列腺癌相似。慢性前列腺炎的血流信号可以增多或变化不明显。

三、前列腺癌

在欧美国家前列腺癌占男性恶性肿瘤发病率的首位。随着医疗保健水平逐步提高和前列腺检查手段的增多，我国前列腺癌的发病率正呈明显升高趋势。PSA 检查和经直肠前列腺超声检查的推广，使早期诊断前列腺癌成为可能，对于提高患者的生存率具有重要的临床意义。

(一)病理

前列腺癌95%为腺癌，其余为移行细胞癌、鳞癌和肉瘤。80%发生于外腺，20%发生于内腺。病理组织学30%为结节型，50%为结节浸润型，20%呈浸润型，肿瘤细胞不形成明显的结节，而是混杂在增生的前列腺组织内，影像学上常难以辨别，需要超声引导下穿刺活检才能确诊。多数癌肿质地坚硬，形成单个或多个小结节。前列腺癌好发转移的器官为骨，还可侵犯射精管、精囊、膀胱颈、输尿管及后尿道。

(二)临床表现

临床上将前列腺癌分为三种类型：①潜伏型：无明显临床表现，仅在行组织病理检查时发现，无远处转移。②隐匿型：肿瘤较小，无明显临床症状，但可能有远处转移。③临床型：临床症状和体征均较明显，可出现明显的局部浸润和盆腔淋巴转移，精囊常受侵犯，骨转移亦多见。

(三)声像图表现

由于经腹壁、经会阴前列腺检查的探头频率低，超声难以发现较早期的前列腺癌。因此，本节所涉及内容主要是经直肠超声检查前列腺癌的征象。

(1)部位大多数前列腺癌发生于外腺，发生在移行区的内腺癌仅占20%。当外腺发现异常回声病灶应高度怀疑前列腺癌(图8-14)。

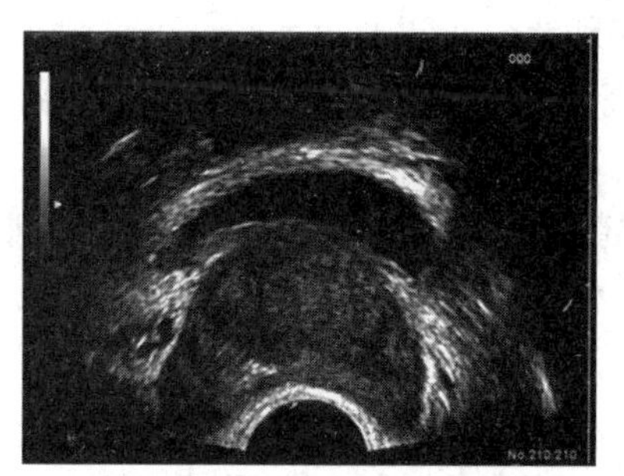

图8-14　前列腺癌超声图像

箭头所示为右侧外腺见一低回声结节，穿刺活检后组织学证实为前列腺癌

(2)浸润型前列腺癌腺体回声弥漫性减低、不均匀(图8-15)结节型前列腺癌60%为低回声，20%为等回声，另有20%呈高回声。癌结节回声的高低可能与下列因素有关：①肿瘤的大小，通常较小病灶多呈低回声。②癌的分化程度与分期，分化程度越低且早期病变则其回声越低。③有无结晶或钙盐沉积。④是否有坏死、出血、液化和纤维化，通常组织成分越复杂回声越强。

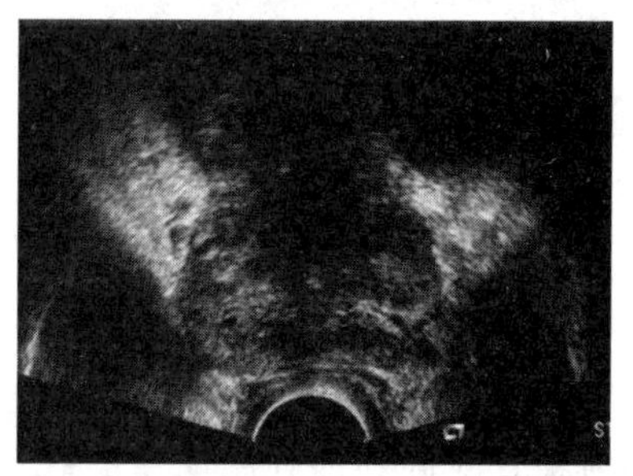

图8-15　浸润型前列腺癌超声图像

前列腺结构紊乱，内外腺分界不清，穿刺活检后组织学证实为前列腺癌

(3)前列腺包膜不规则，连续性中断，可呈锯齿样改变。

(4)前列腺癌组织可凸向膀胱，容易与膀胱癌相混淆。

(5)由于前列腺癌浸润范围的不均匀性，前列腺可出现非对称性增大。

(6)CDFI癌结节内血流可以分为弥漫型、局限型和周围型。癌结节的血流信号多较丰富。病灶内血流信号不是前列腺癌所特有，其他良性病变也可出现。

(7)精囊、膀胱颈部、直肠等邻近组织受累，盆腔淋巴结肿大。

(8)肿块造成尿路梗阻后可以出现肾盂积水、膀胱小梁或憩室形成、尿潴留等。

(四)其他检查

1.实验室检查

PSA 是前列腺上皮细胞产生的糖蛋白，是目前检测前列腺癌最敏感的实验室检查指标，总 PSA 正常值小于 4 ng/mL。引起 PSA 增高常见的病理原因：①前列腺癌。②良性前列腺增生。③炎症。④梗死等。另外某些因素会引起前列腺 PSA 非病理升高，如直肠指诊、前列腺按摩等。若患者 PSA＞20 ng/mL 被认为是前列腺癌的高危人群。前列腺癌患者血清酸性磷酸酶通常升高。

2.直肠指诊

若病灶较表浅可通过直肠指诊触及，触诊时应注意病灶的大小、质地、位置(左、右)等。

3.其他影像学

经直肠超声对前列腺癌的早期发现和诊断起到了积极作用，能发现 60%～80%的前列腺癌。但超声对盆腔淋巴结的显示能力不足，前列腺癌的术前临床分期多须依靠 CT、MRI。

4.经直肠超声前列腺穿刺活检

早期确诊前列腺癌要通过经直肠超声引导下穿刺活检。活检前患者需行清洁灌肠和口服预防性抗生素。器材为自动活检枪和 18 G 的穿刺针。通常采用六区系统穿刺活检。对短期内血清 PSA 水平明显升高的患者穿刺活检为阴性者并不能除外前列腺癌，可动态观察，必要时行重复穿刺活检。有学者主张增加活检针数、行多达 13 点的穿刺活检，增加针数虽能提高诊断的阳性率，但并发症的发生率较高。报道的穿刺后并发症包括血尿、血便、血精和精囊炎。该技术具有以下优点：能够快速完成取材，取材部位高度可靠，可为病理诊断提供足够量的组织标本，可在门诊进行、无需住院，安全，术后并发症少。

(五)鉴别诊断

1.前列腺增生

前列腺增生多发生在移行区，前列腺癌多发生在外腺，但是外腺也可出现良性增生结节。发生于移行区的癌结节通常伴有增生结节，常规超声难以区分移行区癌和移行区增生。因此，鉴别诊断需要前列腺穿刺活检。

2.膀胱肿瘤

膀胱底部癌可侵入前列腺使之增大变形，前列腺癌也可侵犯膀胱，向膀胱突入生长。当前列腺癌较小时可以发现癌肿多数自腺体外后侧向前延伸，而膀胱癌则自膀胱向腺体内侵犯。但当肿瘤较大时通过常规超声鉴别二者很困难，需要借助于膀胱镜检查及前列腺穿刺活检后的组织学检查帮助明确诊断。

四、前列腺脓肿

前列腺脓肿患者常有全身症状，直肠指诊发现前列腺肿块有剧烈压痛，可有波动感。超声检查前列腺内有低回声区，边界不清晰，形态欠规则。

五、前列腺囊肿

前列腺囊肿临床较为常见，可分为先天性和后天性两种。前者包括苗勒管囊肿和前列腺小囊肿，是副中肾管未完全蜕化的残迹；后者包括射精管囊肿和前列腺潴留囊肿(图 8-16，图 8-17)。射精管囊肿多因结石阻塞，精液潴留所致，前列腺潴留囊肿好发于前列腺增生时，是一种退行性改变。小的囊肿不出现症状，无临床意义。大的前列腺囊肿可压迫尿道及射精管，出现梗阻症状。

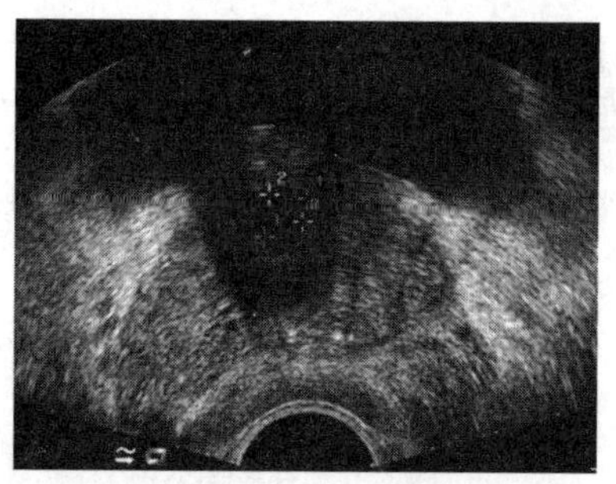

图 8-16 前列腺囊肿

大小约 0.8 cm×0.7 cm

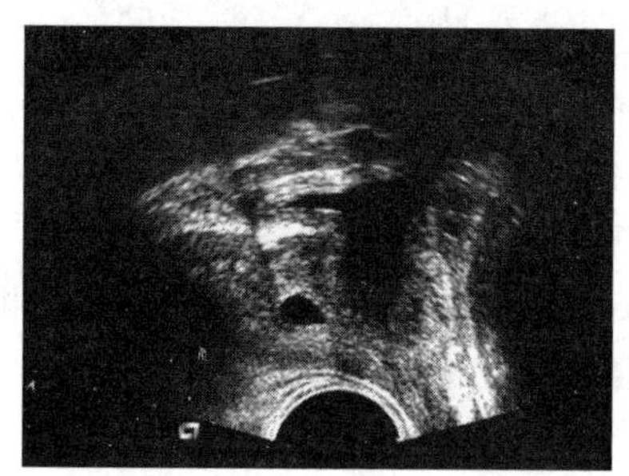

图 8-17 前列腺苗勒管囊肿

箭头所示处为内外腺之间苗勒管囊肿

苗勒管囊肿和前列腺小囊肿位于腺体中央、尿道后方，呈梭形无回声区，内部透声好，尖端指向尿道，探头加压后囊肿的形态无改变。射精管囊肿位置多偏向一侧，该侧的射精管内常可见小结石，探头加压后囊液可部分退入精囊内。前列腺潴留囊肿一般较小，经腹壁超声受分辨力所限，常难以显示。较大的前列腺潴留囊肿可压迫尿道或向膀胱内凸出。

六、前列腺结石

前列腺结石通常为前列腺炎、前列腺增生的继发改变。前列腺结石的声像图可分为以下四种类型：①散在小结石型：结石大小 1～2 mm，无明显声影，经腹超声检查难以探及。②弧形结石型：结石出现在内外腺交界处。③成堆小结石型。④单个大结石型。

前列腺结石一般无症状，发生在射精管内的结石能够阻塞射精管，使其囊状扩张。结石的类型可对疾病起提示作用，弧形结石者可提示前列腺增生(图 8-18)，散在小结石常为慢性前列腺炎改变。

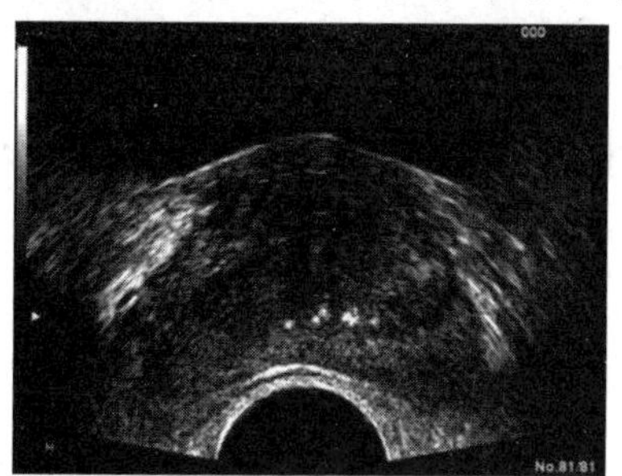

图 8-18 前列腺结石

箭头所示强回声为内外腺之间结石

七、前列腺结核

前列腺结核常与泌尿生殖系结核或其他脏器结核同时存在。早期症状不明显，晚期由于前列腺组织破坏而出现血精、血尿、射精疼痛、精量减少、排尿困难等，超声可显示病变呈单发、多发或呈弥漫性改变，形态不规则，以低回声为主，不均匀，甚至出现液性回声，边界多不清楚，这些征象缺乏特异性，可误诊为前列腺炎或前列腺脓肿。因此,需要多种检查和综合分析方可明确诊断。

(王桂东)

第三节 精囊腺疾病

一、先天性精囊腺缺如

(一)病理与临床

先天性精囊腺缺如是一种先天性附性腺发育异常,是男性不育症的重要病因之一。由于精囊和输精管都是由中肾管分化而来,因此先天性精囊腺缺如常合并输精管发育不全或输精管异位开口。

(二)声像图表现

先天性精囊腺缺如可表现为单侧或双侧缺如。经直肠超声检查可发现前列腺后外方两侧或单侧无正常精囊腺结构。先天性精囊腺缺如合并其他泌尿生殖系统发育异常时,可出现相应的表现。经腹超声效果较差。

(三)鉴别诊断

先天性精囊腺缺如的诊断需与精囊腺发育不良鉴别。扫查时易将前列腺周围的条形软组织或软组织间隙错认为精囊腺,应加以鉴别。

二、精囊腺炎

(一)病理与临床

精囊腺与前列腺均共同开口于后尿道,因而精囊腺炎主要是由尿道或前列腺的炎症蔓延而致,少数为血行感染。急性炎症时,精囊腺黏膜充血水肿,若病情进展可形成脓肿,甚至可破溃到精囊腺周围软组织。慢性精囊腺炎多为急性精囊腺炎迁延所致。精囊腺炎的常见临床表现为血精、会阴部不适以及尿路刺激症状等。

(二)声像图表现

急性精囊腺炎时,精囊腺增大较明显,厚径可大于 1.5 cm。精囊壁毛糙、模糊不清。囊内呈无回声,其间有散在点状强回声。慢性精囊腺炎时,精囊腺的增大程度较急性期轻。囊壁粗糙、增厚,囊内可见密集点状回声。

(三)鉴别诊断

结合临床表现,精囊腺炎的超声诊断一般并不困难。但应指出,为数不少的慢性精囊腺炎的声像图可无明显异常,仅依靠声像图不易诊断。

三、精囊腺囊肿

(一)病理与临床

精囊腺囊肿分为先天性与继发性两种。先天性囊肿为中肾管发育异常所致,很少见。好发于中壮年,多为单侧单房型。体积可以很大致膀胱受压。患者临床多表现为排尿困难、射精痛、血精或血尿等症状。继发性囊肿多源于炎症或前列腺手术所致的射精管梗阻,可伴发男性不育。患者通常无临床症状,但有的患者会出现射精后会阴痛、血尿、尿频、尿痛等症状。

(二)声像图表现

精囊腺囊肿多位于一侧精囊腺。囊肿形态呈圆形或椭圆形,内部为无回声区,合并出血时可见点状回声漂浮(图 8-19)。囊肿常占据精囊腺的大部分或全部区域。囊壁多数菲薄,少数可薄厚不均。也可见多房性精囊腺囊肿。囊肿后方回声增强。

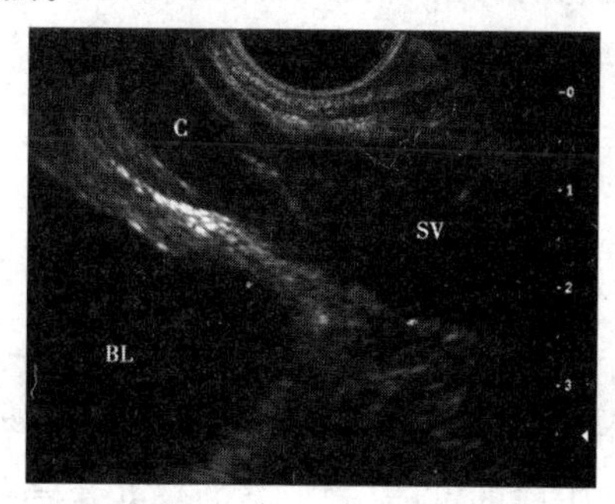

图 8-19　精囊腺囊肿

图示一侧精囊腺内见无回声区，位于精囊腺的一端，无回声内壁光滑，腔内见较多细小点状回声（C：精囊腺囊肿；SV：精囊腺；BL：膀胱）

（三）鉴别诊断

精囊腺囊肿的声像图具有特征性，易于诊断。但是需要注意与其他来源囊肿鉴别，必要时可行尿路造影或膀胱镜检查。

四、精囊腺肿瘤

（一）病理与临床

原发性精囊腺肿瘤较为罕见，多为腺癌。继发性精囊腺肿瘤多由前列腺癌、膀胱癌及直肠癌蔓延而来，也可见于其他脏器恶性肿瘤的转移。

（二）声像图表现

精囊腺肿瘤的声像图表现为精囊腺增大、外形失常，其内可见形态不规则、内部回声不均的结节或肿块样回声。若为前列腺或膀胱肿瘤累及精囊腺，可见原部位占位且精囊腺肿瘤与原发肿瘤相延续。

（三）鉴别诊断

原发精囊腺肿瘤较罕见，超声发现精囊腺肿瘤后，需首先除外前列腺癌、膀胱癌的直接浸润或转移性肿瘤。其中以前列腺癌累及精囊腺者最为常见。另外，当超声显示前列腺、膀胱或直肠肿瘤后，若同时显示精囊腺增大，外形不规则，囊内回声不均，并可见回声不均肿块，其与邻近脏器分界不清时，需考虑转移性精囊腺肿瘤的可能。

（王桂东）

第四节　阴囊和睾丸疾病

一、鞘膜积液

鞘膜积液是临床上比较常见的疾病，常见原因有感染、损伤、肿瘤及心、肾等全身性疾病。根据发病的部位不同可分为几种，睾丸鞘膜积液是指超过正常量的积液分布在睾丸周围的鞘膜内。精索鞘膜积液是指精索鞘状突部分局限性积液。

（一）声像图表现

（1）睾丸鞘膜积液表现为阴囊内可见无回声区围绕在睾丸周边，睾丸形态大小尚正常，无回声区内部可以较清晰的显示附睾头部。婴儿时期的鞘膜积液双侧性的多见，随着小儿生长动态观察可逐渐消退。

（2）精索鞘膜积液表现为精索所在处出现椭圆形无回声区，边缘光滑，内未见光团或光点回声。

(3)交通性鞘膜积液显示鞘膜积液无回声区向上与腹腔相通,向下与睾丸鞘膜相通。如果积液变混浊、血性、乳糜状往往表明睾丸、附睾或精索有病变,多属继发性积液。

(二)临床意义

超声很容易显示增大的阴囊内的液体,容易区别于睾丸肿大或疝内容物所致的阴囊肿大。

二、隐睾

睾丸在胎儿期由腹膜后下降入阴囊,若在下降过程中停留在任何不正常的部位称为隐睾。常见部位腹股沟管及其内、外环、腹膜后等。新生儿约有3%～14%睾丸未下降,但多在一周岁内自然下降至阴囊内。青春期睾丸尚未下降者则无自然下降的可能,未下降的睾丸常发育不全,体积小而软。隐睾患者睾丸肿瘤发病率比正常睾丸者高10～40倍。

声像图表现:隐睾随睾丸所在的位置不同,其声像图表现也有不同。腹股沟型隐睾主要表现在患侧阴囊内未见睾丸图像,而在腹股沟管或其内、外环处可见一椭圆的低回声区,边界清楚、边缘光滑,内部回声均匀,加压时有酸痛感区别于淋巴结大。还要注意小儿睾丸在寒冷、恐怖刺激时提睾肌收缩将睾丸自阴囊内上提,不要误为隐睾,同时当隐睾合并斜疝时不要漏掉隐睾。

腹腔型隐睾由于其位置较深易受气体干扰影响检查效果。检查时应充盈膀胱,在其周围尤其膀胱上后方处扫查显示隐睾,其次在肾脏下方、腰大肌前方等处均要仔细扫查。隐睾为一低回声区,边界尚清,内部低回声均匀,不活动,图像稳定存在(图8-20)。

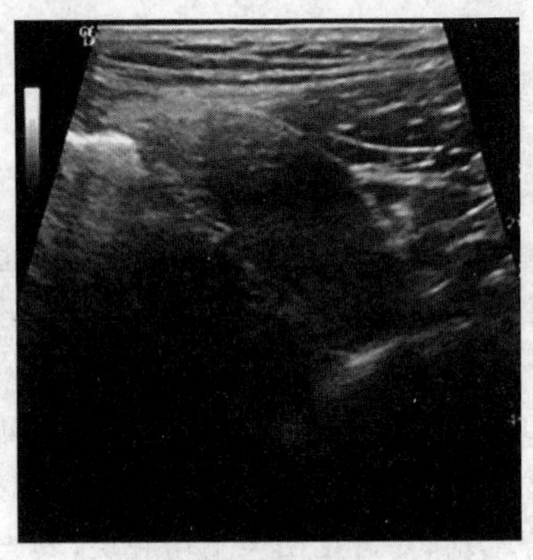

图8-20 隐睾声像图

可见睾丸位于髂动脉周边

三、附睾淤积症

精液囊肿多发于中年人,发病原因可能与输精管部分阻塞精液积聚所形成,是阴囊常见的囊性病变。附睾淤积症为男性输精管阻断术后附睾管扩张淤滞的结果,较少见,较轻,由于管壁常有肉芽组织增生所以壁较厚。

声像图表现:精液囊肿为附睾头部有卵圆形小无回声区,边界清晰,内壁光滑,后方回声增强。附睾淤积症表现为附睾增大,尾部出现内壁不光滑的无回声区,壁稍厚。

四、睾丸肿瘤

(一)分型

睾丸肿瘤分生殖细胞性和非生殖细胞性两大类,其中绝大多数为生殖细胞性肿瘤。恶性睾丸肿瘤占男性恶性肿瘤的1%,每年每10万人中有0.9～1.8人发病,好发年龄在20～40岁年龄组。

1.生殖细胞性睾丸肿瘤

约95%为恶性,主要见于青壮年,以精原细胞瘤最多见占47.7%,胚胎癌占20%～25%,绒毛膜上皮癌占1%～3%,畸胎瘤占5%～9%和其他混合性肿瘤。睾丸肿瘤可以经淋巴管和血行转移至腹膜后区及肝、肾、肺、骨骼。

2.非生殖细胞性肿瘤

少见，包括纤维瘤及肉瘤、平滑肌瘤及肉瘤、横纹肌瘤及肉瘤、淋巴瘤、血管瘤等。如果双侧睾丸同时发生肿瘤可以由白血病累及睾丸所致。

（二）临床症状与体征

(1)睾丸无痛性肿物，睾丸结节大多数为偶然发病，触诊睾丸质地硬，如果内有出血或梗阻时则有疼痛。

(2)由于精子原因的不孕症，有男性乳房发育症。

(3)腰背疼痛和其他相应症状如咳嗽、胸痛。

(4)急性疼痛，如睾丸扭转。

（三）声像图表现

1.精原细胞瘤

二维超声显示睾丸增大，边界规则或不规则，睾丸内部肿块可以呈局限性病变或弥漫性病变，局限性病变多见。睾丸内可见局限性低回声或等回声区结节，边界欠规则，光点分布欠均，周围还可见正常睾丸组织回声(图 8-21)；弥漫性者睾丸体积增大，内部回声强弱不均，光点粗大(图 8-22)。腹膜后区及腹股沟区可见淋巴结肿大，呈单个或多个低回声区，圆形或类圆形，边界尚清，部分可融合成块状，内部回声尚均匀，内未见光斑回声。

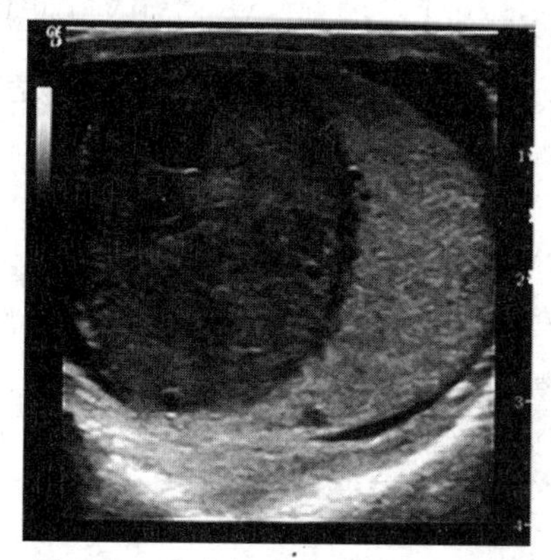

图 8-21　**睾丸精元细胞瘤灰阶图像**

肿瘤呈圆形低回声区

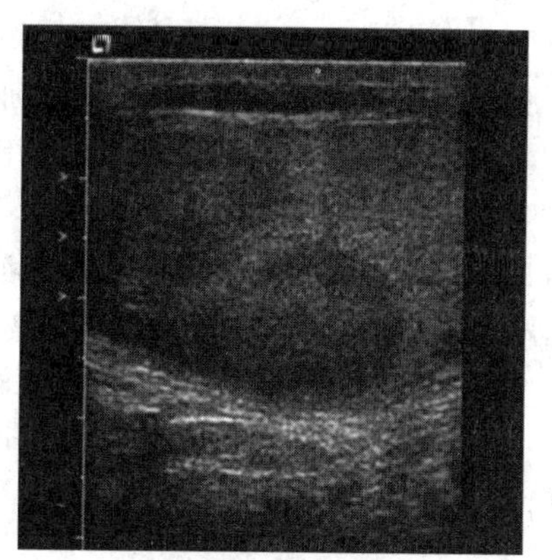

图 8-22　**多发性睾丸精原细胞瘤灰阶图像**

病灶呈低回声区

彩色多普勒超声检查见睾丸内肿块内部血流信号丰富，可呈分支状或呈短线状，血管分支多，粗细不均，未见明显静脉伴行。频谱多普勒显示肿块周边及内部丰富的血流信号绝大多数为动脉血流频谱，血流速度快。

2.胚胎癌

睾丸形态失常呈不规则增大或呈分叶状，表面不平、内部回声不均匀，低回声和稍强回声混合存在。彩色多普勒显示肿块内部血流信号丰富，呈动脉频谱。腹膜后区及腹股沟区可见淋巴结肿大，呈单个或多个低回声区，圆形或类圆形，边界尚清，部分可融合成块状，内部回声尚均匀，内未见光斑回声。

3.畸胎瘤

睾丸内部回声强弱不均，有不规则强光团，后伴声影，内部是由骨骼、牙齿、毛发混合而成，其周边还可见不规则无回声区(图 8-23)。值得注意的是睾丸内的囊肿，如其周围有实质性成分则应警惕畸胎癌或胚胎癌。

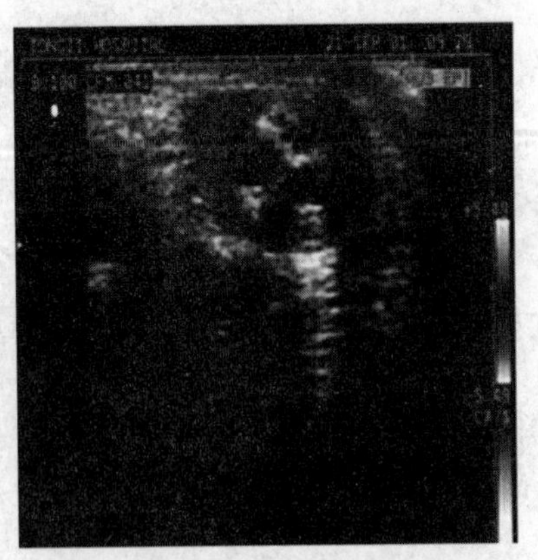

图 8-23 睾丸畸胎瘤灰阶图像

瘤内可见不规则强回声及无回声区

4.其他肿瘤

(1)畸胎癌:睾丸内部表现实质性肿块,回声强弱不均,并可侵犯周围阴囊壁。

(2)绒毛膜上皮癌:睾丸内部弥漫分布的点状回声,与残存的睾丸实质或周围组织回声分界不清楚,彩色多普勒显示血流信号丰富。

(3)淋巴瘤:睾丸内部回声明显减低尚均匀,边界可以规则或不规则,彩色多普勒血流信号不丰富。白血病侵犯睾丸可以侵犯到双侧睾丸致双侧睾丸回声减低、体积增大,弥漫性分布不均匀,不能分辨残存睾丸组织。腹膜后区及腹股沟区可见淋巴结肿大,呈单个或多个低回声区,圆形或类圆形,边界清楚,部分可融合成块状,内部回声均匀,内未见光斑回声。

(四)诊断与鉴别诊断

超声显示睾丸肿大,内部可见实质性肿块,呈低回声、等回声或强回声,腹膜后区及腹股沟区可见淋巴结肿大,就要考虑睾丸肿瘤。若肿块呈实质性低回声,较均匀,界限清楚,应首先考虑为精原细胞瘤。而淋巴瘤回声更低,可多发,边界不规则。睾丸肿块形态不规则、回声稍强者以胚胎癌更多见,畸胎瘤或畸胎癌多以混合回声为主。睾丸肿瘤患者检测血中微量激素可以帮助诊断,常用有甲胎蛋白(AFP)、绒毛膜促性腺激素(HCG),帮助早期诊断及鉴别诊断。

五、急性睾丸炎

急性睾丸炎可以是急性非特异性睾丸炎和急性腮腺炎睾丸炎。前者为一般性细菌性感染,而后者是病毒引起,临床表现为急性感染症状,发烧、睾丸疼痛和触痛明显,化验血白细胞增多。

声像图表现:睾丸体积增大,内部回声密集、回声减低,可见小片状甚至大片状更低回声区,形态不规则,边缘可清晰或不清晰,周边可见少量无回声区围绕。彩色多普勒显示睾丸内血流信号丰富,表现为血管内径增宽,数目增多,彩色血流明亮,动静脉血流伴行,动脉血流速度提高甚至达 50 cm/s。在临床工作中我们也发现并非所有的炎症血流速度会加快,有时也可显示血流减少的现象。其可能的原因为睾丸内部炎性肿胀导致睾丸内部张力增大压迫睾丸动静脉血流以及肿大的附睾和水肿的精索压迫睾丸动脉也造成睾丸内血流减少。

六、睾丸扭转

睾丸扭转又称精索扭转而致睾丸血液循环障碍,引起睾丸缺血或坏死,在临床上并非罕见,但其诊断有一定困难。在睾丸扭转后 4～6h 内得到治疗,几乎全部睾丸可以存活,6～12h 得到治疗的尚有 72%睾丸可以存活,10～12h 得到治疗的,仅能存活 10%～20%。睾丸扭转 24h 后均发生坏死,所以及时明确诊断后手术治疗是本病的关键。临床有急性剧烈疼痛,阴囊肿胀,单纯依靠病史及其体检往往不能明确诊断,需要阴囊探查术。在二维声像图上睾丸扭转与急性睾丸炎表现类似,需要结合 CDFI 对睾丸内血流的观察作出诊断。

声像图表现：早期睾丸肿大，后期因缺血可致睾丸缩小，内部回声增强、不均匀、光点粗大，睾丸周边可见少量无回声区。睾丸上极的上方可见扭转的蒂形成的异常回声区，表现为形态不规则，内部回声杂乱，形容呈"麻花征"(图 8-24～图 8-27)。彩色多普勒显示睾丸内血流根据扭转的不同病理阶段具有以下几种表现。早期扭转或不完全扭转(<360°)时，由于静脉回流受阻而动脉轻度受挤压血供未完全中断，此时主要是血流信号明显减少；以后睾丸内部动、静脉血流信号完全消失，慢性扭转者同时睾丸体积也缩小，实质呈低回声、不均匀，可伴有钙化点；如果睾丸扭转后松解，缺血的睾丸血供突然增多，血流信号明显增加，频谱多普勒显示为舒张期血流增加，血流阻力降低；此外还可见到一种情况表现为睾丸内部无血流信号，而睾丸周边组织有血流信号增多，它来自于提睾肌动脉的分支扩张形成的侧支循环供应睾丸周围组织。

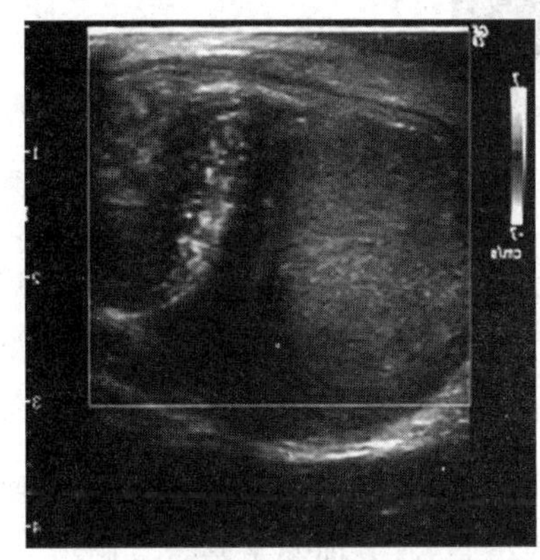

图 8-24　睾丸扭转彩色多普勒血流图

睾丸实质及其上方可见扭转的蒂，睾丸内部未见血流信号

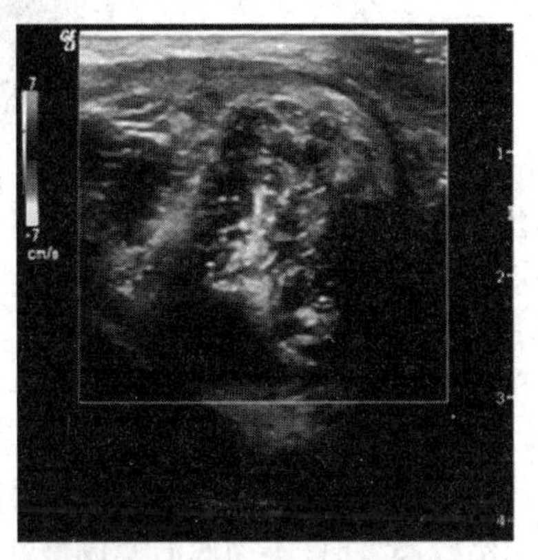

图 8-25　睾丸扭转灰阶图像

上方蒂的横断面呈明显不均的回声

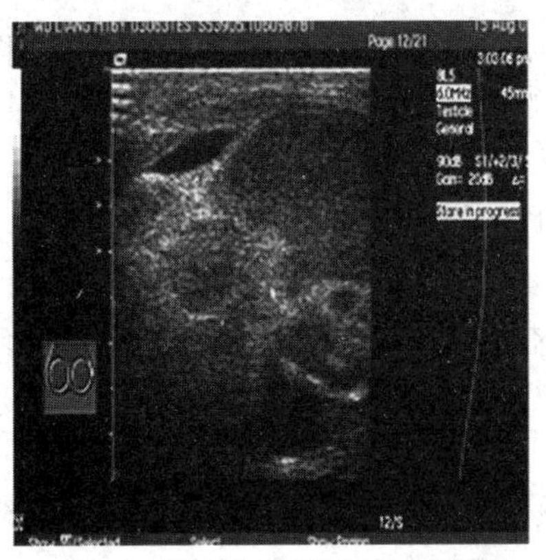

图 8-26　睾丸扭转灰阶图像

睾丸内部回声不均及其上方蒂的回声

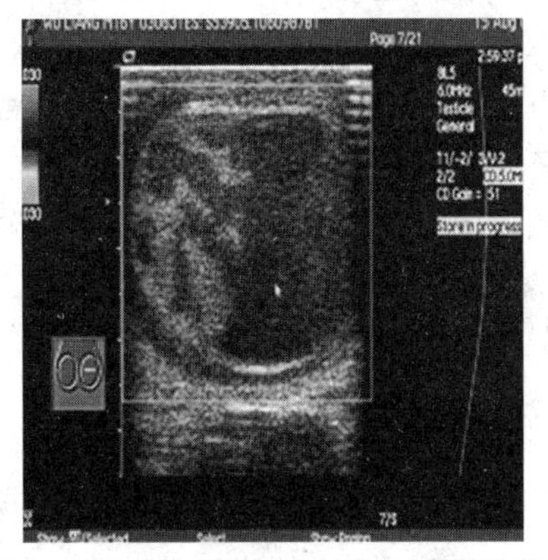

图 8-27　睾丸扭转致睾丸坏死灰阶图像

睾丸内部回声明显强弱不均

睾丸扭转的超声诊断需要二维声像图结合 CDFI 及脉冲多普勒，才能使睾丸扭转诊断率大大提高。国外文献报道超声诊断睾丸扭转的灵敏度为 88%，特异性为 100%。但是睾丸扭转要与急性睾丸炎区别，首先睾丸扭转发生更快更急，其次 CDFI 检查其血流信号消失或先减少后消失，而睾丸炎则是血流信号增加。在诊断睾丸扭转时尤其是在进行 CDFI 检查时为了避免出现假阴性要注意以下几点：检查时要将阴囊适当撑托，避免血液灌注量的增加；检查者手法要轻柔，要左右对比扫查；注意双侧睾丸对比扫查，避免仪器调节不当造成假阴性。

七、睾丸裂伤

一般发生在外伤以后，血流积聚在睾丸内疼痛剧烈，阴囊表面重者青紫、肿大。声像图表现为睾丸形态欠正常，睾丸裂伤表面光带不连续、回声中断甚至局限性缺损。睾丸内部回声不均匀，出现不规则无回声区，内有细小光点，睾丸周边可见无回声区。睾丸血肿则表现在睾丸内部可见圆形或不规则的无回声区，内可有细小光点回声(图 8-28)。

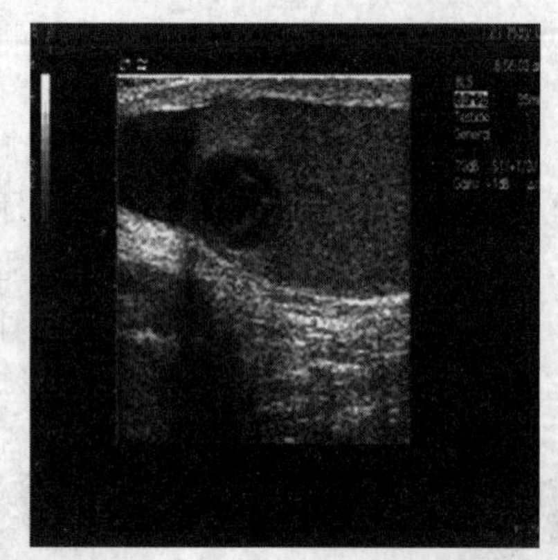

图 8-28 睾丸外伤致内部血肿形成灰阶图像

睾丸内可见无回声区

八、附睾炎

附睾炎是阴囊内常见的一种炎症，多发生在青年人，常继发于后尿道感染，如尿道器械检查，持续导尿管，尿道狭窄等原因。急性附睾炎常伴有急性睾丸炎。临床主要表现为阴囊疼痛、坠胀感、附睾肿大、触痛，急性期治疗不及时、不彻底演变成慢性。症状持续时间长，附睾肿胀，表面不平甚至有硬结。声像图表现如下：

(一)急性附睾炎

常单侧或双侧附睾体积增大呈长条状，边缘不光滑，内部回声减低，不均匀。若脓肿形成则局部可见一无回声区，形态不规则，边缘不光滑，内部有细小光点回声。附睾尾部正常时不易显示，但附睾炎时尾部增大易显示。合并鞘膜积液时无回声区围绕在睾丸、附睾周围。彩色多普勒显示附睾周边及内部有较多的点状或短线状血流信号，以动脉血流信号为主，血流速度加快。

(二)慢性附睾炎

附睾体积肿大或缩小，内部回声不均匀，增强间有低回声区，边界不清晰，彩色血流显示增多不明显。

九、急性精索炎

精索由附睾尾部移行而来，通过腹股沟管进入腹腔内，阴囊内这一段长约 40 mm，内含输精管、精索内动脉和精索静脉。急性附睾炎时精索常伴有炎症，表现为精索明显增粗，其内回声明显不均匀，血管明显扩张迂曲。CDFI 显示为彩色血流丰富以静脉为主，精索内动脉血流加快，频谱为低阻频谱。

十、附睾结核

附睾结核多由前列腺、精囊结核蔓延所致，可以是全身性结核的一部分，也是附睾常见的疾病。当结核杆菌侵犯附睾以后，随着病情的进展和转归不同，继而形成结核结节、纤维化、干酪样坏死及钙质沉积钙化甚至骨化，以上病变为超声检查提供了诊断基础。

声像图表现：附睾体积增大，尾部较明显，形态欠规则，内部回声强弱不均，病灶区域纤维化形成点、线状强回声，干酪样坏死及钙化灶形成边界不规则的局限性结节，内部有强回声光斑后方伴有声影。

诊断附睾结核需要声像图结合临床综合分析判断，并要注意和慢性附睾炎鉴别。前者可以有泌尿系结核病史如肾结核、前列腺结核、精囊结核等，一般病程较长，触诊输精管上出现串珠样结节，后者可以有急性睾丸炎或附睾炎病史。此外附睾结核还要与附睾精液囊肿及附睾精子肉芽肿区别，精液囊肿为一圆形无回声暗区，精子肉芽肿虽呈低回声但无结核病史且多发于阴囊外伤后。

十一、腹股沟斜疝

腹股沟斜疝是从腹股沟管内环突出，向前内下斜行经过腹股沟管再经外环进入阴囊内，不同于直疝，后者不进入阴囊。临床以男性占大多数，男女发病率之比为1.5∶1，表现患处局限性隆起、胀痛可回纳、嵌顿后则不能回纳、有压痛，疝内容物以小肠多见，其次还有结肠、盲肠、阑尾、大网膜等等。

（一）声像图表现

疝内容物经内环、腹股沟管、皮下环至阴囊局部形成异常回声区，纵切呈条状，横切呈圆形，边界尚清。内部回声若为肠管则可见肠内容物气体、肠腔液体并可见肠管活动，若为大网膜则呈强回声混杂不均匀，疝囊内多可见液性无回声区。

（二）鉴别诊断

1.睾丸鞘膜积液

阴囊内可见边界清晰、内部回声均匀的睾丸图像，周围有无回声围绕而不是杂乱回声区。

2.睾丸肿瘤

睾丸肿瘤病变侵犯广泛时，内部回声杂乱不均，但一般尚能找到病变与睾丸的联系，而且睾丸肿块不能向上呈条状延续。

十二、精索静脉曲张

精索静脉曲张是男性不育症的常见病因之一。以往该病诊断主要依赖一般物理检查及X线造影检查，后者具有一定的创伤性。由于男性外生殖器官位居浅表，利用高频探头可以清晰显示病变图像，同时利用彩色多普勒检查又能观察血流状态，提高了诊断的准确性。

正常精索静脉的声像图表现为：正常情况下精索静脉内径小于2 mm，沿精索走行，较平直，CDFI可以显示蓝色或红色血流或显示不清晰，Valsalva动作时无反流出现，频谱多普勒有持续低平充填式频谱。当有精索静脉曲张时表现为睾丸和附睾上方精索周围有多个条索状或圆形管状暗区即为扩张迂曲的精索静脉。扩张的静脉管径多数在2.5～4 mm之间，迂曲扩张的静脉呈团状与周围阴囊、睾丸等组织界限欠清晰，站立位时部分病例迂曲扩张静脉丛下垂达睾丸下方呈团状。彩色多普勒观察曲张静脉走行迂曲、管径增宽，彩色血流为间断红、蓝色交替的血流信号，站立位和Valsalva动作时反流加重，反流持续时间较长，大于或等于800 ms可作为亚临床型或临床型精索静脉曲张的诊断标准。

根据CDFI表现，精索静脉曲张可分为3级：Ⅰ级：静脉轻度迂曲，内径稍增宽，平卧位，站立位平静呼吸时无反流，Valsalva试验有反流；Ⅱ级：静脉迂曲加重，内径更宽，平卧时无反流，站立位平静呼吸时有反流；Ⅲ级：静脉迂曲更明显，内径更宽，平卧位平静呼吸时有反流，CDFI诊断精索静脉曲张程度的标准与临床分级标准的诊断结果基本相似。

亚临床精索静脉曲张通常是指精索静脉检测有血液反流，而手法检查不能发现曲张静脉丛，它在男性不育症中发病率20%～80%不等，是继发性不育的重要因素。诊断可以依据超声检测3支以上的精索静脉其中一支内径＞3 mm或腹压增高时静脉内径＞3 mm，伴有自发性或Valsalva动作时有反流，可作出超声诊断。

十三、阳痿的多普勒分析

阳痿又称勃起障碍，是临床男性学中比较常见的疾病，形成的原因是多方面的，可以是心理的、神经的，也可以是药物、炎症、外伤或手术后发生，还可以是血管性病变等原因。影像检查主要用在对血管性阳痿的检查，以往主要依赖海绵体造影和阴部内动脉造影来观察阴茎血管的结构和功能，但也存在着一定的问题，应用彩色多普勒超声检查阴茎血管并取得重要的结果。

（一）检查方法

将探头置于阴茎背侧根部作横切和纵切扫查，在横切面图上阴茎海绵体周围有一圈回声较强的包膜为阴茎白膜,由白膜延伸的阴茎隔将左、右阴茎海绵体隔开,海绵体动脉位于阴茎海绵体中央或稍偏于阴茎隔。纵切面上,阴茎海绵体呈一低回声或中等回声的结构,分布均匀,周边为回声较强的白膜。阴茎勃起时,阴茎海绵体的回声降低、分布均匀、两侧对称。阴茎背动脉位于阴茎背侧,走行于深筋膜与阴茎海绵体白膜之间,紧靠正中的阴背深静脉,左右对称分布。

近几年,国内外学者将罂粟碱注射到阴茎海绵体内并进行超声多普勒研究,认为较之阴茎松软时的单纯多普勒分析有两大优点:第一,罂粟碱引起阴茎海绵体窦和动脉平滑肌扩张,排除了在阴茎海绵体松软状态下测量阴茎血流所固有的许多可变因素;第二,由于阴茎海绵体动脉在松软时处于弯曲状态,多普勒信号受血流角度的影响,在勃起状态时,这些影响减小。有学者曾用硝酸甘油制成的软膏涂搽在阴茎表面观察阴茎海绵体血管,取得较好效果。

(二)评价阴茎血管功能的观察指标

(1)动脉收缩期峰值血流速度(PS):阴茎勃起时,海绵体动脉扩张、充血,海绵体间隙增大,阴茎静脉回流减少,这是阴茎正常勃起的血流动力学基础。有阴茎动脉功能不全的阳痿患者 PS 均比正常对照组要低,一般正常 PS 各家有不同报道,多数认为 PS<35 cm/s 即认为海绵体动脉异常。

(2)舒张末期血流速度增加(ED):正常勃起情况下,海绵体动脉持续充血呈高阻力型血流,ED 应很低,多数认为应<5 cm/s。当 ED>5 cm/s,通过造影检查显示阴茎海绵体动脉充盈良好,而阴茎背静脉存在静脉瘘,此时患者虽有勃起,但勃起不硬或不能持久。

(3)阻力指数,正常人阴茎海绵体动脉呈高阻力血流,RI 平均值为 0.99,随着 RI 值下降(<0.8)时,应考虑静脉瘘的诊断。

(田　华)

第九章　子宫及附件超声诊断

超声检查是妇科疾病诊断最重要的影像检查手段。近年来,随着超声技术的迅速发展,超声仪器的性能不断提高,特别是图像分辨力的提高、彩色及频谱多普勒血流成像功能的应用,以及超声新技术,如三维超声成像技术、超声造影技术(包括腔内超声造影和血管超声造影)等在临床的逐步应用,为妇科疾病的诊治提供了更丰富、更可靠的诊断信息。目前,超声检查已成为妇科疾病诊断首选的影像检查方法,大多数盆腔疾病可以通过超声检查得以诊断。

第一节　解剖与生理概要

一、解剖概要

女性内生殖器官位于骨盆内,包括阴道、子宫、输卵管及卵巢,后两者合称为附件。

(一)阴道

阴道位于小骨盆下部中央,呈上宽下窄的管道,上端包绕子宫颈,下端开口于阴道前庭后部。环绕子宫颈周围的部分称为阴道穹隆,按其位置可分为相互连通的前、后、左、右四部分,其中后穹隆最深,其顶端与盆腔最低部位的子宫直肠陷凹紧邻,临床上可经此处穿刺进行诊断和治疗。

(二)子宫

子宫位于下腹小骨盆中央,形似倒置的梨形。子宫上部较宽,称为宫体,宫体顶部称为宫底,宫底两侧与输卵管相连处为宫角。子宫下端较窄呈圆柱状,称为宫颈。宫颈内腔呈梭形,称为宫颈管。宫体与宫颈的比例因年龄而异,婴儿期为1∶2,青春期为1∶1,成人期为2∶1,老年人为1∶1。宫腔为上宽下窄的三角形,两侧通输卵管,尖端朝下通宫颈管。

宫体壁由三层组织构成,由内向外分别为子宫内膜层、肌层和浆膜层(脏腹膜)。当膀胱空虚时,成人子宫的正常位置呈轻度前倾、前屈位,主要靠子宫韧带及骨盆底肌肉和筋膜的支托作用。

子宫是孕育胚胎、胎儿和产生月经的器官,多种病理情况可影响子宫结构和功能。

(三)卵巢

卵巢位于子宫两侧,输卵管后下方,左右各一,外观呈扁椭圆形。卵巢的大小和形状随年龄增长变异较大。青春期前卵巢较小,表面光滑;青春期开始排卵后,表面逐渐凹凸不平。成年女性的卵巢大小约4 cm×3 cm×1 cm,重5～6 g;绝经后卵巢逐渐萎缩,变小变硬。

卵巢实质分皮质和髓质两部分:浅层为皮质,其中含有数以万计不同发育阶段的卵泡。髓质位于卵巢的中央部,内无卵泡,由疏松结缔组织、血管、淋巴管和神经等组成。

卵巢是女性的性腺,具有生殖和内分泌功能,多种病理情况可影响卵巢结构和功能。

(四)输卵管

输卵管为一对细长而弯曲的肌性管腔,内侧端与宫角相连,外侧端游离呈伞状,开口于腹膜腔,左右各一,全长8～14 cm。根据输卵管的形态,由内向外分为四部分:①间质部,为输卵管穿过子宫壁的部分,短而腔窄，长约1 cm。②峡部，为间质部外侧的一段，短而直，管腔较窄，长2～3 cm。③壶腹部，位于峡部外侧，管腔宽大、弯曲，长5～8 cm，为输卵管妊娠的好发部位。④伞部，在输卵管最外侧端，长1～1.5 cm，开口于腹腔，游离端呈漏斗状，有“拾卵”的作用。

输卵管是卵子与精子相遇受精的场所，并运送受精卵，其功能正常是自然受孕的必要条件之一。多种病理情况可引起输卵管阻塞，影响输卵管功能，导致不孕不育。

二、女性内生殖器官的血液供应

女性内生殖器官的血液供应主要来自卵巢动脉、子宫动脉、阴道动脉及阴部内动脉。

(一)子宫动脉

发自髂内动脉前干，沿盆腔侧壁下行，于子宫颈外侧约2 cm处横跨输尿管至子宫侧缘，此后分为上、下两支，上支较粗，沿子宫侧缘迂曲上行至子宫底。子宫动脉的分支营养子宫、卵巢、输卵管及阴道，并与卵巢动脉相吻合。子宫动脉进入子宫肌层后分为弓状动脉及螺旋动脉，供应子宫肌壁和内膜。

(二)卵巢动脉

由腹主动脉发出，在腹膜后沿腰大肌前方下行至骨盆腔，跨越输尿管及髂总动脉下段，经骨盆漏斗韧带向内横行，再向后穿过卵巢系膜，分支经卵巢门进入卵巢。此外，卵巢还接收上述子宫动脉上升支分出的卵巢支的血液供应。

(三)阴道动脉

为髂内动脉前干的分支。阴道动脉与子宫动脉阴道支及阴部内动脉的分支相互吻合。

(四)阴部内动脉

为髂内动脉前干终支，供应会阴部、外生殖器及肛门。

盆腔静脉与同名动脉伴行，但数目较动脉多，在其相应器官及其周围形成静脉丛，并相互吻合，因此盆腔静脉感染易于蔓延扩散。

三、生理概要

(一)卵泡的生长发育

卵巢中所有的卵泡均在胚胎期形成，卵泡的生长发育过程经历了始基卵泡、窦前卵泡(或次级卵泡)、窦状卵泡(或三级卵泡)和成熟卵泡4个阶段。

始基卵泡形成于胚胎4个月至生后6个月时，为最基本的生殖单位；始基卵泡发育至形成窦前卵泡约需9个月时间；窦前卵泡的继续生长发育主要受卵泡刺激素调控，窦前卵泡发育至窦状卵泡约需70天。在促性腺激素的刺激下，窦状卵泡继续发育成为排卵前卵泡，即成熟卵泡，需时约15天。

性成熟期妇女每月发育一批窦状卵泡，一般只有一个优势卵泡可以发育成为成熟卵泡，并排出卵子。其余的卵泡在其发育不同阶段自行退化，成为闭锁卵泡。

(二)卵巢的周期性变化

从青春期开始至绝经前，卵巢建立周期性排卵功能，其形态和功能发生周期性变化。根据卵巢结构和功能的变化可将卵巢周期分为卵泡期、排卵期、黄体期。

1.卵泡期

自月经第一日至卵泡成熟的卵泡发育期为卵泡期，一般需14日。

2.排卵期

卵母细胞及包绕其的卵丘颗粒细胞一起被排出的过程，称为排卵，多发生在月经周期第14日。垂体释放的促性腺激素在排卵中起关键性的作用。在促性腺激素及卵泡内各种水解酶、纤溶酶、前列腺素等共同作用下，卵泡破裂，卵子排出。排卵可由两侧卵巢轮流发生，也可由一侧卵巢连续发生。

3.黄体期

排卵日至月经来潮第1日为黄体期，一般为14日。

排卵后卵泡液流出，卵泡壁内陷，卵泡颗粒细胞和卵泡内膜细胞向内侵入，周围由卵泡外膜包绕，共同形成黄体。黄体是女性体内单位体积含血流量最高的组织之一，因而易引起黄体期出血。排卵后7～8日，黄体体积和功能达到高峰，直径1～2 cm，外观色黄。

若卵子未受精，黄体在排卵后9～10日开始退化。退化时黄体细胞逐渐萎缩变小，周围的结缔组织与成纤维细胞侵入黄体，逐渐由结缔组织取代，组织纤维化，外观色白，称为白体。黄体功能衰退后月经来潮，卵巢中新的卵泡发育，开始新的周期。

(三)子宫内膜的周期性变化

正常性成熟期妇女的生殖系统呈周期性变化，以子宫内膜的变化最为突出。每月子宫内膜脱落一次，即为月经，其周期平均时长为28天。月经周期主要是由下丘脑-垂体-卵巢三者之间的相互作用来调节的，子宫内膜在卵巢激素的作用下，发生周期性的变化。

子宫内膜在结构上分为基底层和功能层。基底层直接与子宫肌层相连，对月经周期中激素变化无反应；功能层靠近宫腔，由基底层再生而来，在卵巢激素的作用下出现周期性变化。月经周期中子宫内膜的周期性变化可分为3期：

1.增殖期

月经周期第5～14日，与卵巢卵泡期相对应，在雌激素的作用下，子宫内膜腺体和间质细胞呈增殖状态，又分为早、中、晚3期。

(1)增殖期早期：月经周期第5～7日，内膜较薄，单层厚度仅1～2 mm。

(2)增殖期中期：月经周期第8～10日，其特征是腺上皮细胞增生活跃，细胞呈柱状，间质水肿明显，腺体数目增多、伸长，螺旋动脉逐渐发育。

(3)增殖期晚期：月经周期第11～14日，内膜进一步增厚至3～5 mm，表面高低不平，上皮细胞呈高柱状，腺体更长呈弯曲状，组织水肿明显，螺旋动脉管腔增大。

2.分泌期

月经周期第15～28日，与卵巢黄体期相对应。在孕激素作用下，子宫内膜呈分泌反应，也可分为早、中、晚3期。

(1)分泌期早期：月经周期第15～19日，内膜腺体更长、弯曲更明显，腺上皮细胞核下开始出现含糖原小泡，间质水肿，螺旋动脉继续增生、弯曲。

(2)分泌期中期：月经周期第20～23日，内膜继续增厚并呈锯齿状，腺体内分泌上皮细胞的糖原小泡排入腺腔，间质高度水肿，螺旋动脉进一步增生、弯曲。

(3)分泌期晚期：月经周期第24～28日，为月经来潮前期，相当于黄体退化阶段。单层子宫内膜厚度达7～8 mm，呈海绵状，内膜腺体有糖原等分泌物溢出，间质水肿更加明显，螺旋动脉迅速增长超过内膜厚度，也更弯曲。

3.月经期

月经周期1～4日，为子宫内膜功能层崩解脱落期，是孕激素和雌激素撤退的结果。内膜组织坏死、剥脱，与血液相混排出，形成月经血。

(田　华)

第二节　超声检查技术

妇科超声检查途径主要有：①经腹部扫查。②经阴道扫查。③经直肠扫查。

一、经腹超声检查

(一)适应证

(1)观察子宫、卵巢的形态和结构。

(2)判断有无盆腔肿物以及肿物的来源及性质。

(3)监测或随诊盆腔肿物的变化,必要时可在超声引导下穿刺活检。

(二)检查方法

1.探头的选择

选用凸阵探头,探头频率范围 2.0～5.0 MHz,中心频率多为 3.5 MHz。对于较瘦患者或儿童患者,也可灵活选用高频的腔内探头或线阵探头直接置于腹壁进行扫查。

2.检查前准备

检查前应饮水 500～800 mL,使膀胱适度充盈,以能够显示子宫底部为宜。

3.检查体位

受检者常规取平卧位。

4.扫查方法

以充盈膀胱为透声窗,将探头于下腹部作纵向、横向和斜向的扫查,扫查过程中根据病灶或感兴趣区域灵活移动探头,改变扫查方向与角度,进行多切面、多角度扫查,以获得病灶及感兴趣区域的最佳图像。

(三)注意事项

(1)移动探头连续扫查,并结合探头加压及与患者深呼吸配合等,可了解脏器及肿物与周围组织的关系,必要时还可通过改变患者体位进行比较,了解肿物的活动度。

(2)扫查的范围一定要大,以免遗漏位置较高的病变,如卵巢冠囊肿、卵巢畸胎瘤、子宫浆膜下肌瘤等。尤其是膀胱过度充盈时常常将病变向上推移,容易漏诊。

(3)在急腹症情况下,应同时检查肝肾隐窝和子宫直肠陷窝有无积液。

(4)经腹超声检查扫查范围广泛、切面及角度灵活,能够完整显示盆腔器官全貌,是最常用的妇科超声检查途径之一,适用于所有要求盆腔超声检查的妇女。其局限性在于其分辨率较经阴道超声低,且易受腹壁厚度、膀胱充盈程度及肠道气体等因素影响。

二、经阴道超声检查

(一)适应证

(1)经腹超声显示不清或诊断不明时,主要包括子宫发育异常、宫颈病变、内膜及宫腔病变、多囊卵巢、卵巢肿瘤等。

(2)早期妊娠,了解胚胎发育情况。

(3)寻找不孕的病因或为辅助生育技术提供监测。

(4)监测或随诊肿物的变化,必要时可引导穿刺活检或治疗。

(二)检查方法

1.探头的选择

经阴道探头的频率范围为 3.0～9.0 MHz,中心频率多为 5.0～7.5 MHz。

2.检查前的准备

患者排空膀胱,使膀胱处于无尿或轻度充盈状态。检查者备好阴道探头及避孕套,并取干净的布单盖在患者身上。对老年受检者,应做好解释工作以取得受检者的理解与配合。

3.检查体位

常规取膀胱截石位。必要时用枕头垫高臀部或嘱受检者将手握拳置于臀部下以抬高臀部,利于盆腔内结构的显示。

4.扫查方法

阴道探头顶端放置适量耦合剂,套入一次性避孕套,并检查避孕套与探头间无气泡存在。检查时,操作者右手持阴道探头手柄,左手轻轻分开外阴,将探头缓缓放入阴道内。

经阴道超声检查的基本操作手法:①探头沿子宫的长轴和横轴摆动和倾斜,获得子宫纵切面和横切面图像。②探头在阴道内做多角度旋转、倾斜，获得各感兴趣区的清晰图像。③探头在阴道内做推拉式移动，使探头可以靠近感兴趣区，并推开肠管。如探测脏器位置较高时，左手可在腹壁加压配合，使盆腔器官更接近探头，以获得满意图像。

（三）注意事项

（1）阴道探头应定期消毒，检查时采用一次性避孕套。

（2）应根据子宫位置调整探头在阴道穹隆放置的位置。

（3）探头放入阴道后，可以参照膀胱定位，通过子宫与膀胱的位置关系判断子宫为前位、中位还是后位。

（4）经阴道探头频率高，穿透力有限，聚焦深度＜10 cm，对较大盆腔肿块或位置较高的卵巢难以显示，需结合经腹超声检查观察。

（5）对无性生活者、阴道畸形、生殖系炎症患者不应做经阴道超声检查。月经期一般应避免进行经阴道超声检查。如确因诊断需要，必须对子宫出血或月经期妇女进行经阴道超声检查时，应注意无菌操作，做好消毒工作。

经阴道超声检查也是目前最常用的妇科超声检查途径之一。由于经阴道探头与盆腔器官更接近，探头频率高，图像分辨率高，能更好地显示子宫、卵巢及盆腔肿块的细微结构特征及血流情况，且不受肠腔气体干扰和腹壁声衰减的影响。其局限性是探头声束穿透力降低，扫查范围较小，对较大盆腔包块或较高位置病灶难以清楚显示，需结合经腹超声检查，两者相互补充。

三、经直肠超声检查

（一）适应证

经直肠超声检查是指将腔内探头置于直肠内的检查方法。主要用于男性前列腺疾病诊断。妇科方面适用于经腹超声检查图像显示不清，但又不能进行经阴道超声检查的患者，如儿童、青春期前后处女膜未破，或性成熟期妇女无性生活史、阴道畸形或老年性阴道明显萎缩的患者等。

（二）检查方法

1.探头的选择

采用经直肠探头，多数仪器经直肠探头与经阴道探头为同一探头。探头频率与经阴道探头一致。

2.检查前的准备

经直肠超声检查前患者需排空大小便。一般采用检查前晚服用泻药的方法，检查当天早上空腹，必要时还可于检查前加用两支开塞露。

3.检查体位

常规取左侧卧位，左腿伸直、右腿屈曲。有时也可采用膀胱截石位。

4.扫查方法

探头套好乳胶避孕套后，应在避孕套上加适量耦合剂作润滑剂，以方便将探头置入直肠内。余扫查方法与经阴道扫查相似。

（田　华）

第三节　子宫疾病

一、子宫先天性发育异常

子宫先天性发育异常是生殖器官发育异常中最常见的，临床意义亦比较大。

（一）病理与临床

女性生殖器官在胚胎发育过程中，若受到某些内在或外来因素的影响，两侧副中肾管在演化过程的不同阶段停止发育，形成各种子宫发育异常。副中肾管发育不全所致异常包括先天性无子宫、始基子宫、子宫发育不良或幼稚子宫、单角子宫、残角子宫等；副中肾管融合障碍所致异常包括双子宫、双角子宫；副中肾管融合后中隔吸收受阻所致异常为纵隔子宫。女性生殖系发育异常多于青春期后发现，患者常因原发性闭经、周期性腹痛、自然流产等就医。

（二）声像图表现

1.先天性无子宫

于充盈的膀胱后作纵向、横向扫查，均不能显示子宫的声像图。常合并先天性无阴道，不能探及阴道回声；双侧卵巢可显示正常。

2.始基子宫

于充盈的膀胱后方探及条索状呈低回声的肌性结构，长径＜2 cm，难辨宫体宫颈结构，无宫腔线和内膜回声。常不能探及阴道回声，双侧卵巢可显示正常。

3.子宫发育不良

又称幼稚子宫。表现为青春期后妇女子宫的各径线均小于正常，宫体前后径＜2 cm，宫颈相对较长，宫体与宫颈的长径之比≤1。可显示宫腔线和内膜回声，内膜较薄。

4.单角子宫

单角子宫的二维超声表现常不明显，有时可见子宫向一侧稍弯曲，宫底横切面显示子宫横径偏小，仅见一侧宫角；三维超声上对诊断帮助较大，于三维成像的子宫冠状切面上仅可见一个宫角，并向一侧略弯曲（图 9-1）。

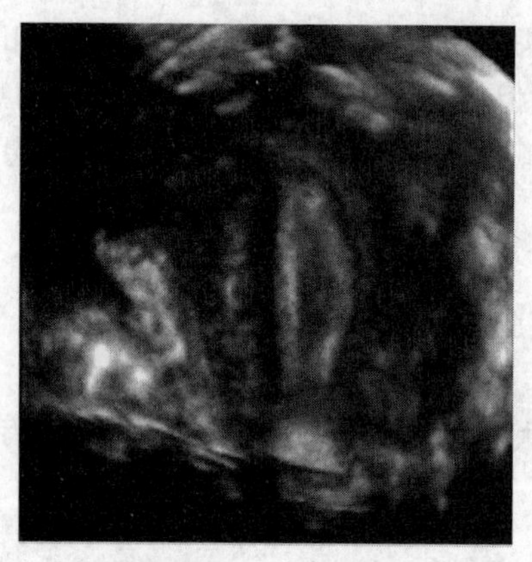

图 9-1　单角子宫

三维超声成像显示左侧宫角缺如，仅见右侧宫角

5.残角子宫

①无内膜型残角子宫的声像图表现：盆腔内见一发育正常子宫，其一侧可见一低回声包块，回声与子宫肌层相似，但与宫颈不相连，需与浆膜下肌瘤相鉴别。②有内膜相通型残角子宫，表现为子宫一侧见与子宫相连的低回声包块，中央可见内膜回声（图 9-2）。③有内膜不相通型残角子宫，月经初潮后即形成残角子宫腔积血，表现为子宫一侧见中心为无回声的囊实性包块。

6.双子宫

在动态纵向及斜向扫查时可见两个完全分开的独立子宫回声，均有完整的内膜、肌层和浆膜层。横切面观察尤为清楚，见两个子宫体完全分开，之间有深的凹陷，内部均可见内膜回声。两个子宫大小相近或其中之一稍大。常可探及两个宫颈管及阴道的回声（图 9-3）。

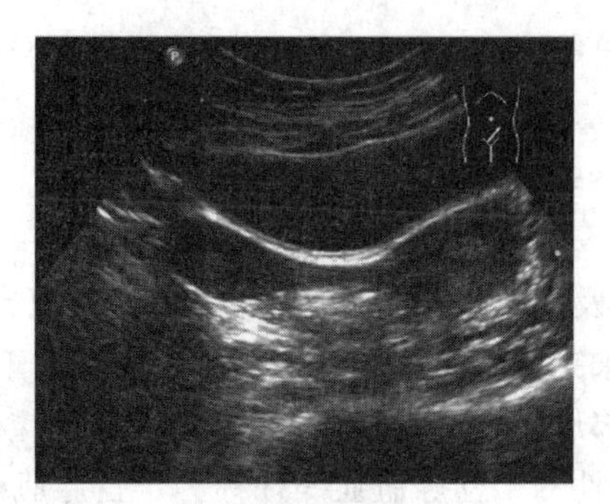

图 9-2　残角子宫

图像显示附件区见一实性低回声包块与子宫相连，其中心可见内膜回声

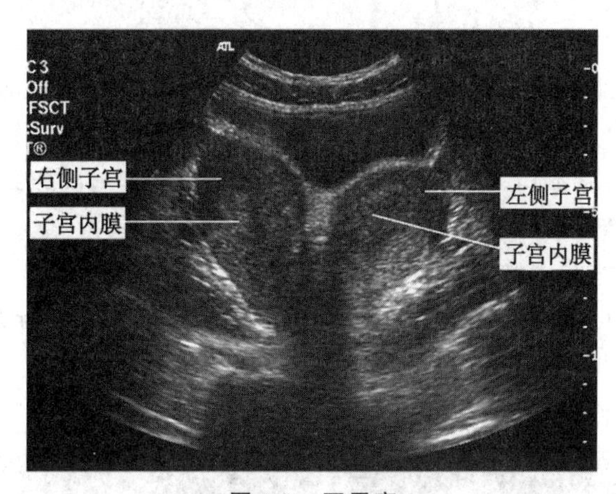

图 9-3　双子宫

图像显示两个独立完整的子宫

7.双角子宫

子宫外形异常，见两个分开的宫角，即子宫上段完全分开，子宫下段仍部分融合；子宫横切面观察，可见子宫底部增宽，中间凹陷呈 Y 形；子宫腔内膜回声也呈 Y 形。三维超声获得的子宫冠状切面显示宫底部凹陷，见两个分开的宫角，整个子宫外形呈 Y 形，内膜形态也呈 Y 形。

8.纵隔子宫

子宫底部横径稍增宽，连续横切面扫查显示宫腔中部见从宫腔下段至宫底处逐渐增厚的低回声带，将子宫内膜分隔开来。三维超声获得的子宫冠状切面显示宫底形态正常，内膜呈 V 形(完全性纵隔子宫)或 Y 形(不完全性纵隔子宫)。三维超声不仅可以清晰显示宫腔中的纵隔长度，鉴别完全性与不完全性纵隔子宫，而且还可以显示纵隔的形态、厚度等(图 9-4)。

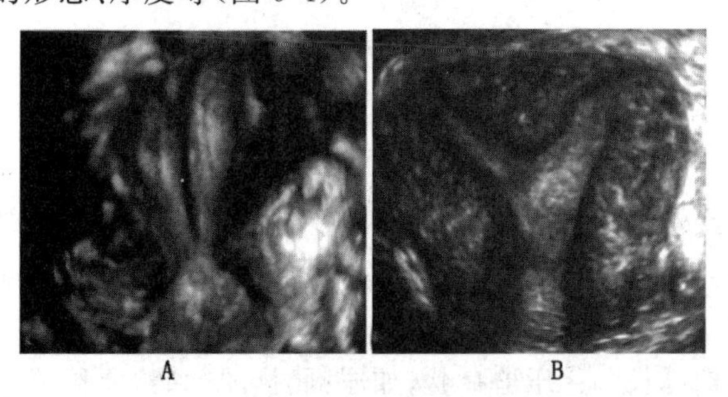

图 9-4　纵隔子宫

A．完全性纵隔子宫；B.不完全性纵隔子宫

(三)鉴别诊断

残角子宫应与浆膜下肌瘤、卵巢实性肿瘤、宫外孕包块等相鉴别。双角子宫应注意与部分性纵隔子宫

相鉴别，前者子宫外形及宫腔内膜回声均呈 Y 形；后者宫腔内膜回声呈 Y 形，但子宫外形正常。

二、子宫腺肌症

(一)病理与临床

子宫腺肌症是指子宫内膜腺体及间质侵入子宫肌层，是子宫内膜异位症最常见的形式之一。多发生在 30～50 岁妇女。其发病机制尚未完全阐明。异位的子宫内膜弥散于子宫肌壁(以后壁多见)，在性激素作用下发生周期性少量出血，在局部形成微小囊腔，肌纤维弥漫性反应性增生。大体病理上，于肌层组织内见增粗的肌纤维和微囊腔。局灶性的子宫腺肌症病灶称为子宫腺肌瘤。

子宫腺肌症的主要临床表现为痛经进行性加重，经期延长及月经量多。妇科检查时扪及增大而质硬的子宫。

(二)声像图表现(图 9-5)

(1)子宫增大，形态饱满，前后壁肌层多不对称性增厚，后壁肌层增厚较前壁多见；或仅表现为后壁或前壁的明显增厚。

(2)受累肌层回声增强、明显不均，见紊乱的点状或条索状强回声，间以蜂窝状小低回声区，有时也可见散在的小无回声区，仅数毫米。

(3)肌层内及子宫后方常伴有栅栏状细线样的声影。

(4)腺肌瘤时，可见肌层内局灶性中低回声区，单发多见，边界不清，周边无包膜回声及声晕，内部见点条状血流信号。

(5)可伴发卵巢巧克力囊肿。

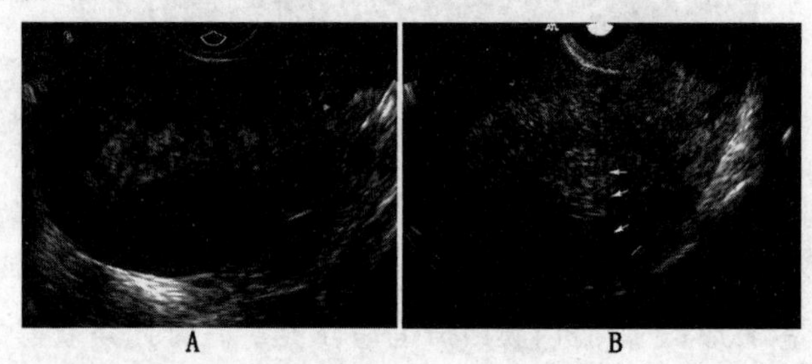

图 9-5　子宫腺肌症

A.子宫前壁肌层弥漫增厚，回声不均，可见条索状及片状中强回声，间以蜂窝状小低回声区；B.箭头示栅栏状细线样声影

(三)鉴别诊断

局灶性的子宫腺肌瘤需与子宫肌瘤相鉴别。子宫肌瘤周边有假包膜，边界清楚，周边可见环绕或半环绕的血流信号。

三、子宫肌瘤

(一)病理与临床

子宫肌瘤是女性生殖器最常见的良性肿瘤，由子宫平滑肌组织增生而成。多见于中年妇女。大多数患者无明显症状，仅是在妇科检查时偶然发现。根据生长部位的不同分为肌壁间肌瘤、浆膜下肌瘤及黏膜下肌瘤。子宫肌瘤的临床症状与肌瘤的生长部位、生长速度、大小等有关。主要症状包括：①月经改变，如月经周期缩短、经量增多、经期延长。②压迫症状，如尿频、排尿障碍、便秘等。③疼痛，肌瘤本身不引起疼痛，一般最常见的症状是下腹坠胀、腰背酸痛等。④阴道分泌物增多。⑤贫血等。

(二)声像图表现

子宫肌瘤的声像图表现各异，取决于肌瘤的大小、部位和生长时间长短。

(1)子宫的形态和大小：肌瘤为多发或位于子宫表面时，子宫体积增大、形态失常；有蒂的浆膜下肌瘤有时可清楚地观察到肌瘤与子宫相连的蒂(图 9-6A);单发的小肌瘤位于肌层内,子宫形态和大小无明显异常。

(2)宫腔线位置:宫腔线可因肌瘤的压迫变形、移位,黏膜下肌瘤时内膜基底处可见内膜线中断,宫腔内见低回声或中等回声区(图 9-6B)。

(3)肌瘤的回声特征:子宫肌瘤声像图以低回声为主,根据平滑肌组织及纤维组织的构成和排列不同,其回声分布有所差异。以平滑肌组织成分为主的肌瘤,回声低,后方可有声衰减;纤维组织增多时,肌瘤的回声相对增强;肌瘤较大时可发生囊性变,出现回声明显不均区域及无回声区。若肌瘤有钙化时,钙化部分呈强回声带,肌瘤内见灶状、团块状、半环状或环状强回声区,后方伴声影,肌瘤钙化更多见于绝经后。较大的肌瘤内部可呈旋涡状回声,并伴有不同程度的后方衰减。

(4)彩色多普勒血流:血流信号多分布在肌瘤病灶的周边区域,病灶周边的假包膜区域常见环状或半环状血流,包绕肌瘤。

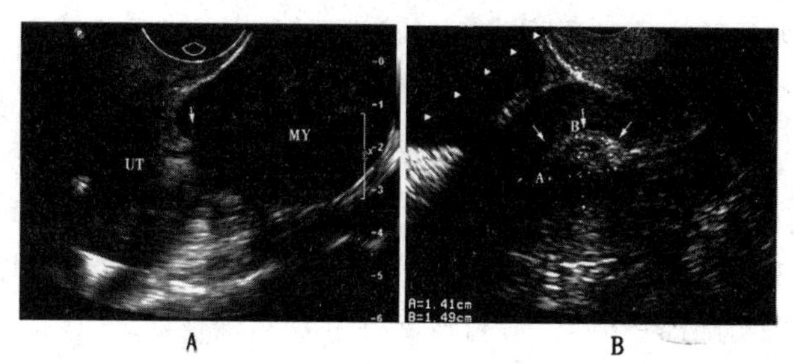

图 9-6　子宫肌瘤

A.子宫左侧实性低回声包块,箭头所指为其与子宫相连的蒂部;B.子宫黏膜下肌瘤子宫后壁内膜下方见 1.5 cm×1.8 cm×1.4 cm 低回声,约 50%的体积突向宫腔,其前方可见内膜受压弯曲(箭头所示)

(三)鉴别诊断

(1)子宫黏膜下肌瘤与子宫内膜息肉鉴别:子宫黏膜下肌瘤多为低回声,基底处可见内膜线中断。子宫内膜息肉多为中强回声,基底处内膜连续性无中断。

(2)卵巢肿瘤:子宫浆膜下肌瘤突出于子宫表面,应与卵巢实性肿瘤鉴别。鉴别要点在于观察包块是否与子宫相连,包块血流来源以及包块同侧是否可见正常卵巢。

四、子宫内膜增生

(一)病理与临床

子宫内膜增生症是由于子宫内膜受雌激素持续作用而无孕激素拮抗,发生不同程度的增生性改变,多见于青春期和更年期。大体病理见子宫内膜呈灰白色或淡黄色,表面平坦或呈息肉状突起,可伴有水肿,切面有时可见扩张腺体形成的腔隙。根据子宫内膜增殖的程度分为单纯型、复杂型和不典型增生。临床最常见的症状是月经紊乱、经期延长或不规则阴道出血,可伴贫血。

(二)声像图表现

(1)内膜增厚。育龄妇女的子宫内膜厚度超过 15 mm,绝经妇女的内膜厚度超过 5 mm。

(2)宫腔线清晰。

(3)内膜回声偏强,回声均匀或不均匀。

(4)服用三苯氧胺的患者,增厚的内膜中常可见到小囊状无回声区(图 9-7)。

(5)血流信号轻度增加或无明显异常。

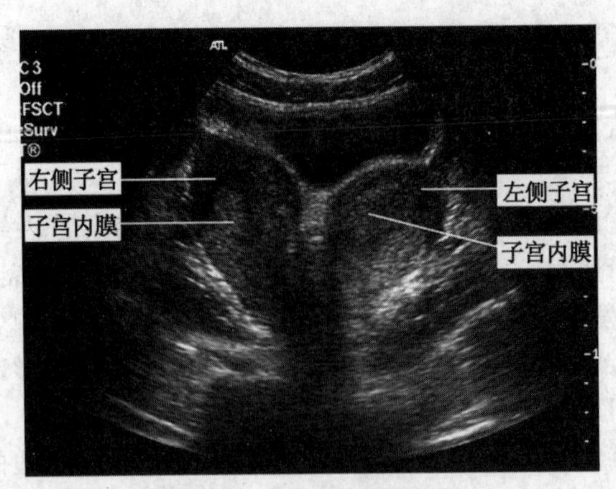

图 9-7　子宫内膜囊性增生

子宫内膜增厚,与子宫肌层分界清晰(箭头所示),内可见多个小囊状无回声区

（三）鉴别诊断

子宫内膜癌:多发生于绝经后的妇女,常有阴道不规则出血。超声检查发现宫腔内局限性或弥漫性中强回声,形态不规则,与子宫肌层分界不清,肌层局部变薄。CDFI 显示其内部可见丰富血流信号,血流形态及分布不规则,可探及低阻动脉频谱。需要注意的是,早期的内膜癌与内膜增生在声像图上很难鉴别。因此,对于有阴道不规则出血的绝经后妇女,应行诊断性刮宫明确诊断。

五、子宫内膜息肉

（一）病理与临床

子宫内膜息肉是由内膜腺体及间质组成的肿块,向宫腔突出,是妇科常见的一种宫腔良性病变。子宫内膜息肉形成的原因,可能与炎症、内分泌紊乱,特别是体内雌激素水平过高有关。单发较小的息肉一般无临床症状,多发息肉或较大的息肉可引起月经过多、月经不规则、经间出血(月经间期出血)或绝经后出血等症状。

（二）声像图表现(图 9-8)

(1)宫腔内见一个或多个团状中高回声区,形态规则,边界清晰。

(2)病灶处宫腔线分开并弯曲。

(3)内部回声较均匀,少数伴囊性变者内部可见蜂窝状小无回声区。

(4)CDFI 可见滋养血管自蒂部伸入病灶中心区域内。

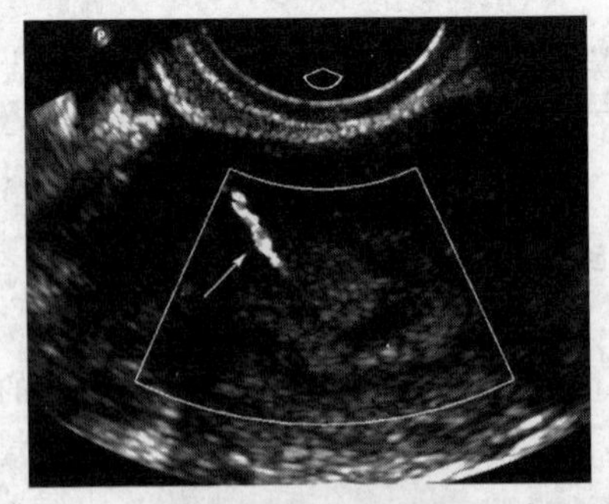

图 9-8　子宫内膜息肉

宫腔内见一形态规则边界清晰的中强回声,CDFI 显示一条状滋养血流穿入其内(箭头所示)

（三）鉴别诊断

(1)子宫内膜癌:多发生于绝经后的妇女,常有阴道不规则出血。超声检查发现宫腔内局限性或弥漫性中强回声,形态不规则,边界不清,病灶内部可见较丰富血流信号。

(2)黏膜下肌瘤:黏膜下肌瘤多为低回声,基底处内膜线中断。

六、子宫颈癌

(一)病理与临床

子宫颈癌是女性生殖系统常见的恶性肿瘤之一,发病年龄以40～50岁多见,近些年呈现年轻化趋势。子宫颈癌的组织发生可能来源于子宫颈阴道部或移行带的鳞状上皮或子宫颈管黏膜柱状上皮。子宫颈癌约80%～95%为鳞状细胞癌,其次为腺癌。浸润型宫颈癌肉眼观主要表现为内生浸润型、溃疡型或外生乳头、菜花型。子宫颈癌的主要扩散途径为直接蔓延和经淋巴道转移,向两侧可侵犯或压迫输尿管而引起肾盂积水。宫颈癌浸润范围的判断对治疗方式的选择具有重要意义。子宫颈癌的主要症状为阴道分泌物增多、接触性出血或阴道不规则出血。

(二)声像图表现(图9-9)

超声不能识别和诊断早期宫颈癌,子宫颈刮片细胞学检查是发现宫颈癌前病变和早期宫颈癌的主要方法。浸润性宫颈癌声像图表现如下:

(1)宫颈结构紊乱,可见低回声区病灶。

(2)内生浸润型和溃疡型病灶常边界不清,外生型病灶则多边界清。

(3)CDFI 显示病灶内见丰富血流信号。

(4)宫旁浸润时,宫旁结构不清,呈低回声,与宫颈病灶相延续。

(5)肿瘤引起宫颈狭窄时,可见宫腔积液;肿瘤向宫旁浸润至输尿管下段受累,或肿瘤压迫输尿管时,可见一侧或双侧肾积水。

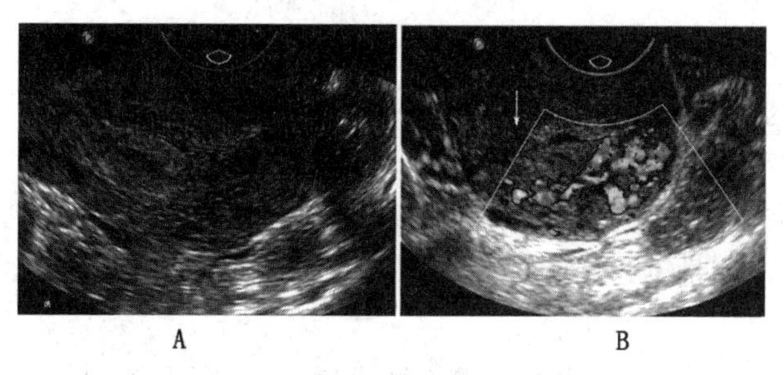

图9-9 宫颈癌

宫颈后唇低回声(A),边界不清,彩色多普勒显示其内丰富血流信号(箭头所示),病理证实为宫颈癌

(三)鉴别诊断

与宫颈肌瘤相鉴别:多无明显临床症状,超声表现为宫颈内低回声占位,形态规则,圆形或椭圆形,边界清晰,回声不均,血流信号较稀疏,沿周边分布。

七、子宫内膜癌

(一)病理与临床

子宫内膜癌是女性生殖道常见的肿瘤之一,多发生在50～65岁的绝经后妇女。子宫内膜癌的发病一般认为与雌激素对子宫内膜的长期持续刺激有关,镜下最常见的病理类型为子宫内膜样腺癌。临床症状主要为阴道不规则出血或绝经后阴道出血、白带增多等。

(二)声像图表现(图9-10)

(1)子宫内膜不均匀增厚:当育龄期妇女的内膜厚度>15 mm,绝经后妇女的内膜厚度>5 mm时,应视为内膜增厚。内膜厚度不均匀,形态不规则。

(2)大多数的内膜癌表现为弥漫性或局限性不规则的中等回声,少数可以是低回声。

(3)肿瘤浸润肌层时,增厚的内膜与肌层间的低回声分界消失,肌层局部变薄。

(4)宫腔内有积液、积脓时,可见无回声区或无回声区内有点状回声。

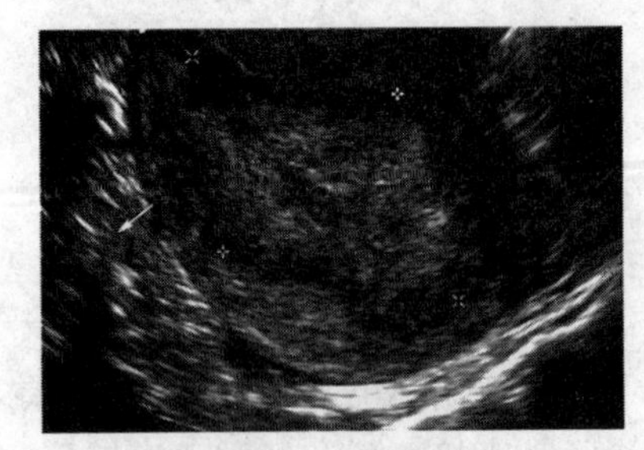

图 9-10　子宫内膜癌

宫腔线消失，宫腔内充满中等回声，局部与子宫肌层分界不清，子宫肌层变薄(箭头所示)，病理证实为子宫内膜癌伴深肌层浸润

(5)彩色多普勒显示肿瘤病灶周边及内部有较多的点状或迂曲条状彩色血流信号，呈低阻型动脉频谱。

(三)鉴别诊断

子宫内膜癌需与良性子宫内膜病变相鉴别。子宫内膜增生时，内膜呈均匀性增厚，与子宫肌层分界清晰，血流不丰富。子宫内膜息肉表现为局限性中强回声，形态规则，边界清晰，中心部可见条状滋养血流。但内膜癌与局灶性内膜增生以及部分表现不典型的内膜息肉在超声上仍较难鉴别，需通过诊断性刮宫获得病理诊断。

八、子宫肉瘤

(一)病理与临床

子宫肉瘤是一种罕见的高度恶性的女性生殖器肿瘤，来源于子宫肌层或肌层内结缔组织。子宫肉瘤组织学成分复杂，包括子宫平滑肌、内膜间质、结缔组织、上皮或非上皮等成分。分类繁多，且分类仍未统一。根据不同的组织发生来源主要分为：平滑肌肉瘤、内膜间质肉瘤和恶性苗勒管混合瘤。子宫肉瘤好发于围绝经期妇女，最常见的症状是不规则阴道流血，部分患者自诉下腹部包块在短时间内迅速长大。

(二)声像图表现

(1)子宫肌层或盆腔单发巨大占位：病灶位于子宫肌层，使子宫不规则增大，或取代子宫肌层结构，显示为盆腔占位。平均直径＞8 cm，多呈分叶状或不规则形态，边界不清。

(2)常见的病灶内部回声呈不均匀中、低回声或不均质混合回声，内部失去旋涡状的典型平滑肌瘤样回声，可见不规则无回声区。

(3)肿瘤内部、周边血流信号显著增多，流速增快，血管形态不规则，排列紊乱，管径粗细不均。

(4)可探及高速低阻动脉频谱。

(三)鉴别诊断

子宫肉瘤主要与子宫肌瘤相鉴别，内部回声及血流丰富程度是鉴别重点。体积较大的子宫肌瘤内部回声呈旋涡状，周边可见环状或半环状血流信号，形态规则。

九、宫腔妊娠物残留

(一)病理与临床

宫腔妊娠物残留是早、中期流产后的常见并发症，是指妊娠终止后妊娠物没有完全排出，仍有部分残留在宫腔，清宫后病理检查可见绒毛。临床表现为流产后不规则或持续阴道流血。

(二)声像图表现

(1)部分宫腔线模糊或不连续。

(2)宫腔可探及团块状中高回声，以宫腔近宫角处多见，大小约为 1～3 cm，形态不规则，边界欠清，内部回声不均。

(3)CDFI显示中高回声内部及其附着处肌层探及较丰富血流信号,可探及低阻动脉血流。

(三)鉴别诊断

(1)内膜息肉:声像图也表现为中强回声,但回声均匀,边界清晰,蒂部可见条状滋养血流,血流不丰富。

(2)妊娠滋养细胞肿瘤:该类肿瘤临床表现及实验室检查与妊娠物残留有交叉。声像图表现的鉴别要点是病灶位置及血流情况,妊娠物残留的病灶位于宫腔,附着处肌层血流可较丰富,但走行规则;妊娠滋养细胞肿瘤病灶侵犯肌层,血流极其丰富且紊乱。

十、宫角妊娠

(一)病理与临床

目前,关于宫角妊娠的准确定义尚有异议,本节所讨论的宫角妊娠是指胚胎种植在走行于子宫角部的输卵管间质部的异位妊娠,即输卵管间质部妊娠。而非宫腔角部妊娠(即偏心性宫腔妊娠)。宫角妊娠发生率约占所有异位妊娠的1%~2%。临床表现为停经后不规则阴道出血及下腹痛,诊断不及时者可能发生子宫角破裂,造成失血性休克甚至危及生命的严重后果。

(二)声像图表现(图9-11)

宫角妊娠声像图表现可分为孕囊型及包块型。孕囊型较易诊断,超声可见妊娠囊明显偏于宫角一侧,周边无蜕膜环绕,与宫腔蜕膜之间可见肌层回声。包块型宫角妊娠见于一次或多次宫角妊娠清宫后的患者或宫角妊娠胚胎发育不良时。包块型宫角妊娠的声像图表现如下:

(1)子宫略饱满,未清宫者内膜稍增厚,已行清宫者内膜可不厚。

(2)子宫底部横切面上可见一侧宫角增大,明显外突。

(3)一侧宫角处可见混合回声包块,以中低回声为主,内部及周边可见不规则无回声区,包块形态较规则,边界尚清。

(4)包块周边探及丰富血流信号,可探及低阻动脉血流。病灶同侧子宫动脉增粗,阻力指数降低。

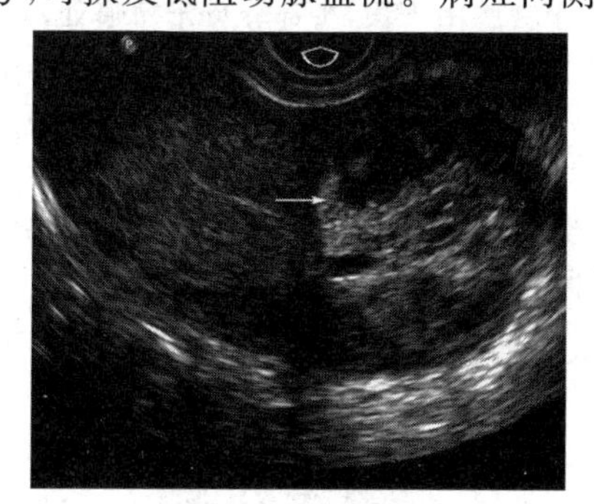

图9-11　宫角妊娠

左侧宫角膨隆外突,可见3.8 c m×3.2 cm混合回声包块(箭头),边界清晰,内回声不均。病理证实为左子宫角凝血、坏死物及破碎的平滑肌组织呈现慢性炎性病变,其中可见退变的绒毛

(三)鉴别诊断

包块型宫角妊娠需与妊娠滋养细胞肿瘤相鉴别,包块位置、边界及血流特点是鉴别要点。宫角妊娠包块位于子宫角部,包块与子宫肌层分界较清楚,血流以周边分布为主;妊娠滋养细胞肿瘤可发生于子宫肌层的任何部位,大部分病灶与子宫肌层分界不清,血流信号丰富且极其紊乱。

十一、瘢痕妊娠(cesarean scar pregnancy,CSP)

(一)病理与临床

瘢痕妊娠是指胚胎种植于子宫前壁下段剖宫产瘢痕处。近年来,随着剖宫产率的上升,其发生率也逐渐上升。瘢痕妊娠的临床表现包括停经后不规则阴道出血及下腹痛，部分患者为早孕常规超声检查时偶然发现。

（二）声像图表现

瘢痕妊娠的声像图表现可分为孕囊型及包块型；孕囊型又分为瘢痕处孕囊型及宫腔下段孕囊型。

孕囊型的声像图表现包括：①瘢痕处孕囊全部或部分位于子宫前壁瘢痕处肌层内（图 9-12A）。②CDFI于孕囊周围可探及滋养层低阻血流。③瘢痕处的肌层明显变薄。④宫腔下段孕囊型表现为孕囊大部分位于宫腔下段甚或宫腔中上段，少部分位于瘢痕处，孕囊常变形，如拉长、成角等（图 9-12B）。⑤瘢痕处孕囊型较易诊断，而宫腔下段孕囊型由于孕囊大部分位于宫腔下段甚或宫腔中上段，少部分位于瘢痕处，易误诊。需引起足够重视。

包块型瘢痕妊娠常见于瘢痕妊娠误诊为宫内妊娠进行一次或多次清宫后的患者。其声像图表现如下（图 9-12C）：①子宫前壁下段处可见混合回声包块，以中低回声为主，内部可见不规则无回声区，包块形态多较规则，边界清或不清。②包块向子宫前方膀胱方向突出。③包块周边探及丰富血流信号，可探及低阻动脉血流。

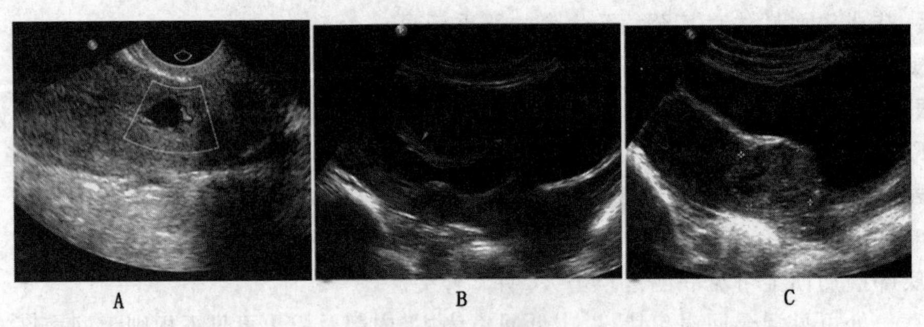

图 9-12 瘢痕妊娠

A.瘢痕妊娠孕囊型：孕囊型大部分位于子宫前壁瘢痕处肌层内；B.瘢痕妊娠孕囊型：孕囊大部分位于宫腔中下段，少部分位于瘢痕处，前壁下段肌层明显变薄；C.瘢痕妊娠包块型：子宫前壁下段处可见混合回声包块，边界较清晰

（三）鉴别诊断

包块型瘢痕妊娠需与妊娠滋养细胞肿瘤相鉴别，包块位置、边界及血流特点以及临床资料是鉴别要点。瘢痕妊娠包块位于子宫前壁下段，包块与子宫肌层分界较清楚，血流以周边分布为主。妊娠滋养细胞肿瘤可发生于子宫肌层的任何部位，大部分病灶与子宫肌层分界不清，血流信号丰富且极其紊乱，且临床上常有 hCG 值的明显升高等。

十二、葡萄胎

（一）病理与临床

葡萄胎亦称水泡状胎块，是指妊娠后胎盘绒毛滋养细胞异常增生，终末绒毛转变成水泡；水泡间相连成串，形如葡萄而得名。葡萄胎分为完全性葡萄胎和部分性葡萄胎两类，其中大多数为完全性葡萄胎，且具较高的恶变率，少数为部分性葡萄胎，恶变罕见。葡萄胎的真正发病原因不明。临床表现包括停经后阴道流血，子宫异常增大、变软等。目前多数患者为在无临床症状时，因停经常规行超声检查而诊断。

（二）声像图表现

（1）子宫增大，宫腔扩张，肌层变薄。

（2）宫腔内充满混合回声，以中等回声为主，其内弥漫分布大小不等的小囊状无回声，与子宫肌层分界尚清。

（3）宫腔积血征象：宫腔内可见不规则液性暗区或低回声。

(4)部分可合并双侧卵巢的黄素化囊肿。

(三)鉴别诊断

葡萄胎声像图具有特征性,较易诊断。但仅依据声像图表现较难区分完全性葡萄胎和部分性葡萄胎,需依靠清宫后的病理诊断确诊。

十三、侵蚀性葡萄胎

(一)病理与临床

侵蚀性葡萄胎是指葡萄胎组织侵入子宫肌层内,少数转移至子宫外,因具恶性肿瘤行为而命名。侵蚀性葡萄胎来自良性葡萄胎,多数在葡萄胎清除后 6 个月内发生。临床表现为葡萄胎清除后阴道不规则出血,子宫复旧延迟,hCG 下降不满意或升高。

(二)声像图表现(图 9-13)

(1)子宫增大,肌层回声不均。

(2)子宫肌层内见不规则中等回声或低回声区,内部回声不均,可见裂隙状或不规则状无回声区,病灶区与正常肌层分界不清。部分体积较大者病灶内部可见多个小囊状无回声区。病灶处正常肌层变薄,部分病灶可穿破浆膜层。

(3)CDFI 显示子宫肌层及宫旁血流信号增加,病灶周边探及丰富而紊乱的血流信号,病灶内部裂隙状无回声内充满血流信号,体积较大者病灶内部的小囊状无回声内无血流。频谱多普勒显示病灶侧子宫动脉阻力指数减低,病灶周边及内部血窦内均可探及低阻动脉血流。

(4)部分可合并双侧卵巢黄素化囊肿。

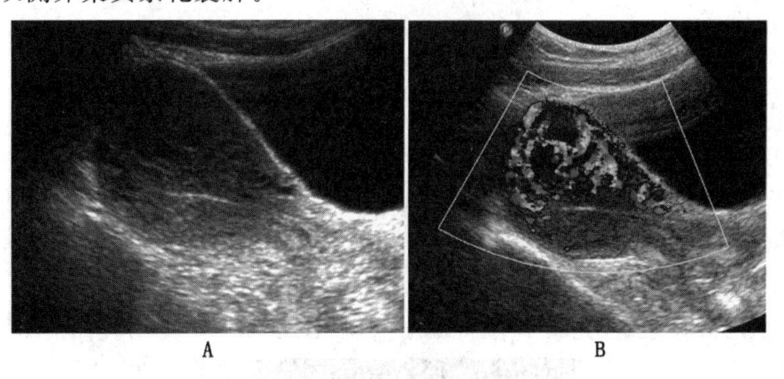

A　　　　B

图 9-13　侵蚀性葡萄胎

A.子宫前壁增厚,肌层回声不均;B.CDFI 其内见异常丰富的血流信号,部分区域血流紊乱

(三)鉴别诊断

(1)妊娠物残留:妊娠物残留病灶位于宫腔,附着处肌层血流可较丰富。

(2)包块型宫角妊娠:宫角妊娠包块位于子宫角部位,包块与子宫肌层分界较清楚,血流以周边分布为主。妊娠滋养细胞肿瘤可发生于子宫肌层的任何部位,大部分病灶与子宫肌层分界不清,血流信号丰富且极其紊乱。

十四、绒毛膜癌

(一)病理与临床

绒毛膜癌是一种高度恶性肿瘤,早期就可通过血行转移至全身,破坏组织及器官,引起出血坏死。妊娠绒癌可继发于葡萄胎,也可以发生于流产或足月产后。临床表现为不规则阴道出血,以及其转移灶的相应临床表现,伴有 hCG 显著升高。组织学上绒癌与一般癌肿有很大区别,绒癌没有固有的结缔组织性间质细胞,也没有固有的血管。镜下见增生的滋养细胞和合体滋养细胞侵犯子宫肌层和血管。在癌灶中心部,往往找不到癌细胞,为大量出血坏死。边缘部可见成团滋养细胞,但不能找到绒毛结构。

（二）声像图表现

（1）子宫增大，肌层回声不均。

（2）子宫肌层内见不规则中等回声或低回声区，内部回声不均，可见不规则无回声区，病灶区与正常肌层分界不清。部分体积较大或化疗后的病灶可与肌层分界较清晰，内部回声较均匀。病灶后方回声增强。病灶处正常肌层变薄，部分病灶可穿破浆膜层。

（3）CDFI 显示子宫肌层及宫旁血流信号增加，病灶周边探及丰富紊乱血流，病灶内部不规则无回声内充满紊乱的血流信号，体积较大者病灶中心部分可无明确血流。频谱多普勒显示病灶侧子宫动脉阻力指数减低，病灶周边及内部血窦内可探及低阻动脉血流。

（4）部分可合并双侧卵巢黄素化囊肿。

（三）鉴别诊断

（1）妊娠物残留：妊娠物残留病灶位于宫腔，附着处肌层血流可较丰富。

（2）包块型宫角妊娠：宫角妊娠包块位于子宫角部，包块与子宫肌层分界较清楚，血流以周边分布为主。妊娠滋养细胞肿瘤可发生于子宫肌层的任何部位，血流信号丰富且极其紊乱。

十五、宫内节育器（intrauterine device，IUD）

（一）病理与临床

我国约 70％的妇女选用 IUD 作为避孕方法，约占世界 UD 避孕总数的 80％。IUD 一般是采用防腐塑料或金属制成，部分 IUD 附加有避孕药物（如可释放出女性激素或吲哚美辛等）。目前，国内外现有的 IUD 约 30～40 种，我国临床常用的 IUD 形态各异，有 T 形、V 形、γ 形、宫型等 10 余种形态。

（二）声像图表现

正常 IUD 位置为近宫底的宫腔中上部内，其下缘在宫颈内口之上。经阴道超声较经腹超声能更清晰地显示子宫腔与 IUD 的关系以及各类型 IUD 的形态。

（1）IUD 的共同特点为强回声区，但不同类型的 IUD 回声水平不同。含金属的 IUD 回声最强，后方伴有彗星尾征或伴有声影；而塑料材质 IUD 回声强度稍减弱，无明显彗星尾征及声影。

（2）宫内节育器位置下移表现为：IUD 未位于宫腔的中上部，IUD 上缘不贴近宫腔底部，其上方可见子宫内膜线回声，IUD 下缘达宫颈内口以下（图 9-14）。

（3）宫内节育器肌层嵌顿表现为：IUD 位置偏于一侧；IUD 周边未见内膜回声，可见肌层环绕。

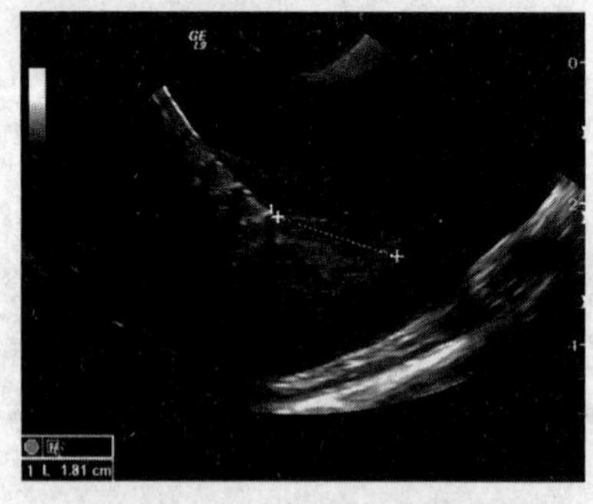

图 9-14　宫内节育器位置下移

宫内节育器主要位于宫腔下段，上端距离宫腔底部约 1.8 cm

（田　华）

第四节 卵巢疾病

卵巢疾病主要包括卵巢瘤样病变和卵巢肿瘤。

卵巢瘤样病变又称卵巢非赘生性囊肿，包括卵巢生理性囊肿、黄素化囊肿、多囊卵巢综合征和卵巢子宫内膜异位症。

卵巢肿瘤种类繁多，根据其来源可分为上皮性肿瘤、性索间质肿瘤、生殖细胞肿瘤和转移性肿瘤。其中主要良性肿瘤包括卵巢浆液性/黏液性囊腺瘤、卵巢成熟性畸胎瘤、卵巢泡膜细胞瘤—纤维瘤。主要恶性肿瘤包括卵巢浆液性/黏液性囊腺癌、卵巢子宫内膜样癌、卵巢透明细胞癌、卵巢颗粒细胞瘤、卵巢未成熟畸胎瘤、卵巢无性细胞瘤、内胚窦瘤和卵巢转移癌。

各类卵巢肿瘤均可并发肿瘤蒂扭转，出现妇科急腹症。

一、卵巢生理性囊肿(滤泡囊肿、黄体囊肿)

(一)病理与临床

本病常见于生育年龄段妇女，通常无症状，少数病例可出现一侧下腹部隐痛。多数生理性囊肿可在1～3个月内自行消失，无需特殊治疗。滤泡囊肿是最常见的卵巢单纯性囊肿，为卵泡发育至成熟卵泡大小时不破裂，且其内液体继续积聚所致，囊内液体清亮透明，直径一般小于5 cm，偶可达7～8 cm，甚至10 cm。一般无症状，多在4～6周内逐渐消失。正常排卵后形成的黄体直径一般为1.5 cm左右。当黄体腔内积聚较多液体或卵泡壁破裂引起出血量较多而潴留于黄体腔内，形成直径达2.5 cm以上的囊肿时，称为黄体囊肿，也有称黄体血肿、出血性黄体囊肿等。黄体囊肿的直径可达到4 cm左右，一般不超过5 cm，偶可达10 cm。较大的黄体囊肿破裂时可出现腹痛、腹膜刺激征等急腹症症状，是妇科较常见的急腹症之一。

(二)声像图表现

1.滤泡囊肿

于一侧卵巢内见无回声区，壁薄而光滑，后方回声增强，一侧或周边可见少许卵巢回声(图9-15)。

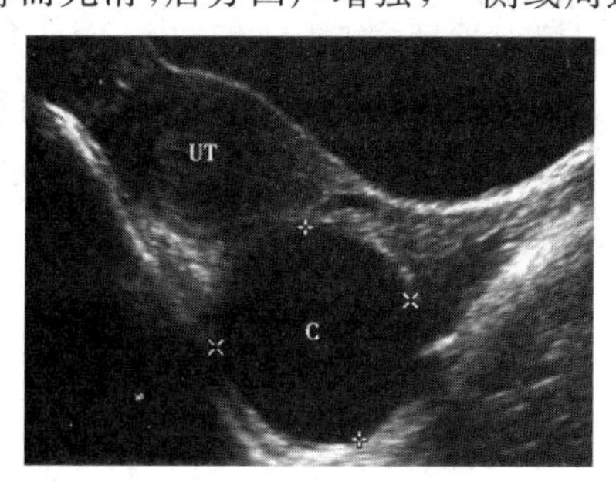

图9-15 卵巢滤泡囊肿

纵切面显示子宫(UT)左后方无回声(C)，壁薄而光滑、透声好

2.黄体囊肿

其超声表现在不同病例中变化较大，与囊内出血量的多少、残余卵泡液的多少以及机化血块的大小和形成时间长短等相关。早期，急性出血可表现为强回声，可能被误认为实性肿物；此后囊内血液机化形成不规则中低或中高回声；后期血块溶解时可以见到低回声网状结构。囊肿壁塌陷时则形成类圆形实性中等或中高回声。CDFI表现为囊肿周边有环绕血流，频谱呈低阻型。而囊内包括机化的血块等则均不显示血流信号(图9-16)。

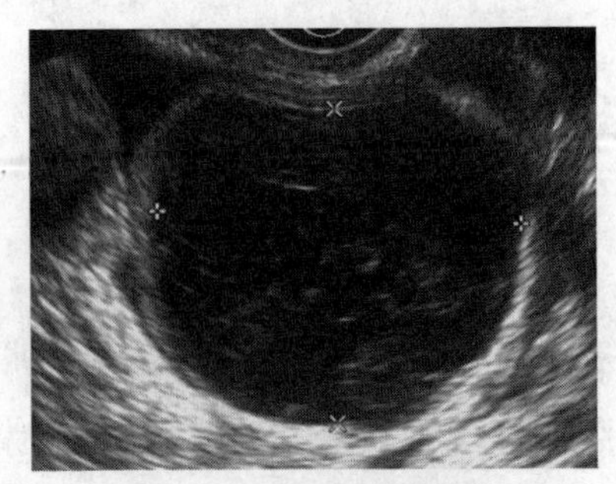

图 9-16 卵巢黄体囊肿

卵巢内见混合回声，类圆形，内见网状中等回声

（三）鉴别诊断

黄体囊肿的超声表现多样，应与卵巢肿瘤相鉴别。囊壁上有血块附着时，可能被误认为是卵巢囊性肿瘤壁上的乳头；囊内较多急性出血或囊肿壁塌陷时可能被误认为是卵巢实性肿瘤或卵巢子宫内膜异位囊肿。鉴别要点包括：①滤泡囊肿和黄体囊肿为单侧、单发囊肿，多于1～3个月自行消失；而巧克力囊肿可多发、双侧，不会自行消失。随诊复查，可帮助两者的鉴别。②黄体囊肿周边有环绕血流信号，走行规则，频谱呈低阻型，内部未见血流信号，而卵巢实性肿瘤的实性成分内可见血流信号，必要时进行微泡超声造影剂的超声造影检查，有助于明确诊断。

黄体囊肿破裂需与宫外孕破裂相鉴别，前者常发生在月经周期的后半段，表现为一侧卵巢增大、结构模糊，卵巢内见不规则囊性包块。后者多有停经史，超声表现为一侧附件区包块，多位于卵巢与子宫之间，形态不规则，双侧卵巢均可见。

二、黄素化囊肿

（一）病理与临床

见于促排卵治疗时出现的卵巢过度刺激综合征（外源性 hCG 过高）患者和滋养细胞疾病（内源性 hCG 过高）患者。临床症状表现为恶心、呕吐等，严重者可伴有胸腔、腹腔积液，出现胸闷、腹胀症状。卵巢过度刺激综合征患者停促排卵药物后囊肿缩小、症状逐渐消失；滋养细胞肿瘤患者化疗后 hCG 水平下降、囊肿也随之缩小。

（二）声像图表现

卵巢过度刺激综合征患者双侧卵巢呈对称性或不对称性增大，内见多个卵泡回声，体积较正常卵泡大；另子宫直肠陷凹可见少量至中等量的积液。滋养细胞肿瘤的黄素化囊肿可出现在单侧，囊肿数目通常并不多。

（三）鉴别诊断

此类疾病的诊断主要依靠病史和声像图特点，多数情况下容易诊断。当因黄素化囊肿而增大的卵巢发生扭转时，患者可出现一侧下腹部剧痛等急腹症症状，此时需与其他妇科急诊相鉴别，例如卵巢黄体囊肿破裂、宫外孕破裂、卵巢畸胎瘤扭转等。根据其声像图特点并结合病史，可资鉴别。

三、多囊卵巢综合征（polycystic ovarian syndrome，PCOS）

（一）病理与临床

本病由于女性内分泌功能紊乱导致生殖功能障碍、糖代谢异常，体内雄激素增多，卵泡不能发育成熟，无排卵。临床表现为月经稀发或闭经、不孕，多毛、肥胖、胰岛素抵抗等。本病常见于青春期女性，关于其发病机制至今尚不十分清楚。大体病理上，约60%～70%的多囊卵巢综合征患者表现为双侧卵巢对称性增大，少数病例卵巢无增大或仅单侧增大；切面显示卵巢白膜明显增厚，白膜下排列多个卵泡，数个至数十个不等，直径0.2～0.6 cm。

（二）声像图表现

典型病例中，子宫略小于正常水平；双侧卵巢增大，长径大于4 cm，卵泡数目增多，最大切面卵泡数≥

10个，沿卵巢周边分布（图9-17）；卵泡直径较小，平均在5 mm左右，无优势卵泡；卵巢髓质部分增多、回声增强。不典型病例中，卵巢体积可在正常范围内，或仅一侧卵巢体积增大，卵泡数目、大小和分布特点同上，超声发现卵巢的卵泡数目增多时，应提示卵巢的卵泡数目增多或卵巢多囊样改变，请临床注意除外多囊卵巢综合征。

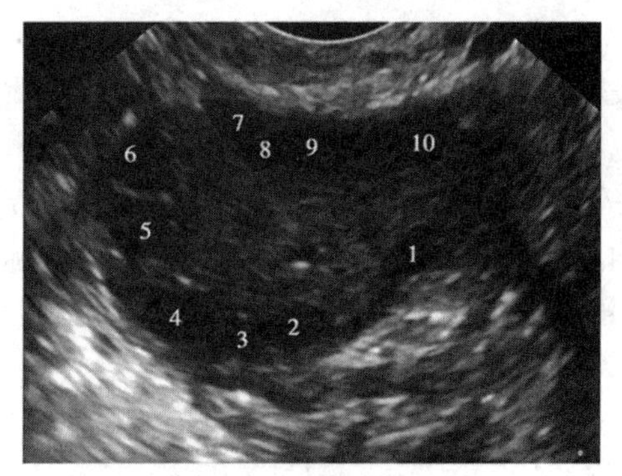

图9-17　多囊卵巢综合征

卵巢内可见多个小卵泡，沿卵巢周边分布（数字标示1～10为卵泡）

（三）鉴别诊断

根据其临床表现、实验室激素水平检测结果，结合超声声像图特点，不难对本病作出判断。但仍应注意与其他因素引起的卵巢多囊性改变相鉴别，如慢性盆腔炎时卵巢的多囊性改变等。

四、卵巢子宫内膜异位症

（一）病理与临床

卵巢子宫内膜异位症是指具有生长功能的子宫内膜组织异位到卵巢上，与子宫腔内膜一样发生周期性的增殖、分泌和出血所致的囊肿，临床上本病又称“巧克力囊肿”（chocolate cyst），简称巧囊。巧克力囊肿是子宫内膜异位症最常见的类型之一。卵巢子宫内膜异位症的发生学说包括子宫内膜种植、体腔上皮化生、转移等，其中以种植学说得到最为广泛认同，认为子宫内膜及间质组织细胞随月经血通过输卵管逆流进入盆腔，种植到卵巢和盆腔腹膜上，经过反复增生、出血形成囊肿，囊内液通常呈暗褐色、黏稠。由于子宫内膜异位症导致盆腔粘连，卵巢可固定于盆壁或子宫后方。临床表现主要有继发性、渐进性加重的痛经和不孕，部分患者痛经于月经来潮前即出现，来潮后2～3天即缓解；部分患者还有月经失调的表现。约有25%的患者可无任何症状。卵巢内异症囊肿破裂或合并急性感染时亦可引起急腹症。

（二）声像图表现

子宫内膜异位症的声像图表现多样，典型的子宫内膜异位囊肿特点包括：

（1）囊肿内充满均匀的点状低回声。

（2）有时囊内可见不规则中等回声或网状回声，为出血机化表现（图9-18）。

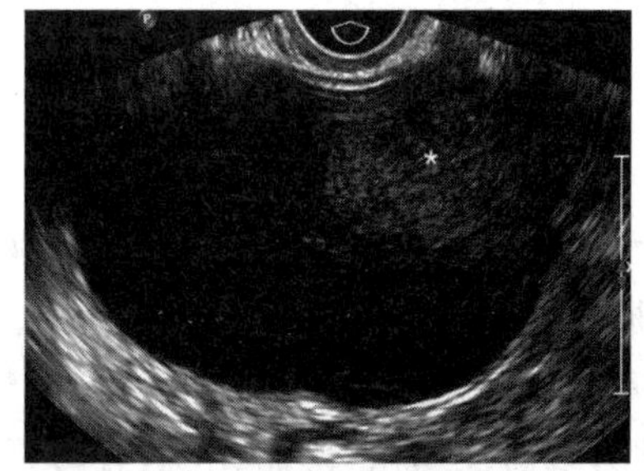

图9-18　卵巢子宫内膜异位症

病变内见均匀点状低回声，一侧可见不规则中等回声（*）

（3）囊肿壁较厚。有时一侧卵巢内出现多个囊肿，聚集而形成一个较大的多房性囊肿，之间有厚的分隔。

(4)约 1/3～1/2 的病例呈双侧性发生,囊肿出现于双侧卵巢。

(5)含有巧克力囊肿的卵巢与周围组织粘连,可固定于子宫的后方。

(6)CDFI:囊肿壁上可探及少许血流信号。

(三)鉴别诊断

卵巢子宫内膜异位症虽有较特异的超声声像图特点,多数病例诊断并不困难。但少数不典型病例的卵巢内异症囊肿内血液完全机化,可出现实性不规则的中等或中高回声,或出现厚薄不均的网状分隔,应注意与卵巢肿瘤、卵巢黄体囊肿等相鉴别。CDFI 肿物内部是否探及血流信号是鉴别诊断的关键,巧克力囊肿内不论是否存在实性回声均不出现血流信号;鉴别困难时,可行静脉超声造影检查明确肿物内血供情况,对鉴别诊断帮助很大。经腹超声检查时,应注意调高仪器 2D 增益,使用仪器的谐波功能或观察囊内有无密集的点状低回声,以与卵巢的滤泡囊肿相鉴别。

五、卵巢冠囊肿

(一)病理与临床

卵巢冠囊肿并不直接来自卵巢,而是来源于卵巢系膜里的中肾管。以生育年龄妇女多见,通常囊肿直径在 3～5 cm,但也可像卵巢囊腺瘤一样大。少数情况下,囊肿合并囊内出血;极少数情况下,囊内有分隔。囊肿体积较小时患者通常无明显不适症状,当囊肿长大到一定程度时,患者可出现腹部隆起、腹胀或一侧下腹隐痛的症状;当其合并囊肿蒂扭转时,则出现急性腹痛等症状。

(二)声像图特点

卵巢冠囊肿表现为一侧附件区的囊性肿物,壁薄、透声好,最主要的特点是同侧卵巢形态完整,位于其旁(图 9-19)。

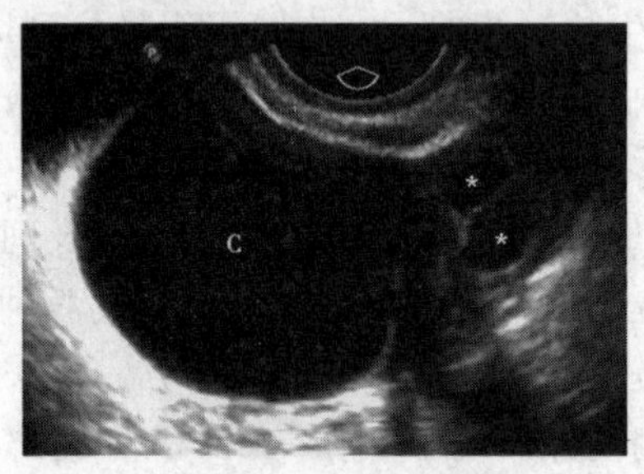

图 9-19 卵巢冠囊肿

卵巢的一侧可见薄壁无回声(C),类圆形,内部无分隔,透声好,其旁可见卵巢回声(*:卵巢内的卵泡)

(三)鉴别诊断

本病应与卵巢生理性囊肿和卵巢内异症囊肿等相鉴别,能够观察到卵巢的完整结构位于其旁是鉴别的关键。

六、卵巢囊腺瘤

(一)病理与临床

卵巢囊腺瘤是最常见的卵巢良性肿瘤之一,分为浆液性囊腺瘤和黏液性囊腺瘤。浆液性肿瘤大体病理上为囊性肿物,大多单侧发生,直径 1～20 cm,单房或多房;囊内壁及外壁均光滑,多数囊内含清亮的浆液,少数也可能含较黏稠液;囊内壁有乳头者为乳头状囊腺瘤。黏液性囊腺瘤大体病理上为囊性肿物,多呈圆形、体积巨大;表面光滑,切面常为多房性,囊壁薄而光滑,有时因房过密而呈实性。囊腔内充满胶冻样黏稠液,但少数囊内为浆液性液;较少出现乳头。卵巢囊腺瘤早期体积小,多无症状。中等大的肿瘤常引起腹胀不适。巨大的肿瘤占据盆、腹腔出现压迫症状,腹部隆起,可触及肿块。合并感染时出现腹水、发热、腹痛等症状。黏液性囊腺瘤可发生破裂,种植于腹膜上形成腹膜黏液瘤病,肿瘤体积巨大,压迫但不侵犯实质脏器。

(二)声像图表现

浆液性和黏液性囊腺瘤超声特点有所不同。

(1)浆液性囊腺瘤:中等大小,外形呈规则的类圆形,表面光滑,内部呈单房或多房囊性,分隔薄而规则,囊内透声好。浆液性乳头囊腺瘤囊内见单个或多个内生性和(或)外生性乳头,乳头形态较为规则(图 9-20);CDFI 乳头内可见血流信号。少数病例发生于卵巢冠,仍可见部分正常卵巢组织的回声。

(2)黏液性囊腺瘤:常为单侧发生,常呈多房性囊肿,体积通常较大,直径可达 15~30 cm;分隔较多而厚(图 9-21),内部可见散在的点状回声,为黏液性肿瘤的特征性表现;本病较少出现乳头。

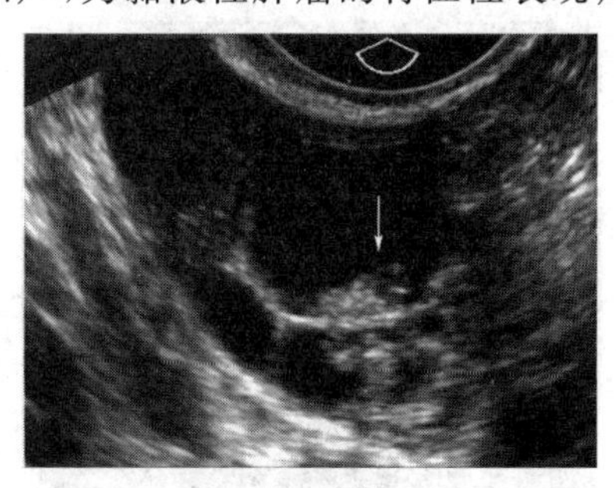

图 9-20 卵巢浆液性乳头状囊腺瘤

卵巢内见无回声,内含网状分隔,隔上可见多个乳头样中高回声(箭头所指为乳头)

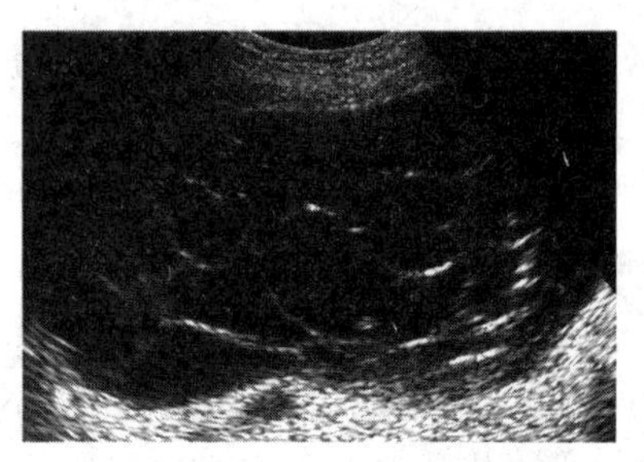

图 9-21 卵巢黏液性乳头状囊腺瘤

附件区见多房性无回声,大小约 20 cm×18 cm×9 cm,
内含较密集的网状分隔,内部可见散在的点状回声

(3)腹膜黏液瘤病表现为腹腔内见多个病灶,回声表现与单发病变相似,分隔更多、囊腔更小。

(4)交界性囊腺瘤的表现与上述相似,但乳头可能更多、更大,CDFI 可能显示乳头上较丰富血流信号。

(三)鉴别诊断

注意与卵巢生理性囊肿、卵巢子宫内膜异位症、输卵管积水及炎性包块等疾病相鉴别。

七、卵巢囊腺癌

(一)病理与临床

卵巢囊腺癌是卵巢原发的上皮性恶性肿瘤,包括浆液性囊腺癌和黏液性囊腺癌,其中浆液性囊腺癌是最常见的卵巢恶性肿瘤。浆液性囊腺癌肿瘤平均直径 10~15 cm,切面为囊实性,以形成囊腔和乳头为特征,有多数糟脆的乳头和实性结节,囊内容为浆液性或混浊血性液;黏液性囊腺癌切面呈多房性,囊腔多而密集,囊内壁可见乳头及实性区,囊液为黏稠黏液或血性液,但有约 1/4 囊内为浆液性液。组织学可分为高、中、低分化三级。卵巢囊腺癌患者早期多无明显症状。出现症状时往往已届晚期,迅速出现腹胀、腹痛、腹部肿块及腹水。预后较差。目前筛查卵巢肿瘤的主要方法是盆腔超声和肿瘤标志物 CA125 的检测,两者联合应用,可提高诊断准确性。

(二)声像图特点

(1)肿物通常体积巨大,外形不规则。

(2)可双侧发生,双侧等大或一侧大而另一侧小。

(3)肿物表现为混合回声,常为一个巨大的肿物内部可见低回声及无回声与分隔。当肿物以低回声为主时,低回声内部明显不均匀、不规则(图 9-22)。以囊性成分为主时,肿瘤内可见多个厚薄不均、不规则的分隔,并可见乳头样中等或中高回声,数目多、体积大、形态不规则,乳头内有圆形无回声区域。囊内有时可见充满细密光点。黏液性囊腺癌超声表现与浆液性囊腺癌相似,不同的是黏液性囊腺癌的无回声区内常见充满密集或稀疏点状回声,为黏液的回声。

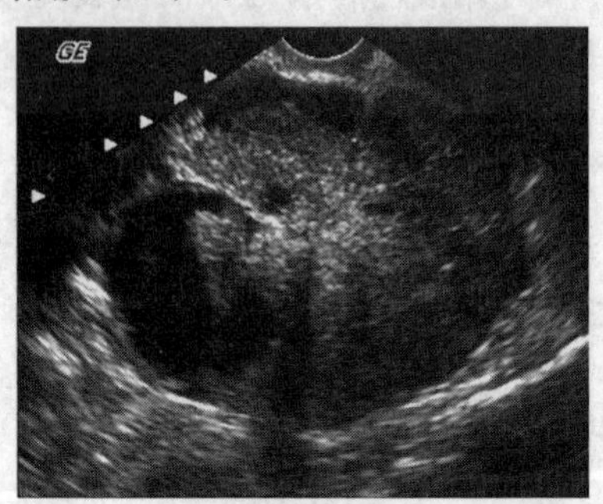

图 9-22 卵巢浆液性乳头状囊腺癌

附件区可见巨大混合回声,形态不规则,内部以不规则中等回声为主,间以不规则无回声区

(4)CDFI:分隔、乳头及肿瘤内低回声区可见较丰富条状血流信号,频谱呈低阻型(RI<0.5)。

(5)常合并腹水。

(三)鉴别诊断

超声检查通常难以在术前确定卵巢恶性病变的病理类型,主要的鉴别诊断包括良性病变与恶性病变的鉴别、卵巢肿瘤与炎性包块的鉴别。鉴别要点如下:

(1)二维形态:①有实性成分的单房或多房囊肿,乳头数目较多、不规则时要考虑到恶性病变。②以实性为主的囊实性病变,或回声不均匀的实性肿瘤则大多为恶性。恶性肿瘤较大时形态不规则、边界欠清、内部回声明显不均,可见厚薄不均的分隔,多合并腹水。③良性肿瘤多表现为囊性或以囊性为主的混合性包块,如单房囊肿、无实性成分或乳头,或多房囊肿,有分隔,但无实性成分或乳头,且分隔薄而均匀时,一般为良性;有乳头但数目少且规则,也多为良性。④盆腔炎性包块的二维及 CDFI 特征与卵巢恶性肿瘤有不少相似之处,是超声鉴别诊断的难点。通过仔细观察输卵管炎症的腊肠样回声,以及是否有正常的卵巢回声结构是鉴别诊断的关键,若在附件区域或病灶内见到正常卵巢结构,则首先考虑为炎性病变。当然,盆腔炎症明显累及卵巢(如输卵管-卵巢脓肿)时,单凭超声表现是很难确定的,必须密切结合临床病史、症状及体征进行综合判断。

(2)CDFI 对卵巢肿瘤良恶性鉴别的帮助也是肯定的。恶性肿瘤由于其大量新生血管及动静脉瘘形成、血管管壁缺乏平滑肌,CDFI 可见丰富血流信号,动脉血流多呈低阻型,多数学者认为 RI<0.4 可作为诊断恶性卵巢肿瘤的 RI 阈值。

因卵巢肿瘤组织学的种类繁多,除典型的畸胎瘤、浆液性囊性瘤和黏液性囊腺瘤外,超声检查通常无法判断其组织学类型。根据卵巢肿物二维声像图上的形态学特点,可以对一部分肿瘤的性质作出良恶性鉴别。但是非赘生性囊肿合并出血、不典型的卵巢子宫内膜异位症囊肿以及盆腔炎时声像图变异很大,给良恶性肿瘤的鉴别诊断带来困难。

八、卵巢子宫内膜样癌

(一)病理与临床

卵巢子宫内膜样癌为卵巢上皮来源恶性肿瘤,大体病理上,肿物为囊实性或大部分为实性,直径为

10～20 cm，囊内可有乳头状突起。部分肿瘤为双侧性。镜下组织结构与子宫内膜癌极相似。临床表现包括盆腔包块、腹胀、腹痛、不规则阴道出血、腹水等。本病可能为子宫内膜异位囊肿恶变，也可与子宫内膜癌并发，因此当发现囊实性类似囊腺癌的肿块时，若有内膜异位症病史，或同时发现子宫内膜癌，应注意卵巢子宫内膜样癌的可能性。

（二）声像图特点

本病声像图特点类似卵巢乳头状囊腺癌，呈以中等回声为主的混合回声，或无回声内见多个乳头状中等回声或形态不规则的中等回声（图 9-23）。

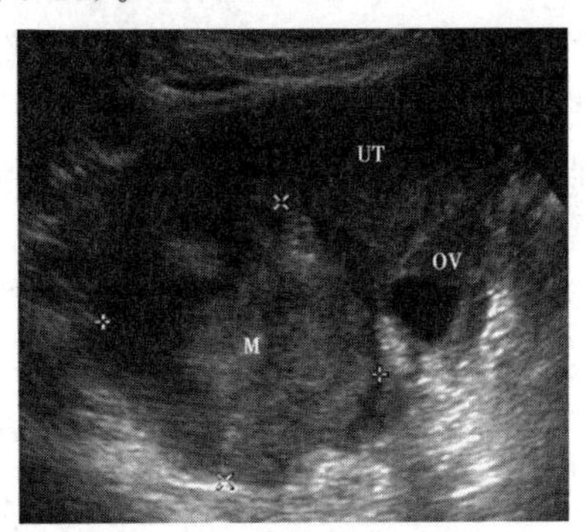

图 9-23　卵巢子宫内膜样癌

附件区可见混合回声包块，部分边界不清、形态欠规则，内见不规则中高回声（M：肿物；UT：子宫；OV：另一侧的卵巢）

（三）鉴别诊断

见卵巢囊腺癌。

九、卵巢颗粒细胞瘤

（一）病理与临床

卵巢颗粒细胞瘤为低度恶性卵巢肿瘤，是性索间质肿瘤的主要类型之一；约 75％以上的肿瘤分泌雌激素。自然病程较长，有易复发的特点。大体病理上，肿瘤大小不等，圆形、卵圆形或分叶状，表面光滑；切面实性或囊实性，可有灶性出血或坏死；少数颗粒细胞瘤以囊性为主，内充满淡黄色液体，大体病理上似囊腺瘤。颗粒细胞瘤可分为成人型及幼年型，成人型约占 95％，而幼年型约占 5％。幼年型患者可出现性早熟症状。成人患者好发年龄为 40～50 岁妇女及绝经后妇女，主要临床症状包括月经紊乱、月经过多、经期延长或闭经，绝经后阴道不规则出血；高水平雌激素的长期刺激使子宫内膜增生，或出现息肉甚至癌变，还会出现子宫肌瘤等。其他临床症状包括盆腔包块、腹胀、腹痛等。

（二）声像图特点

（1）颗粒细胞瘤可以为实性、囊实性或囊性，因而声像图表现呈多样性。小者以实性不均质低回声为主，后方无明显声衰减。大者可因出血、坏死、囊性变而呈囊实性或囊性，可有多个分隔而呈多房囊实型，有时表现为实性包块中见蜂窝状无回声区；囊性为主包块可表现为多房性甚或大的单房性囊肿。

（2）CDFI：由于颗粒细胞瘤产生雌激素，使瘤体内部血管扩张明显，多数肿瘤实性部分和分隔上可检出较丰富血流信号。

（3）子宫：肿瘤产生的雌激素可导致子宫内膜增生、息肉甚至内膜癌表现。

（三）鉴别诊断

实性卵巢颗粒细胞瘤需与浆膜下子宫肌瘤鉴别；多房囊实性者需与其他卵巢肿瘤如浆液性囊腺癌、黏液性囊腺瘤/癌等相鉴别；囊肿型颗粒细胞瘤内含清亮液体回声且壁薄，需与囊腺瘤甚或卵巢单纯性囊肿鉴别。鉴别困难时，需密切结合临床资料综合判断。

十、卵泡膜细胞瘤—纤维瘤

(一)病理与临床

卵泡膜细胞瘤和卵巢纤维瘤均为性索间质肿瘤,为良性肿瘤。前者可与颗粒细胞瘤合并存在,分泌雌激素,出现子宫内膜增生症、月经不规律或绝经后出血等相关症状。后者不分泌激素,但有时并发腹水或胸水,此时称 Meigs 综合征。卵泡膜细胞瘤与卵巢纤维瘤常混合存在,故有泡膜纤维瘤之称。病理检查前者由短梭形细胞构成,细胞质富含脂质,类似卵巢卵泡膜内层细胞;后者瘤细胞呈梭形、编织状排列,内含大量胶原纤维。卵泡膜细胞瘤好发于绝经前后,约 65%发生在绝经后;卵巢纤维瘤也多发于中老年妇女。卵泡膜细胞瘤的临床症状包括月经紊乱、绝经后阴道出血等雌激素分泌引起的症状及腹部包块等。卵巢纤维瘤的主要临床症状包括腹痛、腹部包块以及由于肿瘤压迫引起的泌尿系症状等。卵巢纤维瘤多为中等大小、光滑活动、质实而沉,很容易扭转而发生急性腹痛。也有相当的病例并没有临床症状,于体检及其他手术时发现,或因急性扭转始来就诊。

(二)声像图表现

两者均为单侧实性肿物,肿物类圆形、边界清晰,内部回声均匀或不均匀。泡膜细胞瘤表现为中高或中低水平回声区,透声性尚好,后方回声可轻度增强(图 9-24)。CDFI:内可见散在血流信号。少数病例呈囊实性表现。卵巢纤维瘤特点为圆形或椭圆形低回声区(回声水平多较子宫肌瘤更低),边界轮廓清晰,常伴后方衰减,此时后方边界不清(图 9-25)。有时难与带蒂的子宫浆膜下肌瘤或阔韧带肌瘤鉴别。

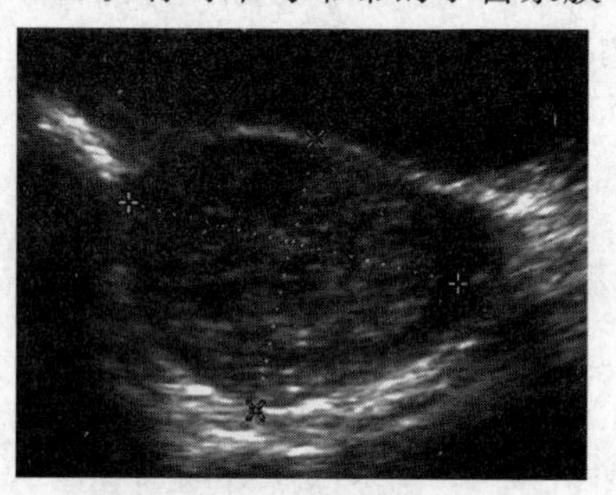

图 9-24　卵泡膜细胞瘤图像

病变呈混合回声,类圆形、边界清晰,内见中等回声及少许无回声

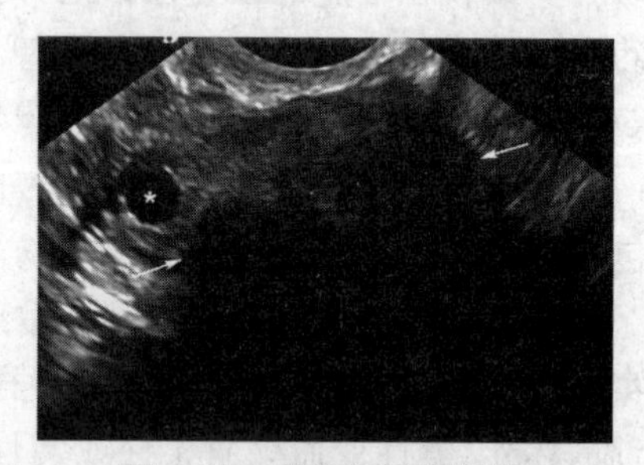

图 9-25　卵巢纤维瘤图像

病变呈低回声(箭头),后方回声衰减,其旁可见卵巢回声(*:卵泡)

(三)鉴别诊断

应与浆膜下子宫肌瘤、卵巢囊肿等相鉴别。多数情况下,可以发现浆膜下肌瘤与子宫相连的蒂,鉴别较易;不能观察到蒂时,若见双侧完整、正常的卵巢结构,则有助判断为浆膜下子宫肌瘤,若同侧的卵巢未显示或不完整,则卵巢纤维瘤可能性大。少数质地致密的纤维瘤,声像图上回声极低,尤其经腹扫查时可表现为类似无回声样的包块,可能误诊为卵巢囊肿,经阴道超声仔细观察囊肿后方回声增强的特征及病灶内有否血流信号可帮助明确诊断。

十一、成熟性畸胎瘤(皮样囊肿)

(一)病理与临床

成熟性畸胎瘤即良性畸胎瘤，肿瘤以外胚层来源的皮肤附件成分构成的囊性畸胎瘤为多，故又称皮样囊肿，是最常见的卵巢良性肿瘤之一。大体病理上，肿瘤最小的仅 1 cm，最大可达 30 cm 或充满腹腔，双侧性占 8%～24%；肿瘤为圆形或卵圆形，包膜完整光滑；切面单房或多房。囊内含黄色皮脂样物和毛发等。囊壁内常有一个或数个乳头或头结节。头结节常为脂肪、骨、软骨，有时可见到一个或数个完好的牙齿。成熟畸胎瘤可发生在任何年龄，但 80%～90% 为生育年龄妇女。通常无临床症状，多在盆腔检查或影像检查时发现。肿瘤大者可及腹部包块。并发症有扭转、破裂和继发感染。由于肿瘤成分多样、密度不一，易发生蒂扭转，扭转和破裂均可导致急腹症发生。

(二)声像图表现

由于本病组织成分多样，其声像图表现也多种多样，诊断主要依靠以下特征性表现(图 9-26)。

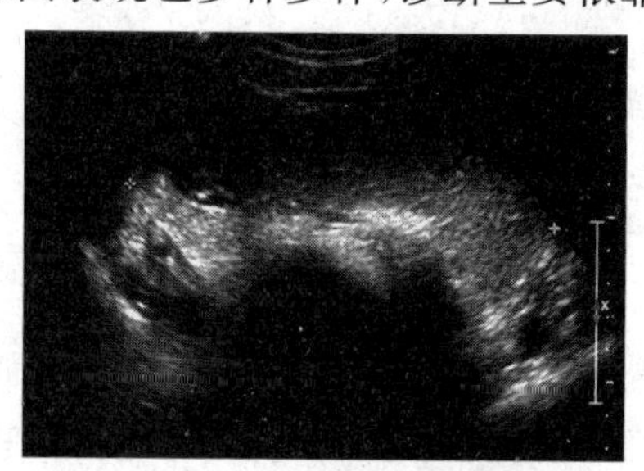

图 9-26　卵巢成熟畸胎瘤图像

腹盆腔巨大混合回声，内部可见点状回声、线状回声、无回声以及强回声光团后伴声影

(1)为类圆形混合回声，边界较清晰，外形规则。

(2)内部可见散在点状、短线样强回声(落雪征)，为毛发的回声。

(3)内有多发强回声光团后伴声影，其组织学类型为毛发和油脂，有时几乎充满整个囊腔，易被误认为肠道气体造成漏诊。

(4)脂-液分层征，高回声油脂密度小而浮在上层、含有毛发和上皮碎屑的液性成分密度大而沉于底层。两者之间出现分界线，此界线于患者发生体位变化时(平卧、站立和俯卧等)随之变化。

(5)囊壁上可见强回声，后方声影明显，此为壁立结节征，其成分为骨骼或牙齿。

(6)杂乱结构征：肿瘤内因同时含有多种不同成分而同时出现落雪征、强光团和脂液分层征象。

(三)鉴别诊断

成熟性畸胎瘤的声像图表现较典型，鉴别较易。但仍需与巧克力囊肿、黄体囊肿、肠管等相鉴别。畸胎瘤内密集点状回声的回声水平常高于巧克力囊肿，且常见有后方声影的团状强回声；黄体囊肿囊内回声水平较畸胎瘤低。特别需要注意的是与肠管及肠道胀气相鉴别，应仔细观察肠管蠕动，必要时嘱患者排便后复查。此外，还应注意有无畸胎瘤恶变及畸胎瘤复发。

十二、未成熟性畸胎瘤和成熟畸胎瘤恶变

(一)病理与临床

少见的卵巢恶性肿瘤，好发于儿童和青年女性。成熟畸胎瘤恶变发生率为 1%～2%，主要发生于年龄较大妇女。可出现血 AFP 升高。大体病理上，大多数肿瘤为单侧性巨大肿物。瘤体包含三个胚层来源的组织。未成熟畸胎瘤中除三胚层来的成熟组织外还有未成熟组织，最常见的成分是神经上皮。肿瘤多数呈囊实性，实性部分质软，肿瘤可自行破裂或在手术中撕裂。可见毛发、骨、软骨、黑色脉络膜及脑组织等，但牙齿少见。未成熟畸胎瘤多见于年轻患者，平均年龄为 17～19 岁。常见症状为腹部包块、腹痛等；因腹腔种植率高，60%有腹水。血清 AFP 可升高。

（二）声像图表现

肿瘤结构杂乱，以囊实性表现为主，声像图与其他卵巢癌无特征性差异（图 9-27）。有时可见伴声影的团状强回声。

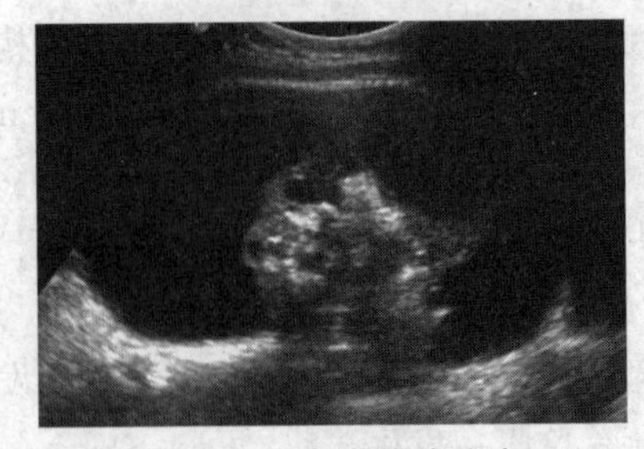

图 9-27 未成熟畸胎瘤

盆腹腔巨大混合回声，边界尚清、外形欠规则，内可见不规则中高回声、分隔及无回声

（三）鉴别诊断

本病超声表现与其他原发卵巢癌相似，鉴别依靠病理。

十三、卵巢转移癌

（一）病理与临床

卵巢转移癌的原发部位主要是胃和结肠，其次还有乳腺、肺、泌尿道、淋巴瘤、生殖器官（子宫、阴道、宫颈、对侧卵巢等）。通常发生在生育年龄妇女。60%～80%为双侧发生。库肯勃瘤（Krukenburg's Tumor）特指内部含有"印戒"细胞的卵巢转移性腺癌，原发于胃肠道，肿瘤呈双侧性、中等大小，多保持卵巢原状或呈肾形。一般与周围组织无粘连，切面实性、胶质样、多伴腹水。镜下见典型的印戒细胞，能产生黏液；周围是结缔组织或黏液瘤性间质。本病预后差。

（二）声像图表现

双侧卵巢增大，但多保持原有形状，有时外缘不规则呈结节状，有清晰轮廓。为以实性成分为主的实性包块，或间以囊性成分的囊实性包块（图 9-28），内部呈中高、中等或低回声，后方回声可衰减；CDFI 显示瘤内血流丰富。常伴腹水。

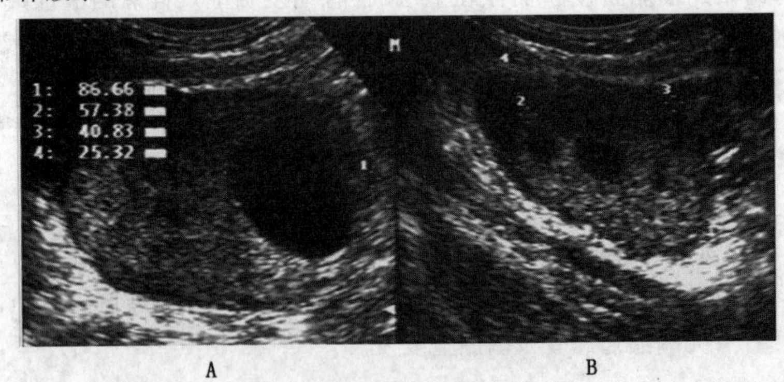

图 9-28 卵巢库肯勃瘤

右侧（A）及左侧（B）附件区混合回声，边界尚清，均呈类圆形、以中等回声为主

（三）鉴别诊断

卵巢原发肿瘤和继发肿瘤的鉴别相当重要，因为两者的临床治疗方式和预后有很大差别。本病的主要特点是双侧、以实性为主、具有一定的活动度的附件区肿物。如患者有消化道、乳腺等部位的恶性肿瘤病史或有不适症状，应考虑到转移性卵巢癌的可能。

十四、卵巢肿瘤蒂扭转

（一）病理与临床

卵巢肿瘤蒂扭转是常见的妇科急腹症，单侧常见。卵巢畸胎瘤、卵巢冠囊肿以及卵巢过度刺激综合征等是造成扭转的常见病因，卵巢体积增大导致其蒂部相对变细而使卵巢易发生扭转；正常卵巢发生扭转少见。蒂由输卵管、卵巢固有韧带和骨盆漏斗韧带组成。急性扭转发生后，静脉、淋巴回流受阻，瘤内有出血，瘤体急剧增大，可导致卵巢发生坏死。慢性扭转症状不明显，间歇性或不完全扭转时，卵巢明显水肿。急性扭转的典型症状是突然发生一侧下腹剧痛，常伴恶心呕吐甚至休克。妇科检查可触及张力较大的肿块，压痛以瘤蒂处最为剧烈。卵巢蒂扭转一经确诊应立即手术。

（二）声像图表现

卵巢蒂扭转的声像图表现取决于扭转发生的时间、扭转的程度（完全性扭转、不完全性扭转）、伴发的肿瘤或卵巢内出血的情况，所以在扭转的早期声像图无特征性表现，往往给早期诊断带来困难。典型的病例声像图特征包括：

（1）扭转的卵巢多位于子宫的上方、靠近中线的部位。

（2）扭转的卵巢体积弥漫性增大，并包含一个或多个出血性坏死导致的低回声或中等回声区（图 9-29）。

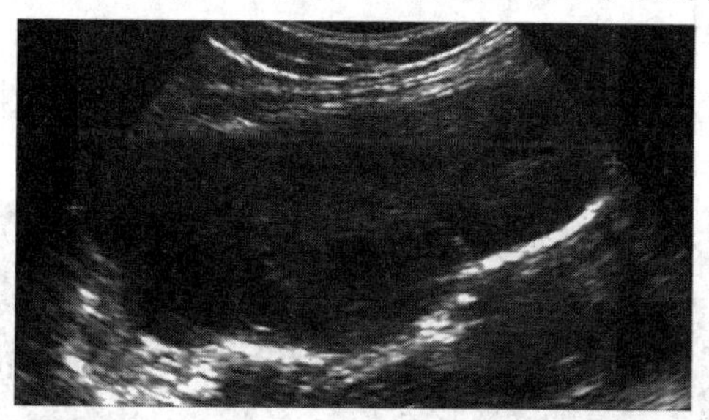

图 9-29　卵巢刺激综合征合并卵巢蒂扭转

患者曾行 IVF-EP，后行减胎术。患侧卵巢增大（卡尺之间），边界尚清，形态不规则，内部多个低-无回声，边界模糊；卵巢实质回声普遍减低

（3）在蒂部有时可以见到低回声的缠绕的血管结构，由多普勒检查可以沿卵巢韧带和漏斗韧带显示卵巢血供，如果检测到高阻动脉或动静脉血流缺失，可以帮助超声作出特异性诊断。

（4）非特异性表现：附件区无回声、混合回声，壁厚，内部有出血，盆腔积液。

（三）鉴别诊断

本病多出现于妇科急诊患者，临床症状对于诊断非常有帮助。超声医生往往由于卵巢的肿瘤性疾病容易为超声所观察到，而忽略本病的存在导致漏诊。因此，应提高对本病的认识。

（田　华）

第五节　盆腔疾病

一、盆腔炎性疾病（pelvic inflammatory disease，PID）

（一）病理与临床

盆腔感染的主要途径是上行性感染，微生物由阴道和宫颈向上蔓延，经过子宫内膜感染输卵管黏膜。微生物培养标本中发现的病原菌通常是多种的，包括淋球菌、沙眼衣原体，以及需氧和厌氧细菌。而且，病原菌的种类和数量取决于获取标本时疾病所处的不同发展阶段。子宫内膜炎常常是急性盆腔炎的一部分,炎症导致宫颈粘连闭塞后可发生宫腔积脓。病变进一步发展形成输卵管炎,是最常见、最具代表性的一类盆腔炎。病灶多位于子宫后方或阔韧带后叶与肠管间粘连处。典型症状为下腹疼痛伴发热,可以出现膀胱或直肠刺激症状。如果炎症累及卵巢并形成脓肿时,则称为输卵管-卵巢脓肿。单独的卵巢脓肿极少见。炎症消退后产生纤维粘连,造成输卵管伞端闭锁,输卵管内液体积聚,形成输卵管积水,输卵管卵巢脓肿可演变为输卵管卵巢积水。结核性盆腔炎往往继发于身体其他部位的结核,其中,输卵管结核占90%,并且多为双侧性。

(二)声像图表现

(1)子宫内膜炎时声像图无特异性表现,往往仅有非特异性的内膜增厚、不规则或有少量的宫腔积液。

(2)卵巢、输卵管病变在疾病的早期声像图表现可以完全正常。诊断必须结合临床。

(3)宫腔积脓时超声检查可见宫腔扩张,根据感染和出血程度的不同,液体的回声不同。发现宫腔积脓后,应考虑宫颈口闭塞的原因,寻找有无占位性病变。

(4)典型的输卵管积水或积脓(图 9-30):输卵管积水形成梭形或腊肠形的无回声区,内见不完整分隔(输卵管皱襞),积脓时无回声区内见点状低回声,或呈低回声表现,大小粗细在不同病例间差异较大。包块壁由输卵管形成,壁的厚薄在急慢性炎症表现不同,一般急性期输卵管壁增厚,边界不清;慢性期壁薄。有时沿着扩张的输卵管可以追踪到子宫角区域。

(5)输卵管卵巢脓肿时,附件区见多房囊性混合回声区,囊肿壁增厚,壁上可见多个结节样强回声突起,大小均匀,内有光点及中等回声光团,为脓液、细胞碎片和结缔组织产生的回声;包块与周围组织粘连;子宫直肠陷凹可见积液。图像与卵巢浆液性肿瘤相似。

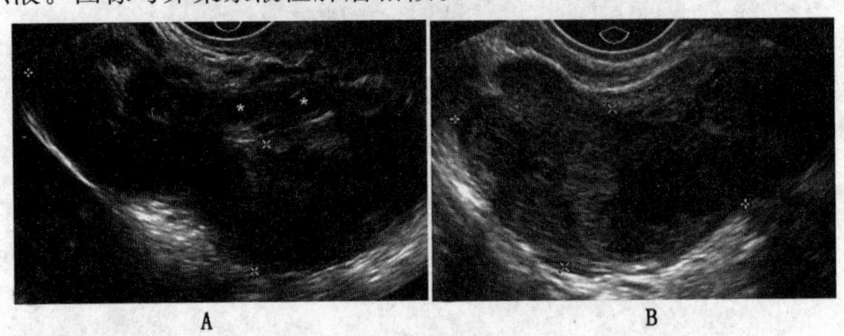

图 9-30　输卵管炎症、积水

A.附件区混合回声呈腊肠样,内有不完整分隔,卵巢位于其一侧;B.同一患者附件区混合回声,内见低回声及不规则无回声区(*:卵泡)

(三)鉴别诊断

1.需与卵巢瘤样病变鉴别

黄体囊肿随诊可见变化(缩小或消失);巧克力囊肿内见细小密集的点状回声。而输卵管积水未累及卵巢时可探及正常卵巢回声,这一点对鉴别诊断很重要。应仔细观察两侧卵巢回声、囊性包块内有无不完整分隔等,以明确输卵管积水的诊断。

2.需与卵巢肿瘤鉴别

输卵管卵巢炎、输卵管卵巢脓肿等,均表现为非特异性的囊实性包块,且盆腔炎时 CA125 也可以升高,因此临床及超声上与卵巢肿瘤鉴别比较困难。若包块内或其旁见到正常卵巢回声,则炎性包块可能性很大;另外,双侧性囊实性包块,尤其是可见卵巢样结构时,为炎性包块。但是在某些病例中,特别是缺乏盆腔炎临床症状时,输卵管卵巢炎、输卵管卵巢脓肿的声像图表现不易与肿瘤,特别是有时与恶性肿瘤鉴别不易,需行穿刺或腹腔镜手术检查明确诊断。

二、异位妊娠

(一)病理与临床

孕卵在子宫腔以外着床发育,称为异位妊娠,又称宫外孕。以输卵管妊娠最为多见,约占异位妊娠的

95%，其中又以输卵管壶腹部妊娠最多见。异位妊娠的临床症状包括停经、阴道淋漓出血、腹痛和附件区包块等。尿 hCG 呈阳性及血 hCG 升高。异位妊娠破裂造成腹腔内出血时，可并发出血性休克，延误处理可危及患者生命。其他异位妊娠约占异位妊娠的 5%，包括宫角妊娠、剖宫产瘢痕妊娠、卵巢妊娠、残角子宫妊娠、腹腔妊娠等，其中宫角妊娠和剖宫产瘢痕妊娠在本章第二节已涉及，本节主要描述输卵管壶腹部妊娠的声像图特点和诊断。

（二）声像图表现

（1）子宫腔内未见孕囊，子宫内膜增厚，有时宫腔内可出现假孕囊征（单环状无回声）。

（2）输卵管壶腹部妊娠的病灶多位于子宫与卵巢之间。根据妊娠囊是否破裂可分为孕囊型和包块型两种。孕囊型表现为附件区厚壁囊性回声，有面包圈征，内见胎芽及胎心搏动或未见胎芽及胎心搏动；包块型宫外孕无面包圈征，表现为附件区包块，依据破裂出血时间长短、出血量大小可表现为不均匀中低/中等/中高回声包块，内部回声不均（图 9-31）。

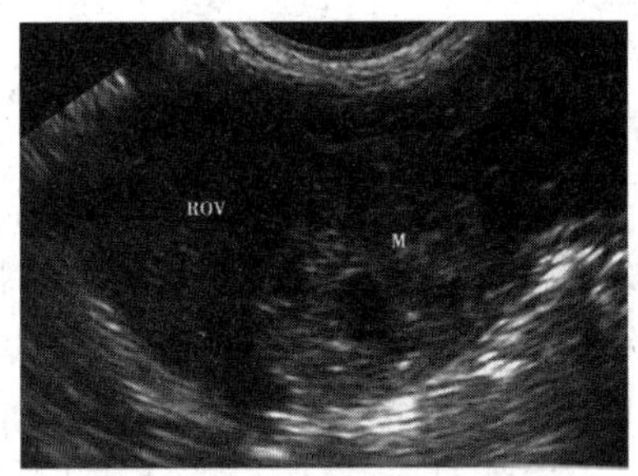

图 9-31　输卵管妊娠

右侧卵巢（ROV）与子宫之间中高回声光团（M）

（3）输卵管妊娠破裂时，附件区可见形态不规则的中高回声包块，边界模糊，可将卵巢包绕其中。子宫直肠窝、子宫前方及双侧宫旁均可出现积液，内含细密点状回声。

（4）CDFI：多能够显示异位妊娠病灶周边环绕血流。

（三）鉴别诊断

宫外孕具有典型的妊娠囊特征时容易明确诊断。破裂出血型宫外孕呈不均匀回声包块，且有急腹症表现，应与黄体囊肿破裂、卵巢肿瘤蒂扭转等相鉴别。黄体囊肿破裂出血时，患者有腹痛和内出血的症状，附件区可出现不均匀中低回声包块伴子宫直肠凹内积液，临床症状及声像图表现与异位妊娠相似，但其包块位于卵巢内，有助鉴别。宫外孕合并黄体囊肿破裂出血时，鉴别困难。

三、原发性输卵管癌

（一）病理与临床

原发性输卵管癌罕见，多发生于绝经后老年女性。单侧多见，输卵管呈结节状或腊肠样增大，切面见灰白色乳头状或菜花样肿物，镜下特征为腺癌。本病早期无特异性症状，进展期出现输卵管癌三联症，即阴道排液、腹痛、盆腔包块。阴道排液是特征性症状，呈间歇性，多为浆液性、黄色、无臭液体，有时为血性液体，阴道排液前可出现一侧下腹部疼痛。

（二）声像图表现（图 9-32）

肿物位于宫旁附件区，呈囊实性混合回声，多为腊肠形或类圆形，内见不规则实性中等或中低回声，有时可见乳头状回声；子宫宫腔可见积液。CDFI：于实性成分内可见血流信号。

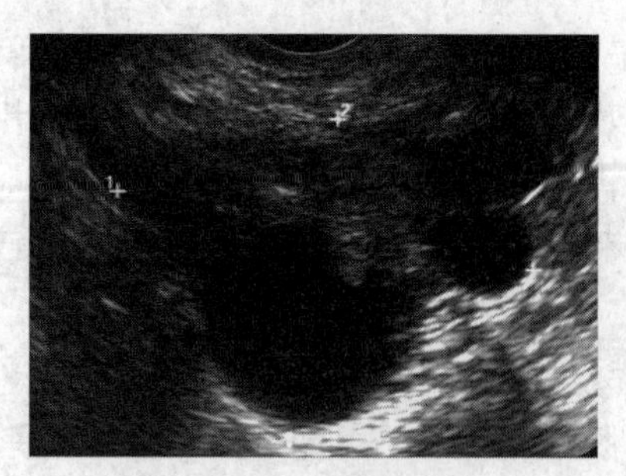

图 9-32 原发性输卵管癌

（三）鉴别诊断

本病应与输卵管炎性包块和卵巢肿瘤相鉴别，临床特征是鉴别的有力帮助。但鉴别较困难，诊断依靠手术病理获得。

四、盆腔静脉淤血综合征(pelvic congestion syndrome，PCS)

（一）病理与临床

本病可分为原发性和继发性两类，原发性 PCS 是指由于卵巢静脉瓣功能障碍导致卵巢静脉、宫旁静脉扩张迂曲、流速减低，Valsalva 动作时可见反流引起的一系列不适综合征，主要有盆腔慢性钝痛、压迫感和沉重感等。继发性 PCS 是由于静脉以外因素造成的静脉扩张迂曲，病因包括：胡桃夹现象和盆腔血供增多等，后者包括炎症、多次妊娠和较大子宫肌瘤等；输卵管结扎术也是引起 PCS 的原因之一。

（二）声像图表现

超声显示盆腔静脉扩张呈串珠状、蚯蚓状、湖泊样无回声区，内径 5～10 mm(图 9-33)；静脉流速低，Valsalva 动作时可出现反向血流信号；可伴有子宫肌层弓形静脉扩张。

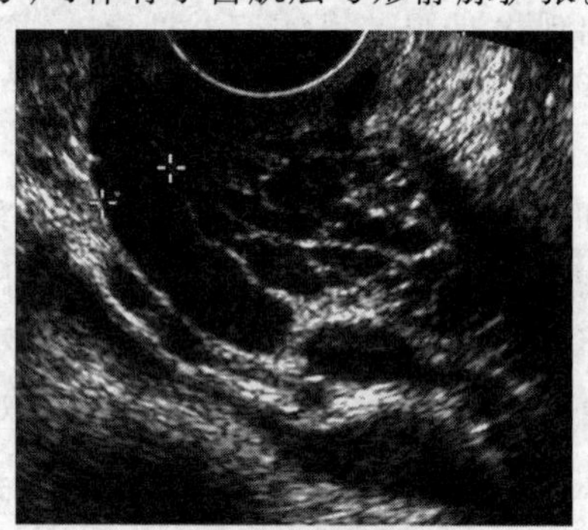

图 9-33 盆腔静脉淤血综合征

宫旁可见迂曲的静脉丛回声，呈湖泊样或串珠状，最宽 0.78 cm，内见细密光点

（三）鉴别诊断

主要与包裹性积液相鉴别，CDFI 特征结合 Valsalva 动作表现可明确诊断。

五、盆腔包裹性积液

（一）病理与临床

常见于盆腔炎、卵巢子宫内膜异位症、盆腹腔手术或创伤后，囊肿周边有间皮细胞围绕，囊肿的直径可达 20 cm，囊内液体可以是无色透明，也可以是血性的。患者出现下腹疼痛，并可扪及肿块，囊肿合并感染时有发热。包裹性积液手术治疗后复发率高，可达 30%～50%。

（二）声像图表现

常见表现为无回声区，形态欠规则，张力低，有时内部可见纤细的分隔；有时无回声区内可以见到形态正常的卵巢或输卵管伞端，居于一侧(图 9-34)。

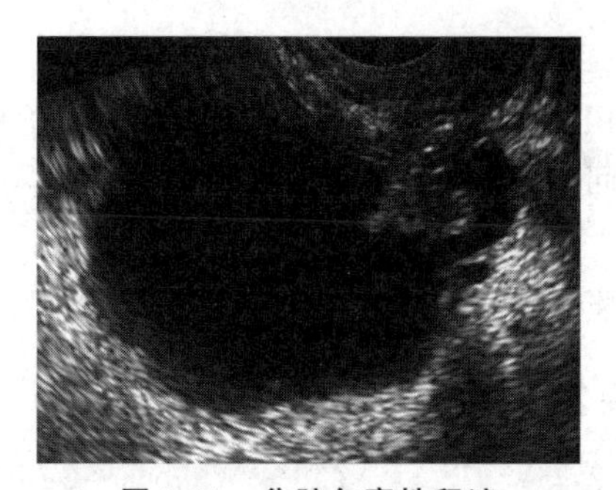

图 9-34　盆腔包裹性积液

一侧附件无回声区，形态欠规则，张力低，内可见输卵管伞端被包绕其中

（三）鉴别诊断

（1）卵巢冠囊肿：也在囊肿旁见到正常卵巢，应与包裹性积液相鉴别。卵巢冠囊肿的形态多为圆形或椭圆形，有一定张力，有助鉴别。

（2）淋巴囊肿：患者有手术史，进行淋巴结清扫手术后易出现淋巴囊肿，淋巴囊肿为圆形或椭圆形囊肿，且有特定的发生部位，即双侧的髂血管旁，而包裹性积液可发生在盆腔不同部位。

六、盆腔手术后血肿或脓肿形成

（一）病理与临床

盆腔手术后患者出现血红蛋白进行性下降或不明原因的发热时，应考虑有无活动性出血或脓肿形成。此时超声检查的主要目的是判断有无血肿、脓肿及其部位。出血可以发生在腹膜内、腹膜外（如筋膜下）、腹壁内，所以超声检查的部位应包括：腹壁手术切口处和膀胱前方。

（二）声像图表现

1.血肿

（1）筋膜下血肿：往往发生在腹直肌的深面，位于腹膜外，为无回声包块内部有点状强回声，或因血块收缩而呈囊实性包块。出血进一步增多时，包块向下延伸可达耻骨后。

（2）膀胱反折处血肿：往往发生在剖宫产术后，包块位于膀胱后方、子宫下段手术切口附近。出血进一步增多时，包块在两侧阔韧带内延伸。

2.脓肿

血肿可继发感染形成脓肿。可在超声引导下穿刺抽液等，既是诊断也是治疗。

3.肾积水

血肿或脓肿压迫输尿管，可引起同侧肾积水。手术损伤也可造成同侧肾积水。超声可帮助判断肾积水的程度和原因。

（三）鉴别诊断

患者有明确手术史，术后出现血红蛋白进行性下降、发热等临床症状，结合超声检查显示腹腔积液、混合回声包块、同侧肾积水等，诊断并不困难。需鉴别的疾病包括手术未能切除的肿物、腹腔肿大的淋巴结、淋巴囊肿等。综合分析声像图特点、血清学检验以及临床症状是鉴别的关键。

七、盆腔手术后淋巴囊肿

（一）病理与临床

本病为妇科恶性肿瘤淋巴清扫术后的并发症之一，由于淋巴管手术结扎而造成淋巴液回流障碍形成潴留性囊肿，一般发生于术后 1 周，单侧或者双侧均可发生，多位于双侧髂窝区域、髂血管旁及腹股沟区域。较小的未经治疗可自行缓慢消失，较大囊肿产生压迫症状或炎症、出血，引起发热、腹痛，需要治疗，可于超声引导下进行囊肿穿刺引流。

(二)声像图表现

位于髂血管旁的无回声区,体积变化较大。内部回声多为透声好的无回声,合并出血和炎症反应时出现内部透声性差、可见细密点状低回声,少数病例囊内见部分薄的分隔。CDFI:内部未见血流信号。

(三)鉴别诊断

本病应与包裹性积液、复发肿瘤和淋巴结肿大相鉴别,根据其特殊部位、内部回声特点较易鉴别。

八、妇科恶性肿瘤术后盆腔复发病灶

(一)病理与临床

妇科恶性肿瘤的恶性程度普遍较高,手术后不乏复发病例。其中卵巢癌的复发可位于腹腔脏器、肠系膜和大网膜表面,而阴道残端并不一定出现病灶,检查时应当进行全面的全腹腔扫查。而宫颈癌、子宫内膜癌以及子宫肉瘤等的复发病灶主要位于阴道残端,其形态不规则,内部回声特点与原发病相似。临床症状包括下腹胀痛、腰痛、腹部扪及包块。部分患者可无明显自觉症状。

(二)声像图特点

不同组织学类型肿瘤的复发病灶具有不同的声像图特点,浆液性乳头状癌的复发病灶呈囊实性(图 9-35),而肉瘤的复发病灶可呈完全实性的病灶(图 9-36)。CDFI:实性成分内常常出现较丰富血流信号。

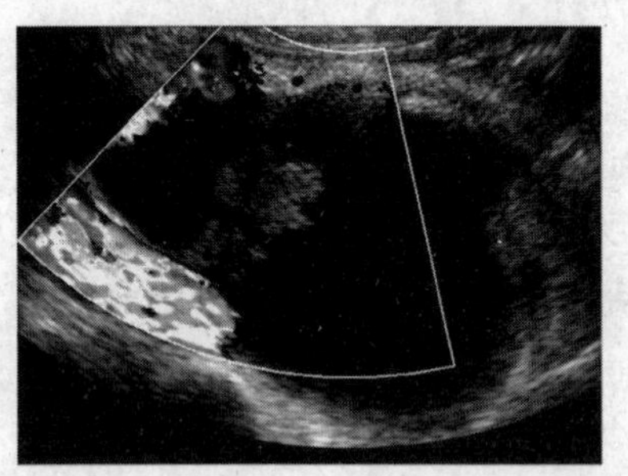

图 9-35　卵巢浆液性乳头状癌术后复发病灶

患者系低分化卵巢浆液性乳头状癌 3c 期分期术后 6 年,发现腹部包块及 CA125 升高来检查。图中可见混合回声,形态不规则,内可见乳头状中等回声及无回声。CDFI:于中等回声内可见点状血流信号

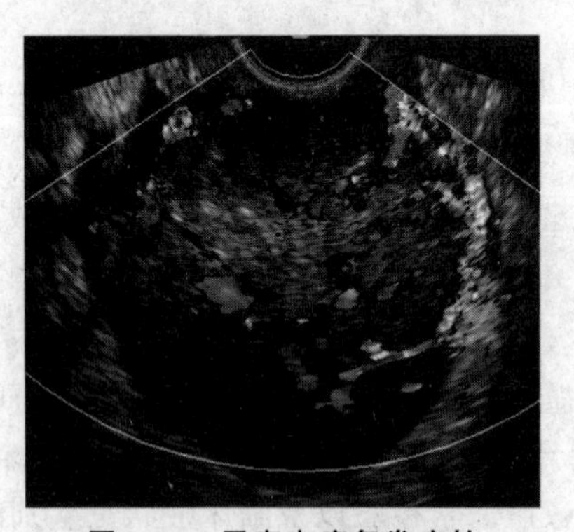

图 9-36　子宫肉瘤复发病灶

患者因子宫肉瘤两次手术,子宫、双侧附件已切除,腹痛并发现腹部包块半年来检查,图中可见盆腔中低回声,边界尚清,形态不规则;CDFI:内见条状分支血流信号

(三)鉴别诊断

囊实性病变应与盆腔术后包裹性积液或血肿相鉴别,结合临床特征、血液检查等手段可以帮助鉴别。实性病变应与盆腔淋巴结肿大相鉴别,CDFI 特点和病变部位有助于鉴别。

(田　华)

第十章 浅表器官超声诊断

第一节 甲状腺及甲状旁腺超声诊断

甲状腺是人体内最大的内分泌腺体之一，在机体的新陈代谢中具有重要的作用，由于其位于身体的浅部，是超声检查的主要内分泌器官。早在 20 世纪 50 年代，A 型超声就被应用于甲状腺囊实性疾病的判定；20 世纪 60 年代以后，随着 B 型超声的应用，使得超声检查在甲状腺疾病的检查中不仅可以明确病灶的囊实性，而且可以观察病灶形态、大小等变化；20 世纪 80 年代彩色多普勒超声的应用为超声观察甲状腺内血管分布和血流状态提供了条件。目前，甲状腺超声检查可以观察病灶的二维(灰阶)结构、彩色血流等变化，为临床提供更加丰富的诊断信息。

一、正常甲状腺和甲状旁腺的解剖位置和毗邻

(一)甲状腺的解剖结构

正常甲状腺的位置在颈部皮下、气管软骨环的前方。成人甲状腺形态成蝶形或“H”形，分为左右两侧叶和中间峡部，峡部位于第 2～4 软骨环前方，部分成人峡部中间看见锥形向上(偏左或右)的甲状腺组织，称之为锥体叶(图 10-1A)。正常甲状腺的重量约 15～25 g，两侧叶的大小为上下径 3～5 cm、左右径2～3 cm、前后径(厚度)1～1.5 cm，峡部上下径和前后径(厚度)约 0.2～0.5 cm。甲状腺侧叶上缘达甲状软骨，下缘达第 6 气管软骨环，后方借助结缔组织附着于气管软骨上，因此随吞咽运动而上下移动。甲状腺表面有两层膜包绕，其外膜较厚由结缔组织和弹性纤维组成，内层较薄称为甲状腺固有膜，两层之间是血管神经网。

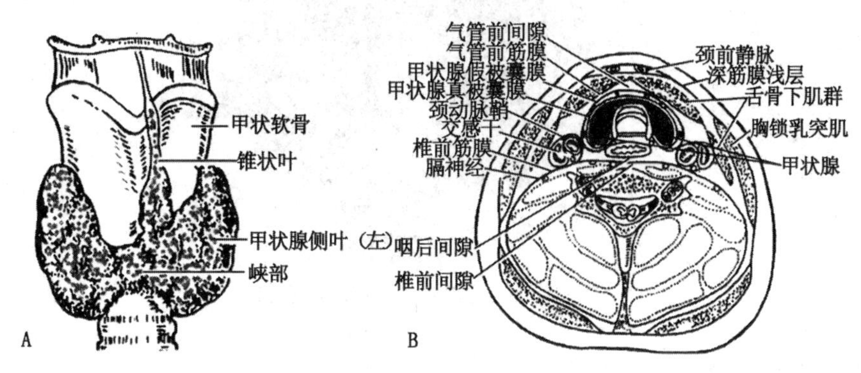

图 10-1 甲状腺及其周围组织解剖示意图

A.甲状腺解剖示意图；B.甲状腺周围组织解剖示意图

甲状腺组织可异位生长。异位甲状腺常见于颈前正中，上起自舌根，下至胸骨柄后或前上纵隔。异位甲状腺同样可发生腺瘤或癌。

甲状腺的主要结构是滤泡，呈圆或卵圆形，由一层腺上皮细胞组成囊性结构。囊液为滤泡上皮分泌的胶质，胶质内主要为含各种碘化酪氨酸组成的甲状腺球蛋白、多糖及一些酶类，人的甲状腺约由 300 万个滤泡组成。滤泡壁主要由滤泡细胞和滤泡旁细胞构成。前者合成和分泌甲状腺激素，后者又称 C 细胞，

分泌降钙素。

(二)甲状腺的解剖毗邻关系

甲状腺的前面呈弧形凸出,前方覆盖皮肤、皮下组织、颈筋膜、舌骨下肌群(胸骨舌肌、胸骨甲状肌、甲状舌骨肌、肩胛舌骨肌),前外侧为胸锁乳突肌、气管前筋膜,两叶后外侧为颈总动脉和颈内静脉。甲状腺的深面毗邻组织有:甲状软骨,环状软骨,气管,咽下缩肌,食管,甲状腺上、下动脉以及喉返神经等,其中甲状腺左叶的后方有食管颈部段(图 10-1B)。

(三)甲状腺的血管和神经分布

甲状腺具有丰富的血液供应,包括动脉和静脉系统。

(1)甲状腺动脉分为:①甲状腺上动脉:多起自颈外动脉的起始部前方,向内下行至甲状腺上极,分支后进入腺体实质,主要分布在甲状腺前面;甲状腺上部横切面可以显示其起源部分。②甲状腺下动脉:起自锁骨下动脉的甲状颈干,沿前斜角肌内侧缘上行,从后面进入甲状腺下后缘,分布于甲状腺后面和甲状旁腺;纵切面可显示。③10%的人可有甲状腺最下动脉:来源主动脉弓,在中部进入甲状腺,分布于甲状腺下极和峡部。

(2)静脉引流起自滤泡周围的静脉丛,逐渐汇合成静脉,包括:①甲状腺上静脉:引流甲状腺两侧叶上部的血液,流入颈内静脉。②甲状腺中静脉:引流两侧叶前部和中部的血液,汇入颈内静脉。③甲状腺下静脉:引流两侧叶下部的血液,流入无名静脉。

甲状腺具有极丰富淋巴管,淋巴液经滤泡周围的淋巴丛,引流到气管、纵隔、喉前及颈部淋巴结,因此甲状腺癌可沿淋巴管转移至上述淋巴结。

甲状腺受颈交感神经节的交感神经和迷走神经纤维支配,神经纤维从神经节发出,分布于甲状腺组织内。

(四)甲状旁腺

共 4 个,分别位于甲状腺左右两叶的背侧上、下部,在甲状腺包膜内侧或埋入甲状腺组织中。形态可呈蚕豆形、圆形、椭圆体或泪滴状等(图 10-2)。大小平均为 5 mm×3 mm×1 mm,变化范围约(2～12)mm×(2～12)mm×1 mm。甲状旁腺与甲状腺、气管、食管、颈长肌和颈血管毗邻。血供主要依靠甲状腺血管供应。主细胞分泌甲状旁腺素,参与血清钙的代谢。

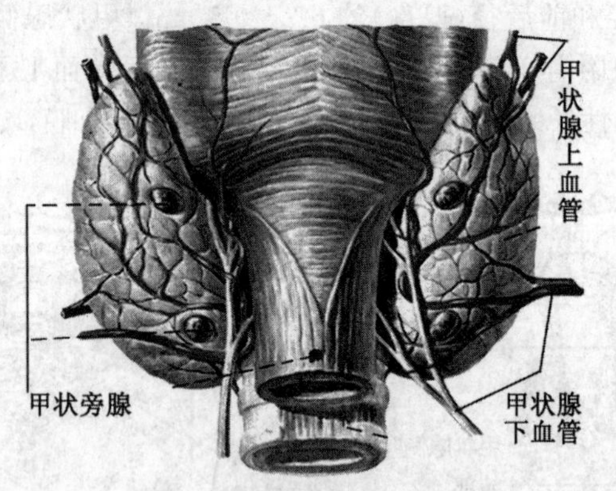

图 10-2 甲状旁腺解剖示意图

二、使用仪器和检查方法

(一)仪器设备的选择

甲状腺位于浅表部位,故选择高频率的超声探头,以便有较高的图像分辨力。目前临床上最常用的甲状腺超声探头是浅表线阵电子宽频探头,频率 5～16 MHz,可根据甲状腺组织的大小选择不同的探头频率,从而达到最佳的检查效果。

甲状腺检查一般应用的仪器为中高档彩色多普勒超声仪器。对部分没有高频浅表线阵探头的单位,不宜进行甲状腺超声检查,必要时可以用腹部探头(低频)加水囊检查。

（二）检查前准备和体位

检查前不需要特殊准备，取仰卧位、颈部垫枕、头略后仰。采取首先全面扫查，然后重点观测的方针。单侧甲状腺肿块可采取向健侧侧卧或头向健侧转 45°，以充分暴露检查区。肿块活动度大时可用手协助固定以便检查。必要时可采取将上半身抬高 20°或取坐位探测。

检查时探头置于甲状软骨下方，在相当于第 5～7 颈椎水平，从上向下移动探头，获取最大横切面冻结图像并测量前后径和横径；纵切可沿甲状腺左、右两侧叶的长径扫查，同样取最大切面冻结和测量。应该从上向下、从外向内系列扫查。观察并记录甲状腺是否肿大，甲状腺内肿块的形状、边缘、大小，肿块周围回声和内部回声，肿块后方有无衰减以及声影等。彩色多普勒检查时，应嘱患者浅呼吸和不作吞咽动作，以获取清晰图像。彩色多普勒超声可以显示甲状腺内较低速度的血流。

三、甲状腺和甲状旁腺正常超声表现

超声横切面扫查时，首先显示皮肤、皮下组织、颈前和颈侧肌（包括前方的舌骨胸骨肌群和外前方的胸锁乳头肌）。距皮肤约 1 cm 深处可见马蹄形的甲状腺。正常甲状腺边界清晰，边缘规则，包膜完整，两侧叶基本对称，由峡部相连。甲状腺一般均呈等回声（略低于正常肝脏回声），细弱密集点状回声，回声分布均匀（图 10-3）。气管位于峡部后方中央，呈一弧形强光带伴明显声影。甲状腺后方外侧为颈总动脉和颈内静脉。动脉在内侧，静脉在外侧。后方为颈长肌，一般呈三角形低回声区，颈长肌前方神经血管束包括喉返神经和甲状腺上、下动脉。彩色多普勒超声有助于血管的鉴别。在左侧甲状腺内后方可见到食管。

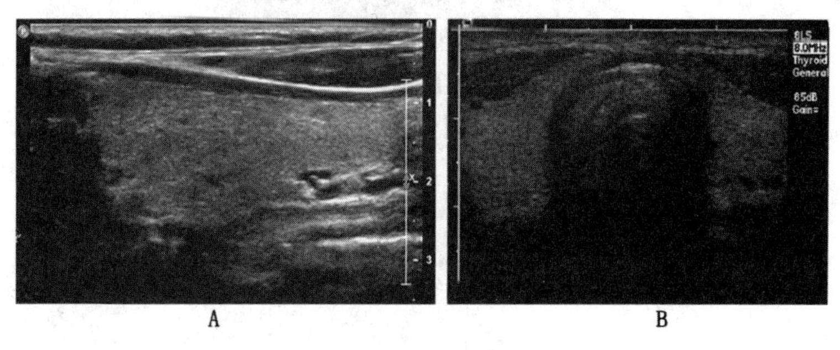

图 10-3　正常甲状腺声像图

A.纵切面；B.横切面

超声纵切面检查时，在位于颈前肌、颈侧肌或胸锁乳突肌与颈长肌之间，可见呈头尖尾钝的实质均质的甲状腺侧叶，在其后方常能见到颈部血管（颈总动脉或颈内静脉管状无回声区）。

彩色多普勒血流成像（CDFI）检查，腺体内血流信号较丰富。甲状腺上动脉较甲状腺下动脉容易显示，位置表浅，走向较直。脉冲多普勒显示呈单向搏动性流速曲线，收缩期急速上升，舒张期缓慢下降呈低幅血流；静脉呈连续性低幅流速曲线。

正常甲状腺大小：两侧叶前后径、左右径均为 2～3 cm，上下径为 4～5 cm；峡部前后径小于 0.5 cm。

甲状腺上、下动脉直径小于 2 mm，收缩期峰值速度为 22～33 cm/s，平均速度 12～22 cm/s，阻力指数（RI）为 0.55～0.66。

甲状旁腺的体积相当小，其声阻抗与甲状腺组织相近，回声强度雷同甲状腺组织，多数学者报道超声难以显示正常的甲状旁腺。甲状旁腺一旦体积增大或发生肿瘤，其显示率明显增加，故二维超声和彩色多普勒超声可以应用在甲状旁腺疾病的诊断中。

四、甲状腺疾病

（一）毒性弥漫性甲状腺肿

1.病理与临床

毒性弥漫性甲状腺肿又称原发性甲状腺功能亢进症、突眼性甲状腺肿或 Graves 病，是一种伴甲状腺激素分泌增多的特异性自身免疫病。本病多见于 20～40 岁青年女性，男女比例约 1∶5。主要病理改变是实质组织的增生和肥大。临床特征为多器官受累和高代谢状态，主要表现有心慌、怕热、多汗、食欲亢进、大便次数增多、消瘦、情绪激动等，约 1/3 的患者伴有眼球突出。

2.声像图表现

(1)甲状腺弥漫性对称性肿大，被膜规整。

(2)未经治疗的初发者，腺体表现可分为两种类型：①弥漫回声减低型：双侧腺体弥漫性回声减低、较为均匀(图 10-4)，CDFI 表现为“火海征”。②散在回声减低型：双侧腺体内见多个边界模糊的片状回声减低区，探头挤压后回声增强和范围缩小；CDFI 表现为回声减低处血流信号尤为丰富。此型常见于年龄较大者。

(3)病程较长或反复发作者，腺体回声水平可与正常腺体相当，不均匀，部分病例因形成纤维分隔而出现条状高回声。

(4)多数病例甲状腺上、下动脉内径增宽，流速明显加快，阻力减低。

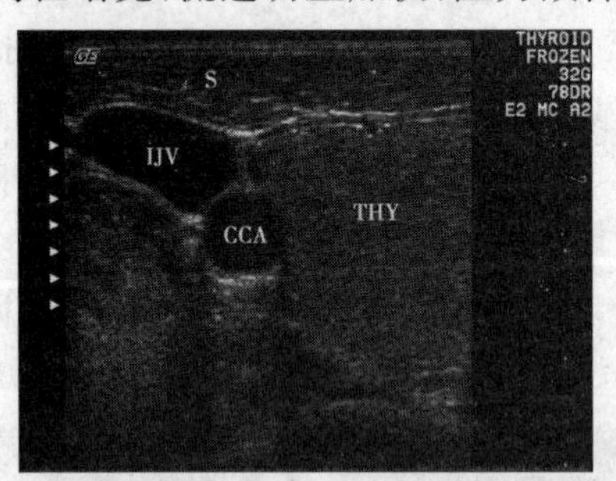

图 10-4　毒性弥漫性甲状腺肿(弥漫回声减低型)声像图

右侧甲状腺(THY)弥漫性肿大，实质回声稍高于同侧胸锁乳突肌回声(S)。CCA：颈总动脉，IJV：颈内静脉

3.报告书写举例

甲状腺右叶 6.0 cm×2.5 cm×2.6 cm，左叶 6.2 cm×(二)4 cm×2.7 cm，峡部厚 0.6 cm，腺体组织回声减低、不均，未见明确占位性病变；CDFI：腺体内血流明显增多，呈“火海样”改变，右甲状腺下动脉 PSV 90 cm/s，EDV 45 cm/s。

超声提示：甲状腺弥漫性肿大、血流明显增多(结合临床考虑为 Graves 病)。

4.鉴别诊断

(1)单纯性甲状腺肿：本病系地方性缺碘引起的疾病，也有散发性病例。表现为甲状腺增大，但回声正常或不均，CDFI 示血流及流速无明显增加。甲状腺功能正常或减低。

(2)结节性甲状腺肿：部分弥漫性毒性甲状腺肿可表现为腺体散在回声减低，从二维声像图上与结节性甲状腺肿不易区分。后者开始时似单纯性甲状腺肿，但随着病情的发展，各部分组织反复增生与复旧，形成纤维间隔及多个结节。甲状腺两侧叶不对称增大是其特征。CDFI 检查缺乏血流信号，其流速<30 cm/s，与甲亢“火海征”截然不同。

(3)桥本甲状腺炎：病情动态发展，声像图随之动态变化。甲状腺增大多以前后径改变为明显，而甲亢的腺体增大以长径改变为明显，而且桥本甲状腺炎血中抗甲状腺球蛋白和抗微粒体抗体增高。

(4)甲状腺腺瘤：部分患者合并甲亢，从声像图上易于与甲亢鉴别。

5.临床价值

仅依靠超声检查较难对本病作出明确诊断，需结合临床症状、体征及实验室检查结果方能作出明确诊断。另外，超声能够准确测量甲状腺体积，了解腺体的血供状况，从而帮助选择治疗方式、计算 131I 用量和判断疗效。

(二)单纯性弥漫性甲状腺肿

1.病理与临床

单纯性弥漫性甲状腺肿是单纯性甲状腺肿的早期阶段，甲状腺两侧叶呈对称性弥漫性肿大，一般不伴有甲状腺的功能变化和全身症状。甲状腺过度肿大者可压迫周围器官组织而产生相应的症状：①压迫气管造成呼吸困难。②压迫食管引起吞咽困难。③压迫颈静脉、上腔静脉造成头面部及上肢水肿。④压迫周围神经引起声音嘶哑或霍纳综合征(Horner syndrome)。

2.声像图表现

(1)甲状腺呈弥漫性、对称性肿大，表面平整，肿大程度常较毒性弥漫性甲状腺肿明显。腺体肿大明显时，可压迫气管、颈部血管，并使血管移位。

(2)病程早期腺体内部回声基本正常；病程后期除腺体实质回声普遍不均外，由于滤泡内充满胶质而高度扩张，腺体内显示弥漫分布的多发薄壁无回声区伴囊内点状强回声。

(3)腺体内血流信号无明显增多，甲状腺上动脉内径正常或稍增宽，流速在正常范围内或轻度增高。

3.报告书写举例

甲状腺右叶 6.0 cm×2.5 cm×2.5 cm，左叶 6.5 cm×2.4 cm×2.8 cm，峡部厚 0.4 cm，腺体组织回声不均，可见多数的无回声，内有点状强回声后伴“彗星尾”，CDFI：腺体内未见异常丰富血流信号。

超声提示：甲状腺肿大、甲状腺多发囊性结节伴结晶体。

4.鉴别诊断

(1)结节性甲状腺肿：腺体增大呈不对称性，表面不光滑，并伴有多个大小不等的结节。而单纯性甲状腺肿腺体呈弥漫性对称性增大，表面光滑，内无囊性结节以外的其他类型结节形成。

(2)毒性甲状腺肿(见毒性甲状腺肿)。

5.临床价值

超声作为首选的影像学方法，依据声像图表现和甲状腺功能，不难对本病作出诊断，并且能够准确测量甲状腺大小，进行随访和疗效判断。

(三)单纯性结节性甲状腺肿

1.病理与临床

单纯性结节性甲状腺肿是单纯性甲状腺肿发展至后期的表现。在甲状腺弥漫性肿大的基础上，滤泡上皮细胞反复增生和不均匀的复原，形成增生性结节，部分呈腺瘤样增生。结节进一步发展，压迫结节间血管，使结节血供不足而发生变性、出血和坏死等病变。出血和坏死组织可逐渐纤维化，形成不规则瘢痕，其中可发生钙盐沉积。本病一般无明显症状，但肿大的甲状腺可压迫周围组织如气管和食管而产生相应的症状。

2.声像图表现

(1)甲状腺正常大小或两侧叶不对称性增大，表面不平整。

(2)腺体内见单个或多个回声不等的结节，边界清晰或模糊，可伴有形态不等钙化(图 10-5)。结节内血供状态不等，有的增生结节内部血流丰富，甚至呈彩球状；以退化为主(如囊性变、液化、坏死等)的结节内部无或少许血流信号。

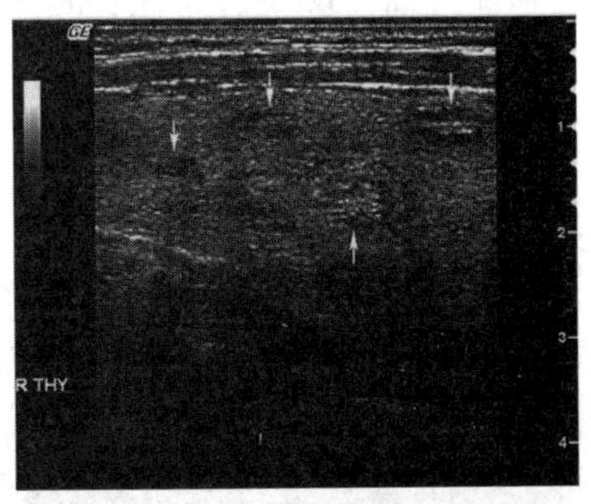

图 10-5　单纯性结节性甲状腺肿声像图腺体可见数个结节(箭头所示)

(3)结节以外的腺体回声可能表现为均匀、不均或散在的点状或条状高回声，血供无明显增多。

(4)甲状腺上动脉内径正常或稍增宽，流速在正常范围内或稍加快。

3.报告书写举例

甲状腺右叶 6.8 cm×3.0 cm×2.5 cm，左叶 6.0 cm×2.9 cm×2.6 cm，峡部 0.5 cm，腺体回声不均，左右叶内均见多个大小不等的低回声，右叶最大者 3.0 cm×2.3 cm×2.0 cm，位于上极，边界清，以低回声为主，内见形态不规则无回声区；左叶最大者 2.0 cm×1.8 cm×1.7 cm，位于中部，边界清，以无回声为主。CDFI：上述低回声周边可见较多血流，多位于周边，动脉流速未见明显增加。

超声提示：甲状腺弥漫性肿大伴多发囊实性结节（符合结节性甲状腺肿）。

4.鉴别诊断

（1）与毒性甲状腺肿、单纯性甲状腺肿相鉴别（见相关章节）。

（2）甲状腺腺瘤：见表 10-1。

表 10-1　甲状腺腺瘤与结节性甲状腺肿的鉴别诊断

	甲状腺腺瘤	结节性甲状腺肿的结节
数目、大小	多单侧单发，较大	常双侧多发，大小不一
边界	清晰、整齐，有完整包膜，部分有声晕	不清晰、不整齐，无包膜或包膜不完整，部分有声晕
内部回声	均匀，有较细密光点	不均
周围甲状腺组织	正常	正常或不正常，部分结节之间出现条状中高回声
整个甲状腺的轮廓	整齐、光滑	轮廓不平，两叶不对称
甲状腺各径线	不大，或腺瘤侧局限性增大	可明显增大或不对称增大

（3）甲状腺癌：结节有恶变的可能，如发现生长迅速，颈淋巴结增大，超声显示结节边界不整呈锯齿样改变，合并微钙化等恶性特征应想到恶变的可能，必要时进行穿刺活检。

5.临床价值

超声是本病的首选检查方法，多数患者无需再行其他影像学检查。但是，超声对结节是否合并癌变，是否合并甲状腺功能亢进症的判断存在一定困难。

（四）亚急性甲状腺炎

1.病理与临床

亚急性甲状腺炎又称肉芽肿性或巨细胞性甲状腺炎，是一种自限性非化脓性炎性疾病，发病初期有上呼吸道感染的表现，一般认为病因是病毒感染或变态反应所致，多见于 20～50 岁的女性。早期可有发热、甲状腺肿大、疼痛，伴有上呼吸道感染。开始时病变仅局限于甲状腺一侧或一叶的某一部分，不久累及另一侧或甲状腺全部，以致其表面高低不平，但甲状腺的活动度良好。由于滤泡破坏，甲状腺素释放增多，可出现甲状腺功能亢进；晚期如果甲状腺有严重的破坏乃至出现纤维化，可出现甲状腺功能低下。病程一般持续 2～3 个月，可自行缓解消失。

2.声像图表现

（1）患侧甲状腺肿大，被膜下病灶常使甲状腺与颈前肌之间的间隙模糊或消失。

（2）甲状腺腺体内见边界模糊的散在性或融合性片状低回声，被称为“洗出”征（“wash-out”sign）（图 10-6），此为本病的特征表现。病程初期低回声区常有压痛。CDFI 显示病灶内原有血管自如穿行，周边无明显环绕血管。

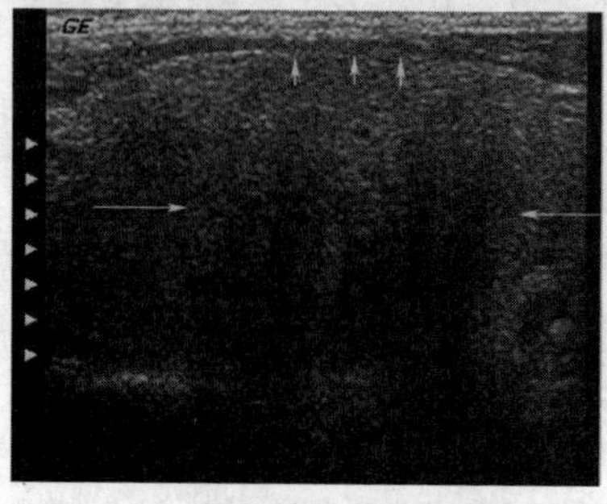

图 10-6　亚急性甲状腺炎声像图

大箭头所示为融合性低回声带（“洗出”征），小箭头所示为甲状腺与颈前肌之间的间隙模糊

（3）病灶回声随病程而变化，炎症恢复期回声增强、不均，低回声区缩小甚至消失，恢复为正常腺体回声。

3.报告书写举例

甲状腺右叶 5.9 cm×2.7 cm×2.5 cm，左叶 5.7 cm×2.7 cm×2.4 cm，峡部 0.3 cm，腺体回声不均，左叶内见低回声区，范围约 2.0 cm×1.8 cm，边界模糊，CDFI：内可见穿行血管。

超声提示：甲状腺肿大伴左叶低回声区，结合临床，考虑炎性病变可能性大。

4.鉴别诊断

（1）急性化脓性甲状腺炎：本病有高热、白细胞增高、血沉快、疼痛及压痛症状重。超声显示不均质低回声区，边界模糊、不清。形成脓肿时，可见不规则的无回声区。

（2）甲状腺癌：亚急性甲状腺炎如为单侧性，常形成 2～3 cm 大小结节，此时应与甲状腺癌相鉴别。前者的结节有触痛，形态不规则，后方无声衰减，周边无血管绕行，可见原有的甲状腺血管在病灶内穿行。动态观察可发现病灶开始位于一侧叶，不久累及另一侧叶，3～6 个月后病灶逐渐缩小，甚至完全恢复正常。后者的结节形态不规则，边缘可呈蟹足样改变，内部可有微小钙化，后方可有声衰减，周围血管移位、绕行。鉴别困难时，可行细针抽吸细胞学检查或组织学活检。

（3）桥本甲状腺炎：本病一般表现为双侧腺体弥漫性回声减低，局限性桥本甲状腺炎少见。甲状腺无触痛，不发热，血中甲状腺球蛋白抗体和微粒体抗体滴度远高于亚急性甲状腺炎。亚急性甲状腺炎晚期在声像图上与桥本甲状腺炎难以鉴别。

5.临床价值

超声结合患者临床症状和体征不仅能明确诊断本病，而且是随访的良好手段。

（五）桥本甲状腺炎

1.病理与临床

桥本甲状腺炎又称为慢性淋巴细胞性甲状腺炎，是一种自身免疫性疾病。好发于 30～50 岁的中青年女性。镜检：甲状腺组织中淋巴细胞和浆细胞呈弥漫性浸润，此外还有中等程度结缔组织增生。病程后期腺体纤维化明显并有腺体萎缩。本病起病隐匿，常无特殊症状。体检触及甲状腺正常大小或中度弥漫性肿大，腺体质韧如橡皮。血甲状腺球蛋白抗体和抗微粒体抗体增高。

2.声像图表现

（1）甲状腺两侧叶弥漫性肿大，以前后径改变最为明显，峡部也明显增厚；病程后期可表现为腺体萎缩。

（2）腺体声像图表现为以下类型：①弥漫回声减低型：表现为肿大腺体弥漫性回声减低，较为均匀，伴有许多条状高回声，腺体内布满搏动性彩色血流信号，密集如一片火的海洋，即“火海征”，与毒性弥漫性甲状腺肿表现类似（图 10-7）。②弥漫网络型：肿大腺体内见许多散在细小低回声而呈网络状改变（图 10-8），CDFI 显示血供丰富，呈弥漫性分布。③萎缩型：腺体呈弥漫性萎缩，无或轻度血流信号增加。④局限型：病变局限在某一区域。

（3）病程早期甲状腺上动脉流速明显加快，血流量增多。

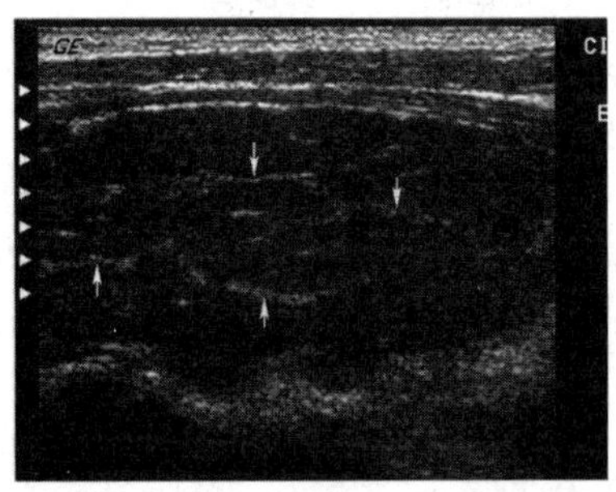

图 10-7　桥本甲状腺炎声像图（弥漫性回声减低）

左叶腺体弥漫性回声减低，内见许多条状高回声（箭头所示）

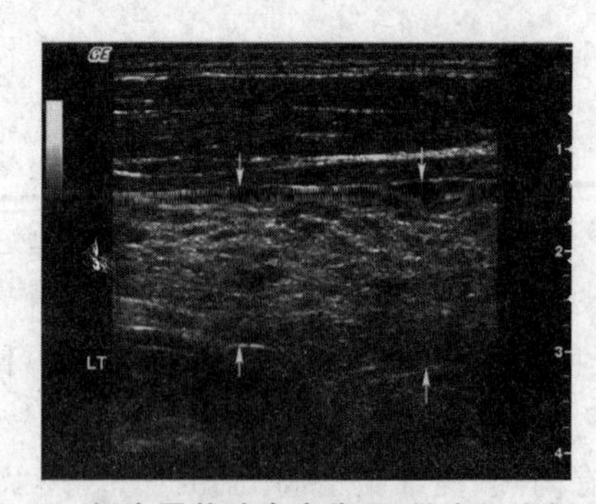

图 10-8 桥本甲状腺炎声像图(散在细小低回声)

左叶腺体内见许多散在分布的细小低回声和许多条状高回声

3.报告书写举例

甲状腺右叶 6.5 cm×2.8 cm×3.0 cm,左叶 6.9 cm×2.7 cm×2.9 cm,峡部 0.8 cm,甲状腺实质弥漫性回声减低、不均,可见多数条索状中高回声。CDFI:实质内见丰富血流信号。

超声提示:甲状腺肿大,甲状腺弥漫性病变(符合慢性炎性病变)。

4.鉴别诊断

(1)亚急性甲状腺炎(见相关章节)。

(2)甲状腺癌:慢性淋巴细胞性甲状腺炎如为局限性病变,应与甲状腺癌相鉴别。声像图不典型时,可采用超声引导下穿刺细胞学检查或组织学活检,以明确诊断。

(3)结节性甲状腺肿:慢性淋巴细胞性甲状腺炎在甲状腺内偶尔可见多个小的高回声结节,是由淋巴组织、残余滤泡和上皮组织形成的。此时要与结节性甲状腺肿鉴别,主要依靠血清学检查,必要时穿刺细胞学检查或组织学活检。

5.临床价值

超声表现不能单独对本病作出明确诊断,结合患者症状和体征,尤其实验室检查,对诊断很有帮助。

(六)甲状腺腺瘤

1.病理与临床

甲状腺腺瘤系良性肿瘤,起自腺上皮组织,可分为滤泡型腺瘤、乳头状腺瘤和混合型三种。多见于中青年女性。肿瘤生长缓慢,患者一般无明显自觉症状。若肿瘤内突然出血,则肿块迅速增大,伴局部疼痛。少数病例可发生功能自主性腺瘤,出现甲亢症状。10%的腺瘤可以癌变。体检触及单个圆形或椭圆形肿块,质韧,表面光滑,无压痛,可随吞咽而活动。

2.声像图表现

(1)腺瘤一般为单发,极少数为多发;呈圆形或椭圆形,肿物长轴常与腺体的长轴平行,如位于峡部的腺瘤的长轴与矢状面垂直。

(2)肿物内部回声类似正常腺体实质回声,多数为均匀等回声,少数为低回声;较大者易合并囊性变、出血或坏死,内部有不规则无回声区、钙化灶或浓缩胶质。浓缩胶质表现为点状强回声后方伴“彗星尾”征,此为良性结节的特征性表现。

(3)肿物边界清楚、整齐,有高回声包膜,80%的肿瘤周边见规整的薄晕环;后壁及后方回声增强或无明显变化。

(4)CDFI:内部血供程度不等,多数腺瘤内部可见丰富血流信号,有的形成网状或彩球状;周边常见较为完整的环绕血管(图 10-9)。

3.报告书写举例

甲状腺右叶 5.1 cm×2.5 cm×2.0 cm,左叶 5.0 cm×1.7 cm×1.5 cm,峡部厚 0.3 cm,腺体回声均,右叶上极见 2.0 cm×1.5 cm×1.3 cm 的等回声区,有包膜,周边可见“晕环”征,CDFI:结节周边见环绕血流,内部见丰富的血流信号,动脉最高 PSV 60 cm/s,DV 30 cm/s。

超声提示:甲状腺右叶实性占位(腺瘤可能性大)。

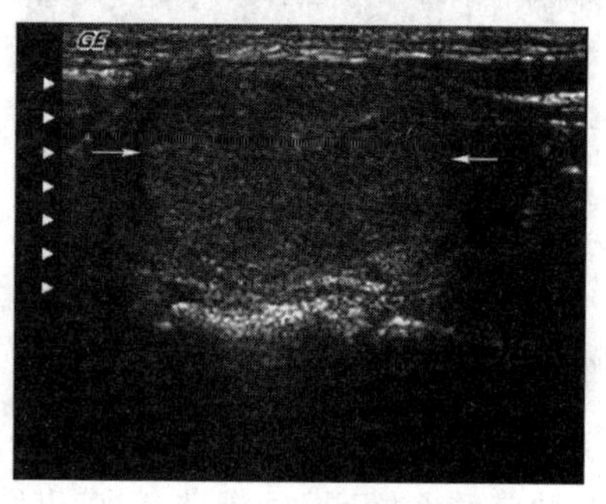

图 10-9　甲状腺腺瘤声像图

箭头所示腺瘤呈椭圆形,内部均匀等回声,边界规则、清晰,部分周边见窄晕,后方回声无明显变化

4.鉴别诊断

(1)与结节性甲状腺肿、甲状腺癌相鉴别:见相关章节。

(2)甲状腺囊肿:本病囊性变时应与甲状腺囊肿相鉴别。后者为单纯性囊肿,完全为无回声区,内部无任何回声点、壁薄,后壁回声增强。

5.临床价值

多数甲状腺腺瘤仅凭超声即可作出提示,少数腺瘤与边界清晰的恶性病变较难区分。

(七)甲状腺癌

1.病理与临床

甲状腺癌占所有恶性肿瘤的 1%,女性多见。通常分为乳头状癌、滤泡癌、髓样癌和未分化癌四种。乳头状癌占所有甲状腺癌的 75%～90%,发展缓慢,可多年无任何症状。未分化癌和少数髓样癌发展迅速。临床表现因病理类型不同而异。甲状腺癌多见于年轻人或老年人,年轻人中女性多于男性,老年人中无性别差异。颈部放疗史、Graves 病患者、地方性甲状腺肿患者罹患甲状腺癌的危险性增高。

2.声像图表现

(1)边界:较大癌灶常表现为边界模糊,未分化癌可呈“蟹足样”改变,但髓样癌和微小癌(直径<1 cm)表现为边界清晰。癌灶周边晕环常不完整或厚薄不均。

(2)内部回声:癌灶常表现为实性不均质低回声,较少出现囊性成分(图 10-10)。微小癌回声常低于颈前肌肉回声,较大癌肿回声有所增强,但常低于正常腺体回声(图 10-11)。微钙化(1 mm 左右的点状强回声)预测恶性的特异性较高,但敏感性很低。

(3)形态:较大癌灶常表现为形态不规则,前后径与横径比值≥1。

(4)彩色多普勒:部分血流丰富或局限性丰富、分布杂乱,可见穿支血管。但部分恶性结节可出现周边部分环绕血流或无血流信号。

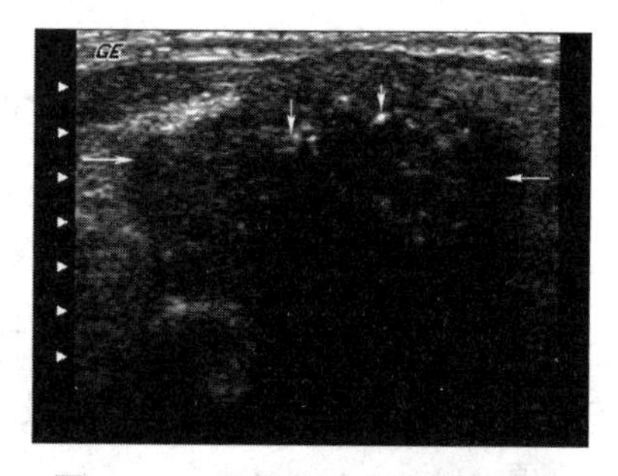

图 10-10　甲状腺乳头状癌声像图

大箭头指向癌肿,其边界模糊、形态不规整,周边见宽窄不一的不完整“晕环”,内部见许多微小钙化(小箭头所示)

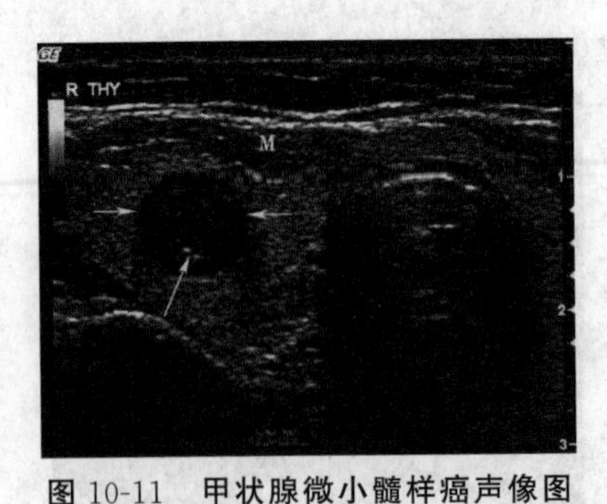

图 10-11　甲状腺微小髓样癌声像图

横切扫查癌肿前后径大于横径，形态规则，边界清晰，内部回声低于颈前肌肉(M)，并见微小钙化(长箭头所示)

(5)颈部淋巴结肿大：转移性淋巴结的超声特征与甲状腺内原发病灶的超声特征类似。灰阶超声特征为淋巴结门消失或部分消失、出现囊性回声、钙化或局限性高回声。彩超表现为血流杂乱，达皮质边缘或沿被膜走行。淋巴结分布部位对于其良恶性判断亦有意义。临床常用的淋巴结分区为六分法，中央区是恶性淋巴结最常累及的区域(Ⅵ区)。因为甲状腺组织的遮挡，超声对此区域显示不满意，手术前超声检查会漏诊大约 50%的Ⅵ区转移性淋巴结。对于甲状腺全切患者，超声对该区域淋巴结的检出率明显提高，对于判断术后是否有局部复发具有重要意义。甲状腺癌同侧Ⅲ、Ⅳ区淋巴结转移的概率几乎同中央区，Ⅱ区及Ⅴ区淋巴结转移相对少见。

3.报告书写举例

甲状腺右叶 4.8 cm×1.8 cm×1.7 cm，左叶 4.5 cm×1.8 cm×1.6 cm，峡部厚 0.2 cm，右叶下极见 1.5 cm×1.2 cm×1.5 cm 低回声区，边缘不规整呈“蟹足”样，后方回声轻度衰减，内部回声不均，可见多个点状强回声，CDFI：内见较丰富的动静脉血流，分布较杂乱，动脉最高 PSV 80 cm/s，RI 0.7。

超声提示：甲状腺右叶实性占位(甲状腺癌可能性大)。

4.鉴别诊断

(1)甲状腺腺瘤：见表 10-2。

表 10-2　甲状腺腺瘤与甲状腺癌的超声鉴别要点

	甲状腺腺瘤	甲状腺癌
形态	规则	不规则
边界	光滑整齐，有完整包膜	模糊不整齐，无包膜或包膜不完整
内部回声	均	不均
囊性变	多见	少见，可有乳头状结节及间质钙化
后方回声	无衰减	多衰减
钙化	圆形、粗大	不规则，微钙化
浸润周围组织	无	有
颈淋巴结增大	无	有

(2)亚急性甲状腺炎(单侧性)：本病有低热，局部有压痛，血沉快等。肿大的甲状腺回声均匀，无浸润现象。抗炎对症治疗后，炎症区回声可恢复正常。

5.临床价值

超声是甲状腺癌的首选影像学检查方法。但是，甲状腺癌具有多种不同病理类型和生物学特征，其复杂多样的声像图表现给超声检查带来困难。必要时，应与核素显像或 CT 成像结合起来应用。超声引导下穿刺活检安全、可靠，有很好的应用价值。

(八)甲状腺囊肿

1.病理与临床

甲状腺真性囊肿很少见，本病以腺瘤或增生结节囊性变为多见。

2.声像图表现

甲状腺真性囊肿呈无回声,壁薄而光滑,后方回声增强,很少见。甲状腺囊肿多呈混合回声,即在无回声内有低回声或中等回声沉积于底部或附着于内壁,有时内有分隔。

3.鉴别诊断

(1)甲状腺癌液化坏死:本病肿瘤生长快,呈不均质的囊实性改变。

(2)应与甲状舌管囊肿及鳃裂囊肿鉴别,后者为先天性,与甲状腺本身无关。

(九)甲状舌管囊肿

1.病理与临床

甲状腺的发生开始于胚胎第3～4周,在咽底部的内胚胎层增生,形成甲状舌管后下降到正常甲状腺处,发育成甲状腺峡部及左、右叶,而甲状舌管在胚胎5～6周时,即开始退化、闭锁、消失。若甲状舌管退化停滞,可在出生后有不同程度的保留,部分扩张形成甲状舌管囊肿,尚有一部分病例在甲状舌管或囊肿内残留有功能或无功能的甲状腺组织。

2.超声表现

(1)二维超声:①多见于颈前区中线上部(舌骨下方),能随吞咽或伸舌、缩舌运动而上下活动。②通常表现为1～2 cm大小的圆形或不规则形的无回声区,包膜完整,与周围界限清晰,后方回声增强。③当囊肿内部液体黏稠时,可表现为类实性低回声;当囊肿合并感染时,内见多数点状回声;当囊肿内残留甲状腺组织时,可探及类甲状腺实质结构;文献报道,囊肿内也可发生乳头状癌,表现为其内实性低回声。

(2)多普勒超声:一般内部无明显血流信号。合并乳头状癌常在实性部分探及血流信号。

3.报告书写举例

甲状腺右叶4.8 cm×1.8 cm×1.7 cm,左叶4.5 cm×1.8 cm×1.6 cm,峡部厚0.2 cm。甲状腺实质回声均,未见明确囊实性结节。CDFI:未见异常血流信号。颈前区舌骨下方见3.0 cm×1.2 cm的无回声区,包膜完整,边界清,后方回声增强,内见多数点状回声。CDFI:未探及明确血流信号。

超声提示:颈前区囊性肿物(甲状舌管囊肿可能性大)。

4.鉴别诊断

通常无特殊疾病需要与本病相鉴别。需要注意的是,当内部液体黏稠时,不要误诊为肿瘤;合并残留正常甲状腺组织或在此基础上发生各类甲状腺病变,应警惕误诊。

5.临床价值

超声常常能够明确提示本病,并有助于对合并残留正常甲状腺组织或在此基础上发生各类甲状腺疾病的诊断。

(十)异位甲状腺

1.病理与临床

异位甲状腺是一种胚胎发育异常的疾病。由于某种原因使甲状腺部分或全部未下降到颈部正常解剖位置。女性是男性的4倍。异位甲状腺常常合并正常解剖部位甲状腺缺如;少数为正常解剖部位甲状腺与异位腺体并存。异位的甲状腺腺体绝大多数(90%)位于舌根部,其功能与腺体的发育相关,可无临床症状,或表现为甲状腺功能减退。

2.超声表现

(1)正常解剖部位未能探及甲状腺组织,或发现甲状腺较正常明显减小,但回声无明显异常。

(2)在可能发生异位的部位显示类似正常解剖部位的甲状腺组织回声,如表现为实性均匀的中等回声,边界清晰,CDFI示内部血流信号丰富。

(3)异位的甲状腺也可并发各种甲状腺疾病而具有相应声像图表现。

3.报告书写举例

甲状腺区未探及明确腺体回声。上颈部舌根处见腺体样中等回声,大小约1.5 cm×1.3 cm,CDFI:内可探及少许血流信号。

超声提示：上颈部舌根处腺体样中等回声(异位甲状腺可能性大)。

4.鉴别诊断

(1)异位甲状腺与肿物的鉴别：前者表现为类似正常解剖部位的甲状腺回声，如边界清晰的均匀中等回声，分布规则的血流信号；而后者具有各类新生肿物、炎症等表现。

(2)甲状腺缺如与颈前肌肉的鉴别：正常解剖部位无甲状腺组织十分少见。若无典型的甲状腺组织，判断为甲状腺缺如和(或)异位甲状腺时，应注意勿将颈前肌肉误诊为甲状腺组织。

(3)甲状腺先天发育不全与后天性甲状腺萎缩的鉴别：后天性甲状腺萎缩常常见于桥本甲状腺炎病程后期，表现为腺体回声减低、不均，并可见许多条状高回声；而甲状腺发育不全和异位甲状腺均可出现甲状腺体积小，但腺体回声无明显异常。

5.临床价值

当在颈部、口腔内或其他可能发生甲状腺异位的部位探及实性肿物，同时发现正常解剖部位未探及甲状腺或甲状腺明显较正常小但声像图无明显异常时，应想到甲状腺发育不全和异位甲状腺，切不可轻易作出肿瘤诊断，导致将异位甲状腺切除而造成甲状腺功能低下的不良后果。核素显像是发现和诊断异位甲状腺的最佳影像检查方法，可以对甲状腺缺如和异位甲状腺的部位、数量作出明确诊断。

五、甲状旁腺疾病

(一)甲状旁腺腺瘤

1.病理与临床

甲状旁腺腺瘤是原发性甲旁亢最常见的原因，多见于 40～60 岁，女性较多。腺瘤平均直径 1～2 cm (0.5～8 cm)。好发于下甲状旁腺，单发多见，2 个以上多发性腺瘤仅占 1%～4%。

2.声像图表现

多为卵圆形、长椭圆形，偶见三角形、多边形、球形、分叶状等。边界清晰，部分可有包膜。因为腺瘤细胞数量丰富而且大小一致，超声反射界面少，所以内部多为均匀低回声，可有囊性变，但很少有钙化。腺瘤偶尔呈等或高回声(与甲状腺相比)，高回声一般认为是因腺瘤纤维化或变性所致。腺瘤周边常见源于甲状腺下动脉的绕行血管，并可见多条动脉分支进入瘤体内，内部血供丰富。

3.报告书写举例

甲状腺左叶下极下方见 1.7 cm×1.0 cm×0.6 cm 低回声，边界清晰，内部回声均匀，CDFI：内见丰富血流信号(图 10-12)。

超声提示：甲状腺左叶下方实性占位，甲状旁腺腺瘤可能性大。

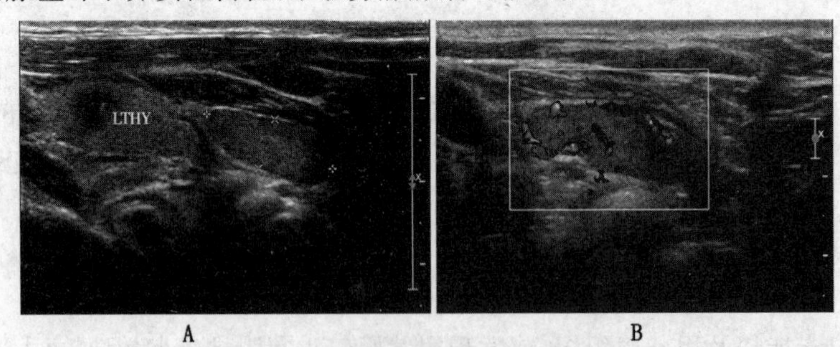

图 10-12　甲状旁腺腺瘤声像图表现

甲状腺左叶下极下方见 1.7 cm×1.0 cm×0.6 cm 低回声，边界清晰，内部回声均匀(A)，CDFI：内见丰富血流信号(B)

4.鉴别诊断

(1)甲状旁腺增生：腺瘤多单发，体积较大；增生常多发，双侧，结节较小，有肾功能衰竭或尿毒症史。若为多发性腺瘤，则与增生不易鉴别。

(2)多发性内分泌腺瘤(MEN)：在垂体、胰腺、肾上腺、甲状腺的一处或多处发现肿瘤，应考虑 MEN。

(3)甲状旁腺腺癌:极为罕见。如果没有浸润和转移征象,需靠活检或手术病理鉴别。

(4)颈淋巴结肿大:异位于颈总动脉旁的甲状旁腺腺瘤需与增大的淋巴结相鉴别。前者结节常单发,无淋巴门,彩色多普勒无淋巴结的血供特征,鉴别困难时需做活检。

(二)甲状旁腺增生

1.病理与临床

甲状旁腺增生可分为原发性和继发性。原发性甲状旁腺增生病因不明,4个甲状旁腺几乎都增生,但增生程度不一致,以上甲状旁腺增生为著。继发性甲状旁腺增生由持续性低血钙症引起,最常见于慢性肾衰竭,也可见于佝偻病、骨软化病、骨髓瘤等。此时,全部甲状旁腺增生肿大,下部腺体较上部肿大明显。

2.声像图表现

增生常多发,四个腺体均有不同程度的增大,也可以一个腺体增大为主。声像图上两者难以鉴别,必须结合临床考虑。长期及继发性甲状旁腺增生者可见钙化。

(三)甲状旁腺癌

1.病理与临床

甚少见,仅占甲状旁腺肿瘤的1%～2%,其中部分为功能性,可致甲状旁腺功能亢进。肿瘤向周围浸润,约1/3的病例可见颈部淋巴结转移,偶尔也有血行转移。

2.声像图表现

癌体积多超过2 cm(图10-13),分叶状,低回声或等回声,内部回声不均,可有囊性变、钙化。这些表现也见于体积大的甲状旁腺腺瘤,侵犯周围组织,如血管、神经等是甲状旁腺癌的特异性表现。

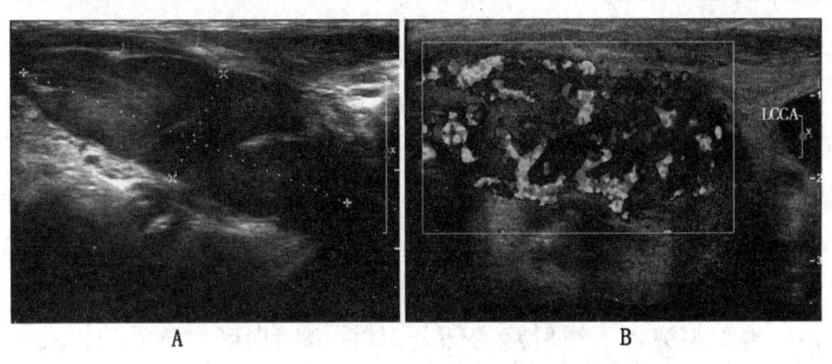

图10-13　甲状旁腺癌声像图表现

甲状腺右叶下极下方见4.5cm×1.5 cm低回声,分叶状,内部回声不均(A),CDFI:内见丰富血流信号(B)

(四)多发性内分泌腺瘤

1.病理与临床

多发性内分泌腺瘤(简称MEN)是指在两个以上内分泌腺发生肿瘤或增生,出现多种内分泌功能障碍,有明确的家族遗传性。本病常累及甲状旁腺,以引起甲状旁腺增生为最常见,少数形成腺瘤。根据不同组合可分为MENⅠ、MENⅡ、MENⅢ型。MENⅠ型主要累及甲状旁腺、胰腺及垂体。MENⅡ型主要为甲状腺髓样癌、嗜铬细胞瘤,并伴甲状旁腺增生。MENⅢ型主要为甲状腺髓样癌、嗜铬细胞瘤,伴黏膜下多发性神经纤维瘤或马方样体形。

2.声像图表现

参见甲状旁腺增生及甲状旁腺腺瘤。

(五)甲状旁腺囊肿

甲状旁腺囊肿有两类。一类是单纯囊肿,由胚胎期第三、四鳃囊残留物或甲状旁腺内胶质潴留形成。另一类是甲状旁腺腺瘤囊性变性、坏死所致。这两类囊肿因囊内含有高水平的甲状旁腺素,均可引起高钙血症。超声表现与其他部位囊肿相同。

(崔华静)

第二节　涎腺超声诊断

一、概述

分泌唾液进入口腔的腺体被称之为涎腺，属外分泌腺，是消化腺，又称唾液腺，除了许多位于唇、颊、舌、腭等处的黏膜固有层及黏膜下层的小唾液腺外，三对大涎腺为腮腺、颌下腺和舌下腺。涎腺由实质和间充质两部分组成。实质部分包括腺泡和导管系统，是分泌单位，分泌腺液进入润管；腺泡分为浆液腺泡、黏液腺泡和混合腺泡，小唾液腺属黏液性腺，腮腺属浆液性腺，颌下腺属以浆液性为主的混合性腺，舌下腺则属以黏液性为主的混合性腺；导管按顺序分闰管、纹管和排泄管，直径由细变粗，呈树枝状，分支末端的闰管与腺泡相连，终末开口于口腔。间充质为结缔组织，内含神经和血管，组成间隔和腺体的被膜，伸入腺体内，将腺体分隔成腺叶和腺小叶。腺体的分泌活动主要受神经支配，有些小的腺体有自主的分泌活动。唾液有润滑食物、湿润口腔黏膜的作用，并含有消化酶，协助完成食物的咀嚼、吞咽及消化的功能。涎腺随年龄的增长会有一定变化，以70岁以后明显，腺泡细胞萎缩、变性，数量减少，导管扩张、增生，腺实质为纤维组织和脂肪组织所取代。

二、正常涎腺的解剖位置和分布

(一)腮腺的解剖

腮腺是人体唾液腺中最大的一对，位于包括颧弓以下、下颌支及其后缘深侧的下颌后窝的腮腺区，由于受邻近结构的影响，形态不规则，大致呈楔形，底朝外，尖向前内，底略呈三角形。质软，呈浅黄色，长约4～5 cm，宽约3～3.5 cm，厚约2～2.5 cm，重约15～30 g。腮腺的大小因人而异，但就同一个体而言，左右两侧的腮腺基本是对称的。腮腺可分上、下两端，深浅两叶和前、后、内三缘。深浅两叶是由于腮腺前部被咬肌、下颌支和翼内肌嵌入所致，前叶位于咬肌后部的表面，又叫面突，形似倒置的锥体，其浅面宽而平；深叶位于下颌支后内侧，为腮腺突入下颌后窝的部分，其深部突向咽侧壁，又称咽突；深浅两叶于下颌支后缘以腮腺下部相连。腮腺有来自颈部深筋膜浅层的腮腺囊(腮腺鞘)包绕，与腮腺紧密相连，向腮腺实质内发出小隔，将腮腺分成无数小叶，其浅面部分的腮腺囊致密，向上附于颧弓，向前续于咬肌筋膜，向后续于胸锁乳突肌筋膜；腮腺深面的部分腮腺囊较薄弱，在茎突与翼内肌之间有一间隙。腮腺导管可分单干型、双干型和三干型，以单干型多见；导管长约3.5～5 cm，直径约0.3 cm，管壁厚0.3～0.4 cm，内径约0.1～0.15 cm，粗细较为均匀，开口于上颌第二磨牙相对处的颊内膜上，开口处的黏膜隆起，状似瓣膜叫颊泌涎乳头，是腮腺导管最狭窄处，易有结石潴留。腮腺的毗邻关系主要是，浅叶上邻颧骨下缘，下邻下颌支、二腹肌后缘、颈内外动脉和颈内静脉，前邻咬肌的后部，后邻胸锁乳突肌前缘；深叶上面临外耳道软骨和下颌关节后面，前面内侧邻咬肌后部、下颌支后缘和翼内肌；后内侧面邻乳突前缘、胸锁乳突肌前缘、茎突，并隔薄层腮腺囊与咽旁间隙相邻。在腮腺的后缘上端有颞浅静脉、颞浅动脉、耳颞神经穿出；前缘和下端有面神经及分支和面动脉穿出；整个腮腺的浅面有皮肤、皮下组织、耳大神经分支、淋巴结和部分颈阔肌遮盖，腮腺内还有血管神经通过，也有淋巴结位于腺体内。腮腺的血供来自颈外动脉，具体由穿行于腮腺内的颞浅动脉的分支以及耳后动脉的分支供应，其静脉血主要通过面后静脉回流至颈外静脉。腮腺的淋巴结约有20个，分深浅两群，浅群位于咬肌筋膜和腮腺的浅面，主要有耳前淋巴结和耳下淋巴结；深群位于深层腮腺实质内，集中分布在面后静脉和神经周围。

(二)颌下腺的解剖

颌下腺为第二对大唾液腺，位于以下颌骨下缘、二腹肌前腹及后腹围成的颌下三角内，呈扁椭圆形，约如核桃大小，长约2～2.5 cm，宽约1.0～2 cm，厚约1.0～1.5 cm，重约10～20 g；组织结构与腮腺相近；分浅深两叶，浅叶较大，邻近皮下，深叶较小，又称延长部，位于浅叶的深面，浅深两叶在下颌舌骨肌后缘处相互延续。浅叶向前达二腹肌的前腹，向后借茎突下韧带与腮腺分隔，向上延伸到下颌骨体的内侧，向下常覆盖二腹肌中间腱。颌下腺浅叶的下面有皮肤、皮下组织、颈阔肌及颈深筋膜覆盖，有面前静脉及面神经的颈支、下颌缘支横过；浅叶的外面是下颌骨的颌下窝；内面与下颌舌骨肌、舌骨舌肌、茎突舌肌相邻，有舌神经、血管伴行。深叶位于下颌舌骨肌与舌骨舌肌之间，与舌下腺的后端相邻。由颈深筋膜浅层包绕腺体形成颌下腺鞘，鞘的浅层较致密，深层较疏松，均与腺体连接不紧密。颌下腺导管长约 5 cm，直径约0.2～0.4 cm，管壁较腮腺导管薄，导管开口于口底舌系带两侧的舌下肉阜。颌下腺的血供来自颌外动脉及舌动脉的分支，静脉与动脉伴行，经面前静脉及舌静脉回流到颈内静脉。颌下淋巴结位于腺体表面或腺体与下颌骨之间。

(三)舌下腺的解剖

舌下腺在三对大唾液腺中是最小者，位于舌系带两侧，口底黏膜与下颌舌骨肌之间，形如杏仁，长约 4～4.5 cm，宽约 2～2.5 cm，重约 3～4 g；腺体外侧是下颌骨体内面的舌下腺窝，内侧是颏舌肌，在腺体与颏舌肌之间有舌神经通过；与腮腺和颌下腺不同，舌下腺的导管有 20 余条，开口于口底的黏膜上；由于腺体表面仅有薄层口底黏膜覆盖，形成舌下皱襞，超声一般看不到正常的舌下腺。舌下腺的血供来自舌动脉的分支及颌外动脉的分支颏下动脉，静脉与动脉伴行，经面总静脉或舌静脉回流颈内静脉；淋巴回流直接入颈上深淋巴结。

三、使用仪器和检查方法

由于超声波显像具有无创性、可重复进行的特点，是临床较为方便、理想的检查方法。适应证主要有：确定有无占位性病变、确定囊性肿块、初步判断肿瘤的性质、超声引导下肿块活检等。检查前患者无需做特殊准备，患者平卧于检查床上，采取仰卧位或头侧向一边。由于涎腺位置表浅，有条件者应选择高频线阵探头，探头频率 7.5～12 MHz，小器官的扫查条件。若采用间接探测法加用水囊或隔离垫时，探头频率可为 3.5～5 MHz。扫查方法有直接探测法和间接探测法，前者是将高频探头直接置于要检查区域的皮肤之上；后者是在探头与皮肤之间加一透声的隔离物体，如水囊、高分子块状胶冻等，以增加皮肤与探头间的距离，减少近场声波的干扰，有利于浅表器官的清楚显示，对于较大肿块或所用探头频率较低者，这种方法可改善检查效果，观察范围也可扩大。检查时要注意所检涎腺的形态、大小、边缘、血管及导管等，并与对侧比较；注意肿块与涎腺的位置关系，是位于腺体内、还是位于腺体外。注意涎腺病变与周围组织、邻近结构的关系以及周邻有无肿大淋巴结。

四、正常涎腺的超声表现

(一)腮腺

在两侧耳前及耳下的腮腺区扫查可见腮腺图像。正常腮腺位于皮肤及浅筋膜的深面，纵切面呈倒三角形，横切面形态欠规则。腮腺的表面光滑、整齐，表面有一层薄膜，内部实质回声呈分布均匀的中低回声点，较周围软组织的回声稍强，边缘回声尚清晰，后面回声不甚清晰；超声图像尚不能分辨出腮腺的深浅叶，也因下颌骨升支的遮挡，声像图难以观察到正常腮腺的全貌；腮腺导管表现为腺体实质内的一高回声的管状结构；CDFI 显示腮腺血流不丰富，内部可见散在的点状血流信号。

(二)颌下腺

在颌下三角区扫查可以观察到完整的颌下腺，位于下颌骨体与二腹肌之间，表面有皮肤及皮下组织、颈阔肌等，深部有二腹肌等肌群，其大小约为腮腺的一半，呈杏形或椭圆形，内部回声与腮腺近似，为均匀的中低回声，较周围软组织回声略强，后方回声无衰减，边缘更清楚，较腮腺显示更充分，导管一般不能显示；CDFI 显示颌下腺的血流信号不丰富。

(三)舌下腺

在下颌骨与颏面肌之间，口腔底部扫查舌下腺，位置较深，腺体较薄，一般正常的舌下腺超声不能看到，只有当舌下腺肿大或有病变时方可观察到。

五、常见疾病的超声表现

(一)多形性腺瘤

1.病理与临床

唾液腺多形性腺瘤(即唾液腺混合瘤)含有肿瘤性上皮组织和黏液样组织,组织学上呈混合性。该病是最常见的唾液腺良性肿瘤,占唾液腺良性肿瘤的90%以上,主要发生于腮腺。临床主要表现为无痛性、生长缓慢的唾液腺肿物。触诊肿物呈圆形或不规则形,表面结节状,边界清晰,质地中等,可活动。该肿瘤可局部浸润性生长,手术切除不彻底时极易复发。

2.声像图表现

声像图上肿瘤位于腮腺腺体内,以浅叶多见,肿物为圆形、椭圆形或分叶状低回声,边界光滑,与周围组织分界清晰,内部回声明显低于正常腺体回声,多回声均匀,较大肿瘤内部可见无回声、分隔等表现,肿瘤后壁回声可增强(图10-14)。CDFI可见提篮样血流信号,部分肿瘤内部血流信号较少。

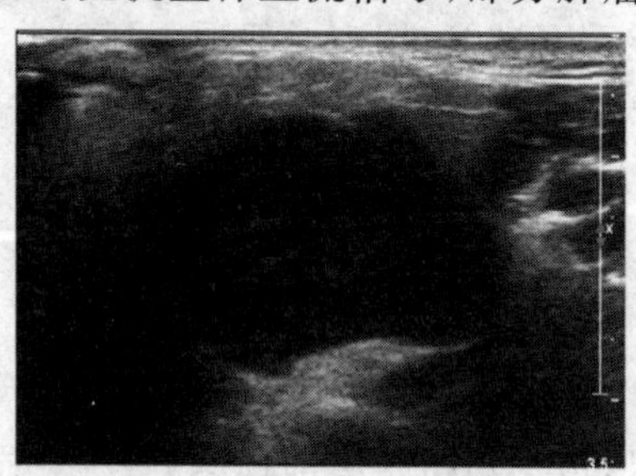

图10-14　腮腺混合瘤

肿瘤位于右侧腮腺内,边界清晰,内为低回声,可见多处无回声区,最大约1.0 cm×0.4 cm

3.报告书写举例

右侧腮腺下极内见3.1 cm×2.6 cm×2.5 cm低回声,边界清,内回声欠均匀,CDFI:内部可见少许血流信号,可探及动脉频谱。腺体其余部分回声未见明显异常。腮腺周围未见异常肿大淋巴结。

超声提示:右侧腮腺实性占位,混合瘤可能性大。

4.鉴别诊断

(1)良性与恶性混合瘤的鉴别:如肿瘤生长较快,伴有疼痛,声像图上肿瘤边界不规则,内部回声不均,血流信号紊乱,探及高速低阻血流时,应考虑恶性的可能。颈部淋巴结肿大有助于恶性混合瘤的诊断。

(2)与唾液腺炎症的鉴别:少数慢性唾液腺炎可以表现为唾液腺区无痛性、局限性肿块,但病变区声像图上无明显边界,回声不均匀,结合临床症状可以和混合瘤鉴别。

(二)腺淋巴瘤

1.病理与临床

腺淋巴瘤又名乳头状淋巴囊腺瘤,主要发生于腮腺,体积一般在3~4 cm内,镜下可见肿瘤由上皮和淋巴样组织组成,前者形成不规则大腺管或囊腔。临床主要表现为无痛性唾液腺肿块,生长缓慢。

2.声像图表现

肿物位于腮腺内,多数位于腮腺下极,圆形或卵圆形,边界清晰,内部为低回声,回声较均匀,部分内可见无回声区,后壁回声增强。彩超可见与淋巴结相似的门样血流进入瘤内(图10-15)。

3.报告书写举例

右侧腮腺下极内见2.1 cm×1.2 cm×1.0 cm低回声,边界清,内回声均匀,后方回声略增强;CDFI:瘤体中下部可见穿入血流,频谱为动脉波形。腺体其余部分回声未见明显异常。腮腺周围未见异常肿大淋巴结。

超声提示:右侧腮腺下极实性占位,不除外腺淋巴瘤。

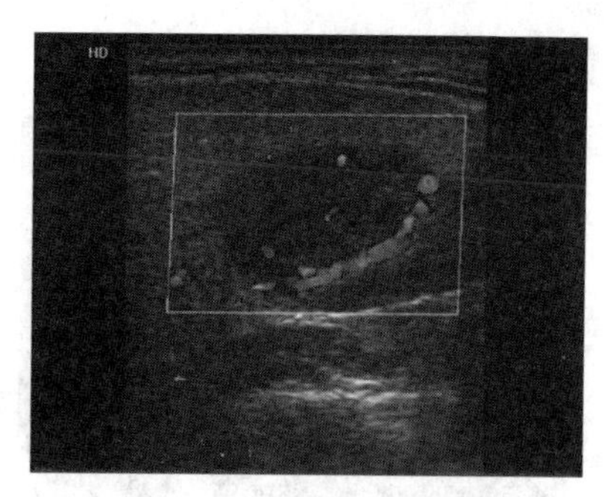

图 10-15　腮腺腺淋巴瘤

肿瘤位于右侧腮腺下极边缘，边界清晰，后方回声略增强，可见血流从一侧穿入

4.鉴别诊断

(1)腺淋巴瘤与混合瘤的鉴别：腺淋巴瘤和混合瘤都具有良性肿瘤的特点，但腺淋巴瘤回声较混合瘤更低，后壁回声增强更明显，多位于腮腺下极，很少超过 4 cm，其门性血流表现较特异，与混合瘤血供特点明显不同。

(2)腺淋巴瘤与腮腺区淋巴结的鉴别：淋巴结肿大时也表现为低回声结节，但临床上有感染史，结节时大时小，体积变化快，与腺淋巴瘤不同。^{99m}Tc 检查也是鉴别方法之一，腺淋巴瘤^{99m}Tc 浓度聚集较其他肿瘤明显。

(三)脂肪瘤

腮腺脂肪瘤较少见，声像图上与其他部位脂肪瘤相似，呈圆形或椭圆形低回声，边界清，内部可见条状、线状中强回声，肿瘤有一定的压缩性，内部一般无血流信号。

(四)血管瘤

腮腺血管瘤主要见于儿童，声像图上表现为边界不清的中等回声，可压缩，内部为蜂窝状低回声，内可探及低速静脉血流信号。

(五)唾液腺恶性肿瘤

黏液表皮样癌是最常见的唾液腺恶性肿瘤，多发生于腮腺。高分化型病理表现与混合瘤相似，大部分有不完整的包膜；低分化型切面以实性为主，完全缺乏包膜，低分化者预后较差。声像图上高分化型病灶多较小，呈均匀低回声，边界尚清晰，与腮腺良性肿瘤难以鉴别，低分化者肿瘤呈浸润性生长，边界不规则，与周围组织界限不清，内部回声不均，血流丰富，流速较高。

腺样囊腺癌也是较常见的唾液腺恶性肿瘤，生长缓慢，易浸润神经。肿瘤较小时声像图表现与良性肿瘤相似，较大时与唾液腺其他恶性肿瘤相似，如侵犯面神经出现面瘫，应考虑到本病的可能。

唾液腺恶性混合瘤多由良性混合瘤复发而来，两者的鉴别见本节前述混合瘤部分。

(六)唾液腺化脓性炎症

唾液腺化脓性炎症通常只累及一侧腺体。急性唾液腺炎常伴有高热、病变区肿胀、疼痛等症状，声像图上表现为唾液腺增大，脓肿形成时可见腺体内无回声区伴点状、絮状回声，边界不规则。慢性唾液腺炎可由急性唾液腺炎转变而来或因结石、异物梗阻所致。常表现为局部肿大、反复肿痛、不适、唾液量减少。

声像图上可表现为腺体均匀性增大，回声减低并伴有条索状强回声，导管不均匀扩张。病变也可局限于腮腺的一部分，呈腺体内局限的低回声区，需与肿瘤鉴别。

(七)唾液腺淋巴上皮病

唾液腺淋巴上皮病包括 Mikulicz 病和 Sjögren 综合征，关于二者是否是同一疾病的不同阶段尚无定论。病理改变主要为唾液腺内淋巴组织增生，中老年女性多见。临床表现主要为唾液腺无痛性肿大，多为双侧受累。常伴有口干、眼干等症状。

早期声像图上主要表现为腺体增大，回声减低，腺体内可见多个相邻的结节状低回声区，其内可见扩张的腺管呈无回声区(图 10-16)，随病情进展，低回声结节可增大、融合，腺体回声明显不均，后期由于纤维化和炎性改变，腺体可萎缩，回声明显减低、不均匀。

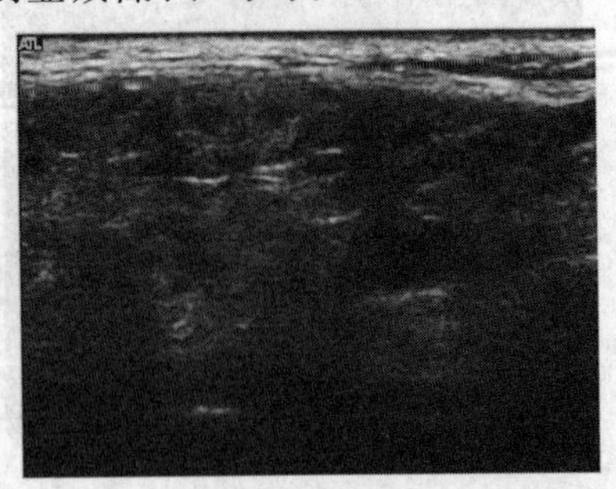

图 10-16　Sjögren 综合征腮腺病变

腮腺弥漫性回声减低，与皮下脂肪的回声相近，内部见多个小结节状低回声

(八)涎石症

因涎管内结石形成而导致的一系列病理改变，发生于下颌下腺者占 80%，其次为腮腺。中年男性多见，当结石引起梗阻时，可出现进食后唾液腺区疼痛、肿大，涎石症常伴有腺体慢性炎症，表现为肿大、质硬、压痛等。根据临床表现和 X 线表现能较好地诊断阳性结石，对于腮腺内容易出现的阴性结石，超声检查是行之有效的诊断方法。

涎石在声像图上表现为点状、条状或团状强回声，后方伴声影。其旁可见扩张的涎管，呈低回声或无回声。唾液腺实质可均匀性增大，呈慢性炎症表现。

六、临床价值

腮腺和下颌下腺位置浅表，超声容易显示，高频探头的应用极大地提高了超声对唾液腺内细微结构的分辨能力，彩色多普勒超声的应用则增强了超声对唾液腺疾病的鉴别诊断能力，超声技术的改进和完善使超声对唾液腺疾病的诊断能力不断提高，目前超声可以检查绝大多数唾液腺疾病，其方便、安全、无创的优势使其在唾液腺各种疾病的诊断中发挥着越来越重要的作用。

(崔华静)

第三节　淋巴系统超声诊断

一、正常淋巴结的解剖和功能意义

淋巴系统由淋巴管、淋巴组织和淋巴器官组成。淋巴器官分中枢淋巴器官和周围淋巴器官。淋巴结属周围淋巴器官，主要由淋巴组织组成。淋巴结呈圆形或类圆形，大小不一，长径约为 0.1～2.5 cm，多在 0.2～0.5 cm 之间。新鲜的淋巴结呈灰黄色，质地柔软，边缘清晰。淋巴结一侧凹陷，一侧凸隆；凹陷处有 1～2 条输出管、小动脉、小静脉及神经进出，称之为淋巴结门；凸侧则可有数条称之为输入管的小淋巴管进入。因为有的淋巴管在行进的途中串联数个淋巴结，故一个淋巴结的输出管也可能是另一个淋巴结的输入管。淋巴结的表面包有致密结缔组织构成的被膜，输入管穿入被膜后与被膜下淋巴窦相通。被膜中的结缔组织纤维束排列不规则，有些胶原纤维与弹性纤维束伸入淋巴结内形成粗细不等、相互连接的小梁，构成淋巴结的网状支架，小梁内有血管和神经穿行。淋巴结被膜内面为淋巴结实质，主要由淋巴组织和淋巴窦构成。周围靠近被膜下的部分称为皮质，皮质区的淋巴组织较为致密，染色深；中央部分称为髓质，其内的淋巴组织较疏松、染色浅，两部分之间无明显界限。

皮质区主要由间质性结缔组织和各类型的细胞构成，包括皮质淋巴窦、副皮质区和淋巴小结区。皮质区的纤维参与淋巴结的网状支架构成。皮质淋巴窦包括被膜下淋巴窦、皮质间小梁淋巴窦和副皮质区淋巴窦，这些淋巴窦相互通连并与髓质淋巴窦相通。淋巴小结也称为淋巴滤泡，位于皮质浅层，呈圆形结构，由密集的淋巴细胞、巨噬细胞和较少的浆细胞组成。淋巴小结的中央部分染色较浅，是B淋巴细胞的主要分化增殖区，又称之为生发中心；由于B淋巴细胞的生长发育依赖于腔上囊同类器官和抗原的作用，故也称为腔上囊依赖区。淋巴小结的周围是弥散的淋巴组织，存有T淋巴细胞。副皮质区位于皮质深层，成纤维细胞和网状细胞较多，由胸腺迁移而来的T淋巴细胞在此区分化增殖，因而又称为胸腺依赖区。

髓质位于淋巴结的中央，主要由髓索和髓质淋巴窦组成。髓索是由淋巴组织构成的条索状结构，相互连接成网，淋巴细胞和成纤维细胞较少，主要由B淋巴细胞、浆细胞和巨噬细胞构成。当抗原引起淋巴结的体液免疫反应后，其中的B淋巴细胞可转化为浆细胞，产生抗体。髓质淋巴窦，即髓窦，位于髓索之间，结构与皮质窦基本相似，腔隙比皮质窦宽阔，由皮质窦处延续而来。

淋巴结的血液由1～2条进入淋巴结门的小动脉供应，动脉的分支部分走入皮质，部分进入髓质，形成毛细血管网，营养皮质区、副皮质区、淋巴小结及髓质，然后在近髓质处形成毛细血管后静脉，再汇合成小静脉经淋巴结门走出淋巴结。

青春期以前的淋巴结多呈圆形或卵圆形，且较宽大，淋巴细胞密集，青春期发育到达高峰，成人之后，淋巴结逐渐变小，淋巴细胞排列稀松，淋巴结呈不整圆形，淋巴小结和髓索变细变小，网状纤维变粗，出现结缔组织增生，在淋巴结门和被膜下出现脂肪化，即出现逐渐退化现象，有些出现残余缺损。

淋巴细胞从淋巴结经淋巴窦、输出管走出淋巴结，进入淋巴干，然后经胸导管或右淋巴管进入静脉加入血液循环。血液循环中的淋巴细胞沿各级动脉分支再回到淋巴结，然后穿过结内的毛细血管后微静脉到达胸腺依赖区和囊位依赖区，此后重新进入淋巴窦，经过淋巴管，汇入血液循环，此过程称为淋巴细胞的再循环。再循环的淋巴细胞主要是T淋巴细胞和少量B淋巴细胞，其意义是将全身的免疫器官联系成一个整体，把免疫信息传递给全身各淋巴器官中的淋巴细胞和其他有关细胞，激活这些细胞，共同参与免疫反应。

淋巴结的主要功能是滤过淋巴、产生淋巴细胞和参与免疫反应。异物、毒素、细菌可经过起自全身皮肤和黏膜的毛细淋巴管带入机体，它们流经结构迂曲、流速缓慢的淋巴窦时，被巨噬细胞清除处理，使淋巴得到滤过；侵入淋巴结的癌细胞也可被阻留，通过免疫反应将癌细胞清除或使其扩散速度变慢，但当癌细胞在结内增殖到一定程度时，仍可沿着输出淋巴管继续扩散，侵入其他淋巴结或直接进入血液循环，累及全身器官。淋巴结的淋巴小结是产生B淋巴细胞和浆细胞的生发中心，淋巴小结的周围和副皮质区的胸腺依赖区是T细胞的增殖部位，这些淋巴结经淋巴窦进入输出管，最终汇入血液循环。免疫反应分为先天性(非特异性)和后天性(特异性)免疫，是一个复杂的生物学过程，主要通过吞噬、体液免疫和细胞免疫的作用来完成。实现特异性免疫的主要细胞是B淋巴细胞和T淋巴细胞，其免疫特点是具有抗原专一性，且排斥作用强。B淋巴细胞主要参与体液免疫，T淋巴细胞主要参与细胞免疫，达到消灭、抑制或排斥抗原的作用。

由于淋巴结具有滤过淋巴的功能，也是阻截癌细胞在体内扩散的屏障和转移的主要途径，因此身体各部位的病变(如炎症、恶性肿瘤)均可引起局部淋巴结的形态、大小及结构的变化，而表现为一定的体征。临床可通过体格检查、影像检查及组织活检来及时发现肿大的淋巴结，明确其病变的性质，了解其收受淋巴的范围及与邻近器官的关系，同时结合全身情况，做出正确的诊断。

二、正常淋巴结位置和分布

淋巴结数目较多，在成人，总数约为200～600个，个体之间有差异，儿童淋巴结数量较多，老年人的有些淋巴结钙化纤维化，淋巴结少量减少，淋巴结多集合成群，全身约有50多个淋巴结群，沿血管周围分布，范围广泛，主要分布在脉管分叉、躯体和关节的凹陷处等淋巴回流的路径上，例如腋窝、腘窝、腹股沟部，以及胸、腹、盆腔脏器的“门”和大血管附近，并多依据其所在的部位和伴随血管来命名，即淋巴结的名称可以反映其位置关系。身体各部位和各器官的淋巴引流多遵守就近引流的原则，通过淋巴管引流注入附近的淋巴结,然后再经过数个淋巴结或直接注入淋巴干与淋巴导管。局部区域或器官的集合淋巴管直接注入的淋巴结称为局部淋巴结,也可称为该器官的一级淋巴结。局部淋巴结的输出管再进入的淋巴结称为二级淋巴结、三级或四级淋巴结。通过的淋巴结屏障越多,越有利于机体消灭病菌和阻止其在体内的扩散。虽然有些淋巴管在行走中经过一些有无不定、位置也不定的小淋巴结,但多数局部淋巴结的位置恒定,接受一定部位和一定器官的淋巴管。了解局部淋巴结的位置、收受淋巴的范围及其淋巴流向,对原发病变的判断有重要意义。

(一)头颈部淋巴结

由面部的淋巴结群和颈部的淋巴结群组成。头面部的淋巴结沿头颈交界处环形排列,从正中向两侧依次为颏下淋巴结、下颌下淋巴结、腮腺淋巴结、乳突淋巴结和枕淋巴结等。面部淋巴结较小而分散,扁椭圆形,不恒定,多沿面部动、静脉分布,引流面部皮肤和空腔部分黏膜的淋巴。

1.颏下淋巴结

位于下颌舌骨肌的表面,两侧二腹肌前腹与舌骨体之间的三角区内,每侧 3~5 个,长径0.2~0.6 cm,收纳颏部、下唇皮肤、舌前部和下颌前部牙龈淋巴,其输出管沿颏下动脉走行,注入下颌下淋巴结或颈内静脉淋巴结。

2.下颌下淋巴结

位于下颌下三角内,下颌下腺与下颌骨体之间,有 3~10 个,长径 0.2~0.7 cm,收集眼眶内、鼻、口腔等部位皮肤、黏膜和腺体的淋巴管,其输出管多注入颈内静脉淋巴结和颈外侧淋巴结,少数可注入颈静脉肩胛舌骨肌淋巴结。

3.腮腺淋巴结

可分为腮腺浅和腮腺深淋巴结两群,腮腺浅淋巴结位于腮腺表面,有 3~5 个,长径 0.5~1.0 cm,卵圆形,按位置又分为耳前淋巴结和耳下淋巴结。耳前淋巴结位于耳屏的前方、腮腺的表面,沿颞浅动、静脉分布,收纳额部、顶前部及颞部皮肤和耳廓、外耳道、颧部及眼睑外侧的淋巴,其输出管注入腮腺深部淋巴结、颈外侧深淋巴结群的颈内静脉淋巴结。耳下淋巴结位于腮腺下部的表面,沿面后静脉排列,收纳骨膜、耳廓前下部及颊部的淋巴管,其输出管注入腮腺深淋巴结、颈外侧浅淋巴结及颈内静脉淋巴结。腮腺深淋巴结位于腮腺实质内,腺小叶之间,有 1~10 个,接受腮腺浅淋巴结的输出淋巴管,其输出管注入颈内静脉淋巴结。

4.面淋巴结

位于面部皮下,面肌的浅侧,位置比较分散,淋巴结细小,不恒定,有 1~3 个,只有在炎症或肿瘤的情况下才能查到,多沿面动脉的走行方向分布,包括下颌淋巴结、鼻唇淋巴结、颊淋巴结和颧淋巴结,收纳眼睑、眶、鼻、颊、唇、口腔黏膜及下颌部位的淋巴,其输出管注入下颌淋巴结、腮腺淋巴结或颈内静脉淋巴结。

5.乳突淋巴结

也称耳后淋巴结,位于耳廓的后方,多在耳后肌的深侧、胸锁乳突肌止点处的表面,有 1~3 个,呈扁椭圆形,长径 0.5 cm 左右,收纳枕顶后部、颞部皮肤和耳廓后面、外耳道的淋巴,其输出淋巴管注入颈内静脉淋巴结和副神经淋巴结及颈外侧淋巴结。

6.枕淋巴结

枕淋巴结有浅、深两群,前者位于枕部皮下,后者位于头夹肌的深面,有 1~3 个,长径 0.5~1 cm,收集枕、项部皮肤、肌肉和骨膜的淋巴,其输出管注入颈外浅淋巴结、颈外深淋巴结及副神经淋巴结。

7.颈前淋巴结

位于颈前正中部,分为颈浅淋巴结和颈深淋巴结。颈浅淋巴结沿颈前浅静脉排列,有 1~2 个,较小且不恒定,收集舌骨下颈前浅层结构的淋巴管,其输出管注入颈内静脉淋巴结或颈横淋巴结。颈深淋巴结位于颈部器官如喉、气管、甲状腺附近,包括喉前淋巴结、甲状腺淋巴结、气管前淋巴结及气管旁淋巴结,有 5~13 个,长径 0.1~0.8 cm,收集喉、气管、甲状腺的淋巴,其输出淋巴管注入颈内淋巴结。

8.颈外侧淋巴结

可分为颈外侧浅淋巴结和颈外侧深淋巴结，沿局部两侧颈静脉分布。颈外侧浅淋巴结位于皮下组织深层，沿颈外静脉排列，其上部淋巴结位于腮腺后缘与胸锁乳突肌前缘之间，下部淋巴结位于胸锁乳突肌的表面，有 1～5 个，收纳枕淋巴结、乳突淋巴结及耳下淋巴结的输出管。颈外侧深淋巴结也称颈深淋巴结，其内侧群沿颈内静脉和颈总动脉排列，称为颈内淋巴结，其外侧群沿副神经和颈横动脉排列，称为副神经淋巴结和颈横淋巴结；有 25～65 个，长径 0.2～2.2 cm，收集颈外侧浅淋巴结、颈前淋巴结、乳突、腮腺、颏下、下颌下等淋巴结的输出管，流向颈锁淋巴干、胸导管、骨下干和右淋巴导管。

9.咽后淋巴结

分咽后内侧淋巴结和咽后外侧淋巴结两组，分别位于咽上部正中缝附近和咽部外后方，有 1～3 个，小而不恒定，收集鼻腔、腭部、咽鼓管、扁桃体等处的淋巴，其输出管注入颈外侧深淋巴结。

（二）上肢淋巴结

上肢淋巴系有深、浅淋巴管和淋巴结组成。浅淋巴管引流皮肤的淋巴，与浅静脉伴行，深淋巴管引流肌肉、肌腱、骨、关节等处的淋巴，深浅淋巴管之间有交通，注入局部淋巴结。上肢的淋巴结多位于掌侧面与内侧面的凹陷处，如手掌侧、肘窝、臂部和腋窝，按解剖部位分为手部淋巴结、前臂淋巴结、肘淋巴结、上臂淋巴结及腋淋巴结。

1.手部及前臂的淋巴结

小而不恒定，一般沿桡、尺动脉及分支配布。肘淋巴结分为浅、深两群，肘浅淋巴结位于内髁上方，深筋膜浅面，沿贵要静脉分布，也称为滑车上淋巴结，有 1～2 个，平时很小，收纳手和前臂尺侧浅层的淋巴；肘深淋巴结沿肱动脉的末端、桡尺动脉的起始部分布，位于肘窝深筋膜的深面，有 2～5 个，接受手和前臂深部的淋巴，两组的输出管均注入手臂淋巴结或腋淋巴结外侧群。

2.上臂淋巴结

位于肘深淋巴结的上方，有 1～5 个沿肱动脉分布，收纳前臂、上臂深部的淋巴，接受来自肘浅、肘深淋巴结、前臂淋巴结的输出管的淋巴，其输出管注入腋淋巴结尖群、外侧群及锁骨上淋巴结。

3.腋淋巴结

是上肢最大的一群淋巴结，位于腋窝腔内，沿血管和神经排列，数目较多，按分布的部位和收纳淋巴的范围，可分为：

(1)外侧淋巴结群位于腋窝的外侧壁，胸小肌下缘，沿腋静脉的前、内侧分布，有 2～3 个，收纳上肢大部分淋巴，其输出管注入中央群和尖群。

(2)前群又称为胸肌淋巴结群，位于胸大肌下缘的深面、腋窝内侧壁，沿胸外侧动、静脉排列，大致在第 2～6 肋之间，有 1～6 个，接受脐以上的腹前壁、侧壁与胸前外侧壁及乳房中央、外侧部的淋巴，其输出管注入中央群和腋尖群。

(3)后群又称为肩胛下淋巴结，位于腋窝后壁，沿肩胛下动静脉分布，有 3～4 个，接纳脐水平以上腹、胸后壁浅层淋巴，其输出管注入中央淋巴结和腋尖淋巴结群。

(4)中央群位于腋窝中央的脂肪组织内，有 3～5 个，为腋淋巴结中最大的淋巴结群，接受腋淋巴结前群、外侧群及肩胛下淋巴结群的淋巴，也可直接收纳乳房的部分集合淋巴管，其输出管注入尖群淋巴结。

(5)尖群位于腋窝的尖部，在胸小肌和锁骨下肌之间，也称为锁骨下淋巴结，沿腋静脉的前面和下面分布，有 2～4 个，接受腋淋巴结前群、外侧群、后群及中央群的输出淋巴管，并直接收纳乳房的集合淋巴管，乳腺的大部分淋巴都引流入该淋巴结，其输出管组成锁骨下淋巴干。

（三）下肢淋巴结

按解剖位置，下肢淋巴结分为小腿淋巴结、腘淋巴结、股淋巴结和腹股沟淋巴结，主要沿下肢深静脉配布，以腘窝和腹股沟部位的淋巴结数目较多且较恒定。

腘淋巴结位于腘窝内，分为浅、深两群。腘浅淋巴结位于小隐静脉与腘静脉的汇合处，筋膜的深面，有 1～3 个，收集足外侧、小腿后面浅层淋巴，其输出管注入腘深淋巴结，部分沿静脉上行注入股深淋巴结或腹股沟淋巴结。腘深淋巴结位于腘窝深部，沿动、静脉排列，有 1～6 个，接受浅淋巴结的输出淋巴管、小腿深部的集合淋巴管，其输出管沿腘静脉、股静脉上行汇入大腿深部的集合淋巴管，注入腹股沟淋巴结。

腹股沟淋巴结位于腹股沟韧带的下方，人腿根部的前面，股三角内，分为浅、深两群。腹股沟浅淋巴结是人体最大的一群淋巴结，位于阔筋膜浅面的皮下组织内，容易扪及，分上群和下群，上群沿腹股沟韧带的下方水平排列，有 2～7 个，收纳腹前壁下部、臀部、外阴部、会阴浅层、肛管皮肤部及子宫底部的淋巴；下群沿大隐静脉上端纵形排列，有 2～6 个，收纳除足外侧缘和小腿后外侧部以外的整个下肢的浅淋巴；腹股沟浅淋巴结的输出管注入腹股沟深淋巴结。腹股沟深淋巴结位于股静脉根部的周围，有 1～6 个，接受下肢深部、外阴区的淋巴和腹股沟浅淋巴结的输出管，其输出管注入髂外淋巴结。

(四)胸内淋巴结

包括纵隔前淋巴结、纵隔后淋巴结和气管支气管淋巴结，主要收纳胸腔内器官的淋巴。

纵隔前淋巴结分为上、下两群，位于主动脉弓的前上壁和前下壁、上腔静脉与左、右无名静脉的汇合处及心包的前面，有 1～6 个，收纳肺上叶、气管、心包及心脏的输出淋巴管，其输出管一部分合成纵隔前淋巴干，一部分注入颈静脉内淋巴结。

纵隔后淋巴结位于上纵隔的后部和下纵隔的后部，在心包后方、食管胸段和胸主动脉前方及两侧，相互连接成为两条纵行的淋巴链，数目较多，分布较广，主要包括位于食管胸段与胸主动脉之间的食管旁淋巴结和位于左、右肺韧带两层胸膜之间的肺韧带淋巴结，收纳胸段食管、后面心包、纵隔后部、两肺下叶及食管下段的淋巴，其输出管注入气管旁淋巴结或直接注入胸导管。

(五)腹腔的淋巴结

腹腔的淋巴结可分为两群：①位于腹后壁腹膜后间隙内、腰椎前与两侧、沿腹主动脉及下腔静脉周围配布的壁侧淋巴结，共有 30～50 个，又称腰淋巴结。②沿腹主动脉不成对的三大分支，即腹腔动脉、肠系膜上动脉及肠系膜下动脉配布的脏侧淋巴结，也是数目较多，分布广泛。

壁侧淋巴结又可分为左腰淋巴结、右腰淋巴结和中间腰淋巴结，主要收纳左右髂总淋巴结的输出淋巴管、腹膜后间隙器官、组织的集合淋巴管及来自腹腔淋巴结、肠系膜淋巴结与肠系膜下淋巴结的输出淋巴管。

左腰淋巴结包括主动脉外侧淋巴结、主动脉前淋巴结和主动脉后淋巴结，位于主动脉周围。主动脉外侧淋巴结位于腹主动脉的左侧，又称主动脉左侧淋巴结，可依左肾蒂分为上、中、下三群，借淋巴管相连形成淋巴链，其上端可达膈肌的主动脉裂孔，下端在腹主动脉分为左、右髂总动脉处与左侧髂总淋巴结连续，接受左髂总淋巴结的输出淋巴管以及左侧的肾、肾上腺、输尿管腹部、睾丸、卵巢、子宫、胰腺的淋巴，腹腔淋巴结、肠系膜上淋巴结的部分输出淋巴管也注入主动脉外侧淋巴结，其输出管形成左腰淋巴干，汇入乳糜池。主动脉前淋巴结位于腹主动脉前，部分位于胰腺的后方，在睾丸(卵巢)动脉起始部分为上下两组，接受髂总淋巴结及下组淋巴结的输出管，收纳睾丸、卵巢、输卵管、子宫、肾、肾上腺、输尿管腹部的淋巴，其输出淋巴管流向主动脉外侧淋巴结、主动脉腔静脉间淋巴结及左、右腰淋巴干。主动脉后淋巴结位于主动脉后方、腰椎的前面，接收后腹壁的深部组织肌肉的淋巴及部分主动脉外侧淋巴结的输出管，其输出淋巴管注入左腰淋巴干或乳糜池。

中间腰淋巴结位于腹主动脉与腔静脉之间，又称为主动脉腔静脉间淋巴结或主动脉右侧淋巴结，收纳睾丸、肾、肾上腺、卵巢、输卵管、子宫的淋巴及接受髂总淋巴结的输出淋巴管，并借淋巴管与左、右腰淋巴结相连，其输出淋巴管汇入右腰淋巴干和腔静脉后淋巴结。

右腰淋巴结分为腔静脉前、腔静脉外侧和腔静脉后淋巴结，位于腔静脉周围。腔静脉外侧淋巴结位于下腔静脉之右侧，腰椎体的前方，紧贴右侧的交感神经干，又称腔静脉右侧淋巴结，3～5 个淋巴结借淋巴管相互连接形成右侧腰淋巴链，下端起自右髂总静脉与下腔静脉交角处的髂总淋巴结，向上止于右肾蒂上方膈肌的右内侧脚，接受右侧肾、肾上腺、卵巢、输卵管、子宫的淋巴和来自髂总静脉淋巴结、腹腔淋巴结、肠系膜上淋巴结的输出淋巴管，其输出淋巴管多注入右腰淋巴干。腔静脉前淋巴结位于下腔静脉前面，在右肾动脉起点水平以下，以肠系膜下动脉的起始处平面为界分为上、下两群，接收右侧肾、肾上腺、卵巢、睾丸的淋巴和来自髂总静脉淋巴结的输出管，其输出淋巴管汇入主动脉腔静脉间淋巴结、腔静脉外侧淋巴结。腔静脉后淋巴结位于下腔静脉与腹后壁之间，在肠系膜下动脉起始处，多分布于右肾静脉与下腔静脉起始部平面之间，收纳右侧肾、肾上腺、睾丸、卵巢、输卵管、子宫的淋巴和少数来自髂总静脉淋巴结、主动脉腔静脉间淋巴结、腔静脉前淋巴结的输出淋巴管，其输出淋巴管多注入右腰淋巴干。

脏侧淋巴结主要包括腹腔淋巴结、肠系膜上淋巴结和肠系膜下淋巴结。腹腔淋巴结位于腹腔动脉干周围，一部分常贴腹腔动脉三大分支（胃左动脉、肝总动脉和脾动脉）的根部，有1～3个，形体较大，接受沿腹腔动脉分支排列的淋巴结的输出淋巴管，即收纳胃、肝、胆囊、胰、脾的淋巴，其输出淋巴管参与组成肠淋巴干或直接注入乳糜池，部分汇入腰淋巴干，沿腹腔动脉各分支分布的腹腔淋巴结主要有位于胃小弯的胃胰淋巴结、位于贲门附近的贲门淋巴结、位于胃大弯的胃网膜淋巴结、位于幽门附近的幽门淋巴结、位于胰头与十二指肠之间的胰十二指肠淋巴结、位于小网膜两层腹膜之间与肝十二指肠韧带之间的肝淋巴结及沿脾动脉配布的脾淋巴结。肠系膜上淋巴结位于肠系膜上动脉的根部周围，部分紧贴腹主动脉的前面，接受沿肠系膜上动脉各分支排列的淋巴结输出管，即收集十二指肠下半部、空肠、回肠、阑尾、盲肠、升结肠、横结肠及胰头的淋巴，其发出的输出淋巴管参与组成肠淋巴干，沿肠系膜上动脉分支排列的淋巴结主要有位于腹膜两层之间沿空肠动脉和回肠动脉及其分支排列的肠系膜淋巴结、沿回肠动脉干排列的回肠淋巴结、沿右结肠动脉排列的右结肠淋巴结、沿中结肠动脉排列的中结肠淋巴结。肠系膜下淋巴结位于肠系膜下动脉根部周围，靠近腹主动脉前面，接受沿肠系膜下动脉分支排列的淋巴结之输出淋巴管，收集左半部横结肠、降结肠、乙状结肠和直肠壶腹部的集合淋巴管，其输出淋巴管组成肠淋巴干，沿肠系膜下动脉各分支排列的淋巴结主要有左结肠淋巴结、乙状结肠淋巴结和直肠上淋巴结。

（六）盆部淋巴结

盆部的淋巴结可分为位于盆壁内沿盆壁血管走行排列的壁侧淋巴结和沿盆腔脏器配布的脏侧淋巴结。盆部的淋巴结与子宫颈癌及膀胱癌的根治手术关系密切。

壁侧淋巴结主要包括位于髂总动脉周围的髂总淋巴结、位于髂外动静脉周围的髂外淋巴结和沿髂内动脉及其分支排列的髂内淋巴结。每侧髂总淋巴结有2～6个，借淋巴管相连成链，接受髂外淋巴结、髂内淋巴结、髂间淋巴结及骶淋巴结的输出淋巴管，并直接收纳子宫颈及子宫体下部的部分淋巴，其输出淋巴管多注入主动脉外侧淋巴结和主动脉腔静脉间淋巴结。髂外淋巴结有3～10个，沿髂外动、静脉排列，接受腹股沟浅淋巴结及腹股沟深淋巴结的输出淋巴管，并收纳子宫颈、子宫体下部、阴道上部、膀胱、尿道前列腺部、前列腺、阴茎头的淋巴，其输出淋巴管注入髂总淋巴结。髂内淋巴结沿髂内动脉干及分支排列，有3～10个，包括闭孔动脉周围的闭孔淋巴结、臀上动脉周围的臀上淋巴结和臀下淋巴结，接受子宫颈、阴道上中部、膀胱以及阴蒂、阴茎头、臀部深浅层、直肠肛管黏膜部的集合淋巴管，其输出淋巴管注入髂间淋巴结、髂外淋巴结及髂总淋巴结。脏侧淋巴结沿髂内动脉的脏支配布，其位置、数目、大小不恒定，常按淋巴结所伴的内脏名称称为某器官旁淋巴结，分为膀胱淋巴结、子宫旁淋巴结、阴道旁淋巴结及直肠旁淋巴结，分别接受膀胱、子宫颈及子宫体下部、阴道上部及子宫颈、直肠壶腹部的集合淋巴管，其输出淋巴管分别注入髂内淋巴结、髂间淋巴结及肠系膜下淋巴结。

三、淋巴结疾病的检查方法

淋巴结病变常表现为淋巴结肿大，因各种不同的病因所致，从病因学和病理学上可分为良性病变和恶性病变两大类。良性病变常见有反应性增生、感染性疾病、淋巴结核等。恶性病变常见的有恶性淋巴瘤、淋巴结转移瘤。因所处的位置分布和淋巴结受累程度的不同，淋巴结的超声检查方法可有不同。头面部、颈部、腋窝、锁骨上窝、腹股沟等浅表淋巴结的超声检查一般用频率为7.5～13 MHz的线阵探头，极为浅表的淋巴结则需用更高频率的探头或在探头与淋巴结之间加一薄的水囊。腹、盆腔、腹膜后、髂窝及纵隔等部位的淋巴结依患者的体形条件可选择2.5～5.0 MHz的凸阵或线阵探头。有条件时，食管旁、气管周围及纵隔内和胃、胰腺周围的淋巴结检查可选择内镜超声或经食管超声的途径。一般情况下，在检查淋巴结之前，应先找到所扫查部位的主要血管或主要解剖标志，以确定病变淋巴结的位置和分布范围及水平段，如检查颈部淋巴结时应显示颈总动脉和颈内静脉，检查腋窝淋巴结时应沿腋血管扫查，检查腹膜后淋巴结时应依据腹主动脉，下腔静脉或腹膜后器官作为判断淋巴结所处的解剖层面，并参考腹主动脉的分支或下腔静脉的属支来明确淋巴结的解剖水平段，乳腺内区域检查淋巴结则应在双侧的肋间扫查。做浅表淋巴结血流扫查时，手法要轻一些，因为即使轻微的挤压就可减弱结内低速血流信号。由于技术层面上方法学的不足和淋巴结病理学的复杂性，超声对淋巴结病变的评价一直受到限制。尽管超声仪器的空间分辨力已经得到了很大的改善，可以更深入地研究淋巴结的结构特征，CDFI、能量多普勒、声学造影提高了结内血流信号的显示率，但较低的敏感性和特异性使得超声仍无法与细针活检相媲美，后者能以微创的代价得到病变淋巴结结构特征的准确信息。因此，除了淋巴结超声图像的分析外，根据临床需要还可在超声引导下对病变淋巴结进行活检穿刺。

四、正常淋巴结的超声表现

(一)正常淋巴结超声显像

增大的淋巴结，尤其是位置浅表的肿大淋巴结，超声检查很容易检出，但由于正常结构改变的多样性和复杂性，淋巴结病理学对声像图的分析可能帮助不大。比如，临床上很难找到没有经历过淋巴结反应性变化的成年人，而另一方面，淋巴结炎症变化可以弥漫、也可以局限，有时的表现与局灶性肿瘤相似，同时微小的转移灶通常不破坏淋巴结的结构，故几乎不可能对“正常”淋巴结的超声图像标准下一个明确的定义。正常淋巴结的径线多较小，现有的超声设备难以清楚显示，但可分辨出大小 5 mm 左右的淋巴结，其长轴超声切面形态学结构类似肾脏，短轴呈“靶样”结构。淋巴结的周围部分主要为实质性组织，而皮质淋巴窦较少，内部的反射界面相对缺乏，故呈低回声带，或宽或窄，代表由淋巴结小结、副皮质区等构成的皮质区，回声较均匀，大部分淋巴结的皮质呈向心宽阔型，小部分呈狭窄型。淋巴结的中央部分为较强回声区，呈带状或团状，代表淋巴结门，有输出管、小动脉、小静脉及神经进出，并含有少许脂肪组织，同时髓质淋巴窦内有丰富的液体，与淋巴管、血管壁及脂肪构成较多的声反射界面，故回声增多。正常情况下，淋巴结门的回声也表现为宽阔型和狭窄型。正常淋巴结内也可探及血流信号，一般为少量的点状分布，淋巴结门的血流阻力指数 RI 通常在 0.6 左右。

(二)观察指标及临床意义

超声观察的指标多来自对浅表淋巴结的观测，包括淋巴结的形态学和血流信号两个方面。形态学指标中常用的有淋巴结的径线大小、纵横径比、淋巴结门、淋巴结皮质、内部回声、淋巴结之间的关系、解剖区域及与周邻组织结构的关系；血流信号包括淋巴结内部血流的分布形式、动脉血流阻力指数等。

1.淋巴结大小

要求在最大切面上测量淋巴结的纵径、横径，或长、短轴两个切面上测量长径(纵径)、厚径(横径)和宽径，一般认为横径比纵径有价值。就浅表淋巴结而言，有报道平均横径，反应性淋巴结多在(6.0±2.9)mm，转移性淋巴结多在(11.6±5.4)mm，恶性淋巴瘤(16.2±9.9)mm，当淋巴结横径大于10 mm时，约 80％可能是恶性淋巴结，20％是良性增生，但有报道认为仅以淋巴结的大小不能判别良、恶性淋巴结，故应建议临床做细胞学检查。

2.纵横径比(L/S)

称圆形指数(roundness index，RI)，即同一长轴切面上最大纵径(L)除以最大短径(S)，是目前二维声像图上鉴别良、恶性肿大淋巴结的主要指标。据报道，以 L/S≥2.0 作为判断反应性淋巴结与恶性淋巴结区别的指标，其敏感性为 81％～95％、特异性 65％～96％。

3.淋巴结形态

纵横径比实际上是淋巴结形态的量化指标，单就淋巴结形状可分为长圆形和圆形。肿大淋巴结中，反应性淋巴结长圆形居多，而转移性和淋巴瘤性淋巴结圆形占的比例较大。

4.淋巴结门

与淋巴结皮质同为超声描述淋巴结形态的指标，是淋巴结病变定性判别的重要线索。通常表现为淋巴结门高回声区存在或消失，可分为三种类型：①宽阔型，在长轴切面上淋巴结门的形态与淋巴结一致，呈椭圆形。②狭窄型，淋巴结门回声区呈细缝状。③缺少型，淋巴结门高回声带不能显示。

5.淋巴结皮质

皮质回声依据其厚度也可分为三型：①狭窄型，长轴切面上，淋巴结最大横径处皮质厚度<淋巴结门直径的1/2。②向心宽阔型，长轴切面上，淋巴结最大横径处皮质厚度≥淋巴结直径的1/2。③偏心宽阔型，一侧皮质的厚度至少是另一侧的2倍。由以上标准所述，淋巴结门狭窄型的淋巴结也属皮质宽阔型，如果淋巴结门缺少，淋巴结皮质的厚度便难以评估，此两项指标要结合描述。

6.内部回声

根据病理性质的不同，淋巴结内部的回声强度可有增强或减低，内部回声光点分布也可以均匀或不均匀。正常和反应性淋巴结的内部皮质回声多是均匀的低回声区，恶性、结核和化脓性炎症性淋巴结内部回声的变化多样，可呈实质不均匀增强、局灶液性无回声区等。

7.彩色多普勒血流显像(CDFI)

因为炎症淋巴结与肿瘤淋巴结多普勒所见有明显的重叠，对于一部分患者而言，超声图像及血流分析并不能取代组织活检。CDFI主要用于观察淋巴结内部血流信号的有、无、多少和分布情况，除了血流信号缺失之外，其血流的分布形式有多种报道，通常可见四种类型：①淋巴结门型，血流信号沿淋巴结门分布，可见单一的供血血管，或中央长轴走行的血管，或一淋巴结门血管伴有规则的、对称的由中央向外的分支。②斑片型，血管散在斑片状或血管的节段在淋巴结内杂乱分布，没有淋巴结门结构。③周边型，多条血管分布于淋巴结的周边部分，或呈提篮状，血流信号为向心性的。④混合型，为上述两种类型的混合。良性病变的淋巴结内部的血流分布多呈血流信号缺失或淋巴结门型，而恶性淋巴结则多表现为混合型、斑片型和周边型。

8.频谱分析

利用脉冲多普勒对淋巴结内的小动脉血流阻力参数进行测量，主要的观察指标有阻力指数(RI，resistive index)、搏动指数(PI，pulsatility index)、血流速度。有关的报道可能因观察样本的不同，在良、恶性淋巴结中这些指标意义有所差别。有学者认为反应性淋巴结的RI大多大于0.6、恶性淋巴结的RI多小于0.6，即反应性淋巴结的动脉血流多为高阻力型，恶性淋巴结多见低阻力型，但更多的报道指出，以结内最大流速或次最大流速处取样，良性病变淋巴结的血流多为低阻力型，其平均RI为0.59±0.11、PI为0.90±0.23，恶性病变淋巴结的平均RI为0.92±0.23、PI为2.66±1.59，收缩期最大血流速度两者差别不大，但舒张期末速度恶性病变淋巴结要低于良性病变淋巴结。

9.解剖区域

非特异性感染的受累淋巴结一般与感染灶在同一解剖区域或同一侧肢体，特异性感染的淋巴结核和恶性淋巴瘤及转移淋巴结多累及整个解剖区域及相邻区域，甚至身体远离病灶的部位，如面部、口腔的炎症时，颈部淋巴结肿大，结肠恶性肿瘤的淋巴结转移多见于腹腔淋巴结群，而胃癌则可出现锁骨上窝的淋巴结肿大。

10.与周邻组织结构的关系

头颈部的淋巴结对颈部血管有无压迫，管壁是否完整，食管周围淋巴结是否侵犯降主动脉，腹腔淋巴结有无包绕腹主动脉及其分支，纵隔淋巴结对心包有无挤压等。

五、常见疾病的超声表现

(一)淋巴结反应性增生

1.病理与临床

淋巴结反应性增生是造成淋巴结肿大最常见的原因。多由急慢性感染、药物、异种蛋白产生的抗原引起免疫反应。主要的病理改变是淋巴滤泡增生，最初滤泡增生仅限于皮质，严重时可发展到髓质，髓质减少。随着感染的控制，淋巴结可恢复正常形态。

2.声像图表现(图 10-17)

超声表现为淋巴结增大,可以单发或多发,多数不发生融合。增大的淋巴结仍保持规则的卵圆形,L/S>2。淋巴结皮质呈均匀性增厚的低回声,包绕髓质,皮髓质分界清晰,髓质所占比例相对减少。彩色多普勒超声显示血流增多,由淋巴门进入,呈规则分支状分布,血流指向皮质。

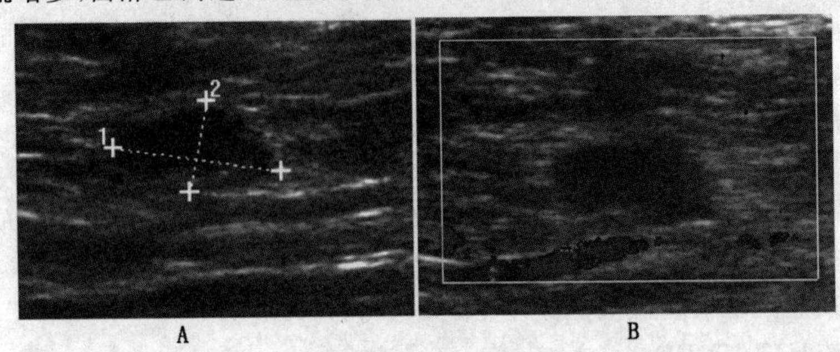

图 10-17 乳腺炎腋下淋巴结反应性增生

A.二维超声显示淋巴结皮质略增厚,皮髓质分界尚清晰;B.彩色多普勒超声显示淋巴结内未见明确血流

3.报告书写举例

右腋下可见多个淋巴结回声,呈椭圆形,其中较大者 1.0 cm×0.4 cm,皮髓质分界尚清晰,皮质均匀增厚,CDFI:淋巴结内未见明确血流。

超声提示:右腋下淋巴结皮质增厚,不除外反应性增生。

4.鉴别诊断

(1)与正常淋巴结鉴别:正常淋巴结呈长的椭圆形或扁圆形,皮髓质分界清晰,髓质位于淋巴结一侧,一端或中央;正常淋巴结的血流主要位于髓质内,呈点状、线状。反应性增生的淋巴结短径稍增大,仍为椭圆形,皮髓质均增宽,分界仍然清晰;其血流可增加,仍由淋巴门进入,呈规则分支状分布于髓质内。

(2)与恶性淋巴结鉴别(表 10-3)。

表 10-3 良、恶性淋巴结的超声鉴别要点

	良性	恶性
病因	急性或慢性炎性疾病	淋巴瘤或恶性肿瘤转移
淋巴结形态	扁平状或椭圆形,圆形少见	圆形或类圆形
长短径比值	⩾2	<2
皮髓质	比值正常或变小,结构清晰	比值增大或髓质消失
皮质回声	正常水平,均匀	偏高不均匀(转移癌),偏低均匀(淋巴瘤)
淋巴门	居中,清晰	偏心或消失
血流信号	放射状分布,无非淋巴门处穿支血管	分布不规则,有非淋巴门处穿支血管
淋巴结融合	无	多见
Vmax	较低	较高
RI	较低	较高

(二)结核性淋巴结炎

1.病理与临床

结核性淋巴结炎可以是全身结核的局部表现,也可以是局部感染的结果,好发于颈部。主要病理改变是淋巴结肉芽肿性炎,伴干酪样坏死,可有液化坏死,偶有钙化形成。全身症状不明显,多以淋巴结无痛性肿大为首发症状。

2.声像图表现(图 10-18)

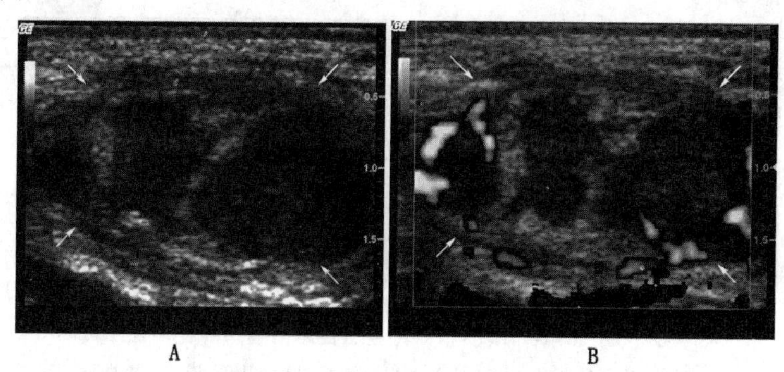

图 10-18　结核性淋巴结炎声像图

A.二维超声显示淋巴结内部回声不均,髓质显示不清;

B.彩色多普勒超声显示淋巴结周边见较丰富血流

超声表现为淋巴结增大,以短径增大较明显(L/S<2),淋巴结呈类圆形,常为多发,肿大淋巴结之间可相互融合。淋巴结皮质呈不均质低回声,髓质受压偏向淋巴结一侧,严重者髓质显示不清。出现液化坏死时,肿大淋巴结内可出现极低回声甚至无回声。陈旧的病变以及治疗后的病变可以出现强回声钙化灶。除上述直接征象外,一些间接征象也有助于诊断,如皮肤与皮下组织受累时可肿胀、厚薄不均,淋巴结与周围组织分界不清。彩色多普勒超声显示淋巴结内部血流分布不均匀,血流信号减少。由于淋巴结髓质被挤压至一侧,所以彩色血流信号也偏于淋巴结一侧。

3.报告书写举例

左颈部可见多个明显增大淋巴结,边界不清,其中较大者 1.8 cm×1.0 cm,内部回声不均,髓质显示不清,CDFI:于淋巴结周边见较丰富血流。

超声提示:左颈部淋巴结肿大。

4.鉴别诊断

结核性淋巴结炎应与其他肿大淋巴结鉴别,特别是淋巴瘤。两者有很多相似之处,如 L/S 均<2,髓质可消失,肿大淋巴结相互融合较常见。正因为如此,两者的鉴别才十分重要。两者的不同之处在于:淋巴瘤皮质增宽多为非均匀性,而结核性淋巴结炎皮质增宽以均匀性多见;结核性淋巴结炎可有结内液化、坏死或钙化,结节与周边皮肤、组织有粘连,而淋巴瘤无上述改变。彩色多普勒超声显示结核性淋巴结炎的血流多位于结节周边,淋巴瘤的血流仍位于淋巴门的部位。

(三)恶性淋巴瘤

1.病理与临床

恶性淋巴瘤是原发于淋巴网状系统常见的恶性肿瘤,分为非霍奇金淋巴瘤(Non-Hodgkin′s lymphoma,NHL)和霍奇金淋巴瘤(Hodgkin′s lymphoma,HD)两大类。我国以 NHL 多见,国外 HD 较多见。其病因一般认为与辐射、化学致癌剂、病毒如类疱疹病毒(EB 病毒)等因素有关。本病主要侵犯淋巴结和结外淋巴网状组织。NHL 病变部位可以是全身淋巴结,也可以是结外淋巴组织。HD 病变部位主要是淋巴结,以颈部及锁骨上淋巴结最为多见,血管增生明显。

恶性淋巴瘤以男性多见,男女之比为 1.5∶1。各年龄段均可发生,国内以 50～60 岁人群发病率最高。早期无明显症状,仅以浅表淋巴结肿大为首发症状。凡淋巴结无原因渐进性持久性增大,或先有淋巴结肿大,后出现发热者均应高度警惕是否为恶性病变。

2.声像图表现(图 10-19)

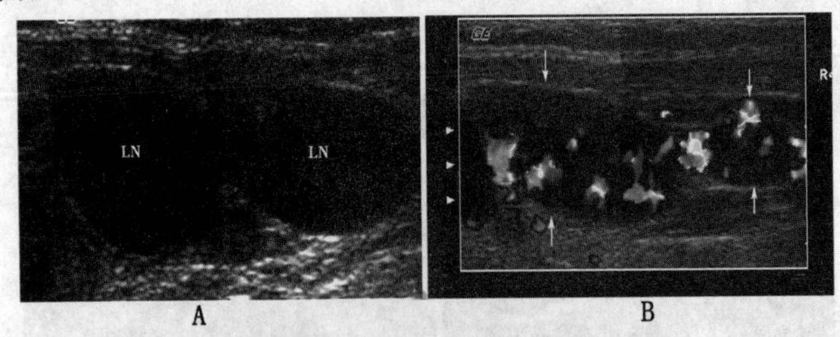

图 10-19 颈部非霍奇金恶性淋巴瘤声像图

A.二维超声显示淋巴结回声减低,呈类圆形,边界清晰,髓质显示不清;B.彩色多普勒超声显示淋巴结内丰富且不规则血流

超声表现为淋巴结明显肿大,多数为多发,可仅局限于单一解剖部位,也可以多个解剖部位同时发生。对怀疑本病的患者要注意检查全身其他部位有无肿大的淋巴结及受累及的脏器,以利于临床分期及预后的判断。

常规二维超声检查可见淋巴结明显增大,形态呈卵圆形或圆形。L/S 比值<2。中央髓质强回声消失或呈细线状,皮质非均匀增厚,使髓质及门部变形偏向一侧。由于临床常见的 NHL 的病理改变主要是单一成分肿瘤细胞克隆性增生浸润,故大多数恶性淋巴瘤性淋巴结内较均匀的回声减低,仪器分辨力不够高时,显示近似于无回声,部分淋巴结有融合,融合的淋巴结之间仍能看出分界。

彩色多普勒超声显示淋巴结内血供丰富,血流信号几乎充满整个淋巴结,采用多普勒能量图技术可以更加清晰地显示血管分布状态,门部血管粗大呈主干状,从主干血管发出许多分支伸向髓质和皮质,分布于整个淋巴结,其分支纤细,走行弯曲,有时非淋巴门处可见穿支血管。

3.报告书写举例

双颈部可见明显增大淋巴结,回声减低,呈类圆形,边界尚清晰,其中较大者 1.6 cm×1.4 cm,髓质显示不清,CDFI:淋巴结内可见丰富且不规则血流。

超声提示:颈部淋巴结肿大,淋巴瘤可能性大。

4.鉴别诊断

与结核性淋巴结炎鉴别:见结核性淋巴结炎部分。

(四)淋巴结转移癌

1.病理与临床

经淋巴系统转移是全身各系统恶性肿瘤转移的主要途径之一。浅表淋巴结由于位置表浅易于被发现,临床上触诊淋巴结增大,质地硬,固定,但患者可能无明显临床症状,故正确判断淋巴结病变性质,确定有无淋巴结转移,对于肿瘤的确诊、分期、治疗方案的确定、疗效观察和肿瘤进展的监控均有一定的临床意义。

颈部淋巴结转移癌的原发灶绝大多数在头颈部,尤以鼻咽癌和甲状腺癌的转移最为多见。锁骨上窝淋巴结转移癌的原发灶多在胸、腹部。腋窝淋巴结转移癌的原发灶多在乳腺。肿瘤细胞的浸润,使淋巴结内结构破坏,并有肿瘤新生血管形成,由于肿瘤组织的环绕压迫,新生血管走行迂曲,不规则。

2.声像图表现(图 10-20)

超声表现为淋巴结肿大,外周包膜不清晰或有切迹,形态呈圆形、类圆形或分叶状,L/S 比值<1.5~2.0,淋巴结的浸润程度与 L/S 比值的减低呈密切相关。中央髓质强回声消失,或变窄呈细线状,皮质回声为不均匀的低回声或回声增强,并可有皮质不均匀增宽,门部偏心,淋巴结融合,可有坏死或局灶性钙化,对周围组织、大血管有挤压和浸润等征象。

彩色多普勒超声显示淋巴结转移癌有多血供和少血供,多血供者居多。结内血管失去正常分布形态,血流信号分布不均匀,血管移位,分支纤细,走行迂曲、紊乱,有的沿周边走行,多普勒能量图能够更加完整、清晰地显示肿瘤血管分布形态，非淋巴门处可见穿支血管。少血供者，结内血流很少，可有 1～2 条血流信号。

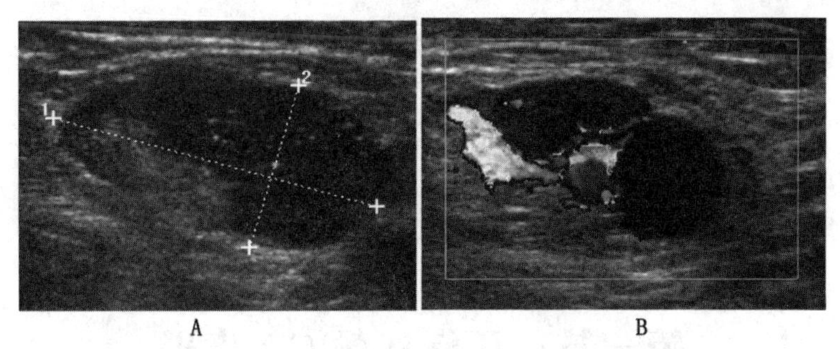

图 10-20　乳腺癌腋下淋巴结转移声像图

A.二维超声显示腋下淋巴结皮质不均匀增厚，皮髓质分界尚清晰，髓质偏心，皮质内可见点状强回声；B.彩色多普勒超声显示淋巴结内粗大且不规则血流

3.报告书写举例

左腋下可见明显增大淋巴结，呈椭圆形，其中较大者 1.7 cm×0.9 cm，皮质不均匀增厚，皮质内可见点状强回声，髓质受压移位，CDFI：淋巴结内可见粗大且不规则血流。

超声提示：左腋下淋巴结肿大，皮质内可见点状钙化，考虑乳腺癌淋巴结转移。

4.鉴别诊断

与良性淋巴结肿大鉴别：见淋巴结反应性增生部分。

六、淋巴结超声造影

在恶性肿瘤的诊断和治疗中，对肿瘤引流区内的淋巴结进行评价是十分重要的。前哨淋巴结是最具肿瘤转移危险性的，通过对前哨淋巴结的评价能够早期发现肿瘤转移，并能预测整个淋巴引流区是否受到侵犯。此外，淋巴结肿大往往是全身疾病的局部表现，鉴别肿大淋巴结的良、恶性，对疾病的诊断和治疗有很大帮助。在高分辨率灰阶和彩色多普勒超声基础上，超声造影技术能进一步评价淋巴结的微循环情况，为明确肿大淋巴结的性质提供了更多信息。

淋巴系统的超声造影主要包括经静脉淋巴超声造影和经皮淋巴系统超声造影。当肿瘤转移到淋巴结时，肿瘤细胞会破坏其生长区域大部分微细血管。因此在灰阶超声造影上，淋巴结内部肿瘤浸润的区域常表现为低灌注区，坏死组织则表现为无灌注区。上述经静脉超声造影的特征为诊断转移性淋巴结提供了有力的依据。经皮淋巴系统超声造影可以显示从肿瘤的引流淋巴管，并追踪至前哨淋巴结。由于造影剂微泡颗粒较大，以及黏附、吞噬等因素，造影剂微泡只停留在第一级淋巴结内。这样可以准确定位前哨淋巴结，减少淋巴结清扫范围，减轻相应并发症。如果肿瘤细胞取代了正常的淋巴结内组织，则造影时显示该处充盈缺损。因此，发生转移的淋巴结常见的造影表现为不均匀增强、局灶性增强以及充盈缺损。

（崔华静）

第十一章　颅脑CT诊断

第一节　正常头颅CT表现

一、颅骨及空腔

颅骨为高密度，颅底层面可见低密度的颈静脉孔、卵圆孔、破裂孔等。鼻窦及乳突内气体呈低密度。

二、脑实质

分大脑额、颞、顶、枕叶及小脑、脑干。皮质密度略高于髓质，分界清楚。大脑深部的灰质核团密度与皮质相近，在髓质的对比下显示清楚。尾状核头部位于侧脑室前角外侧，体部沿丘脑和侧脑室体部之间向后下走行。丘脑位于第三脑室的两侧。豆状核位于尾状核与丘脑的外侧，呈楔形。尾状核、丘脑和豆状核之间的带状白质结构为内囊，分为前肢、膝部和后肢。豆状核外伺的带状白质结构为外囊(图 11-1)。

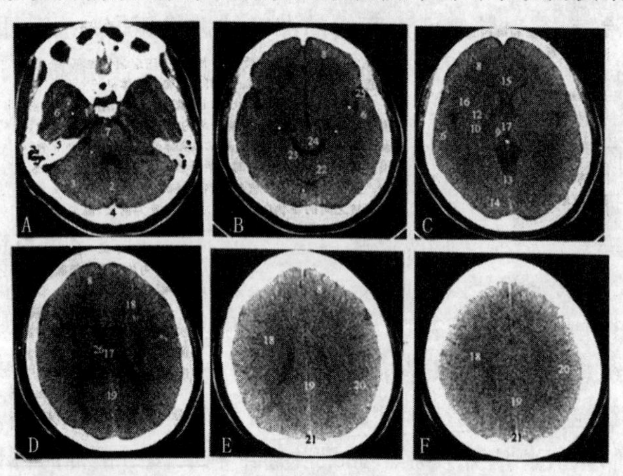

图 11-1　A～C 为脑实质正常 CT 扫描显示

1.海绵窦；2.小脑蚓部；3.小脑半球；4.枕内隆突；5.颞骨岩部；6.颞叶；7.延髓；8.额叶；9.丘脑；10.内囊后肢；11.尾状核头部；12.豆状核；13.大脑大静脉池；14.枕叶；15.胼胝体压部；16.外囊及岛叶；17.透明隔；18.放射冠；19.大脑镰；20.顶叶；21.上矢状窦；22.小脑幕；23.四叠体池；24.下丘；25.侧裂池；26.侧脑室中央部

三、脑室系统

包括双侧侧脑室、第三脑室和第四脑室，内含脑脊液，为均匀水样低密度。双侧侧脑室对称，分为体部、三角部和前角、后角、下角。

四、蛛网膜下隙

包括脑沟、脑裂和脑池，充以脑脊液，呈均匀水样低密度。脑池主要有鞍上池、环池、桥小脑角池、枕大池、外侧裂池和大脑纵裂池等。其中鞍上池为蝶鞍上方的星状低密度区，多呈五角形。

五、正常钙化

成人颅内生理性钙斑包括松果体与缰联合钙化、脉络丛球钙化，40 岁以后出现苍白球钙化和 60 岁以后大脑镰钙化。

六、增强扫描

正常脑实质仅轻度强化，血管结构直接强化，垂体、松果体及硬膜明显强化。

七、脑动脉系统

临床上习惯于把脑动脉分为颈内动脉和椎一基底动脉系。两者均从颅底入颅，入颅后颈内动脉分左右两侧，左右锥动脉很快合并成一条基底动脉，并延续为左右大脑后动脉。颈内动脉入颅后根据走行位置，分为岩骨段、海绵窦段、膝段、床突上段和终段，海绵窦段、膝段、床突上段通常合称虹吸部，膝段称为虹吸弯。颈内动脉的重要分支有眼动脉、后交通动脉、脉络丛前动脉、大脑前动脉和大脑中动脉。锥动脉重要颅内分支有脑膜支、脊髓后动脉、小脑后下动脉和延髓动脉。

（朱肖凯）

第二节　基本病变 CT 表现

一、平扫密度改变

1.高密度病灶

见于急性血肿、钙化和富血管性肿瘤等。

2.等密度病灶

见于某些肿瘤、慢性血肿、血管性病变等。

3.低密度病灶

见于炎症、梗死、水肿、囊肿、脓肿等。

4.混合密度病灶

上述各种密度病灶混合存在。

二、增强扫描特征

1.均匀性强化

见于脑膜瘤、转移瘤、神经鞘瘤、动脉瘤和肿等。

2.非均匀性强化

见于胶质瘤、血管畸形等。

3.环形强化

见于脑脓肿、结核球、胶质瘤、转移瘤等。

4.无强化

见于脑炎、囊肿、水肿等。

三、脑结构改变

1.占位效应

自颅内占位性病变及周围水肿所致,局部脑沟、脑池、脑室受压变窄或闭塞,中线结构移向对侧。

2.脑萎缩

范围可为局限性或弥漫性,皮质萎缩显示脑沟裂池增宽、扩大,髓质萎缩显示脑室扩大。

3.脑积水

变通性脑积水脑室系统普遍扩大,脑池增宽。梗阻性脑积水梗阻近侧脑室扩大,脑池无增宽。

四、颅骨改变

1.颅骨病变

如骨折、炎症和肿瘤等。

2.颅内病变

如蝶鞍、内耳道和颈静脉孔扩大,可协助颅内病变的定位和定性诊断。

(朱肖凯)

第三节　颅脑外伤 CT 诊断

颅脑外伤是脑外科常见痛,国内统计占损伤的第 1～2 位,为年轻人第一位死因。颅脑外伤多由直接暴力所致,极少可由间接暴力引起。目受力部位不同和外力类型、大小、方向不同,可造成不同程度的颅内损伤,如脑挫裂伤、脑内、外出血等,脑外出血又包括硬膜外、硬膜下和蛛网膜下隙出血。急性脑外伤病死率高。CT 应用以来,脑外伤诊断水平不断提高,极大降低了病死率和病残率。

一、脑挫裂伤

(一)病理和临床概述

脑挫裂伤是临床最常见的颅脑扭伤之一,包括脑挫伤和脑裂伤。脑挫伤是指外力作用下脑组织发生局部静脉瘀血、脑水肿、脑肿胀和散在的小灶性出血。脑裂伤则是指脑膜、脑组织或血管撕裂。二者常合并存在,故统称为脑挫裂伤。

(二)诊断要点

CT 表现为低密度脑水肿区内,散布斑点状高密度出血灶。小灶性出血可以互相融合,病变小而局限时可以没有占位效应,但广泛者可以有占位征象(图 11-2)。

早期低密度水肿不明显,随着时间推移,水肿区逐渐扩大,第 3～5 天达到高峰,以后出血灶演变为低密度,最终形成软化灶。

(三)鉴别诊断

(1)部分容积效应,前颅底骨可能因部分容积效应反应到脑额叶高密度影,但薄层扫描后即消失。

(2)出血性脑梗死,有相应的临床表现和病史。

(四)特别提示

CT 可以快速诊断,病变小者如治疗及时一般能痊愈,不遗留或很少有后遗症。病变较大者形成软化灶。

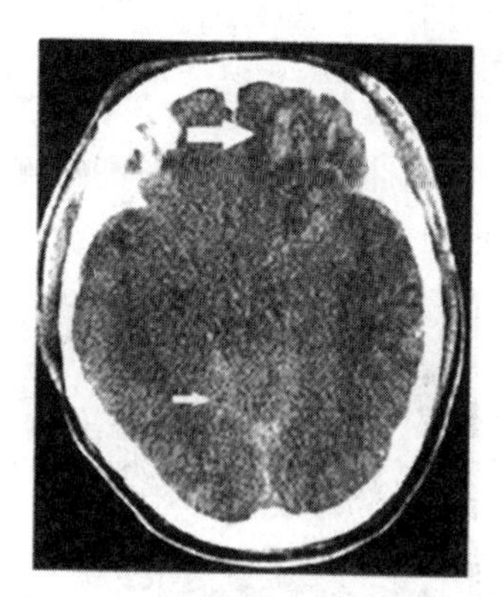

图 11-2　颅脑外伤 2 h 后 CT 检查

大箭头所示为左额叶挫裂伤，小箭头为小脑上池蛛网膜下隙出血

二、脑内血肿

(一)病理和临床概述

脑内血肿，外伤性脑内血肿约占颅内血肿的 5%。多发生于额、颞叶，即位于受力点或对冲部位脑表面区，与高血压性脑出血好发位置不同。绝大多数为急性血肿且伴有脑挫裂伤和(或)急性硬膜下血肿。少数为迟发血肿，多于伤后 48～72 h 内复查 CT 时发现。

(二)诊断要点

CT 表现为边界清楚的类圆形高密度灶(图 11-3)。血肿进入亚急性期时呈等密度，根据占位效应和周围水肿，结合外伤史，CT 仍能诊断。

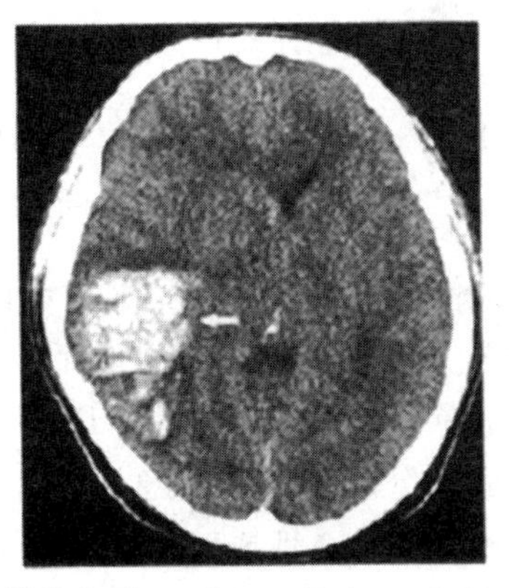

图 11-3　颅脑急性外伤后 6 h 行 CT 检查，可见右颞脑内血肿，周边可见低密度水肿带，右侧侧脑室受压改变，中线结构左移

(三)鉴别诊断

主要与高血压性脑出血鉴别，根据有无外伤史很容易鉴别。

(四)特别提示

CT 可以快速诊断，如果血肿较大，可以进行立体定向血肿穿刺抽吸术。如外伤后 CT 扫描原来无血肿患者有进行性意识障碍者，应及时进行 CT 复查，以除外迟发性血肿。

三、硬膜外血肿

(一)病理和临床概述

硬膜外血肿位于颅骨内板与硬膜之间的血肿，临床常见，占 30%。主要因脑膜血管破裂所致，脑膜中动脉常见，血液聚集硬膜外间隙。硬膜与颅骨内板粘连紧密，故血肿较局限，呈梭形。临床表现因血肿大小、部位及有无合并伤而异。典型表现为：外伤后昏迷、清醒、再昏迷。此外，有颅内压增高表现，严重者可出现脑疝。

（二）诊断要点

CT 表现为颅板下见局限性双凸透镜形、梭形或半圆形高密度灶（图 11-4），多数密度均匀，但亦可不均匀，呈高、等混杂密度影，主要是新鲜出血与血凝块收缩时析出的血清混合所致。

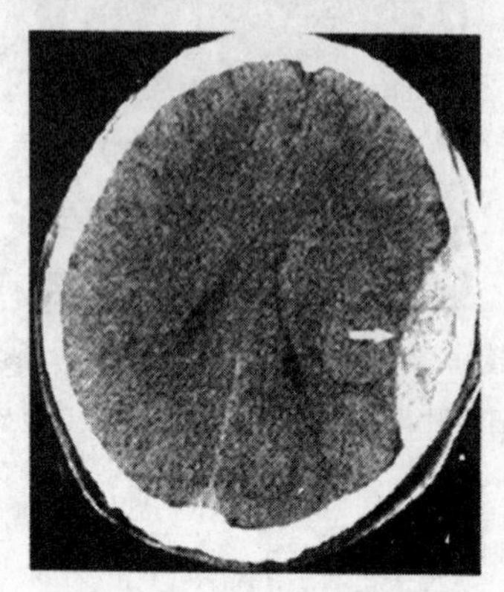

图 11-4　硬膜外血肿

颅脑外伤后 3 h 行 CT 检查，左颞可见梭形高密度影，手术证实为硬膜外血肿

硬膜外血肿多位于骨折附近，一般不跨越颅缝。跨越者常以颅缝为中心呈"3"字形。

（三）鉴别诊断

主要与高血压性脑出血鉴别，根据有无外伤史很容易鉴别。

（四）特别提示

CT 对硬膜外血肿具有很重要的诊断价值，应注意的是硬膜外血肿一般伴有局部颅骨骨折。

四、硬膜下血肿

（一）病理和临床概述

硬膜下血肿是位于硬膜与蛛网膜之间的血肿，临床常见，占颅内血肿 40%。主要因静脉窦损伤出血所致，血液聚集于硬膜下腔，沿脑表面分布。急性期是指外伤后 3 d 内发生的血肿，约占硬膜下血肿的 70%。病情多较危重，常有意识障碍；亚急性期是指外伤后 4 d～3 周内发生的血肿，约占硬膜下血肿 5%，原发损伤一般较轻，出血较慢，血肿形成较晚，临床表现较急性者出现晚且轻；慢性期是指伤后 3 周以上发生的血肿，约占 20%。慢性硬膜下血肿并非是急性或亚急性硬膜下血肿的迁延，而是有其自身的病理过程。可为直接损伤或间接的轻微损伤，易忽略。好发老年人，为脑萎缩使脑表面与颅骨内板间隙增宽，外伤时脑组织在颅腔内移动度较大所致血管断裂出血。慢性硬膜下血肿常不伴有脑挫裂伤，为单纯性硬膜下血肿。患者症状轻微，多于伤后数周或数月出现颅内压增高、神经功能障碍及精神症状来就诊。

（二）诊断要点

急性期见颅板下新月形或半月形高密度影，常伴有脑挫裂伤或脑内血肿，脑水肿和占位效应明显（图 11-5）。亚急性表现为颅板下新月形或半月形高、等密度或混杂密度区。1～2 周后可变为等密度；慢性期表现为颅板下新月形或半月形低密度、等密度、高密度或混杂密度区。血肿的密度和形态与出血时间、血肿大小、吸收情况及有无再出血有关。

（三）鉴别诊断

主要与硬膜外血肿鉴别，硬膜下血肿呈新月形，可以跨越颅缝。

（四）特别提示

CT 对急性硬膜下血肿诊断很有价值，但对亚急性、慢性硬膜下血肿却显示欠佳，血液因其顺磁性，所以在 MRI 下显示非常清楚，应进一步行 MRI 检查。

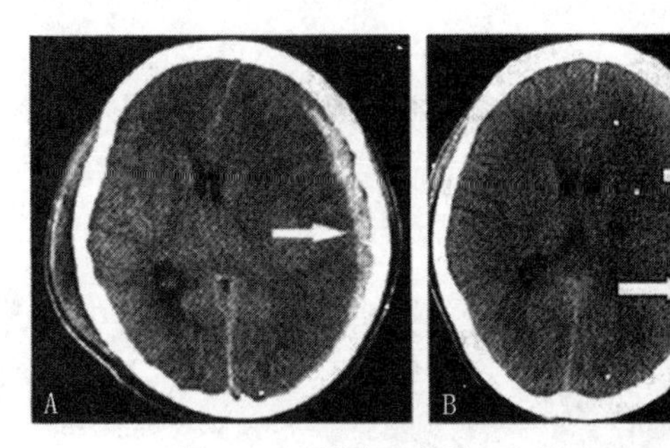

图 11-5　硬膜下血肿 CT 检查

A.颅脑外伤 5 h 后行 CT 检查，可见左侧额、颞、顶颅板下新月形高密度影，手术证实为硬膜下血肿；B.1 周前有颅脑外伤史的患者，CT 检查发现左侧额、颞、顶颅板下新月形等密度影（小箭头），部分有高密度（长箭头）为新鲜出血，手术证实为慢性硬膜下血肿伴少量新鲜出血

五、外伤性蛛网膜下隙出血

（一）病理和临床概述

外伤性蛛网膜下隙出血，近期外伤史，蛛网膜小血管破裂所致，多位于大脑纵裂和脑底池。脑挫裂伤是外伤性蛛网膜下隙出血的主要原因，两者常并存。

（二）诊断要点

CT 表现为脑沟、脑池内密度增高影，可呈铸形。大脑纵裂出血多见，形态为中线区纵行窄带形高密度影。出血亦见于外侧裂池、鞍上池、环池、小脑上池或脑室内。蛛网膜下隙出血一般 7 d 左右吸收。

（三）鉴别诊断

结核性脑膜炎，根据近期外伤史和临床症状容易鉴别。

（四）特别提示

CT 在急性期显示较好，积血一般数日后吸收消失。伤后 5～7 d 后，CT 难以显示，血液因其顺磁性，所以在 MRl 下显示非常清楚，故应行 MRI 检查。

六、硬膜下积液

（一）病理和临床概述

硬膜下积液又称硬膜下水瘤。占颅脑外伤的 0.5%～1%。系外伤致蛛网膜撕裂，使裂口形成活瓣，导致脑脊液聚积。可因出血而成为硬膜下血肿。临床上可无症状，也可以有颅内压增高的临床表现。

（二）诊断要点

呈颅骨内板下方新月形均匀低密度区，密度与脑脊液相似，多位于双侧额部。纵裂硬膜下积液表现为纵裂池增宽，大脑镰旁为脑脊液样低密度区（图 11-6）。

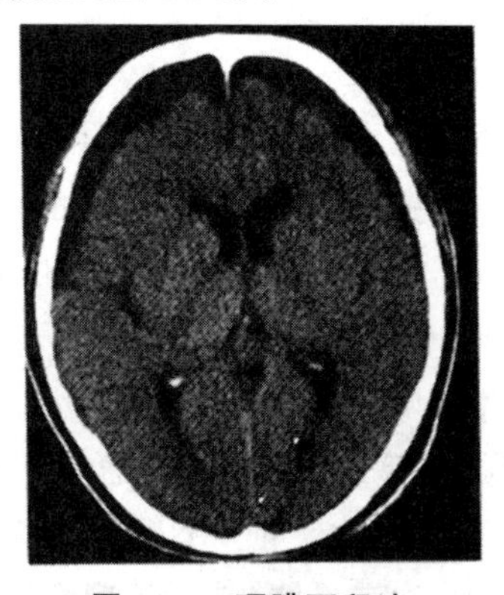

图 11-6　硬膜下积液

颅脑外伤 7 d 后 CT 复查示双侧额、颞部颅板下可见新月形低密度影，为硬膜下积液

（三）鉴别诊断

老年性脑萎缩，根据年龄情况和其他部分脑实质有无萎缩等情况可以鉴别。

（四）特别提示

CT 诊断硬膜下积液时应结合临床病史及年龄等因素。

（朱肖凯）

第四节　颅内肿瘤 CT 诊断

颅内肿瘤是中枢神经系统最常见的疾病之一。原发性颅内肿瘤可以发生在脑组织、脑膜、脑神经、垂体、血管及残余胚胎组织中，继发性颅内肿瘤多来源于身体各个部位的原发性肿瘤。颅内肿瘤的发生以 20～50 岁年龄组最常见，男性稍多于女性。以星形细胞肿瘤、脑膜瘤、垂体瘤、颅咽管瘤、听神经瘤和转移瘤等较常见。胶质瘤、脑膜瘤和垂体腺瘤为颅内三大原发性肿瘤。可以出现以下症状：颅内高压综合征、神经系统定位体征、内分泌功能失调、脑脊液循环障碍等。

CT 检查目的主要在于确定有无肿瘤，并对其做出定位、定量乃至定性诊断。根据病灶所在的位置及其与脑室、脑池和脑叶的对应关系以及同相邻硬膜与颅骨结构的比邻关系多不难做出定位诊断，但临界部位肿瘤，仅轴位扫描可能出现定位困难，需要薄层扫描后再进一步多方位重建。MRI 因多方位扫描，一般定位无困难。

CT 灌注扫描有助于脑瘤内血管生成及血流状态的研究，而脑瘤内血管生成对肿瘤生长、分级、预后有重要影响。CT 灌注可以反映血管生成引起血流量、血容量和毛细血管通透性的改变，从而有助于判断肿瘤的生物学特性，并估计预后情况。

一、星形细胞肿瘤

（一）病理和临床概述

星形细胞肿瘤成人多发生于大脑，儿童多见于小脑。按肿瘤组织学分为 6 种类型，且依细胞分化程度不同分属于不同级别。1993 年 WHO 分类，将星形细胞瘤分为局限性和弥漫性两类。Ⅰ级，即毛细胞型、多形性黄色星形细胞瘤及室管膜下巨细胞型星形细胞瘤，占胶质瘤 5%～10%，小儿常见。Ⅱ级星形细胞瘤，包括弥漫性星形细胞瘤、多形性黄色星形细胞瘤（Ⅱ级），间变性星形细胞瘤为Ⅲ级，胶质母细胞瘤为Ⅳ级。Ⅰ～Ⅱ级肿瘤的边缘较清楚，多表现为瘤内囊腔或囊腔内瘤结节，肿瘤血管较成熟；Ⅲ～Ⅳ级肿瘤呈弥漫浸润生长，肿瘤轮廓不规则，分界不清，易发生坏死、出血和囊变，肿瘤血管丰富且分化不良。

（二）诊断要点

Ⅰ级星形细胞瘤：①毛细胞型常位于颅后窝，具有包膜，一般显示为边界清楚的卵圆形或圆形囊性病变，但内部囊液 CT 值较普通囊液高，20～25 HU。瘤周水肿和占位效应较轻。部分可呈实质性，但密度仍较脑实质为低（图 11-7）。增强扫描无或轻度强化，延迟扫描可见造影剂进入囊内。②多形性黄色星形细胞瘤通常位于大脑皮质的表浅部位，约一半以上为囊性，增强后囊内可见强化结节，囊壁不强化。不足一半为实质性，密度不均，有钙化及出血，增强后不均强化。③10%～15%结节性硬化患者可以发生此瘤，常位于室间孔附近，形成分叶状肿块，并可见囊变及钙化。增强扫描有明显强化。

Ⅱ级星形细胞瘤平扫呈圆形或椭圆形等或低密度区，边界常清楚，但可见局部或弥漫性浸润生长，15%～20%有钙化及出血，增强扫描一般不强化。Ⅲ～Ⅳ级肿瘤多呈高、低或混杂密度的囊性肿块，可有斑点状钙化和瘤内出血，肿块形态不规则，边界不清，占位效应和瘤周水肿明显，增强扫描多呈不规则环形伴壁结节强化，有的呈不均匀性强化（图 11-8、图 11-9）。

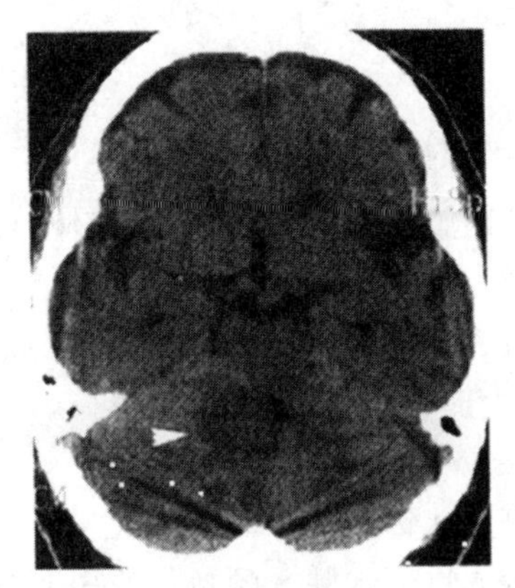

图 11-7　毛细胞型星形细胞瘤

男性患者，63 岁，因头昏不适 3 个月来院就诊，CT 显示小脑右侧低密度影，边界尚清；第四脑室受压变形。病变内部 CT 值约 20 HU。手术病理为毛细胞型星形细胞瘤

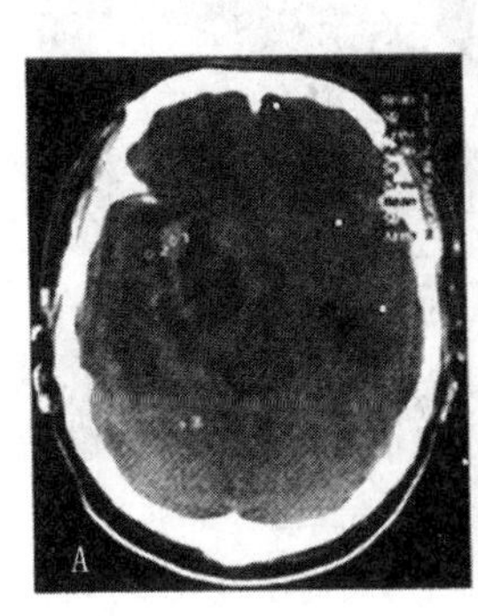

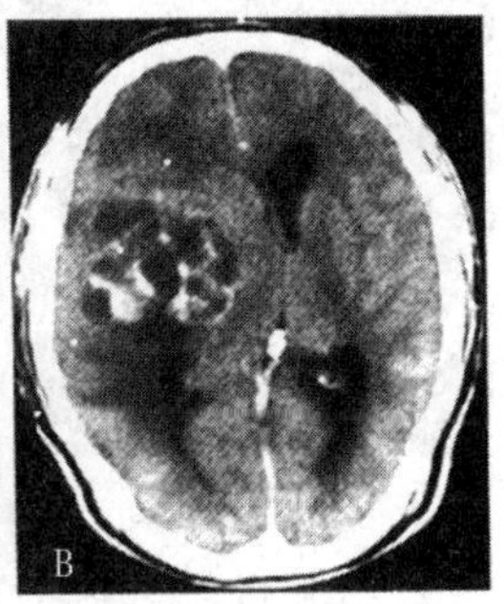

图 11-8　Ⅲ级星形细胞瘤

A、B 两图为男性患者，26 岁，因头昏 1 个月，癫痫发作 2 d，行 CT 扫描示左侧颞叶片状不规则高低混杂密度囊性肿块，边界不清，增强扫描呈不规则环形伴壁结节强化。手术病理为Ⅲ级星形细胞瘤

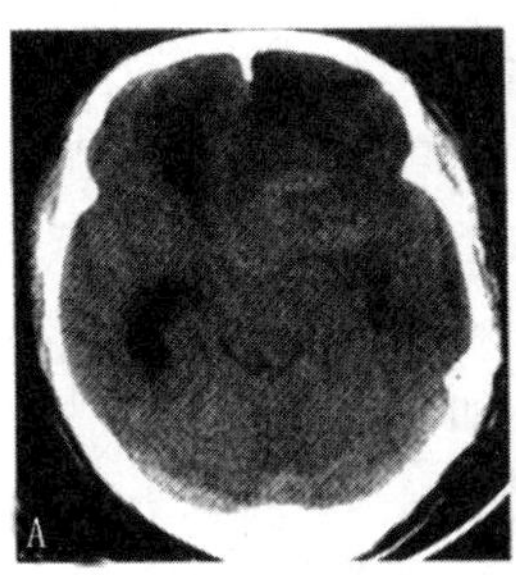

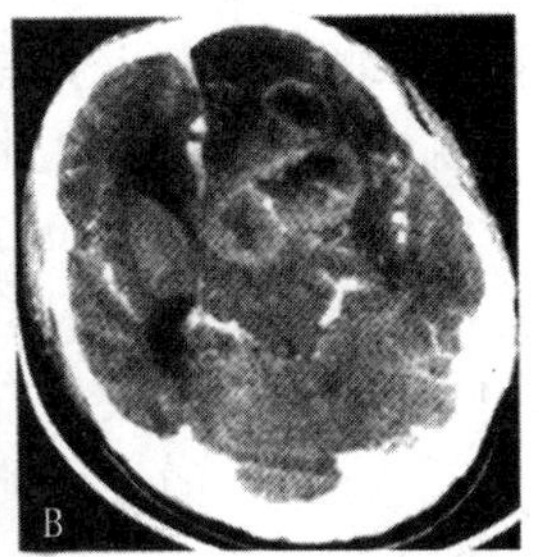

图 11-9　胶质母细胞瘤

A、B 两图为男性患者，17 岁，因头痛 2 个月来院就诊，CT 示：左额叶密度不均肿块影，边界不清，中心及周围低密度，侧脑室受压变形，中线结构向右移位，增强呈环状中度不均强化肿块影，环形欠规则，厚薄不均，内为不均低密度，病灶前较大低密度水肿区。手术病理为胶质母细胞瘤

（三）鉴别诊断

（1）脑梗死：同Ⅱ级星形细胞瘤相鉴别。一般脑梗死与相应供血血管的区域形态相似，如楔形、扇形、底边在外的三角形等，无或轻微占位效应，并且 2～3 周后增强扫描可见小斑片状或结节状强化。

（2）脑脓肿：有相应的临床症状，增强扫描厚壁强化较明显。

（3）转移瘤：一般多发，有明显的水肿。

（四）特别提示

CT 对星形细胞瘤诊断价值有限，MRI 对颅内病变显示尤为清晰，并可以多方位、多参数成像，应补充 MRI 检查。

二、脑膜瘤

(一)病理和临床概述

脑膜瘤多见于中年女性,起源于蛛网膜粒帽细胞,多居于脑外,与硬脑膜粘连。好发部位为矢状窦旁、脑凸面、蝶骨嵴、嗅沟、桥小脑角、大脑镰和小脑幕等,少数肿瘤位于脑室内。肿瘤包膜完整,多由脑膜动脉供血,血运丰富,常有钙化,少数有出血、坏死和囊变。组织学分为上层型、纤维型、过渡型、砂粒型、血管瘤型等 15 型。脑膜瘤以良性为最常见,少部分为恶性,侵袭性生长。

(二)诊断要点

平扫肿块呈等或略高密度,常见斑点状钙化。多以广基底与硬膜相连,类圆形,边界清楚,瘤周水肿轻或无,静脉或静脉窦受压时可出现中度或重度水肿。颅板侵犯引起骨质增生或破坏。增强扫描呈均匀性显著强化(图 11-10)。

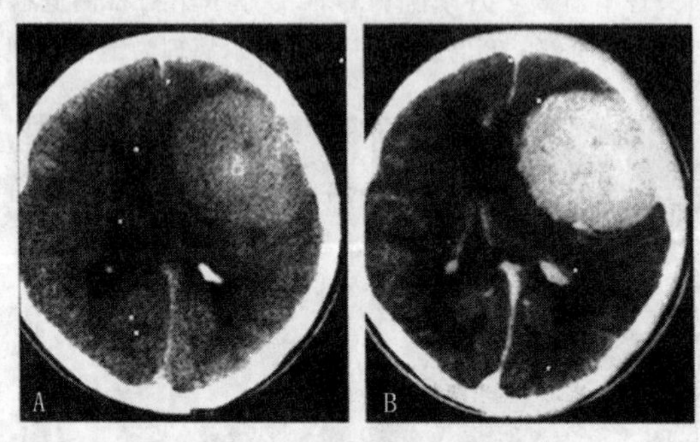

图 11-10　纤维型脑膜瘤

A、B 两图 CT 检查显示肿瘤为卵圆形,均匀的略高密度灶,与硬脑膜相连,邻近脑沟消失,有白质受压征,增强后明显均匀强化。术后病理为纤维型脑膜瘤

少数恶性或侵袭性脑膜瘤可以侵犯脑实质及局部骨皮质,但基本也基于局部脑膜向内、外发展。

(三)鉴别诊断

(1)转移瘤:一般有大片裂隙样水肿及多发病变,较容易鉴别。

(2)胶质瘤:一般位于脑内,与脑膜有关系者,可见为窄基相接,增强强化不如脑膜瘤。

(3)神经鞘瘤:位于桥小脑角区时较难鉴别,但 MRI 有较大意义。

(四)特别提示

CT 对该病有较好的价值,但显示与脑膜的关系不如 MRI。

三、垂体瘤

(一)病理和临床概述

绝大多数为垂体腺瘤。按其是否分泌激素可分为非功能性腺瘤和功能性腺瘤。直径＜10 mm 者为微腺瘤,＞10 mm 者为大腺瘤。肿瘤包膜完整,较大肿瘤常因缺血或出血而发生坏死、囊变,偶可钙化。肿瘤向上生长可穿破鞍隔突入鞍上池,向下可侵入蝶窦,向两侧可侵入海绵窦。

(二)诊断要点

肿瘤较大时,蝶鞍可扩大,鞍内肿块向上突入鞍上池,或侵犯一侧或者两侧海绵窦。肿块呈等或略高密度,内常有低密度灶,均匀、不均匀或环形强化。

局限于鞍内＜10 mm 的微腺瘤,宜采取冠状面观察,平扫不易显示,增强呈等、低或稍高密度结节(图 11-11)。间接征象有垂体高度＞8 mm,垂体上缘隆突,垂体柄偏移和鞍底下陷。

(三)鉴别诊断

(1)颅咽管瘤:位于鞍区一侧,位于鞍区时鞍底无下陷或鞍底骨质无变化。

(2)脑膜瘤:位于蝶嵴的脑膜瘤与脑膜关系密切。

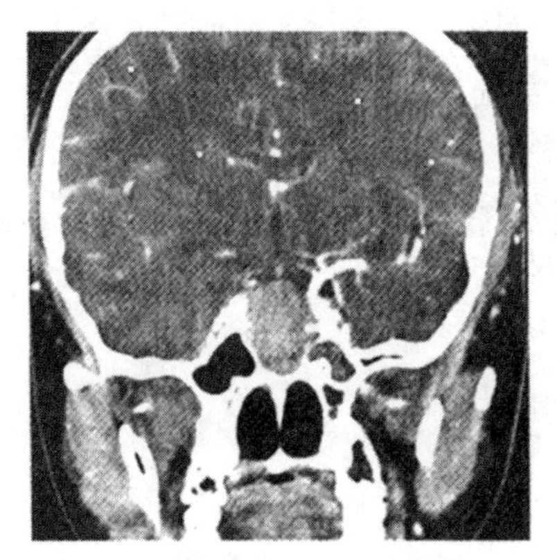

图 11-11　垂体腺瘤

CT 检查示垂体窝内可见类圆形稍高密度影，边界清楚，蝶鞍扩大，鞍底下陷；增强扫描肿瘤均匀强化。术后病理为垂体腺瘤。

（四）特别提示

注意部分垂体微腺瘤 CT 需要冠状位扫描，可以显示垂体柄偏移，正常垂体柄位正中或下端极轻的偏斜（倾斜角为 1.5°左右），若明显偏移肯定为异常。MRI 矢状位、冠状位扫描对显示正常垂体及垂体病变有重要价值。

四、听神经瘤

（一）病理和临床概述

听神经瘤为成人常见的颅后窝肿瘤。起源于听神经鞘膜，早期位于内耳道内，以后长入桥小脑角池，包膜完整，可出血、坏死、囊变。

（二）诊断要点

头颅 X 线平片示内耳道呈锥形扩大，骨质可破坏。CT 示桥小脑角池内等、低或高密度肿块，瘤周轻、中度水肿，偶见钙化或出血，均匀、非均匀或环形强化（图 11-12）。第四脑室受压移位，伴幕上脑积水。骨窗观察内耳道呈锥形扩大。

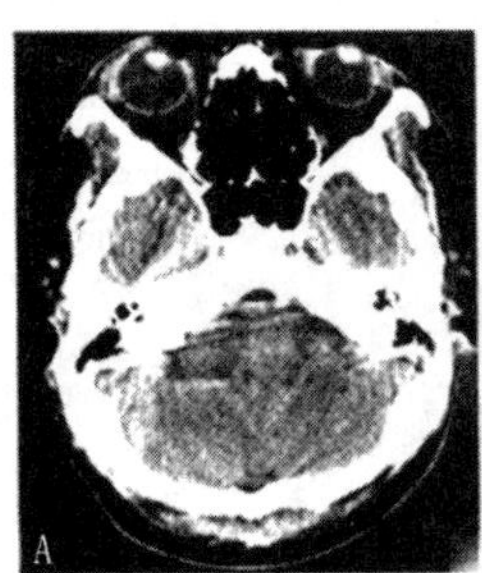

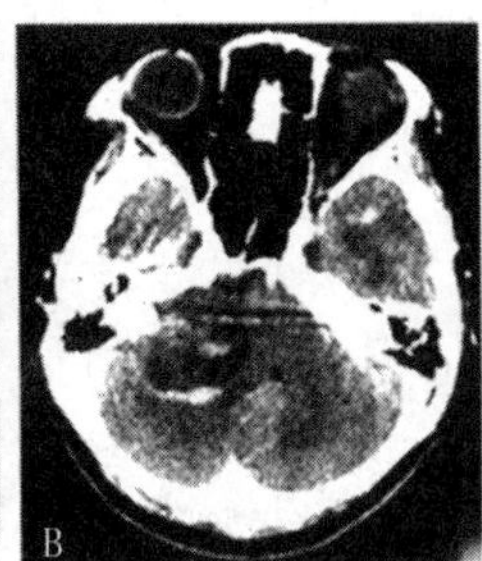

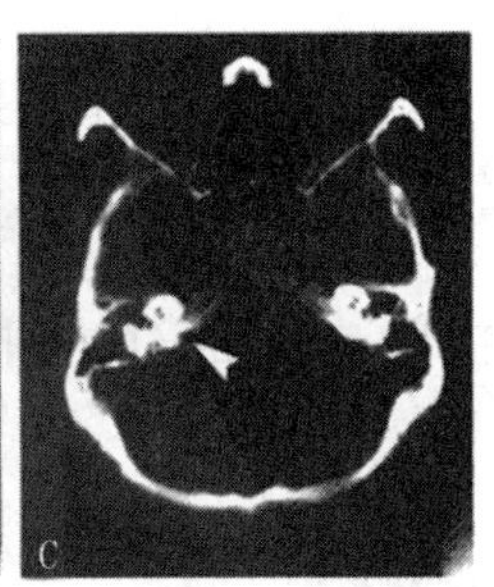

图 11-12　听神经瘤 CT 检查

A、B.女性患者，29 岁，右侧耳鸣 7 个月，近来加重伴共济失调，CT 扫描可见右侧桥小脑角区肿块，宽基于岩骨尖，内有大片囊变区。增强呈实质部分明显强化；C.骨窗观察可见右侧内听道喇叭口扩大（箭头所指），图 C“十”字所示为颈静脉孔

（三）鉴别诊断

1.桥小脑脚区的脑膜瘤

CT 骨窗观察可见内听道无喇叭口样扩大是重要征象。

2.表皮样囊肿

匍行生长、沿邻近蛛网膜下隙铸型发展、包绕其内神经和血管、无水肿等可以鉴别，MRI 对诊断该疾病有很好的优势。

3.颅咽管瘤

CT 可见囊实性病变伴包膜蛋壳样钙化。

4.特别提示

内听道处应薄层扫描,内耳道呈锥形扩大。高强场 MRI 行局部轴位、冠状位扫描可以显示位于内听道内较小的肿瘤。

五、颅咽管瘤

(一)病理和临床概述

颅咽管瘤来源于胚胎颅咽管残留细胞的良性肿瘤,以儿童多见,多位于鞍上。肿瘤可分为囊性和实性,囊性多见,囊壁和实性部分多有钙化,常见为鸡蛋壳样钙化。

(二)诊断要点

鞍上池内类圆形肿物,压迫视交叉和第三脑室前部,可出现脑积水。肿块呈不均匀低密度为主的囊实性改变或呈类圆形囊性灶(图 11-13A),囊壁可以有鸡蛋壳形钙化,实性部分也可以不规则钙化,呈高密度。囊壁和实性部分呈环形均匀或不均匀强化,部分颅咽管瘤呈实性见图 11-13B。

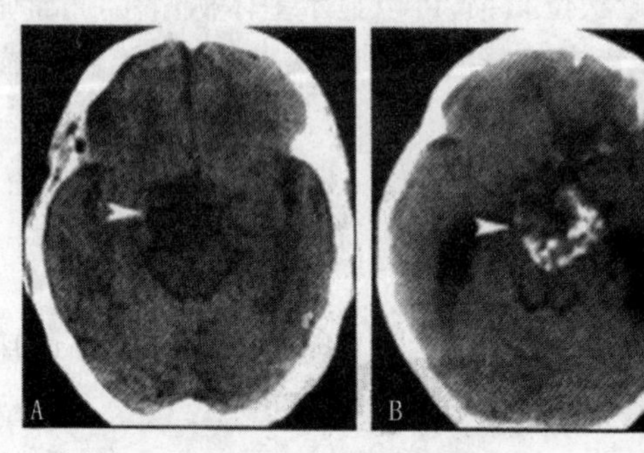

图 11-13　颅咽管瘤

A.男性患者,13 岁,头昏来院检查,CT 显示鞍上池内囊性占位,边界清楚。手术病理证实为囊性颅咽管瘤;B.男性患者,65 岁,因双眼复视 3 年,近来数月有加重来院就诊,CT 显示鞍上池区囊实性肿块,壁多发钙化,边界清楚。手术病理为实性颅咽管瘤

(三)鉴别诊断

垂体瘤及囊变、脑膜瘤等。

(四)特别提示

冠状位扫描更有帮助,应补充 MRI 扫描。

六、转移瘤

(一)病理和临床概述

转移瘤多发于中老年人。顶枕区常见,也见于小脑和脑干。多来自肺癌、乳腺癌、前列腺癌,肾癌和绒癌等原发灶,经血行转移而来。常为多发,易出血、坏死、囊变,瘤周水肿明显。临床上一般有原发肿瘤病史后出现突发肢体障碍或头痛等症状,也有部分患者因出理神经系统症状,经检查发现脑内转移灶后再进一步查找原发灶。

(二)诊断要点

典型征象是“小肿瘤、大水肿”,部分肿瘤平扫无显示,增强扫描有明显强化后显示清晰,可以只有很小的肿瘤病灶,便可出现大片指压状水肿低密度影(图 11-14)。

(三)鉴别诊断

(1)脑猪囊尾蚴病:有疫区居住史,可见壁结节或钙化,脑炎,一般结合临床表现及实验室检查可以做出诊断。

(2)多发脑膜瘤：根据有无水肿及与脑膜关系可以鉴别。

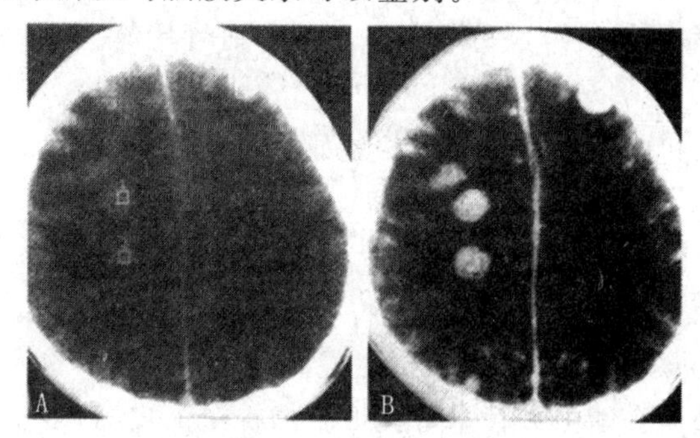

图 11-14　转移瘤

男性患者，68岁，1年前右下肺癌手术切除病史，7 d前无明显诱因下出现头痛、呕吐，CT检查可见双侧额顶叶可见多发类圆形结节灶，周围可见大片水肿带，增强病灶明显均匀强化，边界清晰

(3)胶质母细胞瘤：瘤内有出血、坏死，显著不均匀强化等。

(四)特别提示

须注意的是部分肿瘤要增强扫描才能显示，MRI显示效果要优于CT。

七、少支神经胶质瘤

(一)病理和临床概述

少支神经胶质瘤多发于30～50岁，约占颅内肿瘤3%。以额叶、顶叶等常见，很少发生于小脑和脑桥。肿瘤发生于白质内，沿皮质灰质方向生长，常暴及软、硬膜，可侵及颅骨和头皮。肿瘤乏血供，多钙化，钙化常位于血管壁和血管周围。可以伴囊变和出血。病理上可以分为单纯型和混合型，但影像学上难以区分。

(二)诊断要点

好发于额叶。肿瘤位置一般较表浅，位于皮质灰质或灰质下区，边界清楚或不清楚。肿瘤内囊变及钙化使密度不均匀，呈高、低混杂密度。钙化多为条带状、斑块状及大片絮状，囊变可以单或多囊，少见出血。瘤周水肿及占位效应较轻微(图11-15)。

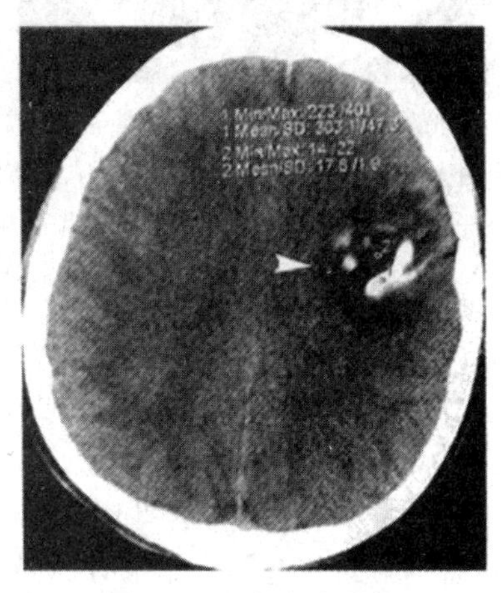

图 11-15　少支胶质瘤

男性患者，42岁，癫痫偶发1年，发作间隔缩短约2个月，CT显示左侧额顶叶边界清楚肿瘤，内可见条片状钙化，钙化CT值约303 HU，占位效应轻微。手术病理结果为少支胶质瘤

(三)鉴别诊断

1.星形细胞瘤

常位于脑白质及其深部，而少支胶质瘤位于脑表浅皮质和皮质灰质下区。

2.神经颜面综合征

一般为小点状钙化,有明显的三叉神经分布区域颜面部血管痣等。

(四)特别提示

需要注意的是与一般钙化和血管畸形的钙化相鉴别。MRI 显示软组织肿瘤的效果要优于 CT,但显示钙化的效果较差。

八、室管膜瘤

(一)病理和临床概述

室管膜瘤为发生于脑室壁与脊髓中央管室管膜细胞的神经上皮瘤,多发于儿童及青少年,占颅内肿瘤1.9%~7.8%。占小儿颅内肿瘤的13%,男女比例为3∶2。室管膜瘤为中等恶性程度肿瘤。多于术后通过脑脊液种植转移。好发部位第四脑室底部最为常见,其次为侧脑室、第三脑室、脊髓、终丝和脑实质。临床表现因肿瘤生长部位不同而异。一般主要有颅内高压、抽搐、视野缺损等,幕下肿瘤还可以伴有共济失调。

(二)诊断要点

幕下室管膜瘤为等、稍低密度软组织肿块,有时可以在肿瘤周围见到残存第四脑室及瘤周水肿,呈低密度环状影。CT 可以显示瘤内钙化及出血,钙化约占一半,呈点状或位于瘤周。增强扫描肿瘤有轻至中度强化(图 11-16)。

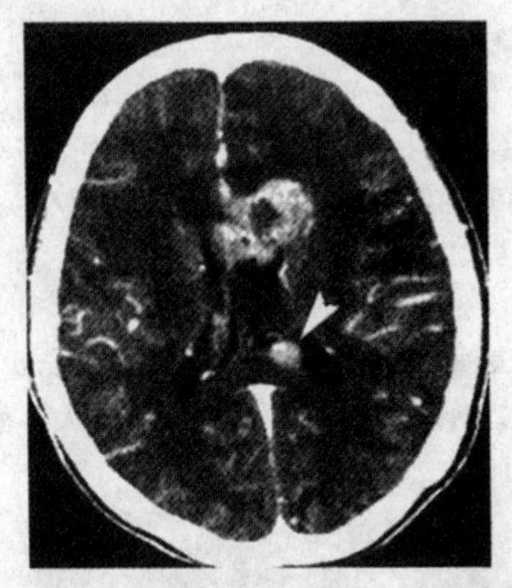

图 11-16　侧脑室内室管膜瘤伴种植转移

男性患者,19 岁,因头昏 1 个月,抽搐 1 d 就诊,CT 扫描可见左侧侧脑室前角肿块,瘤内有囊变,左侧侧脑室体部后壁可见一结节灶。增强扫描肿块及结节有明显强化。手术病理为侧脑室内室管膜瘤伴种植转移幕上室管膜瘤囊变及出血较幕下多见,肿瘤有较显著强化。

(三)鉴别诊断

(1)髓母细胞瘤:一般位于幕下,应行 MRI 矢状位扫描,可见显示发生部位为小脑蚓部。

(2)毛细胞星形细胞瘤。

(四)特别提示

MRI 矢状位及冠状位扫描显示肿瘤与第四脑室关系非常有优势,对诊断有重大价值。

九、髓母细胞瘤

(一)病理和临床概述

髓母细胞瘤好发于颅后窝,以小脑蚓部最常见,多发于男性儿童,约占儿童颅后窝肿瘤的18.5%。髓母细胞瘤为原始神经外胚层瘤,恶性程度较高。一般认为起源于髓帆生殖中心的胚胎残余细胞,位于蚓部或下髓帆,再向下生长而填充枕大池。本病起病急,病程短,多在三个月内死亡。

（二）诊断要点

平扫为边缘清楚的等或稍高密度肿瘤，周边可见低密度第四脑室影（图 11-17）。增强扫描主要呈中等或轻度强化，少部分可以明显强化或不强化。

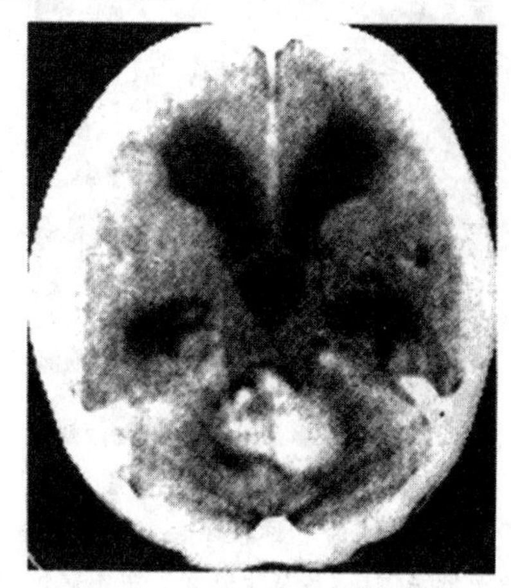

图 11-17　髓母细胞瘤

3 岁患者，因呕吐、步态不稳 2 周就诊，CT 增强扫描可见第四脑室内肿块，有中等均匀强化。手术病理为髓母细胞瘤

（三）鉴别诊断

同第四脑室室管膜瘤、毛细胞星形细胞瘤等鉴别。

（四）特别提示

MRI 矢状位及冠状位扫描显示肿瘤与第四脑室关系，非常有优势，对诊断有重大价值。

十、原发性淋巴瘤

（一）病理和临床概述

中枢神经系统原发性淋巴瘤是相对罕见的颅内肿瘤，占颅内原发瘤的 0.8%～1.5%。均为非霍奇金病。但近年来由于获得性免疫缺陷综合征（AIDS）及器官移植术后服用大量免疫抑制药的患者增多，淋巴瘤的发生率逐年增高。原发性淋巴瘤恶性程度高，病程短，如不及时治疗。患者将会在短期内死亡。因此早期诊断意义重大。好发于额叶、颞叶、基底核区、丘脑，也可以发生于侧脑室周围白质、胼胝体、顶叶、三角区、鞍区及小脑半球、脑干。临床表现无特异性，主要有：①基底部脑膜综合征，头痛、颈项强直、脑神经麻痹及脑积水等，脑脊液检查可见瘤细胞；②颅内占位症状，癫痫、精神错乱、痴呆、乏力及共济失调等。

（二）诊断要点

平扫大多数为稍高密度肿块，也可以表现为等密度，一般密度均匀，呈圆形或类圆形，边界多数较清楚或呈浸润性生长使边界欠清。瘤内囊变、出血、钙化相对少见。肿瘤可以单发亦可以多发，大小不等。病灶占位效应轻微，瘤周水肿轻或中等（图 11-18）。

继发于 AIDS 或其他免疫功能缺陷时，病理上常有瘤中心坏死，CT 上表现为低密度灶。增强扫描肿瘤大多数均匀强化，少数形态不规则，边缘不清及强化不均匀。沿室管膜种植转移者可见室管膜不均匀增厚并明显强化。侵及脑膜者亦如此。AIDS 患者，病灶可见低密度周围的环形强化。

（三）鉴别诊断

（1）继发淋巴瘤：临床上有 AIDS 或器官移植史，一般难以鉴别。

（2）转移瘤：多发，大片水肿。

（3）其他：需要鉴别的还有星形细胞瘤、脑膜瘤等。

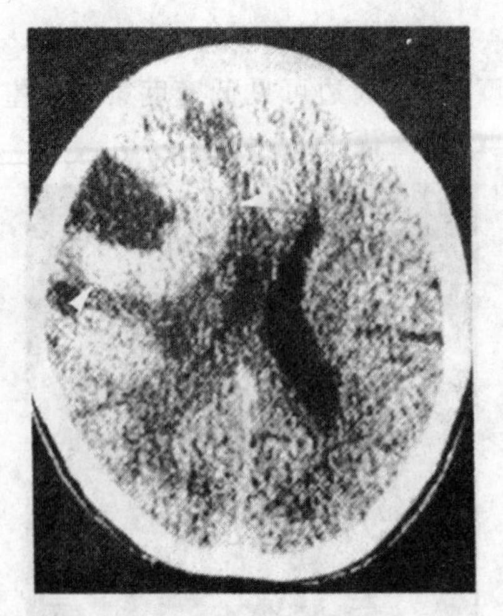

图 11-18　原发性淋巴瘤

男性患者,36 岁,因头痛 1 周来院就诊,CT 平扫见右侧额叶巨大肿块,呈类圆形稍高密度,中央有低密度影,宽基于脑膜。手术病理为原发性淋巴瘤

(四)特别提示

CT 与 MRI 均可以作为首选方法,但 MRI 增强扫描时剂量增加后可以显示小病变,T2WI 显示瘤周水肿效果非常好。

十一、血管母细胞瘤

(一)病理和临床概述

血管母细胞瘤,又叫成血管细胞瘤,系起源于内皮细胞的良性肿瘤,占中枢神经系统原发性肿瘤的 1.1%~2.4%。好发于小脑,亦见于延髓及脊髓,罕见于幕上。发生于任何年龄,以中年男性多见。病理上常为囊性,含实性壁结节,壁结节常靠近软脑膜,以便于接受血供。实性者常为恶性,预后较差。临床症状较轻微或呈间歇性,有头痛、头晕、呕吐、眼球震颤、言语不清等症状。

(二)诊断要点

平扫时囊性肿瘤表现为均匀的低密度灶,囊液内因含蛋白及血液,密度较脑脊液稍高,囊性肿瘤的壁结节多为等或稍低密度(图 11-19A)。增强后囊性肿瘤壁不强化或轻度强化,壁结节明显强化(图11-19B)。

实性肿瘤多为等或稍低密度混杂灶,呈轻度或中等强化。

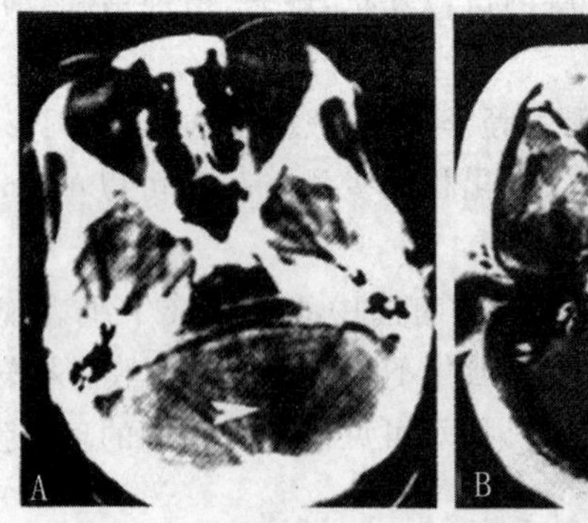

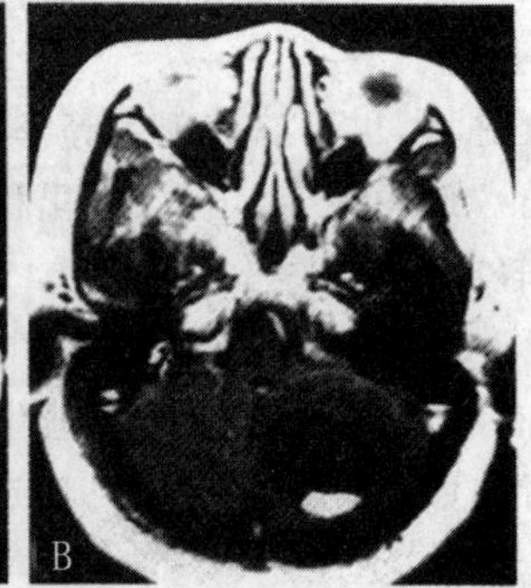

图 11-19　血管母细胞瘤

A.男性患者,48 岁,因头痛、呕吐及共济失调来院就诊,CT 平扫可见左侧小脑半球可见囊性灶,边界及壁结节显示欠清。手术病理为血管母细胞瘤;B.与前者为同一患者,MRI 增强显示囊性灶,壁轻微强化,后壁上有明显强化的壁结节

(三)鉴别诊断

囊性肿瘤需要与星形细胞瘤、脑脓肿、转移瘤相鉴别,详见相关章节。实性肿瘤需要与星形细胞瘤等

相鉴别。

(四)特别提示

CT 平扫不容易发现壁结节，增强效果较好，但与 MRI 比较应以后者作为首选方法，MRI 增强多方位扫描，显示壁结节效果极佳。

(朱肖凯)

第五节 脑血管病变 CT 诊断

急性期脑血管疾病(CVD)以脑出血和脑梗死多见，CT 和 MRI 诊断价值大；动脉瘤和血管畸形则需配合 DSA、CTA 或 MRA 诊断。

一、脑出血

(一)病理和临床概述

脑出血是指脑实质内的出血，依原因可分为创伤性和非创伤性，后者又称原发性或自发性脑内出血，多指高血压、动脉瘤、血管畸形、血液病和脑肿瘤等引起的出血，以高血压性脑出血常见，多发于中老年高血压和动脉硬化患者。出血好发于基底核、丘脑、脑桥和小脑，易破入脑室。血肿及伴发的脑水肿引起脑组织受压、软化和坏死。血肿演变分为急性期、吸收期和囊变期，各期时间长短与血肿大小和年龄有关。

(二)诊断要点

呈边界清楚的肾形、类圆形或不规则形均匀高密度影，周围水肿带宽窄不一，局部脑室受压移位。(图 11-20)破入脑室可见脑室内积血。

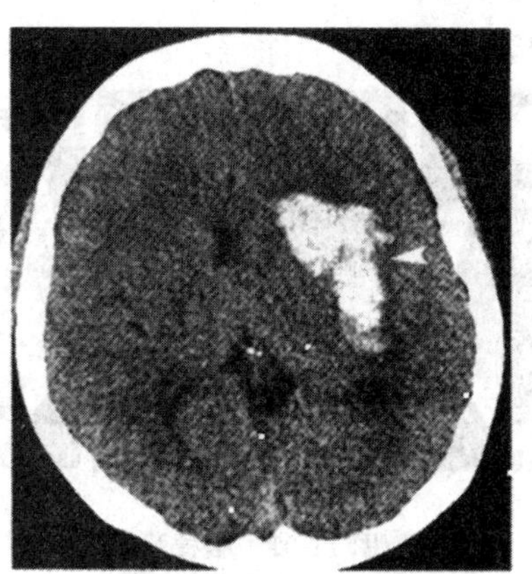

图 11-20 脑出血

女性患者，68 岁，突发言语不清、左侧肢体偏瘫 4 h 就诊，CT 显示左侧基底核区条片状高密度影，左侧侧脑室受压变形

急性期表现为脑内密度均匀一致的高密度灶，呈卵圆形或圆形为主，CT 值为 50～80 HU；吸收期始于 3～7 d，可见血肿周围变模糊，水肿带增宽，血肿缩小并密度减低，小血肿可完全吸收；囊变期始于 2 个月以后，较大血肿吸收后常遗留大小不等的囊腔，伴有不同程度的脑萎缩。

(三)鉴别诊断

脑外伤出血，结合外伤史可以鉴别。

(四)特别提示

血肿不同演变时期 CT 显示的密度不同，容易误诊，应密切结合临床。

二、脑梗死

(一)病理和临床概述

脑梗死包括缺血性和出血性脑梗死及腔隙性脑梗死。缺血性脑梗死是指脑血管闭塞导致供血区域脑组织缺血性坏死。其原因有:①脑血栓形成,继发于脑动脉硬化、动脉瘤、血管畸形、炎性或非炎性脉管炎等;②脑栓塞,如血栓、空气、脂肪栓塞;③低血压和凝血状态。病理上分为缺血性、出血性和腔隙性脑梗死。出血性脑梗死是指部分缺血性脑梗死继发梗死区内出血。腔隙性脑梗死系深部髓质小动脉闭塞所致,为脑深部的小梗死,在脑卒中病变中占 20%,主要好发中老年人,常见于基底核、内囊、丘脑、放射冠及脑干。

(二)诊断要点

1.缺血性梗死(图 11-21A)

CT 示低密度灶,其部位和范围与闭塞血管供血区一致,皮髓质同时受累,多呈扇形。基底贴近硬膜。可有占位效应。2～3 周时可出现“模糊效应”,病灶变为等密度而不可见。增强扫描可见脑回状强化。1～2 个月后形成边界清楚的低密度囊腔。

2.出血性梗死(图 11-21B)

CT 示在低密度脑梗死灶内,出现不规则斑点、片状高密度出血灶,占位效应较明显。

3.腔隙性梗死(图 11-21C)

CT 表现为脑深部的低密度缺血灶,大小 5～15 mm,无占位效应。

(三)鉴别诊断

1.胶质瘤

详见胶质瘤章节。

2.脑炎

结合病史和临床症状及实验室检查。

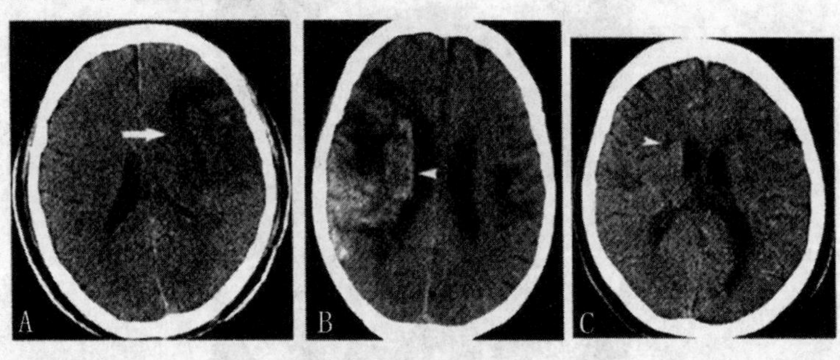

图 11-21　脑梗死

A.男性患者,75 岁,突发肢体偏瘫 1 d,CT 显示左侧额、颞叶大片低密度梗死灶;B.女性,64 岁,突发肢体偏瘫 5 h,经诊断为右颞大片脑梗死后入院后行溶栓治疗。3 d 后病情加重,CT 显示右侧颞顶叶大片出血性脑梗死;C.女性,67 岁,头昏 3 d,CT 显示右侧颞叶基底核区腔隙性脑梗死(箭头)

(四)特别提示

CT 对急性期及超急性期脑梗死的诊断价值不大,应行 MRI 弥散加权扫描。病情突然加重时应行 CT 复查,明确有无梗死后出血即出血性脑梗死,以指导治疗。

三、动脉瘤

(一)病理和临床概述

动脉瘤好发于脑底动脉环及附近分支,是蛛网膜下隙出血的常见原因,发生的主要原因是血流动力学改变,尤其是血管分叉部血癌流动对血臂壁形成剪切力以及搏动压力造成血管壁退化;动脉粥样硬化也是常见因素；另外常与其他疾病伴发，如纤维肌肉发育异常，马方综合征等。按形态可分为常见的浆果形、少见的梭形及罕见的主动脉夹层。浆果形的囊内可有血栓形成。

（二）诊断要点

分为三型，Ⅰ型无血栓动脉瘤（图 11-22A），平扫呈圆形高密度区，均一性强化；Ⅱ型部分血栓动脉瘤（图 11-22B），平扫中心或偏心处高密度区，中心和瘤壁强化，其间血栓无强化，呈"靶征"；Ⅲ型完全血栓动脉瘤，平扫呈等密度灶，可有弧形或斑点状钙化，瘤壁环形强化。动脉瘤破裂时 CT 图像上多数不能显示瘤体，但可见并发的蛛网膜下隙出血，脑内血肿、脑积水、脑水肿和脑梗死等改变。

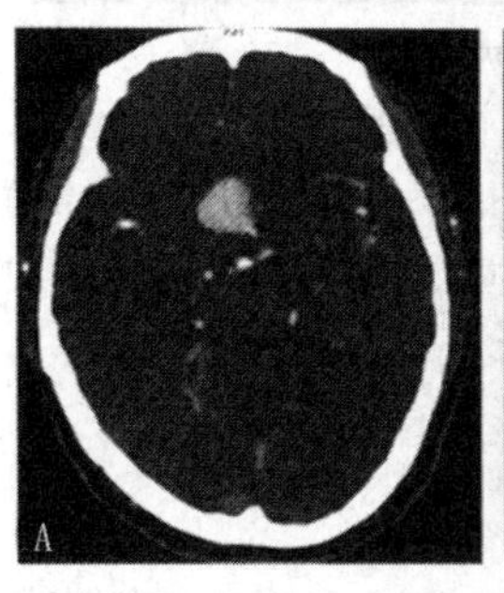

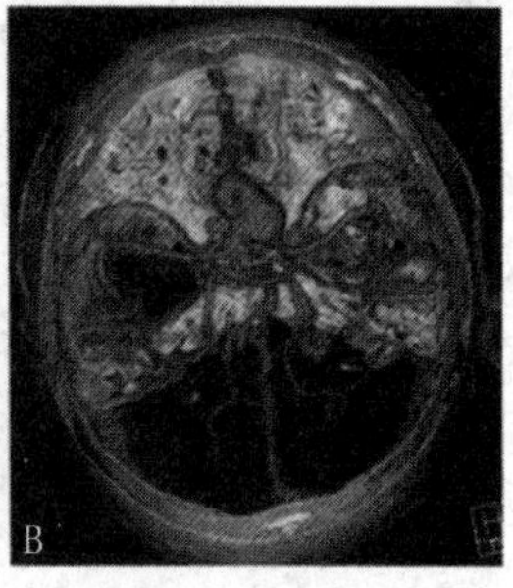

图 11-22　前交通动脉瘤

A.男性患者，24 岁，因不明原因蛛网膜下隙出血而行 CT 检查，增强可见鞍上池前方可见一囊样结节灶，强化程度与动脉相仿；B.CTA 的 VRT 重建显示前交通动脉瘤

（三）鉴别诊断

1.脑膜瘤

与脑膜宽基相接。

2.脑出血

结合病史及临床症状。

（四）特别提示

CTA 对动脉瘤显示价值重大，可以立体旋转观察载瘤动脉、瘤颈及其同周围血管的空间关系。

四、脑血管畸形

（一）病理和临床概述

脑血管畸形为胚胎期脑血管的发育异常，根据 McCormick 1996 年分类，分为动、静脉畸形、静脉畸形、毛细血管扩张症、血管曲张和海绵状血管瘤等。动、静脉畸形最常见，好发于大脑中动脉、后动脉系统，由供血动脉、畸形血管团和引流静脉构成。好发于男性，以 20～30 岁最常见。儿童常以脑出血、成人以癫痫就诊。

（二）诊断要点

显示不规则混杂密度灶，可有钙化，并呈斑点或弧线形强化，水肿和占位效应缺乏（图 11-23A）。可合并脑血肿、蛛网膜下隙出血及脑萎缩等改变。

（三）鉴别诊断

海绵状血管瘤，增强扫描呈轻度强化，病灶周围无条状、蚓状强化血管影。MRI 可显示典型的网格状或爆米花样高低混杂信号，周围见低信号环。

（四）特别提示

CTA 价值重大，可以立体旋转观察供血动脉和引流静脉（图 11-23B）。MRA 显示更清楚。

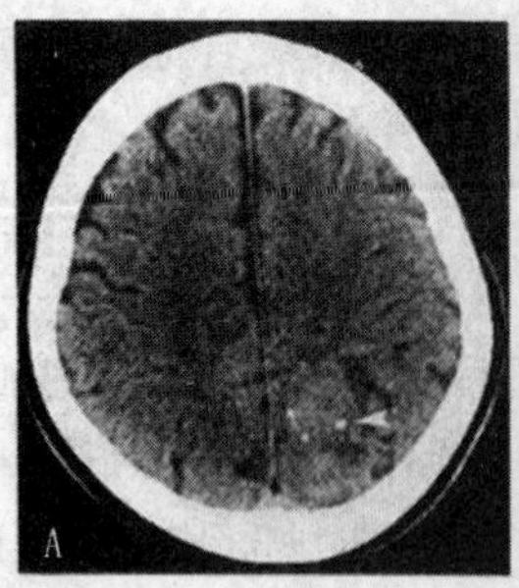
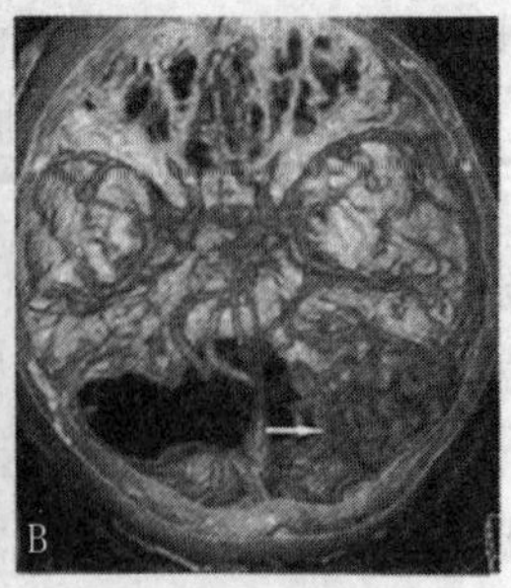

图 11-23 颅内动静脉畸形

A.男性,患者 19 岁,因癫痫不规则发作 5 年来院检查,CT 平扫显示左侧顶、枕部脑实质内可见多发斑点状钙化影,局部脑实质密度增高。DSA 证实为颅内动静脉畸形;B.CTA 的 VRT 重建显示为左侧顶枕叶 AVM

(朱肖凯)

第六节 颅内感染 CT 诊断

颅内感染的病种繁多,包括细菌、病毒、真菌和寄生虫感染,主要通过血行性感染或邻近感染灶直接扩散侵入颅内,少数可因开放性颅脑损伤或手术造成颅内感染。改变包括脑膜炎、脑炎和动静脉炎。

一、脑脓肿

(一)病理和临床概述

脑脓肿以耳源性常见,多发于颞叶和小脑;其次为血源性、鼻源性、外伤性和隐源性等。病理上分为急性炎症期、化脓坏死期和脓肿形成期。

(二)诊断要点

急性炎症期呈大片低密度灶,边缘模糊,伴占位效应,增强无强化;化脓坏死期,低密度区内出现更低密度坏死灶,轻度不均匀性强化;脓肿形成期,平扫见等密度环,内为低密度并可有气泡影,呈环形强化,其壁完整、光滑、均匀,或多房分隔(图 11-24)。

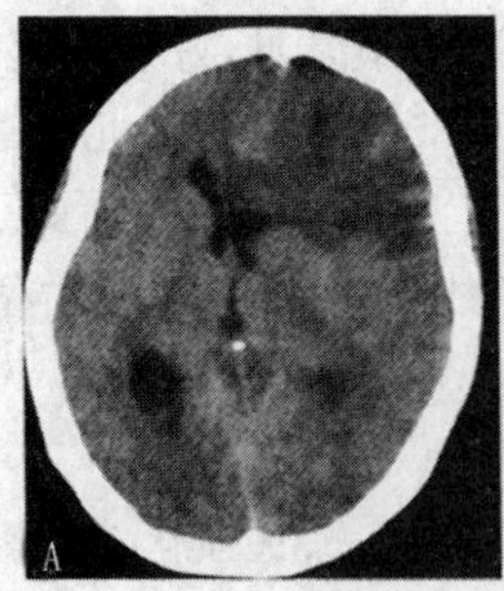
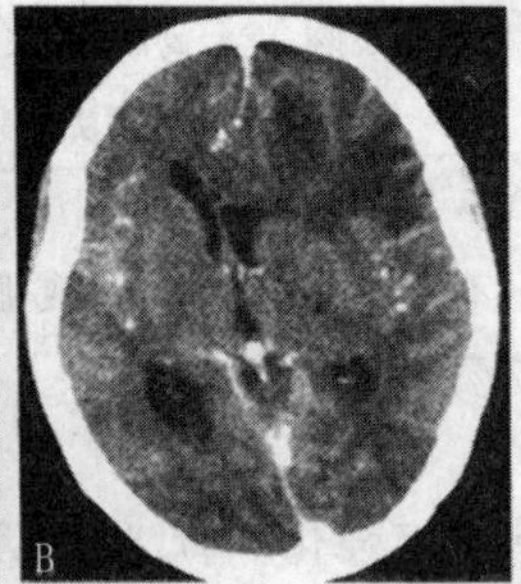

图 11-24 脑肿瘤

男性患者,24 岁,因头痛、呕吐 2 d 入院,CT 平扫显示左额叶不规则低密度灶,占位效应明显。增强可见病灶呈环形均匀强化,未见明显壁结节,中心低密度区无明显变化,周围水肿明显,左侧侧脑室前角明显受压移位变形。考虑为脓肿形成,经抗感染治疗后情况好转

(三)鉴别诊断

(1)胶质瘤:胶质瘤的环状强化厚薄不均,形态不规则,常呈花环状、结节状强化,中心坏死区密度不等,CT 值常大于 20 HU。

(2)脑梗死多见于老年高血压患者,有明确突发病史,经复查随访,占位效应减轻。

(3)与肉芽肿病鉴别。

(四)特别提示

CT诊断该病应结合病史、脑脊液检查。

二、结核性脑膜脑炎

(一)病理和临床概述

结核性脑膜脑炎是结核菌引起脑膜弥漫性炎性反应,并波及脑实质,好发于脑底池。脑膜渗出和肉芽肿为其基本病变,可合并结核球、脑梗死和脑积水。

(二)诊断要点

CT早期可无异常发现。脑底池大量炎性渗出时,其密度增高,失去正常透明度;增强扫描脑膜广泛强化,形态不规则。内芽肿增生则见局部脑池闭塞并结节状强化。

脑结核球平扫呈等或低密度灶,增强扫描呈结节状或环形强化。

(三)鉴别诊断

蛛网膜下隙出血,平扫呈高密度,增强扫描无明显强化,脑底池形态规则,无局部闭塞及扩张改变;此外需同脑囊虫病,转移瘤及软脑膜转移等鉴别,需结合病史。

(四)特别提示

CT诊断应结合脑脊液检查、X线胸片检查等。

三、脑猪囊尾蚴病

(一)病理和临床概述

脑猪囊尾蚴病系猪绦虫囊尾蚴在脑内异位寄生所致。人误食绦虫卵或节片后,卵壳被胃浊消化后,蚴虫经肠道血流而散布于全身寄生。脑猪囊尾蚴病为其全身表现之一,分为脑实质型、脑室型、脑膜型和混合型。脑内囊虫的数目不一,呈圆形,直径4～5 mm。囊虫死亡后退变为小圆形钙化点。

(二)诊断要点

脑实质型CT表现为脑内散布多发性低密度小囊,多位于皮、髓质交界区,囊腔内可见致密小点代表囊虫头节。不典型者可表现为单个大囊、肉芽肿、脑炎或脑梗死。脑室型以第四脑室多见;脑膜型多位于蛛用膜下隙,和脑膜粘连,CT直接征象有限,多间接显示局部脑室或脑池扩大,相邻脑实质光滑受压。常合并脑积水。囊壁、头节和脑膜有时可强化。

(三)鉴别诊断

1.蛛网膜囊肿

常位于颅中窝、侧裂池,边缘较平直,可造成颅骨压迫变薄。

2.转移癌

呈大小不一的圆形低密度灶,增强扫描环状、结节状强化,病灶周围明显水肿。

3.脑结核

结合病史、CT特点可以区别。

(四)特别提示

需要结合有无疫区居住史、有无生食史等。

四、急性播散性脑脊髓炎

(一)病理和临床概述

急性播散性脑脊髓炎或称急性病毒性脑脊髓炎,可见于病毒(如麻疹、风疹、水痘等)感染后或疫苗(如牛痘疫苗、狂犬病疫苗等)接种后,临床表现为发热、呕吐、嗜睡、昏迷。一般在病毒感染后2～4 d或疫苗接种后 10～13 d 发病。发病可能与自身免疫机制有关。

(二)诊断要点

CT 表现急性期脑白质内多发、散在性低密度灶，半卵圆中心区明显，有融合倾向，增强呈环形强化。慢性期表现为脑萎缩。

急性病毒性脑炎时，主要表现为早期脑组织局部稍肿胀，中、后期可以出现密度减低(图 11-25)，增强扫描可以有局部软脑膜强化，增厚改变，脑沟显示欠清。

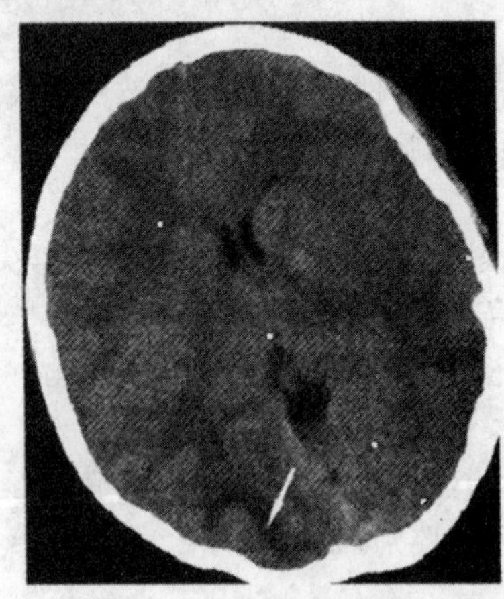

图 11-25　病毒性脑炎

女性患者，11 岁，因头昏嗜睡 2 d，CT 可见右侧枕叶局部脑皮质肿胀、白质水肿改变，经脑脊液检查证实为病毒性脑炎

(三)鉴别诊断

同软脑膜转移、结核性脑膜炎等鉴别。

(四)特别提示

应进行脑脊液检查。MRI 成像及增强扫描对显示该病有很好的效果。

五、肉芽肿性病变

(一)病理和临床概述

肉芽肿种类繁多，主要有炎症性和非炎症性。侵犯脑内的肉芽肿主要有炎症性，其中以结核性最常见。炎症性肉芽肿是炎症局部形成主要以巨噬细胞增生构成的境界清楚的结节样病变。病因有：结核、麻风、梅毒、真菌及寄生虫、异物、其他疾病等。临床表现与颅内占位类似。

(二)诊断要点

CT 平扫表现等或稍高密度的边界清楚的结节灶(图 11-26)。增强扫描呈结节样强化，也可以因内部发生坏死而呈环形强化，后者常见于结核性肉芽肿。少部分肉芽肿内可见钙化。可以单发或多发。好发于大脑皮质灰质下。

(三)鉴别诊断

(1)脑转移肿瘤，水肿较明显，增强扫描呈环状或结节状，一般有原发病史，临床复查随访进展明显。

(2)同部分脑肿瘤鉴别困难。

(四)特别提示

应进行脑脊液检查。MRI 成像及增强扫描对显示该病有很好的效果。

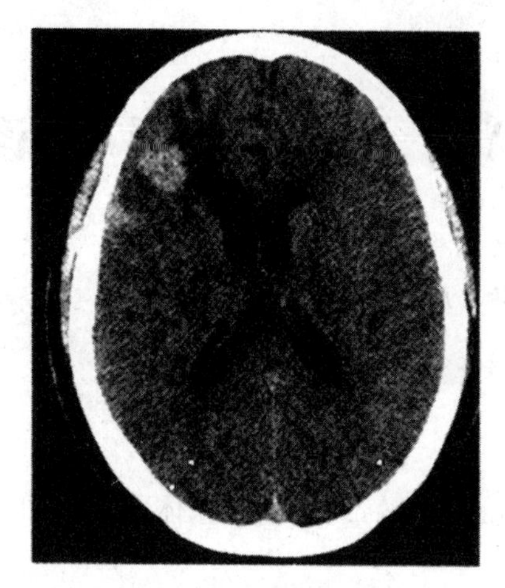

图 11-26　结核性肉芽肿

男性患者，32 岁，因头晕嗜睡 3d 就诊，CT 平扫显示右侧额、颞叶大脑皮质灰质下及灰质区可见高密度结节灶，右侧侧脑室前角扩大伴局部白质区低密度改变，手术病理检查为结核性肉芽肿

（朱肖凯）

第七节　脱髓鞘疾病 CT 诊断

一、病理和临床概述

脱髓鞘疾病是一组以神经组织髓鞘脱失为主要病理改变的疾病。可分为原发性和继发性两类。多发性硬化是继发性脱髓鞘疾病中最常见的一种，病因不明，以脑室周围髓质和半卵圆中心多发性硬化斑为主，也见于脑干、脊髓和视神经。20～40 岁女性多见，临床上呈多灶性脑损害，或伴有视神经和脊髓症状，病程缓解与发作交替且进行性加重。

二、诊断要点

侧脑室周围和半卵圆中心显示多灶性低或等密度区，也见于脑皮质、小脑、脑干和脊髓，多无占位效应。活动期病灶有强化，激素治疗后或慢性期则无强化。

三、鉴别诊断

（一）老年脑

可以出现脑白质变化，但正常老年人无多发硬化的临床病表现，且很少 60 岁以后发病。

（二）SLE

患者有时脑白质改变类似多发硬化，但脑室周围白质变化较重，外周部分白质变化较轻，脑皮质常伴萎缩。

四、特别提示

MRI 对硬化斑的显示远较 CT 敏感，尤其是在小脑和脑干。激素治疗效果较好。MRI 矢状面上有特征表现，病灶为条状垂直于侧脑室。硬化斑 T1WI 呈稍低或等信号，T2WI 和水抑制像均呈高信号。

（朱肖凯）

第八节　先天性畸形CT诊断

先天性畸形种类很多,仅分述如下几种。

一、胼胝体发育不全

(一)病理和临床概述

胼胝体发育不全是较常见的颅脑发育畸形,包括胼胝体完全缺如和部分缺如,常合并脂肪瘤。

(二)诊断要点

侧脑室前角扩大、分离,体部距离增宽,并向外突出,三角部和后角扩大,呈"蝙蝠翼"状。第三脑室扩大并向前上移位于分离的侧脑室之间,大脑纵裂一直延伸到第三脑室顶部。合并脂肪瘤时可见纵裂池为负CT值伴边缘钙化。

(三)鉴别诊断

一般无需鉴别。

(四)特别提示

由于MRI可以多方位成像,并且矢状位和冠状位显示胼胝体非常清楚,所以对该病诊断有重要意义。

二、Chiari畸形

(一)病理和临床概述

Chiari畸形又称小脑扁桃体下疝畸形,系后脑的发育异常。小脑扁桃体变尖延长,经枕大孔下疝入颈椎管内,可合并延髓和第四脑室下移、脊髓空洞和幕上脑积水等。

(二)诊断要点

CT主要表现为幕上脑积水,椎管上端后部类圆形软组织,为下疝的小脑扁桃体。X线平片可显示颅、颈部的畸形。

(三)鉴别诊断

一般无需鉴别。

(四)特别提示

由于MRI可以多方位成像,并且矢状位显示脑干、延髓与枕大孔关系及颈髓内部结构非常清楚,所以对该病诊断有重要意义。应行MRI检查。

三、脑颜面血管瘤综合征

(一)病理和临床概述

脑颜面血管瘤综合征又称Sturge-Weber综合征,属于先天性神经皮肤血管发育异常疾病。与神经外胚层和血管中胚层组织发育障碍有关。主要病理改变为颅内血管畸形、颜面三叉神经分布区皮肤血管痣及眼球脉络膜血管畸形。脑的基本病变为覆盖皮质灰质表面的软脑膜血管异常瘤样改变,好发于枕叶或顶枕叶、额叶或颞极,并可以导致血管闭塞、脑组织缺血、萎缩等改变。临床表现主要有:癫痫,部分患者伴偏瘫、不同程度智力低下,颜面部沿三叉神经分布的血管痣的发生常与颅内血管瘤同侧。

(二)诊断要点

CT主要表现为枕叶或顶枕叶、额叶或颞极不规则斑片状高密度影或斑点状钙化,局部可以伴发脑萎缩或广泛脑萎缩改变(图11-27A)。增强少数病例可以看到钙化部位及周围不规则的轻微脑皮质强化。

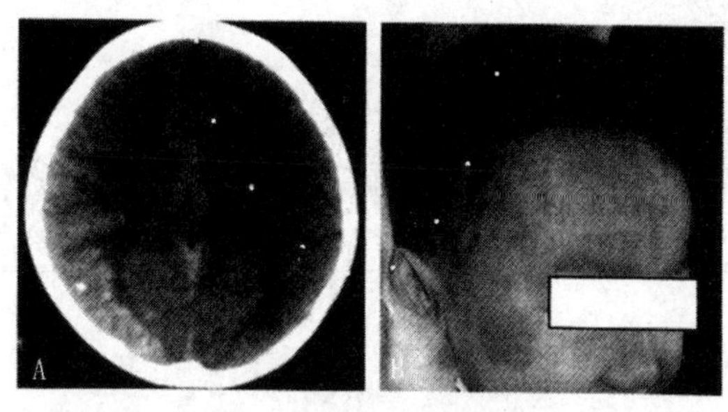

图 11-27　脑颜面血管瘤综合征

A.男性患者，4 岁，因癫痫发作来院就诊，CT 显示右侧顶枕叶皮质灰质区密度增高，脑回可见多发斑点状钙化；B.与前图同一患者，可见患者右侧三叉神经分布区大片红色血管痣，结合 CT 脑内表现，诊断为脑颜面血管瘤综合征

（三）鉴别诊断

一般无需鉴别。

（四）特别提示

CT 由于对钙化显示效果较 MRI 好，结合临床上三叉神经分布区颜面部血管痣（图 11-27B），对该病诊断有重要意义。

（朱肖凯）

第十二章　消化系统CT诊断

第一节　正常消化系统及实质脏器CT表现

一、食管

食管全程大部分被脂肪所包绕，在胸部CT横断面图像呈圆形软组织阴影，位于胸椎及胸主动脉前方区域。充分扩张食管壁厚度约3 mm，>5 mm为异常改变。胃食管连接部管壁较厚，不要误诊为病变。约50%食管CT检查时食管内含有气体，气体应位于中央。

二、胃

胃体积较大，应常规做空腹准备，检查前口服800～1 000 mL清水，使胃充分扩张。胃壁厚度因扩张程度而异，充分扩张时正常胃壁厚度不超过5 mm，且整个胃壁均匀一致。肠梗阻如胃充盈时胃壁厚度>10 mm多提示异常。正常贲门及窦部胃壁较厚，有时形成假肿块，需注意鉴别。

三、小肠及结肠

CT能较好显示结肠内结构及肠壁厚度，小肠充盈时管腔直径2.0～3.5 cm，结肠壁厚1～3 mm。肠梗阻CT诊断的敏感性、特异性均最佳。若小肠扩张肠襻壁厚>2.0 mm；结肠壁厚度超过5.0 mm亦可考虑异常。

四、肝脏

肝脏是人体最大的实质器官，大部分位于右上腹部，分为左、右两叶。肝脏有肝动脉、门静脉双重血供，两支血管进入肝门称第一肝门，分别发出不同分支经小叶同动脉、门静脉汇入肝血窦，混合成静脉血液；再经中心静脉、小叶下静脉汇合成3条肝左、中、右静脉，自肝顶(第二肝门)汇入下腔静脉。其中门静脉、肝动脉进肝后与胆道共同组成Gllisson系统。

肝脏CT扫描呈密度均匀软组织影，CT值40～60 HU，高于脾胰密度，平扫肝脏内见低密度线状、分支状结构，为门静脉和肝静脉分支。增强扫描后肝脏组织呈均匀性强化，肝门和肝韧带表现为低密度。螺旋CT动态增强扫描时动脉期见肝动脉显影；门脉期则门静脉显影。肝脏轮廓，其形态结构依层面而不同(图12-1)。

肝段的概念：依肝外形简单分叶远不能满足肝内占位病变定位诊断和手术治疗的需要，1954年Couinaud根据Gllisson系统的分布和肝静脉的走行，把肝脏分为左、右半肝，五叶和八段，具体如下：段Ⅰ(尾状叶)，段Ⅱ(左外叶上段)，段Ⅲ(左外叶下段)，段Ⅳ(左内叶)，段Ⅴ(右前叶下段)，段Ⅵ(右后叶下段)，段Ⅶ(右后叶上段)，段Ⅶ(右前叶上段)。

五、胆道

胆囊位置、大小及形态变异大，正常时位于肝左内叶下方胆囊窝内，胆汁密度接近水。胆囊边缘清晰，壁菲薄，厚1～2 mm。左右肝管在肝门部汇合呈肝总管，胆囊管汇入肝总管后延续成胆总管，胆总管直径一般4～6 mm。

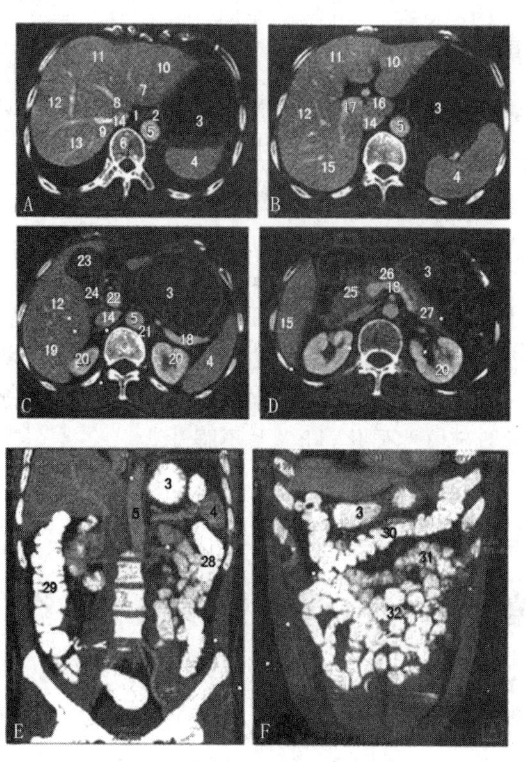

图 12-1　肝脏及毗邻关系

1.食管；2.贲门；3.胃；4.脾脏；5.腹主动脉；6.第10胸椎；7.肝左静脉；8.肝中静脉；9.肝右静脉；10左外叶；11.左内叶；12.右前叶；13.右后叶上段；14.下腔静脉；15.右后叶下段；16.尾状叶；17.门静脉右支；18.脾静脉；19.右后叶下段；20.肾脏；21.左侧肾上腺；22.门静脉；23.胆囊；24.十二指肠；25.胰头；26.胰体；27.胰尾；28.降结肠；29.升结肠；30.横结肠；31.空肠；32.回肠

六、脾脏

脾脏位于左上腹后方，上方为横膈，外接胸壁，内侧为胃底。脾脏前部较细，后部较饱满，内缘多呈轻微波浪状或分叶状。脾脏大小个体差异较大，在横断位正常脾脏长径不能超过10 cm，短径不超过6 cm(一般脾大指前、后径>5个肋单位)。脾脏CT值低于肝脏，平均为49 HU。增强扫描动脉期呈花斑样强化，门脉期后脾脏均匀强化。脾动脉走行于胰腺上方，脾静脉走行胰体尾部后方。

七、胰腺

胰腺位于上腹部腹膜后，胰尾紧贴脾门，胰体在中线，胰头位于肝尾叶下方十二指肠弯内，胰头向内延续形成钩突，肠系膜上动、静脉位于钩突前方。脾静脉总是沿胰体尾后方走行。胰腺大小因人而异，一般胰头3 cm，胰体2.5 cm，胰尾2.0 cm，胰腺实质体积随年龄增加而萎缩。胰腺实质内有主副胰管，主胰管从尾部贯穿体、颈部及部分头部，与胆总管汇合开口十二指肠大乳头，副胰管主要引流胰头腹侧胰液，开口于十二指肠小乳头。

(卢明春)

第二节 基本病变 CT 表现

一、胃肠道 CT 异常征象

常表现:①管壁局限性增厚或向肠腔、腔内形成肿块,平扫表现为等低不均匀密度,增强扫描实质病灶轻度、中等或明显强化,均匀或不均匀;②局部壁与对侧相应段管腔凹入,形成袖口样狭窄或苹果核样改变;③局部壁龛影或溃疡形成,局部口部形成火山口样;④小肠及结肠肿瘤常引起肠梗阻。

二、实质脏器 CT 异常征象

病变常引起肝、脾、胰等实质脏器形态、大小、密度的改变,如肿瘤、炎症,平扫多为单发或多发低密度灶,良性病变边缘较清,恶性病变边缘不光整或模糊。病变内常见更低密度囊变坏死区,如肝脓肿。病变内也可出现高密度影,如出血、钙化及肝内胆管结石。富血供病变,如肝细胞癌、局灶性结节增生增强扫描动脉期明显强化,海绵状血管瘤呈充填性强化,肝囊肿不强化。

(卢明春)

第三节 食管常见疾病 CT 诊断

一、食管裂孔疝

(一)病理和临床概述

食管裂孔疝指腹腔内脏器通过膈食管裂孔进入胸腔,疝入内脏多为胃。病因分先天性及后天性,以后天性多见。依据其形态可分为先天性短食管型、滑动型食管裂孔疝、食管旁裂孔疝及混合型食管裂孔疝。临床有胃食管反流、消化道溃疡等症状。

(二)诊断要点

膈肌食管裂孔增大,膈上见腹腔内疝入脏器,即疝囊,如为胃疝入,则可见胃黏膜阴影(图 12-2)。

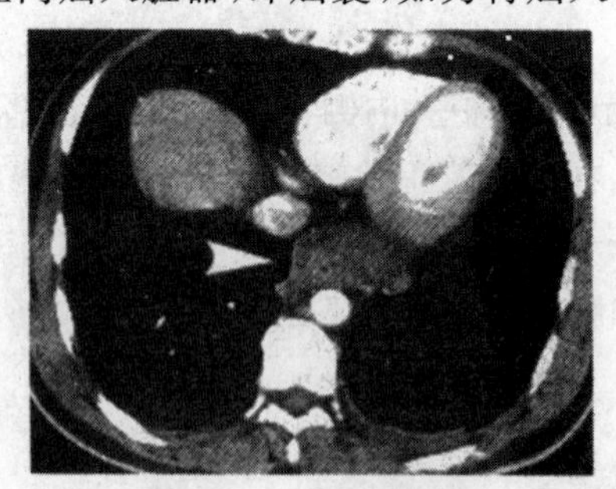

图 12-2 食管裂孔疝

CT 检查显示食管胃环扩大,胃囊疝入胸腔

(三)鉴别诊断

食管变异;横膈裂孔,行钡剂造影即可鉴别。

(四)特别提示

钡剂造影是本病的主要诊断依据,CT 对该病发生胃扭转时可提供有价值的观察。

二、食管良性肿瘤

食管良性肿瘤主要为食管平滑肌瘤。

(一)病理和临床概述

起源于食管肌层,为黏膜下壁内肿瘤,肿瘤质硬,呈膨胀性生长,有包膜。好发于食管中下段。临床表现病程较长,症状多不显著,主要为胸骨后不适或喉部异物感。

(二)诊断要点

食管壁肿块,圆形或椭圆形,向腔内或腔外生长,外缘光滑,密度均匀;增强后均匀强化。

(三)鉴别诊断

食管癌、食管平滑肌肉瘤,肉瘤一般较大,容易出现出血坏死。

(四)特别提示

一般病程长,不影响进食。CT检查意义在于发现邻近结构侵犯情况。

三、食管癌

(一)病理和临床概述

食管癌为我国最常见恶性肿瘤之一,与多种因素有关,如饮酒过量、亚硝胺、真菌毒素、遗传因素等。好发于食管中下段,以鳞状上皮癌多见。据病理解剖及X线表现将食管癌分为蕈伞型、浸润型、髓质型及溃疡型。持续性进行性吞咽困难为其典型临床表现。

(二)诊断要点

1.管壁增厚

早期为偏心性,进一步发展整个管壁增厚,黏膜破坏,相应段管腔狭窄,龛影形成;局部形成软组织肿块,增强扫描肿瘤中等度强化(图12-3)。

2.侵犯食管周围结构

表现为周围脂肪间隙模糊消失,侵犯气管表现为食管—气管瘘形成,可伴有纵隔淋巴结增大。

(三)鉴别诊断

与食管平滑肌瘤鉴别,平滑肌瘤边缘规则,周围黏膜不是破坏而是受压改变。

(四)特别提示

食管癌一般行食管钡剂造影即可,CT检查主要判断食管癌的病变范围及壁外侵犯情况。

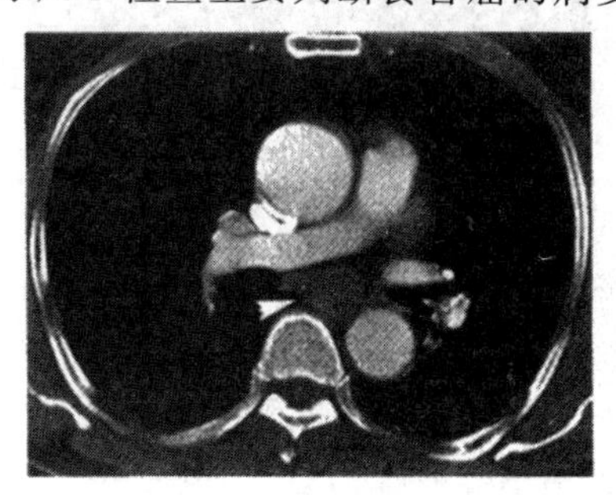

图12-3 食管癌

CT检查显示食管中段管壁明显增厚,局部形成软组织肿块,相应段管腔狭窄

(卢明春)

第四节 胃十二指肠常见疾病 CT 诊断

一、溃疡性疾病

(一)病理和临床概述

胃十二指肠溃疡是消化道常见疾病,十二指肠较胃多见,与胃酸水平及幽门螺杆菌感染有关。病理表现为胃壁溃烂缺损,形成壁龛。临床表现长期反复上腹疼痛。

(二)诊断要点

CT、MRI 对胃十二指肠溃疡的诊断价值不大,尤其是良性溃疡;恶性溃疡较不典型时表现为胃壁不规则增厚或腔外软组织肿块。

(三)鉴别诊断

需活检与溃疡型胃癌鉴别。

(四)特别提示

溃疡性病变主要靠钡剂造影或胃镜诊断,CT 在观察溃疡穿孔、恶变等方面有一定优势。

二、憩室

(一)病理和临床概述

十二指肠憩室占消化道憩室首位,胃憩室少见。病因不清,可能与先天性肠壁发育薄弱有关,病理为多层或单层肠壁向腔外呈囊袋状突出,多位于十二指肠内侧。单纯憩室无症状,合并憩室炎或溃疡可有上腹痛、恶心、呕吐等症状。

(二)诊断要点

表现为圆形或卵圆形囊袋状影,与肠腔关系密切,三维重组常见一窄颈与肠腔相连。其内密度混杂,含有气体、液体或高密度对比剂。十二指肠乳头旁憩室常引起胆管及胰管扩张(图 12-4)。

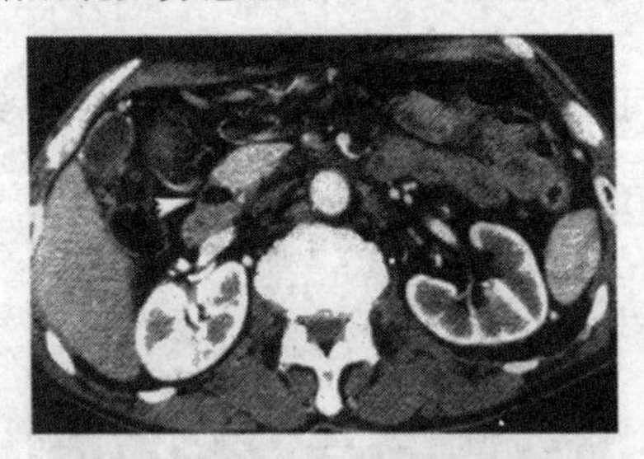

图 12-4 胃十二指肠球后憩室

CT 显示可见十二指肠降部前方类圆形空气集聚

(三)鉴别诊断

胃十二指肠憩室具有典型表现,行钡剂造影检查一般可确诊。

(四)特别提示

对于胆管、胰管扩张患者,在排除结石及肿瘤后,应考虑到十二指肠壶腹部憩室可能。

三、胃淋巴瘤

(一)病理和临床概述

胃淋巴瘤(GL)原发性起源于胃黏膜下层淋巴组织,肿瘤局限于胃肠壁及其周围区域淋巴结;也可继发全身恶性淋巴瘤。临床症状除上腹痛、消瘦及食欲减退外，可有胃出血、低热等。

（二）诊断要点

胃壁广泛或节段性增厚，胃腔变形缩小，增厚胃壁密度较均匀。增强扫描增厚胃壁均匀强化，其强化程度较皮革样胃低。肾门上下淋巴结肿大或广泛主动脉旁淋巴结肿大，常侵犯胰腺（图12-5）。

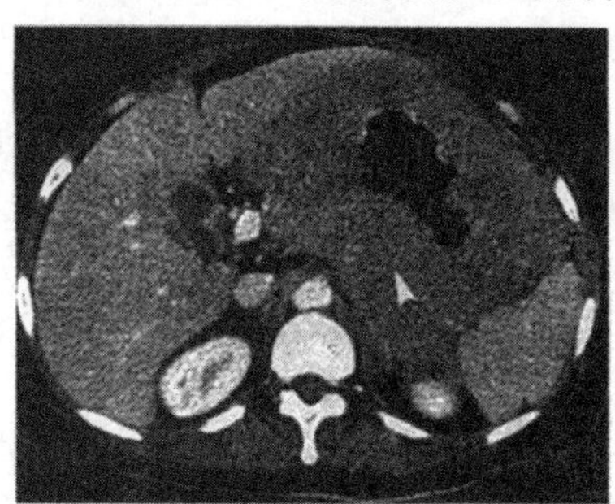

图12-5 淋巴瘤

CT检查显示胃体部胃壁弥漫性增厚，强化均一，胃腔狭窄

（三）鉴别诊断

需与胃癌鉴别，胃壁增厚、胃腔缩小不明显、较少侵犯胃周脂肪层及增强强化效应不及胃癌等征象有助于胃淋巴瘤诊断。

（四）特别提示

CT对检出早期淋巴瘤比较困难，但能充分显示中晚期淋巴瘤的病变全貌。病变确诊依靠活检。

四、胃间质瘤

（一）病理和临床概述

胃间质瘤是一类独立来源于胃间叶组织的非定向分化肿瘤，以往将其诊断为平滑肌或神经源性肿瘤，多数间质瘤为恶性，好发胃体，以膨胀性、腔外性生长为主，肿瘤越大恶性可能性越大。临床表现进行性上腹疼痛，有呕血及柏油样便，可触及包块。

（二）诊断要点

肿瘤较大，常在5 cm以上，腔外肿块常向腹腔薄弱区域突出，肿块密度不均，有坏死囊变，增强扫描中等度不均质强化；肿块腔内部分凹凸不平，可见溃疡龛影。腔外肿块有向邻近结构浸润现象（图12-6）。

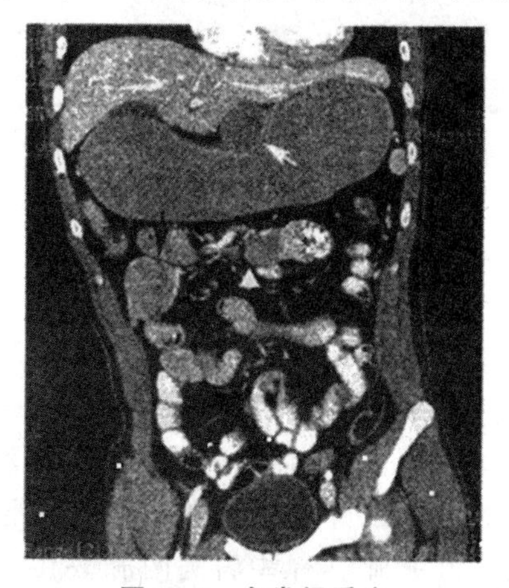

图12-6 多发间质瘤

CT显示胃小弯及十二指肠旁腔外肿块，密度不均，有坏死囊变，增强扫描中等度不均质强化

（三）鉴别诊断

同胃癌、肝肿瘤、淋巴瘤等鉴别，膨胀性、腔外性生长有助于间质瘤诊断。

(四)特别提示

CT 重建有助于判断肿瘤起源部位。要明确病理诊断必须进行光镜检查及免疫组化检测，包括 c－KIT、PDGFRα 和 CD34。

五、胃癌

(一)病理和临床概述

胃癌在我国居消化道肿瘤首位。病因至今不明，好发年龄为 40～60 岁，可发生在胃任何部位，以胃窦、小弯、贲门常见。胃癌起于黏膜上皮细胞，都为腺癌。早期胃癌临床症状轻微，进行期胃癌表现为上腹痛、消瘦及食欲减退。

(二)诊断要点

胃壁局限或广泛增厚，胃腔狭窄，胃腔内形成不规则软组织肿块，表面凹凸不平，早期扫描肿瘤强化明显。周围组织受侵时表现为胃周脂肪层模糊消失，腹腔腹膜后淋巴结增大，常伴肝转移(图 12-7)。

(三)鉴别诊断

胃平滑肌瘤，边界光整规则，瘤内易出现出血坏死、囊变及钙化，有套叠征、胃溃疡。

(四)特别提示

胃肠造影检查只能观察胃腔内结构，CT 检查意义在于发现胃周结构侵犯情况，腹腔腹膜后有无淋巴结转移等，对临床分期有重要意义。

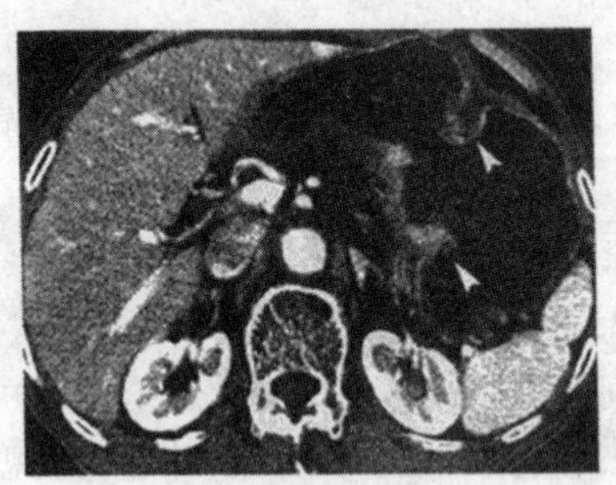

图 12-7　胃癌

CT 显示胃小弯侧前、后壁不规则增厚，后壁见浅大腔内溃疡，增强扫描动脉期明显强化

(卢明春)

第五节　肝脏常见疾病 CT 诊断

一、肝囊肿

(一)病理和临床概述

肝囊肿是比较常见的良性疾病，根据发病原因不同，可将其分为非寄生虫性和寄生虫性肝囊肿。非寄生虫性又分为先天性和后天性(如创伤、炎症性和肿瘤性，又称为假性囊肿)。以先天性肝囊肿最常见，先天性起源于肝内迷走的胆管或因肝内胆管和淋巴管在胚胎期发育障碍所致。可单发或多发，肝内两个以上囊肿者称为多发性肝囊肿。有些病例两肝散在大小不等的囊肿，又称为多囊肝，通常并存有肾、胰腺、脾、卵巢及肺等部位囊肿。本节主要讨论先天性肝囊肿表现。临床一般无表现，巨大囊肿可压迫肝和邻近脏器产生相应症状(图 12-8)。

(二)诊断要点

CT 上表现为单个或多个、圆形或椭圆形、密度均匀、边缘光滑的低密度区，CT 值接近于水。合并出血或感染时密度可以增高。增强后囊肿不强化。

(三)鉴别诊断

囊性转移瘤;肝包虫囊肿;肝囊肿无强化,密度均匀可鉴别。

(四)特别提示

肝囊肿的诊断和随访应首选B超,其敏感度和特异性高。对于疑难病例,可选用CT或MRI。其中MRI对小囊肿的准确率最高,CT因部分容积效应有时不易区分囊性或实质性。

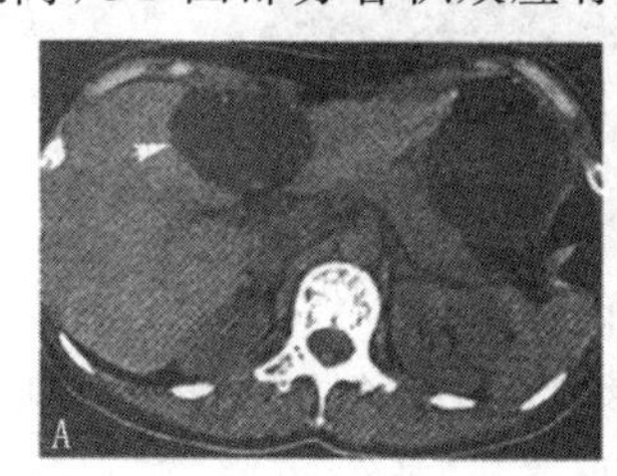

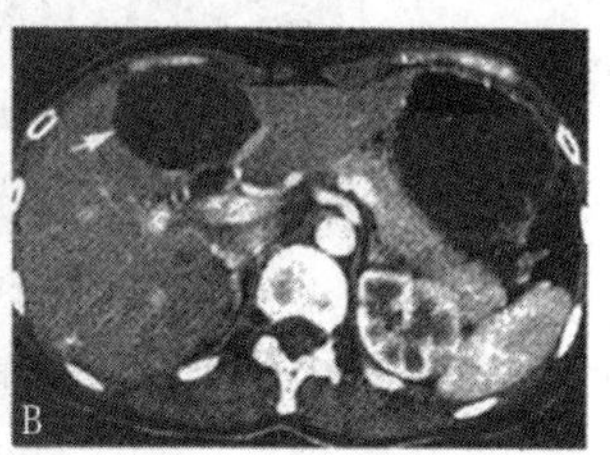

图12-8 肝囊肿

A.CT平扫可见左侧肝叶呈低密度囊性改变,呈张力较高;B.CT增强扫描可见左侧肝叶囊性病变未见强化

二、肝内胆管结石

(一)病理和临床概述

我国肝内胆管结石发病率约16.1%,几乎全是胆红素钙石,由胆红素、胆固醇、脂肪酸与钙盐组成。可为双侧肝内胆管结石,也可限于左肝或右肝,左肝内胆管。肝内胆管结石的形成与细菌感染、胆汁滞留有关。肝内胆管结石与肝内胆管狭窄、扩张并存较多见。因此有胆汁的滞留。狭窄于两侧肝管均可见到,以左侧多见,也可见于肝门左、右肝管汇合部。主要临床表现有:①患者疼痛不明显,发热、寒战明显,周期发作;②放射至下胸部、右肩胛下方;③黄疸;④多发肝内胆管结石者易发生胆管炎,急性发作后恢复较慢;⑤肝大、肝区叩击痛;⑥多发肝内胆管结石者,多伴有低蛋白血症及明显贫血;⑦肝内胆管结石广泛存在者,后期出现肝硬化、门静脉高压。

(二)诊断要点

(1)单纯肝内胆管结石或伴肝外胆管结石、胆囊结石,按结石成分CT表现可分5种类型。高密度结石;略高密度结石;等密度结石;低密度结石;环状结石。胆石的CT表现与其成分有关,所以,CT可以提示结石的类型。肝内胆管结石主要CT表现为管状、不规则高密度影,典型者在胆管内形成铸型结石,密度与胆汁相比以等密度到高密度不等,以高密度为多见。结石位于远端较小分支时,肝内胆管扩张不明显;结石位于肝内较大胆管者,远端小分支扩张。

(2)肝内胆管结石伴感染,肝内胆管结石可以伴感染,主要有胆管炎、胆管周围脓肿形成等。CT表现为胆管壁增厚,有强化;对胆管周围脓肿,CT可以表现为胆管周围可见片状低密度影或呈环形强化及延迟强化等表现。

(3)肝内胆管结石伴胆管狭窄,CT可以显示结石情况及逐渐变细的胆管形态。

(4)肝内胆管结石伴胆管细胞癌,CT增强扫描可以在显示肝内胆管结石外及扩张胆管的同时,对肿块的位置、大小、形态及其对周围肝实质侵犯情况可以精确分析,动态增强扫描有特异性的表现。依表现分两型,肝门型和周围型。肝门型主要表现有,占位近侧胆管扩张,70%以上可显示肿块,呈中度强化。局限于腔内的小结节时,可以显示胆管壁增厚和强化,腔内软组织影和显示中断的胆管。动态增强扫描其强化方式呈延迟强化,具有较高的特异性。周围型病灶一般较大,在平扫和增强扫描中,都表现为低密度多数病例有轻度到中度强化,以延迟强化为主,常伴有病灶内和(或)周围区域胆管扩张。

(三)鉴别诊断

肝内胆管结石容易明确诊断,主要需要将肝内胆管结石伴间质性肝炎与胆管细胞癌相鉴别。

(四)特别提示

肝内胆管结石的影像学检查一般首选B超、CT和MRI,由于单纯的胆管结石较少,伴有胆管炎、胆管狭窄的居多，所以，MRCP 因其可以完整显示胆管系统又成为一项重要的检查项目；但单纯 MRCP 对伴有胆管细胞癌或不伴胆管扩张的胆管结石显示效果不佳，CT 和 MRI 及增强扫描的价值重大(图 12-9)。

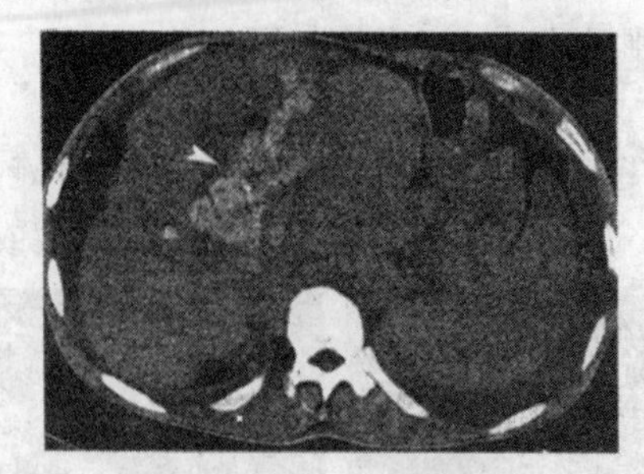

图 12-9 肝内胆管结石

CT 显示左肝内胆管内多发结节状高密度灶，肝内胆管扩张，肝脾周围少量积液

三、肝脏挫裂伤

(一)病理和临床概述

肝脏挫裂伤，肝脏由于体积大，肝实质脆性大，包膜薄等特点，在腹部受到外力撞击容易产生闭合伤，多由高处坠入、交通意外引起。临床表现为肝区疼痛，严重者失血性休克。

(二)诊断要点

1.肝包膜下血肿

包膜下镰状或新月状等低密度区，周围肝组织弧形受压。

2.肝实质血肿

肝内圆形、类圆形或星芒低密度灶。

3.肝撕裂

为多条线状低密度影，边缘模糊(图 12-10)。

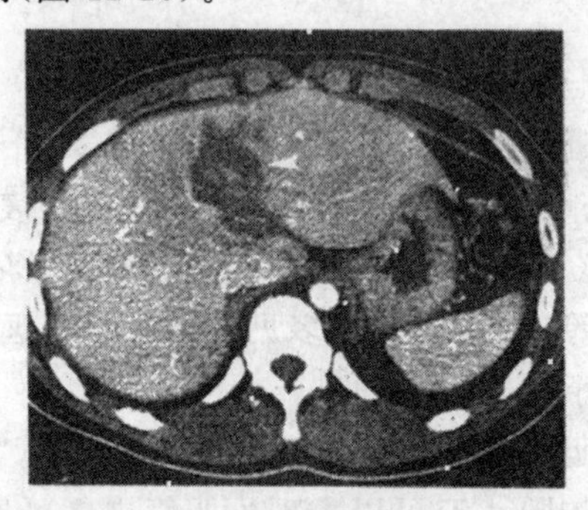

图 12-10 肝挫裂伤

CT 显示肝左叶内片状低密度灶，边缘模糊，增强扫描内部轻度不均质强化

(三)鉴别诊断

结合病史，容易诊断。

(四)特别提示

CT 检查能准确判断肝外伤的部位、范围、肝实质损伤和大血管的关系、腹腔积血的量，为外科决定手术或保守治疗提供重要依据。

四、肝脏炎性病变肝脓肿

(一)病理和临床概述

肝脓肿是肝内常见炎性病变，分细菌性、阿米巴性、真菌性、结核性等，以细菌性、阿米巴性肝脓肿多见。肝脓肿病理改变可分为 3 层结构，中心为组织液化坏死，中间为含胶原纤维的肉芽组织构成，外周为移行区域，为伴有细胞浸润及新生血管的肉芽组织。临床表现肝大、肝区疼痛、发热及白细胞升高等急性感染表现。

(二)诊断要点

平扫肝实质圆形或类圆形低密度病灶，中央为脓腔，密度均匀或不均匀，CT值高于水低于肝，有时可见积气或液平面。脓腔壁为较高密度环状阴影，急性期可见壁外水肿带，边缘模糊。增强扫描脓肿壁明显环状强化，中央坏死区无强化，典型称“双环”征，代表强化脓肿壁及水肿带。

环征和脓肿内积气为肝脓肿特征性表现(图12-11)。

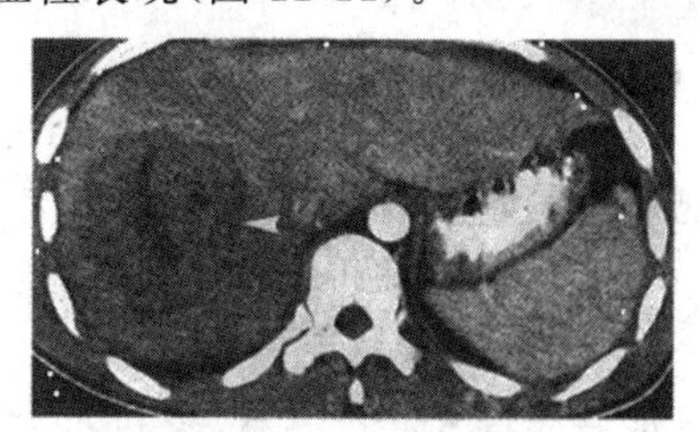

图12-11 肝脓肿

CT检查显示肝右叶类圆形混杂密度团块，增强扫描脓肿壁见环状强化，外缘见晕征，中心区域低密度脓腔未见强化

(三)鉴别诊断

肝癌、肝转移瘤，典型病史及“双环”征有助于肝脓肿诊断。

(四)特别提示

临床起病急，进展快有助于肝脓肿诊断，不典型病例需随访观察。

五、肝硬化

(一)病理和临床概述

肝硬化是以肝脏广泛纤维结缔组织增生为特征的慢性肝病，正常肝小叶结构被取代，肝细胞坏死、纤维化，肝组织代偿增生形成再生结节，晚期肝脏体积缩小。引起肝硬化主要原因有乙肝、丙肝、酗酒、胆道疾病、寄生虫等。早期无明显症状，后期可出现腹胀、消化不良、消瘦、贫血及颈静脉怒张、肝脾大、腹水等症状。

(二)诊断要点

(1)肝叶比例失调，肝左叶尾叶常增大，右叶萎缩，肝裂增宽，肝表面凹凸不平，表面呈结节状，晚期肝硬化体积普遍萎缩。

(2)肝脏密度不均匀，肝硬化再生结节为相对高密度，动态增强扫描见强化。

(3)脾大(>5个肋单位)，脾静脉、门静脉扩张及侧支循环建立，出现胃短静脉、胃冠静脉及食管静脉曲张，部分患者见脾肾分流。

(4)腹水，表现为腹腔间隙水样密度灶。少量腹水常积聚于肝脾周围，大量腹水时肠管受压聚拢，肠壁浸泡水肿(图12-12)。

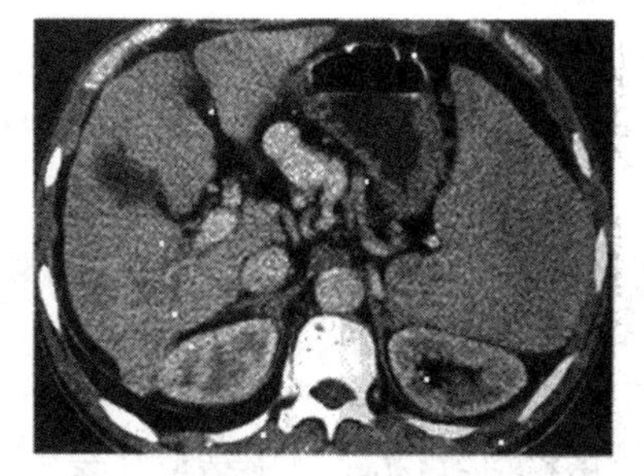

图12-12 肝硬化

CT检查显示肝脏体积缩小，肝叶比例失调，脾大，门静脉扩张伴侧支血管形成

(三)鉴别诊断

弥漫型肝癌,增强扫描动脉期肝内结节明显强化及门脉癌栓,AFP 显著升高等征象均有助于肝癌诊断。

(四)特别提示

CT 可直观显示肝脏形态和轮廓改变,观察肝密度改变,可初步判断肝硬化程度。同时可全方位显示肝内血管,为 TIPSS 手术的操作进行导向。

六、脂肪肝

(一)病理和临床概述

脂肪肝为肝内脂类代谢异常,诱发三酰甘油和脂肪酸在肝内聚积、浸润和变性,分局灶性脂肪浸润及弥漫性脂肪浸润两种。常见原因有肥胖、糖尿病、肝硬化、激素治疗及化疗后等。临床表现为肝大、高脂血症等症状。

(二)诊断要点

(1)局灶性脂肪浸润,表现为肝叶或肝段局部密度减低,密度低于脾脏,无占位效应,其内见血管纹理分布。

(2)弥漫性脂肪浸润,表现为全肝密度降低,肝内血管异常清晰(图 12-13)。

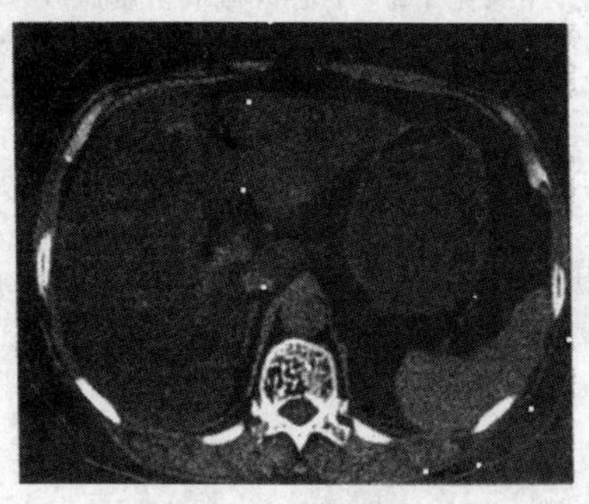

图 12-13　脂肪肝

CT 检查显示肝脏平扫密度均匀性减低,低于脾脏密度,肝内血管纹理异常清晰

(3)常把肝/脾 CT 比值作为脂肪肝治疗后的观察指标。

(三)鉴别诊断

肝癌;血管瘤;肝转移瘤;局限性脂肪肝或弥漫性脂肪肝中残存肝岛有时呈圆形或类圆形,易误诊为肿瘤或其他病变。增强扫描表现、无占位效应、无门脉肝静脉阻塞移位征象,可作为鉴别诊断依据。

(四)特别提示

对于肝岛、局灶性脂肪浸润及脂肪肝基础上伴有病变的检查,MRl 具有优势(图 12-13)。

七、肝细胞腺瘤

(一)病因病理及临床表现

肝细胞腺瘤与口服避孕药或合成激素有关,肿瘤由分化良好、形似正常的肝细胞组织构成,无胆管,表面光滑,有完整假包膜。主要见于年轻女性,多无症状,停用避孕药肿块可以缩小或消失。

(二)诊断要点

平扫为圆形低密度块影,边缘锐利。少数为等密度,增强扫描动脉期较明显强化。有时肿瘤周围可见脂肪密度包围环,为该肿瘤特征。

(三)鉴别诊断

(1)肝癌:与肝细胞癌相比腺瘤强化较均匀,无结节中结节征象。

(2)局灶性结节增生:中央瘢痕为其特征。

(3)血管瘤:早出晚归,可多发。

(四)特别提示

肝腺瘤在CT上与其他实质性肿瘤表现相似,不易做出定性诊断。若有长期口服避孕药史,可供诊断参考。

八、肝脏局灶性结节增生

(一)病因病理及临床表现

肝脏局灶性结节增生(FNH),是一种相对少见的肝脏良性富血供占位。病变常为单发,易发生于肝包膜下,边界多清晰,但无包膜,其病理表现为实质部分由肝细胞、Kupffer细胞、血管和胆管等组成,肝小叶的正常排列结构消失;肿块内部有放射性纤维瘢痕、瘢痕组织内包含一条或数条供血滋养动脉为其病理特征。临床多见于年轻女性,通常无临床症状。

(二)诊断要点

平扫表现为等或略低密度,中央瘢痕为更低密度;动态增强扫描FNH表现基本恒定,表现为动脉期明显均匀强化(中央瘢痕除外),程度强于肝细胞肝癌及海绵状血管瘤,门脉期强化程度降低,略高于正常肝组织,中央瘢痕一般延时强化(图12-14)。

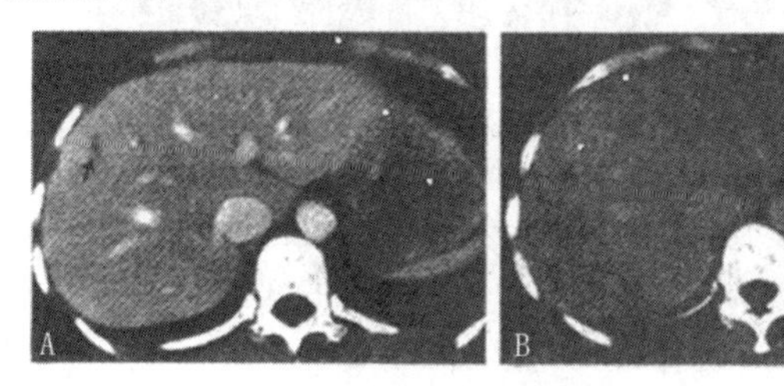

图12-14 肝局灶性结节增生

CT检查显示增强扫描肝右前叶类圆形团块强化,中央星芒瘢痕延迟期强化

(三)鉴别诊断

主要与肝细胞肝癌鉴别,FNH无特殊临床症状,中央瘢痕为其特征。

(四)特别提示

CT可动态反映病灶血供特点,定性能力强。对于不典型者,以放射性核素扫描和MRI检查意义大。

九、肝脏血管平滑肌脂肪瘤

(一)病因病理及临床表现

肝血管平滑肌脂肪瘤(AML),是一种较为少见的肝脏良性间叶性肿瘤,由血管、平滑肌和脂肪3种成分以不同比例组成。随着病理诊断水平的不断提高,近年来对其报道逐渐增多,但由于该瘤的形态学变异多样化,因此大多数病倒易误诊为癌、肉瘤或其他间叶性肿瘤。

(二)诊断要点

HAML病理成分的多样化导致临床准确诊断HAML存在一定困难。根据3种组织成分的不同比例将肝血管平滑肌脂肪瘤分4种类型:①混合型,各种成分比例基本接近(脂肪10%~70%)。混合型HAML是HAML中常见的一种类型,CT平扫为含有脂肪的混杂密度,各种成分的比例相近,增强扫描动脉期软组织成分有明显强化,多数能持续到门静脉期,病灶中心或边缘可见高密度血管影(图12-15A~B);②平滑肌型,脂肪<10%,根据其形态分为上皮样型、梭形细胞型等。平滑肌型HAML中脂肪含量<10%,动脉期及门静脉期强化都略高于周围肝组织,但术前准确诊断困难(图12-15C~E);③脂肪型(脂肪≥70%),脂肪型HAML影像学表现相对有特征性,脂肪影是其特征性CT表现之一。其他成分的比饲相对较少。因此在CT扫描时发现有低密度脂肪占位刚高度怀疑HAML(图12-15F);④血管型,血管型HAML诊断依靠动态增强扫描。发现大多数此类的HAML在注射对比剂后40 s,病灶达到增强峰值,延迟期(>4 min)病灶仍然强化,强化方式酷似血管瘤,造成鉴别诊断困难,主要靠病灶内含有脂肪及中心高密度点状血管影加以区分。

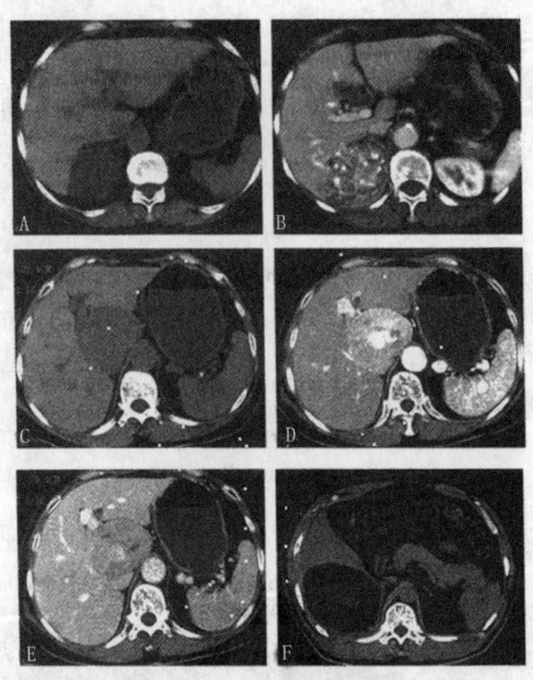

图 12-15 肝脏血管平滑肌脂肪瘤

A～B.为混合型：可见脂肪低密度及软组织影、增强的血管影；C～E.为上皮样型：实质内未见明显脂肪密度，中央可见粗大畸形的血管影，增强扫描为“快进快出”模式；F.为脂肪型，大部分为脂肪密度

(三)鉴别诊断

脂肪型 HAML 首先要与肝脏含脂肪组织的肿瘤鉴别：①脂肪瘤及脂肪肉瘤，CT 值多在－60 HU 以下，而且无异常血管及强化组织，脂肪肉瘤形态不规则，边缘不光滑；②肝局灶性脂肪浸润，常呈扇形或楔形，无占位表现，其内有正常血管穿过；③肝癌病灶内脂肪变性，分布弥散，界限不清，伴有液化坏死和血管侵犯，有肝硬化和甲胎蛋白升高；④髓源性脂肪瘤，由于缺乏血供，血管造影呈乏血供或少血供。

平滑肌型 HAML 需要与肝癌、血管瘤、腺瘤等相鉴别：①肝细胞癌，增强扫描“早进早出”，动脉期多为明显强化，呈高密度，但门静脉期及平衡期强化不明显，密度相对低于周围正常肝组织。肝血管平滑肌脂肪瘤的软组织成分在门静脉期仍呈稍高密度，尤其对于脂肪成分少的 HAML 容易误诊为肝癌；②肝脏转移瘤或腺瘤，鉴别诊断主要依赖于病史，瘤内出血、坏死有助于鉴别肝腺瘤；③血管型平滑肌脂肪瘤的强化方式和血管瘤的强化方式相似，在平衡期仍然为较高密度。肝血管瘤由扩张的血管及血窦组成，血窦内衬内皮细胞，有厚薄不一的纤维隔，其血供特点为“快进慢出”，在增强扫描时强化密度与肝动脉相近，动脉期、门静脉期均多为明显强化，而平衡期多为稍高密度。较大的肝血管瘤内可有纤维化，呈低密度，与肝血管平滑肌脂肪瘤内含脂肪的低密度明显不同，因而鉴别诊断主要依靠 HAML 内有脂肪成分及中心血管影。

(四)特别提示

动态增强多期扫描可充分反映 HAML 的强化特征，有助于提高 HAML 诊断的准确性，但是对不典型病灶必须结合临床病史和其他影像检查方法，CT 引导下细针抽吸活检对肝脏 HAML 诊断很有帮助。少脂肪的 HAML 可以行 MRI 同相位、反相位扫描。

十、肝脏恶性肿瘤

(一)肝癌

1.病因病理及临床表现

肝癌是成人最常见的恶性肿瘤之一，肝癌患者大多具有肝硬化背景。有三种组织学类型：肝细胞型、胆管细胞型、混合细胞型。肿瘤主要由肝动脉供血，易发生出血、坏死、胆汁郁积。肿块＞5 cm 为巨块型；＜5 cm 为结节型；细小癌灶广泛分布为弥漫型。纤维板层样肝细胞癌为一种特殊类型肝癌，以膨胀性生长并较厚包膜及瘤内钙化为特征，多好发青年人，无乙型肝炎、肝硬化背景。

2.诊断要点

(1)肝细胞型肝癌，表现为或大或小、数目不定低密度灶。CT值低于正常肝组织20 HU左右。有包膜者边缘清晰；边缘模糊不清，表明浸润性生长特征，常侵犯门静脉及肝静脉。有些肿瘤分化良好平扫呈等密度。增强扫描表现多种多样，通常动脉期癌灶明显不均匀强化，门静脉期及延迟期快速消退，即所谓“快进快出”强化模式(图12-16)。

(2)胆管细胞型肝癌，平扫为低密度肿块，增强动脉期无明显强化，门静脉期及延迟期边缘强化、并向中央扩展。发生在较大胆管者，可见肿瘤近端胆管呈节段性扩张(图12-17)。

3.鉴别诊断

同肝血管瘤、肝硬化再生结节、肝转移瘤等区别，乙型肝炎病史、AFP升高、并肝内胆管结石及门脉癌栓等均有助于肝癌诊断。

4.特别提示

一般肝癌通过典型CT表现、慢性肝病史、AFP升高可确诊。部分不典型者可通过影像引导下穿刺活检明确诊断。

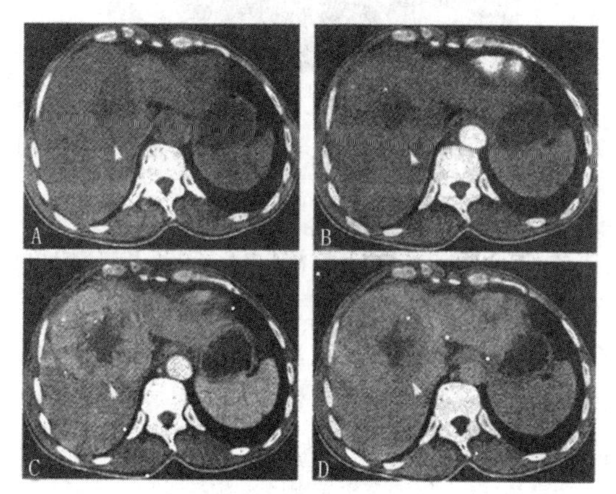

图12-16　肝癌的平扫、动脉期、静脉期及延迟扫描

A—D为CT显示动脉期扫描肝脏右叶病灶明显强化，见条状供血血管影。静脉期及延迟期扫描病灶强化程度降低，见假包膜强化

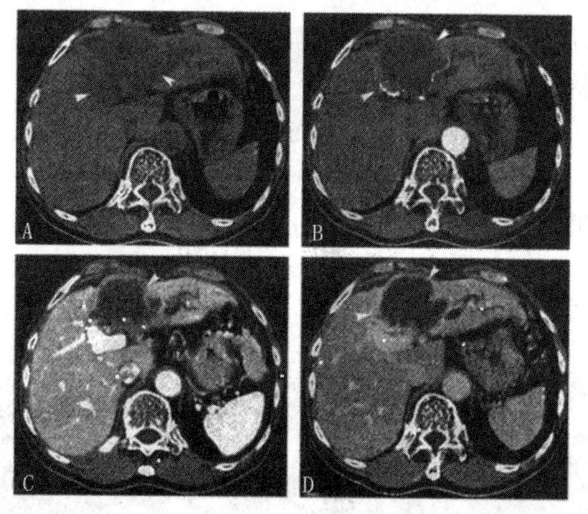

图12-17　左肝外叶胆管细胞癌

A.左肝外叶萎缩，平扫可见肝内低密度肿块；B—D.左肝肿块逐渐强化，边缘不规则

（二）肝转移瘤

1.病因病理及临床表现

肝转移瘤，由于肝脏为双重供血，其他脏器恶性肿瘤容易转移至肝脏，尤以门静脉为多，故消化系统肿瘤转移占首位，其次为肺、乳腺等肿瘤。肝转移性肿瘤多为结节或圆形团块状，中心易发生坏死、出血和囊变，钙化较常见。

2.诊断要点

可发现 90%以上肿瘤，表现为单发或多发圆形低密度灶，大部分病灶边缘较清晰，密度均匀，CT 值 15～45 HU，若中心坏死、囊变密度则更低。若有出血、钙化则局部为高密度。增强扫描瘤灶边缘变清晰，呈花环状强化，称“环靶征”，部分病灶中央延时强化，称“牛眼征”（图 12-18）。

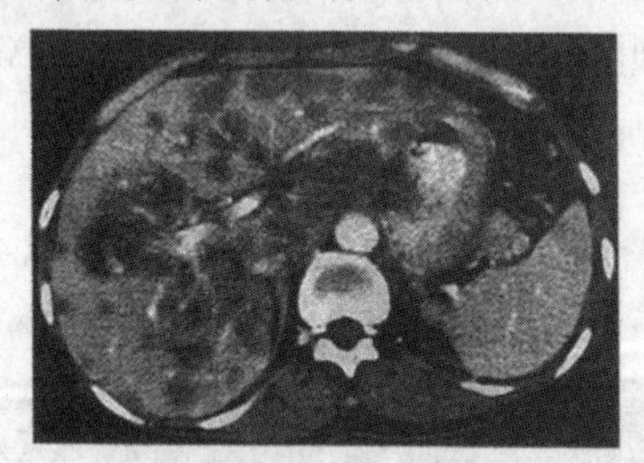

图 12-18 乳腺癌肝转移

CT 检查显示肝内见广泛低密度结节及团块状转移瘤，境界较清，增强扫描边缘环状强化

3.鉴别诊断

同肝癌、肝血管瘤、肝硬化再生结节、局灶性脂肪浸润等鉴别，结合原发病灶，一般诊断不难。

4.特别提示

结合原发病灶，一般诊断不难。多血供肿瘤有平滑肌肉瘤、肾癌、甲状腺癌、胰岛细胞瘤；少血供肿瘤有胃癌、胰腺癌及恶性淋巴瘤；黏液腺癌易产生钙化；结肠癌、平滑肌肉瘤易发生出血、坏死；直肠癌可为单发巨大肿块；卵巢癌常见肝包膜种植转移。

十一、肝脏血管性病变

（一）肝海绵状血管瘤

1.病因病理及临床表现

海绵状血管瘤，起源于中胚叶，为中心静脉和门静脉发育异常所致。由大小不等血窦组成，血窦内充满血液，与正常肝组织间有薄的纤维包膜。瘤体小至数毫米，大至数十厘米，直径＞4 cm 称巨大血管瘤。小血管瘤无症状，巨大血管瘤引起压迫症状，血管瘤破裂致肝内或腹腔出血。

2.诊断要点

平扫为圆形或类圆形低密度灶，边缘清晰，密度均匀。动态增强扫描动脉期病灶周边结节或环状强化，门静脉期逐渐向中心充填，延迟期（5～10 min）病灶大部或全部强化。整个强化过程称“早出晚归”为血管瘤特征性征象。巨大血管瘤可见分隔或钙化。大血管瘤内部多有纤维、血栓及分隔而不强化（图 12-19）。

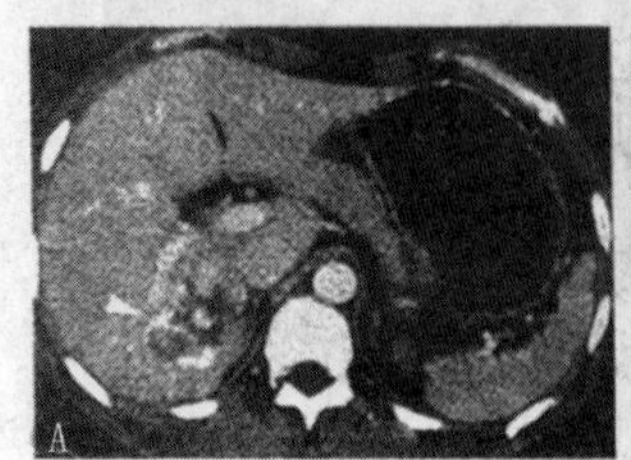

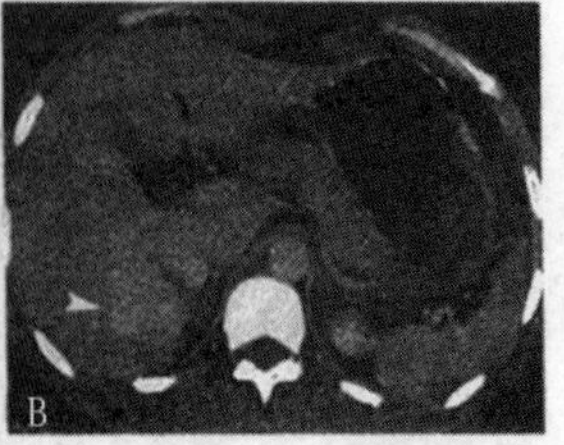

图 12-19 肝海绵状血管

A、B.两图为 CT 检查显示增强扫描示右肝病灶边缘结节环状强化，平衡期病灶被充填呈高密度改变

3.鉴别诊断

肝细胞癌；肝转移瘤；肝细胞癌的“快进快出”强化模式与血管瘤容易鉴别，转移瘤一般有原发病史，且呈环状强化。

4.特别提示

CT是诊断血管瘤主要手段，但若未做延迟扫描或时间掌握不好，可能会误诊；特别是伴有脂肪肝的患者，CT诊断较困难，可选用MRI检查，MRI诊断血管瘤有特征表现。

（二）布-加综合征

1.病因病理及临床表现

布-加综合征是指肝静脉流出道阻塞和由此引起的相应表现，阻塞可以发生于肝与右心房之间的肝静脉或下腔静脉内。BCS是一全球性疾病，其发病率、病因、病变类型及临床表现具有一定地域性。在亚洲，BCS多由下腔静脉膜性闭塞所致，多无明确病因。临床主要表现为下腔静脉梗阻和门静脉高压症状，发病年龄以20～40岁为多见，男性略高于女性，如诊断不及时可以导致肝实质纤维化、肝硬化甚至肝衰竭而死亡。BCS依据其病变类型和阻塞部位临床分为肝静脉阻塞型、下腔静脉阻塞型及肝静脉下腔静脉均阻塞型。

2.诊断要点

CT表现有以下特征：①肝静脉和（或）下腔静脉明显狭窄或闭塞。CT可以直接显示肝静脉和下腔静脉的情况；②肝实质内呈网格状改变或局部低密度影，增强扫描时呈渐进式强化，为肝淤血所致的局部区域有相对减弱的动脉血流，窦后压力增高，门静脉血流减慢所致。显示门静脉高压征象包括腹水以及胆囊水肿及胆囊静脉显示以及侧支循环形成等；③肝内侧支血管，在CT增强上表现多发“逗点状”异常强化灶，为扭曲袢状血管，尤其在延迟期扫描可以显示肝内迂曲高密度影；④肝硬化改变，伴或不伴轻度脾大；⑤肝脏再生结节，病理检查中，60％～80％的BCS患者肝内可见到＞5 mm的多发的再生结节，也称腺瘤性增生结节或结节样再生性增生。通常为散在多发，圆形或类圆形，边界清楚，大小不等，通常直径为0.2～4.0 cm，少数可达7～10 cm。部分位于周边的结节可引起肝轮廓改变（图12-20）。

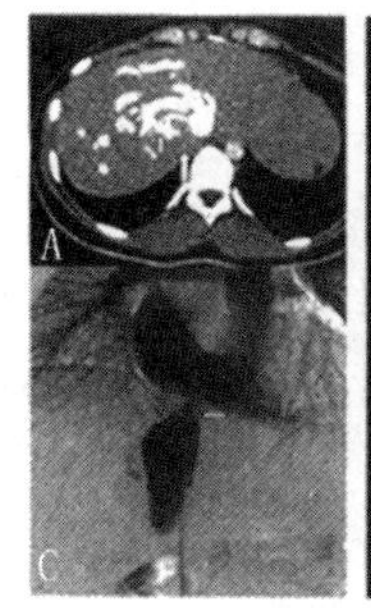

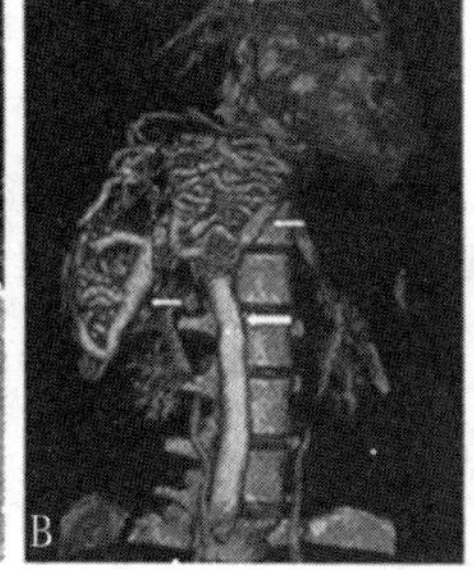

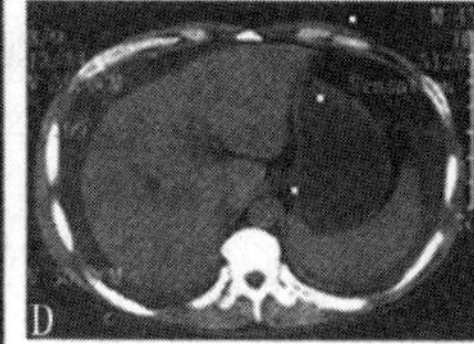

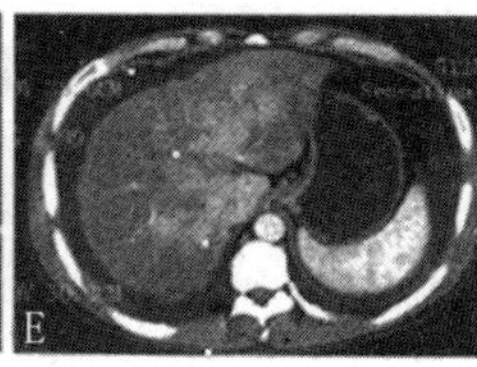

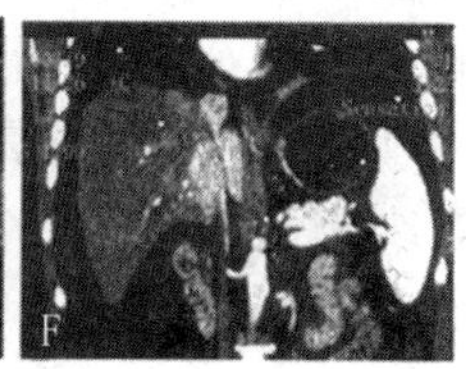

图12-20　布加综合征

A、B.为CT增强延迟扫描和VRT重建，可见肝中、右静脉造影剂滞留，下腔静脉内造影剂滞留明显；C.DSA下腔静脉造影可见膜状物；D～F.为另一例患者，男，45岁，平扫肝脏密度不均匀，有腹水；增强扫描可见肝实质明显不均匀强化；冠状位重建可见下腔静脉肝内段明显受压

3.鉴别诊断

（1）多发性肝转移瘤，其强化多为边缘强化，多个转移结节呈明显均一强化者少见，与BCS再生结节不同，结合其他影像学表现及临床资料不难鉴别。

（2）与可能合并的肝细胞癌进行鉴别，肝细胞癌有其特征性的“快进快出”强化模式，血浆甲胎蛋白浓度的升高可提示肝细胞癌的发生。

（3）局灶性结节增生（FNH），FNH在延迟扫描可以有进一步强化。但鉴别意义不大，因为两者都是属于肝细胞及血管等间质过度增殖形成的良性结节。

4.特别提示

MRI 和 CT 能很好地显示肝脏实质信号或密度的改变，增强以后能清楚地显示血管结构及血供变化情况。另外，MRI 可以多方位做肝血管成像，最大限度显示血管结构而不用静脉注射造影剂。特别对于那些因血管病变严重或肝静脉开口闭塞即使行血管造影也难以显示的血管结构，能够清楚地显示。相位敏感技术及 MRI 血管造影有助于评价门静脉通畅度和血流方向。超声检查是诊断 BCS 的首选检查方法可为临床病变的定位、分型提供可靠的诊断，但 US 的局限性在于不能全面评价凝血块或肿瘤累及下腔静脉或肝静脉的情况。静脉造影是诊断的金标准，目前采用介入方法治疗 BCS 已十分普遍。

（三）肝小静脉闭塞病

1.病因病理及临床表现

肝小静脉闭塞病（VOD）是指肝小叶中央静脉和小叶下静脉损伤导致管腔狭窄或闭塞丽产生的肝内窦后性门静脉高压症。本病的致病原因据目前所知有两大类，一是食用含吡咯双烷生物碱植物或被其污染的谷类；二是癌肿化疗药物和免疫抑制药的应用。另有文献认为，肝区放疗3～4周内，对肝照射区照射剂量超过 35 Gy 时也可发生本病。含吡咯双烷生物碱的植物与草药有野百合碱、猪屎豆、千里光（又名狗舌草）、“土三七”等。

病理表现：急性期肝小叶中央区肝细胞由于静脉回流不畅致出血坏死，无炎细胞浸润；亚急性期肝小叶、肝小静脉支内皮增生、纤维化致管腔狭窄，出现血液回流障碍。周围有广泛的纤维组织增生；慢性期呈同心源性肝硬化的表现。

急性期起病急骤，上腹剧痛、腹胀、腹水；黄疸、下肢水肿少见，有肝功能异常；亚急性的特点是持久性的肝大，反复出现腹水；慢性期表现以门脉高压为主。

2.诊断要点

(1)CT 平扫：肝大，密度降低，严重者呈“地图状”、斑片状低密度，呈中到大量腹水。

(2)增强动脉期：肝动脉呈代偿改变，血管增粗、扭曲，肝脏可有轻度的不均匀强化。

(3)门静脉期：特征性的“地图状”、斑片状强化和低灌注区；肝静脉显示不清，下腔静脉肝段明显变扁，远端不扩张亦无侧支循环，下腔静脉、门静脉周围“晕征”或“轨道征”，胃肠道多无淤血表现（图 12-21）。

(4)延迟期：肝内仍可有斑片、“地图状”的低密度区存在。

3.鉴别诊断

布-加综合征：主要指慢性型约有 60％的患者伴有躯干水肿、侧腹部及腰部静脉曲张簿下腔静脉梗阻的表现，而 VOD 无这种表现；CT 平扫及增强可发现 BCS 的梗阻部位，肝内和肝外侧支血管形成等血流动力学改变等。

4.特别提示

对临床有明确病史、符合肝脏 CT3 期增强表现特征者，可以提示 VOD 的诊断，并根据平扫和增强前后的肝实质密度改变程度和肝内血管的显示清晰程度，提供临床对肝脏损害程度的判断。明确诊断应行肝静脉造影和肝穿刺活检。临床无特异性治疗。

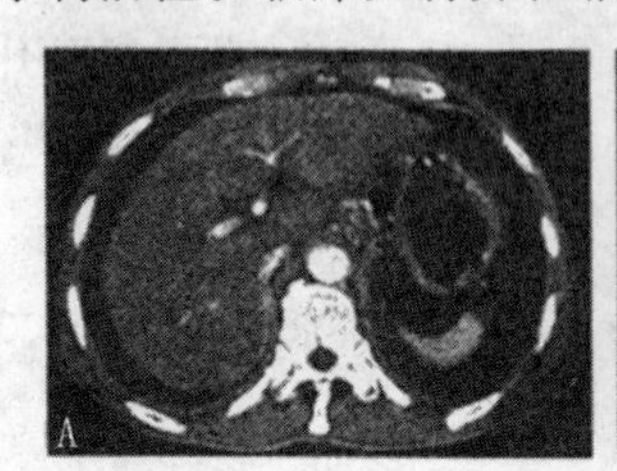

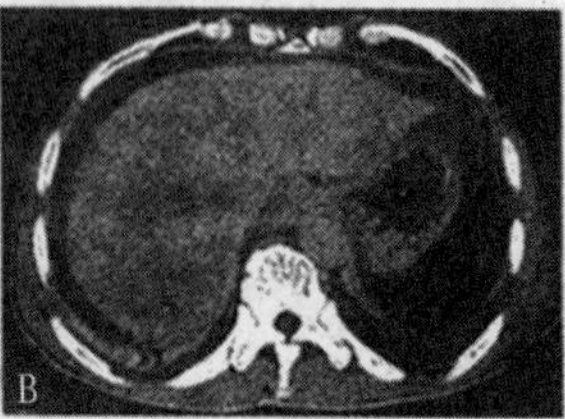

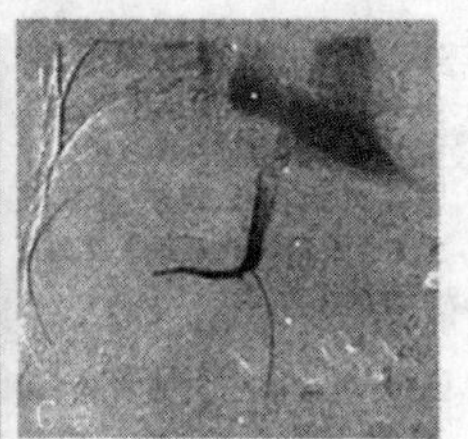

图 12-21　肝小静脉闭塞病

A、B、C.三图为该患者服用“土三七”20 天后出现腹水，肝功能损害。CT 示肝淤血改变，肝静脉未显示，门静脉显示正常，侧支循环较少。造影见下腔静脉通畅，副肝静脉显示良好

(四)肝血管畸形

1.病理和临床概述

肝血管畸形分为先天性和特发性两类，前者为遗传性出血性毛细血管扩张症(HHT)的肝血管异常表现的一部分，较为多见；后者为单纯肝血管畸形，而无其他部位或脏器的血管畸形。文献报道，HHT 有 4 个特征：家族性，鼻咽部出血，脏器出血及内脏动、静脉畸形。一般认为如果上述症状出现三项即可诊断 HHT，在肝脏的发生率占总发生率的 8%，主要的临床表现为肝硬化，继而出现肝性脑病，食管静脉曲张及充血性心力衰竭等。HHT 的病变主要累及毛细血管、小静脉及小中动脉，表现为毛细血管扩张，动、静脉畸形及动、静脉瘘。这种改变可累及皮肤、黏膜、肺、胃肠道、肝脏和中枢神经系统，肝脏受累概率为 8%～31%，可形成肝硬化改变。特发性肝动脉畸形仅指肝动脉异常，而无其他脏器和部位相应血管畸形，但同 HHT 比较两者的肝动脉畸形改变是类似的。

2.诊断要点

CT 和增强造影示患者有典型的肝内动、静脉瘘、轻度门静脉、肝静脉瘘，肝血管畸形有许多伴发改变，如增粗肝动脉压迫局部胆管，可使胆管扩张，由于血流动力学改变致肝大、尾叶萎缩等(图 12-22)。

增强扫描动脉期肝实质灌注不均匀，可见斑片状强化区并其间夹杂散在点状强化，腹腔动脉干及肝内动脉明显增宽、扭曲改变，同时伴肝脏增大，动脉期全肝静脉清晰显影，门静脉期肝实质密度强化基本均匀，门静脉一般无明显异常改变。

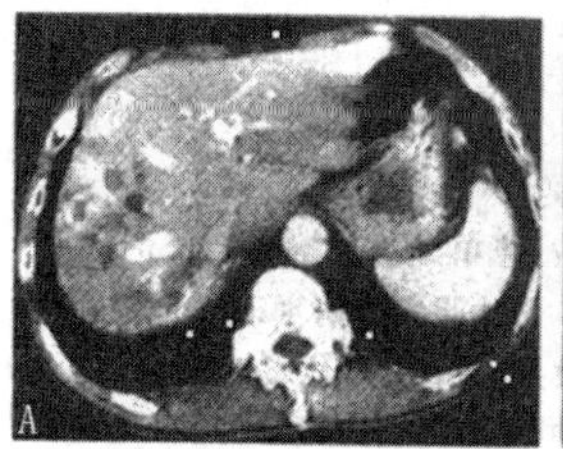

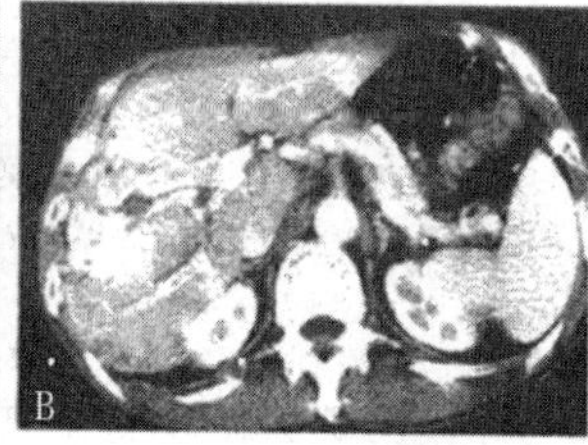

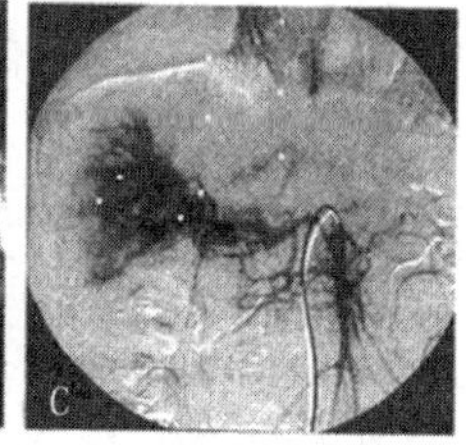

图 12-22　特发性肝血管畸形

A、B、C.CT 检查显示动脉期肝内异常强化灶，门静脉提前出现。造影见肝动脉杂乱，肝静脉、门静脉提前出现。该患者给予两次 NBCA 栓塞畸形血管，肝功能良好

3.鉴别诊断

肿瘤所致动、静脉瘘，可见肝脏肿块，有临床病史，一般可以鉴别。

4.特别提示

双期螺旋 CT、CTA、MRA 能特别有助于显示血管畸形的血流特征及空间关系，同时可以发现肝脏动、静脉畸形的其他伴发表现，这些很难被其他影像技术很好地显示，可以充分认识病灶的影像学特征，为诊治提供可靠的影像学信息。动态增强 MRA 也可以直观显示肝动脉畸形改变，是 US 和传统 CT 不可比拟的。肝动脉造影是诊断肝血管畸形的金标准。

(卢明春)

第六节　胆囊常见疾病 CT 诊断

一、胆囊结石伴单纯性胆囊炎

(一)病理和临床概述

胆囊结石伴单纯性胆囊炎，急性胆囊炎病理改变是胆囊壁充血水肿及炎性渗出，严重者胆囊壁坏死或穿孔形成胆瘘，常合并结石。临床常有慢性胆囊炎或胆囊结石病史，症状为右上腹疼痛，放射至右肩，为持

续性疼痛并阵发性绞痛，伴畏寒、呕吐。

（二）诊断要点

平扫示胆囊增大，直径>15 mm，胆囊壁弥漫性增厚超过 3 mm，常见胆囊结石；增强扫描增厚胆囊壁明显均匀强化。胆囊窝可有积液，若胆囊壁坏死穿孔，可见液平面（图 12-23）。

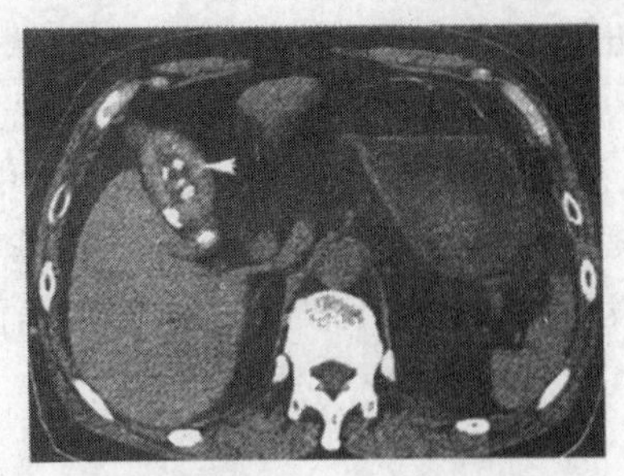

图 12-23　胆囊结石伴单纯性胆囊炎

CT 检查示胆囊壁明显增厚，胆囊内见多发小结节状高密度结石

（三）鉴别诊断

慢性胆囊炎；胆囊癌，胆囊癌常表现为胆囊壁不规则增厚，伴相邻肝脏浸润。

（四）特别提示

USO 为急性胆囊炎、胆囊结石最常用检查方法。CT 显示胆囊窝积液、胆囊穿孔及气肿性胆囊炎方面有较高价值。

二、黄色肉芽肿性胆囊炎

（一）病理和临床概述

黄色肉芽肿性胆囊炎（XGC）是一种以胆囊慢性炎症为基础，伴有胆汁肉芽肿形成，重度埴生性纤维化，以及泡沫状组织细胞为特征的炎性疾病。常见于女性，患者常有慢性胆囊炎或结石病史，临床表现与普通胆囊炎相似。

（二）诊断要点

(1)不同程度胆囊壁增厚，弥漫性或局限性，胆囊增大。

(2)胆囊壁可见大小不一、数目不等的圆形或椭圆形低密度灶，病灶可融合，增强无明显强化。胆囊壁轻中度强化。

(3)可显示黏膜线。

(4)胆囊周围侵犯征象，胆囊结石或钙化（图 12-24）。

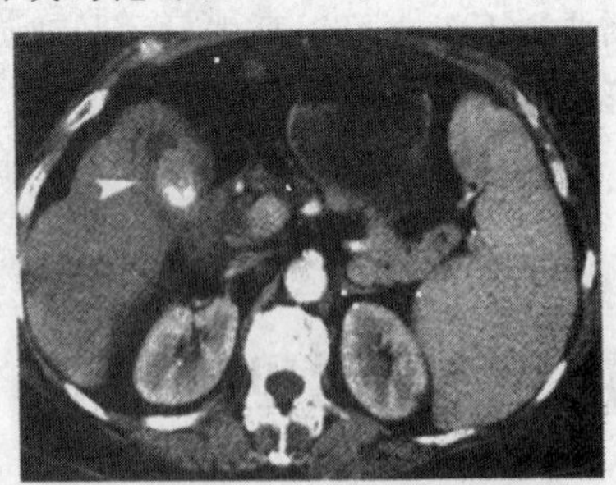

图 12-24　黄色肉芽肿性胆囊炎

CT 检查示胆囊壁弥漫性不均性增厚，中央层可见低密度，呈“夹心饼干”征。胆囊壁轻中度强化，胆囊腔内见高密度结石，胆囊窝模糊不清

（三）鉴别诊断

胆囊癌，急性水肿或坏死性胆囊炎，鉴别困难。

4.特别提示

CT常易误诊为胆囊癌伴周围侵犯。诊断需由切除的胆囊做病理检查后才能最终确诊。

三、胆囊癌

(一)病理和临床概述

胆囊癌病因不明,可能与胆囊结石及慢性胆囊炎长期刺激有关。多见于中老年,以女性多见,早期无明显症状,进展期表现为右上腹持续性疼痛、黄疸、消瘦、肝大及腹部包块。约80%合并胆囊结石,70%～90%为腺癌,80%呈浸润性生长。晚期肿瘤侵犯肝脏、十二指肠、结肠肝曲等周围器官,可通过肝动脉、门静脉及胆道远处转移。

(二)诊断要点

分胆囊壁增厚型、腔内型、肿块型和弥漫浸润型。表现为胆囊壁不规则性增厚或腔内肿块,增强扫描明显强化,常并胆管受压扩张,邻近肝组织受侵表现为低密度区(图12-25)。

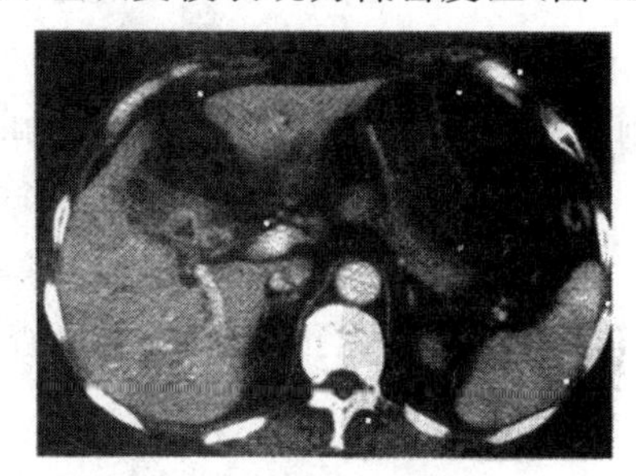

图12-25　胆囊癌侵犯局部肝脏

CT增强扫描可见胆囊正常结构消失,胆囊壁不规则增厚伴延迟不均匀强化,局部肝脏可见受累

(三)鉴别诊断

有时与慢性胆囊炎或胆囊腺肌增生症鉴别困难。

(四)特别提示

CT虽然在诊断胆囊癌上很有价值,但有一定的局限性,如早期胆囊癌,CT易漏诊;而晚期胆囊癌,CT不易区分肿瘤来源;胆囊癌胆管内播散不易发现等。

(卢明春)

第七节　胰腺常见疾病CT诊断

一、胰腺炎

胰腺炎分为急性、慢性胰腺炎。

(一)急性胰腺炎

1.病理和临床概述

急性胰腺炎为常见急腹症之一,多见于成年人,暴饮暴食及胆道疾病为常见诱因,分水肿型及出血坏死型两种。水肿型表现为胰腺大、间质充血水肿及炎症细胞浸润;出血坏死型表现为胰腺腺泡坏死、血管坏死性出血、脂肪坏死。伴胰周渗液及后期假性囊肿形成。临床起病急骤,持续性上腹部疼痛,放射胸背部,伴发热、呕吐、甚至低血压休克。血和尿淀粉酶升高。

2.诊断要点

(1)水肿型:轻型CT表现正常,多数表现为胰腺不同程度增大,密度正常或稍低,轮廓清或欠清,可有胰周渗液,增强后胰腺均匀性强化。

(2)出血坏死型:胰腺体积弥漫性增大、密度不均匀,常见高低混杂密度区,增强扫描见低密度坏死区,胰周脂肪层模糊消失,胰周见低密度渗液,肾前筋脉增厚。常并发胰腺蜂窝织炎及胰腺脓肿(图 12-26)。

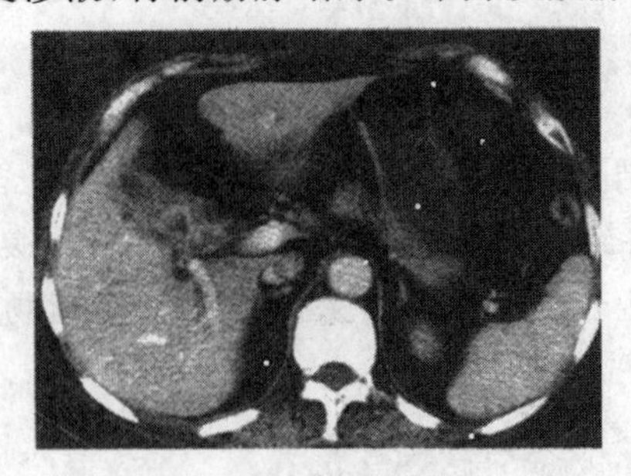

图 12-26　急性胰腺炎

CT 检查显示胰腺弥漫性肿胀、密度减低,胰周见低密度渗液,左侧肾前筋膜增厚

3.鉴别诊断

同胰腺癌、胰腺囊腺瘤鉴别,典型临床病史及实验室检查有助于胰腺炎诊断。

4.特别提示

部分患者早期 CT 表现正常,复查时才出现胰腺增大,胰周渗液等征象。CT 对出血坏死性胰腺炎诊断有重要作用。因此临床怀疑急性胰腺炎时应及时行 CT 检查及复查。

(二)慢性胰腺炎

1.病因病理及临床表现

慢性胰腺炎在我国以胆道疾病的长期存在为主要原因。病理特征是胰间质纤维组织增生或胰腺腺泡广泛进行性纤维化和胰腺实质破坏,以及有不同程度炎症性改变。临床视其功能受损不同而有不同表现,常有反复上腹痛及消化障碍。

2.诊断要点

(1)胰腺轮廓改变,外形可表现为正常、弥漫性增大或萎缩,或局限性增大,弥漫性增大常见于慢性胰腺炎急性发作者。

(2)主胰管扩张,直径>3 mm,常伴导管内结石或导管狭窄。

(3)胰腺密度改变,钙化是慢性胰腺炎特征,胰腺实质坏死区表现为不均质边界不清低密度区,增强扫描早期可见强化。

(4)假囊肿形成。

(5)肾前筋膜增厚(图 12-27)。

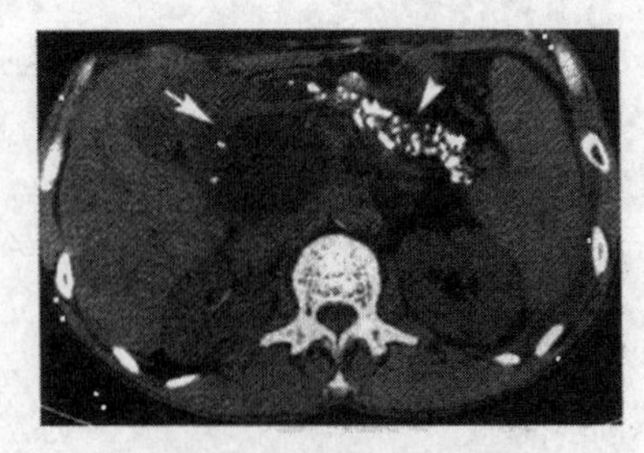

图 12-27　慢性胰腺炎

CT 检查显示胰腺萎缩,广泛钙化,胰管局部扩张,胰头后方区域见假性囊肿形成

3.鉴别诊断

胰腺癌,慢性胰腺炎常表现为胰管不规则扩张、胰周血管受压。而胰腺癌常表现为胰管中断、胰周血管侵犯。

4.特别提示

CT 诊断慢性胰腺炎时，最关键就是要排除胰腺癌或是否合并胰腺癌。行 MRCP 检查观察病变区胰管是否贯穿或中断，有助于提高诊断正确性。

二、胰腺良性肿瘤或低度恶性肿瘤

(一)胰岛细胞瘤

1.病因病理及临床表现

胰岛细胞瘤起源于胰腺内分泌细胞，根据有无激素分泌活性，分功能性和非功能性两大类。90％功能性胰岛细胞瘤直径不超过 2 cm，85％为良性；非功能性胰岛细胞瘤瘤体总是很大。不同肿瘤其临床表现不一样，无功能胰岛细胞瘤小者无症状，大者以腹部肿块为主诉；功能性胰岛细胞瘤因分泌不同激素而症状不同，如胰岛素瘤表现为持续性低血糖，促胃液素(胃泌素)瘤表现为胰源性溃疡等。

2.诊断要点

动态增强扫描因肿瘤血管丰富而增强显示。非功能性胰岛细胞瘤瘤体很大，平扫呈等或低密度，肿块呈椭圆形或分叶状，可出现囊变坏死，少数有钙化，邻近器官受压改变。增强扫描实质部明显强化，肿瘤不侵犯腹腔干及肠系膜血管根部周围脂肪层(图 12-28)。

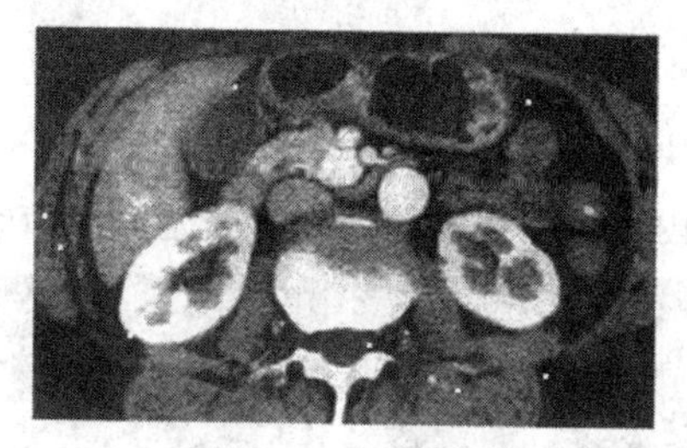

图 12-28　胰岛细胞瘤

CT 检查显示胰腺钩突旁明显强化结节，边缘规则，与周围血管界清

3.鉴别诊断

无功能胰岛细胞瘤需与胰腺癌鉴别，瘤体大、富血管、瘤体内钙化及无胰腺后方血管侵犯等征象有助于诊断胰岛细胞瘤。

4.特别提示

功能性胰岛细胞瘤由于肿瘤小，常规 CT 检出的敏感性不高。判断胰岛细胞瘤良、恶性影像学检查不可靠，需应用免疫化学检查和内分泌标识来分类。

(二)胰腺囊性肿瘤

1.病因病理及临床表现

胰腺囊性肿瘤比较少见，病理上分为大囊及小囊型。好发于胰体、尾部，高龄女性多见，一般无明显临床症状，肿瘤较大时可触及腹部包块，胃肠道可有不适症状。

2.诊断要点

胰腺内壁较厚的囊性肿块，大囊型直径＞2 cm，小囊型直径＜2 cm，囊壁可见向腔内突出乳头状肿瘤，或表现为多个小囊状肿物，中心呈放射状间隔。增强扫描较明显强化(图 12-29)。

3.鉴别诊断

囊性腺瘤与囊性腺癌很难鉴别，血管造影有利于鉴别。

4.特别提示

发现胰腺小囊性占位，特别发生在体尾部，不要轻易诊断胰腺囊肿或囊性瘤，一定要密切随访。

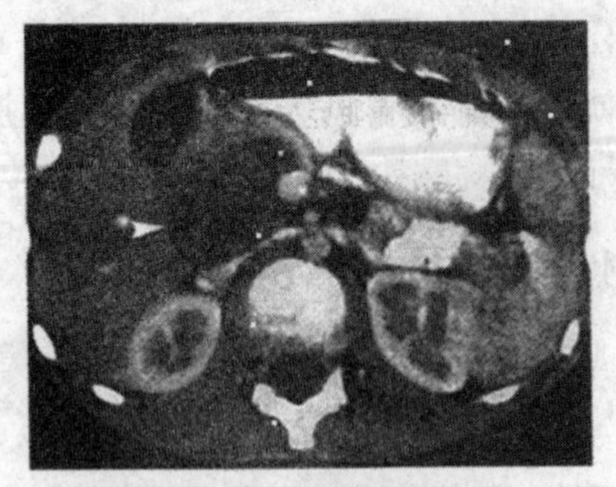

图 12-29 **胰头囊腺瘤**

CT 检查显示胰头区囊性占位,前缘见受压推移正常胰腺组织,增强扫描病灶内部环状强化

三、胰腺癌

(一)病因病理及临床表现

胰腺癌主要源于导管细胞,无明确诱发因素,慢性胰腺炎是个重要因素。多见于 60～80 岁,男性好发。按临床表现为胰头癌、胰体尾部癌及全胰腺癌。腹痛、消瘦和乏力为胰腺癌共同症状,黄疸是胰头癌突出表现。

(二)诊断要点

(1)胰腺局限或弥漫性增大,肿块形成。

(2)胰腺内不均质低密度肿块,内部可有液化坏死区,增强扫描病灶轻度强化(图 12-30)。

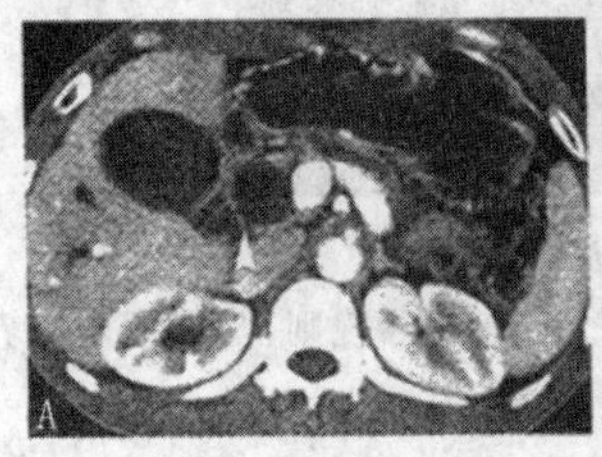

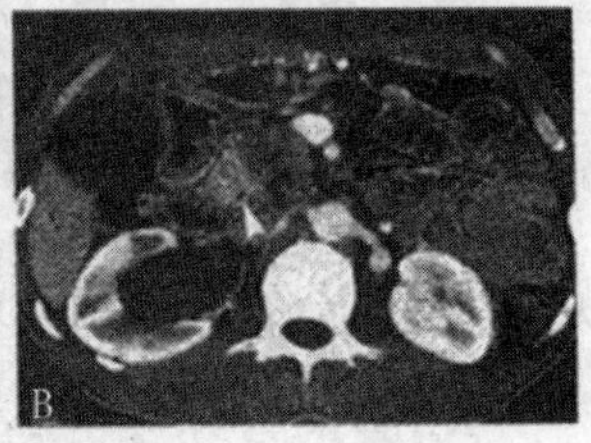

图 12-30 **胰头癌**

A、B.两图 CT 显示胆道胰管扩张呈“双管征”。胰头区见低密度肿块,增强扫描轻度不均质强化,正常胰腺实质仍明显强化(箭头),右肾盂积水

(3)病变处胰管中断,远侧胰管扩张、周围腺体萎缩,胰头癌可出现“双管”征。

(4)胰周脂肪层模糊消失伴条索状影,血管(腹腔干、肠系膜上动静脉多见)被包埋。

(5)腹膜后淋巴结增大及远处转移,以肝脏多见。

(三)鉴别诊断

主要与囊腺瘤、胰岛细胞瘤及慢性胰腺炎鉴别,胰管中断征象是胰腺癌特征征象。囊腺瘤表现为大小不等囊腔,胰岛细胞瘤为富血供肿瘤,强化明显,慢性胰腺炎一般有典型病史。

(四)特别提示

CT 是诊断胰腺癌的金标准。胰周侵犯及胰周血管包绕是胰腺癌不可切除的可靠征象。

(卢明春)

第八节　脾脏常见疾病CT诊断

一、脾脏梗死及外伤

(一)脾脏梗死

1.病因病理及临床表现

脾脏梗死指脾内动脉分支阻塞,造成脾组织缺血坏死所致。风湿性心脏病二尖瓣病变和肝硬化是引起脾梗死常见原因。临床多无症状,有时可有上腹痛、发热、左侧胸腔积液等。

2.诊断要点

平扫表现为脾内三角形或楔形低密度区,多发于脾前缘近脾门方向。增强扫描周围脾组织明显强化,而梗死灶无强化,境界变清(图12-31)。

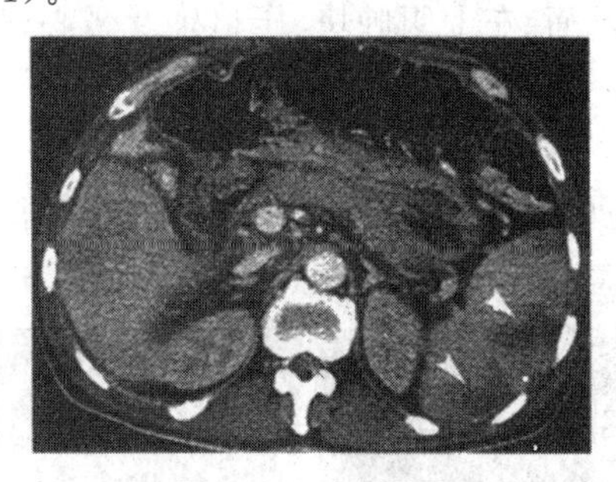

图12-31　脾梗死

CT检查显示脾内多发楔形低密度灶,尖端指向脾门,增强扫描未见强化

3.鉴别诊断

脾梗死容易诊断,慢性期有时需与脾肿瘤鉴别,增强有助于鉴别。

4.特别提示

脾梗死一般不需要处理。CT扫描的目的在于观察梗死的程度。MRI价值同CT相仿。

(二)脾挫裂伤

1.病因病理及临床表现

脾挫裂伤绝大部分是闭合性的直接撞击所致。脾是腹部外伤中最常累及的脏器。病理包括脾包膜下血肿、脾脏挫裂伤、脾撕裂、脾脏部分血管阻断和脾梗死。临床表现为腹痛、血腹、失血性休克等。

2.诊断要点

(1)脾包膜下血肿:包膜下新月形低密度灶,相应脾脏实质呈锯齿状。

(2)脾实质内出血:脾内多发混杂密度,呈线状。圆形或卵圆形改变,增强扫描斑点状不均质强化。

(3)其他:腹腔积血(图12-32)。

3.鉴别诊断

平扫脾挫裂伤与脾分叶、先天切迹及扫描伪影有时难以鉴别,应行增强扫描观察。

4.特别提示

急性脾损伤患者平扫有时可表现正常,应行增强扫描观察。CT检查对脾挫裂伤诊断非常准确,累及脾门时应考虑手术。

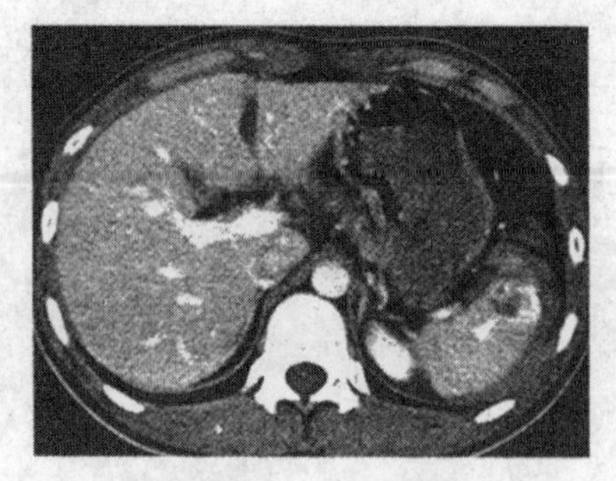

图 12-32　脾挫裂伤

CT 检查显示脾包膜下新月形血肿,脾实质内不规则低密度灶,增强扫描不均质强化

二、脾脏血管瘤

(一)病因病理及临床表现

脾脏血管瘤是脾脏最常见的良性肿瘤,多发生于 30～60 岁,女性稍多。成人为海绵状血管瘤,小儿多为毛细血管瘤。较大血管瘤可有上发痛、左上腹肿块、压迫感及恶心、呕吐等症状。约 25%产生自发性破裂急腹症而就诊。

(二)诊断要点

平扫为比较均匀低密度影,多为单发,边缘清晰,形态规则,合并出血时密度增高或不均匀,瘤体较大可伴有钙化。增强扫描瘤体边缘见斑点状强化,逐渐向中心部充填,延迟明整瘤增强(图 12-33)。

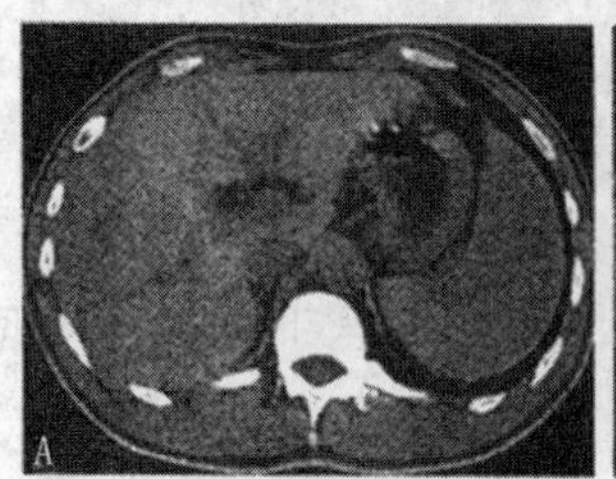

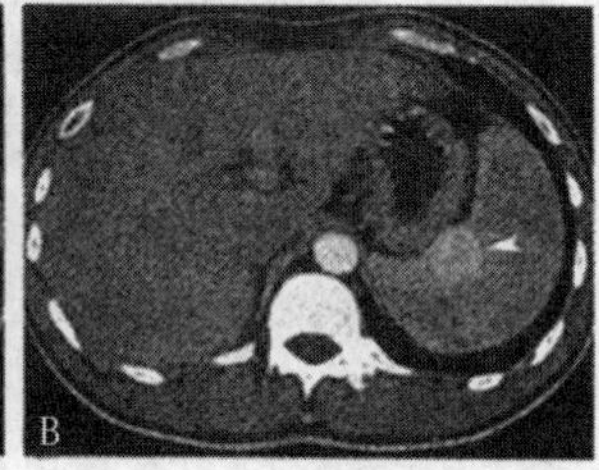

图 12-33　CT 平扫及增强扫描

A、B.两图 CT 检查显示可见脾门处结节状稍低密度灶,增强扫描明显强化,边缘光整

(三)鉴别诊断

脾脏错构瘤,密度不均匀,发现脂肪密度为其特征。

(四)特别提示

因脾脏血管瘤网状内皮增厚及中心血栓、囊变等原因,少部分脾状血管瘤强化充填缓慢。MRI 显示脾血管瘤的敏感性高于 CT。

三、脾脏淋巴瘤

(一)病因病理及临床表现

脾脏淋巴瘤分脾原发性恶性淋巴瘤及全身恶性淋巴瘤脾浸润两种。病理上分为弥漫性脾肿大、粟粒状肿物及孤立性肿块。临床表现有脾肿大及其相关症状。

(二)诊断要点

(1)原发性恶性淋巴瘤表现脾肿大,脾内稍低密度单发或多发占位病变,边缘欠清,增强扫描不规则强化、边缘变清。

(2)全身恶性淋巴瘤脾浸润表现脾肿大、弥漫性脾内结节灶,脾门部淋巴结肿大(图 12-34)。

(三)鉴别诊断

转移瘤,有时鉴别困难,需密切结合临床。

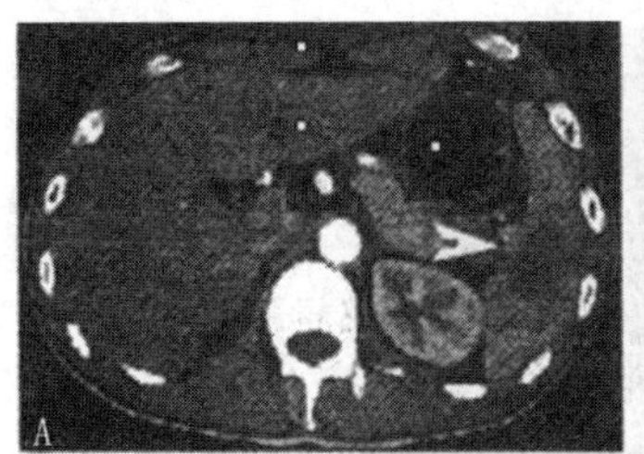

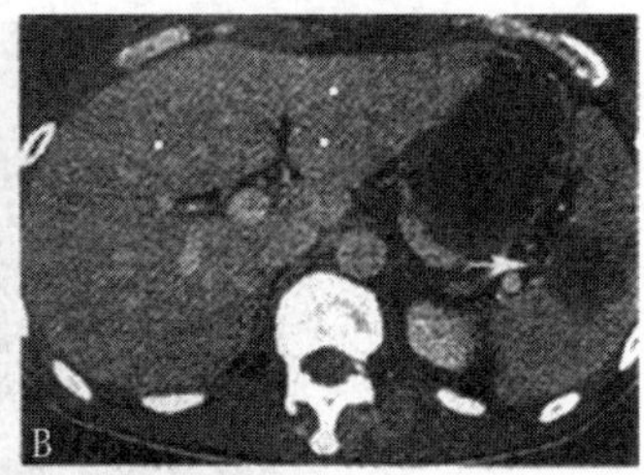

图 12-34 脾内多发类圆形低密度灶

A、B.两图CT显示边缘不规则强化,胰尾受累

(四)特别提示

淋巴瘤的诊断要依靠病史,CT上淋巴瘤病灶可互相融合成地图样,此点同转移瘤不同。MRI平面梯度快速回波增强扫描对淋巴瘤的诊断很有帮助。

(卢明春)

第九节 肠道常见疾病CT诊断

一、肠梗阻

肠梗阻是临床最常见的急腹症之一,可见于各年龄段。肠梗阻的病因很多,其临床表现复杂多变且无特异性,不但引起肠管本身解剖和功能的改变,并且导致全身性正常生理功能紊乱。腹部X线平片对肠梗阻的诊断具有重要作用。但对20%~52%的病例尚不能做出肯定诊断,对梗阻原因、有无闭袢和绞窄的诊断价值十分有限。钡剂检查对明确结肠肠梗阻有一定的诊断价值,并对小儿肠套叠有重要治疗意义,但对不完全性小肠梗阻价值有限,并存在使完全性小肠梗阻患者梗阻程度加重的危险。螺旋CT作为一种先进的无创性检查技术具有良好的密度分辨率和时间分辨率,对气体和液体分辨均很敏感,将X线腹部平片上相互重叠的组织结构在横断面显示清晰,结合其强大的后处理功能,能全面显示和判断肠梗阻是否存在、梗阻部位及程度、梗阻原因,CT发现有无闭袢和绞窄比出现临床症状、体征早数小时,并且对肿瘤引起梗阻的病灶性质判断、周围情况显示、分期等具有显著的优越性,越来越被广泛认可。

肠梗阻一般可以分为机械性、动力性(包括假性肠梗阻)、血运性梗阻三大类,其中大部分为机械性肠梗阻。机械性肠梗阻按照梗阻的病变位置可以分为肠壁、肠腔内和肠腔外三种。其鉴别诊断见第四节第三部分。按照有无绞窄又可分为单纯性机械性肠梗阻和绞窄性机械性肠梗阻,其鉴别诊断详见第四节第三部分。本书简单介绍以下几种常见的和部分罕见但可能会导致严重并发症的机械性肠梗阻类型,以便读者获得感性认识,在临床工作中能综合分析和进行正确诊断。

(一)肿瘤性肠梗阻

1.病理和临床概述

肿瘤性肠梗阻,肠道肿瘤是引起肠梗阻重要原因之一。临床表现为腹痛、腹胀、呕吐、肛门停止排便、排气。

2.诊断要点

可显示梗阻近、远段肠管情况,以阳性对比剂充盈肠管并追踪梗阻点,以重组分析梗阻段情况,常能显示肠腔或肠壁肿块,同时显示供血动脉及引流静脉。

以下CT表现支持肠道恶性肿瘤:①肠壁肿块局部僵硬,较明显强化,中央有坏死;②移行带狭窄不规则,肠壁不规则增厚;③淋巴结肿大(图12-35)。

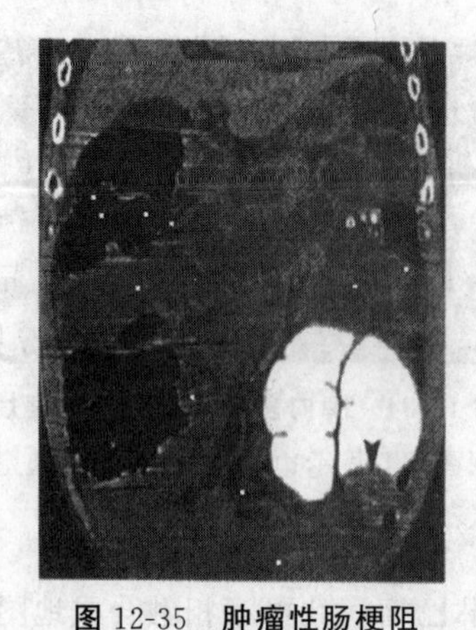

图 12-35 **肿瘤性肠梗阻**

三维重建显示降结肠腔内充盈缺损，手术病理为降结肠腺癌

3.鉴别诊断

炎症；粘连；粪石性肠梗阻，发现肠道内不均匀肿块和淋巴结肿大有助于肿瘤性肠梗阻的诊断。

4.特别提示

小肠是内镜检查盲区，螺旋 CT 应用使诊断肠梗阻发生了革命性变化，它能分析肠梗阻原因、明确梗阻部位。

(二)肠扭转

1.病理和临床概述

肠扭转是严重急腹症，以小肠多见，原因有先天发育异常、术后粘连、肠道肿瘤、胆道蛔虫及饱餐后运动等；另外小肠内疝（部分小肠疝入手术形成空隙内）实质上也是肠扭转。临床表现为急性完全性肠梗阻，常在体位改变后剧烈腹痛。

2.诊断要点

(1)漩涡征：为肠曲及肠系膜血管紧紧围绕某一中轴盘绕聚集。

(2)鸟嘴征：扭转开始后未被卷入"涡团"的近端肠管充气、充液而扩张，紧邻漩涡肠管呈鸟嘴样变尖。

(3)肠壁强化减弱、靶环征及腹水：为肠扭转时造成局部肠壁血运障碍所致，靶环征指肠壁环形增厚并出现分层改变，为黏膜下层水肿增厚所致（图 12-36）。

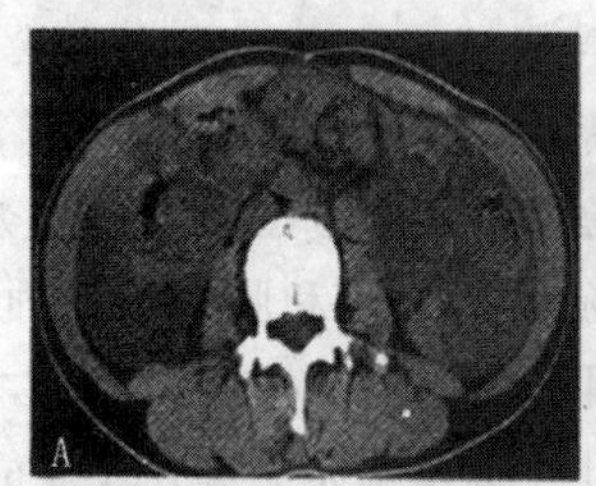

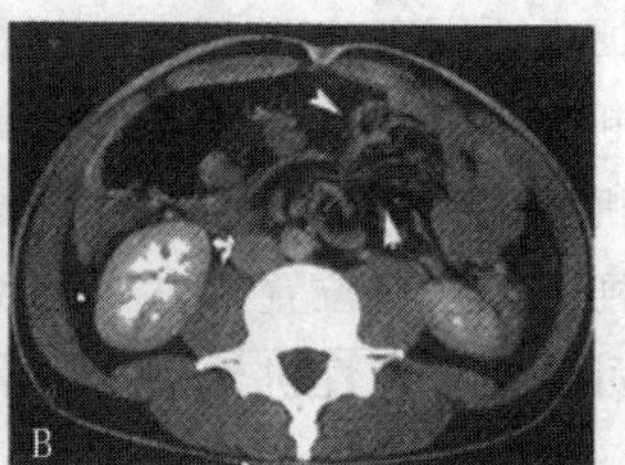

图 12-36 **肠扭转**

A.肠系膜血管 360°旋转，呈典型漩涡征，同时见肠管梗阻、肠壁水肿及腹水；B.可见附属肠系膜血管"漩涡征"

3.鉴别诊断

肠道肿瘤、其他原因肠梗阻。

4.特别提示

诊断肠扭转必须具备肠管及肠系膜血管走行改变，即肠管及血管漩涡征。CT 扫描结合后处理诊断肠扭转具有明显优势。

(三)肠套叠

1.病理和临床概述

肠套叠是一段肠管套入邻近肠管，并导致肠内容物通过障碍。常因系膜过长或肠道肿瘤所致，以回盲部或升结肠多见。婴幼儿表现为突然发生的阵发性剧烈腹痛、哭闹、果酱样血便。成人肠套叠常继发于肿瘤、炎症、粘连及坏死性肠炎等,最常见是脂肪瘤。临床表现为不全性肠梗阻或完全性肠梗阻,症状不典型,并可以因反复肠套叠,反复出现腹部包块。

2.诊断要点

可以分三类:小肠一小肠型,小肠一结肠型和结肠一结肠型,以小肠一结肠型为最常见。

典型征象:出现三层肠壁,最外层为鞘部肠壁,第二层为套入之折叠层肠壁,第三层为中心套入部肠腔。鞘部及套入部均可有对比剂或气体,呈多层靶环状表现,即"同心圆征"或"肠内肠征"。原发病灶一般位于肠套叠的头端(图12-37)。CT重建可见肠系膜血管卷入征。

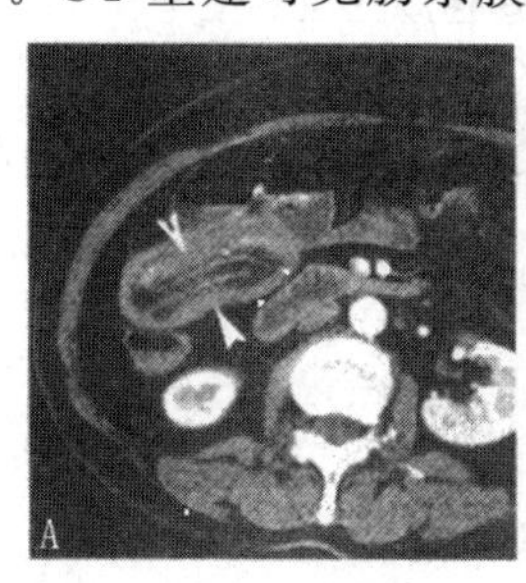

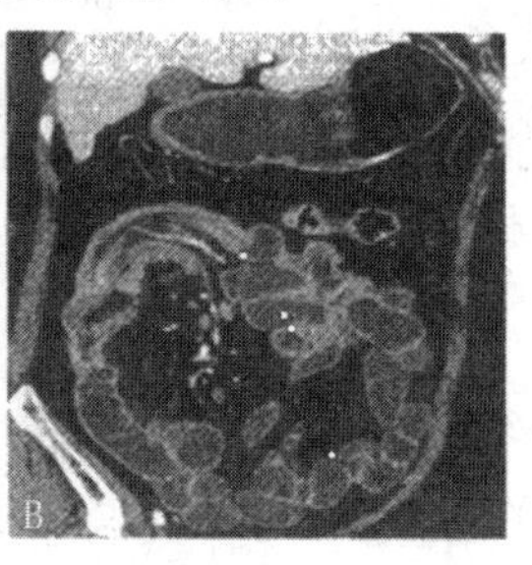

图12-37 肠套叠

A、B.两图CT检查显示肠套叠的横断位增强扫描和冠状位重建,因套叠部长轴与扫描层面平行,表现为肾形或香肠状,并可见肠系膜动脉嵌入,即"肠内肠征"及"血管卷入征"

3.鉴别诊断

肠道肿瘤,CT重建有助于鉴别。

4.特别提示

CT扫描及重建对肠套叠有非常重要的价值,对原发病的检出也有重要意义。少部分坏死性肠炎所致及慢性肠套叠CT征象不典型,需密切结合临床。

(四)粘连性肠梗阻

1.病理和临床概述

粘连性肠梗阻的诊断与治疗是临床上一个棘手问题,而能否及时正确诊断,对患者治疗效果甚至预后有重大影响。以往,肠梗阻的诊断一般依赖于传统X线平片,但螺旋CT的应用显著提高了粘连性肠梗阻的定性定位诊断正确率。主要继发于腹部手术后,由于以不全性肠梗阻为主,大部分病例临床症状较轻,以反复腹痛为主。

2.诊断要点

(1)梗阻近段的肠管扩张和远端肠塌陷。

(2)在梗阻部位可见移行带光滑

(3)增强扫描肠壁局部延迟强化,但肠壁未见增厚

(4)局部见"鸟嘴征"、粘连束带、及假肿瘤征(图12-38)。

3.鉴别诊断

其他原因所致肠梗阻,如肠道肿瘤、扭转等。

4.特别提示

一些有反复不全性肠梗阻症状患者,行螺旋CT扫描及各种方法重组,对肠梗阻定性、定位诊断具有重要临床价值。

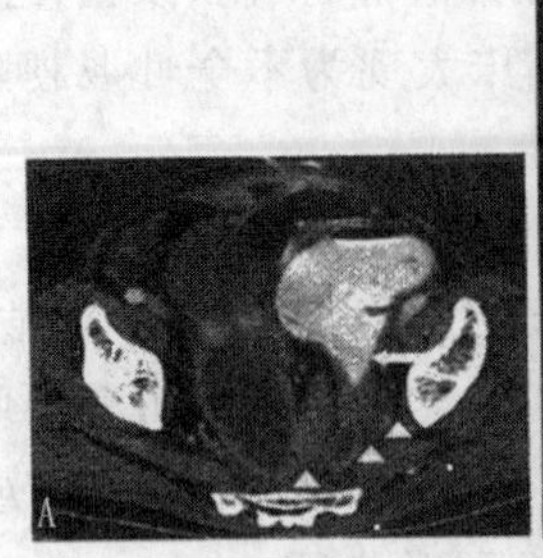

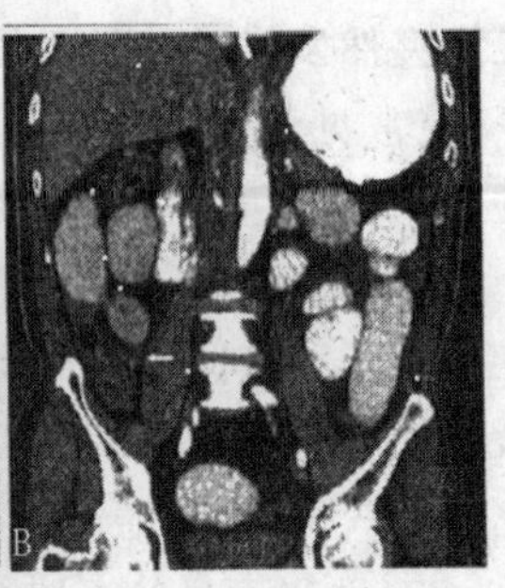

图 12-38　粘连性肠梗阻

A.在梗阻部位可见移行带光滑，肠壁未见明显增厚，但局部后期强化更明显，近段肠管扩张，并可见局部粘连束带，后方见光整移行带及粘连束带，局部呈“鸟嘴征”；B.在单纯回肠末段粘连性肠梗阻病例的 MPR 重建，可见回肠末段呈鸟嘴样改变，梗阻段肠管明显变细，其外可见束带影（白箭头）

（五）肠内疝

1.病理和临床概述

肠内疝、小肠内疝是罕见的肠梗阻原因之一，及时正确诊断并进行手术治疗对抢救患者生命具有重大意义。分先天性、后天性小肠内疝两种。胚胎发育期，中肠的旋转与固定不正常将导致内疝。腹腔内会有一些腹膜隐窝或裂孔形成如十二指肠旁隐窝、回盲肠隐窝、回结肠隐窝、小网膜孔（winslow 孔）、肠系膜裂孔等。后天性小肠内疝常见胃空肠吻合术后（如 Roux－en－Y），上提的空肠襻与后腹膜间可形成间隙，另外还有末端回肠与横结肠吻合后形成系膜阀隙等。一个正常的腹腔内并无压力差，肠管的各种运动（主要是蠕动）和肠内容物之重力作用以及人体位突然改变，而致使肠管脱入隐窝、裂孔或间隙，由于肠管的蠕动，进入孔洞的肠曲增多，无法自行退回则会发生嵌闭、扭转、绞窄，甚至坏死。部分内疝由于肠管的运动，可自行退回复位，这就是间断出现发作性或慢性腹痛的原因。小肠内疝临床表现不典型，一直以来，正确的术前诊断是难点和重点。

2.诊断要点

(1)左侧十二指肠旁疝：①胃、胰腺之间囊性或囊袋状肿块，重建观察与其余腹内肠管相连，为移位、聚集的小肠；②肠系膜血管异常征，包括肠系膜血管聚集、牵拉、扭转与充盈，肠系膜血管干左移或右移，超过一个主动脉宽度，并可见粗大的肠系膜血管进入病灶内；③肠系膜脂肪延伸进入病灶内；STS－MIP 观察有时可见疝口；其他肠段移位，可见十二指肠第四段受压移位（图 12-39）。

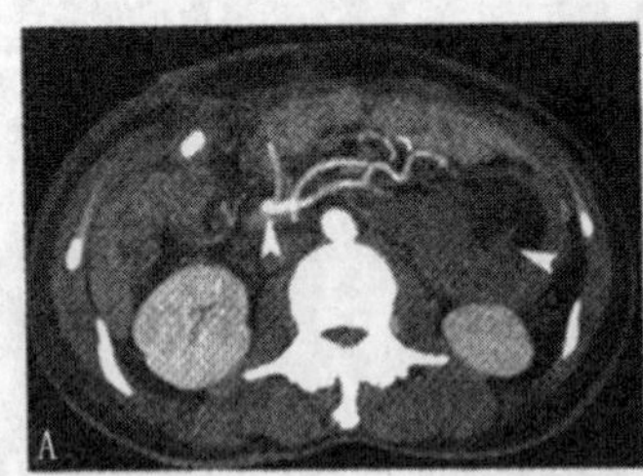

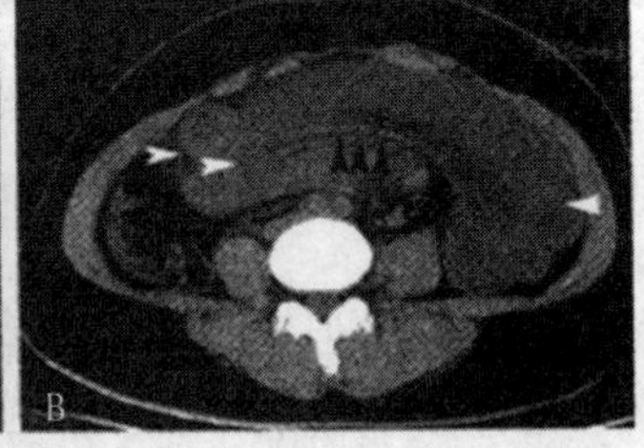

图 12-39　肠内疝

A.左侧十二指肠旁疝 STS－MIP 重建示，肠系膜上动脉主干移位，超过 1 个主动脉宽度（上箭头），并可见肠系膜脂肪与病变内脂肪相连续；B 先天性肠系膜裂孔所致的空、回肠内疝，部分肠襻经裂孔向左侧疝入（右向箭头），肠系膜血管受牵拉（多个星号），所累肠管因水肿呈“靶环征”及少量腹水（左向箭头）

(2)经肠系膜疝的主要征象有：①肠管或肠襻聚集、移位及拥挤、拉伸及“鸟嘴征”，肠襻经肠系膜裂孔疝入后，继续蠕动进入更多肠襻，可以显示聚集拥挤的肠襻；②其附属肠系膜血管异常征，包括肠系膜血管聚集、牵拉、扭转与充盈等，上述征象在 STS-MIP 重建时可以观察到；③肠系膜脂肪延伸进入病灶内，可见附属于疝入肠襻的肠系膜脂肪受牵连进入；④其他肠段移位，原来位置的腹腔空虚及疝入小肠襻对该位置的肠管推移;⑤可见疝口;⑥并发肠扭转时,可以显示为肠管及附属肠系膜血管的"漩涡征"。

(3)其他继发性征象有:①肠梗阻,位于疝口附近的近段肠管有梗阻扩张积液征象;②靶环征,为疝入肠管缺血水肿所致;③腹水,早期可较少,位于疝入侧的结肠隐窝内,后期可以明显增加,提示绞窄性梗阻甚至有坏死并弥漫性腹膜炎趋势。

3.鉴别诊断

粘连性肠梗阻,肠扭转,左侧十二指肠旁疝和腔外型胃间质瘤进行鉴别肠道肿瘤、其他原因肠梗阻。

4.特别提示

螺旋CT扫描及MPR、STS-MIP重建对小肠内疝的诊断具有重要价值,在检查急腹症或肠梗阻患者时,发现肠管或肠襻聚集、移位及拥挤、拉伸及"鸟嘴征",附属肠系膜血管有充盈、拥挤等异常征象,其他肠段移位等征象时,并且临床上有腹部手术史,尤其是Roux-en-Y术式,或有慢性间歇性腹痛史,应该考虑到此病的可能。

(六)胆石性肠梗阻

1.病理和临床概述

胆石性肠梗阻最早(1896年)由Bouveret报道,以胃的幽门部梗阻为特征,主要是指由于胆结石(多数为较大的胆囊结石)通过胆肠瘘移行在胃的远侧部分或十二指肠近侧部分,所造成的胃肠输出段的梗阻石性肠梗阻是临床上极为少见的肠梗阻类型;已经发现许多较小的胆结石通过胆囊与十二指肠之间瘘管后,可以滑入小肠而引起小肠梗阻。患者有胆囊结石及慢性胆囊炎病史,临床症状和体征缺乏特异性,主要包括恶心、呕吐和上腹部疼痛等非特异性征象。

2.诊断要点

确诊胆石性肠梗阻的直接征象为:①肠腔内胆结石;②胆囊与消化道之间瘘管。

有第一直接征象,以下任两种间接征象以上可以确诊为胆石性肠梗阻:①肠梗阻;②胆囊塌陷及胆囊与十二指肠之间边界不清;③胆囊和胆管积气(图12-40)。

3.鉴别诊断

与粪石性肠梗阻、肿瘤性肠梗阻、粘连性肠梗阻鉴别。

4.特别提示

胆石性肠梗阻是临床上极为少见的肠梗阻类型,由于胆石性肠梗阻发病年龄较大,并发症较多,手术的风险性也随之增加,据文献总结,其病死率可高达33%。螺旋CT诊断胆石性肠梗阻上具有高度的敏感性和特异性。

(七)粪石性肠梗阻

1.病理和临床概述

粪石性肠梗阻的粪石的形成主要是因为某些食物中含有的鞣酸成分遇胃酸后形成胶状物质,胶状物质与蛋白质结合成为不溶于水的鞣酸蛋白,再有未消化的果皮、果核及植物纤维等相互凝集而成。粪石嵌入小肠引起粪石性肠梗阻。临床症状和体征同胆石性肠梗阻。

2.诊断要点

(1)大部分粪石CT上呈类圆形、相对低密度,有筛状结构及"气泡征",与大肠内容物相似,但小肠内容物一般无此形态,增强无强化。

(2)肠梗阻的一般CT征象(图12-41)。

3.鉴别诊断

与胆石性肠梗阻、肿瘤性肠梗阻、粘连性肠梗阻、肠套叠鉴别。

4.特别提示

结合临床病史,螺旋CT在粪石性肠梗阻的定位、定性上具有高度的敏感性和特异性,为临床正确诊断与治疗提供重要依据。

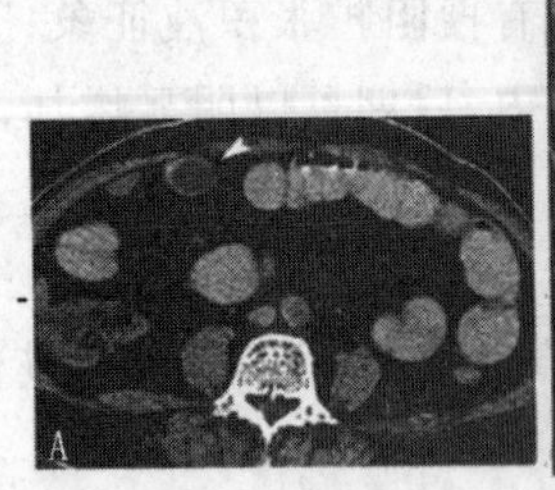
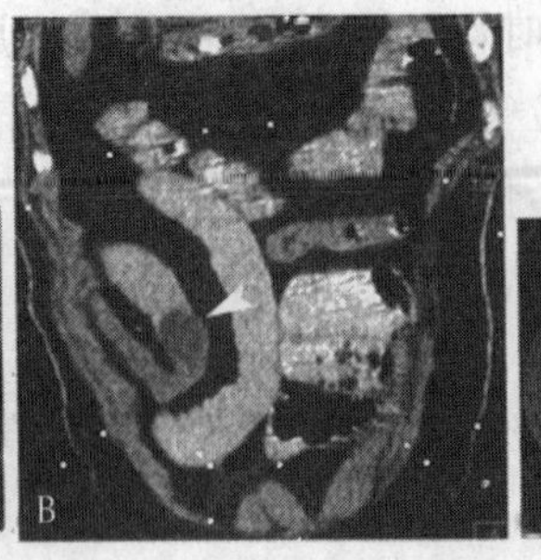
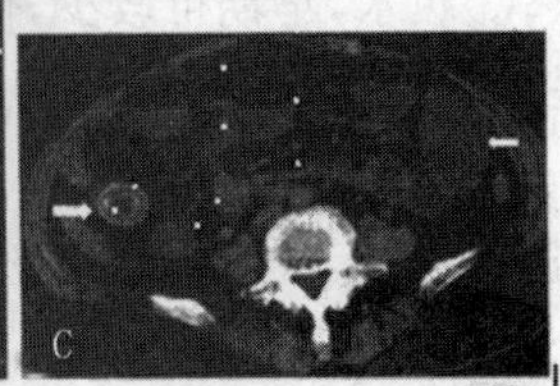

图 12-40 肠石性肠梗阻

A、B.阴性结石所致的肠梗阻，可见空回肠交界处低密度灶，局部肠壁有强化；C.为阳性结石所致的肠梗阻，可见回肠近段同心圆样结石密度灶（大箭头），近段肠管扩张（小箭头）

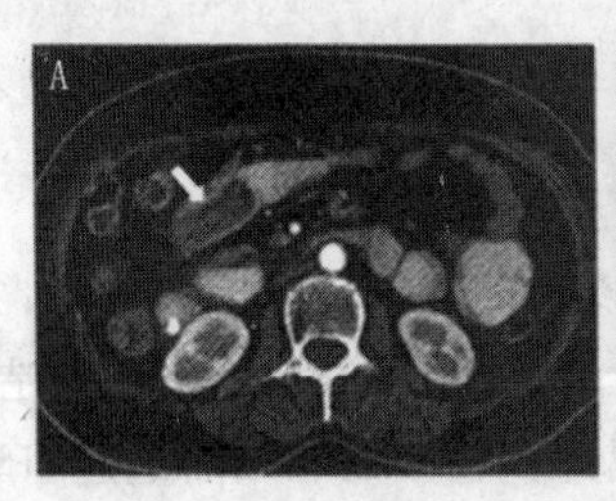
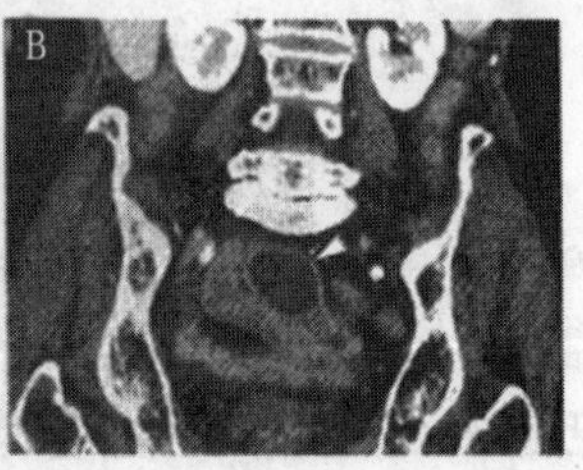

图 12-41 粪石性肠梗阻

A.空肠内粪石呈卵圆形低密度灶（箭头），内部有气泡征；B.为回肠粪石冠状位重建，可见粪石呈低密度影（横箭头），内有气泡及筛孔结构，其远段肠管塌陷（下箭头）

二、肠道炎症

（一）Crohn 病

1.病理和临床概述

小肠 Crohn 病是一原因不明的疾病，多见于年轻人。表现为肉芽肿性病变，合并纤维化和溃疡。好发于末段回肠，同时常侵犯回肠和空肠。临床常表现为腹痛、慢性腹泻。

2.诊断要点

受累肠管的肠壁及肠系膜增厚，肠管狭窄，邻近淋巴结肿大和炎性软组织肿块，邻近腹腔内脓肿或瘘管形成（图 12-42）。

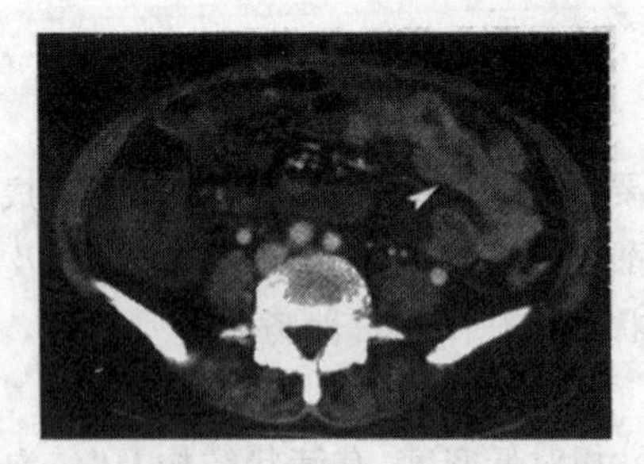

图 12-42 小肠 Crohn 病

CT 检查显示左侧小肠肠壁增厚、强化，相应肠管狭窄，远段肠管正常（箭头）

3.鉴别诊断

(1)肠结核，其他部位有结核病灶者有助于诊断，鉴别困难可行抗结核药物实验性治疗。

(2)肠淋巴瘤，小肠多发病灶，有腹腔淋巴结肿大，临床表现更明显。

(3)慢性溃疡性空回肠炎，肠管狭窄和扩张，临床腹痛腹泻明显。

4.特别提示

小肠插管气钡双重造影是诊断 Crohn 病的首选方法。CT 扫描的作用在于显示病变侵入腹腔的情况,可明确腹部包块的性质和腹腔内病变范围。

(二)肠结核

1.病理和临床概述

肠结核好发于回盲部,也可见于空回肠和十二指肠,多见于青壮年人。以肠壁和相邻淋巴结的纤维化和炎症为特征。临床常表现为腹痛、腹泻和便秘交替、低热等。

2.诊断要点

病变肠管狭窄,肠壁增厚,邻近淋巴结肿大。若伴有结核性腹膜炎,则可显示腹水和腹膜增厚。

3.鉴别诊断

Crohn 病;肠淋巴瘤,增殖型肠结核同淋巴瘤有时鉴别困难,淋巴瘤范围广,淋巴结肿大,肠道受压移位,伴有肝脾大。

4.特别提示

小肠钡剂造影是诊断肠结核的主要方法。

三、肠道肿瘤

(一)小肠腺癌

1.病理和临床概述

小肠腺癌肿瘤起源于肠黏膜上皮细胞,好发于十二指肠降段和空肠。多见于老年男性。病理上分肿块型和浸润狭窄型。肿瘤向腔内生长或沿肠壁浸润,产生梗阻症状。

2.诊断要点

肠壁局限性增厚或肿块形成,近段肠腔梗阻扩张,增强扫描病变不均质强化,可伴肠系膜淋巴结肿大。部分腺癌呈局部肠壁水肿增厚改变,但增强扫描有不均匀强化(图 12-43)。

3.鉴别诊断

(1)十二指肠布氏腺增生,增强扫描为均匀一致,同肠壁表现相仿。

(2)小肠淋巴瘤,病灶常呈多发改变。

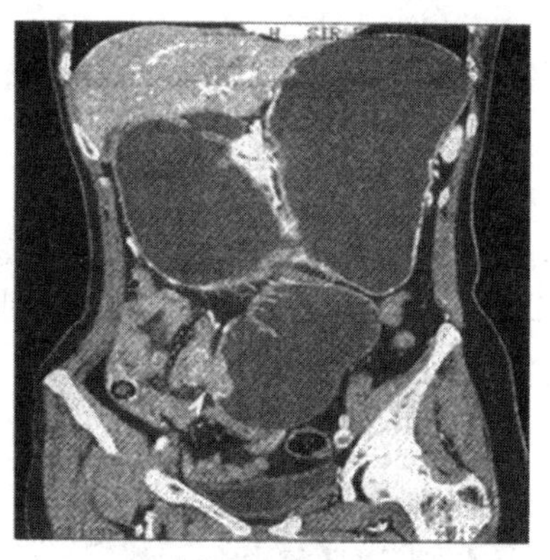

图 12-43　空肠腺癌

CT 冠状位重建可见局部肠管狭窄(箭头)、肠壁明显增厚,增强扫描有不均匀强化,近段肠管明显扩张

4.特别提示

小肠造影是诊断小肠肿瘤的常用方法。CT 有助于显示肿块大小、形态、范围以及同周围器官的关系、转移情况。必要时可行 CT 引导下穿刺活检。

（二）小肠淋巴瘤

1.病理和临床概述

小肠淋巴瘤可原发于小肠，也可为全身淋巴瘤一部分。淋巴瘤起源于肠壁黏膜下层淋巴组织，向内浸润黏膜，使黏膜皱襞变平、僵硬，向外侵入浆膜层、系膜及淋巴结。临床常有高位肠梗阻症状。

2.诊断要点

肠壁增厚，肠腔狭窄，局部形成肿块，病变向肠腔内、外生长，增强扫描病变轻中度强化。肠系膜及后腹膜常受累（图 12-44）。

3.鉴别诊断

同小肠腺癌、小肠 Crohn 病等鉴别。

4.特别提示

小肠造影是诊断小肠肿瘤的常用方法。CT 有助于显示肿块大小、形态、范围以及同周围器官的关系、转移情况。必要时可行 CT 引导下穿刺活检。

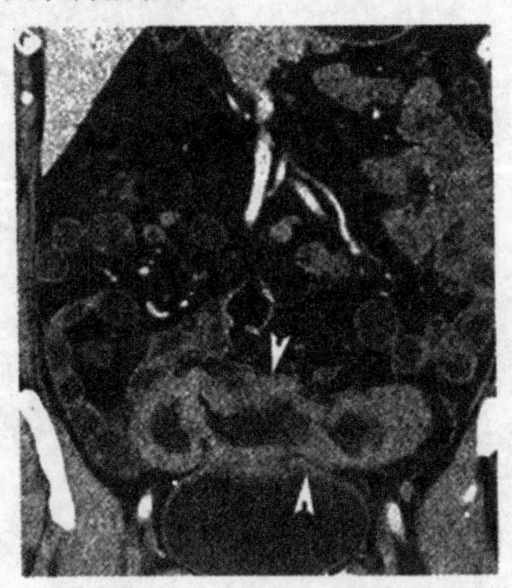

图 12-44　回肠淋巴瘤

CT 增强扫描后冠状位重建可见下腹部回肠肠壁明显增厚，范围较广，肠腔未见明显狭窄，增强扫描呈中度均匀强化

（三）结肠癌

1.病理和临床概述

结肠癌为常见消化道肿瘤，好发直肠及乙状结肠。病理多为腺癌，分增生型、浸润型、溃疡型。临床常有便血及肠梗阻症状。

2.诊断要点

结肠或直肠壁不规则增厚，累及部分或全周肠壁，肠腔内见分叶或菜花状肿块，晚期肠腔狭窄并侵犯浆膜，肠外脂肪层密度增高，周围淋巴结肿大。增强扫描病灶强化较明显（图 12-45）。

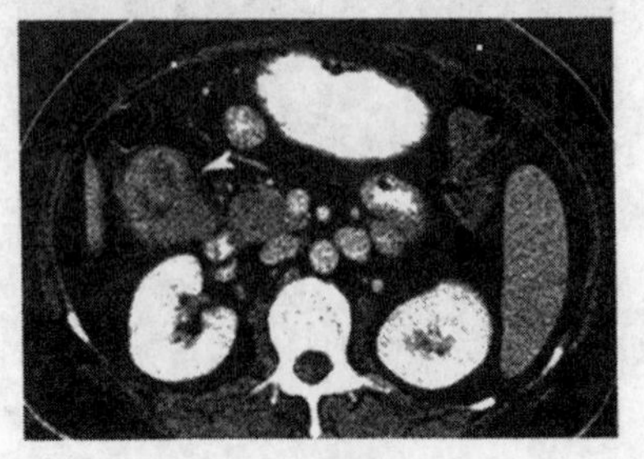

图 12-45　结肠肝曲癌

CT 检查示结肠肝曲肠壁不规则增厚，局部见菜花状肿块突入肠腔，相应肠腔狭窄

3.鉴别诊断

(1)肠结核,病灶多同时累及盲肠、升结肠和回盲部,表现为管腔狭窄变形,三维重建有助于诊断。

(2)溃疡性结肠炎,常先累及直肠和左半结肠,病变呈连续状态,无明显肿块。

4.特别提示

在日常工作中,部分肠梗阻患者因梗阻存在,临床不能行内镜检查,常不能明确梗阻原因,行CT检查,能较明确诊断结肠癌。

(卢明春)

第十三章　泌尿系统CT诊断

第一节　正常泌尿生殖系统CT表现

一、肾脏

位于后腹膜腔，位置一般在T_{12}～L_3水平，长度10～12 cm，宽5～6 cm，右肾较左肾低。肾门附近层面肾前内缘有一凹陷性切迹，有肾蒂伸向前内方，肾蒂内有肾静脉、肾动脉和肾盂。肾脏周围自内向外被纤维膜、脂肪囊、肾筋膜包绕，肾前、后筋膜将腹膜后区分为肾前间隙、肾周间隙、肾后间隙3个间隙。左侧肾前筋膜又称吉氏筋膜，胰腺炎症时常增厚。肾脏平扫密度均匀一致，为30～50 HU，肾皮质和髓质从密度上难以区分，肾周间隙和肾门内充满脂肪，容易识别。增强扫描：注射造影剂后约15 s肾皮质先强化，出现肾皮髓质分界现象，3 min时两者均等增强，此时肾盏开始显影，5 min时肾盂和输尿管显影。

二、输尿管

上连肾盂，下接膀胱，位于腰大肌前方。有三处生理性狭窄，即输尿管－肾盂交界区、输尿管入盆处、输尿管膀胱入口。输尿管在静脉注射造影剂约5 min后可较清晰显示，在无造影剂充盈时不能与血管影相鉴别。

三、膀胱

是一个腹膜外位器官，位于盆腔最前方，紧贴耻骨联合后面，并向上延续而成为脐正中韧带。女性膀胱后紧贴子宫和阴道，子宫底两侧有输卵管和卵巢。男性膀胱后面邻接输精管壶腹，精囊，下面紧贴前列腺底。膀胱在CT扫描上位于中线，呈均匀水样密度，其大小、形态取决于含尿量的多少及邻近脏器压迫情况，男性膀胱基底部可有前列腺压迹，女性膀胱可有子宫压迹，膀胱外缘光滑，膀胱壁厚度在充盈时为1～3 mm。

四、前列腺

呈前后扁平的栗子形，尖端向下，位于耻骨后，直肠前；主要分成中央带、移行带和外围带三部，此外还有小部分腺体组成尿道周围腺体。移行带和尿道周围腺体是前列腺增生的发生部位，外围带是前列腺癌的好发部位。前列腺的大小随年龄增加而增大，正常情况下不超过耻骨联合1 cm，但只有超过耻骨联合上2 cm时，才能认为前列腺增大。平扫呈均质软组织密度，偶可见点状钙化。增强扫描外围带密度略低于中央带密度，但不明显。

五、子宫

其大小随年龄、经产与否等因素而不同。子宫自上往下依次分子宫底、子宫体及子宫颈三部。子宫呈边缘光滑、密度均匀的卵圆形或三角形影，三角形底之两角各有输卵管开口。子宫内膜厚1～8 mm，随月经周期变化，子宫肌壁厚1.5～2.5 cm。子宫颈在成年妇女长2.5～3.0 cm，以阴道穹窿转折区为界分为上下两部。增强扫描宫颈中央黏膜明显强化，纤维间质部中度强化，阴道壁强化不明显。

六、卵巢

位于子宫两侧，包裹于阔韧带后层中。成人卵巢呈杏仁形，平均长为 2～3.5 cm，宽 1～1.9 cm，厚0.5～1 cm。35～40 岁后开始逐渐缩小，并为结缔组织取代，质地渐硬，到绝经期可缩小一半以上。正常情况下，CT 显示卵巢不够理想，常与这一区域内无造影剂的肠管难以鉴别。只有当卵巢增大时才能发现(图 13-1)。

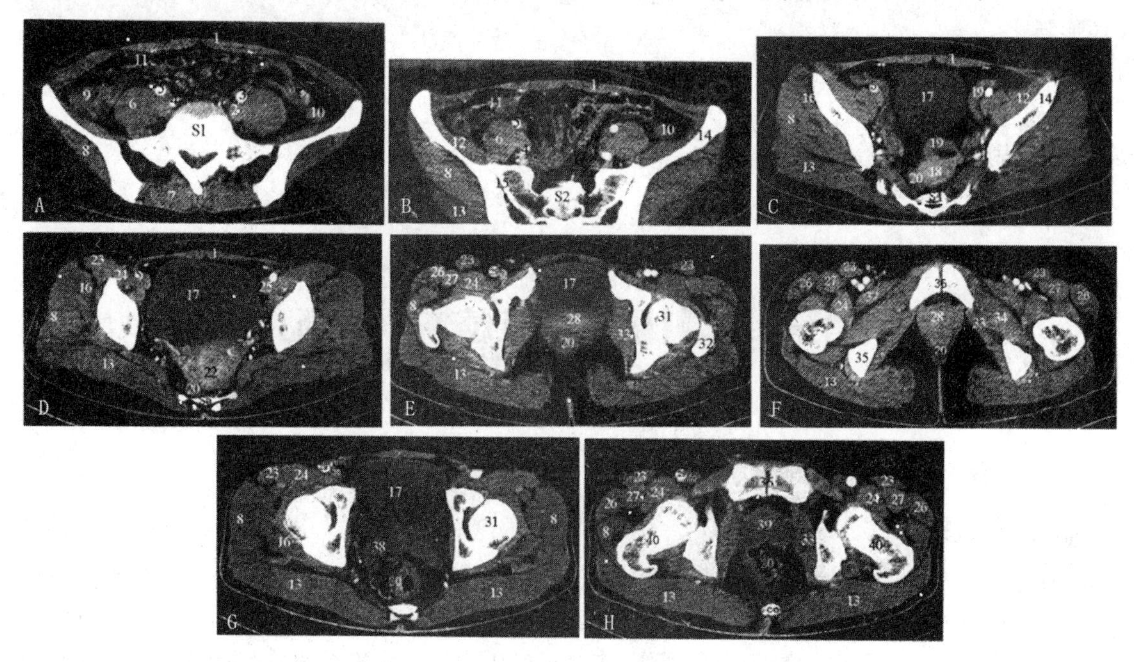

图 13-1　正常盆腔 CT 检查

1.腹直肌；2.左髂总静脉；3.左髂总动脉；4.右髂内动脉；5.右髂外动脉；6.腰大肌；7.竖脊肌；8.臀中肌；9.升结肠；10.降结肠；11.回肠；12.髂肌；13.臀大肌；14.髂骨翼；15 骶髂关节；16.臀小肌；17.膀胱；18.子宫底；19.乙状结肠；20.直肠；21.左侧腰骶干；22.子宫体；23.缝匠肌；24.髂腰肌；25.左髂外静脉；26.阔筋膜张肌；27.股直肌；28.阴道；29.股动脉；30.股静脉；31.股骨头；32.大转子；33.闭孔内肌；34.闭孔外肌；35.坐骨结节；36.耻骨联合；37.耻骨肌；38.精囊；39.前列腺；40.股骨颈

(刘学军)

第二节　基本病变 CT 表现

一、平扫密度改变

1.高密度病灶

见于泌尿系结石、钙化和某些肿瘤等。

2.等密度病灶

见于某些肿瘤，如肾癌、宫颈癌等。

3.低密度病灶

囊肿、肾脓肿、囊性肾癌、卵巢囊腺瘤等。

4.混合密度病灶

肾血管平滑肌脂肪瘤、畸胎瘤、卵巢囊腺癌等。

二、增强扫描特征

1.均匀性强化

见于子宫肌瘤、膀胱癌等。

2.非均匀性强化

见于肾癌、膀胱癌、卵巢囊腺癌等。

3.环形强化

见于肾脓肿、肾结核等。

4.无强化

囊肿、子宫内膜异位症等。

(刘学军)

第三节 肾脏常见疾病CT诊断

一、肾脏外伤

(一)病理和临床概述

肾脏外伤,泌尿系统遭受任何直接损伤如暴力挤压、骨折损伤、牵拉撕裂,或间接暴力如强烈震荡等均可导致损伤。近年来,医源性损伤亦逐渐增多。根据其病理特征,一般将肾外伤分为3型:①轻型损伤,包括肾挫伤、表浅性裂伤、包膜下血肿;②中型损伤,伤及肾实质或延及收集系统;③重型损伤,包括肾粉碎性伤及肾蒂损伤。临床表现为血尿、休克、腰部疼痛、腰肌紧张或有肿块,同时常合并其他脏器损伤。

(二)诊断要点

肾出血是肾外伤最常见的征象。肾损伤表现多样,一般可表现为:①肾因水肿和出血而增大,或肾脏因肾周血肿或漏尿而移位;②肾轮廓模糊不清或失去连续性;③肾实质裂隙、缺损或碎裂,肾内出血,轻的出现局限性血肿,边界清,严重者出现不规则不均匀的混杂密度;④肾周斑肿是诊断肾破裂最常见的征象,表现为新月形或环形包膜下血肿,严重者随肾包膜撕裂,出血进入肾周间隙或肾旁间隙;⑤尿外漏,表明肾收集系统损伤;⑥合并其他脏器损伤(图13-2)。

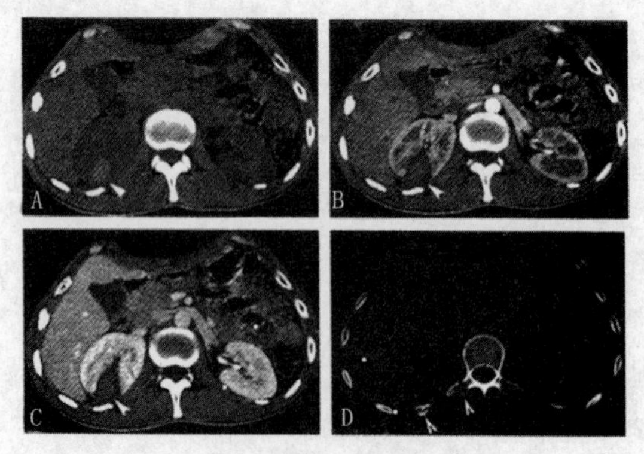

图13-2 肾破裂

A、B、C、D.为右肾破裂的CT三维重建,右肾上极破裂,边缘不规则,局部未见血液供应

(三)鉴别诊断

一般可明确诊断,注意排除肾是否伴有其他病变。

(四)特别提示

肾在泌尿系统中最易发生损伤。由于肾血供丰富。具有高分辨率的 CT 显示出其优势。可明确损伤的程度和范围。三维 CT 重建对肾盂、输尿管、肾血管损伤的判断很有帮助。肾血管损伤的金标准是肾动脉造影,对于肾血管小分支出血患者可行肾动脉栓塞治疗。

二、肾囊肿

(一)病理和临床概述

肾囊肿分为肾单纯囊肿和多囊肾。肾单纯囊肿最常见,多见于成人。系后天形成,目前认为是肾小管憩室发展而来。病理上多见于肾皮质的浅深部或髓质,囊壁薄,内含透明液体,与肾盂不同。临床多无症状。多囊肾指肾皮质和髓质内发生的多发囊肿的遗传性疾病,按遗传方式分为常染色体显性遗传型(成人型)多囊肾和常染色体隐性遗传型(儿童型)多囊肾。前者多在 30 岁后发病,表现为肾脏增大、局部不适、血尿、蛋白尿、高血压等。后者基本病变为肾小管增生和囊状扩张,有不同程度肝门周围纤维化和肝内胆管囊状扩张。临床有肾、肝症状。

(二)诊断要点

1.单纯囊肿

平扫为圆形或椭圆形低密度灶,水样密度。增强扫描不强化、壁薄(图 13-3)。

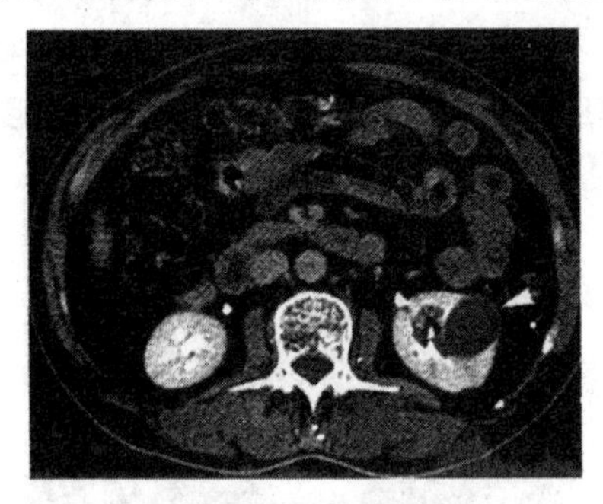

图 13-3　左肾囊肿

CT 检查示左肾实质内见一圆形囊状积液,未见强化

2.特殊类型

盂旁囊肿,位于肾窦内,可能为淋巴源性或肾胚胎组织残余发展而成,低密度,可压迫肾盂和肾盏,还有一种高密度囊肿,平扫比肾实质高,可能为出血、含蛋白样物质所致。

3.多囊肾成人型

肾内多发囊状水样低密度,大小不等,不强化。

4.多囊肾儿童型

双肾对称增大有分叶,肾实质密度低,肾盂小,囊肿不易发现,增强扫描肾实质期延长,可见多发、扩张的肾小管密度增高,放射状分布。

(三)鉴别诊断

1.囊性肾癌

癌灶边缘有强化,可伴有后腹膜淋巴结转移及邻近脏器受侵犯等改变。

2.肾母细胞瘤

多见于儿童,为肾脏实质性肿块,肾静脉往往受侵,易发生肺转移。

3.髓质海绵肾

肾皮、髓质交界区多发小钙化灶,呈簇状分布。

（四）特别提示

B超是诊断肾囊肿常用而有效的方法。CT、MRI均明确诊断，并起到鉴别诊断价值。

三、肾结石

（一）病理和临床概述

肾结石在尿路结石中居首位，发病年龄多为20～50岁，男性多于女性，多为单侧性。发病部位多见于肾盂输尿管连接部、肾盏次之，偶可见于肾盂源性囊肿或肾囊肿内。病理改变主要为梗阻、积水、感染及对肾盂黏膜和肾实质的损害。结石根据其组成成分分为阳性和阴性结石两类。临床症状主要为血尿、肾绞痛和排石史。当结石并发感染和梗阻性肾积水时，则出现相应临床症状。

（二）诊断要点

平扫可发现阳性及阴性结石，阴性结石密度常高于肾实质，CT值常为100 HU以上，无增强效应。结石常为圆形、卵圆形、鹿角状。螺旋CT薄层扫描可发现＜2～3 mm的结石。结石继发肾积水表现为患侧肾盂肾盏扩大，为均匀一致的低密度，部分患者在低密度中能发现高密度结石。长期梗阻导致肾皮质萎缩，增强扫描肾实质强化差，集合系统内对比剂浓度低（图13-4）。

（三）鉴别诊断

血凝块，密度明显低于结石；钙化灶，不引起近侧尿路梗阻。

（四）特别提示

腹部X线平片能发现90％以上的阳性结石，能确定结石位置、形状、大小。静脉肾盂造影能发现X线平片不能显示的阴性结石，并判断肾积水程度。CT检查的分辨率明显高于X线平片，可同时发现肾及其周围结构的形态学和功能学改变，CT不仅能发现肾积水的程度，还能确定其梗阻位置。

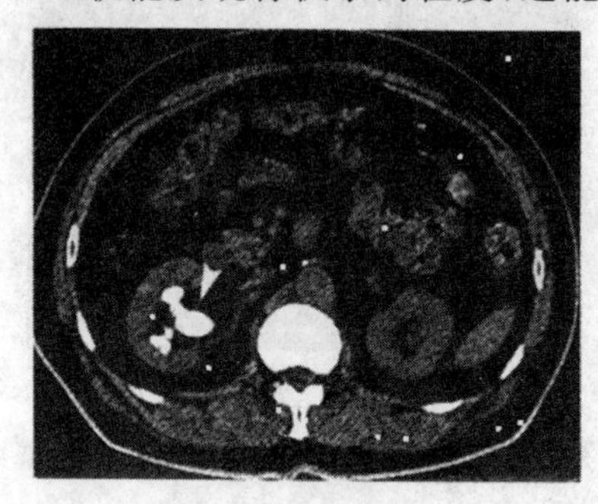

图13-4 肾结石

CT检查示肾盂内可见鹿角状高密度灶

四、肾结核

（一）病理和临床概述

肾结核90％为血行感染引起，肺结核是主要原发病灶，骨关节结核、肠结核等也可成为原发灶。其他传播途径尚包括经尿路、经淋巴管和直接蔓延。致病菌到达肾皮髓交界区形成融合的结核结节，感染多是双侧性的。病变发展扩大，结节中心坏死，干酪样物液化排出，形成空洞。病灶常在肾乳头处侵入肾盂、肾盏，进而到达全肾或其他部位，肾结核可随集合系统累及输尿管、膀胱，男性可累及生殖系统。肾结核多见于青壮年，20～40岁，男性多见，主要症状有尿频、尿痛、米汤样尿及血尿、脓尿等。部分患者有腰痛。

（二）诊断要点

（1）早期肾小球血管丛病变，CT检查无发现。

（2）当病变发展干酪化形成寒性脓肿，破坏肾乳头时，CT见单侧或双侧肾脏增大，肾实质内边缘模糊的单发或多发囊状低密度区，CT值接近于水，增强扫描呈环状强化，与之相通的肾盏变形。

（3）后期肾体积缩小，肾皮质变薄，肾盂、肾盏管壁增厚，不规则狭窄。脓肿溃破可形成肾周或包膜下积脓，肾周间隙弥漫性软组织影。50%可见钙化，“肾自截”可见弥漫性钙化(图13-5)。

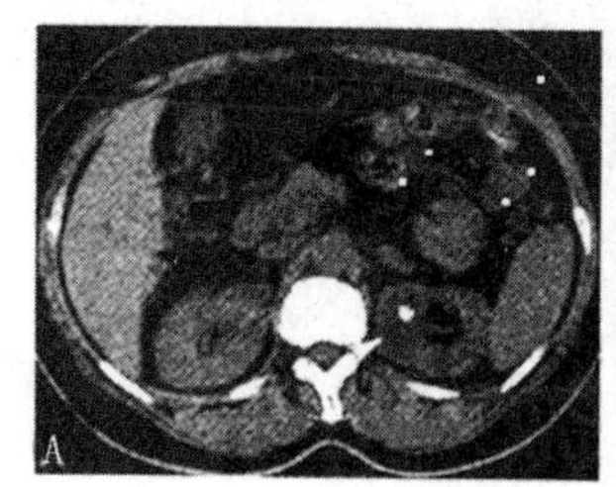
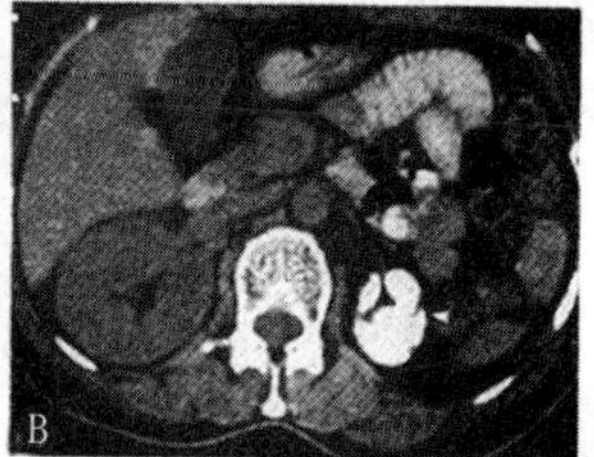

图13-5　肾结核

A.肾结核，肾实质内多发囊状低密度区伴斑点状钙化；B.肾自截，全肾钙化

(三)鉴别诊断

(1)肾囊肿：肾实质内单发或多发类圆形积液，无强化，囊壁极少钙化。

(2)肾积水：积液位于肾盂、肾盏内。

(3)细菌性肾炎：低密度灶内一般不发生钙化。

(四)特别提示

静脉肾盂造影是诊断肾结核的重要方法，但早期不能显示结核病灶，晚期肾功能受损时又不能显影。诊断不明确可选择CT检查，CT的价值在于判断病变在哪侧肾、损害程度，能更好的显示病灶细节、肾功能情况、肾门及腹膜后淋巴结有无肿大，是确定肾结核治疗方案必不可少的检查方法。

五、肾脓肿

(一)病理和临床概述

肾脓肿是肾非特异性化脓性脓肿，主要由血运播散引起，少数由逆行感染所致。常为单侧性病变。其致病菌多为金黄色葡萄球菌，病理改变为致病菌在肾皮质内形成多发局限性脓肿，数个脓肿可合并成较大脓肿，偶尔全肾累及。临床表现有突然起病，畏寒、高热、腰部疼痛、患侧腰肌紧张及肋脊角叩痛、食欲不振等。血常规示，白细胞升高，中性粒细胞升高。

(二)诊断要点

1.急性浸润期

CT平扫肾实质内稍低密度，边界不规则病灶，边缘模糊，增强呈边缘清晰的低密度灶。

2.脓肿形成期

可见不规则脓腔，增强呈环状强化，外周见水肿带。脓肿内可见小气泡及液化区。

3.肾周脓肿

脓肿可波及肾周、后腹膜及腰大肌，也可向肾盂内蔓延，形成肾盂积脓(图13-6)。

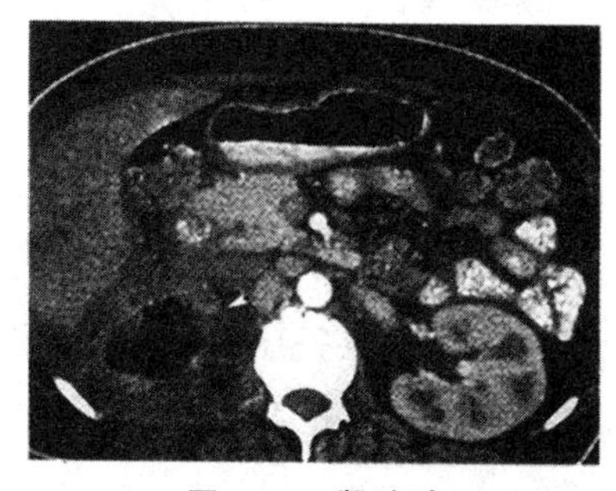

图13-6　肾脓肿

CT示右肾外形增大，边缘模糊，肾实质内见环状强化灶及气体

(三)鉴别诊断

肾结核，半数发生钙化，低密度灶内一般看不见气泡。

(四)特别提示

结合病史、体征、实验室检查和尿路造影可诊断。B 超、CT 不仅可确定病变部位、程度,还可动态观察。尚可行 CT 引导下肾脓肿穿刺诊断或治疗。MRI 检查 T1WI 像呈低信号,T2WI 上呈高信号。

六、肾动脉狭窄

(一)病理和临床概述

肾动脉狭窄是指各种原因引起的肾动脉起始部、主干,或其分支的狭窄。是继发性高血压最常见的原因。常见肾动脉狭窄原因有:①大动脉炎,病变常累及主动脉及其分支,我国多见,主要发生于年轻女性,累及肾动脉者多为单侧,好发于起始部;②肌纤维结构不良,见于年轻男性,肾动脉管壁纤维增生,管腔狭窄,常发生在肾动脉远侧 2/3,多位双侧,呈串珠样;③主动脉粥样硬化,见于老年,常有高血压,糖尿病,多发生在肾动脉起始部。其他原因有先天发育不良、肾动脉瘤、动静脉瘘、外伤、肾移植术后、肾蒂扭转、肾动脉周围压迫等。临床主要表现为短期出现高血压,舒张压升高为主。部分患者腰部可闻及杂音。

(二)诊断要点

CT 显示肾脏形态变小,肾萎缩改变。肾皮质变薄,强化程度减低。部分患者血栓形成并脱落导致肾梗死。CTA 可显示肾动脉狭窄或动脉狭窄后扩张。大动脉炎可见血管增厚,呈向心性或新月形增厚。动脉粥样硬化的钙化发生在动脉内膜,血管腔不均匀或偏心狭窄(图 13-7)。

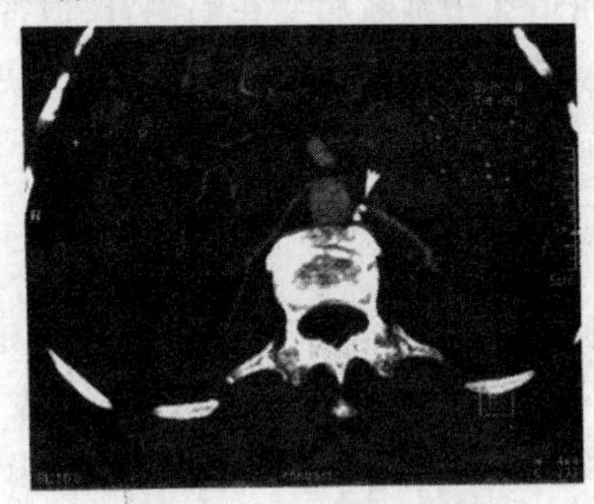

图 13-7　左肾动脉狭窄

曲面重建示左肾动脉起始部钙化引起的左肾动脉狭窄

(三)鉴别诊断

血管造影可明确诊断,一般无需鉴别。

(四)特别提示

本病的早期诊断对于临床治疗有重要影响。CTA、MRA 是无创性检查,诊断敏感性和特异性高,有取代血管造影的趋势。但血管造影是诊断该病的金标准,能准确显示狭窄部位、范围和程度。同时可施行肾动脉球囊扩张或支架置入术治疗肾动脉狭窄。

七、肾肿瘤

肾肿瘤多为恶性,任何肾肿瘤在组织学检查前都应疑为恶性。临床上较常见的肾肿瘤有源白肾实质的肾癌、肾母细胞瘤以及肾盂肾盏发生的移行细胞癌。小儿恶性肿瘤中,肾母细胞瘤占 20%以上,是小儿最常见的腹部肿瘤。成人恶性肿瘤中肾肿瘤占 2%左右,绝大部分为肾癌,肾盂癌少见。肾脏良性肿瘤中最常见的是肾血管平滑肌脂肪瘤。

(一)肾血管平滑肌脂肪瘤

1.病理和临床概述

以往认为肾血管平滑肌脂肪瘤是错构瘤,目前通过免疫组化证实该肿瘤系单克隆性生长,是真性肿瘤。绝大部分肾血管平滑肌脂肪瘤是良性,但已有文献报道少数肿瘤恶性变并发生转移。肿瘤主要起源于中胚层,由不同比例的异常血管、平滑肌和脂肪组织组成,一般呈膨胀性生长。肾血管平滑肌瘤有两个类型：一型合并结节性硬化，此型多见于儿童或青年。肿瘤为双肾多发小肿块。临床无泌尿系症状。另一型不合并结节性硬化，肾肿块单发且较大，有血尿、腰痛等临床症状。肾血管平滑肌脂肪瘤是肾脏自发破裂最常见的原因。从病理学上看，肾血管平滑肌瘤可以分为上皮样血管平滑肌脂肪瘤和单形性上皮样血管平滑肌脂肪瘤及单纯的血管平滑肌脂肪瘤。前者有上皮样细胞，含有大量血管成分或少量脂肪组织；中者仅含上皮样细胞和丰富的毛细血管网；后者三者按不同比例在瘤内分布。

2.诊断要点

典型表现为肾实质内单发或多发软组织肿块，边界清楚，密度不均匀，内见脂肪密度，CT 值低于 −20 HU。脂肪性低密度灶中夹杂着不同数量的软组织成分，呈网状或蜂窝状分隔。增强后部分组织强化，脂肪组织不强化(图 13-8A)。少部分不含脂肪或含少量脂肪组织(上皮样或单形性上皮样血管平滑肌脂肪瘤)可以类似肾癌样表现，呈不均匀明显强化，包膜不完整，诊断非常困难(图 13-8B～D)。

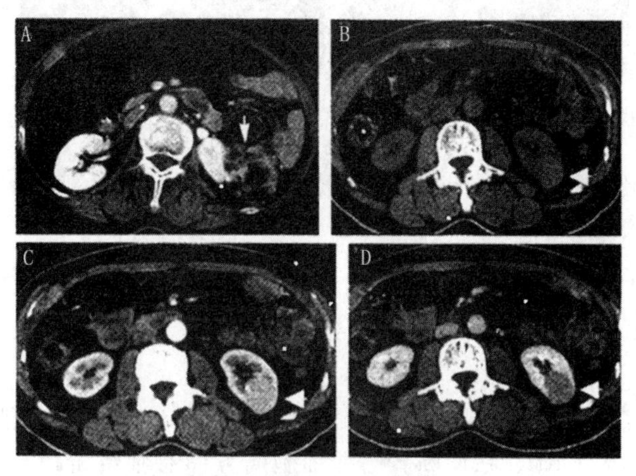

图 13-8　肾血管平滑肌脂肪瘤

A.肾血管平滑肌脂肪瘤，肿块内见较多脂肪组织，肿块不规则，突出肾轮廓外；B～D.上皮样血管平滑肌脂肪瘤，可见肿块密度均匀，增强动脉期扫描呈明显均匀强化，静脉期扫描退出呈低密度

3.鉴别诊断

(1)肾癌，肿块内一般看不到脂肪组织。

(2)单纯性肾囊肿，为类圆形积液，无强化。

(3)肾脂肪瘤，为单纯脂肪肿块。

4.特别提示

肿瘤内发现脂肪成分是 B 超、CT、MRI 诊断该病的主要征象。如诊断困难，应进一步行 MRI 检查，因 MRI 对脂肪更有特异性。DSA 血管造影的典型表现有助于同其他占位病灶的鉴别。少部分肾脏血管平滑肌脂肪瘤伴出血，可以掩盖脂肪的低密度，密度不均匀增高，需要注意鉴别。上皮样或单形性上皮样血管平滑肌脂肪瘤诊断困难者，需要进行穿刺活检。

(二)肾脏嗜酸细胞腺瘤

1.病理和临床概述

肾脏嗜酸细胞腺瘤是一种较罕见的肾脏实质性肿瘤，虽然近年来人们对此瘤的临床病理特征认识加深，但在实际工作中常误诊为肾细胞癌。1976 年 Klein 和 Valensi 提出肾脏嗜酸细胞腺瘤是一种具有不同于其他肾皮质肿瘤特征的独立肿瘤并获公认。文献报道肾脏嗜酸细胞腺瘤占肾脏肿瘤的 3%～7%，发病率多在 60 岁以上，男性较女性多见。肾嗜酸细胞腺瘤起源于远曲小管和集合管细胞。肿瘤质地均匀，没有坏死、出血及囊性变，而肾细胞癌其肉眼标本最大特点是因瘤体内有出血坏死呈五彩色，即使瘤体小也能见到。该瘤肉眼标本另一个特点是部分肿瘤中央有纤维瘢痕形成。光镜下肿瘤细胞呈巢状或实片状，肾嗜酸细胞腺瘤的胞膜通常不清晰，胞浆嗜酸性为此瘤的又一大特点，镜下颗粒粗大，充满胞浆，嗜酸性强。肾嗜酸细胞腺瘤元特异性临床表现，通常无症状，瘤体较大者可有腰痛、血尿或腹部包块。该瘤绝大部分为单发，肿瘤大小为 0.6～15 cm 不等。常局限肾脏实质，很少侵犯肾包膜和血管。

2.诊断要点

CT 平扫为较均匀的低密度或高密度。增强后各期均匀强化且密度低于肾皮质。比较特异的是，CT 扫描时出现的中央星状瘢痕和轮辐状强化，可提示肾嗜酸细胞瘤的诊断。但也有人认为它们并不可靠。轮辐状强化和中央星状瘢痕，也是嫌色细胞癌的表现之一。但如果螺旋 CT 血管期和消退期双期均表现为轮辐状，应疑诊肾嗜酸细胞瘤(图 13-9)。

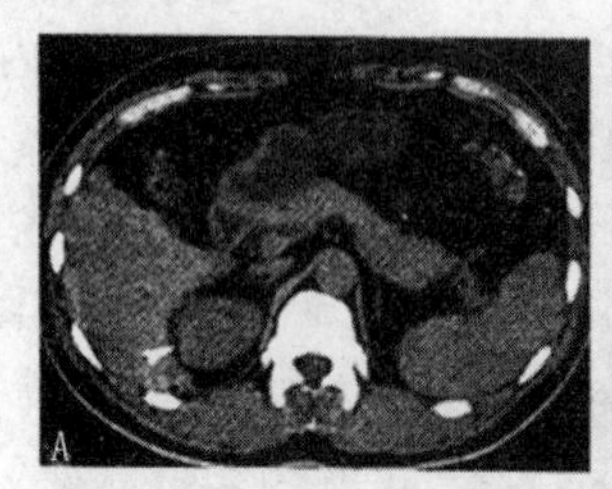
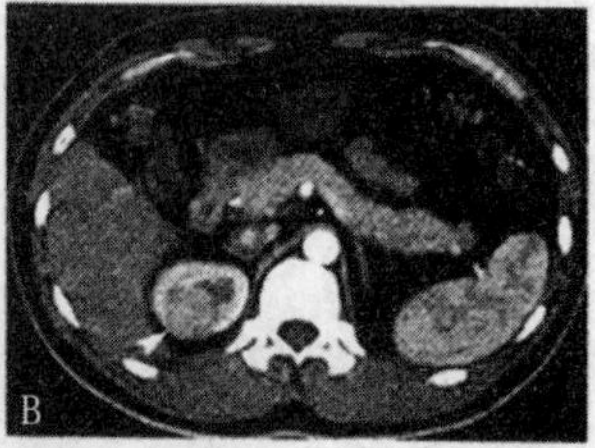

图 13-9 肾脏嗜酸细胞腺瘤

女性患者，34 岁，体检 B 超发现右肾上极占位，CT 平扫显示右肾上极等密度肿块，动脉期呈均匀中等强化，静脉期扫描呈等低密度，手术病理为右肾上极嗜酸细胞瘤

3.鉴别诊断

(1)肾细胞癌：肿块不出现中央星状瘢痕和轮辐状强化，且易侵犯肾包膜和邻近血管。

(2)肾血管平滑肌脂肪瘤：内可见特异性脂肪组织。

4.特别提示

因肿瘤为良性，如术前能正确诊断，则可采用低温冷冻治疗、肾部分切除或肿瘤射频消融术，从而避免不必要的肾脏切除术。近来发现 MRI 在诊断肾嗜酸细胞瘤方面有独特价值，可显示肿瘤包膜完整、中央星状瘢痕、等或低 T1 信号、稍低或稍高 T2 信号及强化情况等，可提示诊断。如果仔细观察肾脏 MRI 形态学特点和特异的信号特征，并结合其他辅助影像检查和病史，对绝大多数肾嗜酸细胞瘤及其他肾脏肿块，MRI 能做出正确诊断并指导治疗。

(三)肾细胞癌

1.病理和临床概述

肾细胞癌为肾最常见恶性肿瘤，好发年龄 50～60 岁，男性多见。肾细胞癌起源于肾小管上皮细胞，发生在肾实质内，可有假包膜，易发生囊变、出血、坏死、钙化。肾癌易侵犯肾包膜、肾筋膜、邻近肌肉、血管、淋巴管等，并易在肾静脉、下腔静脉内形成瘤栓，晚期可远处转移。病理类型有透明细胞癌、颗粒细胞癌、梭形细胞癌。典型症状有血尿、腰痛和腹部包块。

2.诊断要点

CT 表现为等密度、低密度或高密度肿块。动态增强：早期大部分肾癌强化明显，CT 值可增加 ≥40 HU；皮质期不利于肿瘤显示；实质期呈相对低密度。肿块局限于肾实质内或突出肾轮廓外。肿块与正常肾脏分界不清，边缘较规则或部分不规则。有时肿瘤内有点状、小结节状，边缘弧状钙化。同时注意观察肾周结构有无侵犯，局部淋巴结有无肿大(图 13-10)。

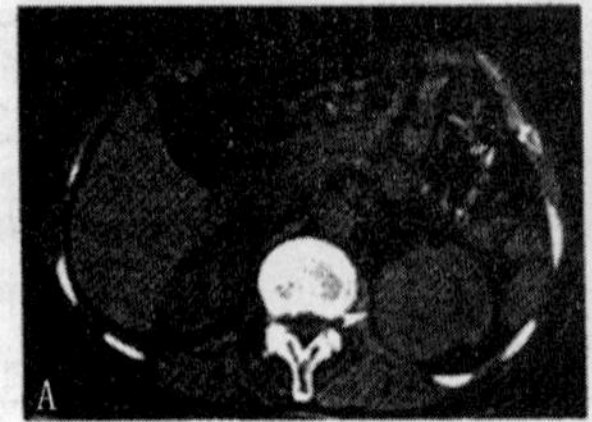
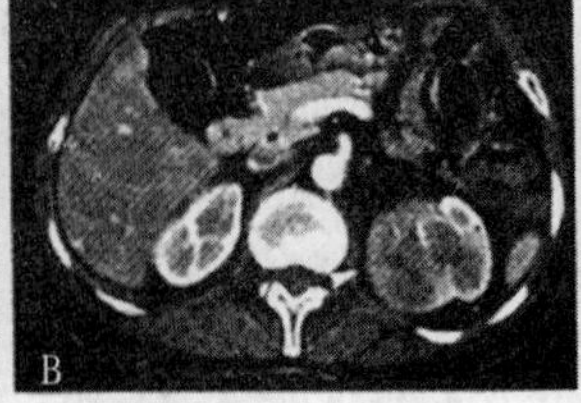
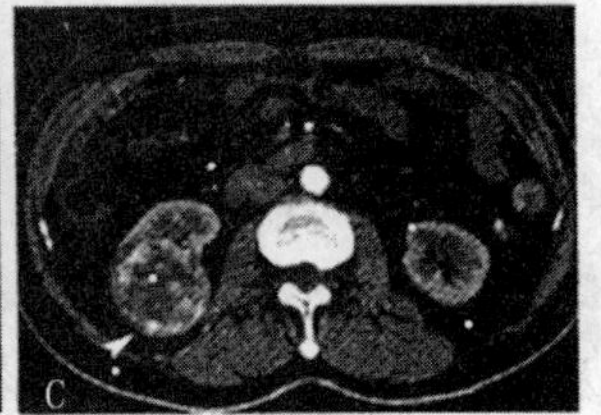

图 13-10 肾癌

A、B、C 三图为 CT 检查示肾轮廓增大，肿块呈明显不均匀性强化

3.鉴别诊断

(1)肾盂癌:发生在肾盂,乏血供,肿块强化不明显。

(2)肾血管平滑肌脂肪瘤:肿块内有脂肪组织时容易鉴别,无脂肪组织则难以鉴别。

(3)肾脓肿:脓腔见环状强化,内见小气泡及积液。

4.特别提示

B超检查对肾癌的普查起重要作用,对肾内占位囊性成分的鉴别诊断准确性高。CT检查可作为术前肾癌分期的主要依据,确定肿瘤有无侵犯周围血管、脏器及淋巴结转移、远处转移。MRI诊断准确性同CT,但在诊断淋巴结和血管病变方面优于CT。

(四)肾窦肿瘤

1.病理和临床概述

肾窦肿瘤,由肾门深入肾实质所围成的腔隙称肾窦,内有肾动脉的分支、肾静脉的属支、肾盂、肾大、小盏、神经、淋巴管和脂肪组织。有作者将肾窦病变分为三种:一类是窦内固有成分发生的病变,如脂肪组织、集合系统、血管及神经组织来源的;一类是外来的从肾实质发展进入肾窦内的病变;另一类是继发的包括转移或腹膜后肿瘤累及肾窦的肿瘤。原发性肾窦内肿瘤非常罕见,发现其病因或发生肿瘤的解剖组织范围很广,从脂肪组织(如脂肪肉瘤)、神经组织(如副神经节细胞瘤)、淋巴组织(如以良性Castleman病或恶性淋巴瘤),以及血管来源的血管外皮瘤或肌肉来源的平滑肌瘤、血管平滑肌瘤。肾窦肿瘤以良性为主,恶性较少。患者一般临床上症状无特异性表现,以腰部酸痛最为常见;原发性肾窦肿瘤一般直径在4.0 cm左右,可能出现临床症状才引起患者注意,无血尿。

2.诊断要点

(1)CT示肾盂肾盏为受压改变,与肾盂肾盏分界清晰、光整。

(2)平扫及增强密度均匀(良性)或不均匀(恶性)。

(3)与肾实质有分界,血管源性肿瘤强化非常明显。

(4)脂肪源性肿瘤内见脂肪组织密度(图13-11)。

3.鉴别诊断

(1)肾癌,肿块发生于肾实质内,可侵犯肾周及肾窦,一般呈显著强化。

(2)肾盂肿瘤,起源于肾盂,肿块强化差。

4.特别提示

肾区病变的定位对疾病的诊断、手术方案的制定、甚至预后都具有极其重要的临床意义。位于肾窦内的肿瘤一般不需要进行全肾脏切除,而肾实质的肿瘤一般必须全肾切除。CT、IVP、MRI及肾动脉造影对肾窦肿瘤的定位有重要的临床价值,并对肿瘤的定性也有重要的参考价值。

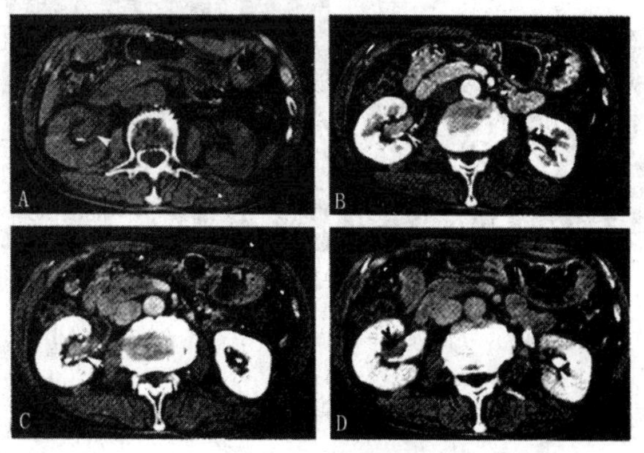

图13-11　肾窦肿瘤

CT平扫可见右侧肾窦等密度占位,分泌期扫描可见右侧肾盂受压变扁,但与肿块之间交接光滑,未见受侵犯征象。手术病理为肾窦血管平滑肌瘤

(刘学军)

第四节 输尿管常见疾病CT诊断

一、输尿管外伤

(一)病理和临床概述

输尿管外伤可单发或并发于泌尿系外伤。泌尿系统遭受任何直接或间接暴力均可导致损伤。近年来,医源性损伤亦逐渐增多。输尿管损伤的病理取决于其损伤的程度。如完全断裂,则尿液积聚于腹膜后以肾后间隙最常见。如有瘢痕收缩则形成狭窄、闭塞和阻塞。临床表现多样,可有伤口漏尿或尿外渗,尿瘘形成;腹膜炎症状;尿道阻塞,无尿等(图 13-12)。

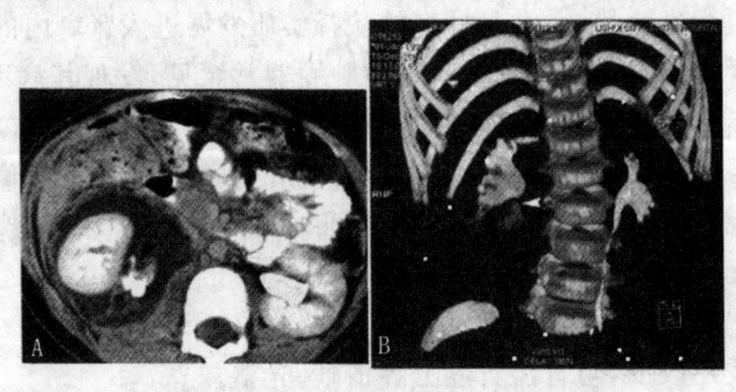

图 13-12 输尿管断裂三维重建

车祸患者,右输尿管上段区见片状造影剂外渗,输尿管中下段未显影

(二)诊断要点

平扫表现可发现阳性及阴性结石,阴性结石密度也常高于肾实质,CT 值常为 100 HU 以上,无增强效应。结石多位于输尿管狭窄部位即肾盂输尿管连接部、输尿管与髂动脉交叉处、输尿管膀胱入口处。间接征象可表现为输尿管扩张,肾盂、肾盏积水等,并可显示结石周围软组织炎症、水肿(图 13-13)。

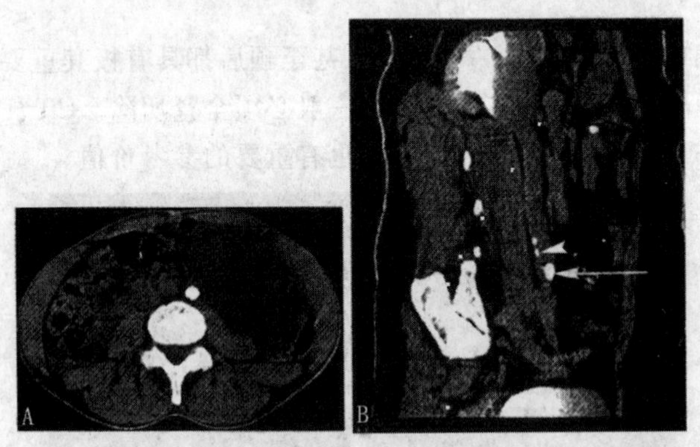

图 13-13 输尿管内多发结石

图中长箭头所示为较大的一颗结石,小箭头为两颗细小结石

(三)鉴别诊断

1.盆腔静脉石

位于静脉走行区,为小圆形高密度灶,病灶中心为低密度。

2.盆腔骨岛

位于骨骼内。

（四）特别提示

临床诊断以 X 线平片及静脉尿路造影为首选。但 CT 对结石的大小、部位、数目、形状显示更准确，免除了其他结构的影响；同时能易于显示肾盂扩张和肾盂、肾盏积水及梗阻性肾实质改变，能客观评价结石周围炎症、肾功能情况。MRl 水成像能显示梗阻性肾、输尿管积水情况。

二、输尿管炎

（一）病理和临床概述

输尿管炎指发生在输尿管壁的炎症，常由大肠埃希菌、变形杆菌、铜绿假单胞菌、葡萄球菌等致病菌引起。输尿管炎常继发于肾盂肾炎、膀胱炎等；也可因血行、淋巴传播或附近器官的感染蔓延而来（如阑尾炎、盲肠炎）；部分患者因医疗器械检查、结石摩擦及药物引起。急性输尿管炎表现为黏膜化脓性炎症；而慢性输尿管炎表现为输尿管壁扩张、变薄，输尿管逐渐延长，也可为管壁增厚、变硬、僵直，致输尿管狭窄。临床症状为尿频、尿急伴有腰痛乏力、尿液浑浊，严重时发生血尿、肾绞痛，尿培养可有细菌。

（二）诊断要点

急性输尿管炎 CT 检查无特异性。

慢性输尿管炎可表现为输尿管壁增厚，管壁不均匀，部分患者出现肾盂积水。输尿管周围炎可出现腹膜后输尿管纤维化（图 13-14）。

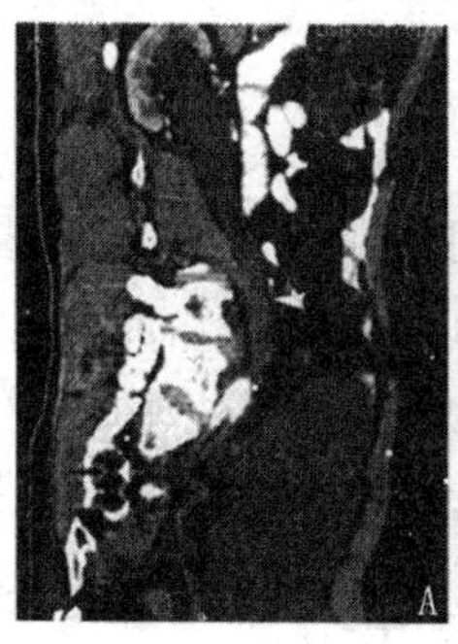

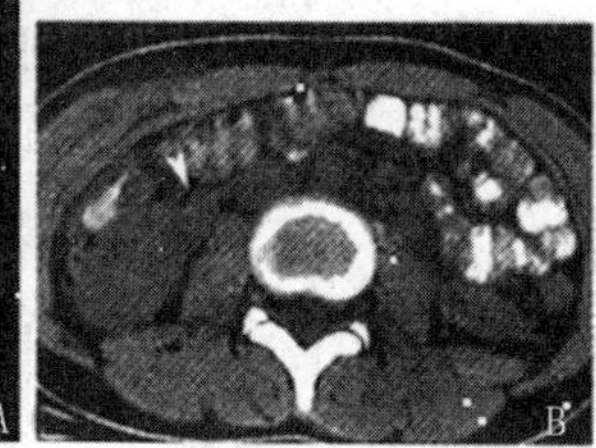

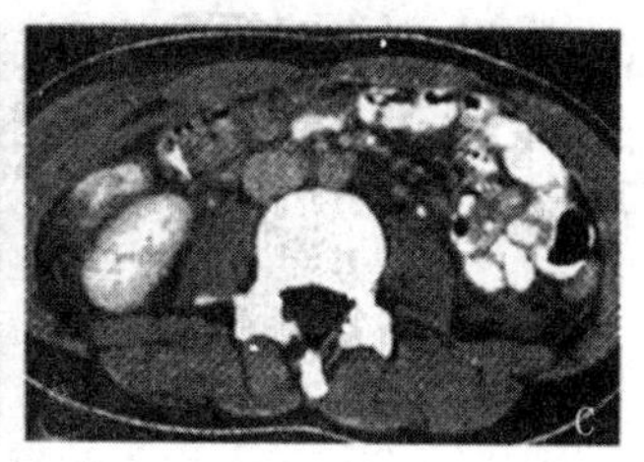

图 13-14　输尿管炎

CT 显示右输尿管中、下段管壁弥漫性增厚、强化，管腔狭窄，输尿管上段及肾盂、肾盏明显扩张、积水

（三）鉴别诊断

囊性输尿管炎、输尿管癌，难以鉴别；输尿管结核，表现为输尿管壁增厚，管腔狭窄，管壁常可见钙化，常伴有同侧肾脏结核。

（四）特别提示

输尿管炎的诊断应密切结合病史和辅助检查。静脉尿路造影表现为输尿管扩张或狭窄，扭曲变形。CT 检查亦尤明显特异性。对可疑病变可行病理活检。

三、输尿管癌

（一）病理和临床概述

输尿管肿瘤多发生在左侧，尤其是在下 1/3 段。大部分为移行细胞癌，少数为鳞癌、腺癌。原发输尿管移行细胞癌较少见，好发年龄为 50～70 岁，男性多于女性。最常见的症状为间歇性无痛性肉眼或镜下血尿，少数患者可触及腹部肿块，阻塞输尿管可引起肾绞痛。

（二）诊断要点

CT 表现输尿管不规则增厚、狭窄或充盈缺损，肿瘤近侧输尿管及肾盂扩张，三维重建显示最佳。输尿管肿瘤为少血供肿瘤，增强多无强化或轻度强化（图 13-15）。

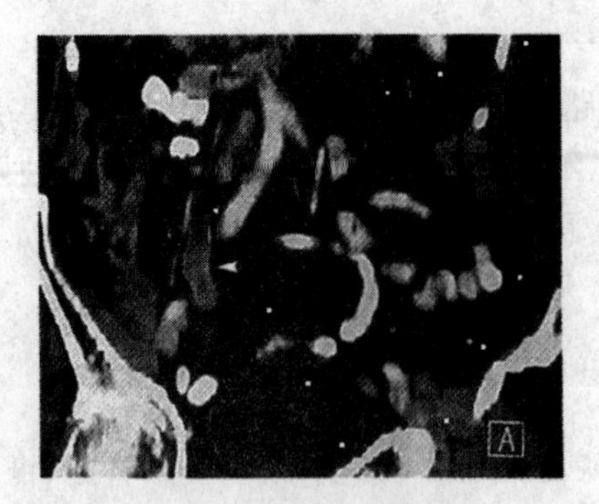

图 13-15　右输尿管癌

CT 显示输尿管中下段及膀胱入口区充满软组织影，管腔闭塞

(三)鉴别诊断

1.血凝块

为输尿管腔内充盈缺损，无强化，管壁不增厚。

2.阴性结石

输尿管内高密度灶，CT 值常为 100 HU 以上。

3.输尿管结核

输尿管壁增厚、管腔狭窄，常伴有钙化。

(四)特别提示

随诊中应注意其余尿路上皮器官发生肿瘤的可能性。CT 检查对诊断输尿管肿瘤起重要作用，不仅能显示肿瘤本身，也可了解肿瘤的侵犯程度，有无淋巴结转移。MRU 对该病的诊断有一定的价值，但对尿路结石的鉴别有困难。

(刘学军)

第五节　膀胱常见疾病 CT 诊断

一、膀胱结石

(一)病理和临床概述

膀胱结石 95%见于男性，发病年龄多为 10 岁以下儿童和 50 岁以上老人。儿童以原发性多见，主要是营养不良所致。继发性则多见于成人，可来源于肾、输尿管，膀胱感染、异物、出口梗阻、膀胱憩室、神经源性膀胱等也可引起继发结石。结石的病理改变是对膀胱黏膜的刺激、继发性炎症、溃疡形成出血、长期阻塞导致膀胱小梁、小房或憩室形成。临床症状主要为疼痛、排尿中断、血尿及膀胱刺激症状。

(二)诊断要点

平扫表现为圆形、卵圆形、不规则形、倒梨形等高密度灶，可单发或多发，大小不一，小至几毫米，大至十余厘米。边缘多光整，CT 值常为 100 HU 以上，具有移动性；膀胱憩室内结石移动性差(图 13-16)。

(三)鉴别诊断

1.膀胱异物

常有器械检查或手术史，异物有特定形状，如条状等，容易以异物为核心形成结石。

2.膀胱肿瘤

为膀胱壁局限性不规则增厚，可形成软组织肿块，有明显强化。

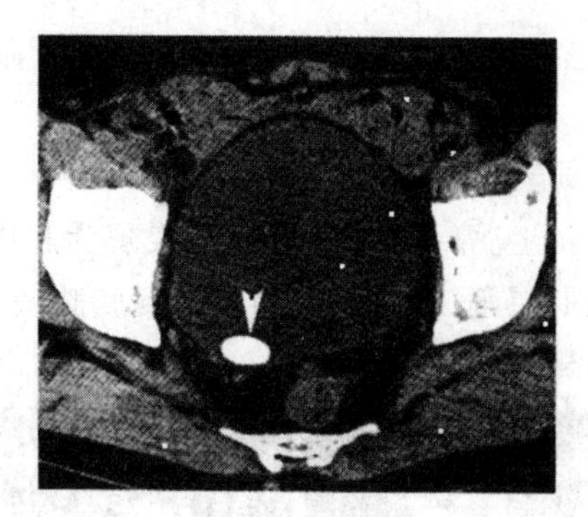

图13-16　膀胱结石

CT显示膀胱后壁见一卵圆形高密度影

(四)特别提示

膀胱结石含钙量高，易于在X线平片上确诊。CT对膀胱区可疑病灶定位准确，易于表明位于膀胱腔内、膀胱憩室、膀胱壁及壁外；易于反映膀胱炎等继发改变及膀胱周围改变。一般不需MRI检查。

二、膀胱炎

(一)病理和临床概述

膀胱炎临床分型较多，以继发性细菌性膀胱炎多见。致病菌多为大肠杆菌，且多见于妇女，由上行感染引起，常合并尿道炎和阴道炎。急性膀胱炎病理上局限于黏膜和黏膜下层，以充血、水肿、出血及小溃疡形成为特征；慢性膀胱炎以膀胱壁纤维增生，瘢痕挛缩为特征。主要症状有尿频、尿急、尿痛等膀胱刺激症状。

(二)诊断要点

(1)急性膀胱炎多表现正常，少数CT平扫增厚的膀胱壁为软组织密度，增强均匀强化。

(2)慢性膀胱炎表现为膀胱壁增厚，强化程度不如前者，无特征性表现(图13-17)。

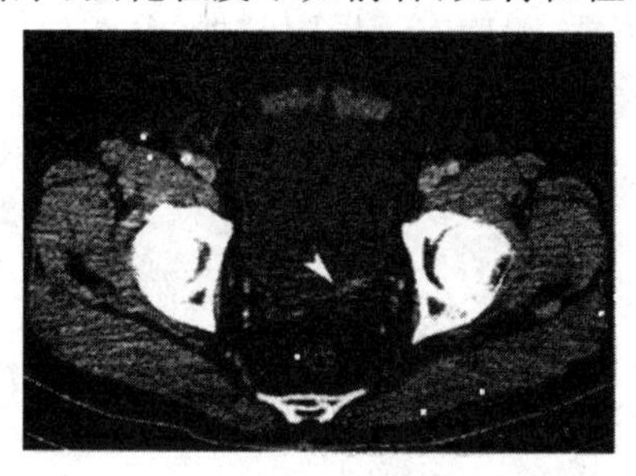

图13-17　膀胱炎

男性患者，有反复膀胱刺激症状，CT检查示膀胱左后壁较均匀性增厚、强化

(三)鉴别诊断

(1)膀胱充盈不良性膀胱壁假性增厚，膀胱充盈满意时，假性增厚消失。

(2)先天性膀胱憩室，为膀胱壁局限性外突形成囊袋样影，容易伴发憩室炎及憩室内结石。

(3)膀胱癌，为膀胱壁局限性、不均匀性增厚，强化不均。

(四)特别提示

膀胱炎主要靠临床病史、细菌培养、膀胱镜检查或活检证实，CT检查结果只作为一个补充。

三、膀胱癌

(一)病理和临床概述

膀胱癌为泌尿系最常见的恶性肿瘤，男性多见，多见于40岁以上。大部分为移行细胞癌，以淋巴转移居多，其中以闭孔淋巴结和髂外淋巴结最常见，晚期可有血路转移。临床症状为无痛性全程血尿、合并感染者有尿频、尿痛、排尿困难等。

（二）诊断要点

肿瘤好发于膀胱三角区后壁及侧壁；常为多中心。CT 表现为膀胱壁向腔内乳头状突起或局部增厚，增强呈较明显强化。当膀胱周围脂肪层消失，表示肿瘤扩展到膀胱壁外，可有边界不清的软组织肿块和盆腔积液，也可有膀胱周围和盆壁淋巴结转移（图 13-18）。

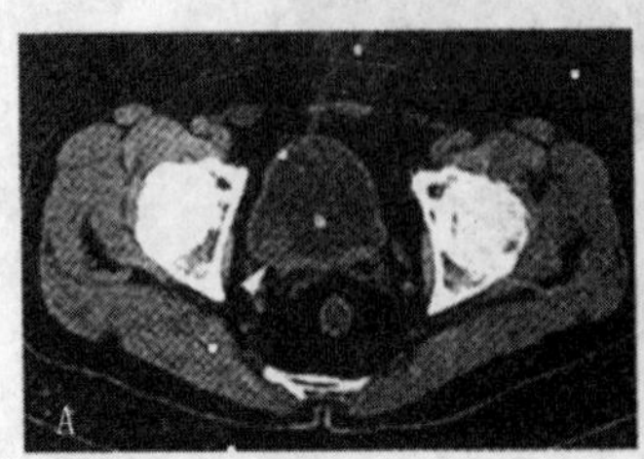

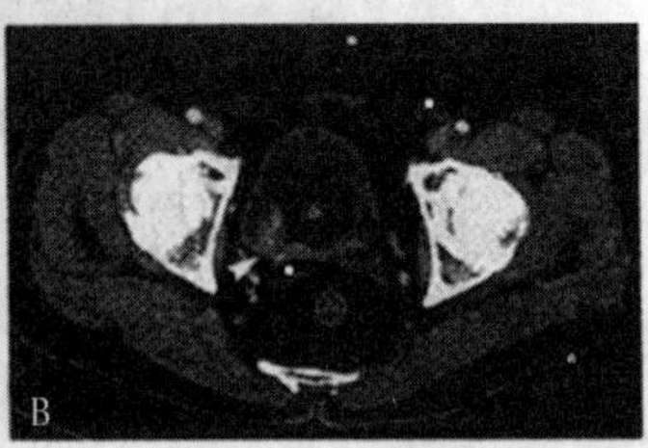

图 13-18　膀胱癌

A、B 两图为 CT 检查示右侧膀胱三角区可见不规则增厚软组织密度，增强扫描有明显不均匀强化

（三）鉴别诊断

1.膀胱炎

为膀胱壁较广泛均匀性增厚，强化均匀。

2.前列腺肥大

膀胱基底部形成局限性压迹，CT 矢状位重建、MRI 可鉴别。

3.膀胱血块

平扫为高密度，CT 值一般＞60 HU，增强无强化，当膀胱癌伴出血，大量血块包绕肿块时，则难以鉴别。

（四）特别提示

CT 可为膀胱癌术前分期提供依据，明确有无周围脏器、盆壁侵犯及淋巴结转移。膀胱癌术后随访可发现复发或合并症。膀胱壁增厚也可见于炎症性病变或放射后损伤。MRI 的定位价值更高。

（刘学军）

第六节　泌尿系统先天畸形 CT 诊断

一、马蹄肾畸形

（一）病理和临床概述

马蹄肾畸形是由于原始肾组织块的发育停顿，或两侧输尿管芽发生期间向中间分支，致使分支附近的生后肾组织发生融合而造成的发育异常，出现各种形态的融合肾。马蹄肾畸形是融合肾中最常见的一种畸形。两肾的上极或下极融合在一起而形成。90％见于下极。临床上可无症状，或出现腰痛、血尿、排尿困难、腹部肿块等。

（二）诊断要点

CT 表现为两肾上极距离正常，两肾下极融合，并见横过中线的峡部。肾盂肾盏形态异常（图 13-19）。

（三）鉴别诊断

可明确诊断。

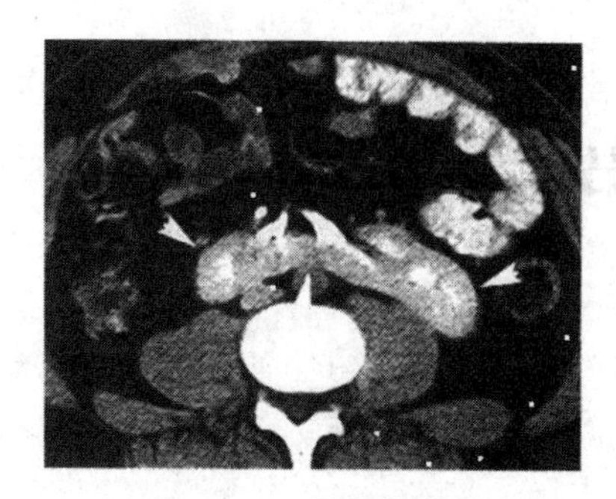

图 13-19 马蹄肾畸形

CT分泌期扫描,可见双肾脏中下极横跨腹主动脉、下腔静脉前方并相互融合呈马蹄状

(四)特别提示

X线平片和静脉造影能初步诊断该病,CT、MRI可完全显示马蹄肾的外形和构造。

二、肾盂输尿管重复畸形

(一)病理和临床概述

肾盂输尿管重复畸形是上泌尿道最常见的先天畸形,一般多见于女性。重复畸形可为部分性,形成单输尿管开口,亦可为完全性,两个输尿管开口于膀胱。完全重复的输尿管系由中肾管两个输尿管芽形成,重复的输尿管完全分开,分别引流重肾的两个肾盂的尿液。此时两个肾脏常融合在一起,称为重复肾。重复肾的上肾段发育较小,且常为单个肾盏,易形成感染和积水。两支输尿管分开,可并行或交叉向下引流。重复输尿管常合并有异位、输尿管囊肿和反流。

(二)诊断要点

必须行增强CT扫描,可以显示肾盂的上段和下段,上段肾盂多呈囊状,同侧肾内侧可见两个输尿管断面(图13-20)。

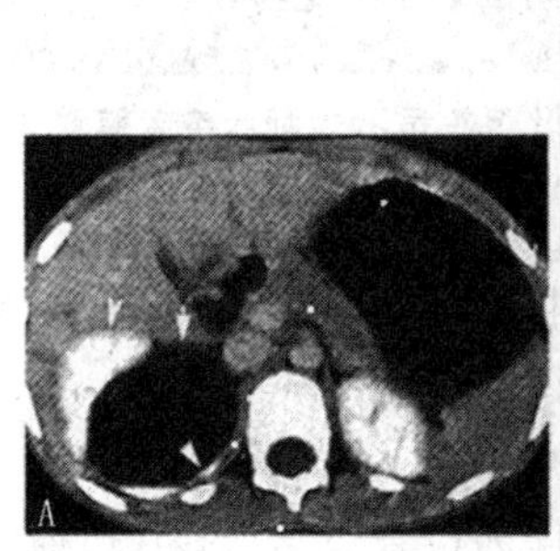

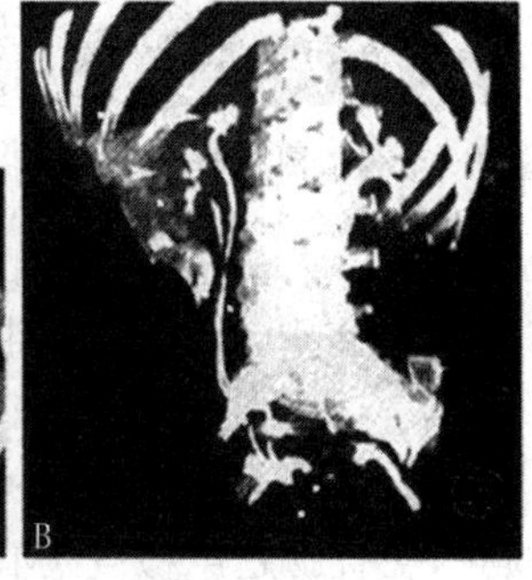

图 13-20 肾盂输尿管重复畸形

A.重复肾,CT扫描右侧重复肾明显积水,皮质明显受压变薄呈线条状(小三角箭头所示),右侧正常肾脏受压外移。B.部分性双输尿管畸形三维重建右侧见双份肾盂、肾盏,两根输尿管在输尿管中上段交界平面汇合成一条

(三)鉴别诊断

一般可明确诊断。

(四)特别提示

静脉肾盂造影或逆行造影可显示异常的肾盂和输尿管,是首选检查方法。CT重建和MRI对诊断亦有帮助。

(刘学军)

第七节　前列腺常见疾病 CT 诊断

一、前列腺增生症

(一)病理和临床概述

前列腺增生症又称前列腺肥大，是老年男性的常见病，50 岁以上多见，随着年龄增长发病率逐渐增高。老龄和雌雄激素失衡是前列腺增生的重要病因。前列腺增生开始于围绕尿道精阜部位的腺体，即移行带和尿道周围的腺体组织，最后波及整个前列腺。临床症状主要有进行性排尿困难、尿频、尿潴留、血尿等。

(二)诊断要点

CT 扫描能显示前列腺及其周围解剖并可测量前列腺体积。CT 扫描前列腺上界超过耻骨联合上缘 2～3 cm时，才能确诊为增大。增大前列腺压迫并突入膀胱内。增强扫描可见前列腺肥大，有不规则不均匀斑状强化，而肥大的前列腺压迫周围带变扁，密度较低为带状，精囊和直肠可移位(图 13-21)。

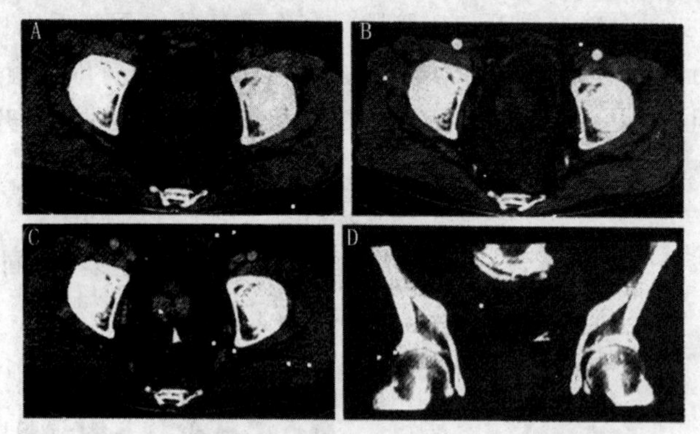

图 13-21　前列腺增生中央叶组织呈不规则状突入膀胱内

(三)鉴别诊断

前列腺癌，较小癌灶 CT 难以鉴别，癌灶巨大伴有周围侵犯、转移时不难鉴别，前列腺一般行 MRI 检查。

(四)特别提示

前列腺肥大需做临床检查，经直肠超声检查为首选检查方法。CT 扫描无特征性，临床常行 MRI 检查，表现为中央带增大，周围带受压、变薄。

二、前列腺癌

(一)病理和临床概述

前列腺癌好发于老年人，95%以上为腺癌，起自边缘部的腺管和腺泡。其余为移行细胞癌、大导管乳头状癌、内膜样癌、鳞状细胞癌。前列腺癌多发生在外周带，大多数为多病灶。前列腺癌大多数为激素依赖型，其发生和发展与雄激素关系密切。临床类型分为临床型癌、隐蔽型癌、偶见型癌、潜伏型癌。早期前列腺癌症状和体征常不明显。后期出现膀胱阻塞症状如尿流慢、尿中断、排尿困难等。

(二)诊断要点

癌结节局限于包膜内 CT 表现为稍低密度结节或外形轻度隆起，癌侵犯包膜外时常累及精囊，表现为膀胱精囊角消失，也可侵犯膀胱壁。淋巴结转移首先发生于附近盆腔淋巴结。前列腺癌常发生骨转移，以成骨型转移多(图 13-22)。

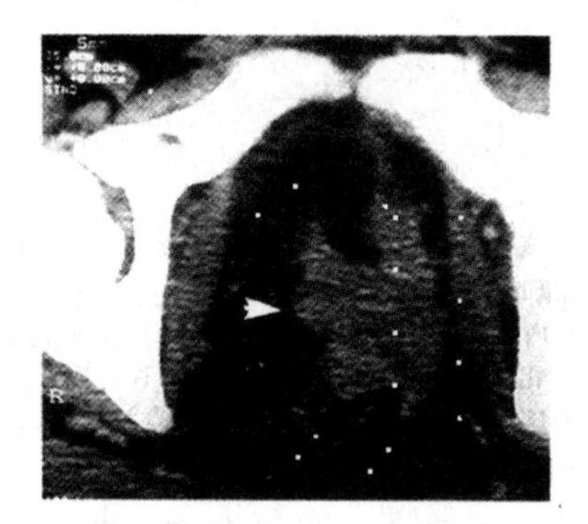

图 13-22　前列腺癌

CT 检查示前列腺内见一分叶状肿块，膀胱及直肠受累

（三）鉴别诊断

前列腺增生症不会发生邻近脏器侵犯，局部淋巴结转移、成骨转移等恶性征象。

（四）特别提示

前列腺的影像检查以 MRI 为主，MRI 能清晰显示癌灶。CT 不能发现局限于前列腺内较小的癌灶。前列腺 CT 检查的作用是在临床穿刺活检证实为前列腺癌后协助临床分期，并对盆腔、后腹膜淋巴结转移情况进行评估。

（刘学军）

第八节　子宫常见疾病 CT 诊断

一、子宫内膜异位症

（一）病理和临床概述

子宫内膜异位症一般仅见于育龄妇女，是指子宫内膜的腺体和间质出现在子宫肌层或子宫外，如卵巢、肺、肾等处出现。当内在的子宫内膜出现在子宫肌层时，称子宫腺肌病；当内在的子宫内膜出现在子宫肌层之外的地方，称外在性子宫内膜异位症。子宫内膜异位症的主要病理变化为异位内膜随卵巢激素的变化而发生周期性出血，伴有周围结缔组织增生和粘连。主要症状有周期性发做出现继发性痛经、月经失调、不孕等。

（二）诊断要点

(1)外在性子宫内膜异位征 CT 表现为子宫外盆腔内薄壁含水样密度囊肿或高密度囊肿，多为边界不清，密度不均的囊肿。囊壁不规则强化，囊内容物为稍高密度改变。或为实性包块，边缘清楚。常与子宫、卵巢相连，可单个或多个。

(2)子宫腺肌病表现为子宫影均匀增大，肌层内有子宫膜增生所致的低密度影，常位于子宫影中央。

（三）鉴别诊断

盆腔真性肿瘤，CT 表现上难以区别，一般行 MRI 检查，可见盆腔内新旧不一的出血而加以鉴别。

（四）特别提示

子宫内膜异位征的诊断需结合临床典型病史，其症状随月经周期而变化。B 超为子宫内膜异位症的首选检查方法。CT、MRI 能准确显示病变，可作为鉴别诊断的重要手段。盆腔 MRI 检查可见盆腔内新旧不一的出血而较有特征性。

二、子宫肌瘤

（一）病理和临床概述

子宫肌瘤是女性生殖器中最常见的肿瘤。由子宫平滑肌组织增生而成，其间有少量纤维结缔组织。可单发或多发，按部位分为黏膜下、肌层和浆膜下肌瘤。好发年龄为30～50岁。发病可能与长期或过度卵巢雌激素刺激有关。子宫肌瘤恶变罕见，占子宫肌瘤1%以下，多见于老年人。子宫肌瘤可合并子宫内膜癌或子宫颈癌。子宫肌瘤临床症状不一，取决于大小、部位及有无扭转。

（二）诊断要点

CT表现子宫内外形分叶状增大或自子宫向外突出的实性肿块，边界清楚，密度不均匀，可见坏死、囊变及钙化，增强扫描肿瘤组织与肌层同等强化。存在变性时强化程度不一，多低于子宫肌层密度，大的肿瘤内可见云雾状或粗细不均的条状强化。部分患者有点状、环状、条状、块状钙化（图13-23）。

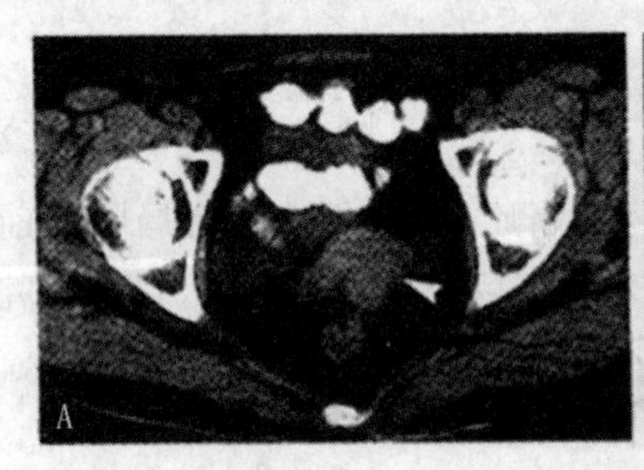

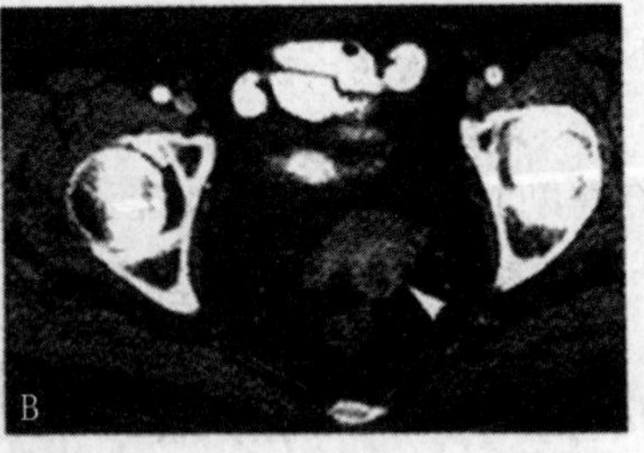

图13-23　子宫肌瘤

CT检查示子宫后壁见一结节突出于轮廓外，密度与正常子宫组织相当；增强后结节强化不均，内见坏死区，而呈相对低密度

（三）鉴别诊断

1.卵巢肿瘤

肿块以卵巢为中心或与卵巢关系密切，常为囊实性，肿块较大，子宫内膜异位症，CT难以鉴别。

2.子宫恶性肿瘤

子宫不规则状增大，肿块密度不均，强化不均匀，可伴周围侵犯及转移等征象。

（四）特别提示

B超检查方便、经济，是首选方法，但视野小，准确性取决于操作者水平。子宫肌瘤进一步检查一般选择MRI，MRI有特征性表现，可准确评估病变部位、大小、内部结构改变等情况。

三、子宫内膜癌及宫颈癌

（一）子宫内膜癌

1.病理和临床概述

子宫内膜癌是发生于子宫内膜的肿瘤，好发于老年患者，大部分在绝经后发病，近20年发病率持续上升，这可能同社会经济不断变化，外源性雌激素广泛应用、肥胖、高血压、糖尿病、不孕、晚绝经患者增加等因素有关。大体病理分为弥漫型和局限型，组织学大部分为起源于内膜腺体的腺癌。子宫内膜癌可于卵巢癌同时发生，也可先后发生乳腺癌、大肠癌、卵巢癌。临床应予以重视。临床症状主要有阴道出血，尤其是绝经后出血及异常分泌物等。

2.诊断要点

CT平扫肿瘤和正常子宫肌层呈等密度。增强扫描子宫体弥漫或局限增大，肿块密度略低，呈菜花样。子宫内膜癌阻塞官颈内口可见子宫腔常扩大积液。附件侵犯时可见同子宫相连的密度均匀或不均匀肿块，正常脏器外脂肪层界限消失。盆腔种植转移可见子宫直肠窝扁平的软组织肿块。有腹膜后及盆腔淋巴结肿大（图13-24）。

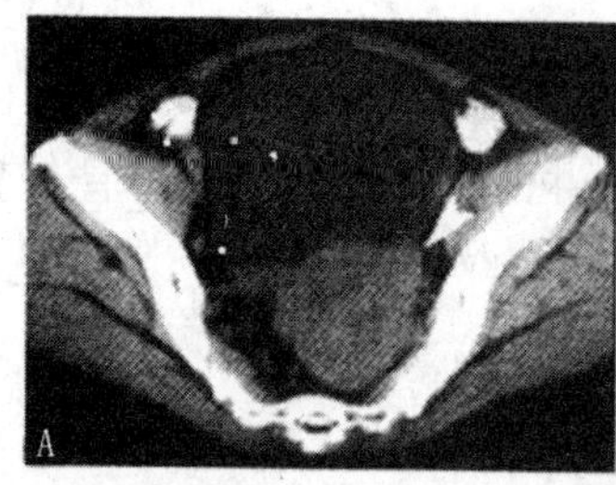
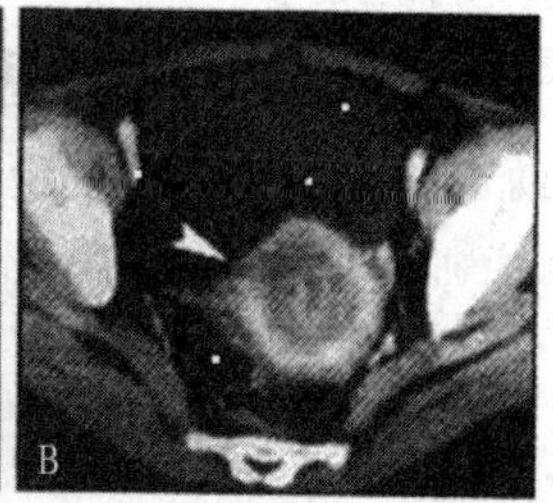

图 13-24　子宫内膜癌

女性患者,65 岁,绝经后反复阴道出血年余,CT 检查子宫外形显著增大,宫腔内密度不均,增强呈不均匀强化

3.鉴别诊断

(1)宫颈癌:肿块发生于宫颈,一般不向上侵犯子宫体。

(2)子宫内膜下平滑肌瘤并发囊变:增强 CT 正常子宫组织和良性平滑肌瘤的增强比内膜癌明显,钙化和脂肪变性是良性平滑肌瘤的证据。

4.特别提示

MRI 结合增强检查准确率达 91%,目前国际上采用 MRl 评价治疗子宫内膜癌的客观指标。子宫内膜癌治疗后 10%～20%复发。CT 主要用于检查内膜癌术后是否复发或转移。同时对于制定子宫内膜癌官腔内放疗计划也有帮助。

(二)宫颈癌

1.病理和临床概述

宫颈癌是女性生殖道最常见的恶性肿瘤,好发于育龄期妇女,其发病与早婚、性生活紊乱、过早性生活及某些病毒感染(如人乳头瘤病毒)等因素有关。宫颈癌好发于子宫鳞状上皮和柱状上皮移行区,由子宫颈上皮不典型增生发展为原位癌,进一步发展成浸润癌,95%为鳞癌,少数为腺癌,尚有腺鳞癌、小细胞癌、腺样囊性癌。临床症状主要有阴道接触性出血、阴道排液,继发感染可有恶臭等。

2.诊断要点

宫颈原位癌 CT 检查不能做出诊断。浸润期癌肿块有内生或外长两种扩散方式。内生性者要是向阴道穹窿乃至子宫阔韧带浸润;外生性主要向官颈表面突出,形成息肉或菜花样隆起。CT 表现为子宫颈增大,超过 3 cm,并形成软组织肿块,肿块局限于宫颈或蔓延至子宫旁。肿瘤内出现灶性坏死呈低密度区,宫旁受累时其外形不规则,呈分叶状或三角肿块影,累及直肠时直肠周围脂肪层消失(图13-25)。

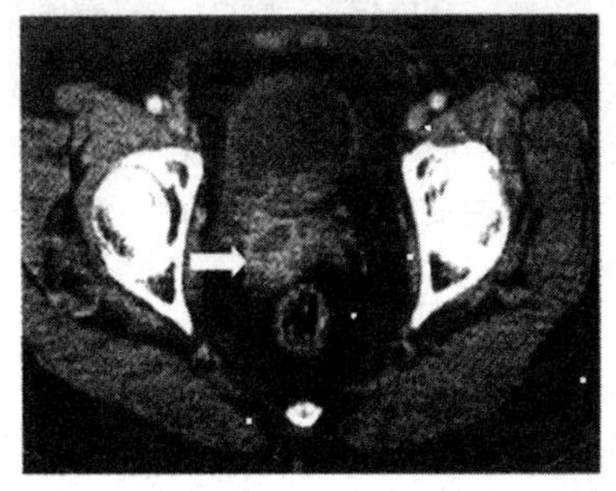

图 13-25　子宫颈癌

子宫颈见肿块,强化不均匀,膀胱壁受累及增厚

3.鉴别诊断

子宫内膜癌,肿瘤起源于子宫体,肿块较大时两者较难鉴别。

4.特别提示

CT 主要用于宫颈癌临床分期及术后随访。宫颈癌术后或放疗后 3 月内应行 CT 扫描，以后每半年 1 次，直至两年。CT 扫描有助于判断肿瘤是否复发、淋巴结转移及其他器官侵犯情况，但不能准确检出膀胱和直肠受累情况，也不能鉴别放射后纤维变。必要时 MRI 检查。

（高莹莹）

第九节　卵巢常见疾病 CT 诊断

一、卵巢囊肿

（一）病理和临床概述

卵巢囊肿临床上十分常见，属于瘤样病变。卵巢良性囊性病变包括非瘤性囊肿，即功能性囊肿（主要病理组织学分类有：滤泡囊肿、黄体囊肿和生发上皮包涵囊肿）；腹膜包裹性囊肿及卵巢子宫内膜异位囊肿和囊性肿瘤样病变。卵巢囊肿多无明显症状。

（二）诊断要点

(1)功能性囊肿 CT 表现为边界清楚、壁薄光滑的单房性水样密度影，直径一般＜5 cm（图 13-26），少数为双侧，体积较大，或多发囊样低密度灶，浆液性滤泡囊肿与黄体囊肿 CT 上不能区分。

(2)腹膜包裹性囊肿表现为沿盆壁或肠管走行的形态不规则的囊性低密度区。

(3)卵巢子宫内膜异位囊肿表现为薄壁或厚薄不均的多房性囊性低密度区。

（三）鉴别诊断

(1)正常卵泡，较小，一般＜1 cm。

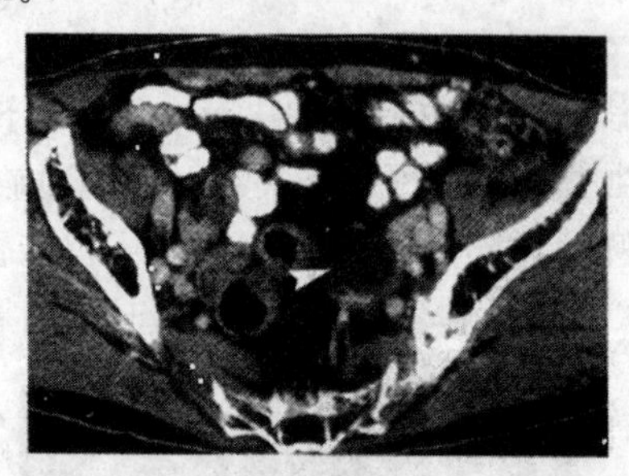

图 13-26　卵巢囊肿

CT 检查示左侧附件区见一类圆形囊状积液影

(2)囊腺瘤，为多房囊性肿块，直径常＞5 cm，有强化。

（四）特别提示

B 超、CT、MRI 均能做出正确诊断。但 MRI 对囊肿内成分的判断要优于 CT、B 超。卵巢囊肿一般不需处理，巨大囊肿可行 B 超或 CT 定位下穿刺抽液。

二、卵巢畸胎瘤

（一）病理和临床概述

卵巢畸胎瘤由多胚层组织构成的肿瘤。根据其组成成分的分化成熟与否在病理上分为以下几种：①成熟畸胎瘤，属于良性肿瘤，又称皮样囊肿，占畸胎瘤的 95%以上，好发年龄为 20～40 岁。多为单侧、囊性，外表呈球形或结节状，囊内充塞脂类物、毛发、小块骨质、软骨或牙齿，单房或多房，可有壁结节；②未成熟畸胎瘤，好发于儿童、年轻妇女，40 岁以上很少见，肿块较大且多为实性；③成熟畸胎瘤恶变，多为在囊性畸胎瘤基础上出现较大实变区，绝大多数发生于生育年龄，但恶变最常发生于仅占患者10%的绝经后妇女，患者多为老年多产妇女，恶变机会随年龄增长而增加。皮样囊肿易发生蒂扭转而出现下腹剧痛、恶心、呕吐等急腹症症状。

（二）诊断要点

（1）成熟畸胎瘤CT表现为密度不均的囊性肿块，囊壁厚薄不均，可有弧形钙化，瘤内成分混杂，可见特征性成分，如牙齿、骨骼、钙化、脂肪等，有时可见液平面（图13-27）。

（2）未成熟畸胎瘤多为单侧性，肿块以实性为主，大多有囊性部分，有的呈囊实性或囊性为主，边缘不规则，有分叶或结节状突起，肿块内多发斑点状钙化和少许小片脂肪密度影为其常见重要征象，实性成分内盘曲的带状略低密度影是另一特征性征象，其病理基础是脑样的神经胶质组织区。

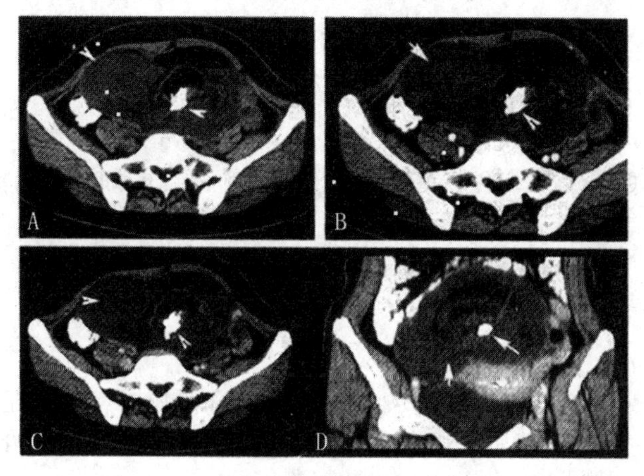

图13-27　卵巢成熟畸胎瘤（手术病理证实）

盆腔内巨大混杂密度肿块，以脂肪组织为主，并见少许钙化

（3）畸胎瘤恶变的征象主要是肿瘤形态不规则，内部密度不均匀，囊壁局部增厚或有实性区域或见乳头状结构。

（三）鉴别诊断

卵巢囊腺瘤，为多房囊性肿块，一般见不到牙齿、骨骼、钙化、脂肪等畸胎瘤特征性成分。

（四）特别提示

当囊性畸胎瘤出现较大实变区时，应考虑为恶变。CT、MRI对囊性畸胎瘤内的脂肪成分较敏感。而CT对肿瘤内骨性成分和钙化的检出优于MRI。卵巢未成熟畸胎瘤具有复发和转移的潜能，恶性行为的危险性随未成熟组织量的增加而增加，病理级别愈高，实性部分愈多，也就是说实性成分愈多，危险性便愈大。

三、卵巢囊腺瘤

（一）病理和临床概述

卵巢囊腺瘤可分为浆液性和黏液性，左右两侧均可发生，有时两侧同时发病。浆液性和黏液性囊腺瘤可同时发生。主要见于育龄妇女，多为单侧性。浆液性囊腺瘤体积较小，可单房或多房，黏液性囊腺瘤体积较大或巨大，多房。临床症状有腹部不适或隐痛、腹部包块、消化不良等，少数有月经紊乱。浆液性囊腺瘤患者有时有腹水。

（二）诊断要点

CT表现为一侧或两侧卵巢区单房或多房囊状积液，分隔及壁菲薄，外缘光滑。其内偶可见实质性壁结节。浆液性囊腺瘤以双侧、单房为特点，囊内密度低，均匀，有时有钙化。黏液性囊腺瘤为单侧、多房，体积大，囊内密度稍高于浆液性囊腺瘤（图13-28）。

（三）鉴别诊断

（1）卵巢囊腺癌，肿块实性部分较多，分隔及壁增厚，可见强化壁结节，可见周围侵犯、淋巴结转移等征象。

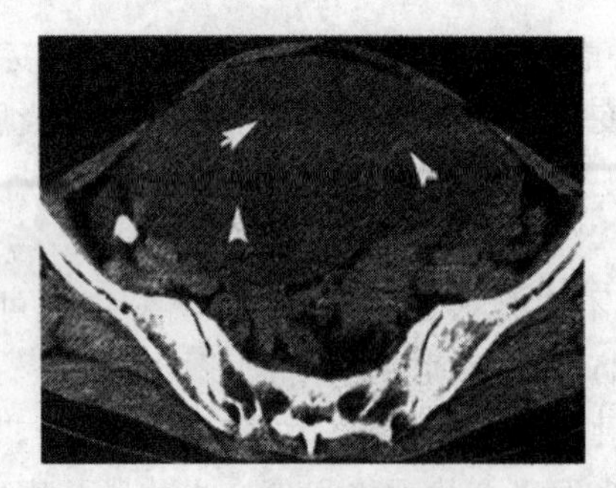

图 13-28 卵巢囊腺瘤

下腹部见一巨大多房囊状积液，分隔及壁菲薄，与附件关系较密切

(2)卵巢囊肿，单房多见，直径一般<5 cm。

(3)卵巢畸胎瘤，可见牙齿、骨骼、钙化、脂肪等畸胎瘤特征性成分。

(四)特别提示

CT 不能区分浆液性和黏液性。MRI 和 CT 一样能显示肿瘤大小、形态、内部结构及周围的关系。对浆液性和黏液性的区分较 CT 有意义。

四、卵巢囊腺癌

(一)病理和临床概述

卵巢囊腺癌，卵巢恶性肿瘤中 85%～95%来源于上皮，即卵巢癌。常见的是浆液性和黏液性囊腺癌，两者约占 50%。多数患者在早期无明显症状。肿瘤播散主要通过表面种植和淋巴转移，淋巴转移主要到主动脉旁及主动脉前淋巴结。

(二)诊断要点

CT 表现：①盆腔肿块为最常见的表现，盆腔或下腹部巨大囊实性肿块，与附件关系密切，分隔较厚，囊壁边缘不规则，囊内出现软组织密度结节或肿块，增强肿块实性部分明显强化(图 13-29)；②大网膜转移时可见饼状大网膜；③腹膜腔播散，表现为腹腔内肝脏边缘，子宫直肠窝等处的不规则软组织结节或肿块；④卵巢癌侵犯临近脏器，使其周边的脂肪层消失。此外还可见腹水，淋巴结转移，肝转移等表现。

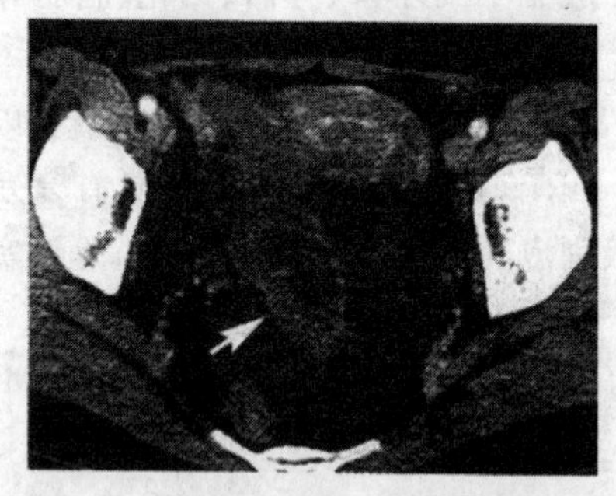

图 13-29 卵巢囊腺癌(手术病理证实)

盆腔内巨大囊实性肿块，实性部分较多，呈不均匀强化，肿块与附件关系密切

(三)鉴别诊断

(1)卵巢囊腺瘤，分隔及壁菲薄，不伴有周围侵犯、转移、腹水等恶性征象。

(2)卵巢子宫内膜异位囊肿，为薄壁或厚薄不均的多房性囊性低密度区，无恶性征象。

(四)特别提示

CT 广泛应用于卵巢癌的临床各期，还应用于放化疗疗效的评价。MRI 对病变的成分判断更佳，因而诊断更具价值。

(高莹莹)

医学影像学

（下）

李　冬等◎编著

吉林科学技术出版社

第十四章　骨关节、四肢及脊柱CT诊断

第一节　正常骨关节、四肢及脊柱CT表现

一、正常骨

人体骨骼因形态而异分为长骨、短骨、扁骨和不规则骨，但结构大致相同，均由骨膜、骨皮质、骨松质和骨髓腔组成。现以长骨为例叙述其CT表现。在正常情况下CT图像不能显示骨膜。骨皮质呈极高密度的环状、线状或带状影，CT值可达数百到1 000 HU以上，骨皮质外缘较光整，内缘可略不整齐。骨松质由高密度的骨小梁和低密度的骨髓间隙组成，在干骺端尤为明显，CT图像上显示为高密度的骨小梁纵横交错构成细密的网状影，网格内是低密度的骨髓组织。骨髓腔内含有多量脂肪为均匀的低密度区，在骨干中段尤为典型，小儿含有红髓为软组织密度影。小儿骨骺CT上为软组织密度影，其中骨化中心的结构和密度类似干骺端，骺线在CT片上的密度和与骺软骨相似。

二、正常关节

关节为两骨或数骨的连接部分，关节的正常解剖结构包括关节骨端、关节腔、关节囊、关节骨端被覆的关节软骨、关节囊内层衬以的滑膜、关节腔内的少量滑液。有些关节如膝关节内还有交叉韧带和半月板。关节骨端由组成关节的骨端的骨皮质构成，CT图像上显示为高密度结构，被覆的关节软骨CT不能使其显影。关节腔在CT矢状面和冠状面重建图像上显示为低密度的间隙，膝关节软骨在CT横断面上显示为轮廓光整，密度均匀的“C”形或“O”形结构，在矢状和冠状重建图像上为领结状或三角形均匀密度影，CT值在70～90 HU。关节囊在CT上呈窄条状软组织密度影，厚约3 mm。滑膜在CT图像上通常不能显示。某些大的关节如膝关节、髋关节在适当调节窗位和窗宽时可观察到关节周围韧带的断面，为线条状或短的带状软组织影，CT密度与肌肉相仿。

三、正常脊柱

脊柱由脊椎和其间的椎间盘所组成。除寰椎外，每个脊椎分椎体及椎弓两部分。椎弓由椎弓根、椎弓板、棘突、横突和上下关节突组成。同侧上下两个关节突组成脊椎小关节，有关节软骨和关节囊。椎间盘由髓核与纤维环组成。椎体与椎弓形成椎孔，上下椎孔相连椎管，内容脊髓及其被膜。

（一）椎体

在脊椎CT横断像上，椎体在骨窗上显示为由周边薄层骨皮质包绕的海绵状松质骨结构。椎体自颈椎、胸椎至腰椎其体积逐渐增大。由椎体、椎弓根和椎弓板构成椎管骨环，硬膜囊居椎管中央，呈低密度影，与周围结构有较好的对比。在CT图像上可对椎管的矢状径和横径及横断面上的椎管面积进行测量，一般认为椎管的矢状径（前后径）测量较为重要。正常颈椎其下部颈段矢状径的下限为12 mm，C_1和C_2的矢状径下限分别为16 mm和15 mm，其正常矢状径的上限在C_1为27mm，下部颈段为21 mm。胸段椎管的大小相对较为一致，略呈圆形，前后径和横径相似，其矢状径平均为14～15 mm。正常腰段椎管在

CT 上测得矢状径可以从 15～25 mm，通常腰 4 及腰 5 节段的矢状径大于腰 1～3 节段，椎管之横径和横断面积也是以下部腰段较上部腰段稍大。黄韧带为软组织密度，附着在椎弓板和关节突的内侧，正常厚 2～4 mm。腰段神经根位于硬膜囊前外侧，呈圆形中等密度影，两侧对称。侧隐窝呈漏斗状，其前方是椎体后外面，后方为上关节突，侧方为椎弓根内壁，其前后径不<3 mm，隐窝内有穿出的神经根。

（二）椎间盘

椎间盘由髓核与纤维环组成，表现为均匀的软组织密度影，CT 值为 50～110 HU。通常 CT 上椎间盘的周缘密度比中央高，主要因为周缘含有大量纤维组织及与邻近椎体终板相连的部分容积效应所致。

（三）椎间小关节及韧带

椎间小关节和由上、下关节突构成的关节突关节，在 CT 上表现为相邻关节突皮质间的狭窄间隙；正常关节突关节的间隙为 2～4 mm，包括其间的关节软骨和真正的关节间隙。矢状面和冠状面的图像重建可帮助显示这些小关节。

前纵韧带覆盖着椎体和椎间盘的前缘和侧缘，后纵韧带覆盖着椎体和椎间盘的后缘。黄韧带附着在椎弓板和关节突的内侧，正常厚 2～4 mm，其在 CT 上的密度介于鞘膜囊和椎间盘之间，与肌肉的 CT 值相似。棘间韧带和棘突的后方为纵行的棘上韧带。

（四）脊髓

脊髓位于椎管的中央，在蛛网膜下隙内脑脊液的衬托下可在 CT 上显示脊髓的形态结构，增强扫描可使脊髓的形态显得更清楚。颈髓的前后径，从颈 3～7 前后径大致相似，平均为 6～7 mm。胸髓在横断面上呈圆形，前后径平均为 7.5～8.5 mm，在 $T_{9\sim12}$ 椎体节段胸髓其前后径可相对稍增粗，增粗段可略向头端上移或向尾端下移，依脊髓终端的平面而有所不同。在过了腰膨大段后，脊髓变细并形成脊髓圆锥。在骨性椎管和硬脊膜之间为硬膜外间隙，硬脊膜与蛛网膜间的潜在腔隙为硬膜下腔，蛛网膜内侧为蛛网膜下隙。硬膜外间隙含有神经、血管、脂肪和结缔组织。椎内静脉丛密布于椎管的骨膜和硬脊膜之间，可分为前、后两部。由于在神经孔附近存有较多的脂肪组织，在低密度的脂肪结构衬托下，常可使脊神经及其根鞘在这些部位得以显示。硬膜和与其紧密相贴的蛛网膜围绕着蛛网膜下隙形成了一管状结构，这些结构连同硬膜外的血管、结缔组织等由于在 CT 上的密度大致相似，在横断层上表现为在脑脊液和骨性椎管间的一薄层的环状结构。椎管造影 CT 检查可显示脊髓、神经根和终丝等的形态，由于是有创检查，现在很少用，多由 MRI 代替。

四、软组织

CT 平扫可清楚显示皮肤层、皮下及肌间隙脂肪组织、筋膜和骨周围的肌肉肌腱及其走行其中的大的血管、神经等软组织结构。最外围皮肤层呈环状软组织密度影，厚 1～2 mm，均匀而连续。脂肪组织密度极低，CT 值在－80 HU～－130HU，大部分位于皮下，与皮肤间对比明显，部分脂肪组织位于肌肉及筋膜间隙。肌肉为软组织密度，CT 值约 40 HU，每块肌肉之间分界清楚，被含脂肪的低密度筋膜分隔。走行在肌间和皮下的神经血管在 CT 平扫时也为软组织密度。CT 增强后扫描可显示脂肪组织无明显强化，肌肉明显强化，血管显著强化，呈圆点状或条状高密度影。关节软骨在平扫和增强上均为中等密度。骨髓因脂肪成分而表现为低密度（图 14-1）。

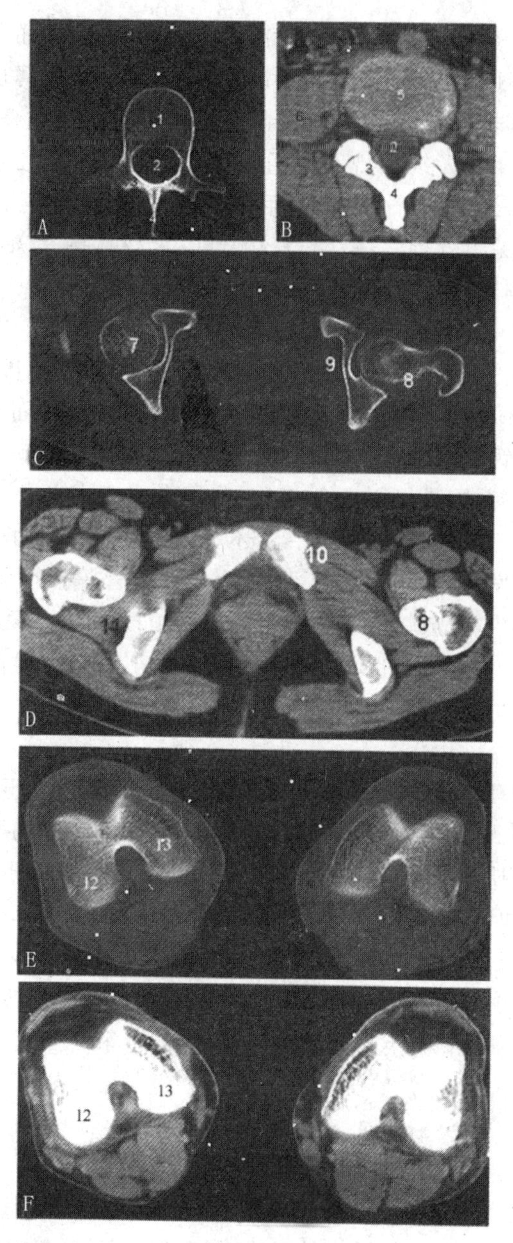

图 14-1　脊椎

A、B.正常腰椎；C、D.正常髋部层面；E、F.正常膝关节上方层面 1.椎体；2.脊髓；3.椎弓根；4.棘突；5.椎间盘；6.腰大肌；7.股骨头；8.股骨颈；9.髋臼；10.耻骨；11.髂骨；12.外侧髁；13.内侧髁

（潘从民）

第二节　基本病变 CT 表现

一、骨与软组织

（一）骨质疏松

骨质疏松是指单位体积内正常钙化的骨组织减少，即骨组织的有机成分和钙盐含量减少，但其比例仍

正常。组织学变化是骨皮质变薄,哈氏管扩大和骨小梁减少。骨质疏松的X线表现主要是骨密度减低。在长骨可见骨松质中骨小梁变细、减少、间隙增宽,骨皮质出现分层和变薄现象。在脊椎,椎体内结构呈纵形条纹,周围骨皮质变薄,严重时,椎体内结构消失。椎体有时可压缩呈楔状。疏松的骨骼易发生骨折。骨质疏松的CT表现和征象评价与X线表现基本相同,但可用QCT的方法量化测定。骨质疏松见于多种疾病。广泛性骨质疏松主要是由于成骨减少,老年、绝经期后妇女营养不良、代谢或内分泌障碍可继发骨质疏松。局限性骨质疏松多见于骨折后、感染、恶性骨肿瘤等和因关节活动障碍而继发骨质疏松。只根据骨质疏松,难以对病因做出判断。

(二)骨质软化

骨质软化是指单位体积内骨组织有机成分正常,骨矿物质含量减少,因此,骨内的钙盐含量降低,骨发生软化。组织学上显示骨样组织钙化不足,常见骨小梁中央部分钙化,而外面围以一层未钙化的骨样组织。骨质软化主要是由于骨内钙盐减少而引起的骨密度减低,以腰椎和骨盆最为明显。与骨质疏松不同的是骨小梁和骨皮质边缘模糊,系因骨组织内含有大量未经钙化的骨样组织所致。由于骨质软化,承重骨骼常发生各种变形,如膝内翻、三叶形骨盆等。此外,还可见假骨折线,表现为宽1～2 mm的光滑透明线,与骨皮质垂直,边缘稍致密,好发于耻骨支、肱骨、股骨上段和胫骨等。在成骨过程中,骨样组织的钙盐沉积发生障碍,即可引起骨质软化。造成钙盐沉积不足的原因可以是维生素D缺乏,肠道吸收功能减退,肾排泄钙磷过多和碱性磷酸酶活力减低。骨质软化系全身性骨病,发生于生长期为佝偻病,于成年为骨软化症。亦可见于其他代谢性骨疾患。

(三)骨质破坏

骨质破坏是局部骨质为病理组织所代替而造成的正常骨组织消失。可以由病理组织本身或由其引起的破骨细胞生成和活动增强所致,骨松质或骨皮质均可发生破坏。CT易于区分骨松质和骨皮质的破坏。骨松质的破坏表现为斑片状松质骨缺损区;骨皮质破坏表现为其内的筛孔样破坏和其内外表面的不规则虫蚀样改变、骨皮质变薄或斑块状的骨皮质缺损。骨质破坏见于炎症、肉芽肿、肿瘤或肿瘤样病变。如炎症的急性期或恶性肿瘤,骨质破坏常较迅速,轮廓多不规则,边界模糊。炎症的慢性期或良性骨肿瘤,则骨质破坏进展缓慢,边界清楚,有时还可见致密带状影围绕,且可使局部骨骼轮廓膨胀等。骨质破坏是骨骼疾病的重要CT征象,观察破坏区的部位、数目、大小、形状、边界和邻近骨质、骨膜、软组织的反应等,进行综合分析,对病因诊断有较大的帮助。

(四)骨质增生硬化

骨质增生硬化是单位体积内骨量增多,组织学上可见骨皮质增厚、骨小梁增粗增多,这是成骨增多或破骨减少或两者同时存在所致。大多是因病变影响成骨细胞活动所致,属于机体代偿性反应,少数是因病变本身成骨,如肿瘤细胞成骨。骨质增生硬化的X线表现是骨质密度增高,伴有或不伴有骨骼的增大。骨小梁增粗、增多、密集,骨皮质增厚、致密,明显者则难以分清骨皮质与骨松质。发生于长骨者可见骨干粗大,骨髓腔变窄或消失。骨质增生硬化的GT表现与其X线平片的表现相似。骨质增生,硬化见于多种疾病。多数是局限性骨增生,见于慢性炎症、外伤和某些原发性骨肿瘤,如骨肉瘤、成骨性转移瘤。少数为普遍性骨增生,骨皮质与骨松质多同时受累,亦见于某些代谢或内分泌障碍如甲状旁腺功能低下或中毒性疾病,如氟中毒。

(五)骨膜增生

骨膜增生又称骨膜反应,是因骨膜受刺激,骨膜内层成骨细胞活动增加形成骨膜新生骨,通常表示有病变存在。组织学上,可见骨膜内层成骨细胞增多,有新生的骨小梁。骨膜增生的CT表现X线相同,在早期是一段长短不定、与骨皮质平行的细线状致密影,与骨皮质间可见1～2 mm宽的透亮间隙。继而骨膜新生骨增厚,常见的有与骨皮质表面平行排列的线状、层状或花边状骨膜反应。骨膜增生的厚度与范围同病变发生的部位、性质和发展阶段有关。一般发生于长骨骨干的较明显,炎症较广泛,而肿瘤较局限。随着病变的好转与痊愈,骨膜增生可变得致密,逐渐与骨皮质融合,表现为皮质增厚。如引起骨膜反应的病变进展,已形成的骨膜新生骨可被破坏,破坏区两侧的残留骨膜新生骨呈三角形,称为Codman三角。

痊愈后，骨膜新生骨还可逐渐被吸收。骨膜增生多见于炎症、肿瘤、外伤、骨膜下出血等。只根据骨膜增生的形态，不能确定病变的性质，需结合其他表现才能做出判断。在恶性骨肿瘤中，骨膜增生可受肿瘤侵蚀而被破坏。

（六）骨内与软骨内钙化

骨内与软骨内钙化原发于骨的软骨类肿瘤可出现肿瘤软骨内钙化，骨梗死所致骨质坏死可出现骨髓内钙化，少数关节软骨或椎间盘软骨退行性变也可出现软骨钙化。CT表现为颗粒状或小环状无结构的致密影，分布较局限。

（七）骨质坏死

骨质坏死是骨组织局部代谢的停止，坏死的骨质称为死骨。形成死骨的原因主要是血液供应的中断。组织学上是骨细胞死亡、消失和骨髓液化、萎缩。死骨的CT表现是骨质局限性密度增高。其原因：一是死骨骨小梁表面有新骨形成。骨小梁增粗，骨髓内亦有新骨形成，即绝对密度增高；二是死骨周围骨质被吸收，或在肉芽、脓液包绕衬托下，死骨亦显示为相对高密度。死骨的形态因疾病的发展阶段不同而不同，并随时间延长而逐渐被吸收。骨质坏死多见于慢性化脓性骨髓炎，也见于骨缺血性坏死和外伤骨折后。

（八）矿物质沉积

铅、磷、铋等进入体内，大部沉积于骨内，在生长期主要沉职于生长较快的干骺端。X线表现为多条横行相互平行的致密带，厚薄不一。于成年则不易显示。氟进入人体过多，可激起成骨活跃，使骨量增多。亦可引起破骨活动增加，骨样组织增多，发生骨质疏松或软化。氟与骨基质中钙质结合称为氟骨症。骨质结构变化以躯干骨为明显，有的X线表现为骨小梁粗糙、紊乱，而骨密度增高。

（九）骨骼变形

多与骨骼大小改变并存，可累及一骨、多骨或全身骨骼。局部病变或全身性疾病均可引起。如骨肿瘤可使骨局部膨大、变形；发育畸形可使一侧骨骼增大；脑垂体功能亢进使全身骨骼增大；骨软化症和成骨不全使全身骨骼变形。

（十）周围软组织病变

骨和肌肉系统的软组织，包括肌肉、血管、神经、关节囊、关节软骨等。对软组织病变的观察，CT明显优于X线。CT上水肿表现为局部肌肉肿胀、肌间隙模糊，密度正常或略低，邻近的皮下脂肪层密度增高并可出现网状影。血肿表现为边界清楚或不清楚的高密度区。软组织肿块在CT上易于观察，肿块的密度可均匀或不均匀，边缘可光整或不规则，肿块的边界常能清楚显示。软组织或软组织肿块的坏死表现为类圆形或不规则形低密度区，单发或多发，并可因出血或坏死组织碎屑的沉积而出现液－液平面，其上层为液体呈水样密度，下层为沉积的坏死组织或血细胞而呈较高密度。脂肪瘤因其密度与脂肪组织相似而易于诊断，肿瘤或病变内含的脂肪成分也可通过测量其CT值而得以确认。开放损伤、产气细菌的感染，于皮下或肌纤维间可见气体。软组织肿瘤或恶性骨肿瘤侵犯软组织，可见软组织肿块影。肢体运动长期受限，可见肢体变细、肌肉萎缩变薄。增强扫描可区别血管和血供丰富的病变。如需做细致地观察，则可做MRI检查。

二、关节

CT能很好显示关节骨端和骨性关节面，后者表现为线样高密度影。关节软骨常不能显示。在适当的窗宽和窗位时，可见关节囊、周围肌肉和囊内外韧带的断面，这些结构均呈中等密度影。膝关节半月板在横断面上可以显示，表现为轮廓光滑、密度均匀的“C”形或“O”形结构，其CT值为60～90 HU。正常关节腔内的少量液体在CT上，难以辨认。关节间隙为关节骨端间的低密度影，有的关节在横断像上关节间隙难以显示，在矢状或冠状重建图像上关节间隙则显示得很清楚。关节病变的基本CT表现的病理基础和临床意义与其X线表现相同，但CT是断面显像且密度分辨率高于X线，因此关节病变的基本CT表现的形式和内容与X线表现有所不同。

(一)关节肿胀

关节肿胀常由于关节积液或关节囊及其周围软组织充血、水肿、出血和炎症所致。在CT上可见关节囊肿胀、增厚,关节腔内大量积液CT上表现为关节腔内水样密度影,如合并出血或积脓,其密度可较高。关节附近的滑膜囊积液在CT上呈关节邻近含液的囊状影。关节肿胀常见于关节炎症、外伤和出血性疾病。少量关节积液,关节囊肥厚,滑膜增厚均对关节病诊断有重要意义。

(二)关节破坏

关节破坏是骨性关节面骨质及其覆盖在其表面的关节软骨为病理组织侵犯、代替所致。CT可清晰地显示骨性关节面骨质破坏,表现为骨性关节面连续性中断,能清楚地发现微细改变。对软骨破坏导致的关节间隙狭窄易于发现,尤其是与健侧对比时。对关节半脱位和变形显示更清楚。关节破坏是诊断关节疾病的重要依据。破坏的部位与进程因疾病而异。急性化脓性关节炎的软骨破坏开始于关节持重面,或从关节边缘侵及软骨下骨质,软骨与骨破坏范围可十分广泛。关节滑膜结核的软骨破坏常开始于边缘,逐渐累及骨质,表现为边缘部分的虫蚀状破坏。类风湿关节炎到晚期才引起关节破坏,也从边缘开始,多呈小囊状。

(三)关节退行性改变

关节退行性变早期始于软骨,为缓慢发生的软骨变性、坏死和溶解,并逐渐为纤维组织或纤维软骨所代替。软骨广泛坏死可引起关节间隙狭窄,继而造成骨性关节面骨质增生硬化,并于骨缘形成骨赘,关节囊肥厚、韧带骨化。关节退行性变的CT表现,早期主要是骨性关节面模糊、中断、消失。中晚期表现为关节间隙狭窄、软骨下骨质囊变,其大小不等,边缘清晰;骨性关节面局部增厚,边缘骨赘形成。不发生明显骨质破坏,一般无骨质疏松。关节真空是指关节腔内出现异常气体聚积,主要为氮气,腰椎最常见,其次为髋关节、膝关节、肩关节和耻骨联合。CT的应用使关节真空的诊断率明显提高。主要表现为关节间隙内的低密度影像,CT值极低,为−200 HU左右。气体范围大小不等,最大者充满椎间隙,小者如米粒大。故关节真空可以认为是某些关节退变的指征。关节软骨钙化、膝关节半月板,脊柱椎间盘发生率最高。由于CT分辨率高,腕关节三角软骨钙化亦能显示。除关节软骨钙化外,关节腔内还可见到滑膜钙化,以膝关节滑膜钙化为常见。关节退行性变多见于老年人,以承受体重的脊柱和骶、膝关节为明显,是机体衰退的表现。

(四)关节强直

关节强直可分为骨性与纤维性两种。骨性强直是关节明显破坏后,关节骨端由骨组织所连接。CT和X线表现相同,关节间隙明显变窄或消失,并有骨小梁通过关节连接两侧骨端,多见于急性化脓性关节炎愈合后。纤维性强直也是关节破坏的后果,虽然关节活动消失,CT能清楚显示与对侧关节间隙相比变狭窄,且无骨小梁贯穿,常见于关节结核。应对各个层面做仔细观察才能对关节强直情况做出全面的评价,诊断需结合对侧比较。

(五)关节脱位

关节脱位是指组成关节骨骼的脱离、错位。有完全脱位(原相对的关节面彼此不接触)和半脱位(相对的关节面尚有部分接触)两种,一般部位的关节脱位X线平片可做出诊断。CT图像避免了组织的重叠,易于显示一些X线平片难以发现的关节脱位,如胸锁关节前、后脱位,骶髂关节脱位。任何关节疾病造成关节破坏后都可能发生关节脱位。第三节常见疾病诊断充满椎间隙,小者如米粒大。故关节真空可以认为是某些关节退变的指征。关节软骨钙化、膝关节半月板,脊柱椎间盘发生率最高。由于CT分辨率高,腕关节三角软骨钙化亦能显示。除关节软骨钙化外,关节腔内还可见到滑膜钙化,以膝关节滑膜钙化为常见。关节退行性变多见于老年人,以承受体重的脊柱和骶、膝关节为明显,是机体衰退的表现。

(四)关节强直

关节强直可分为骨性与纤维性两种。骨性强直是关节明显破坏后,关节骨端由骨组织所连接。CT和X线表现相同,关节间隙明显变窄或消失,并有骨小梁通过关节连接两侧骨端,多见于急性化脓性关节炎愈合后。纤维性强直也是关节破坏的后果,虽然关节活动消失,CT能清楚显示与对侧关节间隙相比变狭窄，且无骨小梁贯穿，常见于关节结核。应对各个层面做仔细观察才能对关节强直情况做出全面的评价，诊断需结合对侧比较。

（五）关节脱位

关节脱位是指组成关节骨骼的脱离、错位。有完全脱位（原相对的关节面彼此不接触）和半脱位（相对的关节面尚有部分接触）两种，一般部位的关节脱位 X 线平片可做出诊断。CT 图像避免了组织的重叠，易于显示一些 X 线平片难以发现的关节脱位，如胸锁关节前、后脱位，骶髂关节脱位。任何关节疾病造成关节破坏后都可能发生关节脱位。

（潘从民）

第三节　骨关节常见疾病 CT 诊断

一、创伤

四肢骨与关节创伤 CT 不作为常规的检查方法，但对骨盆、髋关节、肩关节、膝关节等关节以及脊柱、颌面部骨外伤的检查非常重要，可以了解这些解剖结构比较复杂的部位有无骨折和骨折碎片的数目及位置，三维重建可以立体显示骨折的详情，如骨折内固定前的测量，关节骨折后骨块间的关系，关节面及角度的观察，手术前后骨折和关节修复情况的对比等，为临床治疗提供有利的支持。

（一）骨折

1.病理和临床概述

骨折可发于任何年龄，包括外伤性骨折和病理性骨折两类。外伤为骨折的最常见原因，其组织改变包括骨折解剖、骨折对软组织的损伤、软组织对骨折的影响。临床表现为疼痛、肿胀、畸形。本小节主要介绍外伤性骨折的 CT 表现。

2.诊断要点

(1)骨窗上线形骨折表现为骨皮质断裂线状密度减低影，边界锐利，常在多层面上显示，可伴有骨小梁的扭曲和紊乱，骨外形正常或有成角、错位、分离和重叠等；嵌入性骨折或压缩性骨折 CT 可显示线状或带状的密度增高影。对粉碎性骨折和关节附近韧带撕脱性骨折的碎骨片，CT 能清楚显示其位置和数目。胸骨骨折轴位扫描易被漏诊，冠状位和矢状位重建容易诊断。髋臼骨折，髋臼骨折因髋臼解剖复杂，且骨折常为粉碎性。CT 扫描能精确描述骨折粉碎程度，骨折片形状及相互立体关系，关节内游离骨块。矢状位和冠状位重建图像可用于显示关节面吻合情况及髋臼负重结构关系恢复情况。

(2)软组织窗位片上主要显示骨折线附近软组织改变，如水肿显示为肌间隙模糊，肌肉肿胀，密度正常或略低；局部血肿则为边界清楚或不清楚的高密度区，关节附近的骨折致关节囊内出血，可显示关节囊肿胀，关节囊内密度增高。

(3)骨折愈合过程中形成的骨痂，在 CT 上表现为原骨折线处骨皮质周围软组织内不定形的高密度影，内缘与骨皮质相连，部分病例可形成骨化性肌炎改变（图 14-2）。

3.鉴别诊断

(1)骨滋养动脉管影，CT 横断位显示条状低密度影，边缘较光整、规则，范围局限，周围软组织无肿胀。(2)干骺线，为横行低密度带，边缘呈不规则锯齿状，周围软组织间隙清晰。

4.特别提示

骨折检查首选普通 X 线摄片，CT 常用于对判断解剖结构复杂部位的骨折和严重脊柱外伤、骨盆、髋关节、膝及肩关节的外伤和了解骨折碎片及其移位情况，也用于显示出血、血肿以及发现外伤性的异物并加以定位。对于脊柱骨折特别是寰枢椎骨折，CT 能准确确定骨折、碎骨片各种移位及椎管内容物损伤情况。对于骨盆骨折,CT 不仅可清楚显示骨折情况,还可显示盆腔内脏器的损伤情况,提供全面的诊断资料。所以,X 线平片与 CT、三维重建图像结合使用,为骨折提供更全面的资料,可对骨折及其并发症做出更全面的评价,对治疗及愈后有积极的意义。

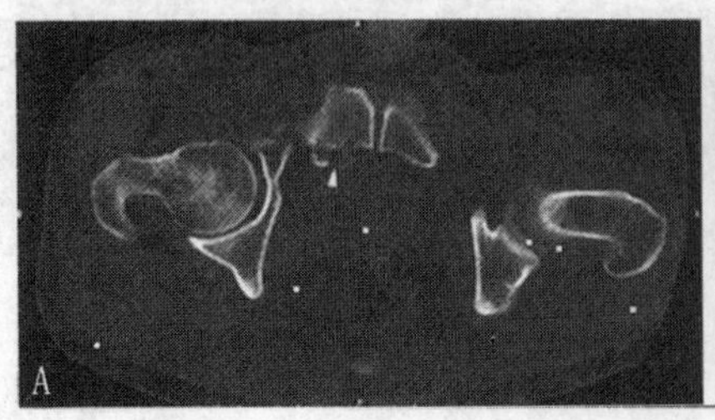

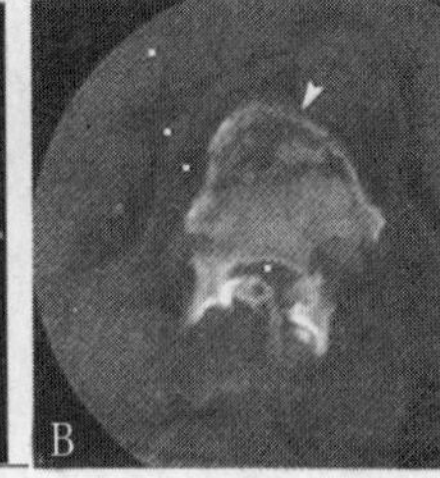

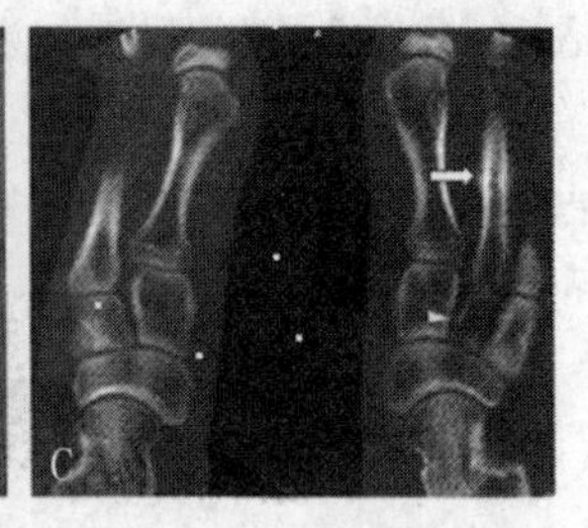

图 14-2　骨折

A.骨盆骨折、右侧耻骨上支骨折,并出现骨碎片;B.腰椎爆裂性骨折,腰椎椎体、椎弓、棘突均断裂,骨折端进入椎管内;C.左侧第二跖骨陈旧性骨折(长箭)

(二)脱位

1.病理和临床概述

脱位是由于关节囊、韧带、肌腱被暴力损伤,使构成关节的骨端错位而失去正常的解剖关系称脱位,可分为完全脱位和半脱位。临床常表现为肿胀、疼痛、关节畸形、活动障碍等。

2.诊断要点

对解剖结构复杂关节,CT 无影像重叠且具有很高的分辨率,对关节脱位显示非常清楚。尤其对于普通 X 线难于发现的关节脱位,CT 扫描及重建可显示得很清楚,如 CT 横断面扫描能显示胸锁关节的前、后脱位,CT 对显示髋关节、膝关节和肩关节、肘关节和腕关节的脱位也非常好。

环枢椎脱位显示骨折分离和脱位的征象,前后脱位 CT 图像可见到齿突与环椎前结节距离增大,环椎、枢椎两侧侧块前后移位。

髋关节脱位常合并股骨头或髋臼缘骨折及股骨头圆韧带窝的撕脱骨折,产生小骨片,CT 扫描图像能清楚显示股骨头前脱位或后脱位情况,骨折情况,以及很小碎骨片的位置和移位程度。髋关节脱位时,由于关节内骨折,血液及髓内脂肪进入关节囊内形成关节积脂症。如另有气体进入关节囊内,则关节内同时存在三种成分,称为关节积气脂血症,此征象在诊断关节内骨折有重要意义。增强扫描后可显示骨折脱位后周围大血管损伤的情况,尤其后脱位时对大血管的损伤(图 14-3)。

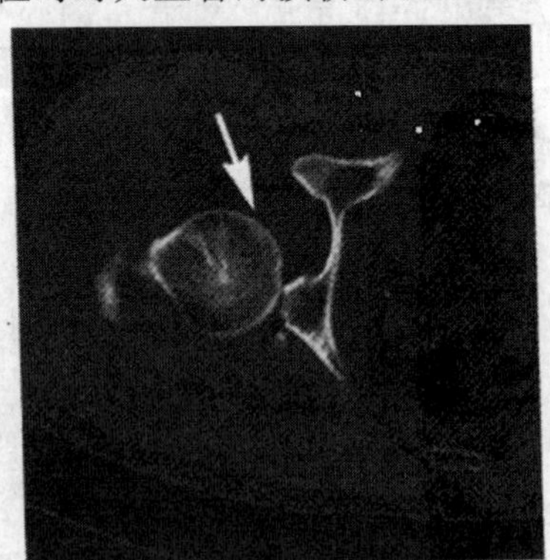

图 14-3　股骨头半脱位

CT 显示右侧股骨头向后脱位,髋关节软组织肿胀

3.鉴别诊断

根据病史多可确诊,必要时可以行双侧扫描对照。

4.特别提示

外伤性脱位多发生在活动范围较大、关节囊和周围韧带不坚韧,结构不稳固的关节,普通 X 线检查即可确诊，无需进行 CT 检查。但某些小关节和骨骺未完全骨化的关节脱位，特别是不完全脱位，X 线征象不明确，诊断困难，CT 能提供十分有益的帮助，并且能发现关节内碎片等，为治疗方案的确定提供依据。

二、炎性病变

骨关节感染是常见的细菌性骨感染疾患，分血源性和外源性，血源性有化脓性骨髓炎和关节炎；外源性为软组织感染直接侵犯骨和关节。感染细菌为结核杆菌时，则为骨结核和关节结核。骨关节炎症 CT 检查主要为了提供比一般 X 线片更多的信息，为早期骨关节感染的诊断提供帮助。

(一)化脓性骨髓炎

1.病理和临床概述

化脓性骨髓炎是骨髓、骨和骨膜的化脓性炎症，较多见于儿童和少年。多侵犯长骨，以胫骨、股骨、肱骨和桡骨多见。病原菌多为金黄色葡萄球菌(占 72%～85%)，其他有溶血性葡萄球菌、链球菌、大肠杆菌、肺炎双球菌等。病菌可经血行感染、邻近软组织或关节感染直接蔓延或通过开放性骨折或火器伤进入。根据病情发展和病理改变，化脓性骨髓炎可分为急性和慢性化脓性骨髓炎。前者临床起病急骤，可有寒战、高热、白细胞升高等症状。尚有患肢肿胀，压痛，患处有明显波动感等局部症状。急性化脓性骨髓炎延误诊治或治疗不当不彻底，常转为慢性化脓性骨髓炎。慢性骨髓炎中，有的脓肿病灶局限在骨内，形成慢性骨脓肿(又称 Brodie 脓肿)；极少数慢性骨髓炎，骨内炎症病变长期存在，发生广泛的骨质增生硬化，称为慢性硬化性骨髓炎(亦称 Garre 骨髓炎)。

2.诊断要点

对各时期的表现，CT 主要从骨髓改变、骨质改变、骨膜反应以及周围软组织改变观察。①骨髓密度，急性期 CT 表现骨髓密度增加，CT 值为＋50 HU 左右(正常为－80 HU 左右)，偶尔骨髓腔内可见到气体、脂肪以及积液。亚急性期 CT 表现为骨髓密度增高，CT 值为＋30 HU 左右。慢性期，骨髓密度呈高低不等混杂影，偶可见骨髓腔内极低密度的气体影。②骨质改变，早期骨破坏 CT 示骨小梁模糊或消失，偶可显示小灶性骨小梁缺失区，边缘不清，骨质增生不明显。亚急性期示骨皮质的破坏、缺损、新骨形成。慢性期 CT 示骨质破坏区内大小不一的高密度死骨，高密度的骨膜反应围绕骨皮质，骨皮质显著增厚。③骨膜反应，早期骨膜改变不明显，随后 CT 表现为环绕或部分附着骨皮质的弧线样钙质高密度影，略低于正常骨皮质密度，并能清晰显示骨破坏处和骨膜下形成的脓肿。慢性期，骨膜新生骨与骨皮质融合，明显增厚。④周围软组织，急性期软组织肿胀 CT 表现为患肢较对侧增粗，皮下脂肪层增厚、浑浊，肌肉间脂肪间隙不同程度变窄、移位、模糊或消失；肌肉组织肿胀，密度均匀减低。脓肿形成期，软组织脓肿 CT 表现典型，平扫时表现为软组织内低密度囊状影，增强后脓肿壁环形强化，中央脓腔液化部分仍为低密度，脓肿范围更清楚。⑤Brodie 脓肿，CT 显示位于干骺端中央或略偏一侧的低密度局限性骨质缺损区，呈圆形或卵圆形，病灶内常无死骨，边缘骨质硬化而密度增高，骨膜反应少见。⑥Garre 骨髓炎，表现为骨膜增生，皮质增厚，髓腔狭窄或闭塞，呈局限或广泛的骨质硬化，与正常骨质无明显界限。在骨质硬化区一般无骨质破坏，亦无死骨形成(图 14-4)。

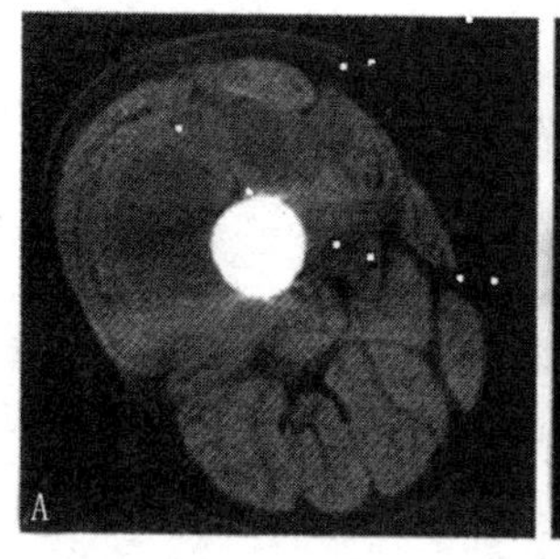

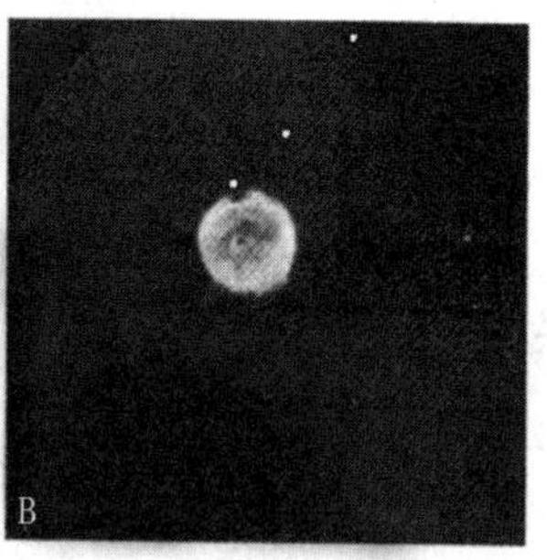

图 14-4　慢性化脓性骨髓炎

A.为软组织窗，可见股骨中段骨干增粗周围软组织肿胀，并见脓肿形成；B.为骨窗，可见髓腔密度增高、闭塞

3.鉴别诊断

(1)骨结核,好发小儿短管状骨,骨质破坏为主,一般无明显骨膜反应。

(2)Brodie 脓肿需与骨样骨瘤鉴别,CT 薄层扫描可以发现瘤巢,临床常有夜间疼痛病史,水杨酸类可缓解。

4.特别提示

X 线平片对化脓性骨髓炎的诊断具有很大价值,化脓性骨髓炎 CT 检查为了显示病变早期 X 线平片不能显示的一些细微变化,为早期骨关节感染的诊断提供帮助。同时可提供更多的信息,包括骨内和软组织的早期变化和骨皮质内缘的破坏与增生以及细小的死骨等。MRI 在确定急性化脓性骨髓炎的髓腔侵犯和软组织感染的范围方面,明显优于 X 线和 CT。

(二)化脓性关节炎

1.病理和临床概述

细菌(以金黄色葡萄球菌最多)血行感染滑膜或因骨髓炎继发侵犯关节而致化脓性关节炎。以儿童和婴儿多见。病变可以累及任何关节,但以承重的大关节,膝关节和髋关节较多见,常单发。炎症早期,滑膜充血、关节内多量渗出液,滑膜坏死,软骨和软骨下骨质发生破坏。愈合期,肉芽组织进入关节腔,最后发生纤维化或骨化,使关节形成纤维性强直或骨性强直。本病发病急,受累关节有红、肿、热、痛及功能障碍,并有炎症的全身症状。

2.诊断要点

CT 主要表现为关节肿胀、积液和关节骨端的破坏。最早期表现为关节囊肿胀和关节间隙增宽。病变早期即可使关节软骨破坏,引起关节间隙狭窄,继而关节软骨下骨质发生破坏,多见于关节承重面。有时可见关节内脂肪—液平面征。愈合期,骨质破坏停止而出现修复。病变区骨质增生硬化,骨质疏松消失。如软骨与骨质破坏不甚明显,关节间隙可部分保留,严重者则形成骨性强直(图 14-5)。

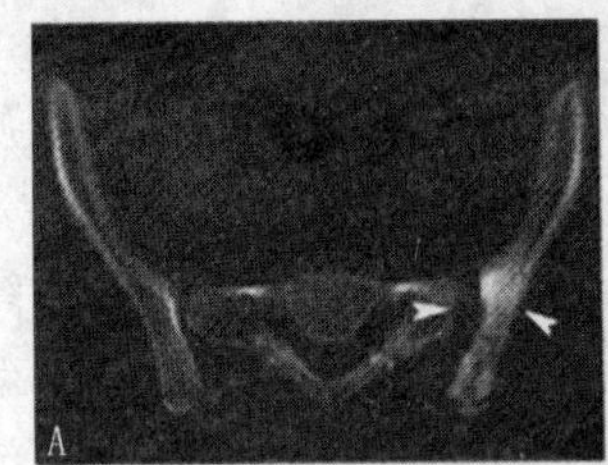

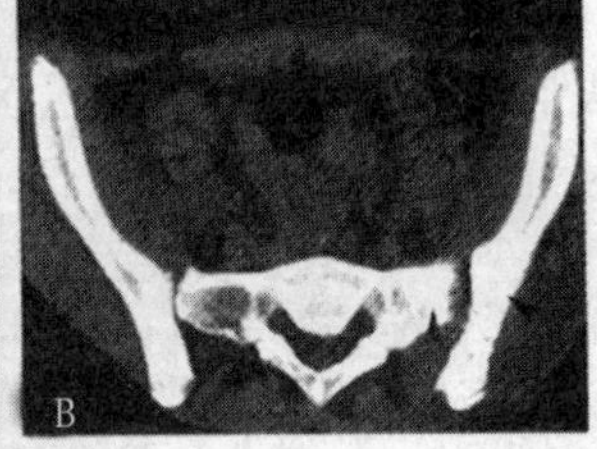

图 14-5　左侧骶髂关节炎

A.为骨窗,可见骶髂关节骶骨、髂骨边缘模糊,可见虫蚀样破坏,关节间隙增宽,局部髂骨增生硬化;B.为软组织窗,可见周围软组织肿胀

3.鉴别诊断

①关节结核,关节结核表现非承重部位的骨质破坏,无明显骨质增生。②痛风性关节炎、风湿性关节炎,多发生在小关节,对称性,根据临床表现可以鉴别。

4.特别提示

临床常首先选用 X 线平片检查,CT 除可判断病变的范围,还可以进行 CT 导引下的经皮穿刺活检。

(三)骨结核

1.病理和临床概述

骨结核多起于松质骨和骨髓组织,以椎体、短管状骨及长骨的骨骺和干骺端好发,多见于儿童、少年。病理上分增殖型和干酪型。临床症状轻微,表现为酸痛不适,局部肿胀。病程长,病变局限。椎体结核见相应章节,本小节主要讲述长管状骨病变。

2.诊断要点

CT 示骨骺和干骺端局限性类圆形、边缘较清楚的低密度骨质破坏区,其内可见多发小斑片状高密度死骨影,边界无明显骨质增生改变,骨膜反应少见或较轻微。病变很少向骨干发展,但可破坏骨皮质和骨膜，穿破软组织而形成瘘管，并引起继发感染。病骨周围软组织肿胀，结核性脓肿密度低于肌肉，注射对比剂后其边缘可有强化。

3.鉴别诊断

慢性骨脓肿，骨质破坏逐渐吸收，骨质增生明显，骨皮质增厚，髓腔狭窄。

4.特别提示

骨结核多为继发性，胸部摄片发现结核病变有利于诊断。

(四)关节结核

1.病理和临床概述

关节结核常继发于其他部位的结核，可分为滑膜型和骨型两种，以滑膜型多见。骨型结核由骨骺、干骺端蔓延及关节，侵犯滑膜及关节软骨；滑膜型结核是结核菌经血行先累及滑膜，病变往往持续数月至一年，再波及关节软骨及骨端。晚期两者无法分型。关节结核好发于儿童及青少年，常单发，最多见于持重大关节，髋关节和膝关节，两者共占关节结核 80%左右。病变常先开始于不持重的关节边缘部分。关节结核以骨质破坏为主，并都可在附近软组织形成冷脓肿。临床上起病较缓慢，局部疼痛和肿胀，关节活动受限，久病者可伴有相关肌肉萎缩。

2.诊断要点

CT 征象包括滑膜的改变、骨与软骨破坏和关节积液。①关节积液，少量积液 CT 显示困难，较多积液时关节间隙层面及上方层面见关节旁半圆形、卵圆形水样密度影，边缘光滑，完整。②骨质破坏，关节囊和韧带附着点是早期骨质破坏的好发部位，表现为轻微的骨缺损区，边界不清，周围有极少量新生骨形成，当滑膜结核破坏了关节软骨面后，关节边缘的软骨下骨皮质毛糙，虫蚀样骨缺损，CT 轴像见关节面凹凸不平，并可见形成的小死骨，滑膜结核侵犯软骨全层后，关节面广泛骨质破坏，关节面凹凸不平，其中有小死骨形成。③滑膜的改变：早期滑膜及软骨的破坏平扫很难发现，CT 关节造影后扫描可显示。晚期可见滑膜增厚，增强扫描均匀强化。并可显示周围软组织肿胀及冷脓肿(图 14-6)。

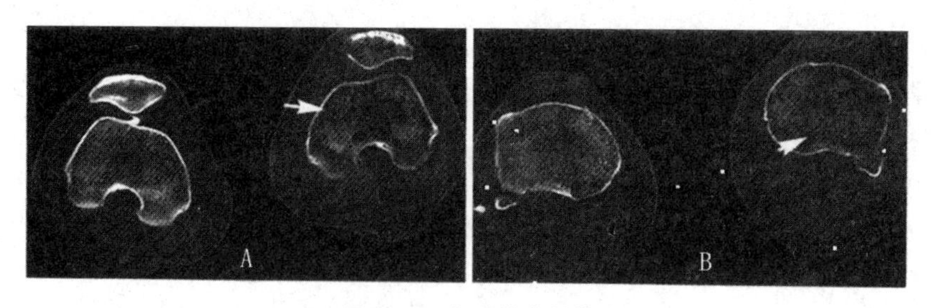

图 14-6　左膝关节结核

CT 轴位扫描可见左侧胫骨上段、股骨下端骨质疏松，见多发小斑点状骨质破坏区，边缘较清晰，周围软组织肿胀

3.鉴别诊断

需同化脓性关节炎、类风湿关节炎等鉴别。

4.特别提示

X 线平片为首选检查，CT 对关节软组织肿胀、关节积液和破坏区内死骨较敏感。而 MRI 则对关节周围水肿、关节积液和关节周围滑囊、肌腱的病理改变显示最佳。

三、骨巨细胞瘤

(一)病理和临床概述

骨巨细胞瘤是起源于骨髓结缔组织的间充质细胞，亦称破骨细胞瘤。本病较常见，多见于 20～40 岁的成人，无明显性别差异，分为良性、生长活跃和恶性。好发部位以股骨下端为多见，次为胫骨上端及桡骨下端，三处发病占全部的 60%～70%；次为肱骨上端、腓骨上端、胫骨下端、股骨上端和掌骨、指骨。病变有明显的横向生长倾向，一般单发，偶可多发。病理上，根据单核瘤细胞和多核巨细胞的组织学特点，可分为Ⅰ、Ⅱ、Ⅲ三级。Ⅰ级表示良性，Ⅱ、Ⅲ级表示恶性。本病起病缓慢，主要临床表现为局部疼痛（常为间歇性钝痛），肿胀和压痛。组织学上虽属良性，但可发生转移。

（二）诊断要点

CT 平扫见位于骨端的囊性膨胀性低密度骨破坏区。病灶区骨皮质变薄，骨壳完整连续，多数也可见小范围的间断；骨壳外缘基本光滑，内缘多呈波浪状，为骨壳内面的骨嵴所致，一般无真性骨性间隔。骨破坏区边缘无新生骨形成的骨质增生硬化带。生长活跃的骨巨细胞瘤和恶性巨细胞瘤的骨壳往往不完整，并常可见骨壳外的软组织肿块影。骨破坏区内为软组织密度影，无钙化和骨化影；病灶内若有出血，密度可增高；病灶内若有坏死液化则可见更低密度区；巨细胞瘤伴病理性骨折时，CT 显示骨皮质断裂和软组织肿块。增强扫描肿瘤组织有较明显的强化，而坏死囊变区无强化。发生于腰骶椎的巨细胞瘤，巨大的分叶分房的软组织肿块可伸向腹腔、盆腔内达到巨大的程度，增强后 CT 扫描可显示肿块周边和肿块内分隔状的强化（图 14-7）。

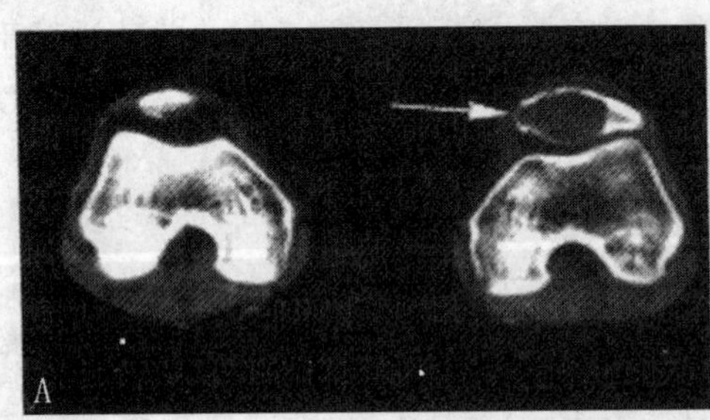

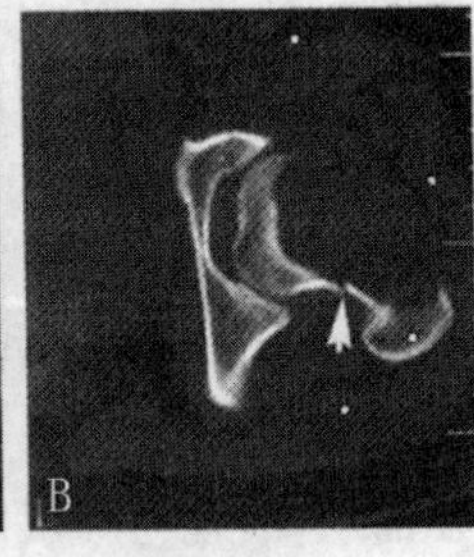

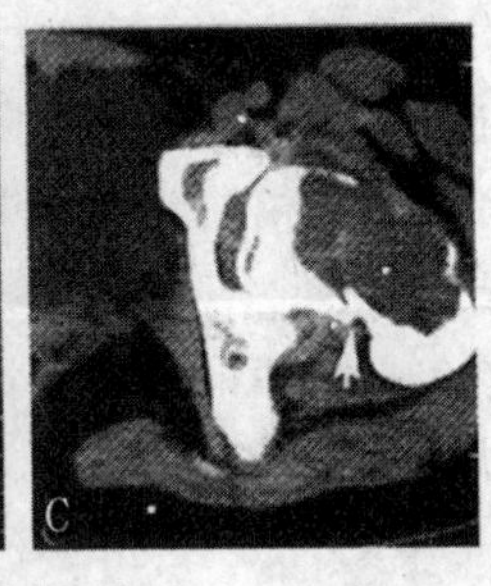

图 14-7 骨巨细胞瘤

A.左侧髌骨骨巨细胞瘤（Ⅰ级），可见髌骨内膨胀性生长的囊性病灶，骨皮质明显变薄；B、C.左股骨骨巨细胞瘤并病理性骨折

（三）鉴别诊断

1.动脉瘤样骨囊肿

原发性动脉瘤样骨囊肿好发于较小年龄，在骨成熟后病变可延入关节下区，如 CT 或 MRI 显示液一液平面，与动脉瘤样骨囊肿相符。

2.骨囊肿

病变常位于干骺端或近骨端，呈中小型骨质破坏，骨皮质对称性变薄，密度较低，发生骨折时见碎骨片陷落及液平。

3.骨肉瘤

好发青少年，发生于干骺端，表现为骨质破坏，骨性基质，软组织肿块，针状、絮状骨膜反应及骨膜三角。

（四）特别提示

骨巨细胞瘤比较特殊，多数为良性，但亦有部分为生长活跃性，少数恶性，临床随访有助于鉴别。

四、骨软骨瘤

（一）病理和临床概述

骨软骨瘤可单发或多发，后者有家族遗传性、单发者是最常见的良性骨肿瘤。本病多见于儿童或青少年，常见于 10～30 岁。本病仅发生于软骨内化骨的骨骼，长骨干骺端为其好发部位，以股骨下端和胫骨上端最常见，约占 50%，次为肱骨上端、桡骨下端、胫骨下端和腓骨两端。组织学上肿瘤由三种组织构成，即由骨质构成的瘤体、透明软骨帽和纤维组织包膜。临床上，肿瘤早期一般无症状，仅局部可扣及小的硬结。肿瘤增大时，可有轻度压痛和局部畸形，靠近关节可引起活动障碍。有柄型肿瘤，可因病理骨折而引起剧烈疼痛。

（二）诊断要点

(1)单发骨软骨瘤CT表现为与骨皮质相连的骨性突起，病灶呈分叶状或菜花状，其顶端由软骨帽覆盖，软骨帽内的钙化CT显示为圆形或菜花状不规则的高密度影。肿瘤较大时压迫邻近骨骼使之产生变形、移位、萎缩，一般无侵蚀，也无骨膜反应。

(2)多发性骨软骨瘤特点为病灶多发，且形状、大小不一；部分呈对称性生长；常有患骨发育异常（图14-8）。

（三）鉴别诊断

(1)皮质旁骨肉瘤：表现为皮质旁软组织肿块，密度较高，伴有骨化，肿块与骨皮质间见分隔间隙。

(2)皮质旁骨瘤：表现为骨皮质象牙样致密影，与载瘤骨间无间隙，无骨松质存在。

（四）特别提示

X线检查为首选检查。对于生长于复杂关节处或隐蔽部位的骨软骨瘤如肩胛骨内侧和向骨盆腔内生长的骨软骨瘤，CT横断面能很清楚的显示肿瘤的来源及基底部。一般不选用MRI检查。

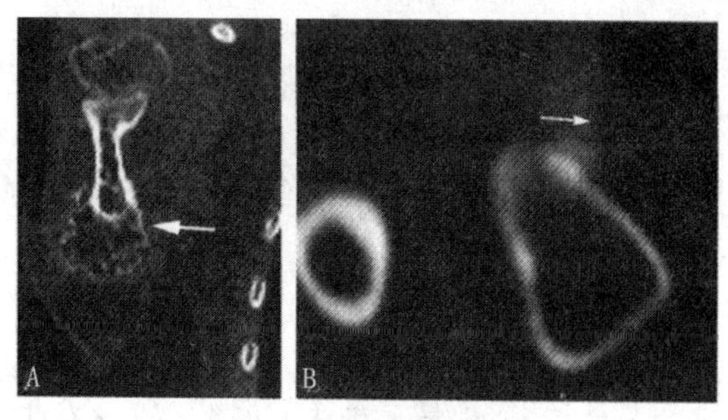

图14-8　骨软骨瘤

A.肱骨骨软骨瘤，右侧肱骨可见与骨皮质相连的骨性突起，病灶呈菜花状；B.踇趾骨软骨瘤左侧蹲趾骨可见一骨性突起

五、软骨肉瘤

（一）病理和临床概述

软骨肉瘤是一种常见的恶性骨肿瘤，发病仅次于骨肉瘤，起源于软骨或成软骨结缔组织，可原发于骨，也可发生于骨髓的间叶组织或骨膜，亦可由软骨瘤、骨软骨瘤恶变而来。起自骨髓腔（骨髓和软骨瘤恶变者）为中心型，起源于骨膜或骨表面（软骨瘤恶变）为周围型。发病部位多见于膝关节附近的长骨干骺端，少数在骨干，腕、踝以下少见。扁骨中多见于骨盆，其次为肋骨、肩胛骨和胸骨等。临床上，多数发展慢，病程长，症状较骨肉瘤轻。本病预后较差，手术局部切除后极易复发。

（二）诊断要点

软骨肉瘤根据其发生部位可分为中央型和周围型。①中央型，CT平扫骨髓腔内高、低混合密度病灶，其中破坏后的残余骨、瘤骨、软骨钙化呈高密度，囊变呈低密度；病变的恶性特征为周围骨皮质破坏和肿瘤坏死。早期骨皮质尚未破坏，表现为轻度膨胀，多叶型溶骨性病灶，还可见到散在的条状钙化影，有时与内生软骨瘤较难鉴别。而晚期骨皮质被穿破，有骨膜反应，可形成软组织肿块，而且往往体积很大，密度不均，含斑点样钙化，肿块常呈分叶状、结节状，轮廓清楚。②周围型软骨肉瘤多为骨软骨瘤恶变，与中央型软骨肉瘤表现相似，但它的整个病灶有蒂与相应骨皮质相连，病灶顶部有一层软骨帽，密度低于同层肌肉组织，软骨帽内有散在钙化，骨软骨瘤表面不清，软骨帽厚度0.3～1.5 cm不等，也可伴有散在斑点状钙化之高密度影。在软组织内可见散在斑块状钙化，也可见粗而长的骨针（图14-9）。

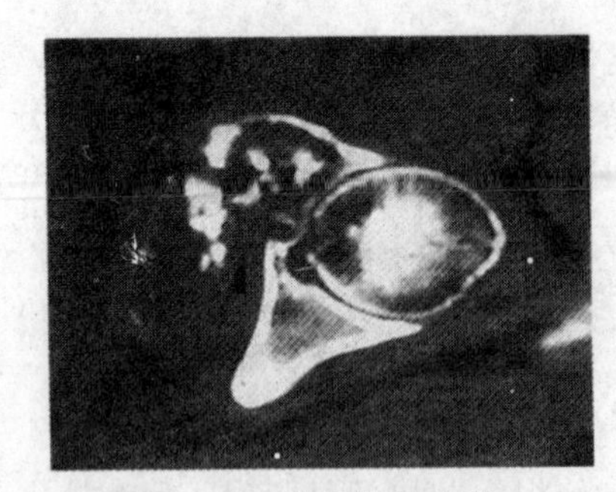

图 14-9 髋臼软骨肉瘤

CT 显示左侧髋臼前唇骨质膨胀性破坏,见较大软组织肿块,肿瘤基质内见多发斑点状及小斑片状钙化

(三)鉴别诊断

骨软骨瘤,生长缓慢,鉴别同前。

(四)特别提示

病程、病灶生长速度对病变的恶性程度鉴别有很大的意义。CT 对评价钙化及瘤内骨化要比 X 线、MRI 敏感。如果软骨瘤出现以下表现:①病程长,瘤体大;②近期生长迅速,疼痛明显,软组织肿块显著增大;③出现侵蚀性骨破坏,骨膜增生,钙化斑点模糊或产生大量棉絮状钙化;高度提示恶变为软骨肉瘤。

六、脊索瘤

(一)病理和临床概述

脊索瘤起源于残留在骨内的迷走脊索组织,是一种生长缓慢,较少发生转移的低度恶性肿瘤,好发于颅底蝶枕部和骶尾部(占 55%)。肿瘤大小不一,切面分叶状,中间有纤维隔,肿瘤质地较软者,偏良性;质地较硬且有钙化者,恶性度较高。镜下可见囊泡性细胞(印戒样细胞)。脊索瘤可发生于任何年龄(7 个月~82 岁),骶尾部多发生于 50~60 岁,男女比例约为 2∶1。临床上,常见症状为骶尾部疼痛,进行性排便困难和骶后部肿块。本节主要描述发生于骶尾部和脊柱其他部位的脊索瘤。

(二)诊断要点

CT 平扫示骶尾部骨质破坏,表现为局部软组织肿块,肿块内常出现点片状高密度影,为破坏残余骨和钙化灶,整个病灶边缘比较清楚。骶尾部脊索瘤的骨质破坏主要向前发展,甚至下部骶骨和尾骨完全破坏,肿瘤可在周围软组织内生长,形成分叶状低、等或略高密度、边缘光滑而密度尚均匀的软组织肿块,常推移或侵犯直肠、臀肌和骨盆肌,病灶范围大小不等,多数较大可达 10 cm 以上。CT 增强示肿瘤边缘部分强化较明显,肿瘤中央部分也有轻度强化(图 14-10)。

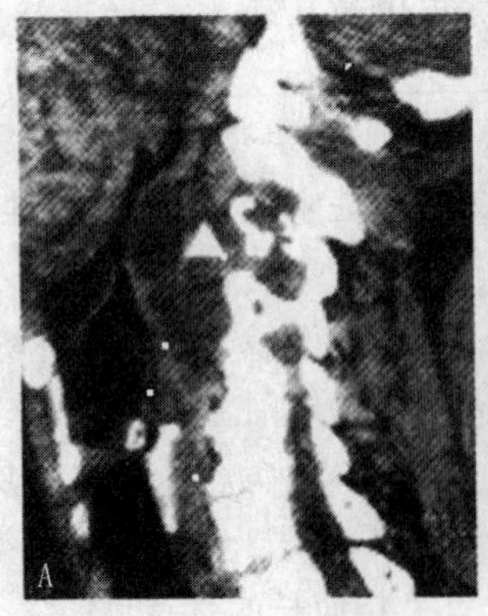

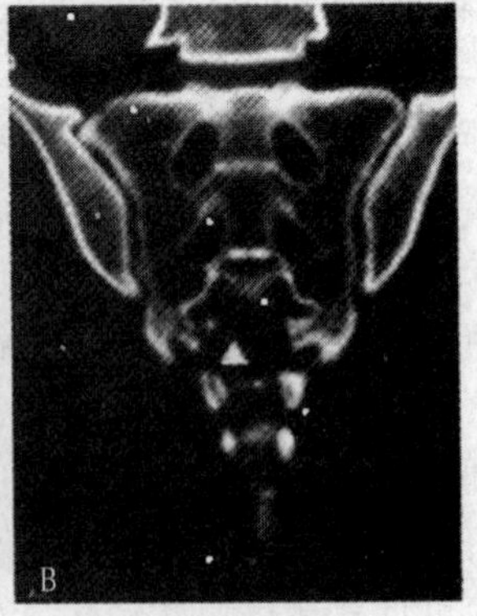

图 14-10 脊索瘤

A.第 3 颈脊索瘤重建图像软组织窗见第 3 颈椎骨质破坏,局部出现低、等密度软组织肿块,边界清楚;B.骶椎脊索瘤 $S_{3\sim4}$ 可见骨质破坏,边缘不规则,边界清楚,其内可见点片状高密度影

（三）鉴别诊断

巨细胞瘤，常位于骶骨上部，病灶呈膨胀性，病灶内无钙化。

（四）特别提示

手术后肿瘤复发仅出现在软组织内，而缺乏骨异常的证据。MRI对显示肿瘤向椎管内的侵犯更有效。鉴别困难时需活检病理诊断。

七、骨肉瘤

（一）病理和临床概述

骨肉瘤是起源于骨的间叶组织以瘤细胞能直接形成骨样组织和骨质为特征的最常见的原发性恶性骨肿瘤。镜下肿瘤是由明显间变的瘤细胞、肿瘤性骨样组织及骨组织组成，有时亦可见有数量不等的瘤软骨。临床上，骨肉瘤多见于青少年。好发于四肢长骨，以股骨下端和胫骨上端最为常见，次为肱骨和股骨近端。扁骨和不规则骨中以髂骨最多。发生于骨外软组织者，称骨外骨肉瘤。临床上还有皮质旁骨肉瘤、骨膜骨肉瘤、原发性多源性骨肉瘤、毛细血管扩张型骨肉瘤、继发性骨肉瘤等特殊类型。骨肉瘤一般都有局部进行性疼痛、肿胀和功能障碍三大主要症状，以疼痛最为常见，初为间歇性隐痛，可迅速转变为持续性难忍的剧痛，尤以夜间为甚。实验室检查血碱性磷酸酶常增高。

（二）诊断要点

成骨型、溶骨型和混合型骨肉瘤CT表现虽然多种多样，一般表现为①骨质破坏，表现为松质骨的虫蚀样、斑片状破坏甚至大片状缺损；②骨质增生，表现为松质骨不规则斑片状高密度影和骨皮质增厚（图14-11）；③髓腔内软组织肿块：肿瘤侵犯髓腔，使低密度的髓内组织密度提高，其CT值20～40 HU，含有钙化时CT值可达＋100 HU以上；肿瘤可沿骨长轴蔓延，也可在髓内形成跳跃性转移灶，髓腔内浸润灶一般在增强后无明显强化。④周围软组织肿块：常偏于病骨一侧或围绕病骨生长，其边缘大多模糊而与周围正常肌肉、神经和血管等分界不清，却很少累及关节，增强扫描可见肿瘤明显强化，从而可区别于周围受压的软组织。⑤骨膜增生：骨皮质外缘凸出，粗糙不规则，并可见长短不一的骨针指向周围软组织肿块，在CT上表现为高密度，轴位多平面重建时能见到骨膜三角。⑥此外，CT检查易于显示骨肉瘤引起的轻微病理骨折和骨质破坏。骨皮质尤其是骨内膜的破坏等细小变化有利予早期诊断。

（三）鉴别诊断

（1）硬化性骨髓炎，骨皮质增厚，髓腔闭塞，层状连续的骨膜反应。

（2）成骨型转移瘤，常为肺癌、前列腺癌及乳腺癌转移，年龄较大，好发于脊柱、骨盆等。

（3）中心型软骨肉瘤，肿块内钙化多。

（4）单房性骨巨细胞瘤。

（5）骨纤维肉瘤，鉴别困难。

（6）溶骨性骨转移癌，骨质破坏为主，无明显增生，常有原发病史。

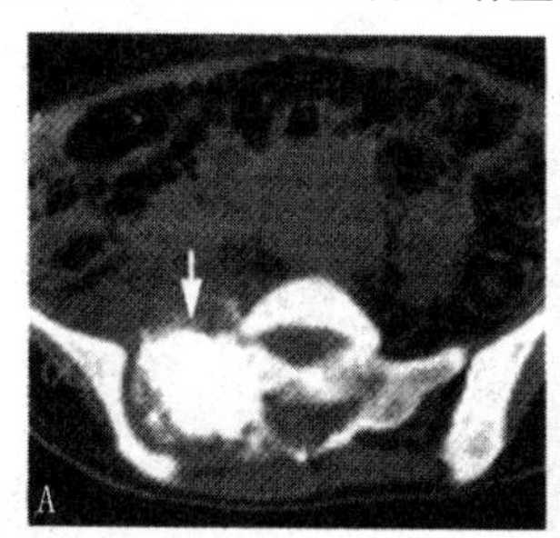

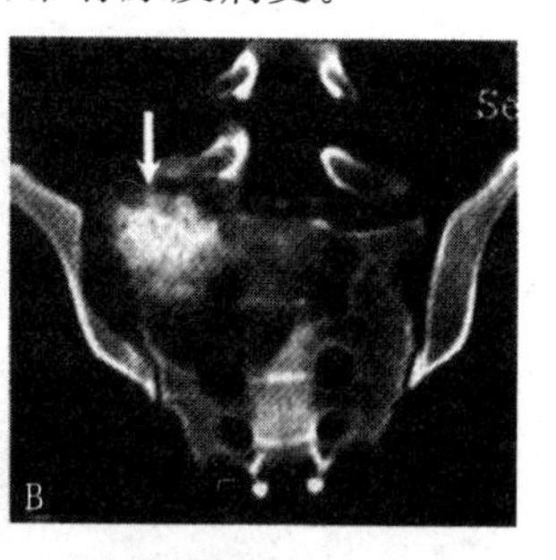

图14-11　骶骨右侧成骨肉瘤

CT显示骶骨右侧侧块可见团块样高密度影，伴有斑片状骨质破坏区，周围可见偏于瘤骨一侧的软组织影，边缘模糊

(四)特别提示

实际工作中以X线平片检查为首选。CT能更准确的判断肿瘤的侵犯范围。MRI的优点是对于X线平片阴性的骨肉瘤亦有信号改变，对于软组织的侵犯显示更佳，同时利于对疗效的观察。

八、骨髓瘤

(一)病理和临床概述

骨髓瘤是一种单克隆的浆细胞恶性肿瘤，瘤细胞来自骨髓的原始网织细胞。单发性病灶常称为浆细胞瘤，多发性病灶称为多发性骨髓瘤，以后者多见。本病平均发病年龄为45岁。好发部位为颅骨、脊柱、肋骨及骨盆，少见部位包括肱骨及股骨的近端。患者常因全身无力和背部疼痛就诊，疼痛进行性加重。临床检查患者呈贫血病容，头颅及背部肿物以及胸腔积液是常见表现。半数以上病例尿中出现本周蛋白，对诊断有重要意义。

(二)诊断要点

(1)孤立性浆细胞瘤CT常表现为溶骨性或膨胀性的骨质破坏和骨皮质破坏，连续性中断(图14-12)，且常见软组织肿块。

(2)多发性骨髓瘤典型CT表现为多骨受累，病骨内多发性、边缘锐利的小圆形低密度区，边缘很少硬化，破坏灶内骨小梁消失，病变较晚有骨皮质破坏。椎体骨髓瘤可见肿块突入椎管硬膜下腔形成椎管阻塞。颅骨骨髓瘤表现为板障内多发的更低密度灶，内外板完整或破坏，肿瘤突破骨皮质可在周围软组织内形成肿块。

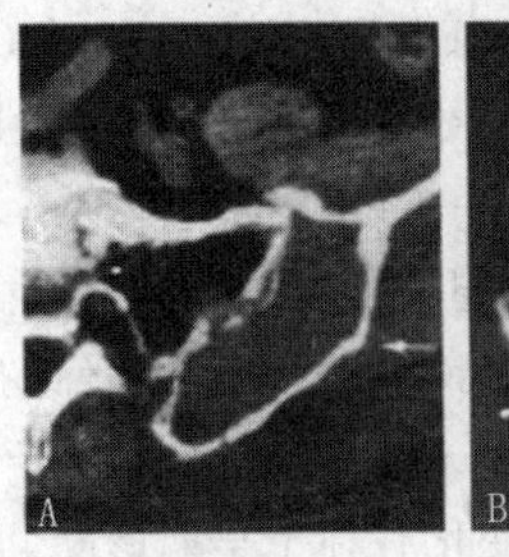

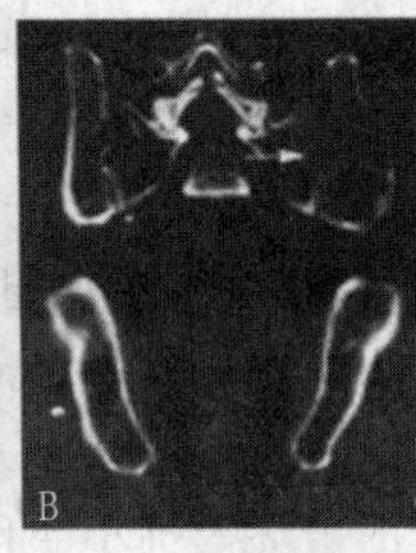

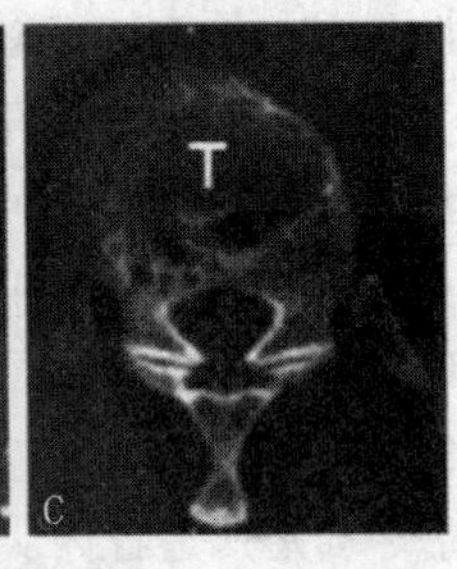

图14-12　骨髓瘤

A、B.左侧髂翼浆细胞性骨髓瘤左侧髂翼单发膨胀性的骨质破坏，骨皮质连续性中断；C.椎体多发性骨髓瘤椎体内见较大骨质破坏区，破坏灶内骨小梁消失，尚存有骨嵴；椎体内伴有多发性、边缘锐利的小圆形低密度区

(三)鉴别诊断

(1)脊柱转移瘤，转移瘤常破坏椎弓根，而骨髓瘤早期椎弓根正常，核素扫描时骨髓瘤无摄取增加，转移瘤常有摄取增加。

(2)椎体血管瘤，一般单发，栅栏样改变为其特征。

(四)特别提示

实验室检查和骨髓穿刺活检对诊断和分型有指导意义，对病灶的侵犯程度，可核素扫描。CT扫描检查可观察疗效。病灶与骨痛部位颇相符合，当常规X线检查阴性时，CT可在此部位发现早期病灶。

九、转移瘤

(一)病理和临床概述

转移瘤是恶性骨肿瘤中最常见者，主要经血流从远处骨外原发肿瘤如癌、肉瘤转移而来。骨转移瘤以癌最多见，占85%～90%，其中乳腺癌骨转移的发生率最高；肉瘤占10%～15%。骨转移大多数集中发生在红骨髓丰富的躯干骨，四肢骨较少发生。转移瘤的肉眼所见无显著的特异性，瘤巢多见于骺松质骨内，可引起溶骨性破坏，有的可伴有反应性骨质增生。镜下转移瘤的形态结构，一般与其原发瘤相同。常在中年以后发病。临床主要表现为进行性加重的深部疼痛、病理性骨折、及血清碱性磷酸酶、血钙增高。

(二)诊断要点

1.溶骨型转移瘤

多在骨干或邻近的干骺端，病灶可多发或单发，表现为松质骨和(或)皮质骨的低密度缺损区，边缘较清楚，无硬化，周围常伴有较小的软组织肿块，但一般无骨膜增生，脊椎转移瘤可见椎体、椎弓根、附件的广泛性破坏，但椎间隙保持完整。

2.成骨型转移瘤

病变多发生在腰椎与骨盆的骨松质内，常多发，呈斑点状、片状、棉团状或结节状边缘模糊的高密度灶，边缘较模糊，周围一般无软组织肿块，少有骨膜反应，椎体不压缩变扁。

3.混合型转移瘤

兼有溶骨型和成骨型的骨质改变。

4.其他

骨转移瘤的软组织肿物平扫显示为密度均匀的影像，其间可以有残留骨存在。增强扫描后可有不同程度强化，一般为均匀性强化。肿物侵犯周围软组织，与正常肌肉分界不清(图 14-13)。

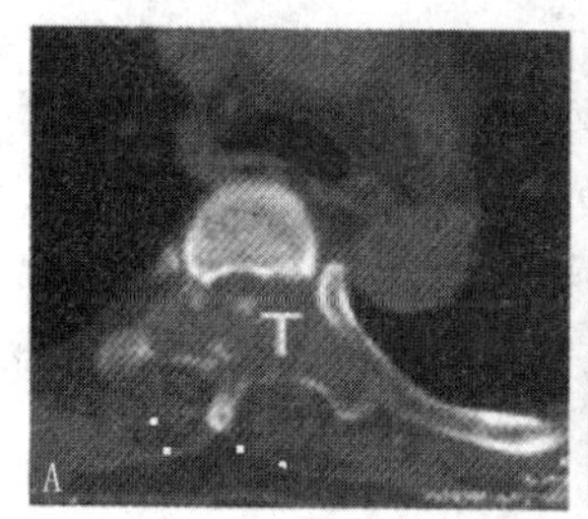

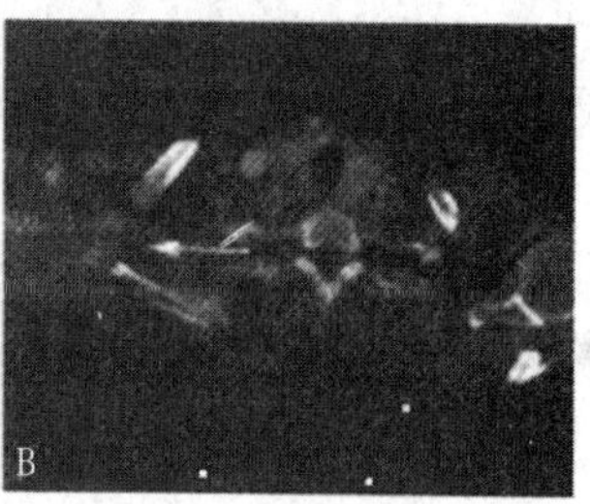

图 14-13　转移瘤

A.胸椎溶骨性转移瘤，第 1、2 胸椎可见椎体后部、椎弓根、附件的广泛性破坏，邻近的肋骨亦有破坏，伴有软组织肿块，其内可见残存骨；B.右侧肱骨头溶骨性转移表现为骨质内的低密度缺损区，边缘较清楚，无硬化，周围伴有软组织肿块

(三)鉴别诊断

(1)骨质疏松，多见于老年患者，每个椎体表现相仿，无明显骨质破坏或增生。

(2)原发性骨肿瘤，一般单发多见，有时鉴别困难。

(四)特别提示

CT 能敏感显示转移瘤病灶，能清楚显示骨外局部软组织肿块的范围、大小以及与邻近脏器的关系。个别不典型的病变或转移瘤的早期 X 线尚未能显示病征的，应做 MRI 或核素显像检查确诊。MRI 对含脂肪的骨髓组织中的肿瘤及其周围水肿非常敏感。因此能检出 X 线平片、CT 甚至核素骨显像不易发现的转移灶，能发现尚未引起明显骨质破坏的骨转移瘤，为临床及时诊断和评估预后提供可靠的信息。

(潘从民)

第四节　软组织病变 CT 诊断

肢体的软组织来源于胚胎的中胚层，其组织结构多种多样(如肌肉、筋膜、肌腱、腱鞘、滑囊、滑膜以及神经、血管等)，病变亦远较内、外胚层复杂。对于那些与其周围组织的密度无显著差别的病变。则应选择其他检查方法(如 CT、MRI)或直接做活组织检查确诊。CT 有较高的密度分辨率，各种组织均有其相对的 CT 值，可根据病灶密度的较小差别为诊断提供有效的信息。同时可清楚而明确地显示肿瘤的边界、范围,对某些有骨改变的软组织肿瘤,分辨原发或继发也有一定鉴别能力。MRI 对显示软组织的病变优于 CT,属最佳选择(图 14-14)。

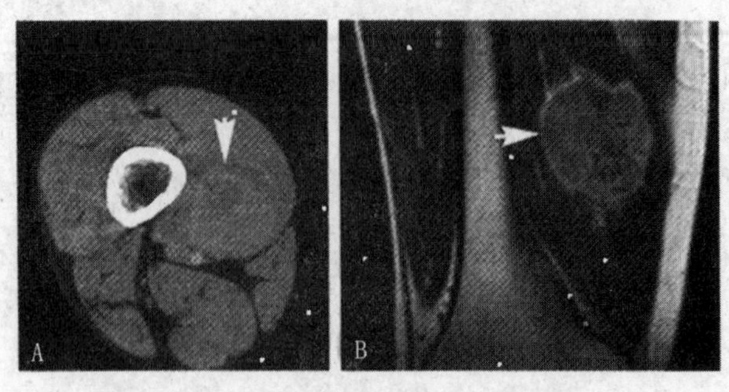

图 14-14 右侧大腿平滑肌肉瘤

A.为 CT 扫描图像;B.为 MRI 扫描图像,肿块内信息的显示不如 MRI 丰富

一、肌肉内血管瘤

(一)病理和临床概述

肌肉内血管瘤是发生在骨骼肌内呈弥漫生长的血管瘤。多见于 10～40 岁,80%～90%在 30 岁左右。最常见于四肢,其次为面部及躯干。可局限于某一组或某一块肌肉内,有时可侵及肌腱。肿瘤大小不一,以 3～5 cm 者居多。根据血管腔大小、血管壁的厚薄可分为,毛细血管瘤、海绵状血管瘤、静脉血管瘤和混杂血管瘤。以海绵状血管瘤多见,病史多在 1 年以上。临床症状和体征无特殊,多为无痛性软组织肿块。手术易复发(20%)。

(二)诊断要点

CT 表现为形态规则或不规则、边界清晰或不清晰的软组织肿块,平扫呈等密度或混杂密度肿块影,与肿瘤内成分相关,病灶内有低密度脂肪及点状、蚯蚓状高密度静脉石和钙化影,并可见纤维间隔和小的血管等;增强扫描可见明显强化。肿瘤较大时可见扭曲、紊乱、成团的血管。有作者认为,伴有钙化和静脉石的多发不规则形、条索状、低密度影是血管瘤特征性改变(图 14-15)。

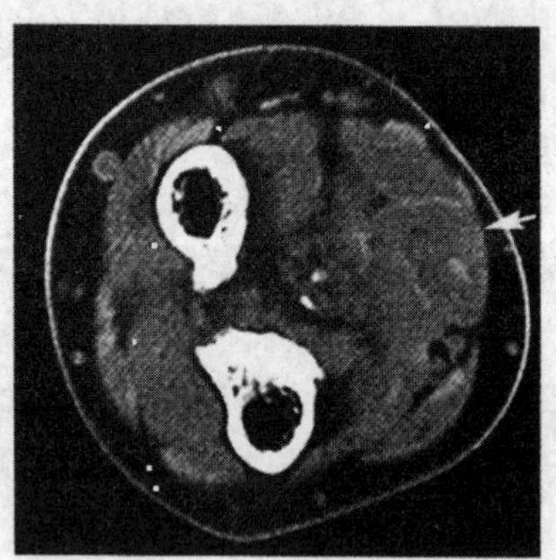

图 14-15 肌血管瘤

CT 检查示表现为形态不规则、边界不清晰的软组织肿块,平扫呈混杂密度肿块影

(三)鉴别诊断

脂肪瘤;纤维瘤;神经源性肿瘤;软组织恶性肿瘤,出现肌肉内血管瘤特征表现能诊断,否则很难鉴别。

(四)特别提示

CT 常不能清晰显示病变范围及与正常组织的关系;大多数软组织肿瘤无特征性的 CT 表现,使诊断及鉴别诊断困难。MRI 是血管瘤最简单、最良好的检查方法,CT 诊断困难时,可进一步 MRI 检查。

二、骨化性肌炎

(一)病理和临床概述

骨化性肌炎为一种肌肉及其邻近结构的局限性的、含有非肿瘤性的钙化和骨化的病变，其原因尚不清楚，可能为外伤引起的变性，出血或坏死。可发生于任何易受外伤的部位，但以肘部和臀部多见。此种骨化与软组织的慢性炎症和组织变性有关。患者的临床表现多有明显的外伤史。有些患者外伤史不明显，而常因四肢肿胀就诊。早期并可扪及软性包块，疼痛感。后期，肿块可缩小，并逐渐变硬，多无明显症状。

(二)诊断要点

CT 典型表现为软组织内见有骨结构块影，病灶周边为高密度钙化、骨化环，而病灶中央为低密度区，呈现明显的带状现象，这种离心性分布的带状现象是局限性骨化性肌炎的 CT 特征；周围无软组织肿块影，病灶周围肌肉组织呈受压萎缩性改变。病灶邻近骨骼无破坏及骨膜反应，而且病灶与邻近骨骼之间有一低密度带隔开。这种特点有助于区别局限性骨化性肌炎与恶性肿瘤(图 14-16)。

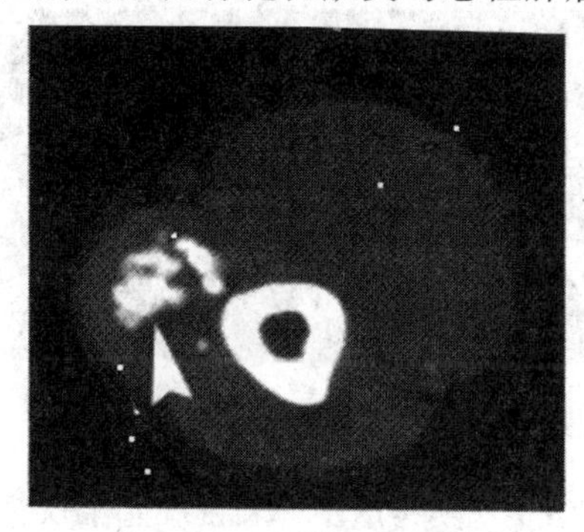

图 14-16 骨化性肌炎

CT 显示右上臂肱骨旁肌肉内可见不规则骨化影，周边有骨化环，肱骨骨质未见异常

(三)鉴别诊断

骨外骨肉瘤；骨外软骨肉瘤；皮质旁骨肉瘤；骨外(软组织)软骨瘤，局限性骨化性肌炎表现为离心性分布的带状现象，无明显软组织肿块，籍此可以区别。

(四)特别提示

对于肌肉内的钙化，X 线检查不如 CT 敏感。MRI 对软组织的病变范围的确定优于前两者。

三、神经鞘瘤或神经纤维瘤

(一)病理和临床概述

神经鞘瘤又称神经鞘膜瘤、雪旺氏细胞瘤；瘤组织主要由神经鞘细胞组成，含少量胶原和基质组织，好发于 20～50 岁，生长缓慢，多见于头、颈部软组织、四肢屈面、躯干、纵隔、腹膜后等处。神经纤维瘤含有较丰富的胶原组织，好发于 20～40 岁，生长缓慢，为良性肿瘤。神经纤维瘤如果多发则是神经纤维瘤病，特征为中枢及末梢神经多发性肿瘤以及皮肤咖啡色素斑和血管、内脏损害，常伴有全身多种畸形。临床上，神经鞘瘤和神经纤维瘤均为皮下的软组织肿块，沿着神经长轴分布，压迫后有酸麻感。

(二)诊断要点

神经鞘瘤和神经纤维瘤的 CT 表现均为软组织内圆形或类圆形低密度灶，边界清楚，密度较均匀，有时可见有完整的包膜，增强扫描有中度强化。两者在 CT 上均无特殊性改变。椎管内神经纤维瘤 CT 典型表现为椎体、附件骨质破坏，椎间孔扩大以及哑铃型或葫芦样外形等软组织密度肿物。肿瘤椎管内部分可压迫硬膜囊和脊髓，肿瘤椎管外部分常表现为椎旁肿块影。增强扫描可见肿物有明显强化(图14-17)。

(三)鉴别诊断

(1)恶性神经纤维瘤，病变进展迅速，边界不清，密度不均匀，较早发生远处转移。

(2)肌肉内血管瘤。

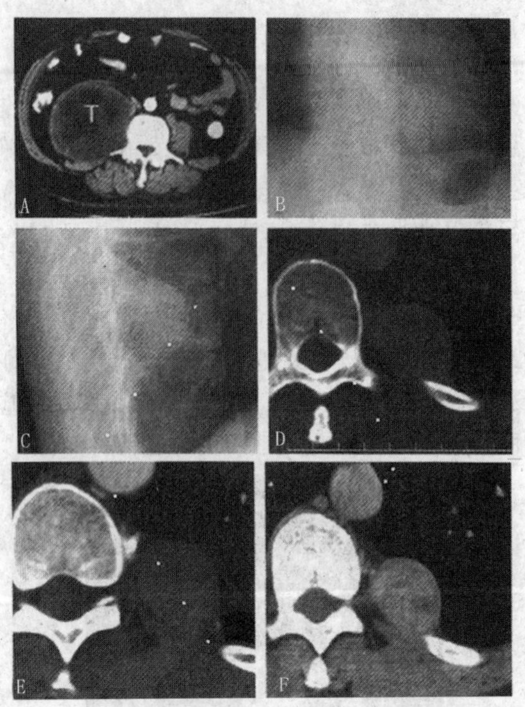

图 14-17　神经鞘和神经纤维瘤

A.腰椎旁神经纤维瘤,第 2 腰椎旁可见一边界清楚的肿块,内见囊状液化区,有分割,肿块轻度强化;B～F.52 岁男性患者,体检发现左侧脊柱旁肿块,手术证实为左侧肋间神经鞘瘤,胸片及 CT 表现;D～F.分别为平扫、动脉期、静脉期改变

(四)特别提示

神经鞘瘤和神经纤维瘤 CT 上无法区别。但在 MRI 图像上纤维瘤的 T1 加权和 T2 加权图像上均为低信号,可资鉴别,而且神经纤维瘤和鞘膜瘤好发于神经干走行部位。

四、脂肪瘤和脂肪肉瘤

(一)病理和临床概述

脂肪瘤为软组织肿瘤中最常见的一种,多发生于肩、颈、背部及四肢皮下、肌间及肌内等软组织内。一般为单发,也可多发,多是良性生长方式;另一种侵袭性脂肪瘤呈浸润性生长,向周围组织浸润而边界不规则,手术后易复发,常需与脂肪肉瘤鉴别。脂肪肉瘤是成人中占第二位的恶性软组织肿瘤,占所有恶性软组织肿瘤的 16%～18%。脂肪肉瘤多发于腹膜后和下肢,其恶性程度相差悬殊,大致可分为以下 5 类:①脂肪瘤样型(纤维型);②黏液型;③圆细胞型;④多形性型;⑤未分化型。

(二)诊断要点

1.脂肪瘤

CF 扫描可显示特征性脂肪密度影,呈一个或多个包膜完整的极低密度区,CT 值－80～－130 HU,与皮下脂肪 CT 值相等;病变密度均匀,边缘清楚锐利,形态规则,内有线样略高密度分隔,境界清楚,周围软组织受压。增强扫描病变元明显增强(图 14-18)。

2.侵袭性脂肪瘤

可见分隔脂肪瘤位于深部软组织,可向肌肉与肌间扩展,并有局部浸润,边界不清晰。侵袭性脂肪瘤内部以海绵状或蜂窝状的软组织密度相间隔,增强扫描明显强化。

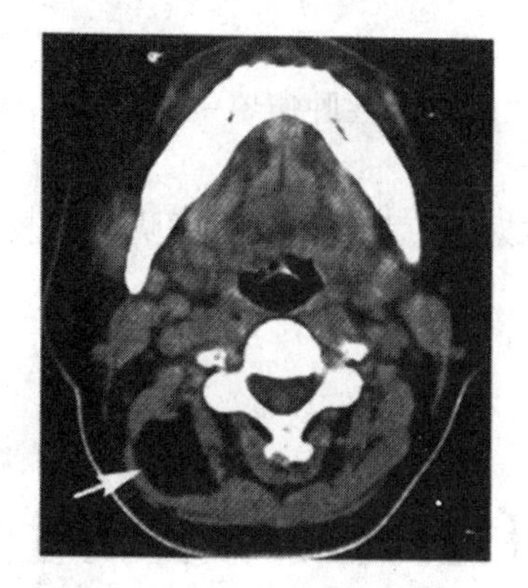

图 14-18 颈部脂肪瘤

CT 检查示右后颈部见单个低密度肿块影，边界锐利，CT 值约－110 HU

3.脂肪肉瘤

CT 表现与肿瘤分化程度、脂肪含量多少有关。CT 值变化很大，从脂肪、水到软组织密度不等，但低于肌肉密度。形态学上，分化较好的脂肪肉瘤，形态规则，边界清楚；分化差的脂肪肉瘤，形态不规则，边界模糊，密度不均，并向周围软组织、骨关节结构呈浸润生长。增强扫描可见明显增强效应。

（三）鉴别诊断

侵袭性脂肪瘤同脂肪肉瘤难以鉴别；其他软组织恶性肿瘤，主要通过观察瘤内的 CT 值鉴别诊断。

（四）特别提示

CT 检查应该确定肿物的位置、范围及与周围血管和神经的关系，以利于决定手术治疗方案。CT 分辨欠清楚的病灶，可行 MRI 进一步检查。

五、纤维瘤

（一）病理和临床概述

纤维瘤是一种起源于纤维结缔组织的良性肿瘤。纤维瘤可以发生于体内任何部位，其中以四肢（尤以小腿）及躯干皮肤和皮下组织最为常见，常单发。因纤维瘤内含成分不同，可以有纤维肌瘤、纤维腺瘤、纤维脂肪瘤等。镜下：肿瘤细胞由纤维母细胞和纤维细胞组成，间质胶原纤维丰富。多无临床症状，皮肤及皮下组织的肿瘤呈圆形或椭圆形硬块，直径由几毫米至 1～2 cm，棕褐色至红棕色，表面光滑或粗糙，无自觉症状，偶有痒感，瘤体增长到一定程度才出现压迫症状和体征（图 14-19）。

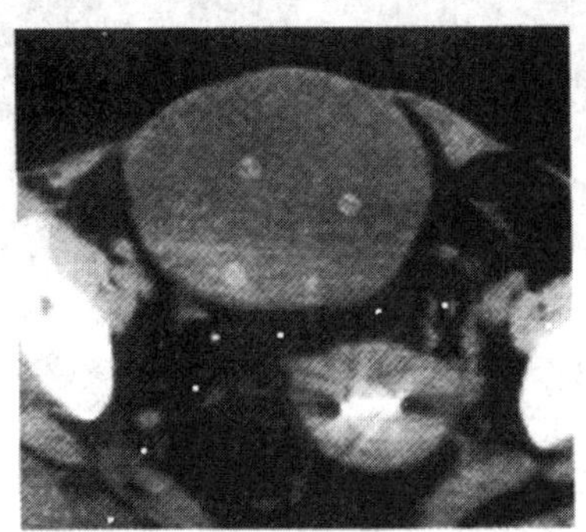

图 14-19 右侧腹直肌后侧韧带纤维瘤

右侧腹直肌后方软组织肿块。密度均匀，强化程度中等，边缘清晰

（二）诊断要点

CT 平扫病灶边缘清楚，形态规则，密度略低于或与肌肉相当，密度均匀，可以有包膜。增强扫描病灶中度强化。

(三)鉴别诊断

血管瘤;纤维瘤恶变时需与其他软组织恶性肿瘤鉴别。

(四)特别提示

纤维瘤内成分含量不同因而种类繁多。与其他良性肿瘤相比较 CT 检查缺乏特殊改变,诊断较困难,MRI 检查可提供更多的信息。

(潘从民)

第五节 脊柱退行性变及外伤性病变 CT 诊断

一、椎管狭窄

(一)病理和临床概述

椎管狭窄指各种原因引起的椎管诸径线缩短,压迫硬膜囊、脊髓或神经根导致相应神经功能障碍的一类疾病。椎管狭窄症包括椎管中央狭窄、侧隐窝狭窄及椎间孔狭窄。多于 50～60 岁出现症状,男性多于女性,最常发生于腰椎;颈椎次之,胸椎少见。病情发展缓慢,呈渐进性发展,临床症状与脊髓、神经根、血管受压有关。腰椎管狭窄,表现为腰背痛、间歇跛行、下肢感觉、运动障碍等。颈椎管狭窄主要表现为颈后、肩背部疼痛、上肢无力及放射性痛等。胸椎管狭窄以 $T_{8\sim11}$ 为多见,起病隐袭,早期症状为下肢麻木、无力、随病情加重可出现脊髓半切或横贯性损害的表现。

(二)诊断要点

椎管狭窄时,其正常形态消失,增生骨质向后突出椎管,使其呈三叶形,硬膜外脂肪消失、硬膜囊变形。椎管碘水造影后 CT 扫描可见蛛网膜下隙细窄,显影较淡甚至不显影,整个硬膜囊变扁,呈新月型,一般 2～4 个脊椎受累。CT 扫描可以清晰显示椎管狭窄的程度,颈椎管前后径＜10 mm 时,腰椎管前后径≤11.5 mm即可诊断为椎管狭窄。椎管狭窄时,有时可引起侧隐窝狭窄,当≤2 mm 时神经根受压,即可诊断为侧隐窝狭窄。椎管狭窄还可在 CT 图像上观察到椎管内结构的受压、变形等改变(图 14-20)。

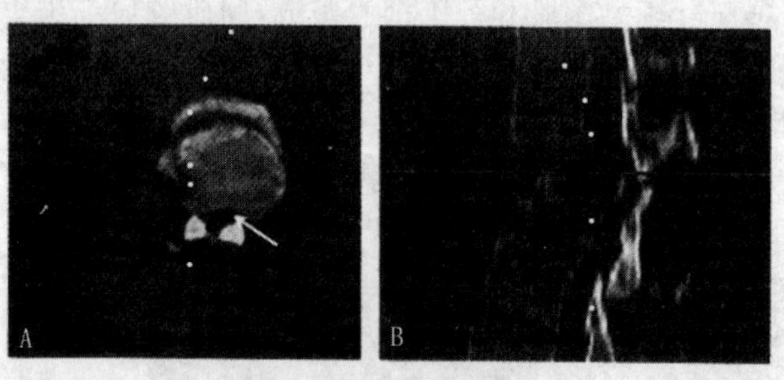

图 14-20 椎管狭窄

A.外伤椎体骨折后移所致椎管狭窄;B.重建图像可清晰

(三)鉴别诊断

诊断明确。

(四)特别提示

CT 检查有利于发现引起椎管狭窄的原因、部位和程度,有助于手术方案的制定。CT 和 MRI 扫描可观察到脊柱骨质增生、韧带肥厚、钙化、椎弓发育畸形、椎管前后径或侧隐窝前后径缩短、硬膜囊及脊髓、脊神经受压变形等,诊断多无困难。

二、椎间盘突出或膨隆

（一）病理和临床概述

椎间盘突出或膨隆，是指椎间盘的髓核及部分纤维环向周围组织突出，压迫相应脊髓或神经根所致的一种病理状态。它与椎间盘退行性变、损伤等因素有关，以腰椎间盘突出最为常见，颈椎次之，胸椎甚少见。椎间盘突出多见于青壮年，男性略多于女性，常由慢性损伤所致，急性外伤可使症状加重，主要为神经根或脊髓的压迫症状，表现为慢性腰背痛并明显向双下肢放射，有时出现椎旁及下肢肌肉痉挛、肌肉萎缩、活动受限。椎间盘膨隆多无症状。

（二）诊断要点

根据椎间盘突出程度由轻至重可分为椎间盘变性、椎间盘膨隆、椎间盘突出、椎间盘脱出及游离型椎间盘突出。①椎间盘变性，椎间盘内可见到气体影，以腰骶部多见；②椎间盘膨隆，CT表现为椎体后缘对称性均匀一致的轻度弧形向后的软组织密度影，边缘光滑，硬膜外脂肪层清晰，硬膜囊无受压、变形；③椎间盘突出，表现为局部突出于椎体后缘的弧形软组织密度影，边缘光滑，突出缘与纤维环后缘呈钝角相交；④椎间盘脱出，髓核突破纤维环和后纵韧带形成，脱出缘模糊、不规则，与纤维环后缘呈锐角相交，椎间盘脱出可使相应部位的脊膜囊和神经根变形、移位；⑤游离型椎间盘突出，突入椎管内的髓核形成游离碎片，而相应椎闻盘后缘可显示正常或稍后凸，游离碎片密度较高，常位于相应椎间盘上或上几个层面的椎管内，压迫该部位的硬脊膜囊及神经根。

（三）鉴别诊断

椎间盘突出一般能明确诊断，游离型椎间盘突出需注意其游离碎片的位置，MRI矢状位检查显示更清晰。

（四）特别提示

椎间盘突出时往往可出现钙化，CT扫描可较好地显示各类钙化情况。椎间盘突出症多有典型的CT表现，鉴别困难时，可进一步结合MRI检查。

三、脊柱骨折

（一）病理和临床概述

脊柱骨折患者多有高处坠落史或由重物落下冲击头肩部的外伤史。由于脊柱受到突然的纵轴性暴力冲击，使脊柱骤然过度前屈，使受应力的脊椎发生骨折。常见于活动范围较大的脊椎，如$C_{5、6}$，$T_{11、12}$，$L_{1、2}$等部位，以单个椎体多见。外伤患者出现局部肿胀、疼痛，活动功能障碍，甚至神经根或脊髓受压等症状。有些还可见脊柱局部轻度后突成角畸形。由于外伤机制和脊柱支重的关系，骨折断端常重叠或嵌入。

（二）诊断要点

椎体内出现微密线及椎体局部轮廓不连续，常为压缩性骨折的征象。当有碎骨片游离突向椎管内，其前缘为一模糊凸面，后缘为锐利凸面，具有特征性，冠状及矢状位上观察碎骨片移位更全面准确。

椎体骨折可分为爆裂骨折和单纯压缩骨折。前者表现为椎体垂直方向上的粉碎骨折，正常的外形与结构丧失，骨折片向前后上下各个方向移位以及椎体的楔形改变。后者仅表现为椎体密度增高而见不到骨折线，在矢状重建像上见椎体变扁呈楔形，常伴有上下椎间盘的压缩损伤。有时可伴脊髓损伤改变(图14-21)。

（三）鉴别诊断

脊椎病变所致的椎体压缩变形；脊椎转移瘤所致的椎体骨折，常累及椎弓根，常伴有软组织肿块。

（四）特别提示

脊椎骨折，特别是爆裂骨折，在X线平片的基础上应进一步做CT检查，必要时还需做MRI检查。CT可以充分显示脊椎骨折、附件骨折和椎间小关节脱位、骨折类型、骨折片移位程度、椎管变形和狭窄以及椎管内骨碎片或椎管内血肿等。CT还可以对脊髓外伤和神经根情况做出判断。但对显示韧带断裂(包括前纵韧带、后纵韧带、棘间韧带和棘上韧带等)脊髓损伤、神经根撕脱和硬膜囊撕裂等情况不及MRI。

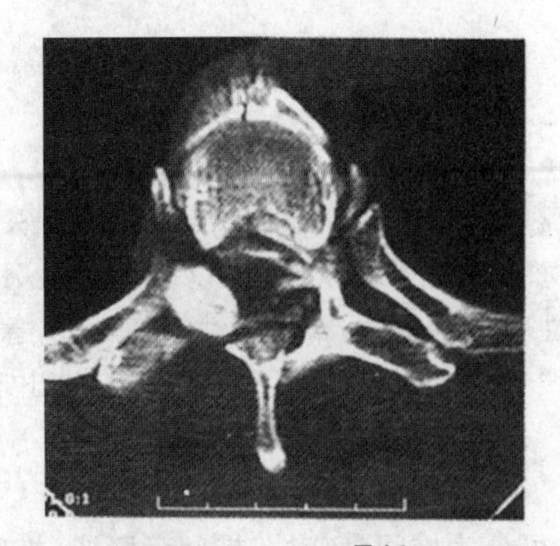

图 14-21 T_{11} 骨折

CT 检查示椎体骨折，累及后缘，部分小骨片突入椎管，椎板骨折，脊髓受压迫

(潘从民)

第六节 脊柱炎性病变 CT 诊断

一、脊柱结核

（一）病理和临床概述

骨关节结核 80％以上继发于肺或胸膜结核，其中脊椎结核占 40％～50％。好发于青壮年及儿童，多见于 20～30 岁。病变常累及多个椎体，好发于胸腰椎交界附近，在儿童中以胸椎最多见。患者可有如下症状和体征：脊柱活动障碍及强迫姿势症状出现最早；疼痛中腰背痛最常见，疼痛性质及程度不一；脊柱畸形与发病部位、骨破坏程度及年龄等因素有关；冷脓肿及窦道形成因发病部位而各异。按照骨质最先破坏的部位，可分为中心型、边缘型、韧带下型及附件型。

（二）诊断要点

CT 扫描检查能很好显示脊柱结核三大基本 X 线征象：椎体骨质破坏，椎间隙狭窄和椎旁冷脓肿，对大的骨破坏的范围、数目、位置，小的 X 线不能显示的骨破坏均能很好显示。椎体骨质破坏可引起椎体塌陷并向后突，CT 显示椎管狭窄。CT 能清楚显示椎旁脓肿的范围、大小、数量、位置；对于胸、腰椎的椎前脓肿无一遗漏。

需注意的是观察椎管内有无脓肿占位，还需注意观察椎旁脓肿与周围脏器的关系。例如，腰大肌脓肿可以将肾脏向上、向外推挤至移位，牵扯肾血管和输尿管而影响肾功能。结核性脓肿的位置因发病部位而异，呈液性密度，注射对比剂后周缘有环形强化。CT 还可发现椎管内硬膜外脓肿(图 14-22)。

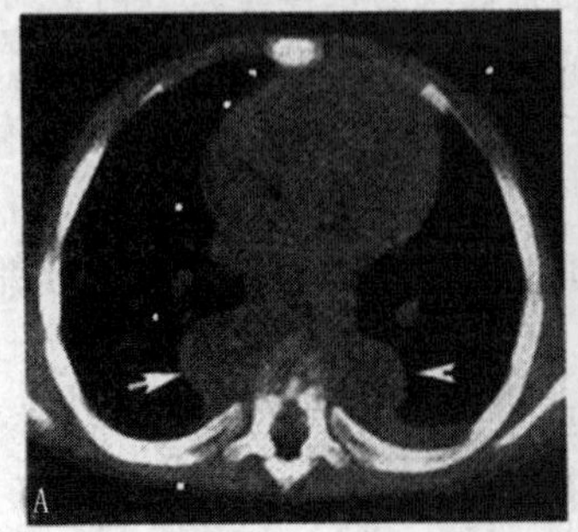

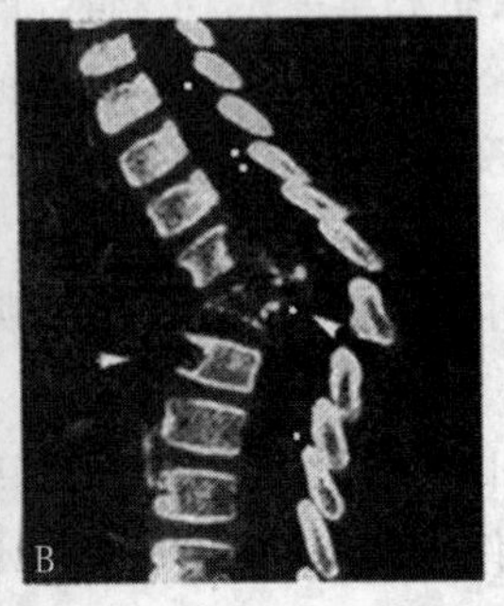

图 14-22 脊柱结核

A、B 两图 CT 检查分别显示椎旁冷脓肿、椎体骨质破坏，矢状位可以更好显示椎管改变和脊柱畸形

（三）鉴别诊断

溶骨性转移瘤，椎间盘无破坏，以椎弓根破坏为主，椎旁软组织一般无肿块；其他注意同脊椎化脓性骨髓炎、椎体压缩性骨折、先天性椎体融合（融椎）等鉴别。

（四）特别提示

CT 所显示的椎体骨破坏的范围明显大于 X 线平片所能显示的范围，尤其是椎体后缘有无骨质破坏或碎骨片，有无突向椎管内移位，以及椎弓根有无破坏，椎体小关节有无分离等。对脓肿位置的判断明显优于 X 线平片。

二、化脓性炎症

（一）病理和临床概述

脊椎化脓性骨髓炎比较少见，近年来在国外有增多趋势，认为同吸毒增多有关。本病多为血行感染，也可因脊椎手术直接感染或脊柱附近的脓肿蔓延而来。病原菌主要是金黄色葡萄球菌。多发生于腰椎，以下依次为胸椎、颈椎和骶椎。一般发生于成人。临床表现同椎间盘炎类似。急性发病者，起病突然，神志模糊，局部剧痛，脊柱运动受限及棘突叩击痛亦常见。一般需要 1 年左右症状方可消失。如在椎管内形成脓肿，经肉芽组织吸收，可引起截瘫或顽固性下肢神经根痛等严重并发症。

（二）诊断要点

CT 表现为脊椎骨质破坏，主要位于松质骨，以及脊椎周围软组织肿胀或脓肿形成，同时可能有椎间盘炎改变。骨质破坏开始时边缘模糊，数周以后破坏区边缘逐渐清楚，周围常出现骨质硬化。化脓病变在椎体比较局限者，发病慢，症状轻，骨破坏轻微，预后亦较好。晚期，有病椎体可发生椎体间形成骨桥连接。椎间隙变窄者，则上下椎体骨质增生硬化，椎间盘完全破坏者，可发生椎体骨性融合。

（三）鉴别诊断

脊柱结核，椎间隙破坏明显，相邻椎体成角畸形，冷脓肿范围更广。

（四）特别提示

CT 改变出现远较普通 X 线检查为早，因此临床如怀疑此病，应尽早进行 CT 检查，以免延误治疗。

（潘从民）

第七节　椎管内肿瘤 CT 诊断

椎管内肿瘤分为脊髓内肿瘤、脊髓外硬膜内肿瘤和椎管内硬膜外肿瘤。椎管内肿瘤可发生在各段脊髓，髓内肿瘤约占 15%，以胶质瘤多见；脊髓外硬膜内肿瘤占约 70%，以神经纤维瘤和脊膜瘤多见；椎管内硬膜外肿瘤约占 15%，多为转移瘤。CT 平扫时，大部分肿瘤与周围正常软组织密度上差别不大，常需根据不同肿瘤的好发部位、年龄、性别以及一些 CT 特征，如坏死后囊变、瘤内出血、钙化等间接推断肿瘤性质。椎管内肿瘤在增强扫描时可发生均一或不均一、环形强化，强化程度不等。

一、髓内肿瘤

髓内肿瘤较小时，等密度病灶 CT 平扫很难诊断，需要做增强或 CT 脊髓造影检查，MRI 显示肿瘤范围及合并症更清楚。脊髓内肿瘤占椎管内肿瘤的 10%～15%，最常见的有两种：室管膜瘤和星形细胞瘤，其他肿瘤少见，如血管母细胞瘤、血管内皮瘤和血管外皮瘤及转移瘤。

（一）室管膜瘤

1.病理和临床概述

室管膜瘤约占 60%，好发于 30～50 岁的成人，男性略多于女性。好发部位，腰骶段、脊髓圆锥和终丝，大多累及 3～5 个节段。室管膜瘤生长缓慢，症状轻，就诊时常已很大。疼痛为最常见的首发症状，渐渐出现肿瘤节段以上的运动障碍和感觉异常。

2.诊断要点

平扫可见脊髓外形不规则膨大，边缘模糊；脊髓内密度均匀性降低病灶，与正常脊髓分界欠清；有时肿瘤密度可以与脊髓相等。但极少高于脊髓密度。当肿瘤扩张，压迫邻近骨质时，可见椎管扩大。46％肿瘤可发生囊变，囊变表现为更低密度区；有时可出现蛛网膜下隙出血；增强后肿瘤实质部分轻度强化或不强化，部分肿瘤血管很丰富，静脉注射造影剂可以使之增强。髓内低密度病变伴有中央管周围强化为其典型表现。

3.鉴别诊断

(1)脊髓空洞症：增强扫描未见实质性强化。

(2)星形胶质细胞瘤鉴别困难：星形胶质细胞瘤好发颈髓，而室管膜瘤一般好发脊髓下段。

4.特别提示

CT 鉴别诊断困难时，MRI 可作为进一步检查手段。

(二)星形细胞瘤

1.病理和临床概述

星形细胞胶质瘤为最常见的髓内肿瘤之一，约占所有髓内肿瘤的 40％，60％见于儿童，好发于颈胸段。病变一般局限，但可呈浸润性生长，特别是在儿童，有时可侵及整个脊髓。恶性程度分四级，但 75％属Ⅰ～Ⅱ级。38％可发生囊变。临床上多见于 30～40 岁，男女性之比为 1.5：1。颈胸段脊髓内肿瘤出现症状早，患者就诊时瘤常较小。临床表现与室管膜瘤相似，但其病程进展甚为缓慢。

2.诊断要点

平扫见脊髓不规则增粗，邻近蛛网膜下隙狭窄，肿瘤呈略低密度或等密度，少数肿瘤可呈高密度，边界不清，常累及多个脊髓节段，以颈、胸段最为常见。增强后呈等或低密度不均匀强化肿块。肿瘤中心或表面可囊性。偏良性星形胶质细胞瘤可出现椎管扩大，很少见到钙化。

3.鉴别诊断

室管膜瘤，MRI 检查表现为多见于脊髓下段，肿瘤呈膨胀感，边界较星形细胞瘤清晰。

4.特别提示

CT 对本病诊断有一定的价值，但 CT 横断面有时难于发现病灶，因此，首选检查方法应该是 MRI 检查或脊髓造影，CT 冠状面或矢状面图像重建技术也可能有助于诊断。

二、髓外膜内肿瘤

神经鞘瘤是最多见的脊髓外硬膜内肿瘤，约占椎管内肿瘤的 29％；其次是脊膜瘤，约占 25％；其他如脂肪瘤、黑色素瘤、转移瘤等均少见。脊髓外硬膜内肿瘤常需 MRI 检查。

(一)神经鞘瘤和神经纤维瘤

1.病理和临床概述

神经鞘瘤起源于神经鞘膜的施万细胞。病理上以颈、胸段略多，多呈孤立结节状，有完整包膜，常与 1～2 个脊神经根相连，与脊髓多无明显粘连。神经纤维瘤起源于神经纤维母细胞，组织学上可见施万细胞、纤维母细胞、有髓鞘或无髓鞘的神经纤维等多种成分。两者在病理上常混合存在，组织结构大致相仿，区分较为困难。两者均好发于中年，多数位于硬膜内，绝大多数位于后根，也可以通过椎间孔长到椎外，呈哑铃形。临床上典型症状为神经根疼痛，以后出现肢体麻木、运动障碍，随着症状的进展可出现瘫痪及膀胱、直肠功能障碍。

2.诊断要点

平扫呈等或稍高密度圆形实质性软组织块影，常比脊髓密度略高，脊髓受压移位，易向椎间孔方向生长。瘤内可出现高密度钙化与低密度囊变、坏死区。增强扫描时肿块呈中等均一强化(图 14-23)。神经纤维瘤有两个特点：其一是单发者少见；其二是 4%～11%神经纤维瘤病并发神经纤维肉瘤，常形成椎旁肿块并破坏骨，还常转移到肺，而神经鞘瘤恶变极罕见。

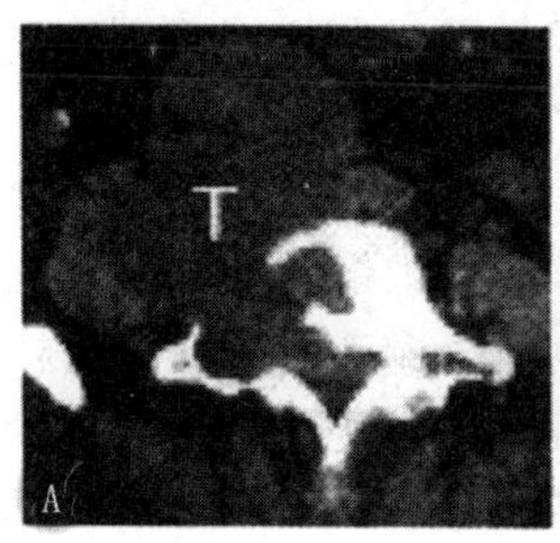
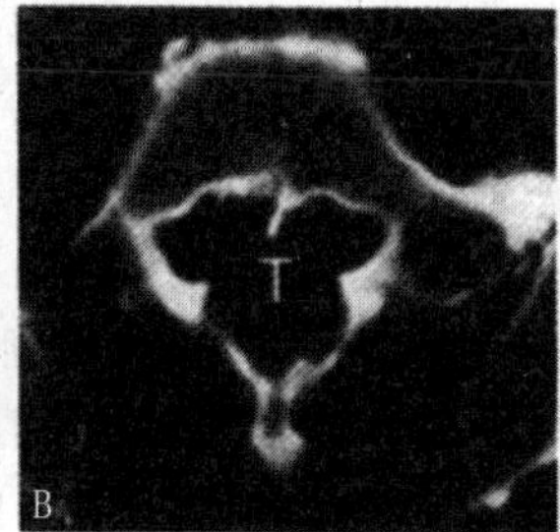
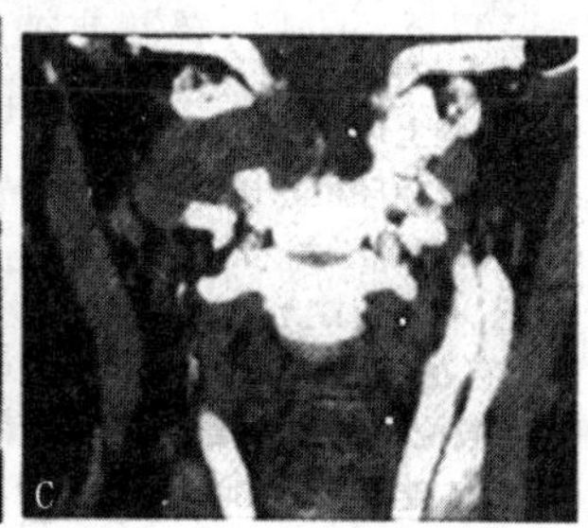

图 14-23　**髓外膜内肿瘤**

A.右侧腰骶部神经纤维瘤示哑铃状软组织肿块，边缘分叶状，密度不均匀，周围骨质破坏；B.骶椎椎管内神经鞘膜瘤 CT 显示骶管内软组织肿块，椎管后方可见骨质吸收改变；C.CT 显示颈椎管内向右侧颈部突出软组织肿块，右侧椎板可见骨质吸收及被软组织肿块占据

3.鉴别诊断

脊膜瘤，鉴别困难。

4.特别提示

神经鞘瘤和神经纤维瘤两者虽然组织来源不同，但 CT 表现相同。MRI 对两种不同组织起源病变区分能力更强，增强扫描更具价值。

（四）脊膜瘤

1.病理和临床概述

脊膜瘤源于蛛网膜细胞，或蛛网膜和硬脊膜的间质成分。绝大多数肿瘤长于髓外硬膜内，少数可长入硬膜外，常发生在靠近神经根穿过的突起处，直径多为 2～3.5 cm，单发居多，呈实质性。组织学上，脊膜瘤可有多种类型，以上皮型最常见，纤维母细胞型和砂粒型次之，其他类型较少。脊膜瘤好发于中年，高峰在 30～50 岁。70%发生于胸段，20%发生于颈段，腰骶段很少。肿瘤绝大多数位于硬膜内，很少向椎外蔓延。10%肿瘤可发生钙化，年龄越大，钙化率越高。临床表现与神经鞘瘤相仿。

2.诊断要点

脊膜瘤最常见于胸段蛛网膜下隙后方，邻近骨质可有增生性改变，肿瘤多为实质性，椭圆形或圆形，多较局限，有完整包膜，密度多高于相应脊髓，有时在瘤体内可见到不规则钙化。增强后扫描肿瘤中度强化。

3.鉴别诊断

神经鞘瘤，容易发生囊变。

4.特别提示

MRI 检查为首选。若观察肿瘤内钙化、邻近骨改变，可做 CT 扫描。

三、椎管内膜外肿瘤

硬膜外椎管内肿瘤中，椎管内转移瘤相对较多，最常来源于乳腺和肺，其次是前列腺和肾脏，容易引起骨质破坏，和其他骨转移破坏表现相同。脊索瘤是常见的原发性肿瘤。神经鞘瘤、神经纤维瘤和脊膜瘤可单独生长在硬膜外腔，但更多的是同时合并硬膜内瘤，形成哑铃形双瘤。来源于间叶组织的肿瘤如纤维、脂肪、血管、骨、软骨、淋巴造血组织的瘤及肉瘤，均可发生于椎管内硬膜外腔，但都不多见。下面主要介绍转移瘤的诊断。

（一）病理和临床概述

转移瘤为髓外硬膜外最常见肿瘤，其部位和发病率常与椎体转移瘤密切相关，两者常同时存在。转移途径可有 5 种：①经动脉播散；②经椎静脉播散；③经淋巴系统播散；④经蛛网膜下隙播散；⑤邻近病灶直接侵入椎管。血行转移者主要来源于肺癌、乳癌、肾癌、甲状腺癌和前列腺癌，多位于硬膜外腔之侧后方，可影响椎体及附件。恶性淋巴瘤可经淋巴系统侵犯椎管内结构,常分布于硬膜外,但较少累及椎体。颅内髓母细胞瘤、室管膜瘤或天幕胶质瘤可通过脑脊液循环种植而来,常易侵犯硬膜,偶可侵入髓内。白血病及黑色素瘤可以浸润至硬脊膜、脊髓或神经根。临床上转移瘤多见于老年人,以胸段最多见,腰段次之,颈段最少,疼痛是最常见的首发症状,很快出现脊髓压迫症。

(二)诊断要点

平扫显示骨质受累的情况特别是椎弓根和椎间小关节的改变。椎体、椎弓根常有不同程度的破坏,大多呈溶骨性破坏,其 CT 值低于或等于邻近骨质的数值。硬膜外肿块边缘不规则,可呈弥漫浸润,硬膜外脂肪消失,肿瘤多向椎旁生长,密度常同椎旁肌肉组织相似,肿瘤压迫硬膜囊,使蛛网膜下隙阻塞。有些肿瘤可穿破硬脊膜向硬膜内或髓内生长,脊髓常有受压、移位,当脊髓受浸润时,其外形不规则,与正常组织分界不清。增强后扫描,部分肿瘤可以强化。

(三)鉴别诊断

慢性肉芽肿炎症,鉴别困难,主要需结合病史。

(四)特别提示

临床常有原发病灶,结合临床病史有利于鉴别。MRI 为首选方法,CT 扫描对瘤内钙化或急性期出血有价值。

(潘从民)

第十五章 后腹膜间隙CT诊断

第一节 后腹膜间隙正常CT表现

后腹膜间隙是位于腹膜和腹横筋膜之间的包括一系列器官和组织的巨大间隙，是后腹膜与腹横筋膜间各间隙的总称，上起膈肌，下至骨盆间隙，两侧以腰方肌外缘为界分为前后两部，前部为腹膜外脏器后的间隙，后部主要为肾周间隙。肾周间隙又包括肾旁前间隙、肾周间隙及肾旁后间隙。

肾旁前间隙位于后腹膜与肾筋膜前层之间，其内包括胰腺，十二指肠降段、水平段、升段及升、降结肠。

肾周间隙位于肾筋膜前、后层之间，其内主要包括肾及肾上腺。

肾旁后间隙位于肾筋膜后层后方与腹横筋膜之间，其中主要为脂肪组织。

腹膜后间隙含有胰腺、十二指肠、肾上腺、肾脏与输尿管、各大血管(腹主动脉、下腔静脉)及分支、交感神经干、腹腔神经丛、腹下神经丛及各神经分支、淋巴管及淋巴结，这些器官和组织间为脂肪和疏松结缔组织。

肾上腺为腹膜后器官，位于肾筋膜囊即 Gerota 筋膜囊内，位于 $T_{11\sim12}$ 水平。左肾上腺较右侧更接近肾上极，在 CT 上，由于肾上腺周围有丰富的低密度脂肪组织，因而可以清晰显示，在横断面上，右肾上腺位于右肾上极的前内上方，在右膈肌角外方与肝右叶内缘之间，前方毗邻下腔静脉；左肾上腺位于左肾上极的前内方，前外侧毗邻胰体、胃，内侧为左膈肌角和腹主动脉。

肾上腺的形态因人而异，一般而言，右肾上腺在较头侧的层面表现为一斜线状软组织密度影，在中部的层面上通常呈倒“V”形或倒“Y”形。在其接近下极层面表现为一横线影。左肾上腺多呈倒“V”形或倒“Y”形，也可三角形。正常肾上腺呈软组织密度，略低于肝实质。增强扫描呈均一强化，边缘光滑，无局限形外突结节影。一般认为，肾上腺厚度＞10 mm 或面积＞150 mm^2 应考虑肾上腺增大。

在行肾上腺检查时，牲意不要将邻近肾上腺的一些正常结构或异常改变误认为肾上腺肿块，如左侧肾上腺区，较大的脾脏内侧突、副脾、分叶脾和扭曲、扩张的脾动脉或静脉、膈下静脉及增厚的膈肌脚均可类似左肾上腺肿块，增强 CT 检查则有助于鉴别。此外，来自肝右叶、双肾上极及后腹膜的肿块可突入肾上腺区，与肾上腺本身肿块相混淆，应注意多期扫描，应用三维重建技术有助于鉴别肿块起源(图 15-1)。

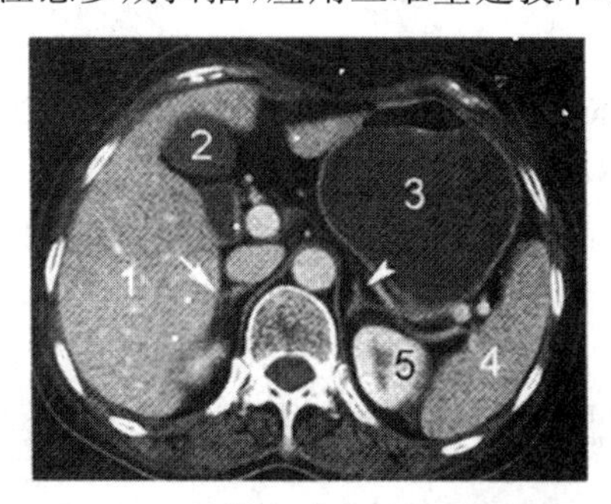

图 15-1 正常腹膜后间隙 CT 检查

1.肝脏；2.胆囊；3.胃；4.脾脏；5.肾脏；长箭头指向右肾上腺；短箭头指向左肾上腺

(潘从民)

第二节 基本病变 CT 表现

一、后腹膜间隙感染性病变

表现为腹膜后间隙增宽，内有积液或气体，脂肪组织内出现软组织密度斑片影或条形影，有脓肿形成时可见液平。周围脏器边缘模糊或受压移位。

二、后腹膜间隙肿瘤性病变

后腹膜间隙肿瘤包括原发性与转移性肿瘤，85%为恶性，脂肪肉瘤是最常见原发性恶性肿瘤，神经瘤为最常见良性肿瘤。CT 检查可以明确肿瘤所处腹膜后间隙的解剖范围及大小，明确肿瘤形态、密度及有无钙化或坏死液化。如脂肪肉瘤一般密度不均，边界不清，具有浸润性，局部可测得脂肪密度，也可完全呈实质性肿块；平滑肌肉瘤易发生组织坏死及囊性变；纤维肉瘤常为实体性均匀性肿块；畸胎瘤常有高密度钙化斑或骨块与低密度脂肪并存。

三、腹膜后纤维化

腹膜后纤维化临床少见，分原发性和继发性两类，原发性认为是一种自身免疫性疾病或过敏性疾病，继发性与恶性肿瘤、炎症、外伤及手术有关。其最主要的病理改变是大量纤维组织增生。无特异临床表现，常压迫血管、神经、胃肠道及输尿管出现临床梗阻症状，尤其是引起肾积水。CT 表现腹膜后包绕腹主动脉、下腔静脉及输尿管的软组织块影，一般侵犯肾动脉至髂总动脉平面，具有对称、连续性，常伴有大血管壁钙化、肾积水、输尿管扩张，有时见腹主动脉瘤。腹膜后淋巴瘤、转移瘤、原发肿瘤鉴别困难。

（潘从民）

第三节 常见疾病 CT 诊断

一、肾上腺常见疾病

（一）Cushing 综合征

1.病理和临床概述

Cushing 综合征依病因分为垂体性、异位性（垂体外肿瘤组织分泌促肾上腺皮质激素所致）和肾上腺性 Cushing 综合征。前两者均造成双侧肾上腺皮质增生，约占 70%。肾上腺性通常是皮质腺瘤和皮质癌所致。好发年龄 25～35 岁，女性明显多于男性。临床表现：向心性肥胖、满月脸、多毛症、高血压、骨质疏松、月经过少或闭经等。

2.诊断要点

（1）皮质增生：表现为双侧肾上腺均匀增大或侧肢局限性结节突起，结节直径多在 3～5 mm，平扫为等或稍低密度，一般无增强。

（2）腺瘤：表现为肾上腺边缘的直径 2～5 cm 的单个突起或均匀结节，CT 值 0～50 HU，对侧肾上腺组织常萎缩，籍此可与肾上腺皮质结节增生鉴别（图 15-2）。

（3）皮质癌：表现为巨大分叶状肿块，中等密度，中央可见液化坏死，增强扫描周边强化，约 30%腺癌见钙化。

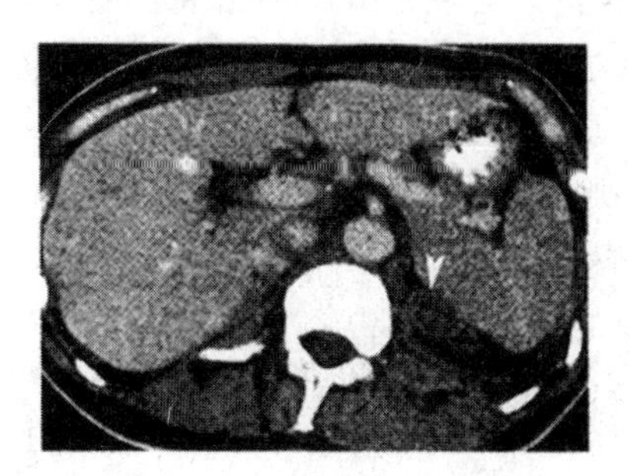

图 15-2 左肾上腺腺瘤

CT 显示左肾上腺两类圆形低密度腺瘤，边缘光整，增强扫描边缘轻度环状强化

3.鉴别诊断

Conn 综合征；转移瘤；肾上腺囊肿、出血等疾病；必须结合临床及有关实验室资料进行诊断。

4.特别提示

肾上腺疾病影像学表现是非特异性的，必须结合临床表现、生化资料等进行鉴别诊断。CT 检查具有图像清晰，解剖关系明确等优点，是肾上腺检查的首选方法。对于肾上腺皮质增生，MRI 显示不清。而对于皮质腺瘤或皮质癌，两者各有千秋，可互为补充。

（二）肾上腺偶发瘤

1.病理和临床概述

肾上腺偶发瘤是指在对其他临床疾病（非肾上腺引起）进行诊断和治疗过程中影像学偶尔发现的肾上腺肿瘤，直径通常≥1 cm。肾上腺偶发瘤的发病率大约是 6%。在一项 2 000 多例的肾上腺偶发瘤的调查中发现，82%为无功能腺瘤，5.3%为亚临床库欣综合征，5.1%为嗜铬细胞瘤，4.7%为肾上腺皮质癌，1.0%为醛固酮瘤，2.5%为转移癌。下面给予分述。

(1)具有激素活性肿瘤。

1)分泌皮质醇的肾上腺偶发瘤：有 2%～15%的肾上腺偶发瘤患者出现皮质醇分泌紊乱，大多数表现为亚临床 Cushing 综合征，即在生化指标上表现为皮质醇分泌的昼夜节律消失，皮质醇的自主分泌，地塞米松不能抑制。有研究认为可通过地塞米松过夜抑制试验来评价肾上腺自主分泌功能。

2)嗜铬细胞瘤：大多数最终诊断为嗜铬细胞瘤的肾上腺偶发瘤患者都没有相关的典型症状，因此常常被误诊。可以查 24 h 尿甲氧肾上腺素，血尿儿茶酚胺，尿香草扁桃酸(VMA)含量。对生化结果异常的可疑患者，可建议行^{131}I－间碘苯甲胍(MlBG)闪烁显像。其敏感性和特异性均很高。对于有典型症状的嗜铬细胞瘤将会另文叙述。

3)分泌醛固酮的肾上腺偶发瘤：原发性醛固酮增多症现已成为最常见的继发性高血压的病因(5%～13%)。其中最常见的亚型是肾上腺醛固酮分泌腺瘤，(70%～80%)，其次为双侧肾上腺皮质增生又称特发性醛固酮增多症。肾上腺醛固酮癌很罕见，还不到 1%。对所有高血压的肾上腺偶发瘤的患者都应该测立位 ARR 作为筛查试验，当比值＞20 时高度提示患有原发性醛固酮增高症的可能性。进一步确诊可以行氟氢可的松抑制试验。

4)分泌性激素的肾上腺偶发瘤：分泌性激素的肿瘤是非常罕见的，它们通常有较明显的临床表现，而且大多数都为恶性的。硫化脱氢表雄酮可以作为衡量肾上腺雄激素分泌过多的指标。睾酮和雌二醇的测定可以作为辅助诊断性激素分泌肿瘤的指标。

5)肾上腺皮质癌：恶性程度最高，预后差，平均存活期为 18 个月。肾上腺皮质癌约有半数为有功能性分泌的，且多表现为多种激素混合分泌。血浆硫化脱氢表雄酮 DHEA 水平较高，可以作为恶性肾上腺皮质肿瘤的一个评估指标。

(2)无激素活性肿瘤。

1)无功能性肾上腺腺瘤：无功能性肾上腺腺瘤占到无肿瘤既往史的肾上腺偶发瘤患者的绝大多数。

有报道称无功能的肾上腺腺瘤可以转化为自主性分泌的腺瘤。绝大多数无功能腺瘤在临床上没有任何症状，生化检查也无明显异常。在影像学检查中，肿瘤多表现为均质性肿块，边缘光滑，形状规则，多有包膜。

2)肾上腺转移癌：肾上腺血供丰富，是肾上腺外肿瘤细胞转移的好发部位。在有恶性肿瘤病史的肾上腺偶发瘤患者中，50%～75%是肾上腺转移癌。肾上腺转移癌通常是双侧的，原发肿瘤常见的有肺癌、乳腺癌、肾细胞癌、黑色素瘤以及淋巴瘤等。

3)其他肾上腺偶发瘤：其他性质的肾上腺肿瘤较为少见。髓脂肪瘤，肾上腺囊肿等，都有明显的影像学特征。还有一些是来自于邻近组织器官(肾、胰腺、胆囊、脾、淋巴结等)的伪肾上腺肿瘤。

2.诊断要点

有些良性肿瘤如髓脂肪瘤、肾上腺囊肿、肾上腺血肿等有其独特的影像学特征，可以直接通过CT确诊。良性的肾上腺肿瘤一般表现为均质的，边缘光滑，有包膜，CT值比较低(<10 HU)，强化不明显，脂质含量高。

3.鉴别诊断

肾上腺良恶性肿瘤，可以从病史，临床表现，生化检查以及辅助检查来鉴别。肾上腺转移癌的征象基本类似于上述恶性肿瘤的表现，但一般其体积较小，且多为双侧性的。

4.特别提示

对于肾上腺偶发瘤的随访可以从两方面着手，一是影像学检查，二是复查激素。长期随访研究显示，2～5年内大多数患者病情稳定，有3%～4%的患者肿瘤反而缩小。有0.1%左右的患者偶发瘤发生恶变，约20%的患者肿瘤转化为功能异常亢进，其中以皮质醇过多分泌多见。肾上腺偶发瘤<3 cm者转化为有功能的肿瘤可能小，>3 cm者则可能性较大。对于无症状的肾上腺偶发瘤患者，应进行密切随访，在3个月或6个月左右，复查CT或者MRI。在1年左右可进行激素筛查。以后最好每2年再复查1次。

(三)嗜铬细胞瘤

1.病理和临床概述

嗜铬细胞瘤是一种产生儿茶酚胺的肿瘤。多单侧发病，多见于壮年，男性多于女性，90%位于肾上腺髓质。10%发生于肾上腺外，10%为恶性，10%为双侧为此瘤特点。儿茶酚胺肾上腺素与甲基肾上腺素增加分泌而产生高血压为此瘤主要症状。可出现阵发性高血压、头痛、心悸、多汗和皮肤苍白。尿中香草基扁桃酸(VAM)及3－甲氧基肾上腺素的测定对诊断有意义。

2.诊断要点

平扫常表现一侧肾上腺边缘清晰、密度均匀，圆形或类圆形的肿块，偶为双侧性肿块。CT值20～70 HU，部分见钙化，瘤体较大，直径2～12 cm，因中心常见坏死出血，有时像囊肿样改变；增强扫描肿瘤早期强化不明显，门脉期瘤体显著强化，坏死、囊变区无强化(图15-3)。

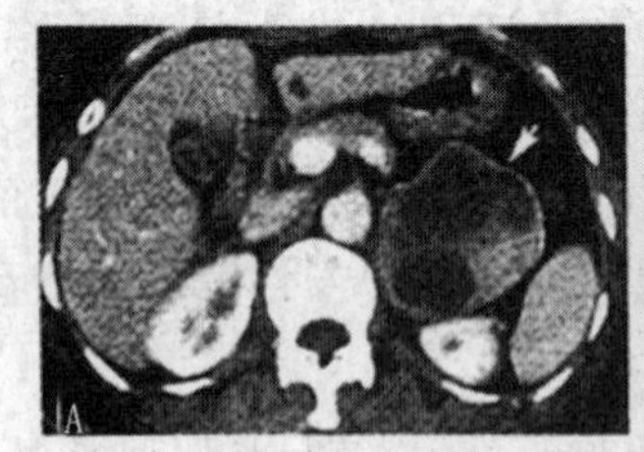

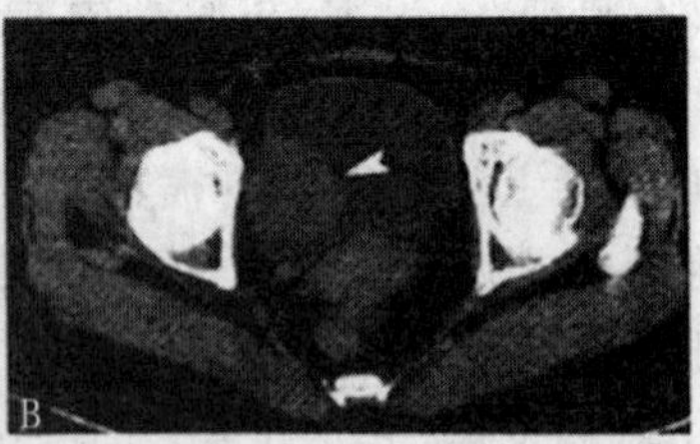

图15-3 嗜铬细胞瘤

A.肾上腺嗜铬细胞瘤，左肾上腺类圆形囊实性肿块，边缘较规则，直径约6.5 cm，增强扫描实质病灶明显强化，囊性坏死病灶未见强化；B.异位嗜铬细胞瘤，膀胱右侧壁实性肿块

3.鉴别诊断

肾上腺瘤；肾上腺癌；腹膜后肿瘤；依据血和尿中儿茶酚胺的测定及典型临床表现一般诊断不困难。

4.特别提示

若临床符合嗜铬细胞瘤而CT显示肾上腺无异常，则应行全腹部扫描寻找是否有异位嗜铬细胞瘤。

通常好发于主动脉分叉处附近的副神经节，多见于腹主动脉旁和下腔静脉旁、后纵隔及颈总动脉旁。

二、神经源性肿瘤

1.病理和临床概述

神经源性肿瘤包括来源于脊神经鞘、交感神经干及嗜铬系统的肿瘤。脊神经鞘源肿瘤可分为神经鞘瘤、神经纤维瘤、恶性神经鞘瘤、神经纤维瘤病。交感神经源性肿瘤分为节细胞神经瘤、神经母细胞瘤。神经源性肿瘤一般无明显症状，当肿块增大到一定程度时压迫和影响邻近器官而出现相应症状，局部可触及腹部肿块。

2.诊断要点

肿瘤通常位于脊柱旁，呈圆形或类圆形，边缘较规则，平扫密度可均匀或不均，肿瘤少见内部出血、坏死或囊变征象。增强扫描动脉末期明显强化，延时期持续强化。肿块压迫周围脏器致移位(图 15-4)。

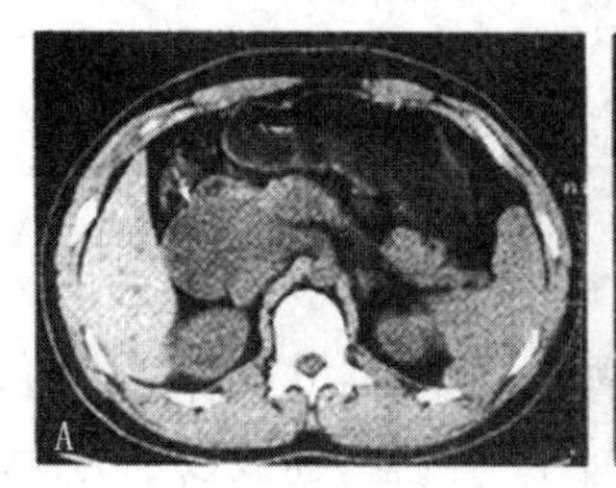

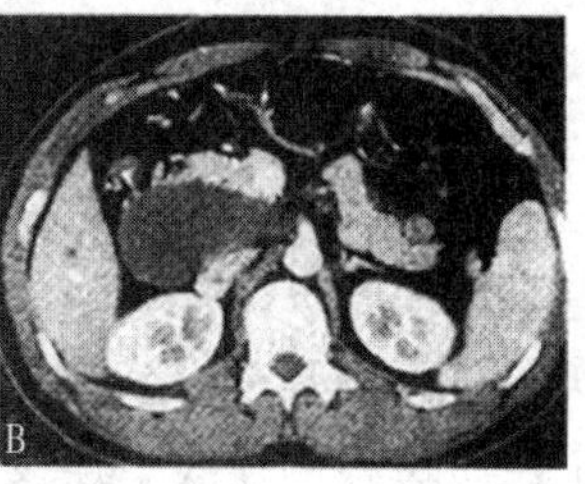

图 15-4　腹膜后节神经瘤

CT 示胰头后方肾前方一椭圆形低密度肿块，密度均匀，边界清楚，部分突入腹主动脉旁，增强无明显强化，病理证实为节神经瘤

3.鉴别诊断

脂肪瘤；皮样囊肿；畸胎瘤，根据其各自特征一般能诊断。

4.特别提示

X 线检查作用有限，对病变的定性定位 CT 和 MRI 有价值，应首选 CT 检查。位于脊柱旁肿瘤常为神经源性肿瘤，若有嗜铬细胞瘤临床表现，可诊断为副神经节瘤。

(潘从民)

第四节　腹腔肿瘤与腹膜后肿瘤的 CT 鉴别诊断

腹腔肿瘤与腹膜后肿瘤的 CT 鉴别诊断(表 15-1)。

表 15-1　腹腔肿瘤与腹膜后肿瘤的 CT 鉴别诊断

	腹腔肿瘤	腹膜后肿瘤
位置	原发腹腔或腹腔脏器	原发腹膜后间隙组织
与胰腺关系	胰腺受压后移	胰腺受压前移
肿瘤边缘	边缘较规则	边缘不清晰，邻近动脉受累
与肠管关系	肠管受压后移或包绕	十二指肠降段前移，升结肠外移
好发肿瘤	间质瘤多见	良性神经源性肿瘤多见，恶性脂肪肉瘤多见较少

(潘从民)

第十六章　颅脑 MR 诊断

第一节　颅脑正常组织结构 MR 解剖

一、颅骨与脑膜

1.颅骨

组成脑颅腔的骨骼称为颅骨。颅骨分为颅盖和颅底两部分，其分界线为自枕外隆突沿着双侧上项线、乳突根部、外耳孔上缘、眶上缘至鼻根的连线。连线以上为颅盖，连线以下为颅底。

2.脑膜

颅骨与脑组织之间有三层膜。由外向内依次为硬脑膜、蛛网膜和软脑膜，统称脑膜。硬脑膜是一厚而坚韧的双层膜。外层为颅骨内面的骨膜，称为骨膜层；内层较外层厚而坚韧，与硬脊膜在枕骨大孔处连续，称为脑膜层。蛛网膜是一层半透明膜，位于硬脑膜深部，其间的潜在性腔隙为硬脑膜下腔。软脑膜是一层透明薄膜，紧贴于脑表面，并伸入沟裂。

二、脑

脑位于颅腔内，为胚胎时期神经管的前部，形态与功能都很复杂。脑可分为端脑、间脑、脑干和小脑。延髓是脊髓的延续，在腹侧面，它与脑桥间有桥延沟分隔。脑桥上端与中脑大脑相连。脊髓的中央管开放成延髓、脑桥和小脑间的第四脑室。中脑导水管下通第四脑室、上通间脑的第三脑室。导水管的背侧为四叠体的下丘和上丘，腹侧为中脑的被盖和大脑脚。自室间孔到视交叉前部的连线，为间脑和大脑的分界线；自后连合到乳头体后缘的连线，为中脑和间脑的分界线。大脑向前、向上、向后扩展，并覆盖间脑、中脑和一部分小脑。两侧大脑半球内的室腔为侧脑室，它借室间孔与第三脑室相通。

三、脑脊液腔

脑脊液是一种无色透明的液体，存在于脑室系统、脑周围的脑池和蛛网膜下腔内。脑脊液的主要功能是在脑、脊髓和颅腔、椎管之间起缓冲作用，有保护性意义。脑脊液还是脑和血液之间进行物质交换的中介。脑组织中没有淋巴管，由毛细血管漏出的少量蛋白质，主要经过血管周围间隙进入蛛网膜下腔的脑脊液中，然后通过蛛网膜绒毛回归血液。一般认为，脑脊液主要由脑室内的脉络丛产生。由侧脑室产生的脑脊液，经左、右室间孔流入第三脑室，再向下流入中脑导水管和第四脑室，然正常颅脑结构 MRI 解剖不同层面的轴面 T1WI 显示不同部位的脑组织结构后经过第四脑室的三个孔流入蛛网膜下腔，再由蛛网膜颗粒汇入硬脑膜静脉窦，最后经颈内静脉返回心脏。脑脊液主要通过蛛网膜绒毛被吸收，进入静脉。

四、脑神经

除嗅神经和视神经由胚胎时期的脑室壁向外凸出、演化而成外，其他脑神经的发生形式与脊神经相似，但又有其特点，即脑神经可分为感觉神经、运动神经、混合神经。其中，感觉神经和视神经分别与端脑和间脑相连,其余均与脑干相连,副神经尚有来自上颈髓的纤维。脑神经除躯体传入、穿出和内脏传入、穿出四种纤维成分外,还有特殊躯体传入和特殊内脏传入、传出三种纤维成分。

五、脑血液循环

脑循环的特点是,成对的颈内动脉和椎动脉在脑底互相衔接,构成脑底动脉环。静脉系多不与同名动脉伴行,所收集的静脉血先进入静脉窦,再汇入颈内静脉。各级静脉都没有瓣膜。脑的动脉系统和静脉系统分述如下。

1.动脉

脑的动脉壁较薄,平滑肌纤维亦少。供应大脑的动脉主要是颈内动脉和椎动脉。

2.静脉

脑的静脉多不与动脉伴行,它分为两组。浅组静脉主要收集皮质和皮质下髓质的静脉血,汇入邻近的静脉窦。深组静脉主要收集深部髓质、基底核、间脑、脑室等部位的静脉血,汇集成一条大静脉,注入直窦。

(王　宁)

第二节　颅脑外伤 MR 诊断

一、硬膜外血肿

1.临床表现与病理特征

硬膜外血肿位于颅骨内板与硬脑膜之间,约占外伤性颅内血肿的 30%。出血来源包括:脑膜中动脉,脑膜中动脉经棘孔入颅后,沿着颅骨内板的脑膜中动脉沟走行,在翼点分两支,均可破裂出血;上矢状窦或横窦,骨折线经静脉窦致出血;障静脉或导血管,颅骨板障内有网状板障静脉和穿透颅骨导血管,损伤后出血沿骨折线流入硬膜外形成血肿;膜前动脉和筛前、筛后动脉;膜中静脉。

急性硬膜外血肿患者常有外伤史,临床容易诊断。慢性硬膜外血肿较少见,占 3.5%～3.9%。其发病机制、临床表现及影像征象与急性血肿有所不同。临床表现以慢性颅内压增高症状为主,症状轻微而持久,如头痛、呕吐及视乳头水肿。通常无脑局灶定位体征。

2.MRI 表现

头颅 CT 是最快速、最简单、最准确的诊断方法。其最佳征象为高密度双凸面脑外占位。在 MRI 可见血肿与脑组织之间的细黑线,即移位的硬脑膜(图 16-1)。急性期硬膜外血肿在多数序列与脑皮质信号相同。

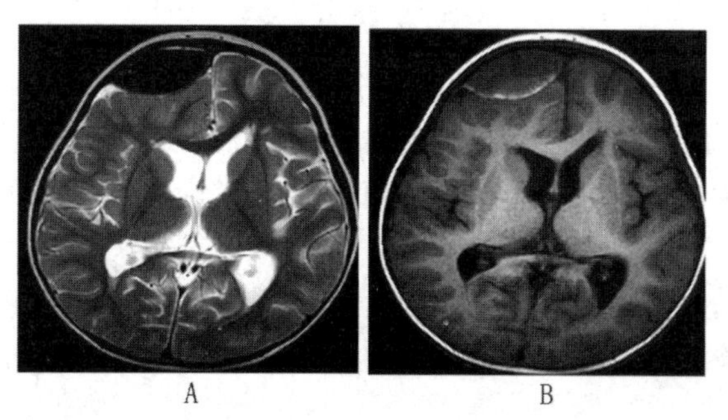

图 16-1　硬膜外血肿

A、B.轴面 T2WI 及 T1WI 显示右额硬膜外双凸状异常信号,其内可见液平面,右额皮质受压明显

3.鉴别诊断

包括脑膜瘤、转移瘤及硬膜结核瘤。脑膜瘤及硬膜结核瘤均可见明显强化的病灶,而转移瘤可能伴有邻近颅骨病变。

二、硬膜下血肿

1.临床表现与病理特征

硬膜下血肿发生于硬脑膜和蛛网膜之间,是最常见的颅内血肿。常由直接颅脑外伤引起,间接外伤亦可。1/3～1/2 为双侧性血肿。外伤撕裂了横跨硬膜下的桥静脉,导致硬膜下出血。

依照部位不同及进展快慢,临床表现多样。慢性型自外伤到症状出现之间有一静止期,多由皮质小血管或矢状窦房桥静脉损伤所致。血液流入硬膜下间隙并自行凝结。因出血量少,此时可无症状。3 周以后血肿周围形成纤维囊壁,血肿逐渐液化,蛋白分解,囊内渗透压增高,脑脊液渗入囊内,致血肿体积增大,压迫脑组织而出现症状。

2.MRI 表现

CT 诊断主要根据血肿形态、密度及一些间接征象。一般表现为颅骨内板下新月形均匀一致高密度。有些为条带弧状或梭形混合性硬膜外、下血肿,CT 无法分辨。MRI 在显示较小硬膜下血肿和确定血肿范围方面更具优势。冠状面、矢状面 MRI 有助于检出位于颞叶之下中颅凹内血肿、头顶部血肿、大脑镰及靠近小脑幕的血肿(图 16-2)。硬膜在 MRI 呈低信号,有利于确定血肿在硬膜下或是硬膜外。在 FLAIR 序列,硬膜下血肿表现为条弧状、月牙状高信号,与脑回、脑沟分界清楚。

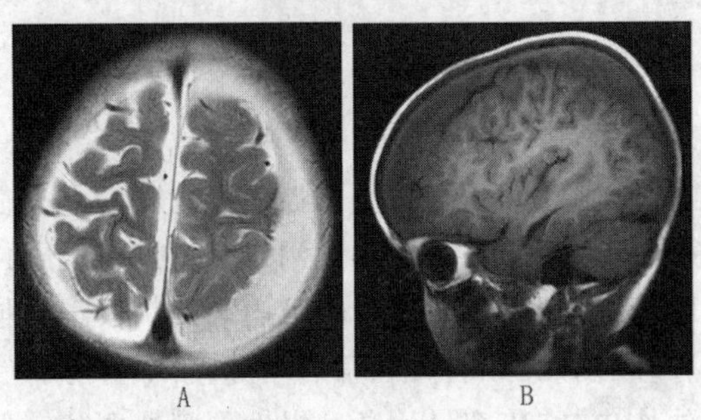

图 16-2 硬膜下血肿

A.轴面 T2WI;B.矢状面 T1WI 显示左侧额顶骨板下新月形血肿信号

3.鉴别诊断

主要包括硬膜下水瘤,硬膜下渗出及由慢性脑膜炎、分流术后、低颅压等所致硬脑膜病。

三、外伤性蛛网膜下腔出血

1.临床表现与病理特征

本病系颅脑损伤后由于脑表面血管破裂或脑挫伤出血进入蛛网膜下腔,并积聚于脑沟、脑裂和脑池。因患者年龄、出血部位、出血量多少不同,临床表现各异。轻者可无症状,重者昏迷。绝大多数病例外伤后数小时内出现脑膜刺激征,表现为剧烈头痛、呕吐、颈项强直等。少数患者早期可出现精神症状。腰椎穿刺脑脊液检查可确诊。

相关病理过程包括,血液流入蛛网膜下腔使颅内体积增加,引起颅内压升高;血性脑脊液直接刺激脑膜致化学性脑膜炎;血性脑脊液直接刺激血管或血细胞产生多种血管收缩物质,引起脑血管痉挛,导致脑缺血、脑梗死。

2.MRI 表现

CT 可见蛛网膜下腔高密度,多位于大脑外侧裂、前纵裂池、后纵裂池、鞍上池和环池。但 CT 阳性率随时间推移而减少,外伤 24 小时内 95%以上,1 周后不足 20%,2 周后几乎为零。而 MRI 在亚急性和慢性期可以弥补 CT 的不足(图 16-3)。在 GRE T2WI,蛛网膜下腔出血呈沿脑沟分布的低信号。本病急性期在常规 T1WI、T2WI 无特异征象,在 FLAIR 序列则显示脑沟、脑裂、脑池内条弧线状高信号。

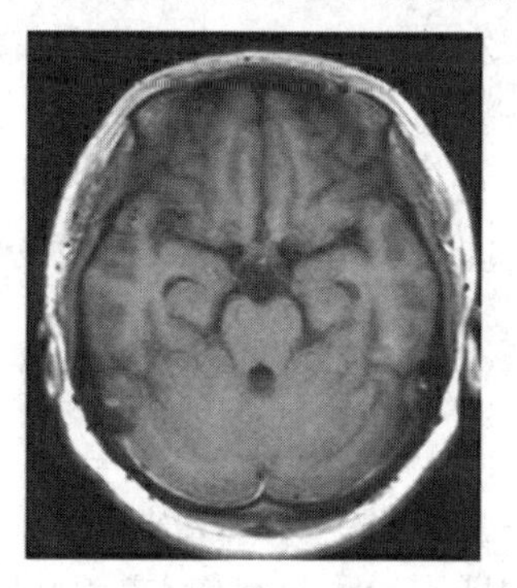

图 16-3　蛛网膜下腔出血轴面 T1WI 显示颅后窝蛛网膜下腔线样高信号

四、弥漫性轴索损伤

1.临床表现与病理特征

脑弥漫性轴索损伤(DAI)又称剪切伤(shear injury),是重型闭合性颅脑损伤病变,临床症状重,死亡率和致残率高。病理改变包括轴索微胶质增生和脱髓鞘改变,伴有或不伴有出血。因神经轴索折曲、断裂,轴浆外溢而形成轴索回缩球,可伴有微胶质细胞簇形成。脑实质胶质细胞不同程度肿胀、变形,血管周围间隙扩大。毛细血管损伤造成脑实质和蛛网膜下腔出血。

DAI 患者表现为意识丧失和显著的神经学损害。大多数在伤后立即发生原发性持久昏迷,无间断清醒期或清醒期短。昏迷的主要原因是广泛性大脑轴索损伤,使皮质与皮质下中枢失去联系,故昏迷时间与轴索损伤的数量和程度有关。临床上将 DAI 分为轻、中、重三型。

2.MRI 表现

CT 见脑组织弥漫性肿胀,灰白质分界不清,其交界处有散在斑点状高密度出血灶,伴有蛛网膜下腔出血。脑室、脑池受压变小,无局部占位征象。MRI 特征包括:①弥漫性脑肿胀:双侧大脑半球皮髓质交界处出现模糊不清的长 T1、长 T2 信号,在 FLAIR 序列呈斑点状不均匀中高信号。脑组织呈饱满状,脑沟、裂、池受压变窄或闭塞,且为多脑叶受累。②脑实质出血灶:单发或多发,直径多小于 2.0 cm,均不构成血肿,无明显占位效应。主要分布于胼胝体周围、脑干上端、小脑、基底核区及皮髓质交界部。在急性期呈长 T1、短 T2 信号(图 16-4),在亚急性期呈短 T1、长 T2 信号,在 FLAIR 呈斑点状高信号。③蛛网膜下腔和(或)脑室出血:蛛网膜下腔出血多见于脑干周围,尤其是四叠体池、环池,以及幕切迹和(或)侧脑室、第三脑室。在出血超急性期或急性期,平扫 T1WI、T2WI 显示欠佳,但在亚急性期,呈短 T1、长 T2 信号,在 FLAIR 呈高信号。④合并其他损伤:DAI 可合并硬膜外、硬膜下血肿,颅骨骨折。

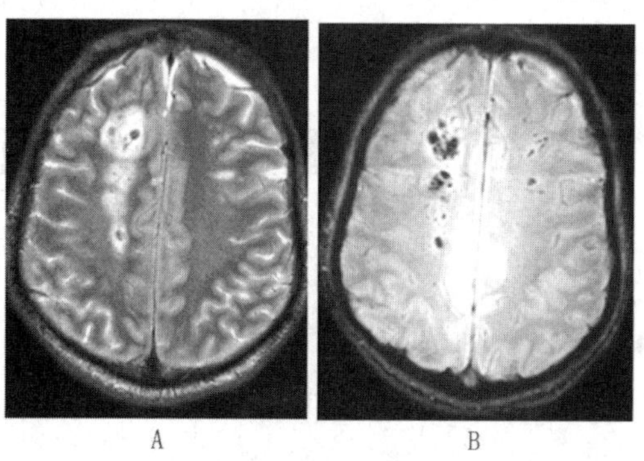

图 16-4　弥漫性轴索损伤

A.轴面 T2WI 显示双额灰白质交界区片状长 T2 异常信号,混杂有点状出血低信号;B.轴面 GRE 像显示更多斑点状出血低信号

3.鉴别诊断

(1)DAI 与脑挫裂伤鉴别:前者出血部位与外力作用无关,出血好发于胼胝体、皮髓质交界区、脑干及小脑等处,呈类圆形或斑点状,直径多<2.0 cm;后者出血多见于着力或对冲部位,呈斑片状或不规则形,直径可>2.0 cm,常累及皮质。

(2)DAI 与单纯性硬膜外、硬膜下血肿鉴别:DAI 合并的硬膜外、下血肿表现为“梭形”或“新月形”稍高信号,但较局限,占位效应不明显。可能与其出血量较少和弥漫性脑肿胀有关。

五、脑挫裂伤

1.临床表现与病理特征

脑挫裂伤是最常见的颅脑损伤之一。脑组织浅层或深层有散在点状出血伴静脉淤血,并脑组织水肿者为脑挫伤,凡有软脑膜、血管及脑组织断裂者称脑裂伤,二者习惯上统称脑挫裂伤。挫裂伤部位以直接接触颅骨粗糙缘的额颞叶多见。脑挫裂伤病情与其部位、范围和程度有关。范围越广、越接近颞底,临床症状越重,预后越差。

2.MRI 表现

MRI 征象复杂多样,与挫裂伤后脑组织出血、水肿及液化有关。对于出血性脑挫裂伤(图 16-5),随着血肿内的血红蛋白演变,即含氧血红蛋白→去氧血红蛋白→正铁血红蛋白→含铁血黄素,病灶的 MRI 信号也随之变化。对于非出血性脑损伤病灶,多表现为长 T1、长 T2 信号。由于脑脊液流动伪影,或与相邻脑皮质产生部分容积效应,位于大脑皮质、灰白质交界处的病灶不易显示,且难鉴别水肿与软化。FLAIR 序列抑制自由水,显示结合水,在评估脑挫裂伤时,对确定病变范围、检出重要功能区的小病灶、了解是否合并蛛网膜下腔出血有重要的临床价值。

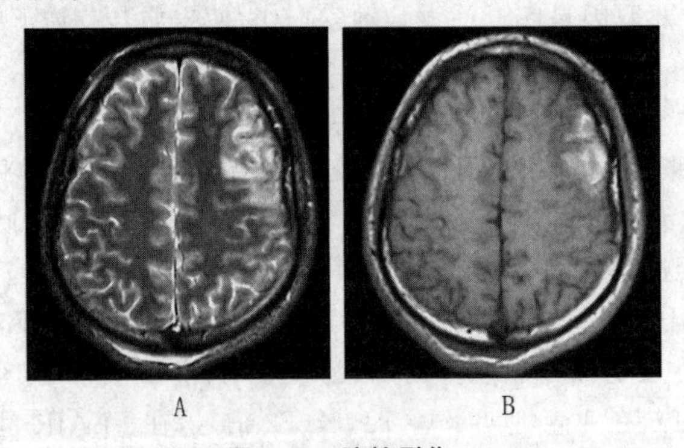

A　　B

图 16-5　脑挫裂伤

A、B.轴面 T2WI 及 T1WI 显示左额叶不规则形长 T2 混杂信号及短 T1 出血信号

(王　宁)

第三节　颅脑肿瘤 MR 诊断

一、星形细胞瘤

1.临床表现与病理特征

神经胶质瘤是中枢神经系统最常见的原发性肿瘤,约占脑肿瘤的 40%,呈浸润性生长,预后差。在胶质瘤中,星形细胞瘤最常见,约占 75%,幕上多见。按照 WHO 肿瘤分类标准,星形细胞瘤分为Ⅰ级、Ⅱ级、Ⅲ级(间变型)、Ⅳ级(多形性胶质母细胞瘤)。

2.MRI 表现

星形细胞瘤的恶性程度和分级不同，MRI 征象也存在差异。低度星形细胞瘤边界多较清晰，信号较均匀，水肿及占位效应轻，出血少见，无强化或强化不明显。高度恶性星形细胞瘤边界多模糊，信号不均匀，水肿及占位效应明显，出血相对多见，强化明显(图 16-6、图 16-7)。高、低度恶性星形细胞瘤的信号强度虽有一定差异，但无统计学意义。常规 T1WI 增强扫描能反映血－脑屏障破坏后对比剂在组织间隙的聚集程度，并无组织特异性。血－脑屏障破坏的机制是肿瘤破坏毛细血管，或病变组织血管由新生的异常毛细血管组成。肿瘤强化与否，在反映肿瘤血管生成方面有一定的局限性。

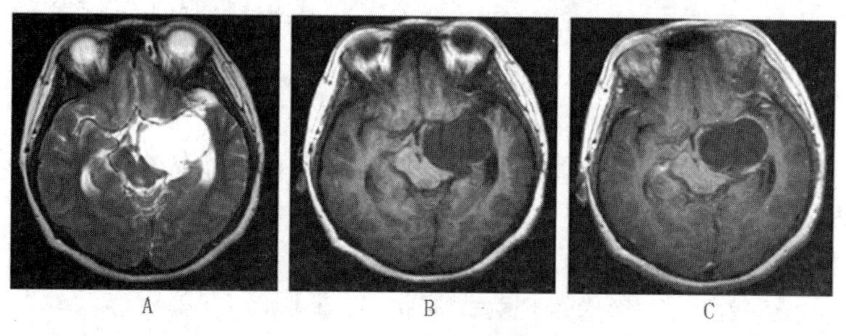

图 16-6　星形细胞瘤

A、B.轴面 T2WI 及 T1WI 显示左侧颞叶内侧团状长 T2、长 T1 异常信号，边界清晰，相邻脑室颞角及左侧中脑大脑脚受压；C.增强扫描 T1WI 显示肿瘤边缘线样强化

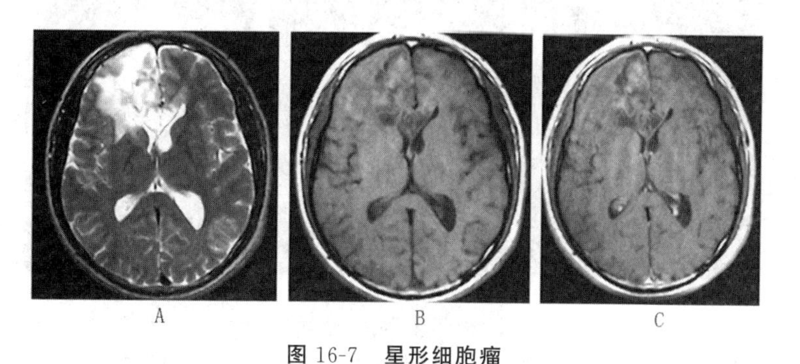

图 16-7　星形细胞瘤

A、B.轴面 T2WI 及 T1WI 显示右侧额叶及胼胝体膝部混杂异常信号，周边可见水肿，右侧脑室额角受压；C.增强扫描 T1WI 显示肿瘤不均匀强化

虽然常规 MRI 对星形细胞瘤的诊断准确率较高，有助于制订治疗方案，但仍有局限性。因治疗方法的选择，应以病理分级不同而异。一些新的扫描序列，如 DWI、PWI、MRS 等，有可能对星形细胞瘤的诊断、病理分级、预后及疗效做出更准确的评价。

PWI 可评价血流的微循环，即毛细血管床的血流分布特征。PWI 是在活体评价肿瘤血管生成最可靠的方法之一，可对星形细胞瘤的术前分级及肿瘤侵犯范围提供有价值信息。胶质母细胞瘤和间变胶质瘤实质部分的相对脑血流容积(rCBV)明显高于Ⅰ、Ⅱ级星形细胞瘤。

MRS 利用 MR 现象和化学位移作用，对一系列特定原子核及其化合物进行分析，是目前唯一无损伤性研究活体组织代谢、生化变化及对化合物定量分析的方法。不同的脑肿瘤，由于组成成分不同、细胞分化程度不同、神经元破坏程度不同，MRS 表现存在差异。MRS 对星形细胞瘤定性诊断和良恶性程度判断具有一定特异性。

二、胶质瘤病

1.临床表现与病理特征

为一种颅内少见疾病，主要临床症状有头痛、记忆力下降、性格改变及精神异常，病程数周至数年不等。病理组织学特点是胶质瘤细胞(通常为星形细胞)在中枢神经系统内弥漫性过度增生，病变沿血管及神经轴突周围浸润性生长，神经结构保持相对正常。病灶主要累及脑白质，累及大脑灰质少见；病灶区域脑组织弥漫性轻微肿胀，边界不清；肿瘤浸润区域脑实质结构破坏不明显，坏死、囊变或出血很少见。

2.MRI 表现

肿瘤细胞多侵犯大脑半球的 2 个或 2 个以上部位，皮质及皮质下白质均可受累，白质受累更著，引起邻近脑中线结构对称性的弥漫性浸润，尤以胼胝体弥漫性肿胀最常见。病变多侵犯额颞叶，还可累及基底核、脑干、小脑、软脑膜及脊髓等处。MRI 特点为，在 T1WI 呈片状弥散性低信号，在 T2WI 呈高信号，信号强度较均匀(图 16-8)。T2WI 显示病变更清楚。病灶边界模糊，常有脑水肿表现。病变呈弥漫性浸润生长，受累区域脑组织肿胀，脑沟变浅或消失，脑室变小。由于神经胶质细胞只是弥漫性瘤样增生，保存了原有的神经解剖结构，因此 MRI 多无明显灶性出血及坏死。

3.鉴别诊断

脑胶质瘤病是肿瘤性质的疾病，但肿瘤细胞在脑组织中浸润性散在生长，不形成团块，影像表现不典型，易误诊。鉴别诊断主要应排除下列疾病：

(1)多中心胶质瘤：本病系颅内同时原发 2 个以上胶质瘤，各瘤体间彼此分离，无组织学联系。脑胶质瘤病为胶质瘤细胞弥漫浸润性生长，影像表现为大片状。

(2)其他恶性浸润胶质瘤：如多形性胶质母细胞瘤。此类胶质瘤有囊变、坏死，MRI 信号不均匀，占位效应明显，增强扫描时有不同形式的明显强化。

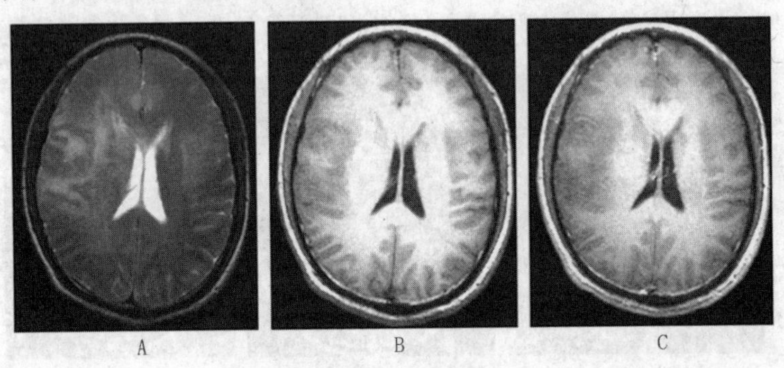

图 16-8　胶质瘤病

A、B.轴面 T2WI 及 T1WI 显示双侧额颞叶及胼胝体膝部片状稍长 T1、稍长 T2 异常信号，弥漫性浸润生长，边界不清；C.轴面增强扫描 T1WI 显示肿瘤强化不明显

(3)各种脑白质病及病毒性脑炎：脑胶质瘤病早期影像与其有相似之处，有时无法鉴别。但大多数患者在应用大量的抗生素和激素类药物后，病情仍进行性加重，复查 MRI 多显示肿瘤细胞浸润发展，肿瘤增大，占位效应逐渐明显，可资鉴别。

三、室管膜瘤

1.临床表现与病理特征

室管膜瘤起源于室管膜或室管膜残余部位，比较少见。本病主要发生在儿童和青少年，5 岁以下占 50%，居儿童期幕下肿瘤第三位。男多于女。其病程与临床表现主要取决于肿瘤的部位，位于第四脑室者病程较短，侧脑室者病程较长。常有颅内压增高表现。

颅内好发部位依次为第四脑室、侧脑室、第三脑室和导水管。幕下占 60%～70%，特别是第四脑室。脑实质内好发部位是顶、颞、枕叶交界处，绝大多数含有大囊，50%有钙化。病理学诊断主要依靠瘤细胞排列呈菊形团或血管周假菊形团这一特点。肿瘤细胞脱落后，可随脑脊液种植转移。

2.MRI 表现

(1)脑室内或以脑室为中心的肿物，以不规则形为主，边界不整，或呈分叶状边界清楚的实质性占位病变(图 16-9)。

(2)脑室内病变边缘光滑，周围无水肿，质地略均质，其内可有斑点状钙化或小囊变区；脑实质内者以不规则形为主，常见大片囊变区及不规则钙化区，周围有水肿带。

(3)脑室系统者常伴不同程度的脑积水，脑实质者脑室系统受压改变。

(4)实质成分在 CT 主要为混杂密度，或略高密度病灶；在 T1WI 呈略低信号，T2WI 呈略高信号或高信号，增强扫描不均匀强化。

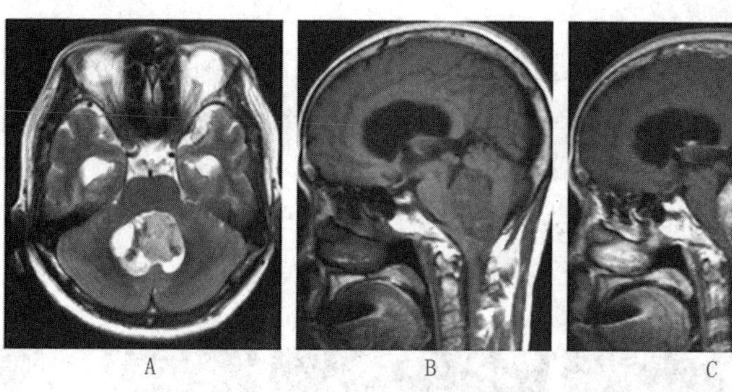

图 16-9　室管膜瘤

A.轴面 T2WI 显示第四脑室内不规则形肿物，信号不均匀；B、C.矢状面 T1WI 和增强 T1WI 显示肿瘤突入小脑延髓池，强化不均匀，幕上脑积水

3.鉴别诊断

室管膜瘤需要与以下疾病鉴别。

(1)局限于四脑室的室管膜瘤应与髓母细胞瘤鉴别：前者多为良性，病程长，发展慢，病变多有囊变及钙化；后者为恶性肿瘤，起源于小脑蚓部，常突向四脑室，与脑干间常有一间隙(内含脑脊液)，其表现较光滑，强化表现较室管膜瘤更明显，病程短，发展快，囊变及钙化少见，病变密度/信号多均匀一致。此外，髓母细胞瘤成人少见，其瘤体周围有一环形水肿区，而室管膜瘤不常见。

(2)脉络丛乳头状瘤：好发于第四脑室，肿瘤呈结节状，边界清楚，悬浮于脑脊液中，脑积水症状出现更早、更严重，脑室扩大明显，其钙化与强化较室管膜瘤明显。

(3)侧脑室室管膜瘤应与侧脑室内脑膜瘤鉴别：后者多位于侧脑室三角区，形状较规则，表面光整，密度均匀，强化明显。室管膜下室管膜瘤常发生于孟氏孔附近，大多完全位于侧脑室内，境界清楚，很少侵犯周围脑组织，脑水肿及钙化均少见，强化轻微或无。

(4)大脑半球伴有囊变的室管膜瘤需与脑脓肿鉴别：后者起病急，常有脑膜脑炎临床表现，病灶强化与周围水肿较前者更显著。

(5)星形细胞瘤及转移瘤：发病年龄多在 40 岁以上，有明显的花环状强化，瘤周水肿与占位效应重。

四、神经元及神经元与胶质细胞混合性肿瘤

包括神经节细胞瘤(gangliocytoma)、小脑发育不良性节细胞瘤(dysplastic gangliocytoma of cerebellum)、神经节胶质瘤(ganglioglioma)、中枢神经细胞瘤(central neurocytoma)。这些肿瘤的影像表现，特别是 MRI 表现各具有一定特点。

1.神经节细胞瘤

(1)临床表现与病理特征：为单纯的神经元肿瘤，无胶质成分及恶变倾向，组织结构类似正常脑，缺乏新生物特征。大多数为脑发育不良，位于大脑皮质或小脑。单侧巨脑畸形时可见奇异神经元，伴星形细胞数量及体积增加。

(2)MRI 表现：在 T2WI 为稍高信号，T1WI 为低信号，MRI 确诊困难。合并其他脑畸形时，T1WI 可见局部灰质变形，信号无异常或轻度异常，T2WI 呈等或低信号，PD 呈相对高信号。CT 平扫可为高密度或显示不明显。注射对比剂后，肿瘤不强化或轻度强化。

2.神经节胶质瘤

(1)临床表现与病理特征：临床主要表现为长期抽搐及高颅压症状，生存时间长，青年多见。本病发病

机制目前有两种学说。①先天发育不全学说：在肿瘤形成前即存在神经细胞发育不良，在此基础上，胶质细胞肿瘤性增生，刺激或诱导幼稚神经细胞分化，形成含神经元及胶质细胞的真性肿瘤；②真性肿瘤学说：神经节胶质瘤以分化良好的瘤性神经节细胞与胶质细胞(多为星形细胞，偶为少枝细胞)混合为特征。

神经节胶质瘤可能具有神经内分泌功能。实性、囊性各约50%，囊伴壁结节，生长缓慢，部分有恶变及浸润倾向。

(2)MRI表现：典型影像表现为幕上发生，特别是额叶及颞叶的囊性病灶(图16-10)，伴有强化的壁结节。肿瘤在T1WI呈低信号团块，囊性部分信号更低。在质子密度像，肿瘤囊腔如含蛋白成分高，其信号高于囊壁及肿瘤本身。在T2WI囊液及肿瘤均为高信号，局部灰白质界限不清。注射Gd-DTPA后，病变由不强化至明显强化，以结节、囊壁及实性部分强化为主。1/3病例伴有钙化，CT可清楚显示，MRI不能显示。

(3)鉴别诊断：神经节胶质瘤的影像学诊断应与以下疾病鉴别。①蛛网膜囊肿位于脑外，CSF信号。②表皮样囊肿位于脑外，信号类似。

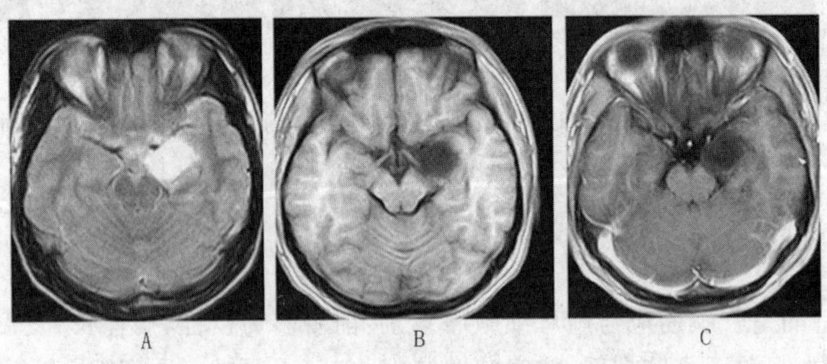

图16-10 神经节胶质瘤

A、B.轴面T2WI及T1WI显示左侧颞叶内侧不规则形长T1、长T2异常信号，边界欠清；C.轴面T1WI增强扫描，病变强化不明显

3.中枢神经细胞瘤

(1)临床表现与病理特征：本病常见于青年人(平均年龄31岁)，临床症状少于6个月，表现为头痛及高颅压症状。占原发脑肿瘤0.5%，1982年由Hassoun首次报道，具有特殊的形态学及免疫组织学特征。

肿瘤来源于Monro孔之透明隔下端，呈现分叶状，限局性，边界清楚。常见坏死、囊变灶。部分为富血管，可有出血。肿瘤细胞大小一致，分化良好，似少枝胶质细胞但胞质不空，似室管膜瘤但缺少典型之菊花团，有无核的纤维(Neuropil)区带。电镜下可见细胞质内有内分泌样小体。有报告称免疫组化显示神经元标记蛋白。

(2)MRI表现：中枢神经细胞瘤位于侧脑室体部邻近莫氏孔，宽基附于侧室壁。在T1WI呈不均匀等信号团块，肿瘤血管及钙化为流空或低信号；在T2WI，部分与皮质信号相等，部分呈高信号；注射Gd-DTPA后，强化不均匀(图16-11)；可见脑积水。CT显示丛集状、球状钙化。

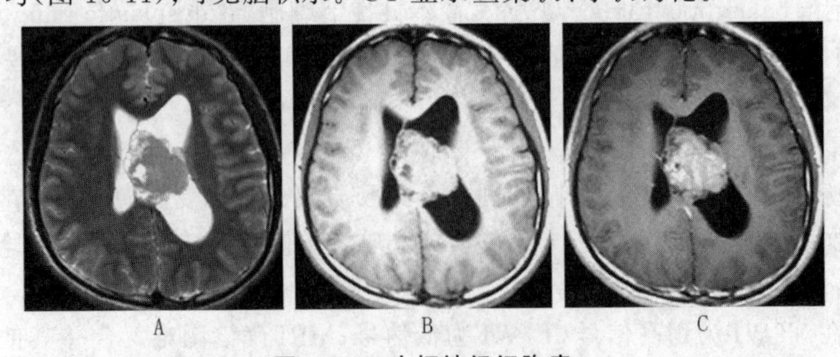

图16-11 中枢神经细胞瘤

A、B.轴面T2WI及T1WI显示左侧脑室不规则形团块，信号不均匀，透明隔右移；C.轴面增强T1WI显示病变中度不均匀强化

(3)鉴别诊断:应包括脑室内少枝胶质细胞瘤,室管膜下巨细胞星形细胞瘤,低级或间变星形细胞瘤,室管膜瘤。

4.小脑发育不良性节细胞瘤

(1)临床表现与病理特征:本病又称 LD 病(Lhermitte－Duclos Disease),结构不良小脑神经节细胞瘤。为一种低级小脑新生物,主要发生在青年人,且以小脑为特发部位。临床表现为颅后窝症状,如共济障碍,头痛,恶心,呕吐等。

正常小脑皮质构成:外层为分子层,中层为普肯耶细胞层,内层为颗粒细胞层。本病的小脑脑叶肥大与内颗粒层及外分子层变厚有关。中央白质常明显减少,外层存在怪异的髓鞘,内层存在许多异常大神经元。免疫组化染色提示大多数异常神经元源自颗粒细胞,而非普肯耶细胞。本病可单独存在,也可合并 Cowden 综合征(多发错构瘤综合征)、巨脑、多指畸形、局部肥大、异位症及皮肤血管瘤。

(2)MRI 表现:MRI 显示小脑结构破坏和脑叶肿胀,边界清楚,无水肿。病变在 T1WI 呈低信号,在 T2WI 呈高信号,注射对比剂后无强化。脑叶结构存在,病灶呈条纹状(高低信号交替带)为本病特征(图 16-12)。可有邻近颅骨变薄,梗阻性脑积水。

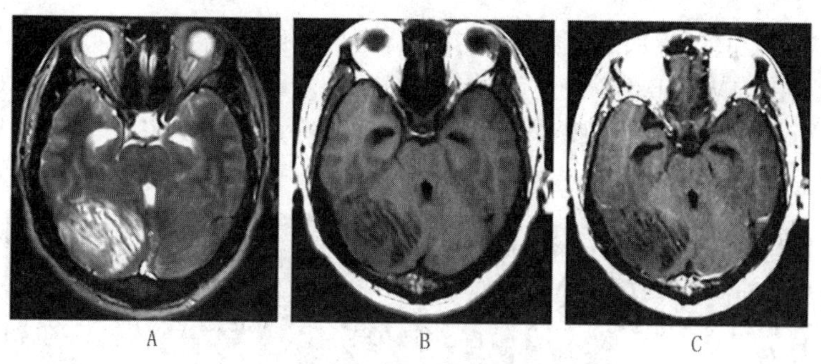

图 16-12 小脑发育不良性节细胞瘤

A、B.轴面 T2WI 及 T1WI 显示右侧小脑条纹状长 T1、长 T2 异常信号,边界清楚;C.轴面增强 T1WI 显示病变强化不明显

五、胚胎发育不良神经上皮肿瘤

1.临床表现与病理特征

胚胎发育不良神经上皮肿瘤(dysembryoplastic neuroepithelial tumor,DNET)多见于儿童和青少年,常于 20 岁之前发病。患者多表现为难治性癫痫,但无进行性神经功能缺陷。经手术切除 DNET 后,一般无需放疗或化疗,预后好。

2.MRI 表现

DNET 多位于幕上表浅部位,颞叶最常见,占 62%～80%,其次为额叶、顶叶和枕叶。外形多不规则,呈多结节融合脑回状,或局部脑回不同程度扩大,形成皂泡样隆起。MRI 平扫,在 T1WI 病灶常呈不均匀低信号,典型者可见多个小囊状更低信号区;在 T2WI 大多数肿瘤呈均匀高信号,如有钙化则显示低信号。病灶边界清晰,占位效应轻微,水肿少见(图 16-13),是本病影像特点。T1WI 增强扫描时,DNET 表现多样,多数病变无明显强化,少数可见结节样或点状强化。

六、脑膜瘤

1.临床表现与病理特征

肿瘤起病慢,病程长,可达数年之久。初期症状及体征可不明显,以后逐渐出现颅内高压及局部定位症状和体征。主要表现为剧烈头痛、喷射状呕吐、血压升高及眼底视乳头水肿。

脑膜瘤起源于蛛网膜颗粒的内皮细胞和成纤维细胞,是颅内最常见非胶质原发脑肿瘤,占颅内肿瘤的 15%～20%。常为单发,偶可多发。较大肿瘤可分叶。WHO 1989 年分类,根据细胞形态和组织学特征,将其分为脑膜细胞型、成纤维细胞型、过渡型、乳头型、透明细胞型、化生型脑膜瘤、脊索样脑膜瘤和富于淋巴浆细胞的脑膜瘤。

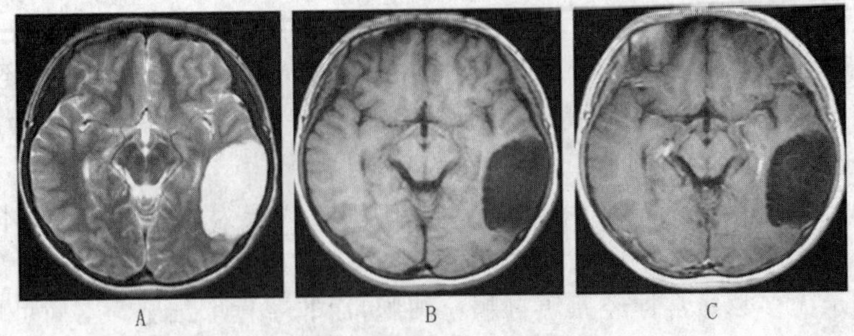

图 16-13 胚胎发育不良神经上皮肿瘤

A、B.轴面 T2WI 及 T1WI 显示左侧颞叶囊性异常信号，边界清楚，周边无水肿；C.轴面增强 T1WI 显示病变强化不明显

2.MRI 表现

多数脑膜瘤在 T1WI 和 T2WI 信号强度均匀，T1WI 呈灰质等信号或略低信号，T2WI 呈等或略高信号。少数信号不均匀，在 T1WI 可呈等信号、高信号、低信号。由于无血－脑屏障破坏，绝大多数在增强扫描 T1WI 呈均一强化，硬脑膜尾征对脑膜瘤的诊断特异性高达 81%(图 16-14)。MRI 可以显示脑脊液/血管间隙，广基与硬膜相连，骨质增生或受压变薄膨隆，邻近脑池、脑沟扩大，静脉窦阻塞等脑外占位征象。

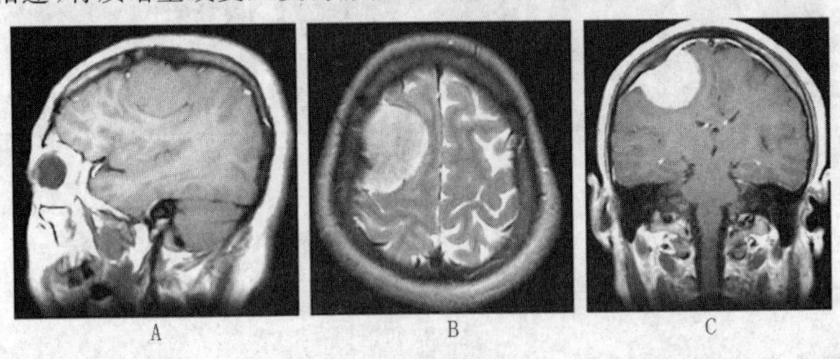

图 16-14 脑膜瘤

A、B.矢状面 T1WI 及轴面 T2WI 显示右侧额叶凸面等 T1、等 T2 占位病变，边界清楚，相邻皮质受压、移位；C.冠状面增强 T1WI 显示肿物明显均匀强化，可见硬膜“尾征”

约 15% 的脑膜瘤影像表现不典型，主要包括以下几种情况：①少数脑膜瘤可整个肿瘤钙化，即弥漫性钙化的沙粒型脑膜瘤，在 T1WI 和 T2WI 均呈低信号，增强扫描显示轻度强化；②囊性脑膜瘤；③多发性脑膜瘤，常见部位依次为大脑凸面、上矢状窦旁、大脑镰旁、蝶骨嵴、鞍上及脑室内。

3.鉴别诊断

常见部位的脑膜瘤，诊断不难。少见部位脑膜瘤须与其他肿瘤鉴别：

(1)位于大脑半球凸面、完全钙化的脑膜瘤应与颅骨致密骨肿瘤鉴别：增强 MRI 检查时，前者有强化，后者无强化。

(2)鞍上脑膜瘤主要应与突入鞍上的垂体巨腺瘤鉴别：以下征象提示脑膜瘤：鞍结节有骨硬化表现，无蝶鞍扩大，矢状面 MRI 显示肿瘤中心位于鞍结节上方而非垂体腺上方，鞍隔位置正常。

(3)侧脑室内脑膜瘤应与脉络丛乳头状瘤及室管膜瘤鉴别：鉴别要点：侧脑室内脉络丛乳头状瘤和室管膜瘤主要发生于儿童和少年，而脑膜瘤常见于中年人；脉络丛乳头状瘤可有脑脊液分泌过多，表现为脑室普遍扩大，而脑膜瘤仅有同侧侧脑室颞角扩大；脉络丛乳头状瘤表面常呈颗粒状，脑膜瘤边缘较圆滑；室管膜瘤强化欠均匀，脑膜瘤强化较均匀。

七、脉络丛肿瘤

1.临床表现与病理特征

脉络丛肿瘤(choroid plexus tumors,CPT)是指起源于脉络丛上皮细胞的肿瘤,WHO 中枢神经系统肿瘤分类(2007)将其分为良性的脉络丛乳头状瘤(choroid plexus papilloma,CPP)、非典型脉络丛乳头状瘤(atypical CPP)和恶性的脉络丛癌(choroid plexus carcinoma,CPC)三类,分属Ⅰ级、Ⅱ级和Ⅲ级肿瘤。绝大多数为良性,恶性仅占 10%~20%。CPT 好发部位与年龄有关,儿童多见于侧脑室,成人多见于第四脑室。脑室系统外发生时,最多见于桥小脑角区。CPT 的特征是脑积水,原因主要有:①肿瘤直接导致脑脊液循环通路梗阻(梗阻性脑积水);②脑脊液生成和吸收紊乱(交通性脑积水)。CPT 发生的脑积水、颅内压增高及局限性神经功能障碍多为渐进性,但临床上部分患者急性发病,应引起重视。

2.MRI 表现

MRI 检查多可见“菜花状”的特征性表现,肿瘤表面不光滑不平整,常呈粗糙颗粒状;而肿瘤信号无特征,在 T1WI 多呈低或等信号,在 T2WI 呈高信号,强化较明显(图 16-15)。CT 平扫多表现为等或略高密度病灶,类圆形,部分呈分叶状,边界清楚,增强扫描呈显著均匀强化。

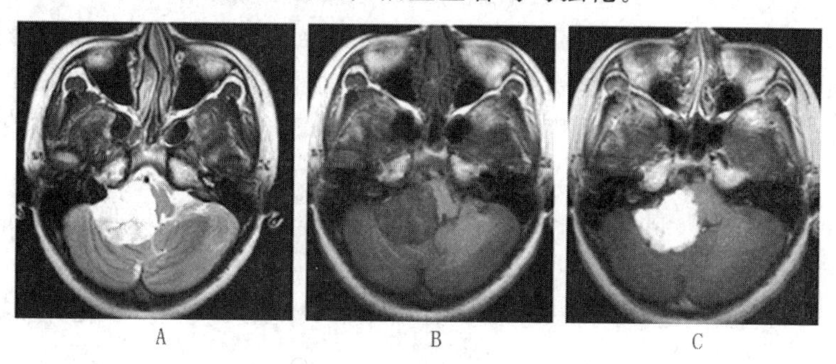

图 16-15　脉络丛乳头状瘤

A、B.轴面 T2WI 及 T1WI 显示肿瘤位于右侧桥小脑角区,信号欠均匀,“菜花状”外观,边界清楚;C.轴面增强 T1WI 显示肿物强化明显

3.鉴别诊断

(1)与室管膜瘤鉴别:后者囊变区较多见,且多有散在点、团状钙化,增强扫描时中等均匀或不均匀强化;发生于幕上者,年龄较大,发生于幕下者年龄较小,与前者正好相反。

(2)与脑室内脑膜瘤鉴别:后者除具有脑膜瘤典型特征外,脑积水不如前者显著,好发于成年女性,以侧脑室三角区多见。

八、髓母细胞瘤

1.临床表现与病理特征

髓母细胞瘤是一种高度恶性小细胞瘤,极易沿脑脊液通道转移。好发于小儿,特别是 10 岁左右儿童,约占儿童脑瘤的 20%。本病起病急,病程短,多在 3 个月之内。由于肿瘤推移与压迫第四脑室,导致梗阻性脑积水,故多数患者有明显颅内压增高。

肿瘤起源于原始胚胎细胞残余,多发生于颅后窝小脑蚓部,少数位于小脑半球。大体病理检查可见肿瘤呈灰红色或粉红色,柔软易碎,边界清楚,但无包膜,出血、钙化及坏死少。镜下肿瘤细胞密集,胞质少,核大且浓染,肿瘤细胞可排列成菊花团状。

2.MRI 表现

MRI 不仅能明确肿瘤大小、形态及其与周围结构的关系,还能与其他肿瘤鉴别诊断。MRI 检查时,肿瘤的实质部分多表现为长 T1、长 T2 信号,增强扫描时实质部分显著强化(图 16-16);第四脑室常被向前推移,变形变窄;大部分合并幕上脑室扩张及脑积水。MRI 较 CT 有一定优势,能清楚显示肿瘤与周围结构及脑干的关系；矢状面或冠状面 MRI 易显示沿脑脊液种植的病灶。

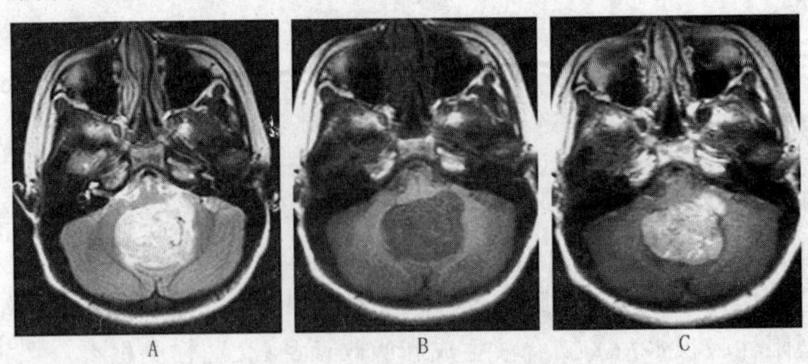

图 16-16 髓母细胞瘤

A、B.轴面 T2WI 及 T1WI 显示肿瘤位于小脑蚓部，形态欠规则，边界清楚，第四脑室前移；C.轴面增强 T1WI 显示肿物不均匀强化

3.鉴别诊断

本病需与星形细胞瘤、室管膜瘤、成血管细胞瘤及脑膜瘤相鉴别。

(1)星形细胞瘤：是儿童最常见的颅内肿瘤，其病灶大多位于小脑半球，肿块边缘形态欠规则，幕上脑室扩大较少见，T1WI 呈低信号，T2WI 呈高信号，增强扫描时不如髓母细胞瘤强化明显。

(2)室管膜瘤：位于第四脑室内，肿块周围可见脑脊液，呈环形线状包绕，肿瘤内囊变及钙化较多见，肿物信号常不均匀。

(3)脑膜瘤：第四脑室内脑膜瘤于 T1WI 呈等信号，T2WI 呈高信号，增强扫描时均匀强化，可见脑膜尾征。

(4)成血管细胞瘤：常位于小脑半球，表现为大囊小结节，囊壁无或轻度强化，壁结节明显强化。

九、生殖细胞瘤

1.临床表现与病理特征

生殖细胞瘤主要位于颅内中线位置，占颅内肿瘤的 11.5%，常见于松果体和鞍区，以松果体区最多。发生在基底核和丘脑者占 4%～10%。鞍区及松果体区生殖细胞瘤来源于胚胎时期神经管嘴侧部分的干细胞，而基底核及丘脑生殖细胞瘤来自第三脑室发育过程中异位的生殖细胞。

本病男性儿童多见，男女比例约 2.5∶1。好发年龄在 12～18 岁之间。早期无临床表现。肿瘤压迫周围组织时，出现相应神经症状。鞍区肿瘤主要出现视力下降、下丘脑综合征及尿崩症；松果体区出现上视不能、听力下降；基底核区出现偏瘫；垂体区出现垂体功能不全及视交叉、下丘脑受损表现。患者均可有头痛、恶心等高颅压表现。因松果体是一个神经内分泌器官，故肿瘤可能影响内分泌系统。性早熟与病变的部位和细胞种类相关。

2.MRI 表现

生殖细胞瘤的发生部位不同，MRI 表现也不相同。分述如下。

(1)松果体区：瘤体多为实质性，质地均匀，圆形、类圆形或不规则形态，可呈分叶状或在胼胝体压部有切迹，边界清楚。一般呈等 T1、等或稍长 T2 信号(图 16-17)。大多数瘤体显著强化，少数中度强化，强化多均匀。少数瘤体内有单个或多个囊腔，使强化不均匀。

(2)鞍区：根据肿瘤具体部位，分为三类。Ⅰ类：位于第三脑室内，包括从第三脑室底向上长入第三脑室，瘤体一般较大，常有出血、囊变和坏死。Ⅱ类：位于第三脑室底，仅累及视交叉、漏斗、垂体柄、视神经和视束，体积较小，形态多样。可沿漏斗垂体柄分布，呈长条状；或沿视交叉视束分布，呈椭圆形。一般无出血、囊变、坏死，MRI 多呈等或稍长 T1、稍长 T2 信号，明显或中等程度均匀强化。Ⅲ类：仅位于蝶鞍内，MRI 显示鞍内等 T1、等或长 T2 信号，明显或中度均匀强化。MRI 信号无特征，与垂体微腺瘤无法区别。

(3)丘脑及基底核区：肿瘤早期在 T1WI 为低信号，T2WI 信号均匀，显著均匀强化，无中线移位，边缘清晰。晚期易发生囊变、坏死和出血，MRI 多呈混杂 T1 和混杂长 T2 信号，不均匀强化。肿瘤体积较大，但占位效应不明显，瘤周水肿轻微。肿瘤可沿神经纤维束向对侧基底核扩散，出现斑片状强化；同侧大脑半球可有萎缩。

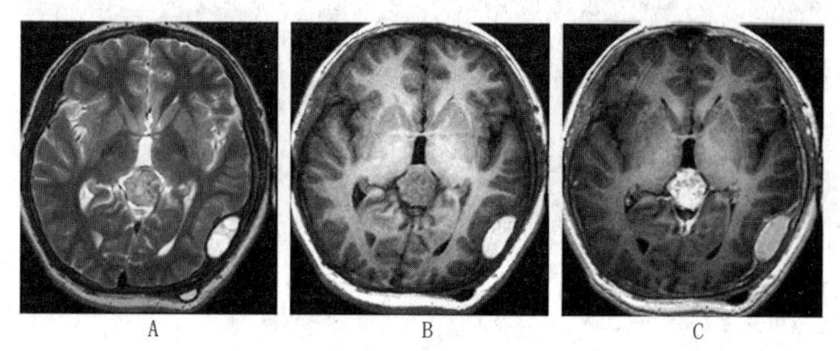

图 16-17 生殖细胞瘤

A、B.轴面 T2WI 及 T1WI 显示肿瘤位于第三脑室后部，类圆形，呈等 T1、等 T2 异常信号，信号欠均匀，边界清楚；C.轴面增强 T1WI 显示肿瘤强化明显，但不均匀

3.鉴别诊断

鞍区生殖细胞瘤主要累及神经垂体、垂体柄及下丘脑。瘤体较大时，易与垂体瘤混淆。垂体瘤也呈等 T1、等 T2 信号，但多为直立性生长，而生殖细胞瘤向后上生长，可资鉴别。瘤体仅于鞍内时，MRI 显示垂体饱满，后叶 T1 高信号消失，表现类似垂体微腺瘤。但垂体腺瘤为腺垂体肿瘤，瘤体较小时仍可见后叶 T1 高信号，可资鉴别。另外，如发现瘤体有沿垂体柄生长趋势，或增强扫描时仅见神经垂体区强化，均有助于生殖细胞瘤诊断。

十、原发性中枢神经系统淋巴瘤

1.临床表现与病理特征

中枢神经系统淋巴瘤曾有很多命名，包括淋巴肉瘤、网织细胞肉瘤、小胶质细胞瘤、非霍奇金淋巴瘤(NHL)等。肿瘤分原发性和继发性二类。原发性中枢神经系统淋巴瘤是指由淋巴细胞起源，且不存在中枢神经系统以外淋巴瘤病变。继发性中枢神经系统淋巴瘤是指原发于全身其他部位，后经播散累及中枢神经系统。近年来，根据免疫功能状态，又将淋巴瘤分为免疫功能正常及免疫功能低下型。后者主要与人体免疫缺陷病毒(HIV)感染，器官移植后免疫抑制剂使用及先天遗传性免疫缺陷有关。

中枢神经系统淋巴瘤可在任何年龄发病，高峰在 40～50 岁。有免疫功能缺陷者发病年龄较早。男性多于女性，比例为 2∶1。临床症状包括局灶性神经功能障碍，如无力、感觉障碍、步态异常或癫痫发作。非局灶性表现包括颅内压增高，如头痛、呕吐、视乳头水肿，或认知功能进行性下降。

2.MRI 表现

中枢神经系统淋巴瘤主要发生在脑内，病灶大多位于幕上，以深部白质为主要部位。多数病灶邻近脑室。病灶形态多为团块状，较典型表现如同“握拳”者。位于胼胝体压部的病灶沿纤维构形，形如蝴蝶，颇具特征(图 16-18)。瘤周水肿的高信号不仅表示该部位脑间质水分增加，还有肿瘤细胞沿血管周围间隙浸润播散的成分。另一特征为瘤周水肿与肿瘤体积不一致。多数肿瘤体积相对较大，具有较明显占位效应，但周边水肿相对轻微。非免疫功能低下者发生淋巴瘤时，瘤体内囊变、坏死少见。本病也可发生在中枢神经系统的其他部位，脑外累及部位包括颅骨、颅底、脊髓等。

3.鉴别诊断

中枢神经系统淋巴瘤的鉴别诊断主要包括以下疾病：

(1)转移癌：多位于灰白质交界处，MRI 多为长 T1、长 T2 信号，而淋巴瘤多为低或等 T1、等 T2 信号；注射对比剂后，转移癌呈结节状明显强化，病灶较大者常有中心坏死，而在淋巴瘤相对少见；转移癌周围水肿明显，一些患者有中枢神经系统以外肿瘤病史。

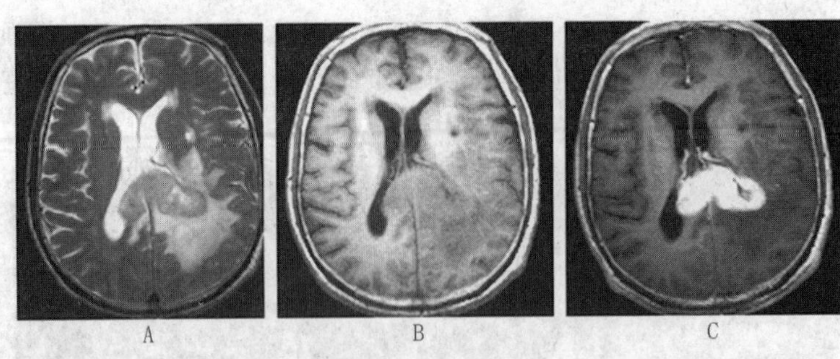

图 16-18 淋巴瘤

A、B.轴面 T2WI 及 T1WI 显示肿瘤位于胼胝体压部，累及双侧侧脑室枕角，周边可见水肿；C.轴面增强 T1WI 显示瘤体形似蝴蝶，强化明显，边界清楚

(2)胶质瘤：MRI 多为长 T1、长 T2 信号，浸润性生长特征明显，境界不清，某些类型胶质瘤(如少枝胶质细胞瘤)可有钙化，而中枢神经系统淋巴瘤很少钙化。胶质母细胞瘤强化多不规则，呈环形或分枝状。

(3)脑膜瘤：多位于脑表面邻近脑膜部位，形态类圆形，边界清楚，有周围灰质推挤征象。而在中枢神经系统的淋巴瘤少见这种现象。脑膜瘤特征为 CT 高密度，MRI 等 T1、等 T2 信号；注射对比剂后均匀强化，有脑膜增强“尾征”。

(4)感染性病变：发病年龄相对年轻，部分有发热病史。MRI 增强扫描时，细菌性感染病变多为环状强化，多发性硬化多为斑块状强化。近年来 HIV 感染上升，由此引起的免疫功能低下型淋巴瘤增多，此淋巴瘤病灶常多发，环状强化多见，肿瘤中心坏死多见。

十一、垂体瘤

1.临床表现与病理特征

垂体腺瘤是常见良性肿瘤，起源于脑腺垂体，系脑外肿瘤，约占颅内肿瘤的 10%。发病年龄，一般在 20～70 岁，高峰在 40～50 岁，10 岁以下罕见。临床症状包括占位效应所致非特异性头痛、头晕、视力下降、视野障碍等。根据分泌的激素水平不同，可有不同内分泌紊乱症状。PRL 腺瘤表现为月经减少、闭经、泌乳等。ACTH 及 TSH 腺瘤对垂体正常功能影响最严重，引起肾上腺功能不全及继发甲状腺功能低下。GH 腺瘤表现为肢端肥大症。部分患者临床表现不明显。

依据生物学行为，垂体腺瘤分为侵袭性垂体腺瘤和微腺瘤。垂体腺瘤生长、突破包膜，并侵犯邻近的硬脑膜、视神经、骨质等结构时称为侵袭性垂体腺瘤。后者的组织学形态属于良性，而生物学特征却似恶性肿瘤，且其细胞形态大部分与微腺瘤无法区别。直径小于 10 mm 者称为微腺瘤。

2.MRI 表现

肿块起自鞍内，T1WI 多呈中等或低信号，当有囊变、出血时呈更低或高信号。T2WI 多呈等或高信号，有囊变、出血时信号更高且不均匀。增强扫描时，除囊变、出血、钙化区外，肿瘤均有强化。

MRI 显示垂体微腺瘤具有优势。诊断依据可参考：典型临床表现，实验室化验检查有相关内分泌异常；高场强 3 mm 薄层 MRI 示垂体内局限性信号异常(低、中信号为主)；鞍底受压侵蚀、垂体柄偏移；垂体上缘局限性不对称性隆起、垂体高度异常。依据病灶部位，可对各种微腺瘤进行功能诊断。腺垂体内 5 种主要内分泌细胞通常按功能排列：分泌 PRL 和 GH 的细胞位于两侧，分泌 TSH 和促性腺激素的细胞位于中间；分泌 ACTH 的细胞主要在中间偏后部位。这种解剖关系与垂体腺瘤的发生率相符。注射 Gd-DTPA 后即刻扫描，微腺瘤的低信号与正常垂体组织对比明显，冠状面 T1WI 显示更清晰(图 16-19)。在动态增强扫描早期，肿瘤信号低于正常垂体信号，晚期信号强度则高于或等于正常垂体信号。

MRI 可预测肿瘤侵袭与否。垂体腺瘤浸润性生长的指征包括：垂体腺瘤突破鞍底，向蝶窦内突出；海绵窦正常形态消失，边缘向外膨隆，海绵窦与肿瘤间无明显分界，在增强扫描早期见肿瘤强化等海绵窦受侵表现(图 16-20)；颈内动脉被包绕，管径缩小、变窄，或颈内动脉分支受累；斜坡骨质信号异常，边缘不光整等表现。

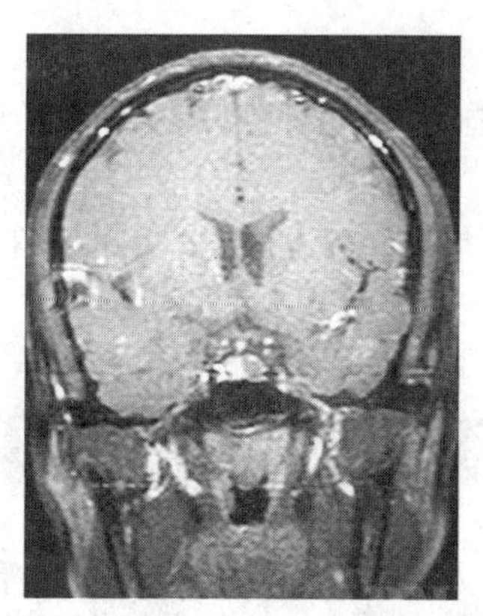

图 16-19 垂体微腺瘤

冠状面动态增强扫描 MRI 显示垂体膨隆,左侧强化延迟

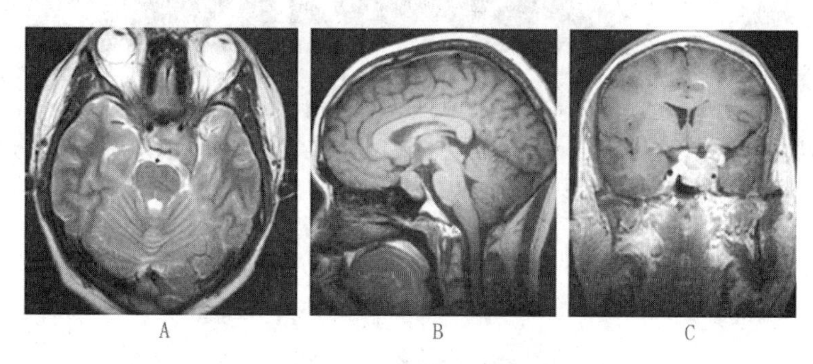

图 16-20 侵袭性垂体瘤

A.轴面 T2WI 显示肿瘤为等 T2 信号,累及左侧海绵窦;B.矢状面 T1WI 显示肿瘤位于鞍内及鞍上,触及视交叉;C.冠状面增强 T1WI 显示鞍底下陷,相邻结构受累

3.鉴别诊断

绝大多数垂体大腺瘤具有典型 MRI 表现,可明确诊断。但鞍内颅咽管瘤及鞍上脑膜瘤与巨大侵袭性生长的垂体腺瘤有时鉴别较难。

(1)颅咽管瘤:鞍内颅咽管瘤,或对来源于鞍内、鞍上不甚明确时,以下征象有利于颅咽管瘤诊断:①MRI 显示囊性信号区,囊壁相对较薄,伴有或不伴有实质性部分;②CT 显示半数以上囊壁伴蛋壳样钙化,或瘤内斑状钙化;③在 T1WI 囊性部分呈现高信号,或含有高、低信号成分,而垂体腺瘤囊变部分为低信号区。

(2)鞍上脑膜瘤:脑膜瘤在 MRI 信号强度及强化表现方面颇似垂体瘤。少数鞍上脑膜瘤可向鞍内延伸,长入视交叉池,与垂体瘤难以区分。以下 MRI 所见有利于脑膜瘤诊断:①显示平直状鞍隔,无"腰身征";②鞍结节或前床突有骨质改变;③肿瘤内存在流空信号,尤其是显示肿瘤内血管蒂,为脑膜瘤佐证。

十二、神经鞘瘤

1.临床表现与病理特征

神经鞘瘤来源于神经鞘膜的施万细胞,是可以发生于人体任何部位的良性肿瘤,25%~45%在头颈部。脑神经发生的肿瘤中,以神经鞘瘤多见,以听神经、三叉神经发生率最高。颅后窝是Ⅳ~Ⅻ对脑神经起源或脑神经出颅前经过的区域,脑神经肿瘤大部分发生于此。这些肿瘤的临床症状与相应脑神经的吻合性不高,肿瘤可能表现为其他脑神经和小脑的症状。仅从临床角度考虑,有时难以准确判断肿瘤的真正起源。

神经鞘瘤的病理特征是肿瘤于神经干偏心生长,有完整包膜,瘤内组织黄色,质脆。生长过大时,瘤体可出现液化和囊变。瘤细胞主要是梭形 Schwan 细胞,按其排列方式分为 Antoni A 型和 Antoni B 型,以前者为主。

2.MRI 表现

MRI 为颅后窝神经肿瘤检查的首选。大多数神经鞘瘤诊断不难。因为大多数肿瘤边界清楚，MRI 提示脑实质外肿瘤，且多数肿瘤为囊实性。神经鞘瘤 MRI 信号的特点是，T1WI 实性部分呈等或稍低信号，囊性部分呈低信号；T2WI 实性部分呈稍高或高信号，囊性部分信号更高；增强扫描时，实性部分明显强化，囊性部分不强化，肿瘤整体多呈环状或不均匀强化(图 16-21)。小于 1.5 cm 的鞘瘤可呈均匀实性改变，且与相应脑神经关系密切，有助于诊断。

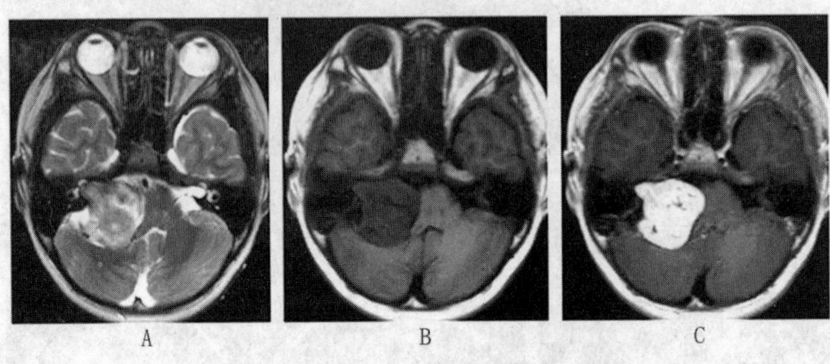

图 16-21　听神经瘤

A、B.轴面 T2WI 及 T1WI 显示肿瘤位于右侧桥小脑角区，呈等 T1、混杂 T2 信号，形态不规则，右侧听神经明显增粗；C.轴面增强 T1WI 显示肿瘤明显强化，边界清楚，瘤内可见坏死灶

(王　宁)

第四节　脑血管疾病 MR 诊断

一、高血压脑出血

1.临床表现与病理特征

高血压脑动脉硬化为脑出血的常见原因，出血多位于幕上，小脑及脑干出血少见。患者多有明确病史，突然发病，出血量一般较多，幕上出血常见于基底核区，也可发生在其他部位。脑室内出血常与尾状核或基底神经节血肿破入脑室有关，影像学检查显示脑室内血肿信号或密度，并可见液平面。脑干出血以脑桥多见，由动脉破裂所致，由于出血多，压力较大，可破入第四脑室。

2.MRI 表现

高血压动脉硬化所致脑内血肿的影像表现与血肿发生时间密切相关。对于早期脑出血，CT 显示优于 MRI。急性期脑出血，CT 表现为高密度，尽管由于颅底骨性伪影使少量幕下出血有时难以诊断，但大多数脑出血可清楚显示，一般出血后 6～8 周，由于出血溶解，在 CT 表现为脑脊液密度。血肿的 MRI 信号多变，并受多种因素影响，除血红蛋白状态外，其他因素包括磁场强度、脉冲序列、红细胞状态、凝血块的时间、氧合作用等。

MRI 的优点是可以观察出血的溶解过程。了解出血的生理学改变，是理解出血信号在 MRI 变化的基础。简单地说，急性出血由于含氧合血红蛋白及脱氧血红蛋白，在 T1WI 呈等至轻度低信号，在 T2WI 呈灰至黑色(低信号)；亚急性期出血(一般指 3 天～3 周)由于正铁血红蛋白形成，在 T1WI 及 T2WI 均呈高信号(图 16-22)。随着正铁血红蛋白被巨噬细胞吞噬、转化为含铁血黄素，在 T2WI 可见在血肿周围形成一低信号环。以上出血过程的 MRI 特征，在高场强磁共振仪显像时尤为明显。

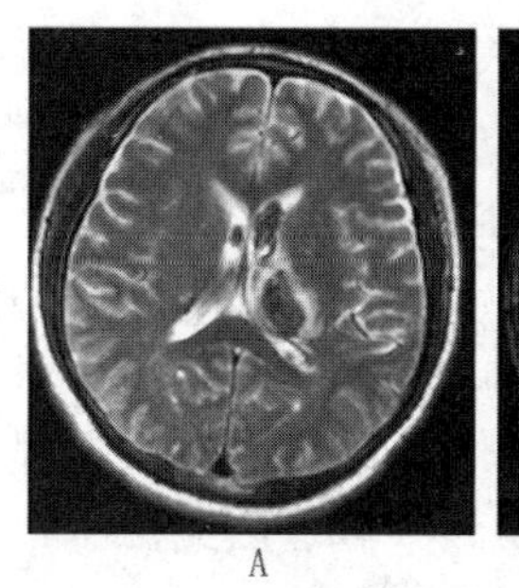
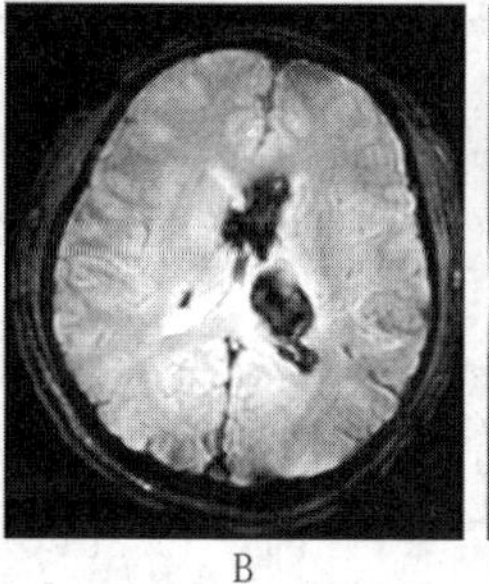
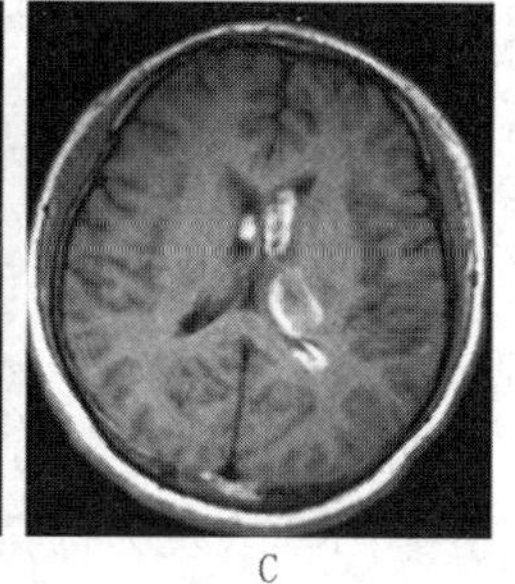

A　　B　　C

图 16-22　脑出血

A.轴面 T2WI；B.轴面梯度回波像；C.轴面 T1WI；MRI 显示左侧丘脑血肿，破入双侧侧脑室体部和左侧侧脑室枕角

二、超急性期脑梗死与急性脑梗死

1.临床表现与病理特征

脑梗死是常见疾病，具有发病率、死亡率和致残率高的特点，严重威胁人类健康。伴随着脑梗死病理生理学的研究进展，特别是提出"半暗带"概念和开展超微导管溶栓治疗后，临床需要在发病的超急性期及时明确诊断，并评价缺血脑组织血流灌注状态，以便选择最佳治疗方案。

MRI 检查是诊断缺血性脑梗死的有效方法。发生在 6 小时内的脑梗死称为超急性期脑梗死。梗死发生 4 小时后，由于病变区持续性缺血缺氧，细胞膜离子泵衰竭，发生细胞毒性脑水肿。6 小时后，血－脑屏障破坏，继而出现血管源性脑水肿，脑细胞出现坏死。1～2 周后，脑水肿逐渐减轻，坏死脑组织液化，梗死区出现吞噬细胞，清除坏死组织。同时，病变区胶质细胞增生，肉芽组织形成。8～10 周后，形成囊性软化灶。少数缺血性脑梗死在发病 24～48 小时后，可因血液再灌注，发生梗死区出血，转变为出血性脑梗死。

2.MRI 表现

常规 MRI 用于诊断脑梗死的时间较早。但由于常规 MRI 特异性较低，往往需要在发病 6 小时以后才能显示病灶，而且不能明确病变的范围及半暗带大小，也无法区别短暂性脑缺血发作（TIA）与急性脑梗死，因此其诊断价值受限。随着 MRI 成像技术的发展，功能性磁共振检查提供了丰富的诊断信息，使缺血性脑梗死的诊断有了突破性进展。

在脑梗死超急性期，T2WI 上脑血管出现异常信号，表现为正常的血管流空效应消失。T1WI 增强扫描时，出现动脉增强的影像，这是最早的表现。它与脑血流速度减慢有关，此征象在发病 3～6 小时即可发现。血管内强化一般出现在梗死区域及其附近，皮质梗死较深部白质梗死更多见。基底核、丘脑、内囊、大脑脚的腔隙性梗死一般不出现血管内强化，大范围的脑干梗死有时可见血管内强化。

由于脑脊液的流动伪影及与相邻脑皮质产生的部分容积效应，常规 T2WI 不易显示位于大脑皮质灰白质交界处、岛叶及脑室旁深部脑白质的病灶，且不易鉴别脑梗死分期。FLAIR 序列由于抑制脑脊液信号，同时增加 T2 权重成分，背景信号减低，使病灶与正常组织的对比显著增加，易于发现病灶。FLAIR 序列的另一特点是可鉴别陈旧与新鲜梗死灶。陈旧与新鲜梗死灶在 T2WI 均为高信号。而在 FLAIR 序列，由于陈旧梗死灶液化，内含自由水，T1 值与脑脊液相似，故软化灶呈低信号，或低信号伴周围环状高信号；新鲜病灶含结合水，T1 值较脑脊液短，呈高信号。但 FLAIR 序列仍不能对脑梗死做出精确分期，同时对于＜6 小时的超急性期病灶，FLAIR 的检出率也较差。DWI 技术在脑梗死中的应用解决了这一问题。

DWI 对缺血改变非常敏感，尤其是超急性期脑缺血。脑组织急性缺血后，由于缺血、缺氧、Na^+-K^+-ATP 酶泵功能降低，导致钠水滞留，首先引起细胞毒性水肿，水分子弥散运动减慢，表现为 ADC 值下降，继而出现血管源性水肿，随后细胞溶解，最后形成软化灶。相应地在急性期 ADC 值先降低后逐渐回升，在亚急性期 ADC 值多数降低。DWI 图与 ADC 图的信号表现相反，在 DWI 弥散快（ADC 值高）的组织呈低信号，弥散慢（ADC 值低）的组织呈高信号。人脑发病后 2 小时即可在 DWI 发现直径 4 mm 的腔隙性病灶。急性期病例 T1WI 和 T2WI 均可正常，FLAIR 部分显示病灶，而在 DWI 均可见脑神经体征相对应区域的高信号。发病 6～24 小时后，T2WI 可发现病灶，但病变范围明显小于 DWI，信号强度明显低于 DWI。发病 24～72 小时后，DWI 与 T1WI、T2WI、FLAIR 显示的病变范围基本一致。72 小时后进入慢性期，随诊观察到 T2WI 仍呈高信号，而病灶在 DWI 信号下降，且在不同病理进程中信号表现不同。随时间延长，DWI 信号继续下降，表现为低信号，此时 ADC 值明显升高。因此，DWI 不仅能对急性脑梗死定性分析，还可通过计算 ADC 与 rADC 值作定量分析，鉴别新鲜和陈旧脑梗死，评价疗效及预后。

DWI、FLAIR、T1WI、T2WI 敏感性比较：对于急性脑梗死，FLAIR 序列敏感性高，常早于 T1WI、T2WI 显示病变，此时 FLAIR 成像可取代常规 T2WI；DWI 显示病变更为敏感，病变与正常组织间的对比更高，所显示的异常信号范围均不同程度大于常规 T2WI 和 FLAIR 序列，因此 DWI 敏感性最高。但 DWI 空间分辨率相对较低，磁敏感性伪影影响显示颅底部病变（如颞极、额中底部、小脑），而 FLAIR 显示这些部位的病变较 DWI 清晰。DWI 与 FLAIR 技术在评价急性脑梗死病变中具有重要的临床价值，二者结合应用能准确诊断早期梗死，鉴别新旧梗死病灶，指导临床溶栓灌注治疗。

PWI 显示脑梗死病灶比其他 MRI 更早，且可定量分析 CBF。在大多数病例，PWI 与 DWI 表现存在一定差异。在超急性期，PWI 显示的脑组织血流灌注异常区域大于 DWI 的异常信号区，且 DWI 显示的异常信号区多位于病灶中心。缺血半暗带是指围绕异常弥散中心的周围正常弥散组织，它在急性期灌注减少，随病程进展逐渐加重。如不及时治疗，于发病几小时后，DWI 所示异常信号区域将逐渐扩大，与 PWI 所示血流灌注异常区域趋于一致，最后发展为梗死灶。同时应用 PWI 和 DWI，有可能区分可恢复性缺血脑组织与真正的脑梗死（图 16-23、图 16-24）。

MRS 可区分水质子信号与其他化合物或原子中质子产生的信号，使脑梗死的研究达到细胞代谢水平。这有助于理解脑梗死的病理生理变化，早期诊断，判断预后和疗效。急性脑梗死 31P－MRS 主要表现为 PCr 和 ATP 下降，Pi 升高，同时 pH 值降低。发病后数周 ^{31}P－MRS 的异常信号改变可反映梗死病变不同演变的代谢状况。脑梗死发生 24 小时内，^{1}H－MRS 显示病变区乳酸持续性升高，这与葡萄糖无氧酵解有关。有时可见 NAA 降低，或因髓鞘破坏出现 Cho 升高。

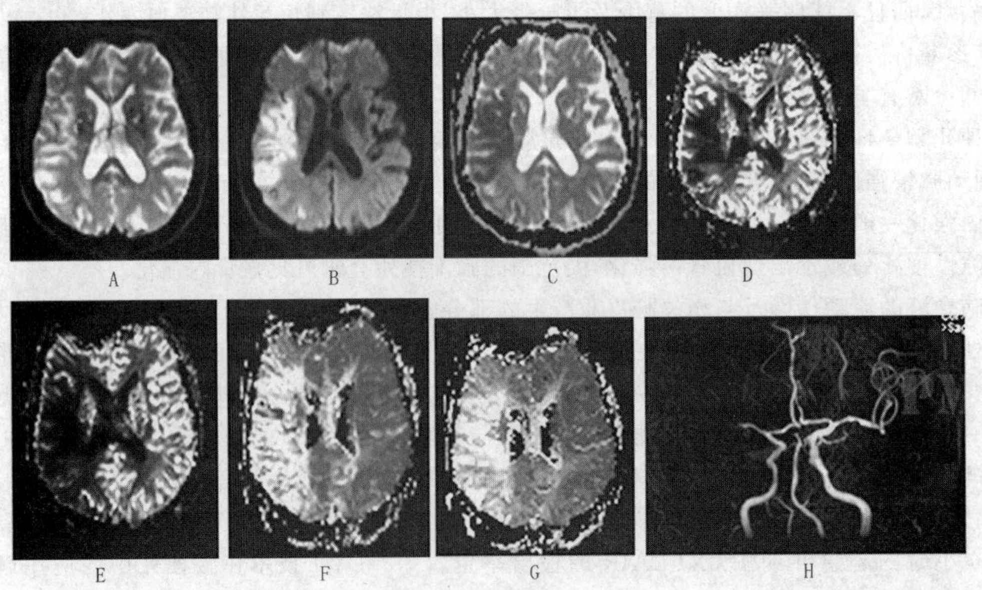

图 16-23　超急性期脑梗死

A.轴面 DWI（b＝0），右侧大脑中动脉分布区似见高信号；B.DWI（b＝1500）显示右侧大脑中动脉分布区异常高信号；C.ADC 图显示相应区域低信号；D.PWI 显示 CBF 减低；E.PWI 显示 CBV 减低；F.PWI 显示 MTT 延长；G.PWI 显示 TTP 延长；H.MRA 显示右侧 MCA 闭塞

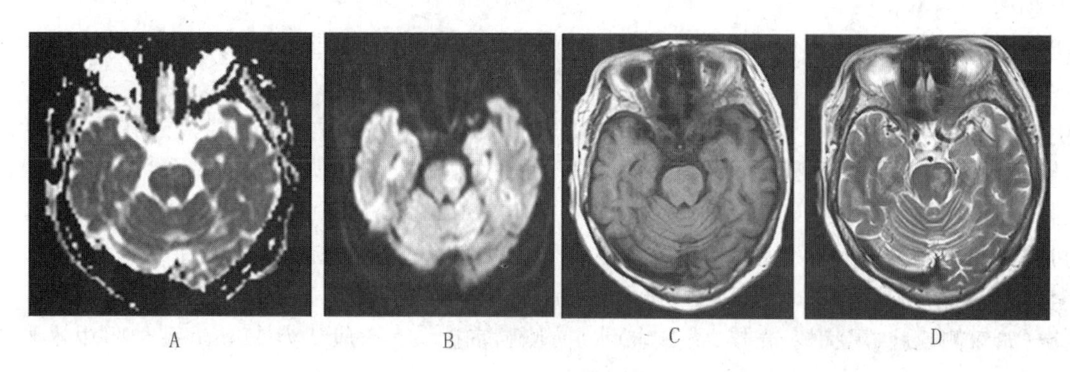

图 16-24 脑桥急性脑梗死

A.轴面 ADC 图未见明显异常信号；B.DWI 显示左侧脑桥异常高信号；
C.轴面 T1WI，左侧脑桥似见稍低信号；D.在 T2WI，左侧脑桥可见稍高信号

三、静脉窦闭塞

1.临床表现与病理特征

脑静脉窦血栓是一种特殊类型的脑血管病，分为非感染性与感染性两大类。前者多由外伤、消耗性疾病、某些血液病、妊娠、严重脱水、口服避孕药等所致，后者多继发于头面部感染，以及化脓性脑膜炎、脑脓肿、败血症等疾病。主要临床表现为颅内高压，如头痛、呕吐、视力下降、视乳头水肿、偏侧肢体无力、偏瘫等。

本病发病机制和病理变化不同于动脉血栓形成，脑静脉回流障碍和脑脊液吸收障碍是主要改变。若静脉窦完全阻塞并累及大量侧支静脉，或血栓扩展到脑皮质静脉时，出现颅内压增高和脑静脉、脑脊液循环障碍，导致脑水肿、出血、坏死。疾病晚期，严重的静脉血流淤滞和颅内高压将继发动脉血流减慢，导致脑组织缺血、缺氧，甚至梗死。因此，临床表现多样性是病因及病期不同、血栓范围和部位不同，以及继发脑内病变综合作用的结果。

2.MRI 表现

MRI 诊断静脉窦血栓有一定优势，一般不需增强扫描。MRV 可替代 DSA 检查。脑静脉窦血栓最常发生于上矢状窦，根据形成时间长短，MRI 表现复杂多样(图 16-25)，给诊断带来一定困难。急性期静脉窦血栓通常在 T1WI 呈中等或明显高信号，T2WI 显示静脉窦内极低信号，而静脉窦壁呈高信号。随着病程延长，T1WI 及 T2WI 均呈高信号；有时在 T1WI，血栓边缘呈高信号，中心呈等信号，这与脑内血肿的演变一致。T2WI 显示静脉窦内流空信号消失，随病程发展甚至萎缩、闭塞。

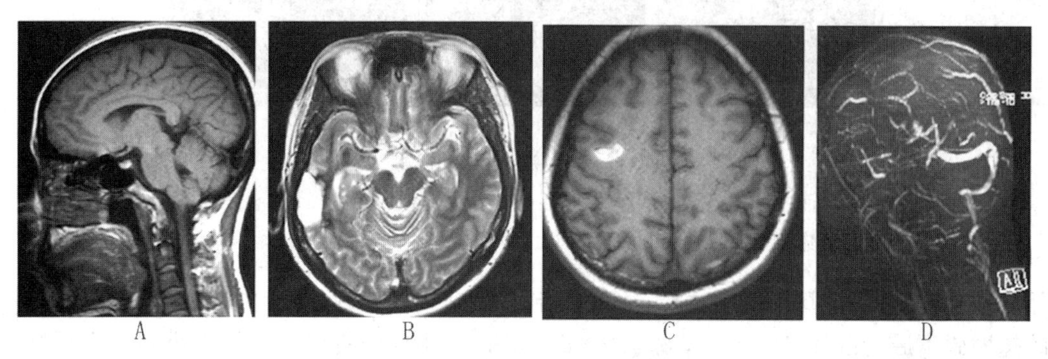

图 16-25 静脉窦闭塞

A.矢状面 T1WI 显示上矢状窦中后部异常信号；B.轴面 T2WI 显示右颞部长 T2 信号，周边见低信号(含铁血红素沉积)；C.轴面 T1WI 显示右额叶出血灶；D.MRV 显示上矢状窦、右侧横窦及乙状窦闭塞

需要注意，缩短 TR 时间可使正常人脑静脉窦在 T1WI 信号增高，与静脉窦血栓混淆。由于磁共振的流入增强效应，在 T1WI 正常人脑静脉窦可由流空信号变为明亮信号，与静脉窦血栓表现相同。另外，血流缓慢可使静脉窦信号强度增高；颞静脉存在较大逆流，可使部分发育较小的横窦呈高信号；乙状窦和颈

静脉球内的涡流也常在SE图像呈高信号。因此，对于疑似病例，应通过延长TR时间、改变扫描层面，以及MRV检查进一步鉴别。

MRV可反映脑静脉窦的形态和血流状态，对诊断静脉窦血栓具有一定优势。静脉窦血栓的直接征象为受累静脉窦闭塞、不规则狭窄和充盈缺损。由于静脉回流障碍，常见脑表面及深部静脉扩张、静脉血淤滞及侧支循环形成。但是，当存在静脉窦发育不良时，MRI及MRV诊断本病存在困难。对比剂增强MRV可得到更清晰的静脉图像，弥补这方面的不足。大脑除了浅静脉系统，还有深静脉系统。后者由Galen静脉和基底静脉组成。增强MRV显示深静脉比MRV更清晰。若Galen静脉形成血栓，可见局部引流区域(如双侧丘脑、尾状核、壳核、苍白球)水肿，侧脑室扩大。一般认为Monro孔梗阻由水肿造成，而非静脉压升高所致。

四、动脉瘤

1.临床表现与病理特征

脑动脉瘤是脑动脉的局限性扩张，发病率较高。患者主要症状有出血、局灶性神经功能障碍、脑血管痉挛等。绝大多数囊性动脉瘤是先天性血管发育不良和后天获得性脑血管病变共同作用的结果，此外，创伤和感染也可引起动脉瘤，高血压、吸烟、饮酒、滥用可卡因、避孕药、某些遗传因素也被认为与动脉瘤形成有一定关系。

动脉瘤破裂危险因素包括瘤体大小、部位、形状、多发、性别、年龄等。瘤体大小是最主要因素，基底动脉末端动脉瘤最易出血，高血压、吸烟、饮酒增加破裂危险性。32%～52%的蛛网膜下腔出血为动脉瘤破裂引起。治疗时机不同，治疗方法、预后和康复差别很大。对于未破裂的动脉瘤，目前主张早期诊断及早期外科手术。

2.MRI表现

动脉瘤在MRI呈边界清楚的低信号，与动脉相连。血栓形成后，动脉瘤可呈不同信号强度(图16-26)，据此可判断血栓的范围、瘤腔的大小及是否并发出血。瘤腔多位于动脉瘤的中央，呈低信号，如血液滞留可呈高信号。血栓因血红蛋白代谢阶段不同，其信号也不同。

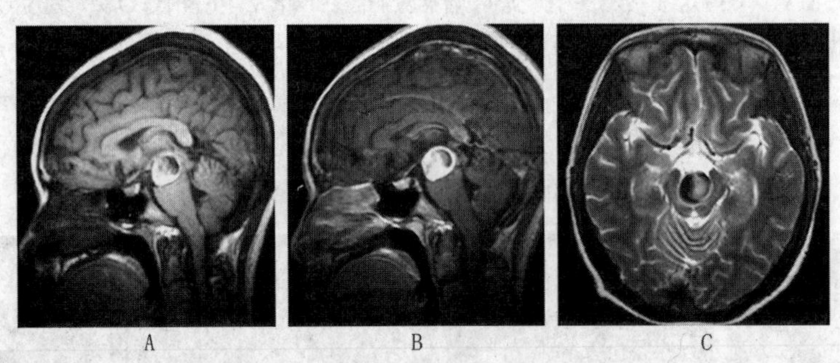

图16-26 基底动脉动脉瘤

A.矢状面T1WI显示脚间池圆形混杂信号，可见流动伪影；B.增强T1WI可见动脉瘤瘤壁强化明显；C.轴面T2WI显示动脉瘤内混杂低信号

动脉瘤破裂时常伴蛛网膜下腔出血。两侧大脑间裂的蛛网膜下腔出血常与前交通动脉瘤破裂有关，外侧裂的蛛网膜下腔出血常与大脑中动脉动脉瘤破裂有关，第四脑室内血块常与小脑后下动脉动脉瘤破裂有关，第三脑室或双侧侧脑室内血块常与前交通动脉瘤和大脑中动脉动脉瘤破裂有关。

五、血管畸形

1.临床表现与病理特征

血管畸形与胚胎发育异常有关，包括动静脉畸形、毛细血管扩张症、海绵状血管瘤(最常见的隐匿性血管畸形)、脑静脉畸形或静脉瘤等。各种脑血管畸形中，动静脉畸形最常见，为迂曲扩张的动脉直接与静脉相连，中间没有毛细血管。畸形血管团大小不等，多发于大脑中动脉系统，幕上多于幕下。由于动静脉畸形存在动静脉短路，使局部脑组织呈低灌注状态，形成缺血或梗死。畸形血管易破裂，引起自发性出血。临床表现为癫痫发作、血管性头痛、进行性神经功能障碍等。

2.MRI 表现

脑动静脉畸形时，MRI 显示脑内流空现象，即低信号环状或线状结构(图 16-27)，代表血管内高速血流。在注射 Gd 对比剂后，高速血流的血管通常不增强，而低速血流的血管往往明显增强。GRE 图像有助于评价血管性病变。CT 可见形态不规则、边缘不清楚的等或高密度点状、弧线状血管影，钙化。

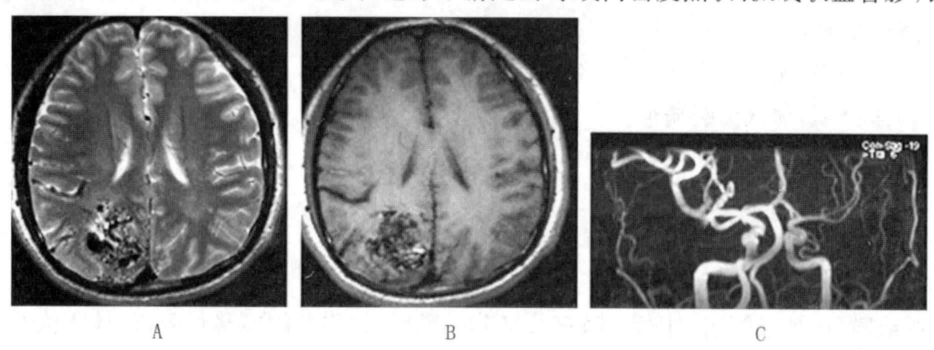

A　　B　　C

图 16-27　**动静脉畸形**

A.轴面 T2WI 显示右顶叶混杂流空信号及增粗的引流静脉；B.轴面 T1WI 显示团状混杂信号；C.MRA 显示异常血管团、供血动脉、引流静脉

中枢神经系统的海绵状血管瘤并不少见。典型 MRI 表现为，在 T1WI 及 T2WI，病变呈高信号或混杂信号，部分病例可见桑葚状或网络状结构；在 T2WI，病灶周边由低信号的含铁血黄素构成。在 GRE 图像，因磁敏感效应增加，低信号更明显，可以提高小海绵状血管瘤的检出率。MRI 的诊断敏感性、特异性及对病灶结构的显示均优于 CT。部分海绵状血管瘤具有生长趋势，MRI 随诊可了解其演变情况。毛细血管扩张症也是脑出血的原因之一。CT 扫描及常规血管造影时，往往为阴性结果。MRI 检查显示微小灶性出血，提示该病；由于含有相对缓慢的血流，注射对比剂后可见病灶增强。

脑静脉畸形或静脉瘤较少引起脑出血，典型 MRI 表现为注射 Gd 对比剂后，病灶呈“水母头”样，经中央髓静脉引流(图 16-28)。合并海绵状血管瘤时，可有出血表现。注射对比剂前，较大的静脉分支在 MRI 呈流空低信号。有时，质子密度像可见线样高或低信号。静脉畸形的血流速度缓慢，MRA 成像时如选择恰当的血流速度，常可显示病变。血管造影检查时，动脉期表现正常，静脉期可见扩张的髓静脉分支。

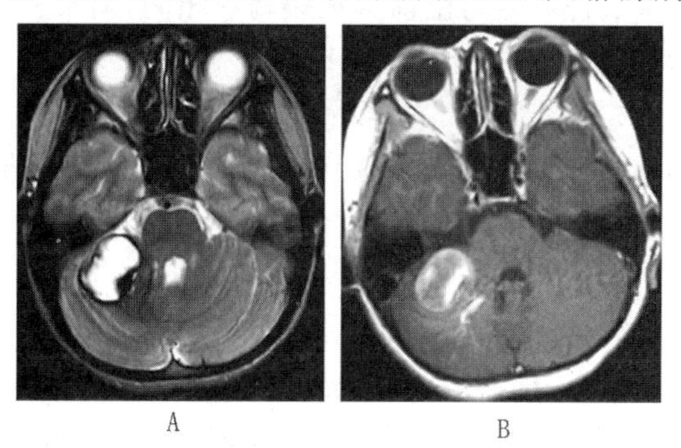

A　　B

图 16-28　**静脉畸形**

A.轴面 T2WI 显示右侧小脑异常高信号，周边有含铁血黄素沉积(低信号环)；B.轴面 T1WI 增强扫描，可见团状出血灶及“水母头”样静脉畸形

(李　冬)

第五节 先天性疾病 MR 诊断

中枢神经系统畸形有多种分类方法。可按发育阶段分类，或以器官形成障碍、组织发生障碍及细胞发生障碍分类。各种类别互有交叉，各类畸形有时并存。

1.按发育阶段分类

(1)妊娠 3～4 个周：无脑畸形、Chiari 畸形、脊髓裂。

(2)妊娠 4～8 个周：前脑无裂畸形。

(3)妊娠 2～4 个月：神经皮肤综合征。

(4)妊娠 3～6 个月：移行障碍。

(5)妊娠 6 个月～出生后：髓鞘形成障碍。

2.按器官形成，组织及细胞发生障碍分类

(1)器官形成障碍：神经管闭合障碍、脑室及脑分裂障碍、脑沟及细胞移行障碍、体积大小异常、破坏性病变。

(2)组织发生障碍：结节性硬化、神经纤维瘤病、Sturge－Weber 综合征。

(3)细胞发生障碍：先天性代谢性异常、脑白质营养不良。

在各种中枢神经系统的畸形中，10％的颅内畸形由染色体异常所致，10％与有害的宫内环境(如感染)有关，20％与遗传有关，其余 60％原因不明。许多中枢神经系统畸形可通过神经影像学检查做出诊断，分述如下。

一、脑发育不全畸形

1.脑沟、裂、回发育畸形

(1)全前脑无裂畸形：属于前脑无裂畸形的最严重形式，与染色体 13、18 三倍体有关。MRI 可见大脑呈小圆球形，中央为单一脑室，丘脑融合，正常中线结构(如脑镰、胼胝体)均缺失。约半数患者伴多处颅面畸形，周围脑组织数量少。鉴别诊断包括严重脑积水及积水性无脑畸形。前者脑镰和半球间裂存在，后者丘脑不融合，脑镰存在。

(2)半叶前脑无裂畸形：基本病理改变与全前脑无裂畸形相同，畸形程度略轻。MRI 可见中央单一脑室存在，但脑室颞角及枕角，后部半球间裂初步形成。前大脑半球及丘脑融合，并突入脑室。脑镰、胼胝体、透明隔仍缺失。

(3)单叶前脑无裂畸形：前脑的分裂近乎完全，但前部半球间裂较浅，脑室系统形态良好，脑镰存在，透明隔仍阙如。

2.透明隔发育畸形

可能是单叶前脑无裂畸形的轻度形式。半数患者合并脑裂畸形，透明隔是两侧侧脑室间的间隔，如在胚胎期融合不全，则形成潜在的透明隔间腔。透明隔发育畸形包括透明隔间腔，即第五脑室形成。如透明隔间腔积液过多，向外膨隆，称透明隔囊肿。如其向后扩展即形成 Vergae 腔，或穹隆间腔，也称第六脑室(图 16-29)。透明隔阙如时两侧侧脑室相通，MRI 可见侧脑室额角在轴面像呈倒三角形，在冠状面像指向内侧。约 50％患者在 MRI 可见视神经及视交叉变细，视交叉位置异常，呈垂直状而非水平状。部分病例可见垂体柄增粗，2/3 有下丘脑垂体功能障碍。

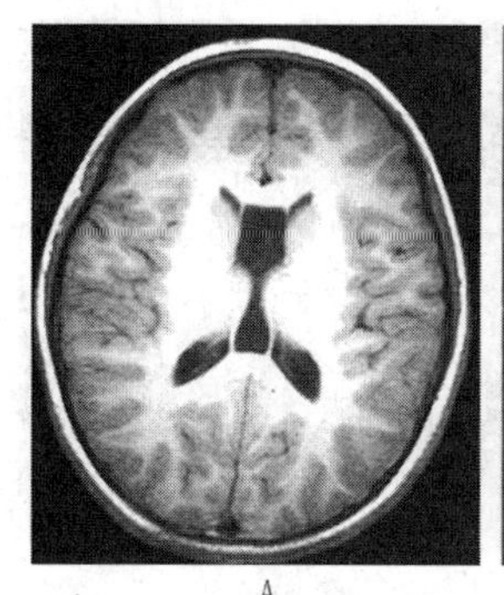
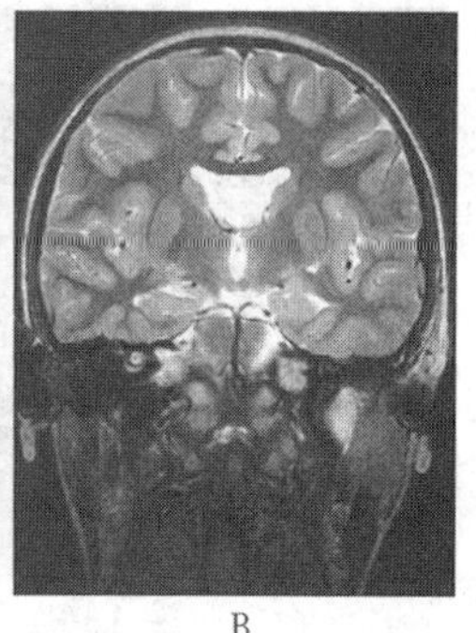

A　　　　　　　　B

图 16-29　透明隔囊肿

A、B.轴面 T1WI 及冠状面 T2WI 显示透明隔间腔增宽，向外膨隆，向后扩展形成第六脑室

3.脑穿通畸形

为胚胎发育异常导致脑内形成囊腔。MRI 显示脑实质内边界清晰的囊腔，其密度或信号与脑脊液相同。囊腔与脑室或蛛网膜下腔相通(图 16-30)。

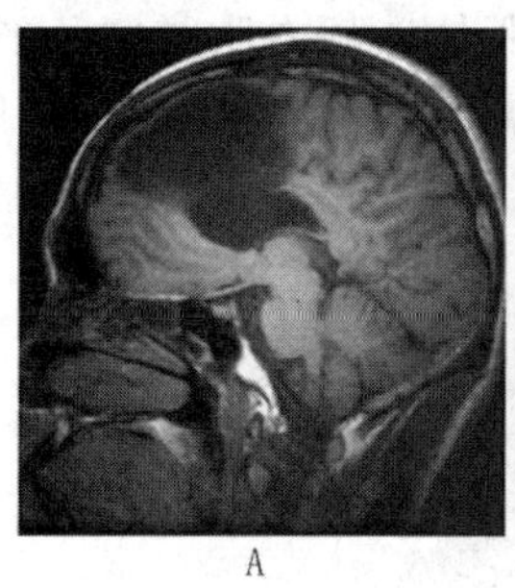
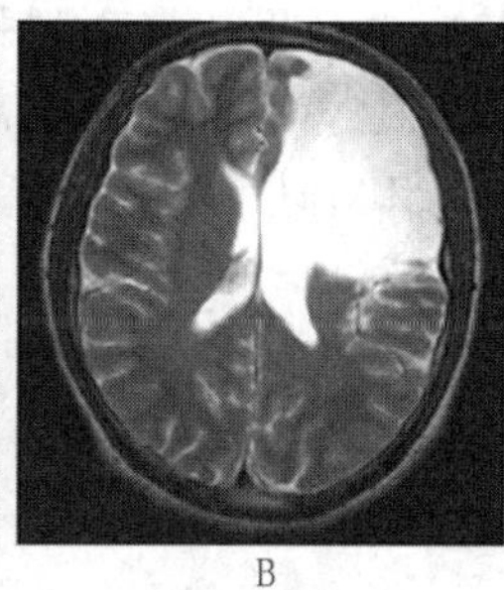
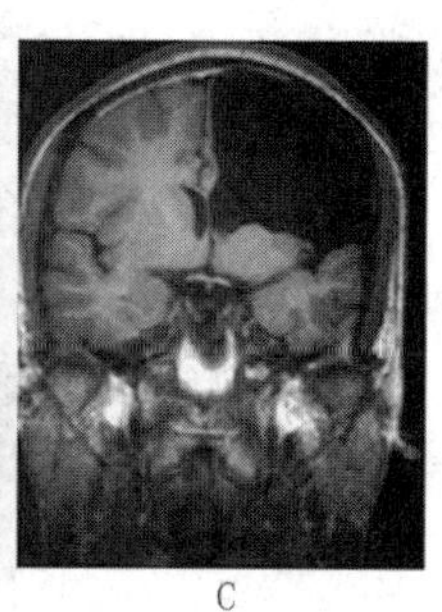

A　　　　　　　　B　　　　　　　　C

图 16-30　脑穿通畸形

A.矢状面 T1WI；B.轴面 T2WI；C.冠状面 T1WI；左额叶可见脑内囊性病变，囊腔与左侧脑室及蛛网膜下腔相通

二、闭合不全畸形

1.无脑畸形

为脑形成时发生破坏性疾病所致。中线结构(如大脑镰)存在，完整的基底核也可分辨。但几乎无皮质残留，或仅一层薄膜围绕巨大的液体囊腔。脑室结构不清。

2.脑膨出

通过颅骨缺损，脑内结构(如脑膜、脑脊液、脑室、脑)单独或合并向外突出。在北美以枕叶膨出最多见，在亚洲地区以额叶经鼻腔膨出多见。脑膨出常合并下列畸形：胼胝体阙如、Chiari 畸形、灰质异位、移行异位、Dandy－Walker 综合征等。

3.胼胝体阙如(胼胝体发育不全)

胼胝体形成于胎儿期的第 3～4 个月。通常从前向后形成，但胼胝体嘴最后形成。胼胝体发育不全可以是全部的，也可是部分性的。部分性胼胝体发育不全常表现为胼胝体压部和嘴部阙如，而胼胝体膝部存在。影像检查可见侧脑室额角和体部宽大，而且两侧侧脑室分离，额角与体部呈锐角。枕角扩大、不对称。由于内侧纵束伸长，侧脑室中部边缘凹陷。第三脑室轻度扩大并抬高，不同程度延伸至双侧侧脑室中间位置(图 16-31)，室间孔常拉长。此外，由于胼胝体膝部阙如，大脑半球间裂似与第三脑室前部相连续，在冠状面 MRI，半球间裂向下扩展至双侧侧脑室之间，第三脑室顶部。在矢状面，正常扣带回缺失。旁中央回及旁中央回沟围绕第三脑室，呈放射状。部分病例可见海马联合增大，酷似胼胝体压部。

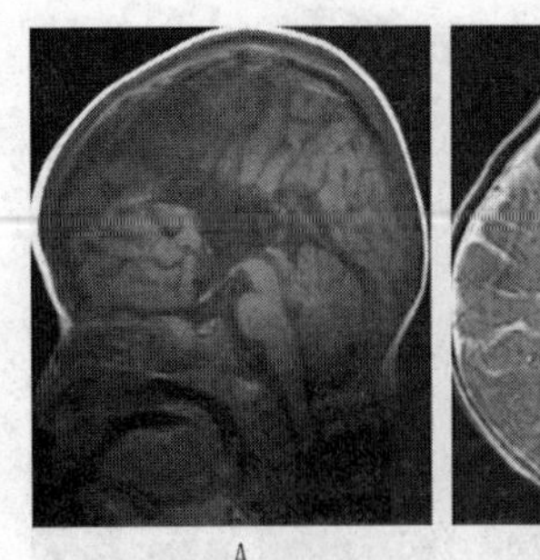
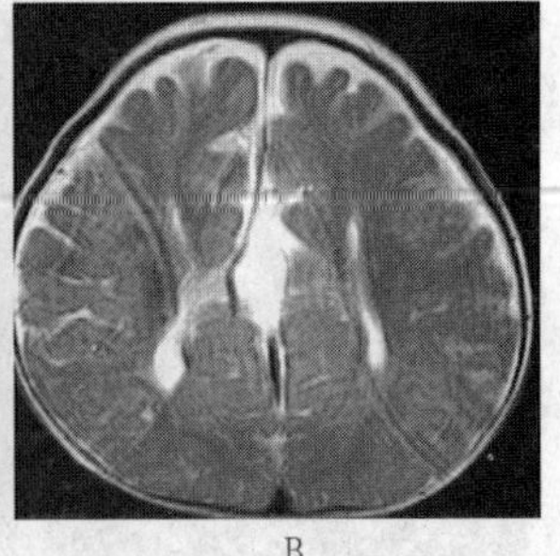

A　　　　　　B

图 16-31　胼胝体阙如

A.矢状面 T1WI,正常形态胼胝体未见显示,第三脑室扩大并抬高;B.轴面 T2WI,大脑半球间裂与第三脑室前部相连,两侧侧脑室分离

4.胼胝体脂肪瘤

胼胝体脂肪瘤是在胎儿神经管闭合过程中,中胚层脂肪异常夹入所致。占颅内脂肪瘤的 30%,约半数患者与胼胝体发育不全有关。有学者认为胼胝体脂肪瘤不是真正的肿瘤而是脑畸形,最常见的部位是胼胝体压部,或围绕胼胝体压部(图 16-32),也可累及整个胼胝体。颅内脂肪瘤几乎均发生在中线部位,亦可见于四叠体池,脚间池及鞍上等部位。在 CT 常见特定部位的极低密度,大的脂肪瘤壁可见线样钙化。MRI 显示脂肪瘤信号在 T2WI 与脑组织类似,在 T1WI 呈高信号,应用脂肪抑制技术可使 T1 高信号明显减低。重要脑血管可穿过脂肪瘤。

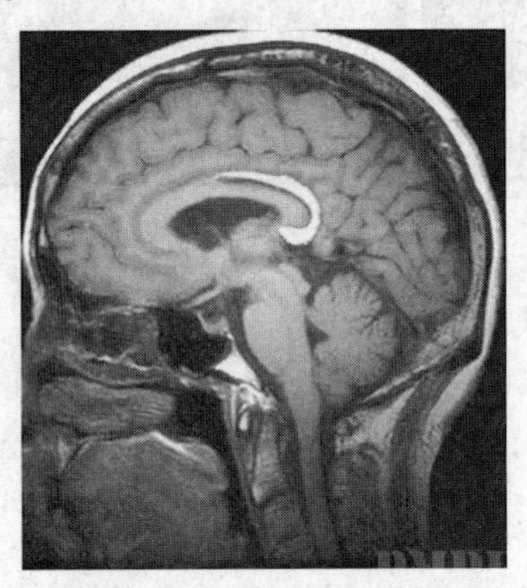

图 16-32　胼胝体脂肪瘤

矢状面 T1WI 显示短 T1 脂肪信号,围绕胼胝体后部及压部

5.Chiari 畸形

又称小脑扁桃体延髓联合畸形。最早由 Chiari 描述。将菱脑畸形伴脑积水分为三种类型,而后将伴有严重小脑发育不全的被补充为第四种。Chiari Ⅰ型和 Chiari Ⅱ型相对常见。Chiari Ⅲ型少见。Chiari Ⅳ型结构独特。

(1)Chiari Ⅰ型:在 MRI 可见小脑扁桃体下疝,即小脑扁桃体变形、移位,向下疝出枕大孔,进入颈椎管上部。一般认为,小脑扁桃体低于枕大孔 3 mm 属于正常范围,低于枕大孔 3~5 mm 为界限性异常,低于枕大孔 5 mm 可确认下疝。Chiari Ⅰ型通常不伴有其他脑畸形。约 20%~25%患者伴有脊髓积水空洞症(图 16-33)。有时可见颅颈交界畸形,包括扁平颅底,第一颈椎与枕骨融合等。

(2)Chiari Ⅱ型:是一种比较复杂的畸形,影响脊椎、颅骨硬膜和菱脑。与 Chiari Ⅰ型相比,Chiari Ⅱ型伴随幕上畸形的发生率高,表现复杂多变。Chiari Ⅱ型几乎均伴有某种形式的神经管闭合不全,如脑膜膨出、脊髓脊膜膨出和脑积水等。颅骨和硬膜畸形包括颅骨缺损、枕大孔裂开、不同程度的脑镰发育不全、横窦及窦汇低位伴颅后窝浅小、小脑幕发育不全伴幕切迹增宽、小脑蚓部及半球向上膨出(小脑假瘤);中脑和小脑异常包括菱脑发育不全导致延髓小脑向下移位、延髓扭曲、小脑围绕脑干两侧向前内侧生长;脑室和脑池异常包括半球间裂锯齿状扩大,脑室扩大,透明隔阙如或开窗,导水管狭窄或闭塞,第四脑室拉长、变小，向尾侧移位；脑实质异常包括脑回小、灰质异位、胼胝体发育不全；脊柱和脊髓异常包括脊髓脊膜膨出（腰骶部占 75%，颈胸部占 25%）、脊髓积水空洞症、脊髓低位合并脂肪瘤、脊髓纵裂。

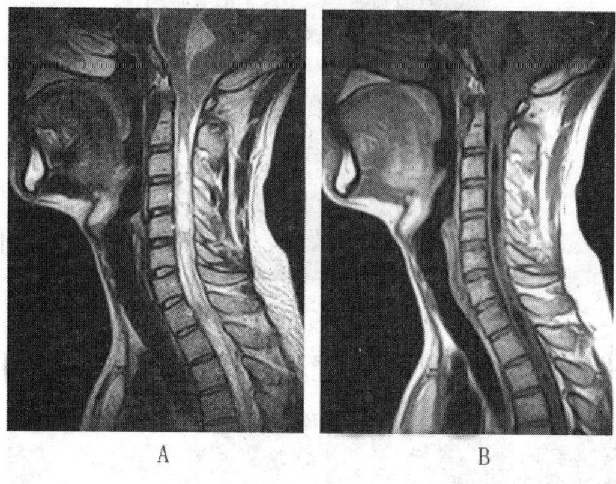

图 16-33　Chiari 畸形

A、B.矢状面 T2WI 及 T1WI 显示小脑扁桃体突入枕大孔，颈髓及上胸髓可见脊髓空洞

(3)Chiari Ⅲ型：表现为 Chiari Ⅱ型伴下枕部或上颈部脑膨出，罕见。

(4)Chiari Ⅳ型：表现包括小脑缺失或发育不全、脑干细小、颅后窝大部被脑脊液腔占据。此型罕见，且不能单独存在。

6.Dandy－Walker 综合征

为菱脑先天畸形，第四脑室囊性扩大为其特点，伴有不同程度小脑蚓部发育不全。MRI 表现包括扩大的第四脑室及枕大池复合体内充满大量脑脊液（图 16-34），颅后窝增大，小脑蚓部及半球发育不全，第三脑室和双侧脑室不同程度扩大。约 60%患者合并其他畸形，其中 75%合并脑积水，20%～25%合并胼胝体发育不全，5%～10%合并多小脑回和灰质异位。有些学者认为，小脑后部的蛛网膜囊肿（小脑蚓部存在，第四脑室形成正常），以及大枕大池（小脑蚓部和小脑半球正常），可能为 Dandy－Walker 综合征的变异表现。

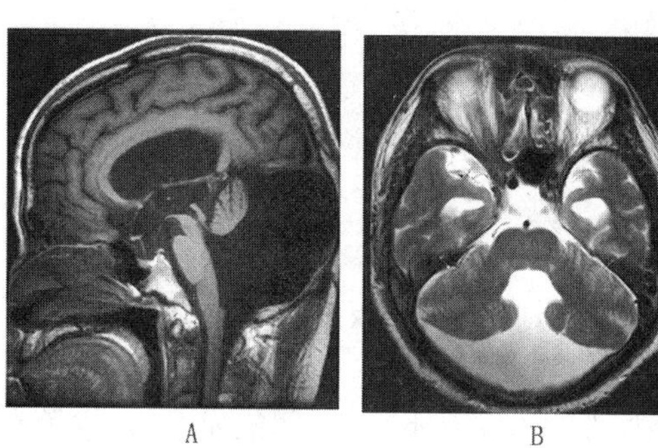

图 16-34　Dandy－Walker 综合征

A.矢状面 T1WI；B.轴状面 T2WI；第四脑室及枕大池复合体内充满大量脑脊液，小脑蚓部发育不全

三、神经元移行障碍

1.无脑回畸形与巨脑回畸形

在无脑回畸形，MRI 显示大脑半球表面光滑，脑皮质增厚，白质减少，灰白质交界面异常平滑，脑回、脑沟消失，大脑裂增宽，岛叶顶盖缺失，脑室扩大，蛛网膜下腔增宽（图 16-35）。在巨脑回畸形，MRI 显示脑皮质增厚，白质变薄，脑回增宽且扁平（图 16-36）。可伴有胼胝体发育不全，Dandy－Walker 畸形及脑干与小脑萎缩。

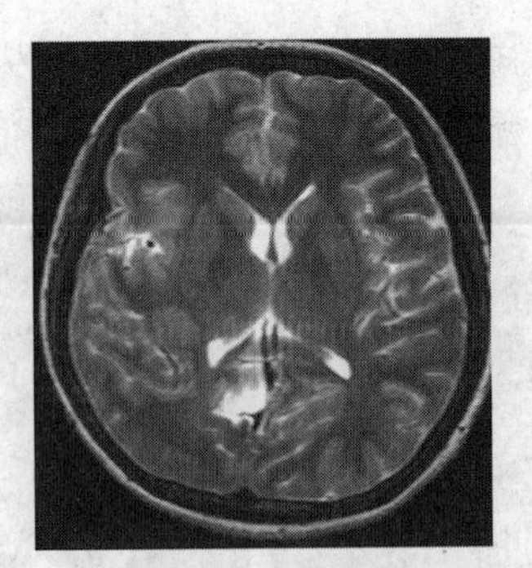

图 16-35 无脑回畸形

轴面 T2WI 显示右侧枕叶半球表面光滑，皮质增厚，脑回脑沟阙如，灰白质交界面平滑

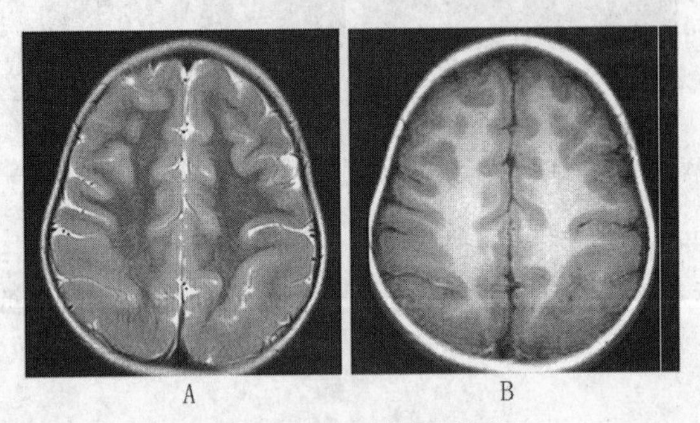

图 16-36 巨脑回畸形

A、B.轴面 T2WI 及 T1WI 显示双顶叶脑回宽平，脑沟裂稀疏

2.多脑回

灰质增多呈葡萄状，深脑沟减少，白质内胶质增生。

3.神经元灰质异位

灰质异位由胚胎发育过程中神经细胞没有及时移动到皮质表面引起。灰质异位可为局限性，也可为弥漫性。可位于脑室周围呈结节状，或突入侧脑室；也可位于脑深部或皮质下白质区，呈板层状，其信号与灰质信号一致(图 16-37)。

四、脑体积异常

1.小头畸形

大多数小头畸形继发于各种脑损害性因素，仅极少数是真正的发育性小头。CT 可见颅腔缩小，以前额部明显，颅板增厚，板障增宽，颅骨内板平坦光滑。MRI 显示脑室系统扩大、蛛网膜下腔及脑沟裂池增宽、脑皮质光滑(图 16-38)。可合并胼胝体发育不全、透明隔发育异常、脑室穿通畸形等异常。

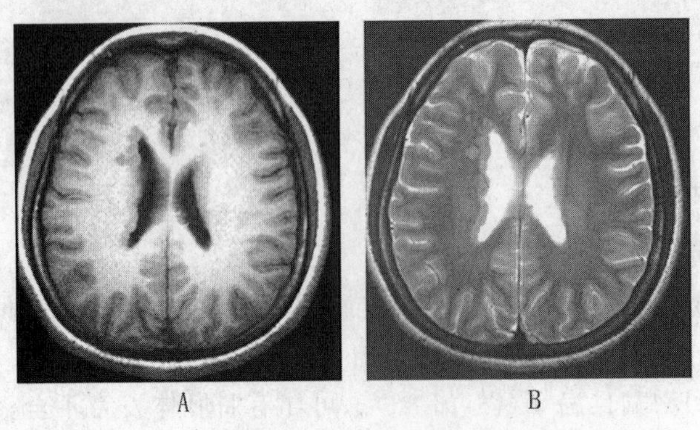

图 16-37 灰质异位

A、B.轴面 T1WI 及 T2WI 显示脑室周围结节状灰质信号，突入侧脑室

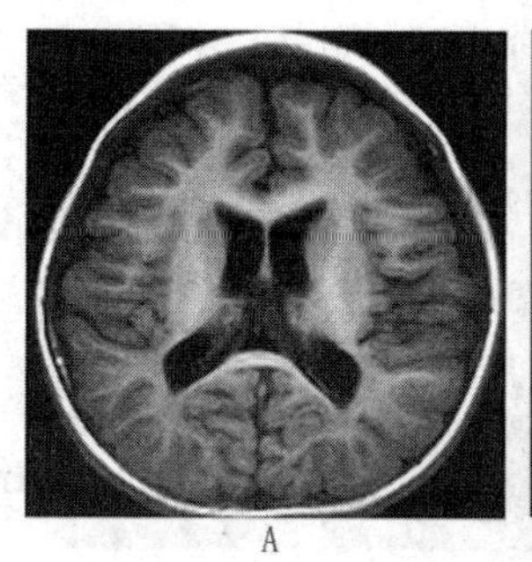
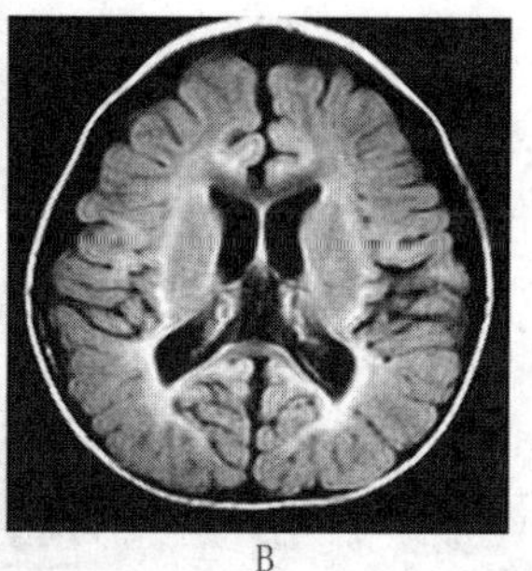

图 16-38 小头畸形合并白质发育不良

A、B.轴面 T1WI 及 FlAIR 显示脑室扩大，蛛网膜下腔及脑沟裂增宽，双侧枕角旁及深部白质发育不良

2.巨头畸形

大多数"大头"可能属于正常变异。影像检查显示颅腔增大，脑室轻度扩大，脑组织数量增多，但脑组织的信号及密度无明显异常。一种称作单侧巨脑的病症与一侧大脑半球的部分或全部错构样过度生长有关，典型表现包括半球及同侧脑室扩大，皮质广泛增厚，灰质变浅。严重者可伴有多发异位，偶见整个大脑半球发育不良，正常脑结构消失。

五、神经皮肤综合征

神经皮肤综合征包括神经纤维瘤病、Sturge－Weber 综合征、结节性硬化、遗传性斑痣性错构瘤及其他斑痣性错构瘤。

1.神经纤维瘤病

神经纤维瘤病简称 NF，目前已描述了八种类型的 NF，但得到认可的只有 Von Recklinghausen 病（NFⅠ型）及双侧听神经瘤（NFⅡ型）。

（1）Von Recklinghausen 病：占 NF 的 90％。与神经元肿瘤、星形胶质瘤有关，属常染色体显性遗传疾病，为第 17 号染色体异常。NFⅠ型诊断应包括以下两项或两项以上表现：①有 6 处奶油咖啡斑，或奶油咖啡斑大于 5 mm；②有一个丛状的神经纤维瘤，或两个以上任何类型的神经纤维瘤；③腋窝及腹股沟有雀斑；④两个或多个着色的虹膜错构瘤；⑤视神经胶质瘤；⑥低级胶质瘤；⑦特异性骨损伤（蝶骨大翼发育不全）。

NFⅠ型合并视神经胶质瘤时，病变可累及单侧或双侧视神经、视交叉、视束、外侧膝状体和视放射。发病平均年龄为 5 岁。大多数组织学表现相对良性。MRI 显示病变在 T1WI 呈等或稍低信号，在 T2WI 呈中度至明显高信号。有时，在 T2WI 可见基底核、大脑脚、小脑半球和其他部位存在无占位效应的高信号，T1WI 呈轻度高信号，可能是错构瘤。如果这种信号在注射对比剂后强化，应考虑为新生物。此外，其他部位也可发生胶质瘤，但非 NFⅠ型神经纤维瘤的特点。常见部位包括顶盖导水管周围区及脑干，多为低级胶质瘤。

NFⅠ型神经纤维瘤还可伴有 Willis 环附近的血管发育不全或狭窄，颅骨改变如蝶骨大翼发育不全，合并颞叶向眼眶疝出，搏动性突眼。NFⅠ型合并的脊柱异常包括脊柱侧弯，椎体后部扇形变和椎弓根破坏，脊膜向侧方膨出等。

（2）NFⅡ型与脑膜及神经鞘细胞肿瘤有关，发生率少于 NFⅠ型。也属于常染色体显性遗传疾病，为第 22 号染色体异常。无性别差异。有以下一项或多项表现，即可诊断：①双侧听神经肿物；②单侧听神经瘤伴有神经纤维瘤或脑膜瘤，单发或多发（图 16-39）；或胶质瘤，脑内、髓内星形细胞瘤，髓内室管膜瘤；或其他脑神经神经鞘瘤，多发脊柱神经神经鞘瘤；或青少年晶状体浑浊。NFⅡ型较少伴有皮肤表现。

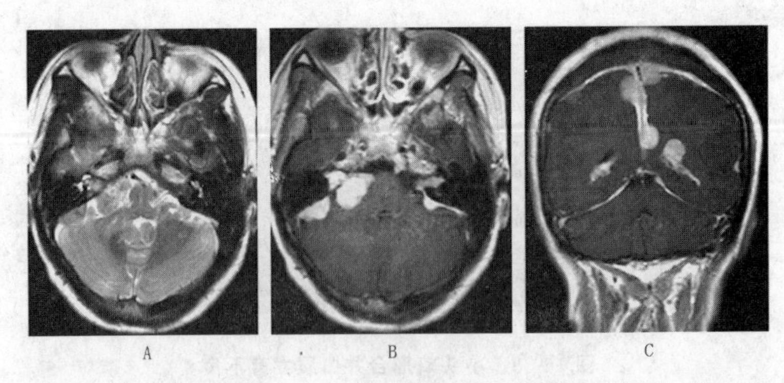

图 16-39 神经纤维瘤病(NFⅡ型)

A.轴面 T2WI;B.轴面 T1WI 增强扫描;C.冠状面 T1WI 增强扫描,双侧听神经瘤(右侧为著)及多发脑膜瘤清晰可见

2.Sturge－Weber 综合征(SWS)

又称脑三叉神经血管瘤病。血管痣发生在第Ⅴ脑神经分布区的部分或整个面部。神经系统影像的典型表现为血管瘤病畸形的后遗症,而非畸形本身。CT 可见沿脑回的曲线形钙化,在 SWS 钙化常见。常始于枕叶,逐渐向前发展。脑内钙化与面部表现多在同侧,部分为双侧钙化。钙化在 MRI 呈低信号区。CT 及 MR 均可见脑萎缩,常为单侧,与面部血管痣同侧,典型者位于枕叶,亦可累及整个大脑半球,脑沟增宽(图 16-40)。注射对比剂后,灰质可轻度或明显强化。75%的患者同侧脉络丛显著增大及强化。在 T2WI 可见脑白质内局灶性高信号,可能与反应性胶质增生有关。此外,髓静脉和室管膜下静脉迂曲扩张。DSA 检查显示动脉期正常,皮质静脉引流异常,血流淤滞和静脉引流延迟,呈现弥漫而均匀的毛细血管染色。髓静脉和室管膜下静脉扩张,形成侧支静脉引流。

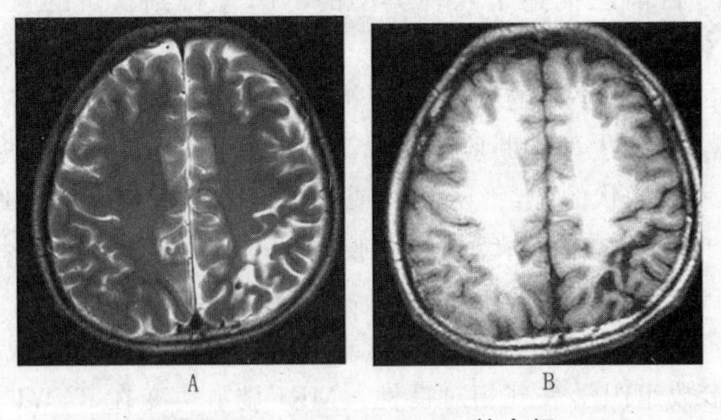

图 16-40 Sturge－Weber 综合征

A、B.轴面 T2WI 及 T1WI 显示左顶叶皮质下脑萎缩,患者伴有左侧面部血管痣

3.结节性硬化(TS)

也称 Bourneville 病。为常染色体遗传性疾病。临床表现包括皮脂腺瘤、癫痫发作及智力低下。有时三者非同时出现。临床检查可发现多器官错构瘤。神经系统影像检查,约半数患者 CT 可见颅内钙化。CT 及 MRI 显示室管膜下结节,以 MRI 明显,结节信号强度与脑白质类似。皮质也可发现结节,可能与胶质增生或脱髓鞘有关,结节在 T1WI 为等或低信号,在 T2WI 为高信号,边缘有时不清楚(图 16-41)。典型的肿瘤是室管膜下巨细胞星形细胞瘤,常位于莫氏孔附近,注射对比剂后有强化。其他部位室管膜下结节如出现强化,也应考虑为恶性病变,至少为组织学活跃病变,并有可能进展。

4.Von－Hippal－Lindau 病(VHL)

为常染色体显性遗传性多系统病变(外显率约 100%),以中枢神经系统及腹腔囊变、血管瘤、新生物为特征。临床诊断 VHL 依据包括:①存在一个以上的中枢神经系统血管网织细胞瘤;②一个中枢神经系统血管网织细胞瘤,伴有一个内脏病变;③患者有阳性家族史,同时存在一种阳性病变。中枢神经系统血管网织细胞瘤多发生在小脑或延颈髓交界处,约占所有颅后窝肿瘤的 7%～12%,半数患者伴发 VHL。

实性血管网织细胞瘤占 20%左右，肿瘤呈囊性伴壁结节占 80%。囊内信号高于脑脊液。多发血管网织细胞瘤占 10%。壁结节为等密度或等信号，在 T2WI 较大结节有时可见血管流空信号。注射对比剂后结节明显强化（图 16-42）。幕上血管网织细胞瘤罕见，但在 T2WI 有时可见白质内局灶性高信号区。可伴有眼部病变，注射对比剂后视网膜强化。DSA 可显示一个或多个血管结节染色，囊性部分表现为大的无血管区。

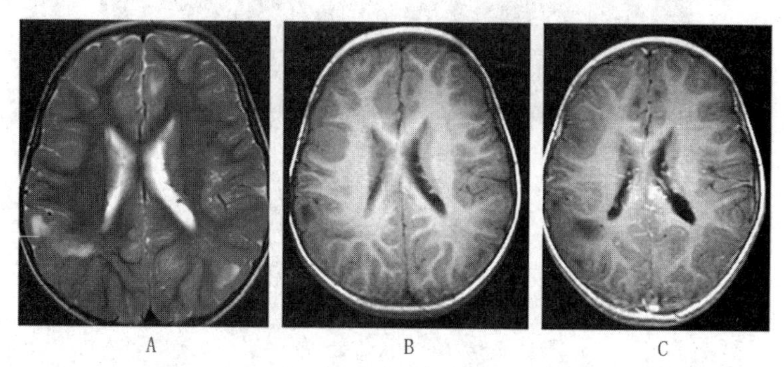

图 16-41 结节性硬化

A、B.轴面 T2WI 及 T1WI 显示室管膜下结节，可见皮质结节及皮质下白质改变；C.轴面 T1WI 增强扫描显示结节强化不明显

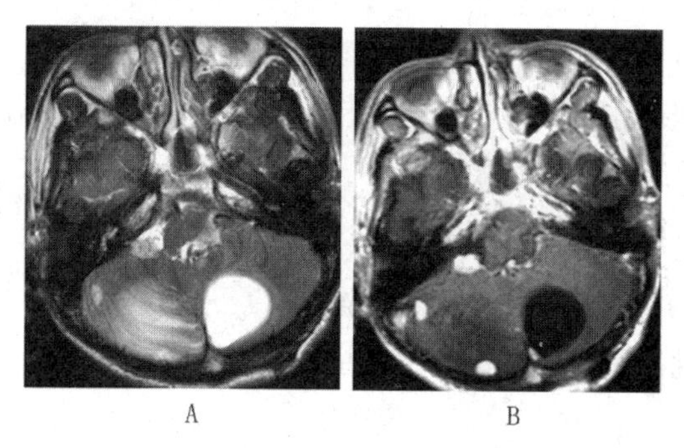

图 16-42 VHL

A、B.轴面 T2WI 及 T1WI 增强扫描显示双侧小脑半球片状及囊性异常信号，注射对比剂后可见壁结节及结节样强化

六、先天性脑积水

脑积水通常指由于脑脊液流动受阻或脑脊液过剩所引起的动力学变化过程。从侧脑室到第四脑室出孔的任何部位，脑脊液流动受阻所致脑积水称非交通性脑积水；脑脊液吸收障碍所致脑积水称交通性脑积水。MRI 检查有助于显示较小的脑脊液循环梗阻病变、精确描述脑室解剖、观察脑脊液流动。由室间孔闭塞所致脑积水多为继发性，先天性闭锁罕见。先天性中脑导水管狭窄为发育畸形，CT 或 MRI 表现为侧脑室及第三脑室扩大而第四脑室形态正常（图 16-43）。MRI 矢状正中图像可清晰显示导水管狭窄及其形态。此外，侧脑室周围的长 T1、长 T2 信号与间质水肿有关。MRI 检查可排除导水管周围、第三脑室后部或颅后窝病变所致脑积水。Chiari Ⅱ 型畸形及 Dandy－Walker 综合征可伴脑积水。正常脑室可生理性扩大，且随年龄增长而变化。早产儿常有轻度脑室扩大。

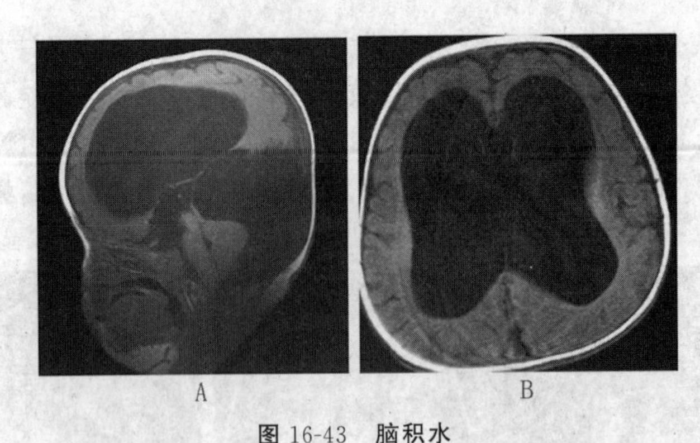

图 16-43 脑积水
A、B.矢状面及轴面 T1WI 显示侧脑室及第三脑室扩大,第三脑室前疝

(李 冬)

第六节 脑白质病 MR 诊断

脑白质病可分为髓鞘形成异常和脱髓鞘病两大部分。在此分述如下。

髓鞘形成异常是一组髓鞘形成障碍的疾患,其原因包括染色体先天缺陷或某些特异酶缺乏,导致正常代谢障碍,神经髓鞘不能正常形成。与脱髓鞘疾患不同,髓鞘形成异常通常不伴有特异性炎性反应,而且病变范围广泛、弥漫。该组疾患包括中枢神经系统海绵状变性、异染性脑白质营养不良及先天性皮质外轴索再生障碍症等异常。

一、中枢神经系统海绵状变性

1.临床表现与病理特征

本病又称 Canavan－Van Bogaert 病、脑白质海绵状硬化症。是一种较罕见的家族遗传性疾病,呈常染色体隐性遗传。以犹太人多见。病理改变为慢性脑水肿、广泛的空泡形成、大脑白质海绵状变性。以皮质下白质及深部灰质受累为主,中央白质相对较轻。髓磷脂明显缺失。星形细胞肿胀、增生。临床表现为出生后 10 个月内起病,以男婴多见,发病迅速,肢体松弛,举头困难,而后肌张力增高,去大脑强直与抽搐发作,视神经萎缩及失明。稍大儿童可有巨脑。常在 2～3 岁时死亡。5 岁以后发病以智力障碍为主,可有小脑性共济失调。

2.MRI 表现

MRI 显示大脑白质长 T1、长 T2 异常信号,广泛、弥漫、对称,不强化。头颅巨大、颅缝分开。晚期脑萎缩,脑室扩大。

二、肾上腺脑白质营养不良

1.临床表现与病理特征

本病又称性连锁遗传谢尔德病(sex－linked Schilder's disease)。为染色体遗传的过氧化物酶体病变。由于全身性固醇或饱和极长链脂肪酸在细胞内异常堆积,致使脑和肾上腺发生器质与功能性改变。由于是在髓鞘形成以后又被破坏,严格讲本病属于脱髓鞘病变。病理检查见大脑白质广泛性、对称性脱髓鞘改变,由枕部向额部蔓延,以顶颞叶变化为著。可累及胼胝体,但皮质下弓形纤维往往不被侵及。脱髓鞘区可见许多气球样巨噬细胞,经 Sudan Ⅳ 染色为橘红色。血管周围呈炎性改变,并可有钙质沉积。电镜下,巨噬细胞、胶质细胞内有特异性的层状胞质含体。肾上腺萎缩及发育不全可同时存在。晚期,脑白质广泛减少，皮质萎缩，脑室扩大。

根据发病年龄及遗传染色体不同分为三种类型。①儿童型：最常见。为 X 性连锁隐性遗传。仅见于男性，通常在 4～8 岁发病。表现为行为改变、智力减退及视觉症状，可有肾上腺功能不全症状（异常皮肤色素沉着）。病程进行性发展，发病后数年内死亡。②成人型：较常见。属性染色体隐性遗传，见于 20～30 岁男性。病程长，有肾上腺功能不全、性腺功能减退，小脑共济失调和智力减退。③新生儿型：为常染色体隐性遗传。于出生后 4 个月内出现症状。临床表现有面部畸形、肌张力减低及色素性视网膜炎。精神发育迟缓，常有癫痫发作。一般在 2 岁前死亡。

2.MRI 表现

顶枕叶白质首先受累，继之向前累及颞、顶、额叶白质。有时累及胼胝体压部及小脑。病灶周边可有明显强化。经与病理对照发现，这种周边强化实际上代表炎性活动，而疾病后期的无强化，则反映完全性髓鞘结构丧失。在 T2WI，双侧枕叶白质内可见片状高信号，并向视放射及胼胝体压部扩展（图 16-44）。在部分病例，病变可通过内囊，外囊及半卵圆中心向前发展，但较少累及皮质下弓状纤维。偶有病变最先发生在额叶，并由前向后发展。在成人型病例，MRI 表现无特异性，可见白质内长 T1、长 T2 局灶性异常信号，可有轻度脑萎缩。

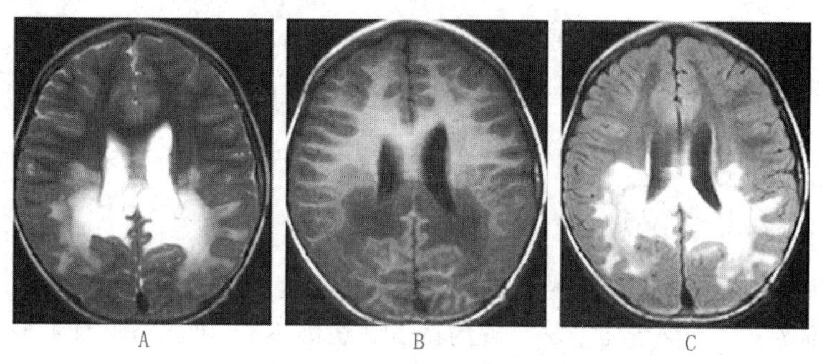

图 16-44 肾上腺脑白质营养不良

A、B.轴面 T2WI 及 T1WI 显示双侧颞后枕叶对称性片状长 T1、长 T2 信号，胼胝体受累；C.轴面 FLAIR 像显示病变白质为高信号

三、类球状脑白质营养不良

1.临床表现与病理特征

本病又称 Krabbe 病，属于溶酶体异常，为常染色体隐性遗传疾病。由于 β—半乳糖苷酶缺乏，使脑苷酯类代谢障碍，导致髓鞘形成不良。病理检查见大脑髓质广泛而对称性的缺乏髓鞘区，轴索常受累，并可累及小脑及脊髓，病变区星形胶质细胞增生明显，其特征性改变为在白质小血管周围常见丛集的所谓类球状细胞。这种细胞为体积较大的多核类上皮细胞，胞体内含大量脑苷酯类物质。发病有家族遗传史，首发症状见于生后 2～6 个月（婴儿型）。临床表现为发育迟缓、躁动、过度兴奋、痉挛状态。检查可见痴呆、视神经萎缩、皮质盲、四肢痉挛性瘫痪。一般在 3～5 年内死亡。偶有晚发型。

2.MRI 表现

在疾病早期，丘脑、尾状核、脑干、小脑和放射冠可见对称性弥漫性长 T2 异常信号。中期可见室周斑状异常信号。晚期呈弥漫性脑白质萎缩。

四、异染性脑白质营养不良

1.临床表现与病理特征

又称脑硫脂沉积病、异染性白质脑病。为常染色体隐性遗传疾患，脑脂质沉积病之一。因芳香基硫酸酯酶 A 缺乏，导致硫脂在巨噬细胞和胶质细胞内的异染颗粒里异常沉积而发病。病理改变为大脑半球、脑干及小脑白质内广泛脱髓鞘，以少枝胶质细胞脱失明显。用甲苯胺蓝染色可见颗粒状的红黑色异染物质广泛分布。临床表现可根据发病年龄分为以下四型:①晚期婴儿型:最常见,1～2 岁时开始不能维持正常姿势,肌张力下降,运动减少,以后智力减退,由软瘫转为硬瘫,并可有小脑共济失调、眼震、视神经萎缩、失语,逐渐去脑强直、痴呆,多于 5 岁前死于继发感染;②少年型:于 4～5 岁起病,进展缓慢,常有人格改变及精神异常;③婴儿型:生后 6 个月内发病,又称 Austin 病;④成人型:16 岁后发病。

2.MRI 表现

不具特异性。MRI 显示脑白质内弥漫性融合性长 T1、长 T2 信号(图 16-45)。早期病变以中央白质区为主,并累及胼胝体。晚期累及皮质下白质,脑萎缩。无强化,无占位效应。

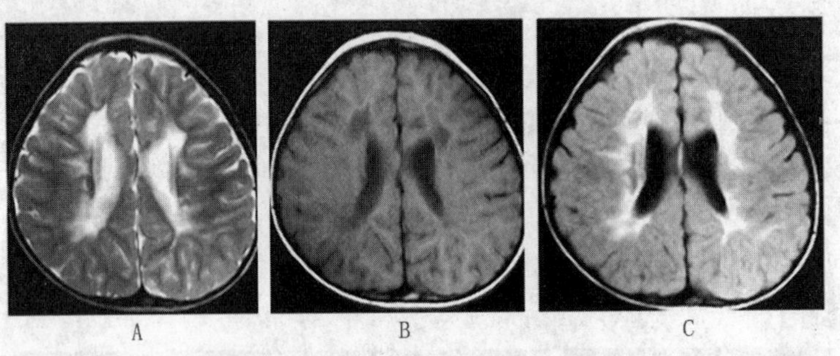

图 16-45 异染性脑白质营养不良

A、B.轴面 T2WI 及 T1WI 显示双侧室旁片状长 T1、长 T2 信号;C.轴面 FLAIR 像显示双侧室旁高信号病变

五、多发性硬化(MS)

1.临床表现与病理特征

MS 是一种慢性进行性疾患,特征是在大脑及脊髓发生多处播散的脱髓鞘斑块,从而引起多发性与变化不一的神经症状与体征,且有反复加重与缓解的特点。病因不清,可能与自身免疫反应或慢性病毒感染有关。病理检查见散在的脱髓鞘斑块或小岛,少突胶质细胞破坏,伴有血管周围炎症。病变主要发生于白质内,尤其是脑室周围、视神经、脊髓侧柱与后柱(颈胸段常发生),中脑、脑桥、小脑也受累。大脑皮质及脊髓灰质也有病变。早期,神经细胞体及轴突可保持正常;晚期,轴突破坏,特别是长神经束轴突,继而胶质纤维增生,表现为“硬化”。不同时期病灶可同时存在。

MS 多见于 20～40 岁,女性多于男性。部分病例发病前有受寒、感冒等诱因及前驱症状。症状特点是多灶性及各病灶性症状此起彼伏,恶化与缓解相交替。按主要损害部位可分为脊髓型、脑干小脑型及大脑型。①脊髓型,最常见,主要为脊髓侧束、后束受损的症状,有时可呈脊髓半侧损害或出现脊髓圆锥、前角病损的症状,脊髓某一节段受到大的硬化斑或多个融合在一起的硬化斑破坏时,可出现横贯性脊髓损害征象;②脑干或脑干小脑型,也较常见,病损部位主要在脑干与小脑,脑干以脑桥损害多见,临床表现包括 Charcot 征、运动障碍、感觉障碍以及脑神经损害,后者以视神经损害最常见;③大脑型,少见,根据病变部位及病程早晚,可有癫痫发作、运动障碍及精神症状。

2.MRI 表现

MS 斑块常见部位包括脑室周围、胼胝体、小脑、脑干和脊髓。MRI 显示 MS 的早期脱髓鞘病变优于 CT,敏感度超过 85%。FLAIR 序列,包括增强后 FLAIR 序列,是目前显示 MS 斑块最有效的 MR 序列之一。MS 斑块呈圆形或卵圆形,在 T2 FLAIR 序列呈高信号,在 T1WI 呈等或低信号。注射对比剂后增强扫描时,活动性病灶表现为实性或环状强化(图 16-46),而非活动性病灶往往不强化。对于不典型病例,需要综合临床表现、免疫生化及影像检查结果,方可正确诊断。

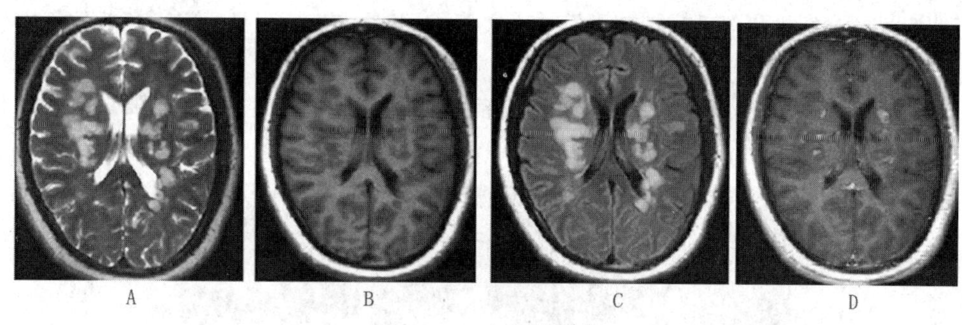

图 16-46　多发性硬化

A、B.轴面 T2WI 及 T1WI 显示双侧室旁白质内多发的斑块状长 T1、长 T2 异常信号；C.轴面 FLAIR 像显示双侧室旁白质内高信号病灶更明显；D.轴面增强 T1WI 显示斑点和斑片状强化病灶

六、弥漫性硬化

1.临床表现与病理特征

又称 Schilder 病，是一种罕见的脱髓鞘疾病。常见于儿童，故也称儿童型多发性硬化。病理改变为大脑白质广泛性脱髓鞘，呈弥漫不对称分布，常为一侧较明显。病变多由枕叶开始，逐渐蔓延至顶叶、颞叶与额叶，或向对侧扩展。白质髓鞘脱失由深至浅融合成片，可累及皮质。脑干、脊髓也可见脱髓鞘后形成的斑块。晚期因髓质萎缩出现第三脑室及侧脑室扩大，脑裂、脑池增宽。

患者多在 10 岁前发病，起病或急或缓。根据受累部位不同出现不同症状。枕叶症状：从同侧偏盲至全盲，从视力减退至失明，瞳孔功能与眼底常无改变；顶颞叶症状：失听、失语、失用与综合感觉障碍；额叶症状：智力低下、情感不稳、行为幼稚。也可出现四肢瘫或偏瘫，癫痫大发作或限局性运动性发作。

2.MRI 表现

病灶大多位于枕叶，表现为长 T2 异常信号；在 T1WI，病灶可为低信号、等信号或高信号；注射对比剂后病灶边缘可强化。病变晚期主要表现为脑萎缩。

七、急性播散性脑脊髓炎

1.临床表现与病理特征

常发生于病毒感染（如麻疹、风疹、天花、水痘、腮腺炎、百日咳、流感）或细菌感染（如腥红热）之后，也可发生于接种疫苗（如狂犬病、牛痘）之后。病理改变为脑与脊髓广泛的炎性脱髓鞘反应，以白质中小静脉周围的髓鞘脱失为特征。病变区血管周围有炎性细胞浸润、充血、水肿，神经髓鞘肿胀、断裂及脱失，形成点状软化坏死灶，并可融合为大片软化坏死区，可有胶质细胞增生。病灶主要位于白质，但也可损及灰质与脊神经根。临床急性起病，儿童及青壮年多发，发病前 1～2 周有感染或接种史。首发症状多为头痛、呕吐，体温可再度升高。中枢神经系统受损广泛，出现大脑、脑干、脑膜及脊髓症状与体征。

2.MRI 表现

双侧大脑半球可见广泛弥散的长 T1、长 T2 异常信号，病灶边界清楚，可累及基底核区及灰质。急性期因水肿使脑室受压、变小。注射对比剂后，病灶无强化，或呈斑片状、环状强化。较大孤立强化病灶的影像表现可类似肿瘤，应结合病史进行鉴别。晚期灰白质萎缩，脑沟裂及脑室增宽。

八、胼胝体变性

1.临床表现与病理特征

本病又称 Marchiafava－Bjgnami 病。病因不清。最早报道发生于饮红葡萄酒的意大利中老年人。但无饮酒嗜好者也可发生。病理改变特征为胼胝体中央部脱髓鞘，坏死及软化灶形成。病变也可侵及前、后联合或其他白质区。病灶分布大致对称，病灶周边结构保持完好。临床表现为局限性或弥漫性脑部受损症状及体征，如进行性痴呆，震颤、抽搐等。病情渐进发展无缓解，对各种治疗无明显反应。一般数年内死亡。

2.MRI 表现

特征性 MRI 表现为胼胝体内长 T1、长 T2 异常信号(图 16-47)，边界清楚、局限。注射对比剂后病变区可强化。病变常累及脑室额角前白质，表现为长 T1、长 T2 异常信号区。晚期胼胝体萎缩。

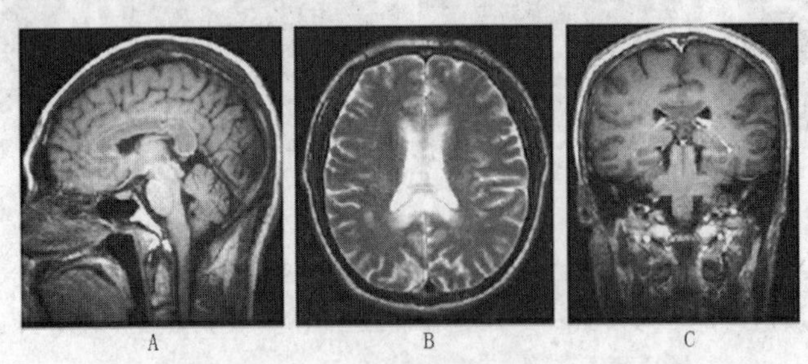

A　　B　　C

图 16-47　胼胝体变性

A、B.矢状面 T1WI 及轴面 T2WI 显示胼胝体长 T1、长 T2 异常信号；C.冠状面增强 T1WI 显示胼胝体病变无明显强化

九、脑桥中央髓鞘溶解症

1.临床表现与病理特征

本病可能与饮酒过度、营养不良以及电解质或酸碱平衡紊乱(特别是快速纠正的低血钠)有关。病理改变为以脑桥基底的中央部开始的髓鞘溶解，并呈离心性扩散，神经细胞及轴索可不受损害，神经纤维束之间存在巨噬细胞，其作用为吞噬溶解的髓鞘及脂肪颗粒。病变严重者，整个脑桥均受累，并可累及中脑及脑桥外结构，如内囊、丘脑、基底核、胼胝体及半卵圆中心。典型患者为中年酒徒。此外，本病也可发生于患恶性肿瘤、慢性肺部疾病或慢性肾衰竭者。患者多表现为严重的代谢障碍，脑神经麻痹及长束征。病程进展很快，存活率低。

2.MRI 表现

MRI 在检出脑桥病灶、评估轴索(皮质脊髓束)保留以及发现脑桥外病灶方面均优于 CT。在 T2WI，病变呈高信号，无占位效应。在 T1WI，脑桥中心部呈低信号区，脑桥边缘仅剩薄薄的一层(图 16-48)。通常不累及被盖部。有时可见中脑、丘脑和基底核受累。病灶强化表现多变，可无强化或轻度环状强化。病变后期脑桥萎缩。

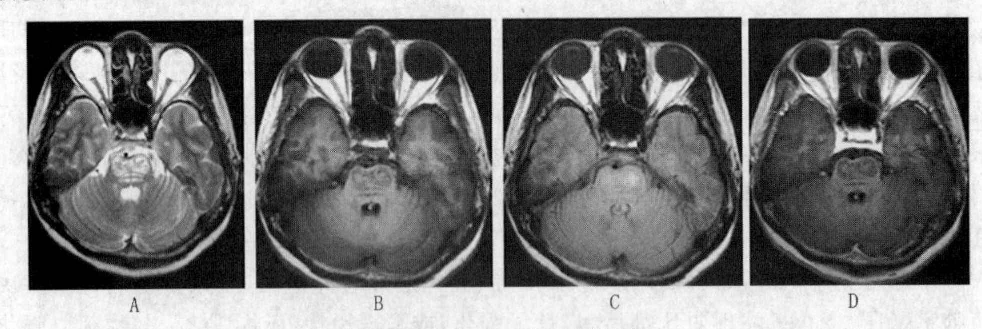

A　　B　　C　　D

图 16-48　脑桥中央髓鞘溶解

A、B.轴面 T2WI 及 T1WI 显示脑桥片状不均匀稍长 T1、稍长 T2 信号；C.轴面 FLAIR 像显示脑桥病灶为稍高信号；D.轴面增强 T1WI 显示脑桥病灶强化不明显

(李　冬)

第七节　囊肿及脑脊液循环异常 MR 诊断

一、蛛网膜囊肿

1.临床表现与病理特征

颅内蛛网膜囊肿是指脑脊液样无色清亮液体被包裹在蛛网膜所构成的袋状结构内形成的囊肿，分先天性囊肿和继发性囊肿。颅内蛛网膜囊肿可发生于各个年龄段，以儿童及青少年多见。患者可终身无症状，常因头部外伤、体检或其他原因行头颅影像学检查而发现。常见症状为颅内压增高、脑积水、局灶性神经功能缺失、头围增大或颅骨不对称畸形等。

2.MRI 表现

MRI 检查时，T1WI 示低信号，T2WI 示高信号，与脑脊液信号相同（图 16-49），呈边界清楚的占位病灶，增强时无强化，周围脑组织无水肿，部分脑组织受压移位。与 CT 相比，MRI 为三维图像，且无颅骨伪像干扰。对中线部位、颅后窝及跨越两个颅窝的病变，以及了解病变与脑实质、脑池的关系，MRI 检查可以获得 CT 检查不能得到的信息（图 16-50）。

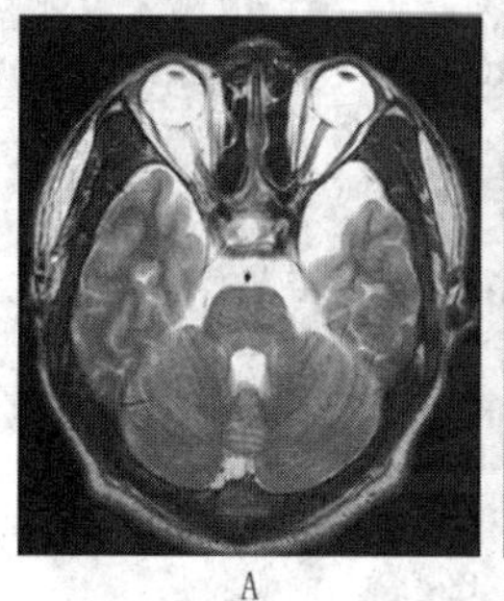
A

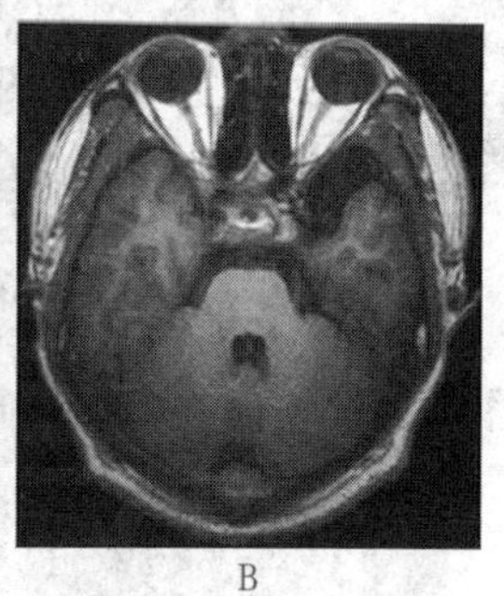
B

图 16-49　蛛网膜囊肿

A、B.轴面 T2WI 及 T1WI 显示左侧颞极长圆形长 T1、长 T2 脑脊液信号，边界清楚，相邻颞叶受推移

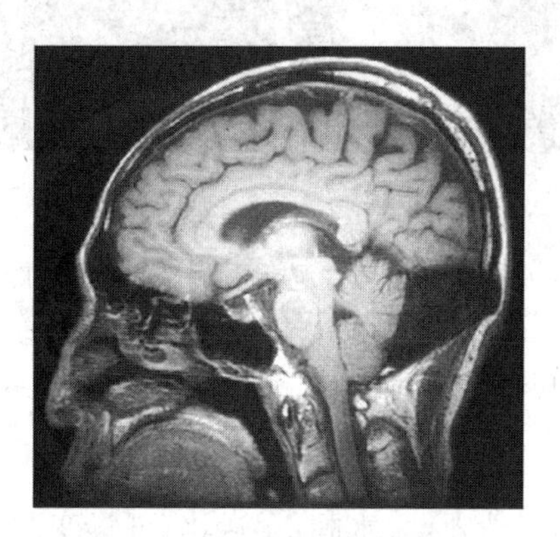

图 16-50　枕大池蛛网膜囊肿

矢状面 T1WI 显示枕大池内团状脑脊液信号影，膨胀性生长，相邻小脑及颅后窝骨板受压

3.鉴别诊断

本病诊断主要靠 CT 或 MRI，应与脂肪瘤、皮样或表皮样囊肿相鉴别。它们的 CT 值均为负值可资区别；囊性胶质瘤囊壁边有瘤结节则易于区别；血管网织细胞瘤通常亦为“大囊小结节”，且结节于囊壁边为其特征。

二、表皮样囊肿

1.临床表现与病理特征

表皮样囊肿来自外胚层,又称胆脂瘤或珍珠瘤,是胚胎发育过程中外胚层残余组织异位所致。囊壁为正常表皮,内含角质物,有时含胆固醇结晶。约占颅内肿瘤的0.2%～1.8%。多发生于桥小脑角、岩斜区,手术全切除较为困难。

临床症状与病变部位有关。①桥小脑角型:最常见,早期三叉神经痛,晚期出现桥小脑角征,脑神经功能障碍,如面部疼痛,感觉减退、麻木,共济失调;②岩斜区型:常为三叉神经痛及三叉神经分布区感觉运动障碍,由于肿瘤生长缓慢、病情长,且呈囊性沿间隙生长,以致肿瘤大而临床表现轻;③脑实质内型:大脑半球常有癫痫发作及颅内压增高,颅后窝者多出现共济失调及后组脑神经麻痹。

2.MRI 表现

肿瘤多发生于额、颞叶邻近颅底区表浅部位,如桥小脑角、鞍上池、岩斜区,形态不规则,边缘不光整。肿瘤沿蛛网膜下腔匍行生长,呈“见缝就钻”特性。由于表皮样囊肿内的胆固醇和脂肪大多不成熟,且含量较少,所以决定表皮样囊肿 MR 信号的主要因素是上皮组织。表皮样囊肿在 T1WI 呈低信号,T2WI 高信号,信号明显高于脑组织和脑脊液,包膜在 T1 和 T2 相均呈高信号。增强扫描时,病灶无强化(图16-51),或其边缘及局部仅有轻、中度强化。

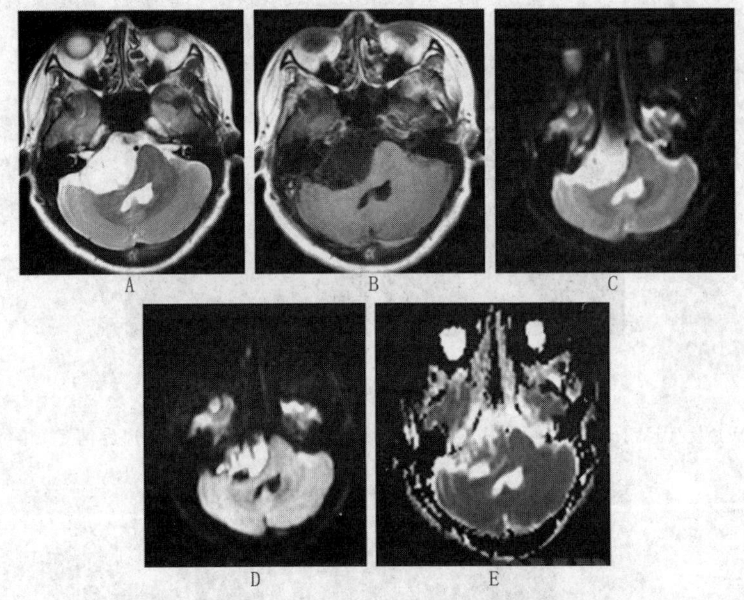

图 16-51 表皮样囊肿

A、B.轴面 T2WI 及 T1WI 增强像显示右侧脑桥小脑角区囊性异常信号,信号欠均匀,病灶未见明显强化;C.轴面 DWI(b =0),病灶呈稍高信号;D.轴面 DWI(b =1000);E.轴面 ADC 图,可见病灶信号不均匀,弥散降低

3.鉴别诊断

(1)低级星形细胞瘤:虽病灶边界清晰,无水肿,无强化,可囊变及钙化,但病变常位于白质内,病灶以稍长 T1、稍长 T2 信号为主,形态多规则等征象与本病不同。

(2)间变型星形细胞瘤与多形性胶质母细胞瘤:以不均匀长 T1、长 T2 信号及囊变、坏死和出血为特征,与本病类似,但其血管源性水肿明显,呈不规则花环状明显强化,易与本病区别。

(3)恶性多形性黄色星形细胞瘤:常位于颞叶表浅部位,囊实性肿块有出血及坏死,信号不均,瘤内可含有脂肪信号与本病类似,但水肿及强化明显,脑膜常受累等征象有助于二者鉴别。

(4)同心圆性硬化:表皮样囊肿偶有同心圆形等 T1、略长 T2 信号,但同心圆性硬化多发生于脑白质,脑白质内及脑干白质内常伴有小圆形长 T1、长 T2 信号病灶，类似多发性硬化斑等特点，有助于诊断与鉴别诊断。

三、皮样囊肿

1.临床表现与病理特征

颅内皮样囊肿是罕见的先天性肿瘤，起源于妊娠 3～5 周外胚层表面，与神经管分离不完全而包埋入神经管内，胎儿出生后形成颅内胚胎肿瘤，占颅内肿瘤的 0.2%。常发生在中线部位硬脑膜外、硬脑膜下或脑内，位于颅后窝者占 2/3，以小脑蚓部、第四脑室及小脑半球为多。常见于 30 岁年龄组，无性别差异。

临床表现与其占位效应和自发破裂有关。皮样囊肿的胆固醇粒子进入蛛网膜下腔可引起脑膜刺激症状。癫痫和头痛最常见。囊壁破裂后可引起化学性脑膜炎、血管痉挛、脑梗死等。少数囊壁通过缺损的颅骨与皮肤窦相通，感染后可引起脑脓肿。

2.MRI 表现

囊肿呈囊状，边界清楚，信号强度较低。但由于其内含有毛发等不同成分，信号不均匀，以 T2WI 为著。注射 Gd－DTPA 后囊肿无强化(图 16-52)，部分囊壁轻度强化。皮样囊肿破裂后，病灶与周围组织分界欠清，蛛网膜下腔或脑室内出现脂肪信号。脂肪抑制像可见高信号消失(图 16-53)。在桥小脑角区短 T1 短 T2 信号病变的鉴别诊断中，应考虑皮样囊肿。

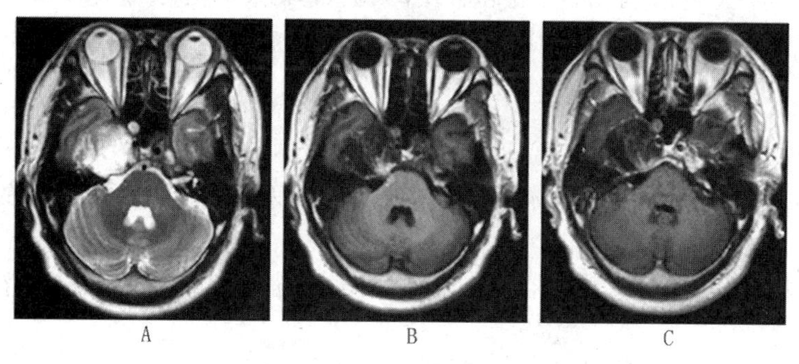

图 16-52 皮样囊肿

A、B.轴面 T2WI 及 T1WI 显示右侧颞叶内侧片状混杂信号，内见斑片状短 T1 信号，边界清楚；C.轴面增强 T1WI 显示病灶无强化

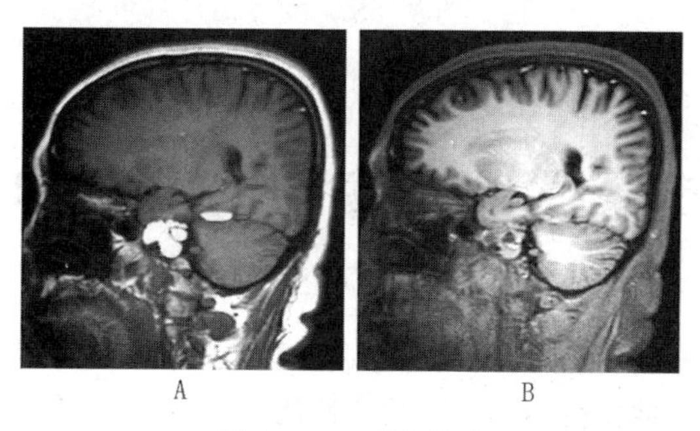

图 16-53 皮样囊肿

A.矢状面 T1WI 显示岩骨尖及小脑幕团状及片状短 T1 信号；B.矢状面 T1WI 脂肪抑制像显示异常短 T1 信号被抑制，提示脂性病灶

四、松果体囊肿

1.临床表现与病理特征

松果体囊肿是一种非肿瘤性囊肿，是一种正常变异。囊肿起源尚不清楚，大小一般 5～15 mm。囊肿壁组织学分 3 层，外层为纤维层，中层为松果体实质，内层为胶质组织，无室管膜细胞。患者大多无症状。

但由于囊肿上皮具有分泌功能，可随时间延长而使囊肿逐渐增大，产生占位效应，出现临床症状，称为症状性松果体囊肿。症状包括：①阵发性头痛，伴有凝视障碍；②慢性头痛，伴有凝视障碍、眼底水肿及脑积水；③急性脑积水症状。

2.MRI 表现

MRI 表现为松果体区囊性病变，呈椭圆形或圆形，边缘光滑、规整。囊壁薄、均匀完整，于各扫描序列同脑皮质等信号。增强扫描部分囊壁环状强化，部分不强化。其强化机制是由于囊壁中残余的松果体实质碎片引起或是囊肿邻近血管结构的强化所致。囊内容物同脑脊液信号相似(图 16-54)。

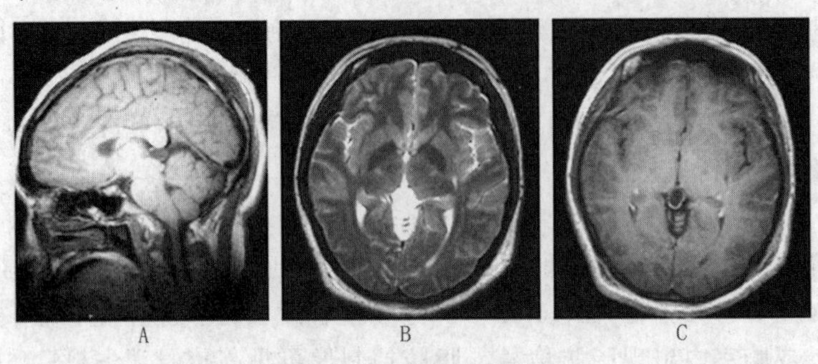

图 16-54　松果体囊肿

A、B.矢状面 T1WI 及轴面 T2WI 显示松果体区小圆形囊性信号，边界清楚；C.轴面增强 T1WI 显示囊性病灶后缘略显强化

3.鉴别诊断

主要有蛛网膜囊肿、松果体瘤囊变、第三脑室后表皮样囊肿、皮样囊肿及单发囊虫病。

(1)蛛网膜囊肿：其信号特征与松果体囊肿相似，但前者无壁，且 T2 FLAIR 序列呈低信号，与后者不同。

(2)松果体瘤液化囊变：其囊壁厚且不规则，有壁结节，增强扫描时囊壁及壁结节明显强化，与松果体囊肿壁的强化不同。

(3)三脑室后表皮样囊肿和皮样囊肿：其信号特征与松果体囊肿不同，特别在 T2 FLAIR 和 DWI 序列。

(4)单发囊虫病：有临床感染史，MRI 可显示囊壁内头节，结合实验室检查鉴别不难。

(李　冬)

第八节　感染与肉芽肿性病变 MR 诊断

颅内感染性疾患包括由细菌、病毒、真菌及寄生虫等引起的脑及脑膜病变。这些病变可以是化脓性或非化脓性，肉芽肿性或非肉芽肿性，囊性或实性，破坏性或增生性，传染性或非传染性。有些疾患与个人生活史、饮食习惯及所在地域关系密切，或与身体的免疫功能状态相关。可谓种类繁多，MRI 表现复杂。一些疾病的影像所见缺乏特征，使得定性诊断困难。因篇幅所限，不能逐一在此描述。本章列举部分相关的常见或代表性疾病，分述如下。

一、硬膜外脓肿

1.临床表现与病理特征

硬膜外脓肿为颅骨内板与硬脑膜之间脓液的聚集。多由额窦炎、乳突炎及头颅手术所致，很少由颅内感染引起。临床表现为剧烈头痛、感染部位疼痛及压痛，伴有发热、局部软组织肿胀。如果出现进行性加重的神志改变、脑膜刺激征、抽搐及神经功能障碍，则提示感染不仅限于硬膜外腔而且已累及脑。如不及时清除积脓，预后不佳。由于肿瘤开颅手术而合并硬膜外脓肿者，通常较隐匿，有时被误诊为肿瘤复发。

2.MRI 表现

脓肿在非增强 T1WI 信号强度略高于脑脊液，略低于脑组织。在 T2WI 呈高信号。脓肿位于骨板下，呈梭形，较局限。脓肿内缘在 T1WI 及 T2WI 均为低信号带，为内移的硬膜。注射对比剂后可见脓肿包膜强化（图 16-55）。脓肿相邻皮质可见充血、水肿或静脉血栓形成。

3.鉴别诊断

主要应注意区分非感染性脑外病变及硬膜下感染。MRI 对 CT 显示困难的硬膜外脓肿，以及早期诊断与鉴别诊断有帮助。

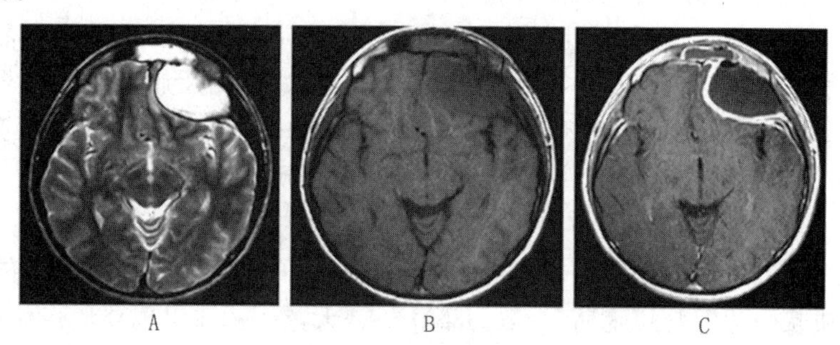

A　　B　　C

图 16-55　硬膜外脓肿

A、B.轴面 T2WI 及 T1WI 显示左额骨板下豆状硬膜外脓肿，脓肿内缘可见低信号硬膜内移；C.轴面增强 T1WI 显示脓肿包膜强化

二、硬膜下脓肿

1.临床表现与病理特征

脓肿位于硬脑膜下，蛛网膜外。多呈薄层状，广泛扩散并常因粘连而形成复发性脓腔。感染来源于颅骨的骨髓炎（鼻窦炎及中耳炎的并发症）、外伤或手术污染，血行性感染较少见。临床表现包括头痛、呕吐、发热、痉挛发作及意识障碍，高颅压及局灶定位体征。脑脊液内蛋白及白细胞可增高，周围血象白细胞增高。

2.MRI 表现

硬膜下脓肿多位于大脑半球表面，多为新月形，偶尔呈梭形。常向脑裂延伸。脓肿信号强度类似硬膜外脓肿，但其内缘无低信号带。脓肿相邻皮质可见水肿信号（图 16-56）。

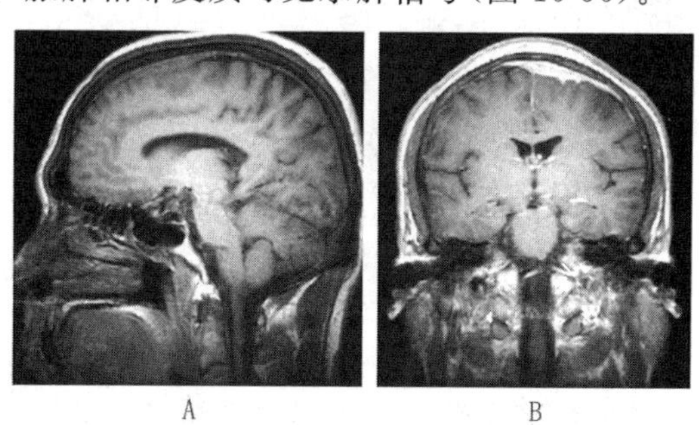

A　　B

图 16-56　硬膜下脓肿

A.矢状面 T1WI 显示左额梭形硬膜下脓肿，相邻脑组织可见低信号水肿；B.冠状面增强 T1WI 显示病灶强化

三、脑脓肿

1.临床表现与病理特征

是由于病原微生物入侵而在脑实质内形成的脓肿。感染途径包括：①邻近感染灶直接扩散，如耳源性

脑脓肿、鼻源性脑脓肿；②开放性颅脑外伤，即损伤性脑脓肿；③血行播散。原发灶不明者称隐源性脑脓肿。病理改变一般分为三期：初期为急性脑炎期；中期为脓腔形成期；末期为包膜形成期。在急性脑炎阶段，局部有炎性细胞浸润，由于该部位小血管的脓毒性静脉炎，或动脉被感染性栓子阻塞，使局部脑组织软化、坏死，继而出现多个小液化区，附近脑组织有水肿。在中期，局限性液化区扩大，相互沟通汇合成脓腔，开始含有少量脓液，周围为一薄层不明显且不规则的炎性肉芽组织，邻近脑组织水肿及胶质细胞增生。在末期，脓腔外围的肉芽组织因血管周围结缔组织和神经胶质细胞增生，逐步形成脓肿包膜。但包膜形成快慢不一，取决于炎症的性质、发展的快慢和机体的反应程度。脑脓肿常为单个，也可多房，但散在于不同部位的多发性脑脓肿少见。脑脓肿常伴有局部的浆液性脑膜炎或蛛网膜炎，并可合并化脓性脑膜炎，硬膜下及硬膜外脓肿，特别是继发于邻近结构感染者。

临床表现包括疲劳、嗜睡、高热等急性感染症状，急性脑炎期明显；高颅压症状，视乳头水肿、呕吐、头痛、痉挛发作及精神淡漠；局部占位征，额叶可有失语、精神症状、偏瘫及症状性癫痫发作，颞叶可有上视野缺损、感觉性失语及颞骨岩尖综合征。小脑脓肿可有眩晕、共济失调、眼震及脑膜刺激征。顶叶与枕叶脓肿较少。耳源性脓肿多位于颞叶及小脑，血源性脑脓肿之感染源以胸部为多。

2.MRI 表现

可分为四期。在发病 4 天之内，即急性脑炎早期，MRI 显示病变区呈边界不清的长 T1、长 T2 信号，有占位效应，常见斑块状强化。脑炎晚期，一般为第 4～10 天，在 MRI 出现环形强化病灶。脓肿壁形成早期(第 10～14 天)，MRI 可见病灶明显环状强化(图 16-57)，薄壁完整，厚度均一；脓肿壁形成晚期，在发病 14 天以后，脓肿较小时，壁变厚，水肿及占位效应减轻，可呈结节状强化。强化由脓肿壁内层肉芽组织引起。产气菌感染所形成脓肿，脓腔内可见气体，形成液平面。

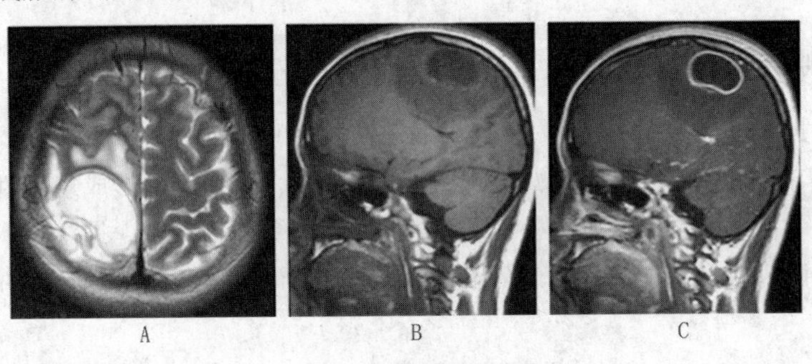

图 16-57　脑脓肿

A.轴面 T2WI，右顶可见类圆形病灶，边界清楚，周边脑水肿明显；

B、C.矢状面增强前、后 T1WI，病灶明显环形强化，下壁欠光滑

3.鉴别诊断

类似脑脓肿的 MRI 表现也可见于其他疾病。应注意与恶性胶质瘤、转移癌、术后肉芽组织形成、慢性颅内血肿，以及硬膜外、下脓肿鉴别。

四、急性化脓性脑膜炎

1.临床表现与病理特征

为化脓性细菌进入颅内引起的急性脑膜炎症。病理学方面，软脑膜血管充血，大量炎性渗出物沉积；蛛网膜下腔、脑室管膜与脉络膜中充满炎症细胞与脓性渗出物；小血管常有阻塞，伴发邻近皮质的脑炎与小梗死灶；晚期产生脑膜粘连、增厚并引起交通性或梗阻性脑积水；儿童可发生硬膜下积液或积脓。化脓性脑膜炎的颜色因所感染的细菌而异：葡萄球菌时为灰色或黄色；肺炎双球菌时为绿色；流感杆菌时为灰色；大肠埃希菌时为灰黄色兼有臭味；铜绿假单胞菌时为绿色。感染来源可为上呼吸道感染、头面部病灶、外伤污染、细菌性栓子及菌血症等。

临床多急性起病，发热、末梢血白细胞增高等全身中毒症状明显。除婴幼儿和休克患者外，均有明显的

脑膜刺激症状:颈项强直,头后仰,Kernig 征与 Brudzinski 征阳性;可伴有不同程度的脑实质受损的病症,如精神、意识和运动等障碍;腰穿脑脊液压力增高,白细胞增高,多形核占优势;体液培养可找到病原菌。

2.MRI 表现

早期无异常。随病情发展,MRI 显示基底池及脑沟结构不清,软膜、蛛网膜线性强化(图 16-58)。本病可出现多种并发症:交通性脑积水由脑底池及广泛性蛛网膜粘连或脑室壁粘连影响脑脊液循环所致,MRI 表现为脑室系统变形、扩大,侧脑室前角或脑室周围因脑脊液渗出而出现长 T1、长 T2 信号;硬膜下积液或积脓 MRI 表现为颅骨内板下新月形病变,一侧或双侧,其包膜可强化;炎症波及室管膜或脉络丛时,增强检查可显示脑室壁环形强化;少数引发局限或广泛脑水肿,局部脑实质可强化,形成脑脓肿时出现相应 MRI 表现。此外,如果皮质静脉或硬膜窦形成栓塞,MRI 也出现相应水肿表现,晚期则表现为脑软化及脑萎缩。

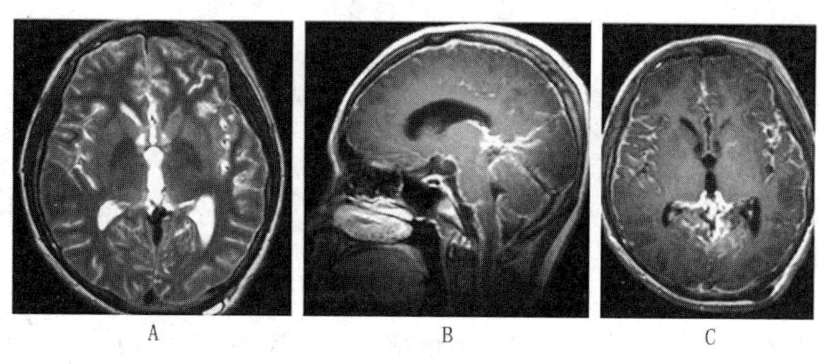

图 16-58　化脓性脑膜炎

A.轴面 T2WI,脑沟裂池显示欠清;B、C.矢状面及轴面 T1WI 增强扫描,可见软膜、蛛网膜线性强化

五、结核

1.临床表现与病理特征

中枢神经系统结核感染多继发于身体其他部位结核。随着 HIV 感染、吸毒者增多,以及某些地区卫生环境恶劣及营养不良,结核感染有增多趋势。临床表现有身体其他部位结核病灶或结核病史;有发热、体重减轻,血沉增快及颅内压增高征;有明显的脑膜刺激征;有结核瘤发生部位的局灶体征。

中枢神经系统结核感染一般分为三种状况:①结核性脑膜炎;②脑膜炎后遗症;③脑结核瘤。病理改变包括脑脊髓膜混浊肥厚,以脑底为著。在脑表面,特别是大脑中动脉的分布区有很多散在的白色小结节,在脑实质与脑室内可有多发性小干酪样结核灶,蛛网膜下腔有大量黄色胶样渗出液,脑膜血管可呈全动脉炎改变,可有脑梗死。由于大量渗出物沉积,使部分蛛网膜下腔闭锁,蛛网膜粒发炎,使脑脊液吸收障碍,引起交通性脑积水。脑底部的炎症渗出物阻塞了中脑导水管或第四脑室的外侧孔或正中孔,脑脊液循环受阻,脑室压力不断增高,梗阻以上脑室扩张,可形成不全梗阻性脑积水。结核瘤常在脑的表浅部位,也可在脑的深部,脑膜局部粗糙粘连,为黄白色结节状,质地较硬,中心为干酪样坏死及钙化,周围明显脑水肿。

2.MRI 表现

脑膜炎表现:非增强 MRI 显示脑基底池,最常见于鞍上池,其次是环池和侧裂池高信号病变;注射对比剂后脑基底池强化,呈现闭塞脑池的轮廓,凸面脑膜也可增强。

脑实质表现:粟粒性结核灶散布于大脑及小脑,非增强 MRI 为等信号,增强后明显强化。病灶周边可见水肿带。脑结核瘤表现:非增强 MRI 早期为等信号,可有水肿带;中期为信号略高的圆形病灶,仍伴有水肿带;后期结核瘤钙化,水肿带消失。T1WI 增强扫描有两种类型表现,其一为小环状强化,中心为低信号;其二为结节状强化(图 16-59)。当形成肉芽肿时,多位于鞍上,T1WI 和 T2WI 均表现为等皮质信号。有时,MRI 呈大的环形强化或椭圆形多环形强化,与囊性或中心坏死的恶性胶质瘤难以区分。

继发病变表现:结核灶周围可有大片水肿带,可有交通性或梗阻性脑积水。脑动脉炎可引起基底核、内囊、丘脑、脑干等部位脑梗死，最常见于大脑中动脉区，MRI 表现为与供血动脉相符的长 T1、长 T2 异常信号，偶可见出血。

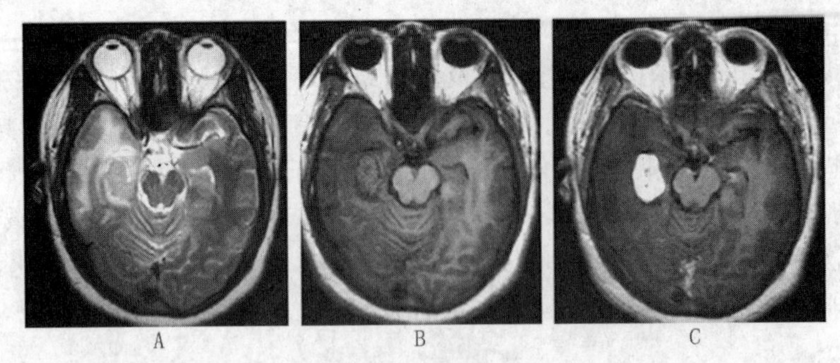

图 16-59　结核瘤

A、B.轴面 T2WI 及 T1WI 显示右颞内侧团状等 T1、等 T2 异常信号，周边水肿明显；C.轴面 T1WI 增强扫描显示病灶结节状强化

六、结节病

1.临床表现与病理特征

进行性、多发性、多器官损害的小结节形成为其特征。小结节是非干酪性上皮样慢性肉芽肿。病因不明，有人认为与免疫功能低下有关。可侵及皮肤淋巴结、眼、腮腺、骨骼、各内脏器官及神经系统，神经系统受侵约占 3%～5%。如仅有中枢神经系统受侵，称为孤立型中枢神经系统结节病。最常见的颅内表现是肉芽肿样脑膜炎。最常见病变部位为基底池，特别是三脑室前区，脑的其他部位和脊髓也可受累，经血管周围间隙浸润脑实质。偶尔累及脑血管引起脑梗死。

临床表现多样。在脑神经受损中，以单侧或双侧面神经及视神经麻痹最多见，其他脑神经也可受累。垂体本身及垂体柄或下丘脑肉芽肿可引起激素分泌、电解质及神经精神异常。脑实质受累可出现高颅压症状、脑积水。20%以下患者出现癫痫。尽管脑神经麻痹及其他神经障碍恢复很慢，但与脑内结核相比，结节病相对呈良性过程。患者还可有全身症状及体征。

2.MRI 表现

脑膜炎可见弥漫性或局灶性脑膜增厚，增强 T1WI 显示明显强化。但如与骨结构关系紧密，有时诊断较困难。脑结节病肉芽肿表现为边界较清楚、质地较均匀的病灶，最大可达数厘米，常位于脑底部。在非增强扫描，病灶信号略高于脑实质；增强扫描可见孤立或多发的均匀一致强化伴周围水肿。脑室内结节病在 T1WI 呈室周高信号病变，可导致 CSF 循环受阻、脑积水，其发生与脑膜受侵有关，多为交通性。可见漏斗增粗(图 16-60)，脑神经(尤其视神经)强化。并发脑血管炎及继发脑梗死时，出现相应 MRI 表现。

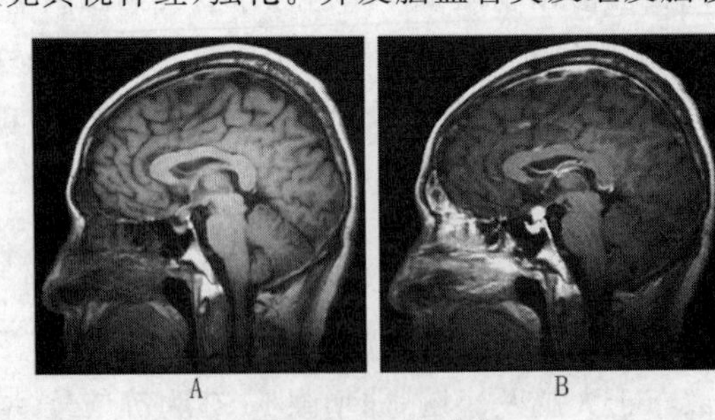

图 16-60　结节病

A.矢状面 T1WI 显示漏斗增粗，可见等信号结节；B.矢状面 T1 增强像显示病灶结节状强化

七、单纯疱疹病毒脑炎

1.临床表现与病理特征

从神经放射学角度，疱疹(herpes)病毒感染中有两种类型特别重要。第Ⅰ型：主要影响成人，不及时治疗将导致70%留有后遗症，病理学特征为沿脑缘分布的广泛的出血性坏死。主要累及颞叶中下部及额叶眶部，脑实质深部如岛叶扣带回也可受累，但一般止于壳核侧缘，很少向前或后扩展。第Ⅱ型：主要影响新生儿，可造成严重的脑实质功能障碍，并常造成死亡。脑的损害范围更广而不限于脑缘部分，基底核、丘脑及颅后窝结构均可受累，最终造成广泛脑软化。Ⅱ型感染大多源于母体产道感染，部分是胎儿时期在母体子宫内感染。宫内感染疱疹病毒导致的先天性畸形与弓形虫病(toxoplasmosis)、风疹(rubella)及巨细胞病毒(cytomegalovirus)感染的后遗症相似，故被人称为 TORCH 综合征。TORCH 英文原意是“火炬”，此词由这些病原体英文名称首字母组成，H 代表单纯疱疹病毒脑炎。

患者发病前有上呼吸道感染史，约25%有口唇单纯疱疹病史。临床表现有发热、头痛、呕吐、抽搐，精神症状、意识障碍，由嗜睡至昏迷，严重者常于发病后2～3日间急性期死亡。幸存者遗有癫痫、偏瘫、健忘与痴呆等后遗症。

2.MRI 表现

对于Ⅰ型单纯疱疹病毒脑炎，MRI 可早于 CT 发现脑组织受累，而且显示的病变范围更广泛；表现为明显的双侧颞叶内侧及岛叶皮质长 T1、长 T2 异常信号。Ⅱ型单纯疱疹病毒脑炎，MRI 表现为病变早期灰质受侵犯。T1WI 及 T2WI 均显示灰白质对比消失。有报道，残存的皮质可见非出血性低信号(磁敏感效应)。增强扫描时，病变区可出现弥漫性不均匀强化或脑回状强化(图 16-61)。

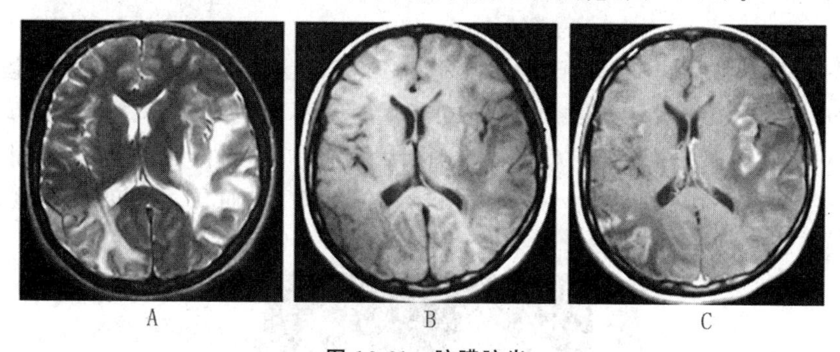

图 16-61　脑膜脑炎

A、B.轴面 T2WI 及 T1WI，右侧颞枕叶及左颞叶可见片状长 T1、长 T2 信号，边界不清；C.轴面增强 T1WI 显示病灶不均匀强化

3.鉴别诊断

Ⅰ型单纯疱疹病毒脑炎应与脑脓肿、脑梗死、脑肿瘤以及其他急性病毒性脑炎鉴别。由蜱传播的脑炎通常为边界不清的多发病灶，可累及放射冠、丘脑、脑干及小脑。日本脑炎也可有类似表现，但更倾向于双侧基底核及丘脑受侵，可造成腔隙性梗死。由 EB 病毒引起的脑炎，病灶多发累及皮质及灰白质相交区，也可累及丘脑及引起视神经炎病灶呈波浪样出现，在旧病灶已开始消退时，又出现新病灶。

八、进行性多灶性白质脑病(PML)

1.临床表现与病理特征

与乳多空病毒(papovavirus)感染有关，多发于免疫功能低下患者，尤其是吸毒并 HIV 感染者。病理改变为脱髓鞘改变(病毒侵入少突胶质细胞造成)，出现变异的星形细胞(对感染反应)。在少突胶质细胞核内可见嗜酸性圆形包涵体，在大多数病例，为大脑半球皮质下白质的脱髓鞘，但也可累及小脑、脑干及脊髓，而灰质很少累及。偶可见占位效应、出血及血一脑屏障破坏。临床上多以精神异常起病，继而出现与受累部位相关的局灶症状及体征。一旦发病便持续发展，多于6个月内死亡。目前尚无有效治疗。

2.MRI 表现

CT 表现为单侧或双侧大脑半球皮质下白质内低密度区，在灰白质交界处有明显的界限，很少见到或不存在占位效应，注射对比剂后通常不强化。脑干及小脑病灶在早期容易遗漏，MRI 在这方面占优势。MRI 显示病变多灶分布，侵及范围广，包括半卵圆中心的外侧部，随病变发展，病灶大小及数量增加，可扩展至基底核、胼胝体及小脑脚。MRI 信号特征与其他脱髓鞘病变类似。

九、真菌感染

1.临床表现与病理特征

慢性或亚急性脑膜炎或脑膜脑炎是颅内真菌感染最常见的表现形式。酵母菌感染常导致单发或多发的肉芽肿或脑脓肿。某些真菌可侵及脑血管引起脑梗死、坏死及出血。也有些真菌可正常存在于人体内，在人体发生慢性疾患，免疫力异常及糖尿病时发病。临床最常见的神经系统真菌感染为新型隐球菌脑膜炎。它可侵犯人类各脏器而形成隐球菌病或真菌病，对脑及脑膜尤其具有亲和性。侵入途径为皮肤、乳突、鼻窦、上呼吸道及胃肠道。随血液进入颅内，在脑膜形成灰色肉芽结节，也可侵入脑室、椎管、大脑皮质及基底核。

临床发病徐缓，多无前驱症状。首发症状常为头痛，大多位于额颞区。初起时间歇发作，逐渐转为持续性，并进行性加重，伴有恶心、呕吐、背痛及颈强直、凯尔尼格征阳性等脑膜刺激征。多数患者有低热、轻度精神障碍。严重者意识不清甚或昏迷。因颅内压增高，半数病例有中、重度视乳头水肿。晚期多因视神经萎缩而致视力障碍，并可出现其他眼部症状及脑神经症状。病情大多持续进展，不经治疗平均生存期为 6 个月，少数呈反复缓解复发。

2.MRI 表现

本病 MRI 表现类似结核性脑膜炎。因脑基底池及外侧裂为渗出物占据，早期非增强检查可见其失去正常透明度，增强检查时渗出物明显强化。与结核性脑膜炎略不同之处为基底池受累倾向于一侧及不对称性(图 16-62)。并发脑血管受累时可见脑梗死。晚期因脑膜粘连，可出现交通性或梗阻性脑积水，脑室普遍性或局限性扩大。显示肉芽肿方面，MRI 增强检查优于 CT。而显示感染晚期形成的钙化，CT 比 MRI 敏感。

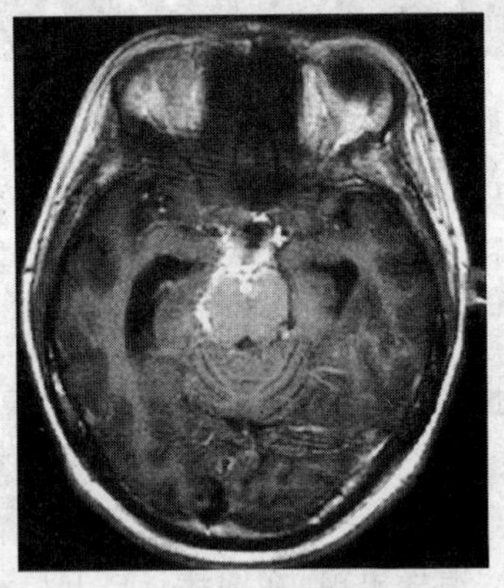

图 16-62 真菌感染

轴面 T1WI 增强扫描显示基底池、右侧环池斑点状及线样强化

(李 冬)

第九节　伴有深部灰质受累的实性疾患 MR 诊断

现在讨论一些以深部灰质或基底神经节受累的疾患。其主要病理改变为神经元变性，白质结构亦可受累。临床表现主要为不同类型的运动障碍，也可出现大脑皮质及小脑受侵的症状，如痴呆及共济失调。

一、慢性进行性舞蹈病

1.临床表现与病理特征

本病又称遗传性舞蹈病，亨廷顿(Huntington)病。是一种遗传性中枢神经系统慢性变性病变。病理改变以大脑皮质及新纹状体受侵为主，特点为尾状核及壳核变性萎缩，额叶皮质萎缩。其生化改变为基底核中多巴胺(DA)含量过多而 γ－氨基丁酸(GABA)及胆碱的含量减少。

多为中年发病，有遗传家族史，偶见散发病例。临床表现为以上肢远端及面部表情肌为明显的多动症，舞蹈样动作多变，安静时减轻，睡眠时消失，可因随意运动及情绪影响而加重。可有情感淡漠、抑郁或激惹及人格改变，最终精神衰退而致痴呆。

2.MRI 表现

可见双侧尾状核头萎缩以及继发性侧脑室额角扩张。有人将额角及尾状核进行定量测定，发现在本病患者额角与尾状核比例明显小于正常人。当脑萎缩导致双侧脑室明显扩张后，尾状核萎缩相对不明显。注射对比剂后无强化。MRI 可显示双侧皮质下萎缩，由前向后发展，最初影响额叶，以后逐渐影响顶叶、枕叶、基底核，脑干、小脑均可受累，呈长 T1、长 T2 异常信号，基底核区可见铁质沉积。

二、肝豆状核变性

1.临床表现与病理特征

本病又称威尔逊(Wilson)病，为家族性常染色体隐性遗传性铜代谢障碍型神经系统变性性疾病。该病三大主征为肝豆状核软化变性，角膜色素环(K－F 环)及小叶性肝硬化。病理改变为胃肠道吸收铜超过正常，肝脏合成血浆铜蓝蛋白的能力下降，血中"直接反应铜"增加或沉积于额叶皮质、基底核、角膜与肝肾等处，或由尿中排出，壳核、苍白球、尾状核及额叶皮质变性，也可累及红核、黑质及齿状核。受累部位神经胶质增生，小结节性肝硬化。临床表现为儿童期或青春期发病，有家族史者约占 1/3。基底核损害症状包括震颤、僵直与多动症。皮质损害症状主要为衰退型精神障碍。可有肝硬化症状，角膜 K－F 环及铜代谢障碍的化验报告。

2.MRI 表现

基底核、脑白质、脑干及小脑内出现长 T1、长 T2 异常信号，以基底核区明显(图 16-63)，特别是壳核及苍白球。其次是尾状核头部及小脑齿状核和脑干。有时在高信号内混有低信号，代表胶质增生与铜铁沉积并存。丘脑也可见长 T1、长 T2 异常信号。这些信号改变可能与铜沉积造成脑组织缺血、坏死、软化有关。可有尾状核及大脑和小脑萎缩。

三、震颤麻痹

1.临床表现与病理特征

震颤麻痹又称帕金森(Parkinson)病。病因不明，可疑为病毒感染所致，称为原发性震颤麻痹。继发于脑炎、脑血管病、脑瘤、脑外伤以及毒物或药物中毒性脑病之后者，称为帕金森综合征。病理方面，原发主要病变部位在黑质及黑质－纹状体通路。正常情况下，黑质内含有多巴胺神经元，它们终止于纹状体。由于黑质破坏，神经细胞减少，变性和空泡形成，细胞质内可见同心形的包涵体，导致黑质－纹状体通路分泌的多巴胺明显减少。多巴胺是纹状体产生的抑制性神经递质,而乙酰胆碱是纹状体的兴奋性神经递质,正常情况下,这两种递质处于平衡状态。帕金森病时,黑质与纹状体中多巴胺含量降低,使乙酰胆碱的作用相对增强而产生相应症状。此外,病变亦可侵及蓝斑、网状结构和迷走神经背核。多数病例有不同程度脑萎缩。临床表现有三大主征:肌张力增强(肌强直),运动减少、迟缓与运动缺失,震颤。多在50岁以后发病,男性多于女性。静止性震颤,典型手部震颤呈"搓丸样震颤";运动缓慢,行走时起步困难,呈慌张步态及"写字过少征";肌张力增加,呈"铅管样",面部表情呆板,呈"面具脸"。继发症状包括抑郁、易激动、焦虑、认知能力下降,发音及吞咽困难等,晚期死于并发症。

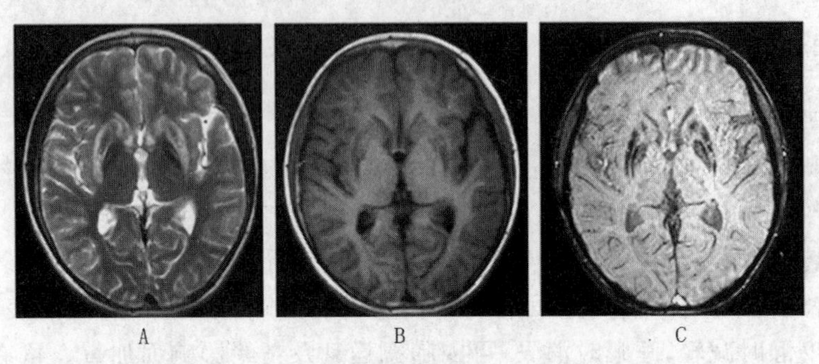

图 16-63 肝豆状核变性

A、B.轴面 T2WI 及 T1WI 显示双侧基底核区不均匀稍长 T1、稍长 T2 异常信号;C.轴面 SWI 像显示双侧基底核区异常低信号

2.MRI 表现

基底核区可见变性改变。大脑皮质及中央灰质萎缩,特别是第三脑室周围及额叶萎缩比较常见。MRI 具有高分辨力,在震颤麻痹患者可显示黑质(致密带)萎缩及异常铁沉积所致的 T2 低信号(图 16-64),具有一定意义。

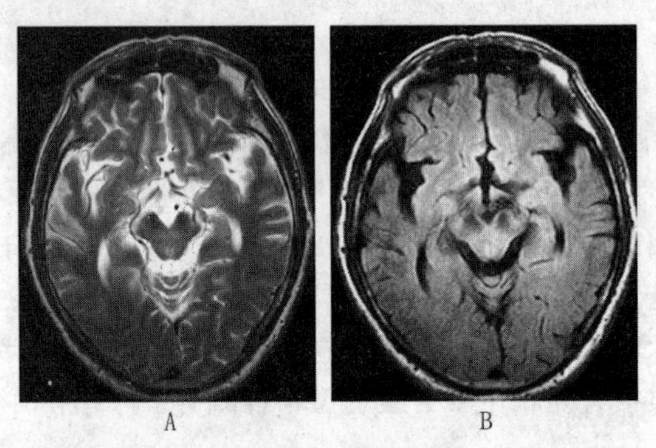

图 16-64 震颤麻痹

A、B.轴面 T2WI 及 FLAIR 像显示中脑黑质区异常低信号,脑萎缩改变明显

多系统变性:多系统变性是指一组原因不明的中枢神经系统多部位变性与萎缩,又称多系统萎缩。其临床特点为,多在中年以后发病,隐袭渐进,经数年或十余年后死于衰竭及继发感染。相关症状涉及锥体外系、小脑、脑干运动性脑神经核,以及脊髓前角、锥体束和大脑皮质。可伴有智能障碍,感觉系统正常。本组疾病包括原发性体位性低血压(Shy-Drager 综合征)、进行性核上性麻痹、橄榄-脑桥-小脑萎缩(OPCA)及纹状体黑质变性等。分述如下。

(一)原发性体位性低血压

1.临床表现与病理特征

病理改变为脊髓灰质侧角星形神经胶质增生,也可累及基底核,第三脑室周围灰质、黑质、小脑等部位,病变双侧对称。临床主要表现为直立性低血压、中枢神经多系统症状及自主神经症状。

2.MRI 表现

大脑皮质、小脑和脑干可见非特异性萎缩，而基底核无异常；典型 MRI 表现为在 T2WI 壳核信号强度明显减低，特别是沿壳核边缘减低。低信号在高场强 MRI 更明显，低信号提示铁或其他金属成分异常沉积。

(二)进行性核上性麻痹(Steele—Richard son—Olszewsky 综合征)

1.临床表现与病理特征

病因不明。一般认为是一种退行性改变过程，无家族倾向，可能与病毒感染有关。主要病理改变在基底核到脑干的某些部位，以苍白球、黑质、上丘、动眼神经核、小脑齿状核最明显，以神经细胞变性为主。

2.MRI 表现

影像检查可见明显的中脑萎缩及继发的环池、四叠体池、第三脑室等扩大，MRI 显示脑干萎缩外，在 T2WI 可见四叠体上丘、苍白球、壳核信号减低，此外，黑质低信号明显。

(三)橄榄—脑桥—小脑萎缩(OPCA)

1.临床表现与病理特征

属脑干小脑型的变性或遗传性疾病之一。病理改变变性涉及下橄榄核、脑桥横过纤维及固有核以及小脑蚓部与皮质，也可累及锥体外系各核、脑干、脑神经核及大脑皮质。临床表现：为中年后发病，小脑性共济失调为首先症状，继之渐出现帕金森综合征或有脑干脑神经核损害症状，晚期有锥体束征。

2.MRI 表现

MRI 显示明显的颅后窝结构萎缩(图 16-65)，也可有大脑皮质萎缩。壳核、苍白球、黑质在 T2WI 可见低信号，提示异常金属沉积。

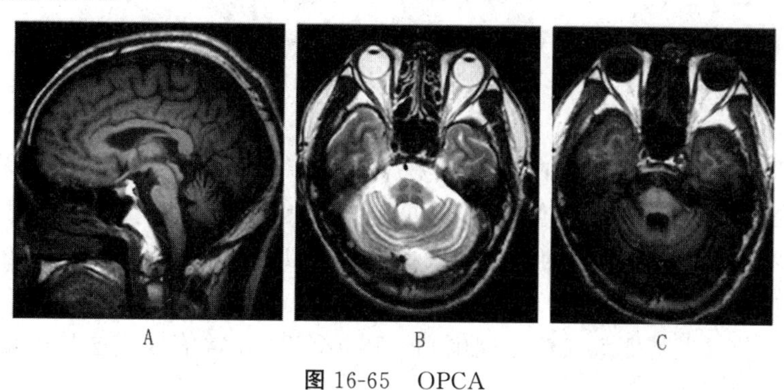

图 16-65　OPCA

A.矢状面 T1WI；B.轴面 T2WI；C.轴面 T1WI，脑干及小脑萎缩，脑沟裂池增宽

(四)纹状体黑质变性

1.临床表现与病理特征

病理改变主要为纹状体，特别是壳核及黑质与蓝斑核变性，可累及丘脑底核、小脑齿状核及迷走背核。临床表现为 40～50 岁发病，渐进以帕金森综合征为首见症状，但静止性震颤较轻或阙如，有小脑共济失调或锥体束征等，对左旋多巴治疗无效。

2.MRI 表现

CT 可见双侧壳核对称性低密度区及全脑萎缩。MRI 在 T2WI 可见壳核低信号，推测与金属元素沉积有关，与正常状态相反；壳核信号与苍白球低信号成比例。增加 T2 弛豫时间，在尾状核黑质也可见到异常低信号。

(五)苍白球黑质变性

1.临床表现与病理特征

本病又称进行性苍白球变性综合征，Hallervor den—Spatz 综合征。为病因未明的家族性疾病，呈显性遗传。发病可能与铁和类脂质代谢紊乱有关。病理发现苍白球、黑质以及神经节细胞变性，髓鞘脱失，胶质增生，有大量铁盐及类脂质沉积，呈青绿色或锈褐色。临床表现为 10 岁左右发病，由双下肢开始的全身性强直，渐累及上肢及面部，智能衰退等。少数有色素性视网膜炎及视神经萎缩。

2.MRI 表现

特征性 MRI 表现为，在 T2WI 可见豆状核(苍白球)低信号，为铁沉积所致；在 T2WI 室前白质信号增加，基底核区呈高信号，可能为脱髓鞘改变。

(六)亚急性坏死性脑病

1.临床表现与病理特征

本病又称 Leigh 综合征。病因不明，可能为与维生素 B_1 有关的一种先天性代谢障碍。中枢神经系统病变广泛，主要为对称性出血灶，除大脑外，尚可累及脑桥、脊髓、苍白球以及视神经。临床表现为乳儿期缓慢起病，有家族史。进行性视、听及智力障碍。共济失调，肌力及肌张力低下。一般在发病后 2～3 年，因球麻痹出现吞咽和呼吸困难加重而死亡。

2.MRI 表现

脑干受累区域主要为背盖部及导水管周围灰质。呈长 T1、长 T2 异常信号。基底核及丘脑也常受累，T2WI 呈高或低信号。后者可能与铁沉积或其他顺磁物质沉积有关。

(七)先天性氨基酸代谢异常

1.临床表现与病理特征

是一组遗传性代谢障碍性疾病。以某种氨基酸及其代谢产物在血内大量积蓄及经尿大量排出为特征，常伴神经系统损害症状。发病原因包括酶缺陷致使氨基酸代谢过程阻滞，以及肠道、肾小管对氨基酸的吸收运转功能障碍。大都以常染色体隐性遗传为特征。病理学特点包括髓鞘形成延迟及脑白质海绵状变性。虽然对许多氨基酸代谢障碍原因已有所了解，但其中仅少数的影像学改变有所描述。本组疾病视病种不同而有不同的症状，但多数高氨基酸血症患者有发育障碍，智能低下、痉挛发作，以及阵发性呕吐、嗜睡、共济失调、惊厥、意识障碍等氨中毒表现。部分病种有尿色味异常及皮肤和毛发异常。

2.MRI 表现

在丙氨酸血症或甲基丙二酸尿症，脑白质内可见弥漫性长 T1、长 T2 异常信号，无强化。这种异常在正确的治疗后可以恢复。在有些患者，双侧苍白球可见长 T1、长 T2 异常信号。鸟氨酸转氨甲酰酶异常患者也有类似表现。枫糖尿病患者可见脑水肿及灰白质内长 T1、长 T2 异常信号。在非酮症性高甘氨酸血症，MRI 可见明显的幕上、下结构萎缩，胼胝体发育障碍，以及幕上脱髓鞘或髓鞘形成障碍。在苯丙酮酸尿症患者，MRI 显示室旁(尤其侧室三角区周围)长 T1、长 T2 异常信号。这种改变与病程及神经功能障碍不相关。

(李　冬)

第十七章　乳腺MR诊断

第一节　乳腺MR检查技术

一、扫描序列和层面选择

乳腺MRI检查前，应详细向患者解释整个检查过程以消除其恐惧心理，得到患者最好的配合。由于乳腺腺体组织随月经周期变化，因此乳腺MRI检查的最佳时间为月经后1周。

1.乳腺MRI平扫检查

在乳腺MRI检查中，常用的成像序列包括自旋回波序列、快速自旋回波序列和梯度回波序列。乳腺MRI平扫检查通常采用T1WI和T2WI，观察乳腺的解剖结构。T1WI可以观察乳腺脂肪和腺体的分布情况，而T2WI能较好地识别液体成分，如囊肿和扩张的导管。T2WI多并用脂肪抑制技术，形成脂肪抑制T2WI。

单纯的乳腺MRI平扫检查仅能对囊、实性病变做出可靠诊断，在进一步定性诊断方面与乳腺X线检查相比并无显著优势，故应常规行MRI动态增强检查。

2.乳腺MRI动态增强检查

扫描序列设计应兼顾高空间分辨率和高时间分辨率两方面的要求。高空间分辨率有利于准确显示病变结构，尤其适用于发现小病变，如小乳腺癌；高时间分辨率能更准确评价动态增强扫描前后病变的时间一信号强度曲线变化。动态增强检查多采用三维快速成像技术，进行薄层(小于3 mm)无间距扫描，使所有扫描层面同时激励，并在较短时间内对所有层面进行信号测量和采集，行任意角度或方位图像重组，获得较高的信噪比，因而使遗漏病灶的几率大为减少。MRI增强检查常用的对比剂为Gd－DTPA，使用剂量为0.1～0.2 mmol/kg，一般采用静脉内团注法，在注射对比剂后采用快速梯度回波T1WI连续扫描多个不同时相。动态检查时，延迟时间(注射对比剂开始至扫描开始的时间)一般为10～15秒，每分钟扫描1～2个时相。根据MRI扫描方案，一般连续扫描7～10分钟，获得7～20个时相的动态图像。

根据设备性能，可并用或不并用脂肪抑制技术。为了避免高信号的脂肪组织掩盖强化的病变高信号，脂肪抑制技术在检查中非常必要，应用脂肪抑制技术可使脂肪组织在图像上显示为低信号，正常腺体组织显示为中等信号，这对于异常信号病变的检出或增强扫描时强化病灶的显示较为敏感，特别是对较大的脂肪型乳腺更有价值。如所用设备不适合行脂肪抑制成像技术，则需要对增强前后图像进行减影，以使强化病变更加明显。

3.DWI和MRS检查

如所用MRI设备的硬件和软件允许，可进行乳腺MR扩散加权成像(DWI)和MR波谱成像(MRS)检查。DWI一般采用单次激发平面回波成像(EPI)技术。1H－MRS检查多采用PRESS技术，选取体素时要最大范围包含病灶，同时尽可能避开周围脂肪组织。近年来研究结果表明，动态增强MRI检查结合DWI和MRS可提高乳腺癌诊断的特异性。

乳腺MRI检查与身体其他器官的MRI检查方式不同。乳腺MRI检查时，患者通常俯卧于检查床和特制的专用线圈上，使双侧乳腺自然悬垂于表面线圈双孔内。扫描剖面可采用横轴面和矢状面。扫描层厚一般不大于5 mm，无层间距。扫描范围应包括双侧全部乳腺组织，必要时包括腋窝，观察淋巴结。

二、乳腺 MRI 检查原则

对于乳腺疾病,MRI 诊断的准确性在很大程度上依赖于检查方法是否恰当,采用的扫描序列及技术参数是否合理。目前,由于各医疗机构所用设备及磁场强度不同,乳腺 MRI 检查方法亦不尽相同,难以制定统一的检查规范,但在乳腺 MRI 检查中应遵循以下主要原则:

(1)乳腺 MRI 检查应在磁场非常均匀的高场设备(1.5T 及 1.5T 以上)进行,尽管有应用低场 MR 设备进行乳腺检查的报道,但有若干因素可能影响图像质量。

(2)必须采用专用乳腺线圈。

(3)除常规平扫检查外,需要通过静脉注射对比剂做动态增强检查。

(4)采用三维快速梯度回波成像技术采集数据时,应尽可能平衡高空间分辨率和高时间分辨率两方面的要求。

(5)应用 MRI 设备的后处理功能进行多平面重组和容积重组。

(李　冬)

第二节　乳腺 MR 检查的临床适应证和限度

为了使乳腺 MRI 检查在临床得到更加合理的应用,既能最大限度地发挥其特有的优势,又能避免由于不正确或不恰当的使用给患者和临床医生带来困惑,节省资源,要充分了解乳腺 MRI 检查的应用价值和其限度,掌握乳腺 MRI 检查的临床适应证,目前乳腺 MRI 检查主要应用于以下几个方面。

一、适用于乳腺 X 线和超声检查对病变检出或确诊困难的患者

对致密型乳腺以及乳腺 X 线和超声检查不能明确诊断的病变,MRI 可为检出病变和定性诊断提供有价值的依据,避免漏诊和不必要的活检。

二、适用于对腋下淋巴结转移患者评价乳腺内是否存在隐性乳腺癌

约有 0.3%～0.8%的乳腺癌仅表现为腋下淋巴结肿大,而临床和 X 线检查阴性,对于仅有腋下淋巴结肿大的患者,MRI 有助于发现乳腺内原发肿瘤,约 80%的病例可通过 MRI 检查检出乳腺内原发癌灶。

三、适用于乳腺癌术前分期

对于已诊断乳腺癌的患者来说,准确确定病变范围和明确有无多灶或多中心癌对于外科医生选择合适的治疗方案至关重要,MRI 可为临床能否行保乳手术提供可靠依据。首先在观察乳腺癌灶范围方面特别对浸润性较强的癌如浸润性小叶癌,临床触诊和 X 线摄影对病变范围常常低估,乳腺 MRI 检查优于临床触诊和 X 线摄影。

多灶或多中心性乳腺癌发生率为 14%～47%,在观察多灶或多中心性肿瘤方面,文献报道在拟行保乳手术前行动态增强 MRI 检查的病例中,11%～19.3%的病例因发现了多灶或多中心病变而改变了原来的治疗方案,由局部切除术改为全乳腺切除术,动态增强 MRI、X 线和超声三种影像检查方法对于多灶、多中心性乳腺癌诊断的准确性分别是 85%～100%、13%～66%和 38%～79%。

对一侧已诊断为乳腺癌的患者,MRI 尚可成为诊断对侧是否存在隐性乳腺癌的一种有效检查方法。已有研究表明,双侧同时性发生乳腺癌的几率为 1%～3%,而非同时性对侧乳腺癌的发生几率更高,随着乳腺 MRI 检查对乳腺癌术前分期应用的增多,在对病侧乳腺检查的同时,对侧乳腺癌 MRI 检出率为4%～9%。

四、适用于乳腺术后或放疗后患者

乳腺肿块切除术后或放疗后常常出现进行性纤维化和瘢痕，引起乳腺正常结构的变形，在以后的随访中可导致临床触诊和 X 线检查的误诊。通常在手术后时间大于 6 个月或放疗后时间大于 9 个月，MRI 对术后或放疗后的纤维瘢痕与肿瘤复发的鉴别诊断有很大价值。

五、适用于乳腺癌高危人群普查

乳腺 MRI 检查已被公认为对于乳腺癌检出具有很高的敏感性，因此，可作为乳腺癌高危妇女的筛查方法，MRI 检查可以发现临床触诊、X 线或超声检查不能发现的恶性病变。乳腺癌高危人群包括 BRCA1 或 BRCA2 基因突变携带者、乳腺癌家族史、曾有一侧乳腺癌病史、接受过胸部斗篷野放疗（通常为 10～30 岁之间因霍奇金病接受放疗）。

六、适用于乳房成形术后患者

乳腺 MRI 检查能准确分辨乳腺假体与其周围乳腺实质的结构，观察其位置、有无破裂等并发症以及后方乳腺组织内有无癌瘤等，并被认为是评价乳腺假体植入术后最佳的影像学方法。

七、适用于评价乳腺癌新辅助化疗效果

乳腺癌新辅助化疗（neoadjuvant chemotherapy）最初是指对局部晚期乳腺癌患者进行手术治疗之前所进行的全身性辅助化疗，目前已将该治疗范围扩展至肿瘤较大的乳腺癌，降低乳腺癌的分期，增加临床保乳手术治疗的机会。与术后辅助化疗相比，新辅助化疗可以缩小肿瘤及淋巴结体积，使原发肿瘤及淋巴结降期，提高保乳率；另外可在体评价肿瘤对化疗药物的敏感程度，及时更改对肿瘤不敏感的药物，使患者及临床医生选择更有效的术前和术后化疗方案。

临床评价化疗疗效的传统方法有触诊、X 线和超声检查。这些方法主要通过对肿瘤的形态及大小变化判断疗效，但单纯的肿瘤形态与大小改变不能完全反映实际情况，如化疗后残余病变与纤维化的鉴别、微小残余病变的检出方面存在明显的限度，有些肿瘤体积虽无变化但肿瘤细胞活性已减弱或丧失，因此，术前对残余病变病理反应状态的准确评估成为临床需要解决的问题。

MRI 动态增强检查、DWI 及 MRS 可以同时评价肿瘤的形态学及功能代谢改变，近年来通过 MRI 监测乳腺癌新辅助化疗反应的临床应用逐渐增多。MRI 对化疗反应的评价与病理组织学评价的总体一致性较高，显示的病变范围与组织学病变范围最为接近，优于临床触诊、X 线和超声检查。如化疗有效，MRI 表现为肿瘤体积缩小，强化程度减低，时间－信号强度曲线类型发生变化，由流出型或平台型转变为渐增型（降级），DWI 表观扩散系数（ADC）值升高，MRS 总胆碱化合物峰下降。

乳腺 MRI 检查的限度在于：①对微小钙化显示不直观，特别当钙化数量较少时，因此乳腺 MRI 诊断有时需要结合 X 线平片；②良、恶性病变的 MRI 表现存在一定比例的重叠，对 MRI 表现不典型的病变需要通过组织活检诊断；③MRI 检查时间较长，费用较高。

（李 冬）

第三节 正常乳腺 MR 解剖和病变分析方法

一、正常乳腺 MRI 表现

正常乳腺的 MRI 表现因所用脉冲序列不同而有所差别。

脂肪组织在 T1WI 及 T2WI 均呈高信号，但在脂肪抑制序列上呈低信号，注射对比剂后增强扫描时几乎无强化。

纤维和腺体组织通常在 T1WI 区分不开，表现为较低或中等信号，与肌肉组织大致呈等信号。在 T2WI 腺体组织表现为中等信号，高于肌肉，低于液体和脂肪。在脂肪抑制 T2WI 序列腺体组织表现为中等或较高信号。

T1WI 动态增强扫描时，正常乳腺实质表现为弥漫性、区域性或局灶性轻度渐进性强化，强化程度一般不超过增强前信号强度的 1/3。如果在月经期或月经前期 MRI 检查，动态增强扫描时正常乳腺实质也可呈中度甚至重度强化。乳腺皮肤在动态增强扫描时可呈程度不一的渐进性强化，皮肤厚度大致均匀。乳头亦呈轻至中等程度渐进性强化，双侧大致对称。

乳腺类型不同，MRI 表现亦有差异：致密型乳腺的腺体组织占乳腺的大部或全部，在 T1WI 及 T2WI 表现为一致性的较低及中等信号，周围是高信号的脂肪层；脂肪型乳腺主要由高信号的脂肪组织构成，残留的部分索条状乳腺小梁在 T1WI 和 T2WI 均表现为低或中等信号；中间混合型乳腺的 MRI 表现介于脂肪型与致密型之间，通常在高信号的脂肪组织中夹杂有斑片状中等信号的腺体组织。

二、乳腺病变 MRI 分析方法

通常，对乳腺病变进行 MRI 观察和分析时应包括病变形态表现、信号强度及内部结构，尤其是动态增强扫描后病变强化方式和血流动力学特征，如早期强化率和时间－信号强度曲线类型等。如行 DWI 和 MRS 检查，还可测量和分析乳腺病变的 ADC 值和总胆碱化合物含量。

在美国放射学会（American College of Radiology，ACR）2003 年出版的乳腺影像报告和数据系统 MRI（Breast Imaging Reporting and Data System－Magnetic Resonance Imaging，BI－RADS－MRI）中，详尽阐述了对异常强化病变以及对良、恶性病变表现描述的标准术语。

（一）病变形态、信号强度、内部结构及强化方式

乳腺良、恶性病变的形态分析方法与乳腺 X 线平片相似。其中，强化后的病变形态能更清楚揭示其生长类型、病变范围以及内部结构，且能显示平扫检查难以检出的多灶或多中心性病变。

1.平扫 MRI 检查

提示恶性病变的形态表现包括形态不规则，呈星芒状或蟹足样，边缘不清或呈毛刺样。反之，形态规则、边缘光滑锐利者多提示良性。但小的病变和少数病变可有不典型表现。乳腺病变在平扫 T1WI 多呈低或中等信号，在 T2WI 信号强度则依据其细胞、纤维成分及含水量不同而异，纤维成分多的病变信号强度低，细胞及含水量多的病变信号强度高。良性病变内部的信号强度一般较均匀，但约 64% 的纤维腺瘤内可有胶原纤维形成的分隔，后者在 T2WI 表现为低或中等信号强度；恶性病变内部可有液化、坏死、囊变、纤维化或出血，表现为高、中、低混杂信号。

2.增强 MRI 检查

按照 BI－RADS－MRI 标准，乳腺异常强化被定义为其信号强度高于正常乳腺实质，并强调应在高分辨动态增强扫描的早期时相观察异常强化病变的形态表现，以避免病变内对比剂廓清或周围乳腺组织的渐进性强化影响病变观察。乳腺异常强化表现可概括为局灶性、肿块和非肿块性病变。

局灶性病变是指小斑点状强化灶，难以描述它的形态和边缘特征，无明确的占位效应，通常小于 5 mm。局灶性病变也可以为多发斑点状强化灶，散布于乳腺正常腺体或脂肪内，多为偶然发现的强化病灶。局灶性病变多为腺体组织灶性增生性改变，如两侧呈对称性表现更提示为良性可能。

肿块是指具有三维立体结构的占位性病变，对于肿块的描述应包括形态、边缘、内部强化特征。肿块形态分为圆形、卵圆形、分叶形或不规则形。边缘分为光滑、不规则或毛刺。一般而言，边缘毛刺或不规则形肿块提示恶性，边缘光滑提示良性。肿块内部强化特征分为均匀或不均匀强化，另有几种特征性强化方式包括边缘强化、内部低信号分隔、分隔强化或中心强化。均匀强化常提示良性，不均匀强化提示恶性。除囊肿合并感染（囊肿在 T2WI 呈明显高信号）或脂肪坏死（可结合病史和 X 线表现诊断）外，边缘强化的

肿块高度提示恶性可能。无强化或内部有低信号分隔提示纤维腺瘤。动态增强检查时，恶性病变多为不均匀强化或边缘强化，强化方式亦多由边缘环状强化向中心渗透，呈向心样强化；而良性病变的强化常均匀一致，强化方式多由中心向外围扩散，呈离心样强化。

除以上局灶性或肿块病变外，乳腺内其他异常强化被称为非肿块性强化。对于非肿块性强化病变，应观察其分布、内部强化特征和两侧是否对称。依据其分布不同可分为局限性强化（强化区域小于 1/4 个象限，异常强化病变之间有脂肪或腺体组织）、线样强化（强化表现为线样，在 3D 或其他方位图像可表现为片状）、导管强化（指向乳头方向的线样强化，可有分支）、段性强化（呈三角形或锥形强化，尖端指向乳头，与导管或其分支走行一致）、区域性强化（非导管走行区域的大范围强化）、多发区域性强化（2 个或 2 个以上的区域性强化）和弥漫性强化（遍布于整个乳腺的广泛散在的均匀强化）。导管样或段样强化常提示恶性病变，特别是导管内原位癌（ductal carcinoma insitu，DCIS）。区域性、多发区域性或弥漫性强化多提示良性增生性改变，常见于绝经前妇女（MRI 表现随月经周期不同而不同）和绝经后应用激素替代治疗的女性。非肿块性强化病变的内部强化特征分为均匀、不均匀、斑点状、簇状（如为线样分布，可呈串珠状）和网状强化。多发的斑点状强化常提示正常乳腺实质或纤维囊性改变，簇状强化则提示 DCIS。对于非肿块性强化病变，应注意描述两侧乳腺强化是否对称，对称性强化多提示良性改变。

与异常强化病变相伴随的征象包括乳头内陷、平扫 T1WI 导管高信号征、皮肤增厚与受累、水肿、淋巴结肿大、胸大肌受累、胸壁受累、血肿或出血、异常无信号区域（伪影造成的无信号区）和囊肿。这些征象可以单独出现，也可伴随出现。部分伴随征象的出现有助于乳腺癌的诊断，对外科手术方案的制订和肿瘤的分期亦有重要意义。

（二）动态增强显示血流动力学改变

动态增强曲线描述的是注入对比剂后病变信号强度随时间变化的特征。异常强化病变的信号强度－时间曲线包括两个阶段，第一阶段为初期时相即注药后 2 分钟内或曲线开始变化时，其信号强度分为缓慢、中等或快速增加；第二阶段为延迟时相即注药 2 分钟后或动态曲线开始变化后，其变化决定曲线形态。通常将动态增强曲线分为三型：①渐增型：在动态观察时间内病变信号强度表现为缓慢持续增加；②平台型：注药后于动态增强早期时相信号强度达到高峰，在延迟期信号强度无明显变化；③流出型：病变于动态增强早期时相信号强度达到高峰后减低。一般而言，渐增型曲线多提示良性病变（可能性为83％～94％）；流出型曲线提示恶性病变（可能性为 87％）；平台型曲线可为恶性也可为良性病变（恶性可能性为 64％）。

（三）MRI 功能成像

动态增强 MRI 诊断乳腺癌的敏感性较高，但特异性相对较低。针对这一问题，近年来国内外学者试图将主要用于超早期脑梗死及脑肿瘤诊断的 DWI 和 MRS 应用于乳腺检查。初步结果表明这两种成像技术可为鉴别乳腺良、恶性病变提供有价值的信息。

DWI 是目前唯一能观察活体水分子微观运动的成像方法，它从分子水平上反映了人体组织的空间组成信息，以及病理生理状态下各组织成分水分子的功能变化，能够在早期检测出与组织含水量改变有关的形态学和生理学改变。恶性肿瘤细胞繁殖旺盛，细胞密度较高，细胞外容积减少；同时，细胞生物膜的限制和大分子物质如蛋白质对水分子的吸附作用也增强，这些因素综合作用阻止了恶性肿瘤内水分子的有效运动，限制了扩散，因而，恶性肿瘤在 DWI 通常呈高信号，ADC 值降低，而乳腺良性病变的 ADC 值较高。良、恶性病变 ADC 值之间的差异有统计学意义，根据 ADC 值鉴别良、恶性乳腺肿瘤特异性较高。值得注意的是，部分乳腺病变于 DWI 呈高信号，但所测 ADC 值较高，考虑 DWI 的这种高信号为 T2 透射效应（T2 shine through effect），而非扩散能力降低。DWI 无需对比剂增强，检查时间短，但其空间分辨率和解剖图像质量不如增强扫描图像。动态增强 MRI 结合 DWI 可以提高乳腺病变诊断的特异性。

MRS 是检测活体内代谢和生化信息的一种无创伤性技术，能显示良、恶性肿瘤的代谢物差异，提供先于形态学改变的代谢改变信息。正常乳腺细胞发生恶变时，往往伴随着细胞结构和功能的变化，癌细胞迅速生长及增殖导致某些代谢物含量增加。近年来，1.5T 磁共振成像系统有了配套的波谱分析软件，MRS 从实验研究转入临床应用。研究结果表明，大多数乳腺癌在 ^{1}H－MRS 出现胆碱峰，仅有少数良性病变显示胆碱峰。但^1H－MRS成像受诸多因素影响(如磁场均匀度和病变大小)。动态增强MRI结合DWI和MRS可明显提高MRI诊断乳腺癌的特异性。但与动态增强MRI相比,乳腺DWI和MRS技术尚不够成熟,目前ACR尚未推荐对后者的具体评估方法。

(四)乳腺MRI诊断标准

诊断乳腺良、恶性病变时,BI－RADS－MRI提出分析病变的形态表现与动态增强血流动力学表现具有相同的重要性。因此,MRI诊断标准包括两方面,一方面依据病变形态表现,另一方面依据动态增强后病变的血流动力学特征鉴别良、恶性。对于病变良、恶性的诊断,动态曲线通常可以提供决定性信息。但对于非浸润性的DCIS而言,由于其发生部位、少血供以及多发生钙化等特点,形态学评价的权重往往大于动态增强血流动力学表现,如形态表现为导管样或段性强化,即使动态增强曲线类型不呈典型恶性特征亦应考虑恶性可能。

(五)乳腺MRI观察和分析要点

在平扫MRI,应观察病变的形态,以及在T1WI、T2WI的信号强度。与正常腺体比较,通常在T1WI、T2WI将病变信号强度分为高、中等、低信号。根据病变信号变化,平扫MRI可对乳腺囊性病变和含脂肪成分的病变做出可靠诊断。但对于非囊性病变的定性诊断,平扫MRI与X线检查相比并无显著优势,另外部分乳腺病变在平扫MRI不能明确显示,故应常规进行动态增强MRI检查。

在动态增强MRI,首先应观察是否存在强化表现。如有强化,应进一步分析其形态学和血流动力学特征。分析动态扫描图像时,应对照分析注药前和注药后不同时相的同层面图像,如以胶片为报告书写依据时,照片上最好应将同层面注药前和注药后图像顺序放在一排或一列,以方便阅片者观察,通过分析兴趣区或病变局部信号强度的动态变化,并比较病变和邻近正常组织信号强度的差别,全面评价病变的强化特征。不要误将增强后T1WI中的所有高信号都解释为强化表现,对照观察增强前的蒙片可以避免这种错误。

分析肿块性病变时,除观察其形态和边缘外,还要观察其强化分布方式,如均匀强化、边缘强化或不均匀强化,强化方式是向心样强化,还是离心样强化。对于区域性或弥漫性强化的病变,应区别散在斑片状与导管样或段性分布。导管性或段性分布的强化应考虑恶性,尤其DCIS可能。对于动态增强MRI,除分析形态学和强化分布表现外,更应注重分析增强前后病变的信号强度及动态变化,如时间－信号强度曲线类型和早期强化率。从某种意义上讲,MRI鉴别乳腺肿块性病变的良、恶性时,分析时间－信号强度曲线类型和强化分布方式比分析病变的形态表现更重要,尤其对较小病变的定性诊断更是如此。诊断非肿块性病变时,分析权重首先为强化分布方式,其次为内部强化特征及曲线类型。

(李　冬)

第四节　乳腺增生性疾病MR诊断

一、临床表现与病理特征

临床上,乳腺增生性疾病多见于30～50岁的妇女,症状为乳房胀痛和乳腺内多发性"肿块",症状常与月经周期有关,月经前期症状加重,月经后症状减轻或消失。

乳腺增生性疾病的病理诊断标准及分类尚不统一,故命名较为混乱。一般组织学上将乳腺增生性疾病描述为一类以乳腺组织增生和退行性变为特征的改变,伴有上皮和结缔组织的异常组合,它是在某些激素分泌失调的情况下,表现出乳腺组织成分的大小和数量构成比例及形态上的周期性变化,是一组综合征。乳腺增生性疾病包括囊性增生病(cystic hyperplasia disease)、小叶增生(lobular hyperplasia)、腺病(adenosis)和纤维性病(fibrous disease)。其中囊性增生病包括囊肿、导管上皮增生、乳头状瘤病、腺管型腺病和顶泌汗腺样化生,它们之间有依存关系,但不一定同时存在。囊肿由末梢导管扩张而成,单个或多个,大小不等,最大者直径可以超过5 cm,小者如针尖状。

二、MRI 表现

在 MRI 平扫 T1WI，增生的导管腺体组织表现为低或中等信号，与正常乳腺组织信号相似；在 T2WI 上，信号强度主要依赖于增生组织内含水量，含水量越高信号强度亦越高。当导管、腺泡扩张严重，分泌物潴留时可形成囊肿，常为多发，T1WI 上呈低信号，T2WI 上呈高信号。少数囊肿因液体内蛋白含量较高，T1WI 上亦可呈高信号。囊肿一般不强化，少数囊肿如有破裂或感染时，其囊壁可有强化(图 17-1)。在动态增强扫描时，乳腺增生多表现为多发性或弥漫性小片状或大片状轻至中度的渐进性强化，随时间的延长强化程度和强化范围逐渐增高和扩大(图 17-2)，强化程度通常与增生的严重程度成正比，增生程度越重，强化就越明显，严重时强化表现可类似于乳腺恶性病变。

DWI 和 MRS 检查有助于良、恶性病变的鉴别，通常恶性病变在 DWI 呈高信号，ADC 值降低；而良性病变在 DWI 上 ADC 值较高。在^{1}H－MRS 上，70％～80％的乳腺癌于 3.2 ppm 处可出现胆碱峰；而大多数良性病变则无胆碱峰出现。但部分文献曾报道在乳腺实质高代谢的生理状态如哺乳期也可测到胆碱峰，也有作者认为由于胆碱是细胞膜磷脂代谢的成分之一，参与细胞膜的合成和退变，无论良性或恶性病变，只要在短期内迅速生长，细胞增殖加快，膜转运增加，胆碱含量就可以升高，MRS 即可测到胆碱峰(图 17-3)。

三、鉴别诊断

(1)局限性乳腺增生，尤其是伴有结构不良时需与浸润型乳腺癌鉴别：局限性增生多为双侧性，通常无皮肤增厚及毛刺等恶性征象；若有钙化，亦较散在，而不似乳腺癌密集。动态增强 MRI 检查有助于鉴别，局限性增生多表现为信号强度随时间延迟而渐进性增加，于晚期时相病变的信号强度和强化范围逐渐增高和扩大，而浸润型乳腺癌的信号强度呈快速明显增高且快速降低模式。

(2)囊性增生的囊肿需与良性肿瘤(如多发纤维腺瘤)鉴别：MRI 可鉴别囊肿和纤维腺瘤。囊肿呈典型液体信号特征，T1WI 低信号，T2WI 高信号。

(李　冬)

第五节　乳腺纤维腺瘤 MR 诊断

一、临床表现与病理特征

乳腺纤维腺瘤(fibroadenoma)是最常见的乳腺良性肿瘤，多发生在 40 岁以下妇女，可见于一侧或两侧，也可多发，多发者约占 15％。患者一般无自觉症状，多为偶然发现，少数可有轻度疼痛，为阵发性或偶发性，或在月经期明显。触诊时多为类圆形肿块，表面光滑，质地韧，活动，与皮肤无粘连。病理上，纤维腺瘤是由乳腺纤维组织和腺管两种成分增生共同构成的良性肿瘤。在组织学上，可表现为以腺上皮为主要成分，也可表现为以纤维组织为主要成分，按其比例不同，可称之为纤维腺瘤或腺纤维瘤(adenofibroma)，多数肿瘤以纤维组织增生为主要改变。其发生与乳腺组织对雌激素的反应过强有关。

二、MRI 表现

纤维腺瘤的 MRI 表现与其组织成分有关。在平扫 T1WI，肿瘤多表现为低信号或中等信号，轮廓边界清晰，圆形或卵圆形，大小不一。在 T2WI 上，依肿瘤内细胞、纤维成分及水的含量不同而表现为不同的信号强度：纤维成分含量多的纤维性纤维腺瘤(fibrous fibroadenoma)信号强度低；而水及细胞含量多的黏液性及腺性纤维腺瘤(myxoid and glandular fibroadenoma)信号强度高。发生退化、细胞少、胶原纤维成分多者在 T2WI 上呈较低信号。约 64％的纤维腺瘤内可有由胶原纤维形成的分隔，分隔在 T2WI 上表现为低或中等信号强度(图 17-4)。通常发生在年轻妇女的纤维腺瘤细胞成分较多，而老年妇女的纤维腺瘤则含纤维成分较多。

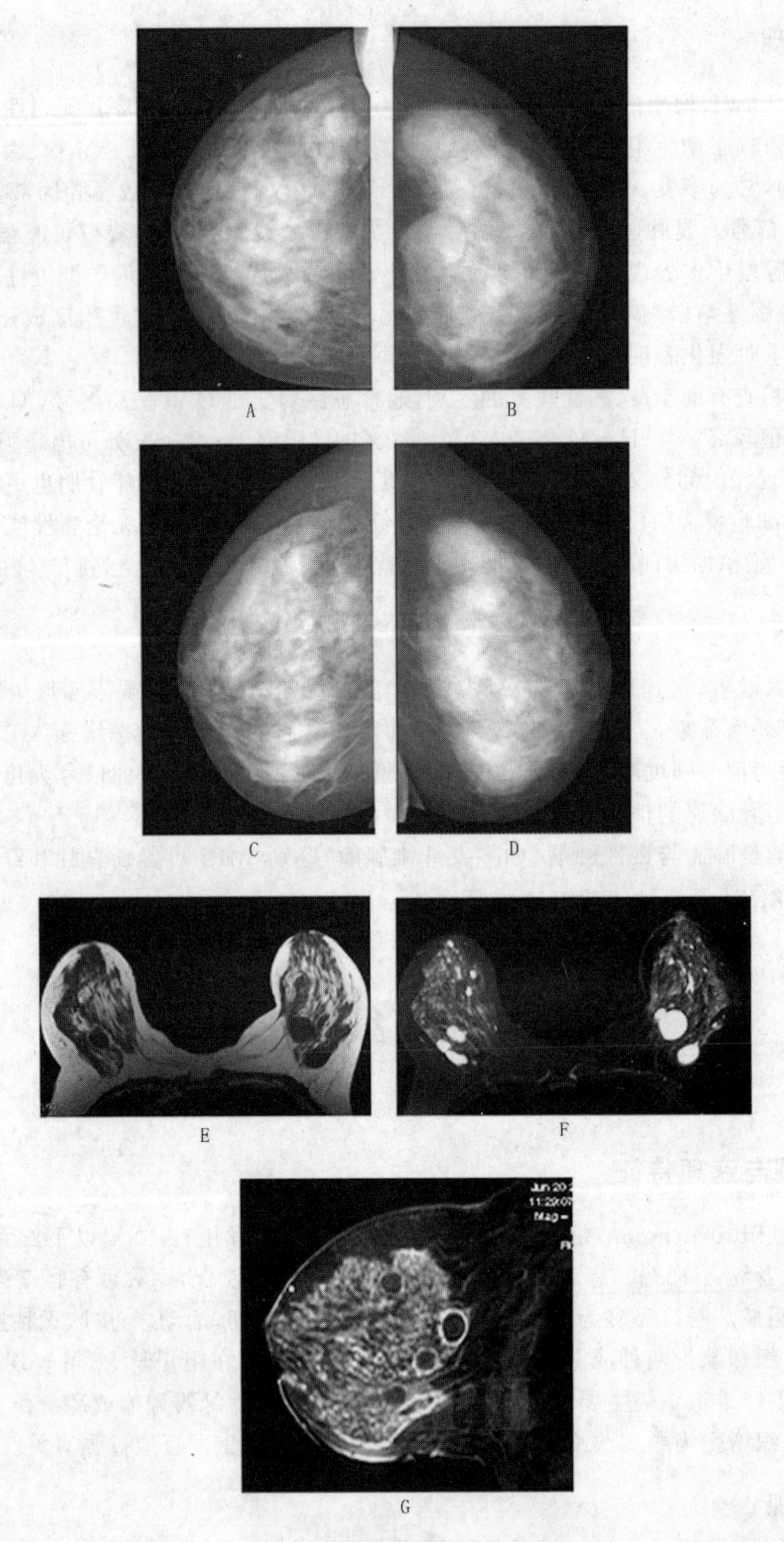

图 17-1　双侧乳腺囊性增生病

A、B.右、左乳 X 线头尾位片；C、D.右、左乳 X 线内外侧斜位片，显示双乳呈多量腺体型乳腺，其内可见多个大小不等圆形或卵圆形肿物，部分边缘清晰光滑，部分边缘与腺体重叠显示欠清，未见毛刺、浸润征象，肿物密度与腺体密度近似；E.MRI 平扫横轴面 T1WI；F.MRI 平扫横轴面脂肪抑制 T2WI，显示双乳腺内可见多发大小不等肿物，T1WI 呈低信号，T2WI 呈高信号，边缘清晰光滑，内部信号均匀；G.MRI 增强后矢状面 T1WI，显示部分肿物未见强化，部分肿物边缘可见规则环形强化

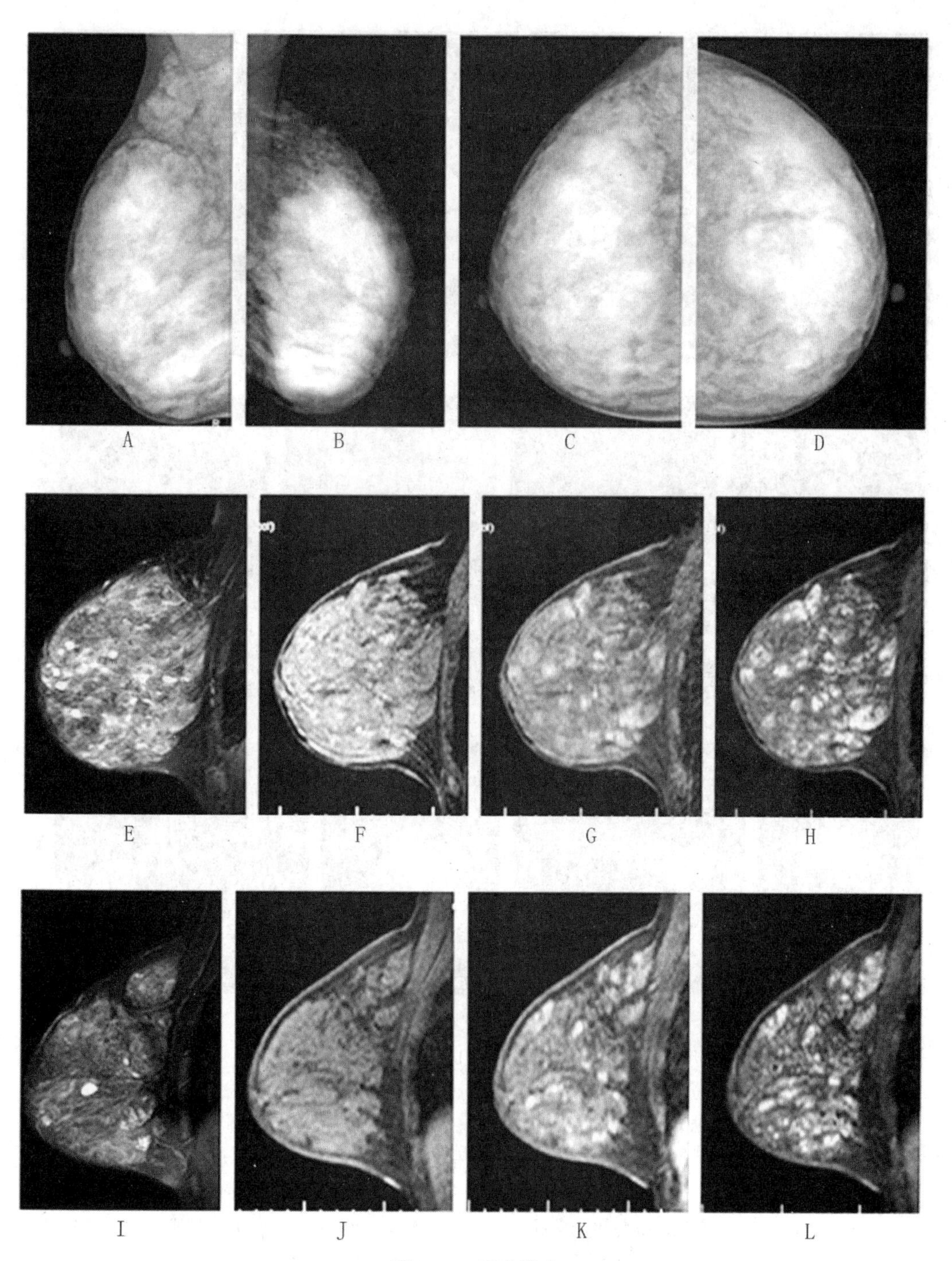

图 17-2　双乳增生

A、B.右、左乳 X 线内外侧斜位片；C、D.右、左乳 X 线头尾位片，显示双乳呈多量腺体型乳腺，其内可见多发斑片状及结节状影，与腺体密度近似；E.左乳 MRI 平扫矢状面脂肪抑制 T2WI；F、G、H.分别为左乳 MRI 平扫、动态增强后 1、8 分钟；I.右乳 MRI 平扫矢状面脂肪抑制 T2WI；J、K、L.分别为右乳 MRI 平扫、动态增强后 1、8 分钟，显示双乳呈多量腺体型乳腺，平扫 T2WI 双乳腺内多发大小不等液体信号灶，动态增强后双乳腺内弥漫分布多发斑点状及斑片状渐进性强化，随时间的延长强化程度和强化范围逐渐增高和扩大

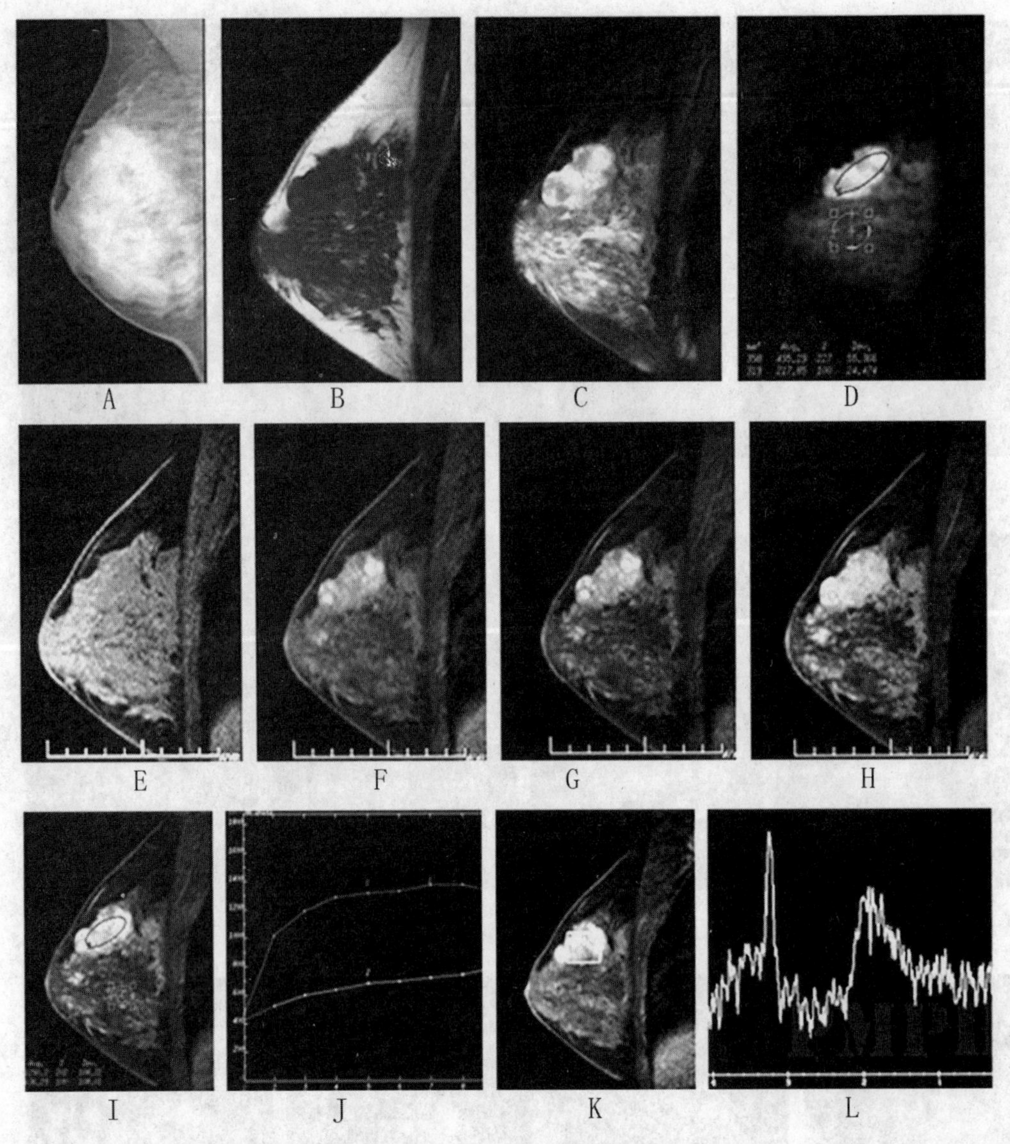

图 17-3 （右乳腺）腺泡型腺病

A.右乳 X 线内外侧斜位片，外上方腺体表面局限性突出，呈中等密度，所见边缘光滑，相邻皮下脂肪层及皮肤正常；B.MRI 平扫矢状面 T1WI；C.MRI 平扫矢状面脂肪抑制 T2WI，显示右乳外上方不规则形肿物，呈分叶状，T1WI 呈较低信号，T2WI 呈中等、高混杂信号，边界尚清楚；D.DWI 图，病变呈异常高信号，ADC 值略降低；E、F、G、H.分别为 MRI 平扫、动态增强后 1、2、8 分钟；I、J.动态增强后病变和正常腺体感兴趣区测量及时间－信号强度曲线，显示动态增强后病变呈明显强化且随时间延迟信号强度呈逐渐升高趋势；K.病变区 MRS 定位像；L.MRS 图，于病变区行 MRS 检查，在 3.2 ppm 处可见异常增高胆碱峰

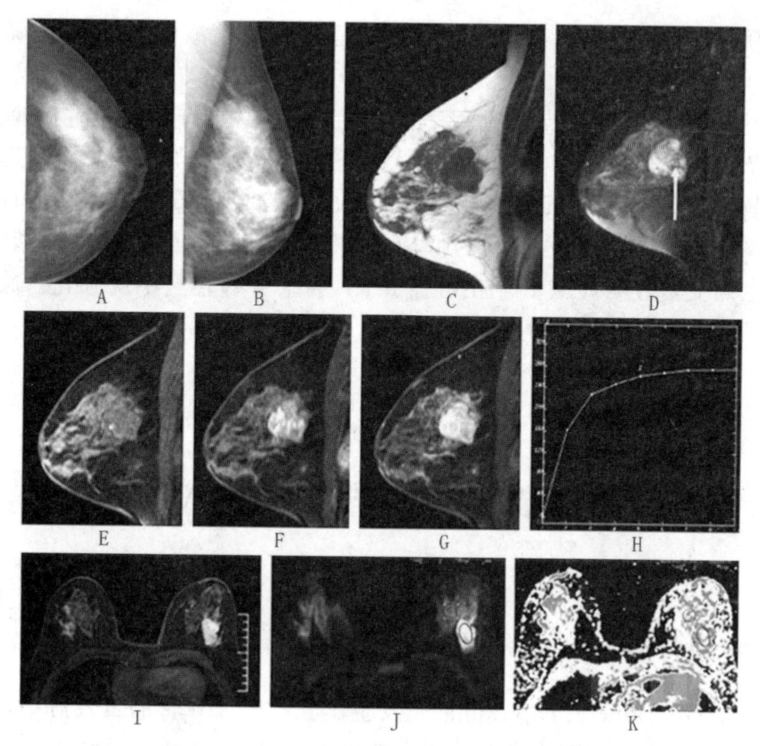

图 17-4　(左乳腺)纤维腺瘤伴黏液变性

A.左乳 X 线头尾位片；B.左乳 X 线内外侧斜位片，显示左乳外上方分叶状肿物，密度比正常腺体密度稍高，肿物部分边缘模糊，小部分边缘可见低密度透亮环；C.左乳 MRI 平扫矢状面 T1WI；D.左乳 MRI 平扫矢状面脂肪抑制 T2WI，显示左乳外上方分叶状肿物，内部信号不均匀，T1WI 呈较低信号且其内可见小灶性高信号，T2WI 呈混杂较高信号且其内可见多发低信号分隔(白箭)，边界清楚；E、F、G.分别为 MRI 平扫、动态增强后 1、8 分钟；H.动态增强后病变区时间一信号强度曲线图；I.增强后延迟时相横轴面，显示动态增强后病变呈不均匀渐进性强化，时间一信号强度曲线呈渐增型；J.DWI 图；K.ADC 图，于 DWI 上病变呈高信号，ADC 值无降低(肿物 ADC 值为 $1.9 \times 10^{-3} mm^2/s$，正常乳腺组织 ADC 值为 $2.0 \times 10^{-3} mm^2/s$)

动态增强 MRI 扫描，纤维腺瘤表现亦可各异，大多数表现为缓慢渐进性的均匀强化或由中心向外围扩散的离心样强化，少数者，如黏液性及腺性纤维腺瘤亦可呈快速显著强化，其强化类型有时难与乳腺癌鉴别，所以准确诊断除依据强化程度、时间一信号强度曲线类型外，还需结合病变形态学表现进行综合判断，必要时与 DWI 和 MRS 检查相结合，以减少误诊。

三、鉴别诊断

(一)乳腺癌

患者多有临床症状。病变形态多不规则，边缘呈蟹足状。MRI 动态增强检查时，信号强度趋于快速明显增高且快速减低，即时间一信号强度曲线呈流出型，强化方式由边缘向中心渗透，呈向心样强化趋势。ADC 值减低。少数纤维腺瘤(如黏液性及腺性纤维腺瘤)亦可呈快速显著强化，其强化类型有时难与乳腺癌鉴别，需结合形态表现综合判断，必要时结合 DWI 和 MRS 信息，以减少误诊。

(二)乳腺脂肪瘤

脂肪瘤表现为脂肪信号特点，在 MRI T1WI 和 T2WI 上均呈高信号，在脂肪抑制序列上呈低信号。其内常有纤细的纤维分隔，而无正常的导管、腺体和血管结构。周围有较纤细而致密的包膜。

(三)乳腺错构瘤

为由正常乳腺组织异常排列组合而形成的一种瘤样病变。病变主要由脂肪组织(可占病变的 80%)

构成，混杂不同比例的腺体和纤维组织。影像特征为肿瘤呈混杂密度或信号，具有明确的边界。

（四）乳腺积乳囊肿

比较少见，是由于泌乳期一支或多支乳导管发生阻塞、乳汁淤积形成，常发生在哺乳期或哺乳期后妇女。根据形成的时间及内容物成分不同，MRI 表现亦不同：病变内水分含量较多时，积乳囊肿可呈典型液体信号，即在 T1WI 呈低信号，在 T2WI 呈高信号；如脂肪、蛋白或脂质含量较高，积乳囊肿在 T1WI 和 T2WI 均呈明显高信号，在脂肪抑制序列表现为低信号或仍呈较高信号；如病变内脂肪组织和水含量接近，在反相位 MRI 可见病变信号明显减低。在增强 MRI，囊壁可有轻至中度强化。临床病史也很重要，肿物多与哺乳有关。

（李　冬）

第六节　乳腺大导管乳头状瘤 MR 诊断

一、临床表现与病理特征

乳腺大导管乳头状瘤(intraductal papilloma)是发生于乳晕区大导管的良性肿瘤，乳腺导管上皮增生突入导管内并呈乳头样生长，因而称其为乳头状瘤。常为单发，少数也可同时累及几支大导管。本病常见于经产妇，以 40～50 岁多见。发病与雌激素过度刺激有关。乳腺导管造影是诊断导管内乳头状瘤的重要检查方法。主要临床症状为乳头溢液，可为自发性或挤压后出现，溢液性质可为浆液性或血性。约 2/3 患者可触及肿块，多位于乳晕附近或乳房中部，挤压肿块常可导致乳头溢液。

在大体病理上，病变大导管明显扩张，内含淡黄色或棕褐色液体，肿瘤起源于乳导管上皮，腔内壁有数量不等的乳头状物突向腔内，乳头一般直径为数毫米，大于 1 cm 者较少，偶有直径达 2.5 cm 者，乳头的蒂可粗可细，当乳头状瘤所在扩张导管的两端闭塞，形成明显的囊肿时，即称为囊内乳头状瘤或乳头状囊腺瘤。

二、MRI 表现

MRI 检查不是乳头溢液的首选检查方法。乳头状瘤在 MRI T1WI 上多呈低或中等信号，T2WI 上呈较高信号，边界规则，发生部位多在乳腺大导管处，增强扫描时纤维成分多、硬化性的乳头状瘤无明显强化，而细胞成分多、非硬化性的乳头状瘤可有明显强化，时间－信号强度曲线亦可呈流出型，而类似于恶性肿瘤的强化方式（图 17-5）。因此，单纯依靠增强后曲线类型有时难与乳腺癌鉴别。重 T2WI 可使扩张积液的导管显影，所见类似乳腺导管造影。

三、鉴别诊断

(1)典型者根据临床表现（乳头溢液）、病变部位及乳腺导管造影的特征性表现，与其他良性肿瘤鉴别不难。

(2)本病的 MRI 形态学和 DWI 信号多呈良性特征，但动态增强后时间－信号强度曲线有时呈流出型，与恶性病变相似。故单纯依靠曲线类型鉴别良、恶性较为困难，需综合分析形态学和 DWI 表现。

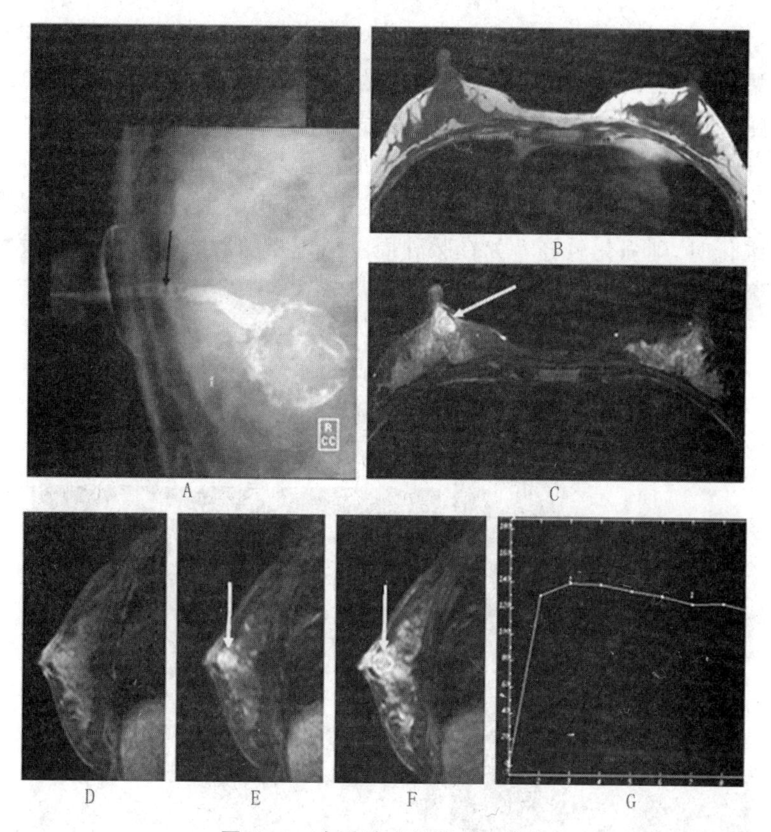

图 17-5　右乳腺大导管乳头状瘤

A.右乳导管造影局部放大片，显示乳头下大导管扩张，管腔内可见一 0.8cm×1.0cm 充盈缺损，充盈缺损区边缘和内部可见对比剂涂布，充盈缺损以远导管未见显影，扩张大导管腔内多发小的低密度影为气泡（黑箭）；B.MRI 平扫横断面 T1WI；C.MRI 平扫横断面脂肪抑制 T2WI，显示右乳头后方类圆形边界清楚肿物，T1WI 呈中等信号，T2WI 呈较高信号（白箭），内部信号欠均匀；D、E、F.分别为 MRI 平扫和动态增强后 1、8 分钟（白箭）；G.动态增强后病变时间－信号强度曲线图，显示动态增强后病变呈明显不均匀强化，时间－信号强度曲线呈流出型，于延迟时相病变边缘强化较明显

（李　冬）

第七节　乳腺脓肿 MR 诊断

一、临床表现与病理特征

乳腺脓肿（breast abscess）既可发生于产后哺乳期妇女，也可发生于非产后哺乳期妇女。乳腺脓肿可由乳腺炎形成，少数来自囊肿感染。而对于非产后哺乳期乳腺脓肿，则多数不是由急性乳腺炎迁延而来，临床表现不典型，常无急性过程，患者往往以乳腺肿块而就诊，因缺乏典型的乳腺炎病史或临床症状，更由于近年来乳腺癌的发病率上升，容易将其误诊为乳腺肿瘤。

二、MRI 表现

乳腺脓肿在 MRI 上比较具有特征性表现，MRI 平扫 T1WI 上表现为低信号，T2WI 呈中等或高信号，边界清晰或部分边界清晰，脓肿壁在 T1WI 上表现为环状规则或不规则的等或略高信号，在 T2WI 上表现为等或高信号，且壁较厚。当脓肿形成不成熟时，环状壁可厚薄不均匀或欠完整，外壁边缘较模糊；而脓肿成熟后，其壁厚薄均匀完整。脓肿中心坏死部分在 T1WI 呈明显低信号、在 T2WI 呈明显高信号。水肿呈片状或围绕脓肿壁的晕圈，在 T1WI 上信号较脓肿壁更低、在 T2WI 上信号较脓肿壁更高。

在增强 MRI，典型的脓肿壁呈厚薄均匀的环状强化，多数表现为中度、均匀、延迟强化。当脓肿处于成熟前的不同时期时，脓肿壁亦可表现为厚薄均匀或不均匀的环状强化，强化程度亦可不同。脓肿中心坏死部分及周围水肿区无强化。部分脓肿内可见分隔状强化。较小的脓肿可呈结节状强化。当慢性脓肿的脓肿壁大部分发生纤维化时，则强化较轻。如在脓肿周围出现子脓肿时对诊断帮助较大(图 17-6)。

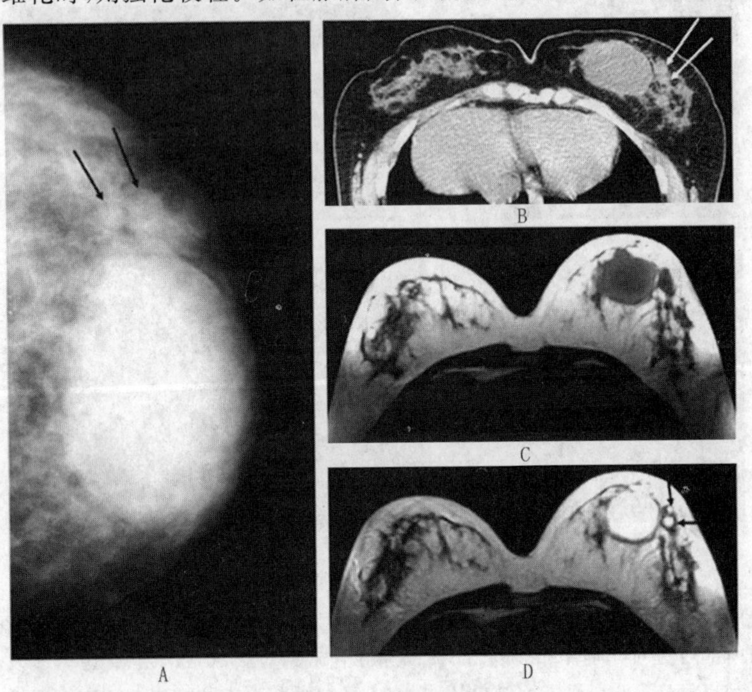

图 17-6　左乳腺脓肿

A.左乳 X 线头尾位片，显示左乳内上高密度肿物，肿物大部分边缘清晰、规则，部分后缘显示模糊，其内未见钙化，该肿物外侧尚可见两个小结节(黑箭)，密度与腺体密度相近，边缘尚光滑；B.CT 平扫，显示左乳内侧肿物，边界清楚，其内部 CT 值为 11.4HU，肿物壁密度稍高且较厚，其外侧亦可见两个小结节(白箭)，边界清楚；C.MRI 平扫横轴面 T1WI；D.MRI 平扫横轴面 T2WI，显示左乳内侧类圆形肿物，肿物于 T1WI 呈低信号，T2WI 呈高信号，表现为液体信号特征，边界清楚，肿物外周可见一厚度大致均匀的壁，内壁光滑整齐，该肿物外侧亦可见两个信号与之相同的小结节(黑箭)，边界清楚

三、鉴别诊断

(一)良性肿瘤和囊肿

乳腺脓肿在 MRI 上具有特征性表现，脓肿壁较厚，增强后呈环状强化，中心为无强化的低信号区。如行 DWI 检查，乳腺脓肿与良性肿瘤或囊肿表现不同，脓液 ADC 值较低。

(二)肿块型乳腺癌

乳腺癌多表现为形态不规则，边缘毛刺，临床以无痛性肿块为主要表现。在动态增强 MRI，乳腺癌信号强度多为快速明显增高且快速减低，强化方式多由边缘向中心渗透，呈向心样强化。而脓肿呈环状强化，壁较厚，中心为无强化的低信号区。

(李　冬)

第八节　乳腺脂肪坏死 MR 诊断

一、临床表现与病理特征

乳腺脂肪坏死(fat necrosis of the breast)常为外伤或医源性损伤导致局部脂肪细胞坏死液化后引起的非化脓性无菌性炎症反应。虽然乳腺内含有大量的脂肪组织,但发生脂肪坏死者并不多见。根据病因可将乳腺脂肪坏死分为原发性和继发性两种。绝大多数为原发性脂肪坏死,由外伤后引起,外伤多为钝器伤,尽管有些患者主诉无明显外伤史,但一些较轻的钝器伤如桌边等的碰撞也可使乳腺脂肪组织直接受到挤压而发生坏死。继发性乳腺脂肪坏死可由于导管内容物淤积并侵蚀导管上皮,使具有刺激性的导管内残屑溢出到周围的脂肪组织内,导致脂肪坏死,也可由于手术、炎症等原因引起。

脂肪坏死的病理变化随病期而异。最早表现为一局限出血区,脂肪组织稍变硬。镜下可见脂肪细胞混浊及脂肪细胞坏死崩解,融合成较大的脂滴。3～4 周后形成一圆形硬结,表面呈黄灰色,并有散在暗红区,切面见油囊形成,囊大小不一,其中含油样液或暗褐色的血样液及坏死物质。后期纤维化,病变呈坚实灰黄色肿块,切面为放射状瘢痕样组织,内有含铁血黄素及钙盐沉积。

脂肪坏死多发生在巨大脂肪型乳腺患者。发病年龄可从 14～80 岁,但多数发生在中、老年。约半数患者有外伤史,病变常位于乳腺表浅部位的脂肪层内,少数可发生于乳腺任何部位。最初表现为病变处黄色或棕黄色瘀斑,随着病变的发展,局部出现肿块,界限多不清楚,质地硬韧,有压痛,与周围组织有轻度粘连。后期由于大量纤维组织增生,肿块纤维样变,使其边界较清楚。纤维化后可有牵拽征,如皮肤凹陷、乳头内陷等,应注意与乳腺癌鉴别。部分患者肿块最后可缩小、消失。少数患者由于炎症的刺激可伴有同侧腋窝淋巴结肿大。

二、MRI 表现

乳腺脂肪坏死表现典型者病变多位于皮下脂肪层表浅部位(图 17-7),当脂肪坏死发生在乳腺较深部位与腺体重叠而表现为边缘欠清的肿块性病变时易误诊为乳腺癌。病变早期,若皮肤有红肿、瘀斑,则可显示非特异性的皮肤局限增厚与皮下脂肪层致密浑浊。在 MRI 上较早期的脂肪坏死表现为形状不规则,边界不清楚,病变在 T1WI 上表现为低信号,在 T2WI 上表现为高信号,内部信号不均匀。

动态增强检查病变可呈快速显著强化,与恶性肿瘤鉴别困难。病变后期纤维化后,动态增强检查有助于脂肪坏死的诊断,其强化方式缺乏典型恶性病变具有的快进快出特点。

三、鉴别诊断

本病应与乳腺癌鉴别。发生在皮下脂肪层表浅部位的乳腺脂肪坏死诊断不难。对于无明显外伤史,脂肪坏死又发生在乳腺较深部位且与腺体重叠时,与乳腺癌较难鉴别。通常乳腺癌的肿块呈渐进性增大,而脂肪坏死大多有缩小趋势。对于较早期的脂肪坏死,单纯依靠 MRI 动态增强后的曲线类型与乳腺癌鉴别困难。病变后期纤维化后,动态增强检查有助于脂肪坏死的诊断,其强化方式缺乏典型恶性病变具有的快进快出特点。

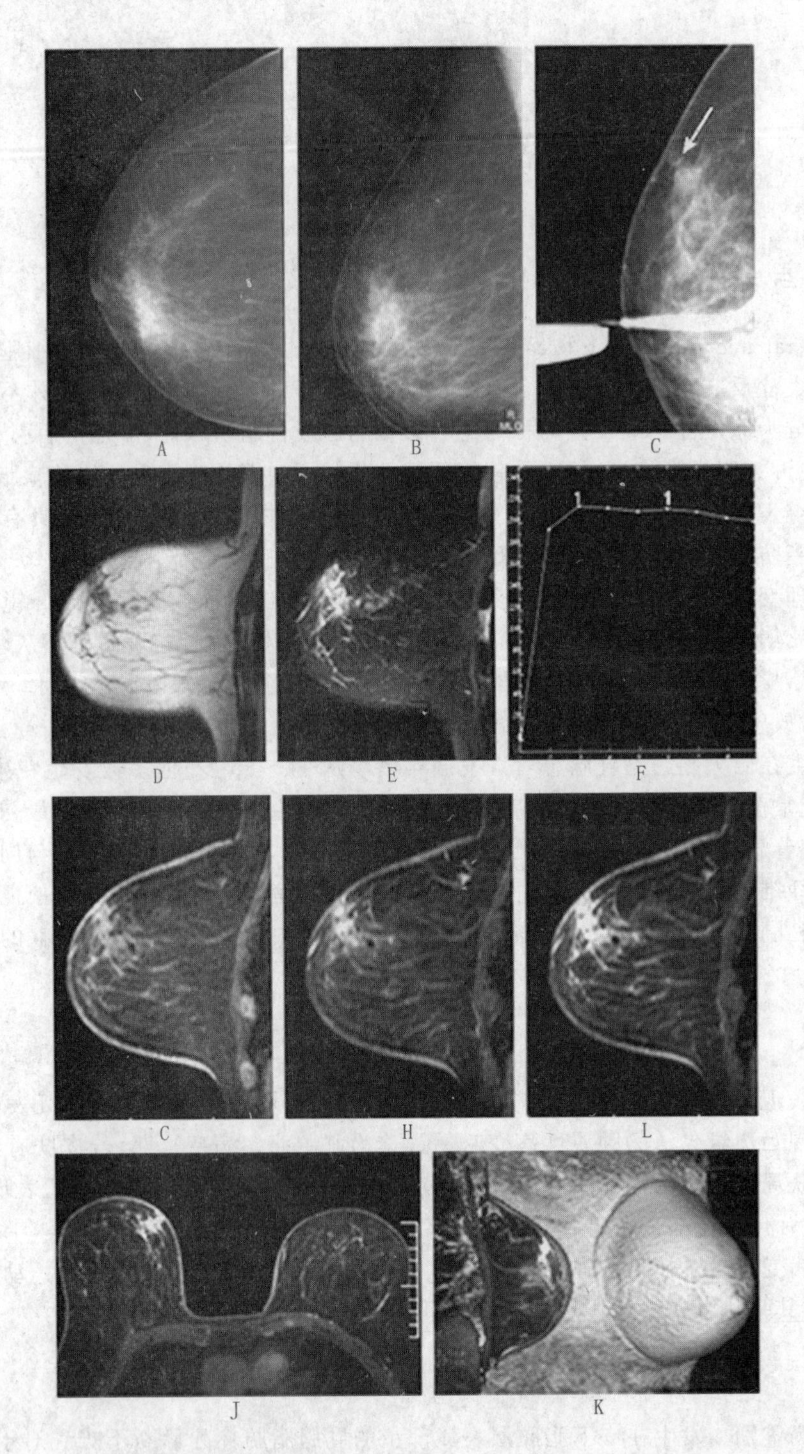

图 17-7　右乳脂肪坏死

63 岁，女，2 个月前右乳曾有自行车车把撞过外伤史；A.右乳 X 线头尾位片；B.右乳 X 线内外侧斜位片；C.右乳病变切线位局部加压片，显示右乳内上方皮下脂肪层及邻近腺体表层局限致密，边界不清，密度中等；D.右乳 MRI 平扫矢状面 T1WI；E.右乳 MRI 平扫矢状面脂肪抑制 T2WI；F.动态增强后病变时间－信号强度曲线图；G、H、I.分别为 MRI 平扫、动态增强后 1、8 分钟；J.增强后延迟时相横轴面 T1WI；K.VR 图，显示右乳内上方皮下脂肪层及邻近腺体表层局限片状异常信号，边界欠清，于 T1WI 呈较低信号，T2WI 呈较高信号，动态增强后病变呈明显不均匀强化，时间－信号强度曲线呈平台型，局部皮肤增厚

（李　冬）

第九节　乳腺积乳囊肿 MR 诊断

一、临床表现与病理特征

积乳囊肿(galactocele)比较少见，其形成与妊娠及哺乳有关。在泌乳期时，若一支或多支输乳管排乳不畅或发生阻塞，引起乳汁淤积而形成囊肿。因其内容物为乳汁或乳酪样物而不同于一般的囊肿。肉眼看，积乳囊肿为灰白色，可为单房或多房性，内含乳汁或乳酪样物。囊壁从内向外由坏死层、圆细胞浸润层及结缔组织层组成，并可见到一或数支闭塞的导管。

临床上，患者多为 40 岁以下曾哺乳的妇女，多在产后 1～5 年内发现，偶可在 10 余年后才发现。由于囊肿较柔软，临床上可摸不到肿块而由 X 线或超声检查意外发现，或可触到光滑、活动肿块。若囊壁纤维层较厚，则肿块亦可表现为较坚硬。如发生继发感染，则可有红、痛等炎性症状及体征。少数积乳囊肿病例亦可发生自发性吸收消散。

二、MRI 表现

MRI 具有多参数成像特点，结合病变在不同成像序列上的信号表现，一般诊断不难。在 MRI，积乳囊肿内水分含量较多时可呈典型液体信号特征，即在 T1WI 上表现为低信号，在 T2WI 上表现为高信号(图 17-8)。如积乳囊肿内脂肪、蛋白或脂质含量较高，在 T1WI 和 T2WI 则表现为明显高信号，在脂肪抑制序列表现为低信号或仍呈较高信号。如病变内所含成分表现为脂肪组织和水含量基本相等时，于 MRI 反相位上可表现为病变信号明显减低(图 17-9)。增强 MRI 检查囊壁可有轻至中度强化。

三、鉴别诊断

(1)致密结节型积乳囊肿的 X 线表现与其他良性肿瘤不易鉴别，只能依靠临床病史及体检加以区别。

(2)X 线上透亮型积乳囊肿需与脂肪瘤和错构瘤鉴别：一般脂肪瘤较积乳囊肿大，外形常呈轻度分叶状，肿瘤内可有纤细的纤维分隔。错构瘤特点为混杂密度，包括斑片状低密度的脂肪组织及中等密度的纤维腺样组织，包膜纤细。透亮型积乳囊肿表现为圆形或卵圆形，呈部分或全部高度透亮的结构；囊壁光滑整齐，一般较脂肪瘤和错构瘤的壁厚，MRI 增强检查时囊壁可有轻至中度强化。

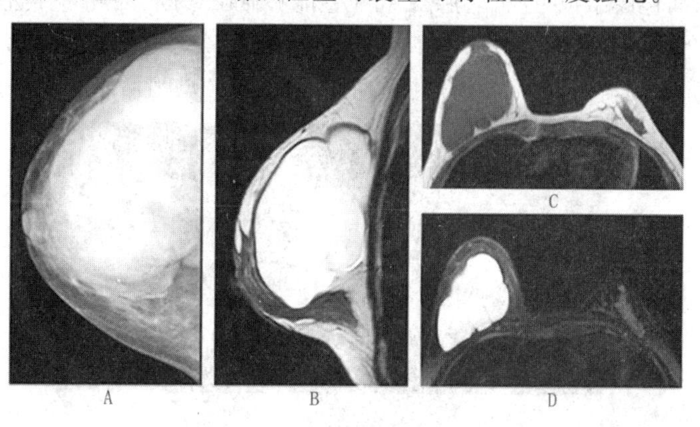

图 17-8　(右乳腺)积乳囊肿

A.右乳 X 线头尾位片，显示右乳内 8 cm×11 cm 肿块，边界清楚，外形轻度分叶，密度与腺体接近，其内可见不规则粗颗粒状钙化；B.MRI 平扫矢状面 T2WI；C.MRI 平扫横轴面 T1WI；D.MRI 平扫横轴面脂肪抑制 T2WI，显示右乳内 6.0 cm×8.2 cm 肿块，边界清楚，外形轻度分叶，病变于 T1WI 呈低信号，T2WI 呈高信号，脂肪抑制后病变仍呈高信号，其内可见部分分隔影

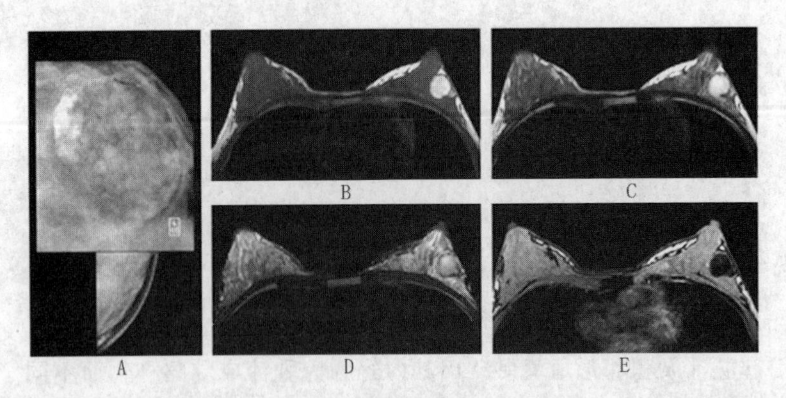

图 17-9 (左乳腺)积乳囊肿伴慢性炎症

A.左乳 X 线头尾位病变局部放大片，显示左乳外侧卵圆形肿物，边界清晰，肿物内部密度明显不均匀，可见呈脂肪组织样低密度，其内散在颗粒及斑片状较高密度影；B.MRI 平扫横轴面 T1WI；C.MRI 平扫横轴面 T2WI；D.MRI 平扫横轴面脂肪抑制 T2WI；E.MRI 平扫横轴面反相位，显示左乳外侧类圆形肿块，边界清楚，病变于 T1WI 和 T2WI 均呈高信号，脂肪抑制后病变信号略有降低，但于 MRI 反相位上病变信号明显减低

(李　冬)

第十节　乳腺脂肪瘤 MR 诊断

一、临床表现与病理特征

乳腺脂肪瘤(lipoma of the breast)不多见。患者多为中年以上的妇女，一般无症状。脂肪瘤生长缓慢，触诊时表现为柔软、光滑、可活动的肿块，界限清晰。在大体病理上，脂肪瘤与正常脂肪组织类似，但色泽更黄，周围有纤细的完整包膜。镜下观察脂肪瘤由分化成熟的脂肪细胞构成，其间有纤维组织分隔。

二、MRI 表现

脂肪瘤由脂肪组织和包膜组成，通常乳腺 X 线检查能够做出诊断，因此不需进行 MRI 检查，一般多由于其他原因行乳腺 MRI 检查而发现。脂肪瘤在 T1WI 和 T2WI 呈高信号，在脂肪抑制序列上呈低信号，其内无正常的导管、腺体和血管结构，有时可见肿瘤周围的低信号包膜。增强后脂肪瘤无强化(图17-10)。

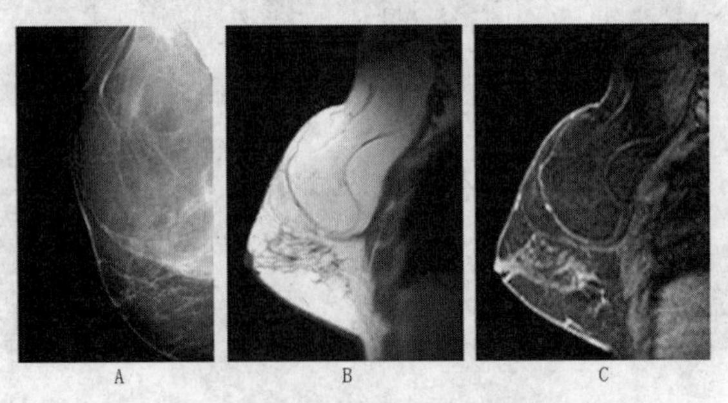

图 17-10 (右乳腺)巨大脂肪瘤

A.右乳 X 线内外侧斜位片，显示右乳腺上方巨大肿物，该肿物前下缘边界清晰，上及后缘未包括全，密度与脂肪组织相近，内部密度欠均匀，可见分隔；B.右乳 MRI 平扫矢状面 T1WI；C.右乳 MRI 增强后矢状面脂肪抑制 T1WI，显示右乳腺上方巨大肿物，于 T1WI 和 T2WI 均呈高信号，行脂肪抑制后呈低信号，肿物内部可见分隔，增强后肿物无强化表现

三、鉴别诊断

（一）错构瘤

脂肪瘤内不含纤维腺样组织，在高信号的脂肪组织内常可见纤细的纤维分隔；而错构瘤包括脂肪组织及纤维腺样组织，MRI 特点为信号混杂。

（二）透亮型积乳囊肿

积乳囊肿常发生在哺乳期妇女，脂肪瘤多发生在中、老年妇女；X 线上，脂肪瘤的体积常较积乳囊肿大；脂肪瘤的周围围有纤细而致密的包膜，形态可为分叶状，而积乳囊肿多为圆形，且囊壁较厚；脂肪瘤的透亮区内可见纤细的纤维分隔，而积乳囊肿则无；脂肪瘤为实质性低密度病变，而透亮型积乳囊肿为低密度囊性病变，超声检查有助于两者鉴别。积乳囊肿强化后其壁有强化，而脂肪瘤的壁无强化。

（三）正常乳腺内局限脂肪岛

X 线上，脂肪瘤具有完整纤细而致密的包膜，而正常乳腺内局限脂肪岛在不同透照位置上观察缺乏完整边缘。

（李　冬）

第十一节　乳腺错构瘤 MR 诊断

一、临床表现与病理特征

乳腺错构瘤（hamartoma of the breast）为正常的乳腺组织异常排列组合而形成的一种少见的瘤样病变，并非真性肿瘤。多数患者无任何症状。触诊肿物质地软或软硬不一，呈圆形、卵圆形，活动，无皮肤粘连受累征象。妊娠期及哺乳期肿物迅速增大为本病特点。

病理上，病变主要由脂肪组织组成，脂肪成分可占病变的 80%，混杂有不同比例的腺体和纤维组织。大体观察错构瘤呈圆形或卵圆形，有薄而完整的包膜，大小不一，质地软。错构瘤内若含有多量纤维组织时，大体标本很像纤维腺瘤，若含有多量脂肪组织则像脂肪瘤。

二、MRI 表现

错构瘤一般多由于其他原因行乳腺 MRI 检查而发现，错构瘤通常主要由脂肪组织组成，其中混有结节状纤维性和腺性增生。组织学上，这三种组织可以某一种为主，以不同比例组成。乳腺错构瘤多呈圆形或卵圆形，大小 1～20 cm 不等，边缘光整，在 MRI T1WI 和 T2WI 上信号强度表现依据肿瘤内成分含量不同而不同，如以脂肪组织为主，则呈高信号表现，其中可见低或中等信号区；如以腺体和纤维组织为主，则信号强度低，并在其中可见高信号区，呈高信号表现的脂肪组织在脂肪抑制序列上呈低信号（图17-11）。增强后一般无强化或轻度强化。

三、鉴别诊断

（一）脂肪瘤

鉴别要点见乳腺脂肪瘤。

（二）纤维腺瘤

鉴别要点见乳腺纤维腺瘤。

（三）积乳囊肿

鉴别要点见乳腺积乳囊肿。

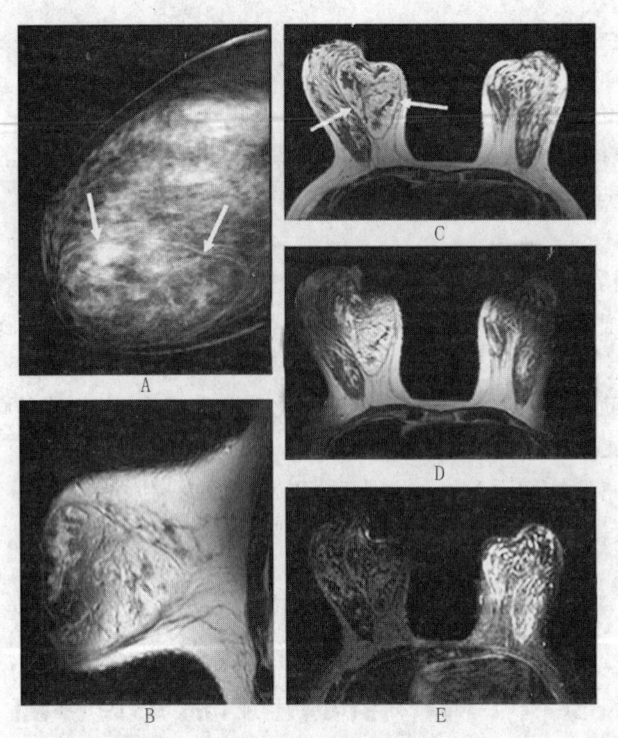

图 17-11 (右乳腺)错构瘤

A.右乳 X 线头尾位片，显示右乳内侧高、低混杂密度肿物(白箭)，具有明确的边界，肿物内可见斑片状类似脂肪组织的低密度和与腺体呈等密度影，肿物周围腺体呈推挤、受压改变；B.右乳 MRI 矢状面 T2WI；C.双乳 MRI 横轴面 T1WI；D.双乳 MRI 横轴面 T2WI；E.双乳 MRI 横轴面脂肪抑制 T2WI，于 T1WI 和 T2WI 显示右乳内侧较大混杂信号肿物(白箭)，边缘清晰，肿物内部可见斑片状与皮下脂肪呈等信号的高信号影和中等信号影，高信号影在脂肪抑制序列上呈低信号

(李 冬)

第十二节 乳腺癌 MR 诊断

乳腺恶性肿瘤中约 98%为乳腺癌(breast carci noma)，我国乳腺癌发病率较欧美国家为低，但近年来在大城市中的发病率正呈逐渐上升趋势，已成为女性首位或第二位常见的恶性肿瘤。乳腺癌的五年生存率在原位癌为 100%，Ⅰ期为 84%～100%，Ⅱ期为 76%～87%，Ⅲ期为 38%～77%，表明乳腺癌早期发现、早期诊断和早期治疗是改善预后的重要因素。目前在乳腺癌一级预防尚无良策的阶段，乳腺癌的早期诊断具有举足轻重的作用，而影像检查更是早期检出、早期诊断的重中之重。

乳腺 X 线摄影和超声检查为乳腺癌的主要影像检查方法，尤其是乳腺 X 线摄影对显示钙化非常敏感。MRI 检查对致密型乳腺内瘤灶的观察、乳腺癌术后局部复发的观察、乳房假体后方乳腺组织内癌瘤的观察以及对多中心、多灶性病变的检出、对胸壁侵犯和胸骨后、纵隔、腋窝淋巴结转移的显示要优于其他方法，这对乳腺癌的诊断、术前分期及临床选择恰当的治疗方案非常有价值。此外，MRI 不仅可观察病变形态，还可通过动态增强检查了解血流灌注情况，有助于鉴别乳腺癌与其他病变，并间接评估肿瘤生物学行为及其预后。

一、临床表现与病理特征

乳腺癌好发于绝经期前后的 40～60 岁妇女，临床症状常为乳房肿块、伴或不伴疼痛，也可有乳头回缩、乳头溢血等。肿瘤广泛浸润时可出现整个乳腺质地坚硬、固定，腋窝及锁骨上触及肿大淋巴结。

乳腺癌常见的病理类型有浸润性导管癌、浸润性小叶癌、黏液腺癌、髓样癌以及导管原位癌等，其中以浸润性导管癌最为常见。WHO 新分类中的非特殊型浸润性导管癌包括了国内传统分类中的浸润性导管癌(肿瘤切片中以导管内癌成分为主，浸润性成分不超过癌组织半量者)、单纯癌(癌组织中主质与间质成分的比例近似)、硬癌(癌的主质少而间质多，间质成分占 2/3 以上)、腺癌(腺管样结构占半量以上)、髓样癌(癌主质多而间质少，主质成分占 2/3 以上，缺乏大量淋巴细胞浸润，国内又称为不典型髓样癌)。病理上根据腺管形成，细胞核大小、形状及染色质是否规则，以及染色质增多及核分裂象情况，将浸润性导管癌分成Ⅰ、Ⅱ、Ⅲ级。

二、MRI 表现

乳腺癌在 MRI 平扫 T1WI 上表现为低信号，当其周围由高信号脂肪组织围绕时，则轮廓清楚；若病变周围为与之信号强度类似的腺体组织，则轮廓不清楚。肿块边缘多不规则，可见毛刺或呈蟹足状改变。在 T2WI 上，其信号通常不均且信号强度取决于肿瘤内部成分，成胶原纤维所占比例越大则信号强度越低，细胞和水含量高则信号强度亦高。MRI 对病变内钙化的显示不直观，特别是当钙化较小且数量较少时。

增强 MRI 检查是乳腺癌诊断及鉴别诊断必不可少的步骤，不仅使病灶显示较平扫更为清楚，且可发现平扫上未能检出的肿瘤。动态增强 MRI 检查，乳腺癌边缘多不规则呈蟹足状，信号强度趋于快速明显增高且快速减低即时间一信号强度曲线呈流出型(图 17-12)，强化方式多由边缘强化向中心渗透呈向心样强化趋势。

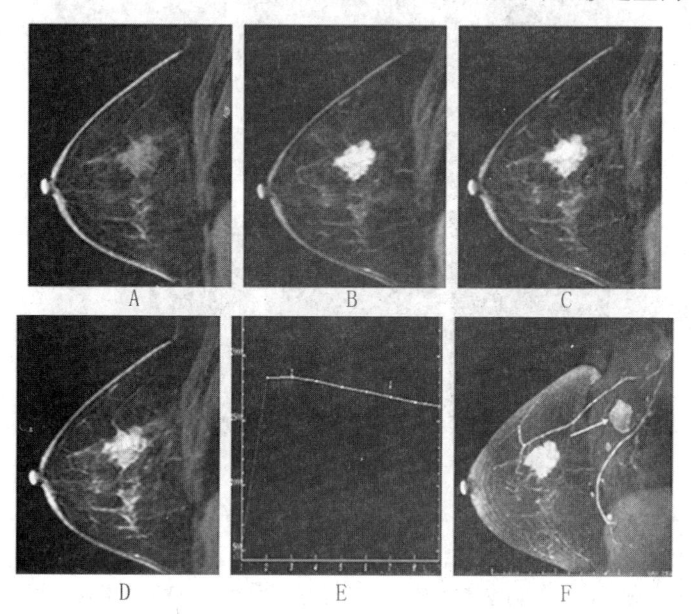

图 17-12 (右乳腺)非特殊型浸润性导管癌伴右腋下多发淋巴结转移

A.MRI 平扫；B、C、D.MRI 增强后 1、2、8 分钟；E.动态增强病变时间一信号强度曲线图；F.MIP 图，显示右乳外上方不规则肿块，边缘分叶及蟹足状浸润，动态增强后肿块呈明显强化，病变时间一信号强度曲线呈“快进快出”流出型，右腋下相当于胸外侧动脉周围可见多发淋巴结(白箭)

实际上 MRI 对比剂 Gd－DTPA 对乳腺肿瘤并无生物学特异性，其强化方式并不取决于良、恶性，而与微血管的数量及分布有关，因此，良、恶性病变在强化表现上亦存在一定的重叠，某些良性病变可表现为类似恶性肿瘤的强化方式，反之亦然。MRI 强化表现类似于恶性的良性病变常包括：①少数纤维腺瘤，特别是发生在年轻妇女的细胞及水分含量多的黏液性及腺性纤维腺瘤；②少数乳腺增生性病变，特别是严重的乳腺增生性病变的强化 MRI 表现可类似于乳腺恶性病变；③乳腺炎症；④手术后时间小于 6 个月或放疗后时间小于9个月的新鲜瘢痕组织，由于炎症和术后反应强化MRI表现可类似于乳腺癌；⑤新鲜的脂肪坏死；⑥部分导管乳头状瘤。MRI强化表现类似于良性的恶性病变包括：①部分以纤维成分为主的小叶癌及导管癌；②部分缺乏血供的恶性病变；③导管内及小叶内原位癌等。因此，对于强化表现存在一定重叠的少数不典型的乳腺良、恶性病变的MRI诊断须结合其相应形态学表现以及DWI和MRS进行综合分析，以提高对乳腺病变诊断的特异性。

乳腺癌通常在DWI上呈高信号，ADC值降低，而乳腺良性病变ADC值较高，良、恶性病变ADC值之间的差异具有统计学意义，根据病变ADC值鉴别乳腺肿瘤良、恶性具有较高的特异性。值得注意的是，部分乳腺病变于DWI上呈高信号，但所测得的ADC值较高，因此要考虑到在DWI上部分病变呈高信号为T2透射效应所致，而并非扩散能力降低。在1H－MRS上乳腺癌在3.2 ppm处可出现胆碱峰，但目前1H－MRS成像技术仍受到诸多因素的制约和影响(如磁场均匀度和病变大小等)。

MRI对导管原位癌的检测敏感性低于浸润性癌，仅50%的原位癌具恶性病变的快速明显、不规则灶性典型强化表现，另一部分则呈不典型的延迟缓慢强化表现。对乳腺良、恶性病变的诊断标准通常包括两方面，一方面依据病变形态学表现，另一方面依据病变动态增强后血流动力学表现特征，而对于非浸润性的DCIS而言，由于其发生部位、少血供以及多发生钙化等特点，形态学评价的权重往往大于动态增强后血流动力学表现，如形态学表现为沿导管走行方向不连续的点、线状或段性强化，并伴有周围结构紊乱，即使动态增强曲线类型不呈恶性特征亦应考虑恶性可能(图17-13)。

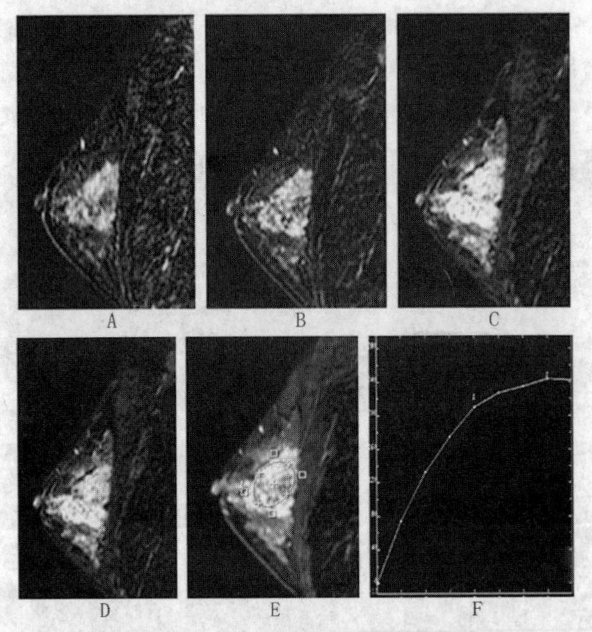

图17-13 (左乳腺)导管原位癌

A、B、C、D.分别为MRI动态增强后1、2、3、8分钟与增强前的减影图像；E、F.病变兴趣区测量及动态增强时间－信号强度曲线图，显示左乳腺内局限段性分布异常强化，尖端指向乳头，病变区时间－信号强度曲线呈渐增型

另外，浸润性癌如乳腺黏液腺癌，影像表现不同于乳腺最常见的非特殊型浸润性导管癌，颇具特殊性。黏液腺癌在MRI平扫T1WI呈低信号，T2WI呈高或明显高信号，其形态学表现多无典型乳腺癌的毛刺及浸润征象。在动态增强MRI检查，黏液腺癌于动态增强早期时相多表现为边缘明显强化，而肿块内部结构呈渐进性强化，强化方式呈由边缘环状强化向中心渗透趋势，当测量感兴趣区放置于整个肿块时，时间－信号强度曲线多呈渐增型；部分黏液腺癌也可表现为不十分均匀的渐进性强化或轻微强化，对于表现为轻微强化的黏液腺癌，可因肿瘤周围腺体组织延迟强化病变反而显示不如平扫T2WI和DWI明显。在DWI上，黏液腺癌呈明显高信号，但ADC值不减低，反而较高，明显高于其他常见病理类型乳腺癌的ADC值，甚至高于正常腺体的ADC值(图17-14)。乳腺黏液腺癌在T2WI上明显高信号以及在DWI上

较高的 ADC 值表现与其本身特殊病理组织成分有关。

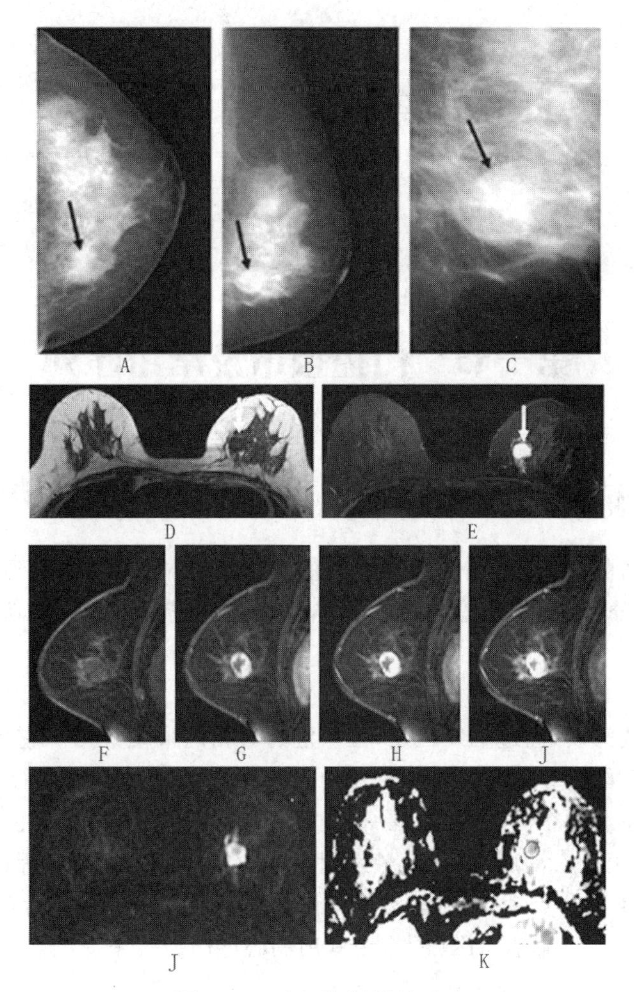

图 17-14 （左乳腺）黏液腺癌

A.左乳 X 线头尾位片；B.左乳 X 线内外侧斜位片；C.左乳肿物局部放大片，显示左乳内侧密度中等类圆形肿物，大部分边缘光滑，周围可见透亮环；D.MRI 平扫横轴面 T1WI；E.MRI 平扫横轴面脂肪抑制 T2WI；F.MRI 平扫；G、H、I.MRI 动态增强后 1、2、8 分钟；J.DWI 图；K.ADC 图，显示左乳类圆形肿物于 T1WI 呈较低信号，T2WI 呈高信号，边界清楚，动态增强后肿物呈明显不均匀强化，边缘带强化较明显，对应 DWI 图病变呈较高信号，ADC 值较高

三、鉴别诊断

（一）影像表现为肿块性病变的乳腺癌需与纤维腺瘤鉴别

形态学上，纤维腺瘤表现为类圆形肿块，边缘光滑、锐利，有时可见粗颗粒状钙化；特征性 MRI 表现是肿瘤在 T2WI 可见低信号分隔；MRI 动态增强检查时，大多数纤维腺瘤呈渐进性强化，时间一信号强度曲线呈渐增型，强化方式有由中心向外围扩散的离心样强化趋势；ADC 值无明显减低。少数纤维腺瘤（如黏液性及腺性纤维腺瘤）可快速显著强化，其强化类型与乳腺癌不易鉴别，诊断需结合病变形态表现，必要时结合 DWI 和 MRS 检查。

（二）影像表现为非肿块性强化的乳腺癌需与乳腺增生性病变，特别是增生程度明显的良性病变鉴别

应观察强化分布、内部强化特征和两侧病变是否对称，如呈导管样或段性强化常提示恶性病变，尤其是 DCIS；区域性、多发区域性或弥漫性强化多提示良性增生性改变；多发的斑点状强化常提示正常乳腺实质或纤维囊性改变；而双侧乳腺对称性强化多提示良性。

（李　冬）

第十八章　心血管 MR 诊断

第一节　门控技术及常用序列

一、心电门控和呼吸门控

心脏大血管处于不断的搏动中，且受呼吸运动伪影干扰，故“冻结”心脏运动的心电门控技术对 MR 成像至关重要。同时，部分心脏 MRI 检查需在非屏气状态下进行。使用呼吸门控技术，可“冻结”呼吸运动。

1.心电门控

它利用心电图的 R 波触发，经过触发延迟，在一定的时相内采集数据。它可有效“冻结”心脏运动，保证各种心脏成像序列在不同心动周期的同一时相内连续采集数据。心电门控技术可分为前瞻性和回顾性。前者使用心电图的 R 波的正向触发，只在一个心动周期的前 80%采集，主要用于心脏收缩期成像；后者使用 R 波的反向触发，由于心动周期末的“触发死期”与左房收缩期一致，因此可评价心脏的舒张功能。使用反向门控时，心动周期内所有动态过程，均能得以捕捉，对心律不齐、正向触发效果不满意的患者同样可获得较好的图像，现已成为心血管 MRI 检查中常用的心电门控技术。

2.呼吸门控

目前出现许多新的扫描序列，一次屏气(约 15 秒)即可完成数据采集。屏气扫描的不足之处在于，患者每次屏气水平可能不一致，尤其在多层面多次屏气采集时，可使重组的三维图像出现“错层”。如果没有对患者提前适当训练，扫描的差异就会很大，甚至导致重组失败。因此，对于需要连续薄层扫描的 MRI，如冠状动脉成像，往往应用呼吸门控技术，但将延长成像时间。

与心电触发门控技术相似，呼吸触发技术是利用呼吸波的波峰固定触发扫描，从而达到同步采集。呼吸门控技术是将数据采集控制在呼吸波的一定阈值的上下限，从而达到每次采集同步。放置于下胸部或腹部的呼吸感应器可以感应呼吸状态。设定一定的扫描阈值使脉冲激发和信号采集在同一时相内。呼吸门控和心电门控技术可同时应用。

二、扫描序列和图像特征

(一)自旋回波(SE)序列

SE 序列在 90°脉冲后 FID 信号迅速衰减。在 90°脉冲停止后，自旋弛豫一段时间 T 后发射 180°脉冲，当 TE＝2T 时，自旋相位回聚，产生 SE。在一定时间后纵向磁化恢复，重复上述 90°～180°脉冲序列过程。如此反复进行，每次可测量一个 SE 信号。

1.传统 SE 序列

SE 序列为传统的常规脉冲序列。短 TR、短 TE 产生 T1 加权对比，长 TR、长 TE 产生 T2 加权对比。也可形成质子加权对比及不同程度的 T2 对比图像。SE 采集时间长，呼吸运动及心脏搏动伪影较大，限制了其在心血管的应用。但 SE 序列的组织特性及病理改变表现清晰，是诊断心脏肿瘤和心包疾病的首选方法。

2.快速自旋回波(FSE、TSE)序列

在 SE 序列采集回波信号后,再多次施加 180°聚焦脉冲,消除横向磁化去相位而多次产生回波信号。与传统 SE 序列的区别是 K 空间数据填充方法不同,即将一个 TR 间期取得的多个数据同时放入一个 K 空间。优点:扫描时间短,图像酷似常规 SE 序列,尤其 T2WI 图像质量甚高,有助于显示心脏大血管的形态解剖。

3.单次激发快速自旋回波序列(HASTE)

该序列是 turbo SE 与半傅立叶采集技术相结合的产物,成像速度极快,对运动器官成像有重要价值,可用于心脏大血管的黑血成像。

(二)梯度回波(GRE)序列

GRE 采用小于 90°翻转角(FA)的射频激发脉冲,TR 很短。小 FA 有利于纵向磁化快速恢复,即便缩短 TR,也不会产生饱和效应,因而数据采集周期变短,成像速度提高。GRE 广泛应用于快速成像,是心血管 MRI 检查的重要方法。

1.小角度激发快速 GRE 序列

该类型序列(如 FLASH、SPGR)采用"破坏"残存横向磁化的方法,加速去相位,但对下一次射频脉冲产生的横向磁化没有影响。横向弛豫的加速也可促进纵向弛豫的加速。

2.稳态进动快速成像序列(FISP)

该序列不"破坏"残存的横向磁化,而是充分利用残存的横向磁化参与 MR 信号,从而加快成像速度。

3.真实稳态快速 GRE 序列(true FISP)

true FISP 是 FISP 序列的改进。它每次采集信号后,在三个梯度方向都进行相位补偿,即施加重聚梯度。与其他 GRE 序列相比,true FISP 的信噪比和对比度更高。因成像速度极快,成为心脏电影成像的主要方法。

(许思祥)

第二节　扫描层面及 MR 解剖

本节仅描述常用的心脏和大血管扫描层面。有些心血管疾病的诊断需要特殊层面扫描,为便于大家阅读、理解,特殊扫描层面将在疾病各论中叙述。

一、横轴面

1.主动脉弓部层面

前方为胸骨,其后方偏左侧可见一粗大血管由气管右前弧形走行至左后,为主动脉弓。主动脉弓右方可见上腔静脉,其左后依次为气管和食管(图 18-1)。

2.主动脉弓下层面

气管右前方为升主动脉,脊柱左前方为降主动脉。升主动脉右后方可见上腔静脉。此层可见奇静脉由脊柱右前方绕气管右缘向前注入上腔静脉。气管与降主动脉间可见食管。

3.左肺动脉层面

纵隔正中可见横向走行的左、右主支气管。升主动脉位于纵隔右前部,其左后方、左主支气管左前方可见一弧形向左走行的血管影为左肺动脉。升主动脉右后方为上腔静脉。降主动脉位于脊柱左前方,其右侧、脊柱前方可见奇静脉。

4.右肺动脉层面

升主动脉位于右侧,其左前方为主肺动脉。右肺动脉自主肺动脉分出向后绕升主动脉左后壁,由左前向右后走行入右肺门。升主动脉右后方由内向外依次可见上腔静脉及右上肺静脉。左上肺静脉位于左主支气管左前方,其后方为左下肺动脉。

5.主动脉根部层面

升主动脉根部居中,三个主动脉窦按前、左后及右后位置关系分别为右窦、左窦及后窦。左窦位置较高,而右、后窦较低。右室流出道(主肺动脉)位于其前方,后方为左心房及房耳部,右侧为右房耳部,右后方为上腔静脉。左心房两侧可见肺静脉。

6.左室流出道层面

即五腔心层面。该层面包括左房、左室、右房、右室以及主动脉窦－左室流出道。左心房室位于左侧,左室在前,左房在后,两者间为二尖瓣。右心房室位于右侧,右室在前,右房在后,两者间为三尖瓣。两心室间为室间隔,两心房间为房间隔。

7.左室体部层面

纵隔几乎完全由左房、左室、右房、右室四个心腔及位于心脏后方的降主动脉构成。各房室所见与左室流出道层面大致相同。

8.左室膈面

心影前部为右心室,其右后方为部分右心房及下腔静脉结构。右心室左后方为左心室。该层面内各房室均较以上各层面小(图 18-1)。

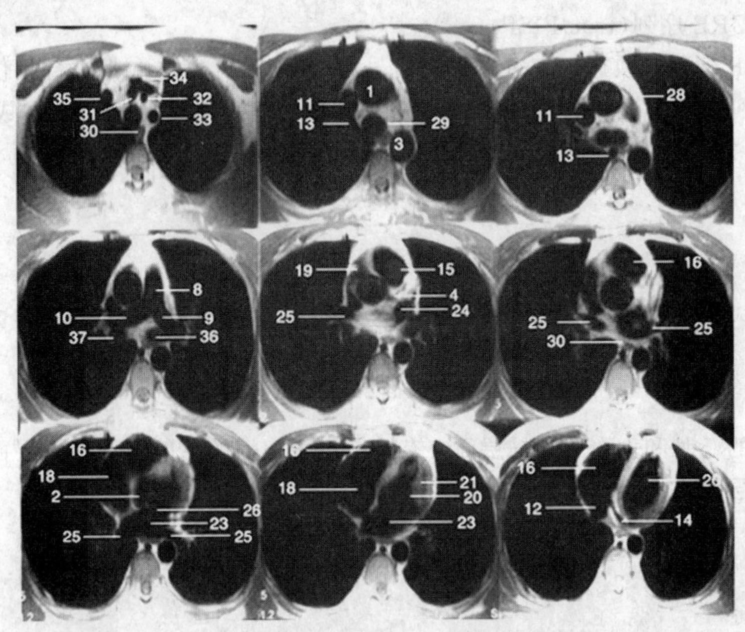

图 18-1 HASTE 序列横轴多层面心脏和大血管 MRI 解剖

1.升主动脉,2.主动脉瓣,3.降主动脉,4.左冠状动脉,5.左前降支,6.右冠状动脉,7.降主动脉,8.主肺动脉,9.左肺动脉,10.右肺动脉,11.上腔静脉,12.下腔静脉,13.奇静脉,14.冠状静脉窦,15.右室流出道,16.右心室,17.调节束,18.右心房,19.右房耳,20.左心室,21.前组乳头肌,22.后组乳头肌,23.左心房,24.左房耳,25.肺静脉,26.二尖瓣口,27.左室流出道,28.心包,29.气管,30.食管,31.右无名动脉,32.左颈总动脉,33.左锁骨下动脉,34.左无名静脉,35.右无名静脉,36.左主支气管,37.右主支气管,38.左回旋支

二、冠状面

1.左室－升主动脉层面

该层面可显示左室心腔、主动脉窦结构、升主动脉及部分主动脉弓，右无名动脉及左锁总动脉自主动脉弓发出。升主动脉左侧可见呈长圆形之主肺动脉。主肺动脉左下方为呈三角形的左房耳部。左心室右侧为右心房，与上腔静脉相连。

2.左房中部层面

呈椭圆形之主动脉弓位于左上纵隔内，其右侧为气管分叉及左右主支气管。两主支气管外下方为两侧肺动脉。气管分叉下方为左心房，本层面可见两上肺静脉汇入左心房。如切层略偏后，可同时观察到 4 支汇入左房的肺静脉(图 18-2)。

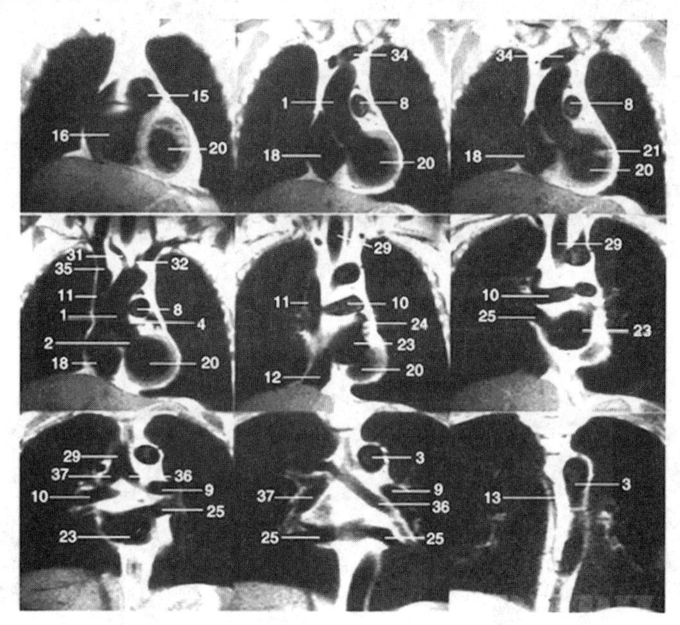

图 18-2　HASTE 序列冠状多层面心脏大血管 MRI 解剖图

注同图 18-1 注释

三、矢状面

1.正中矢状面层面

纵隔后部为主动脉弓及降主动脉。左锁骨下动脉自主动脉弓部发出。主动脉弓前下方可见主肺动脉及右室流出道。右室流出道后方为室间隔及左心室，左心后方通过二尖瓣口与左心房相连。

2.三尖瓣口层面

该层面位于正中矢状层面右侧。纵隔后部可见上腔静脉汇入右心房，右心房前方为三尖瓣口及右心室。纵隔后上部见横行之奇静脉引流入上腔静脉。奇静脉下方可见两个类圆形结构，前方的为右肺动脉。后部为右主支气管。右肺动脉下方为右上及右下肺静脉(图 18-3)。

四、心脏长轴像

1.垂直于室间隔的左室长轴平面(四腔心)

为最常用的心脏特有扫描层面。该层面垂直于室间隔及房间隔，右侧前后分别为右心房及右心室。左侧为左心房及左心室。右心房室间为三尖瓣，左心房室间为二尖瓣。左心室肌壁厚，肌小梁纤细。右心室略呈三角形，肌小梁粗大，肌壁薄，腔内可见横行的调节束(图 18-4)。

2.平行于室间隔的左室长轴平面(两腔心)

是常用的心脏特有扫描层面。左下方为呈椭圆形的心腔为左心室,其后上方为左心房,两者间为二尖瓣口。在此层面左室心腔内可见呈三角形之前、后两组乳头肌(图 18-5)。

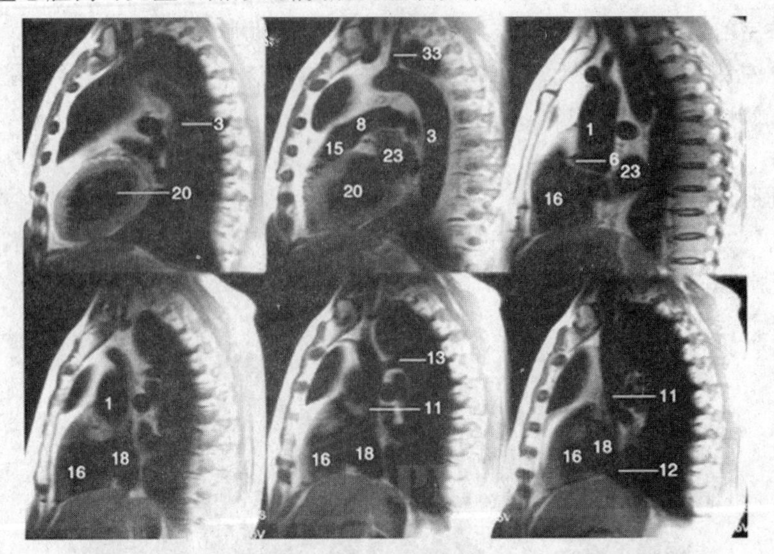

图 18-3　HASTE 序列矢状多层面心脏大血管 MRI 解剖图

注同图 18-1 注释

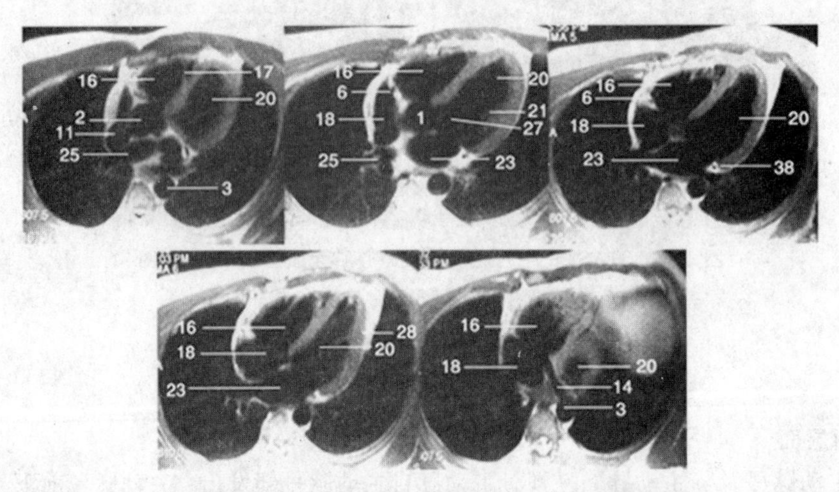

图 18-4　HASTE 序列多层面四腔心 MRI 解剖图

注同图 18-1 注释

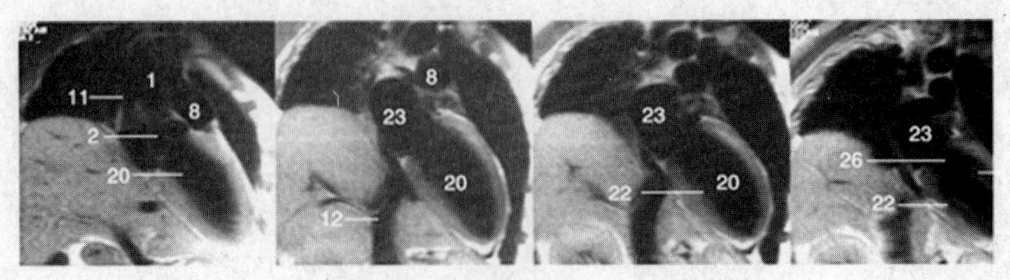

图 18-5　HASTE 序列多层面两腔心 MRI 解剖图

注同图 18-1 注释

五、心脏短轴像

1.左心室底部层面

层面正中为升主动脉根部，往往可观察三个主动脉窦。其后下方为左心室，正上方为主肺动脉。该层面主动脉根部前方为右心房，右心房下方相连下腔静脉。

2.左心室中部层面

该层面为心脏短轴位的一个重要层面。左心室呈椭圆占据纵隔左缘大部。可清楚观察左心室前间壁、侧壁、侧后壁、后壁及室间隔。左室腔内还可见到前、后两组类圆形充盈缺损，为乳头肌。

3.左心室心尖部层面

该层面基本形态与左心室中部层面类似，但左、右心室腔均较小。由于部分容积效应的影响，其对心尖部的观察不如长轴像(图 18-6)。

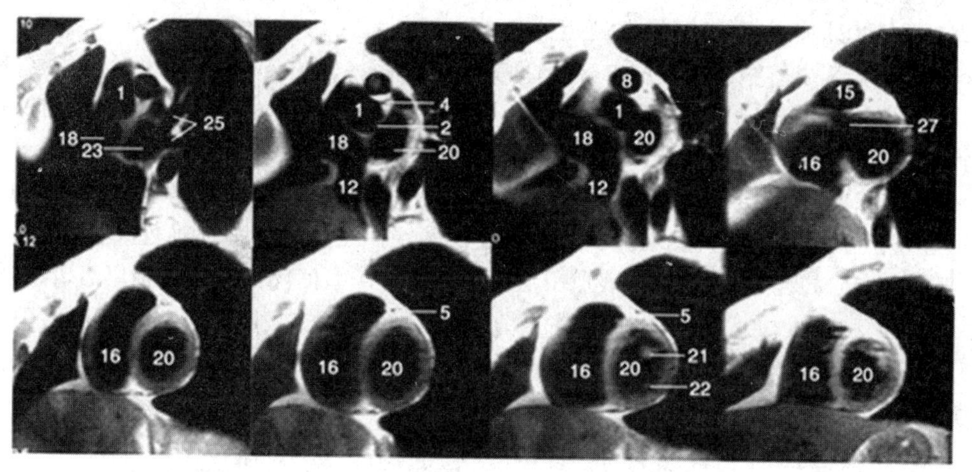

图 18-6　HASTE 序列短轴多层面心脏大血管 MRI 解剖图

注同图 18-1 注释

(许思祥)

第三节　MR 检查方法

一、心脏形态学检查

1.黑血成像

SE、TSE、HASTE 序列心脏成像可清晰显示心腔及大血管的细微结构。其中，TSE 单层心脏成像具有相当高的空间分辨率，而 HASTE 序列黑血成像可一次屏气多层成像，显示心脏结构。

2.亮血成像

true FISP、FLASH 等 GRE 序列可一次屏气多层成像，显示心脏结构。

二、心功能评价

MRI 心功能检查以联合应用回顾性心电门控和 IR－true FISP 序列进行心脏电影成像为基础。该序列是一种应用 IR 技术的节段 K 空间快速 GRE 序列，其原理为采集同一层面一系列不同时相的心脏图像，然后以连续循环方式显示。一次屏气 8～12 秒可获得一个层面的心脏电影图像，且心腔内血池与心肌间的对比良好。通过观察不同心脏层面的电影图像，可评价心房、心室的收缩与舒张运动及各瓣膜功能，并可测量收缩期及舒张期室壁厚度、心脏各腔室大小以及 EF、CO、SV 等心功能指数，评价心脏局部及整体的运动功能。

1.左心室局部运动功能评价

MRI 心脏电影序列具有较高的时间、空间分辨率，几乎不受任何因素干扰（如超声心动图局部心功能评价的准确性受到患者声窗限制），可完成多层面短轴及双向长轴成像，使其成为目前评价局部室壁运动功能最准确的技术。它清晰显示整个心动周期不同时相的左心室心内膜及心外膜边界，不仅可判断节段性室壁运动功能，还可对诸如收缩期节段面积缩小率、半径短缩率、节段性室壁增厚率等心室局部运动功能参数进行定量研究。

2.左心室整体收缩功能评价

最初的 MRI 心功能检查受限于采集时间过长，只能在两个相互垂直的左室长轴切面进行电影 MRI 成像。其方法是将左室模拟为半个椭球形，分别勾画出两幅垂直切面上收缩末及舒张末的心腔内界，测出其面积（分别为 A 和 B），再以两幅图像中最短的自心尖至二尖瓣口的长度（L）按下式计算：左室容积＝(0.85×A×B)/L。舒张末容积减去收缩末容积，即为左室的每搏输出量，进而得出射血分数（EF 值）等左室功能参数。这一方法依赖于几何模型，在室壁瘤、节段性室壁运动减弱及肥厚梗阻型心肌病等情况下，会产生相当大的计算误差。

为减少部分容积效应，除合理降低层厚外，目前的 MRI 心功能检查需要连续扫描左室短轴位电影。方法如下：①首先在冠状面定位像上找出二尖瓣口位置；②在此位置做标准横轴位切面，并在此层面做二尖瓣口中心至心尖方向的连线；③沿此连线所得层面即为平行于室间隔的左室长轴层面，再连线心尖与二尖瓣口中心，得到心脏轴线；④沿此心脏轴线得垂直于室间隔的左室长轴切面，并以此得出垂直于心脏轴线的短轴切面；⑤自房室环水平至心尖，将收缩末及舒张末连续的 8～10 mm 厚的短轴切面心腔内容积相加，得到左室收缩末容积及舒张末容积，进而计算 EF 值等心功能指标。

三、心肌灌注成像

心肌灌注是诊断心肌缺血的一种方法。它能反映心肌局部组织的血流灌注情况，结合负荷试验可以判定心肌是否存在缺血。

重度冠状动脉狭窄时，静息状态下即可出现相应区域的心肌灌注减低。轻至中度的冠状动脉狭窄，由于代偿性血管扩张储备，即冠脉微循环的进行性扩张，静息状态的心肌灌注可无异常。此时通过药物负荷试验最大限度地增加冠脉血流，使整个冠脉系统的阻力血管（即微循环）达到最大扩张，由于狭窄冠脉供血区内小血管已处于扩张状态，血管扩张药物不能诱发该处的冠脉血流储备，而正常冠脉远端的阻力血管充分扩张，血流量明显增加，造成狭窄冠脉所属区域的心肌灌注量相对或绝对减少，形成“冠状动脉窃血”现象，使心肌缺血区域得以显示。此外，药物负荷还使冠脉血流速度增加，造成冠脉狭窄前后的压力阶差增大，狭窄后的血管内压力降低，致使心外膜下心肌灌注相对增加而心内膜下心肌灌注减少，诱发心内膜下心肌缺血改变。目前心脏 MRI 可达到 2 mm 左右的分辨率，能很好显示心内膜下的心肌缺血灶，这是其他检查方法所不具备的。

1.MRI 扫描序列

心肌灌注成像的扫描序列应满足以下条件：①对比剂所致的心肌信号变化敏感，能够较好反映缺血心肌与正常心肌间信号强度的对比；②足够的时间分辨率，完成对比剂流入、分布及流出动态过程的系列快速成像，并“抑制”呼吸及心脏搏动影响；③足够的空间分辨率，可以准确判断灌注减低区域，并对其空间定位。目前主要有 EPI 及 IR 快速小角度激发序列（IR－Turbo FLASH）。

EPI 成像的时间分辨率高，几乎无运动伪影（采集时间可缩短至 50～100 ms）。但是，EPI 易受顺磁性伪影的影响，尤其在组织间界面（如心肺界面及含较高浓度的心腔血池与心肌间）伪影较重，且由于信号的 T2 衰减效应，平面内空间分辨率也较低。另外其自身的成像特性（只能按梯度场做轴、矢、冠三个方向的成像，而不能按心脏的轴向方位成像）也不利于灌注异常区域的心室节段性定位。所以该技术未在临床广泛应用。

目前，心肌灌注成像广泛应用 IR－Turbo FLASH 序列。该序列由预备期和采集期两部分组成。预备期决定图像对比，采集期通过短 TR、短 TE、小 FA 快速采集，产生 T1 对比。预备期包括一个 180°脉冲和 TI。由于中心数据测定时纵向磁化矢量的多少决定图像的对比，而 TI 决定中心数据测定的时间，所以该序列 T1 信号对比程度最终取决于 TI 值。与 EPI 相比，该序列的平面内空间分辨率高，顺磁性伪影小，MR 信号强度－心肌对比剂浓度的线性关系好，时间分辨率不及 EPI 序列。但该序列已具备在一个心动周期内完成自心底至心尖采集多层图像的能力，有足够的时间分辨率"捕捉"对比剂通过心肌的整个动态过程，而不至于漏掉信号峰值等关键性数据。

2.MRI 对比剂

各种组织的弛豫时间不同是产生不同 MRI 对比度的根本原因。对比剂在灌注成像中的作用是增加正常心肌与缺血心肌间弛豫时间的差别，以显示缺血区域。对比剂进入心肌后，心肌的信号强度变化取决于组织灌注、血流量、细胞外间隙及对比剂在心肌内的分布。目前主要应用 Gd－DTPA(一种血管外间质型对比剂)。灌注正常状态下，它迅速溢出毛细血管网床，在细胞间质中达到平衡，缩短 T1 弛豫时间，在 T1WI 呈高信号。

在心肌灌注成像中，对比剂浓度与心肌信号强度应呈线性相关。这是心肌灌注检查的前提。研究表明，Gd－DTPA 在 0.02～1.2 mmol/L 范围时，其浓度与 MR 信号强度呈线性相关。浓度进一步增加时，信号强度的增加失去线性关系，变为非线性递增关系。当浓度超过 5 mmol/L 时，信号强度反而下降。这是由于心肌已达到完全弛豫状态，增加浓度并不能使 T1 值缩短所致。此外，Gd－DTPA 在低剂量时，表现为 T1 强化效应；在高剂量(如大于 0.1 mmol/kg)时，当对比剂进入左室心腔，心肌强化峰值尚未出现前，常在心内膜附近显示一过性信号减低期。这一现象可能由于心腔内高浓度对比剂引起心腔内血液的局部磁场极不均匀，使心肌与心腔血液间出现化学位移伪影。因此，MRI 心肌灌注成像时 Gd－DTPA 的剂量应限制在 0.05 mmol/kg 以下。

3.负荷药物

负荷心肌灌注的目的是造成冠状动脉阻力血管网的最大舒张。目前有运动负荷及药物负荷两种。由于相当数量的患者无法配合或很难达到目标运动量，致使冠脉阻力血管不能最大程度扩张，且运动量不易客观量化。故运动负荷 MRI 应用较少。负荷药物主要有多巴酚丁胺(Dobu tamine)、腺苷(Adenosine)及双嘧达莫(Dipyri damole)。上述药物对心肌血流灌注的增加程度差别较大。对健康志愿者的研究表明，双嘧达莫和腺苷能使正常的冠脉血流增加 4～5 倍，多巴酚丁胺为 2～3 倍。此外，腺苷半衰期极短(一般短至 10 s，因此需在给药的同时进行灌注成像)，而多巴酚丁胺的给药方式复杂，需连续多次静脉推注。

双嘧达莫是一种能够有效并迅速地选择性扩张冠状动脉的药物，主要作用于冠状动脉毛细血管前括约肌，最大血管扩张作用发生在静脉注射后 5～10 分钟，可维持 10～30 分钟。不同个体对双嘧达莫的敏感性不同，部分个体不能够准确判断是否已达最大刺激效应。实际上，临床工作对任何一种负荷方法都很难确切知道是否达到最大有效刺激。比较而言，双嘧达莫具有长期的临床应用经验和国际标准负荷剂量，安全性高，不良反应少，对心脏的正性肌力及正性频率作用轻微，故成为 MRI 心肌灌注成像的首选负荷药物。

4.检查过程

冠状动脉的血流在一个心动周期内变化明显，在心室收缩期暂停或大为减少，而舒张期则明显增加。舒张期心肌灌注量约为收缩期的两倍，因此在舒张期进行灌注检查。将中心数据的测定时间置于舒张期是选择心电门控触发后延迟时间的要点。

MRI 心肌灌注成像包括静息灌注成像及药物负荷灌注成像。两次灌注成像的间隔应大于 6 小时，以保证充分清除心肌内对比剂。存在坏死心肌时，对比剂进入坏死心肌细胞，清除时间延长。Gd－DTPA 剂量 0.04 mmol/kg，5 mL/s 流速高压注射器静脉注入。注入对比剂的同时，开始以 IR－turbo FLASH 序列在屏气下进行左室短轴成像。具体方法：在平行于室间隔的长轴切面及垂直于室间隔的长轴切面图像进行双定位，获得左室短轴成像方向，每个心动周期同时采集四层短轴图像（自心底至心尖部），层厚8～10 mm，间隔依左室大小而定。在对比剂到达心脏之前采集4～5次使基线信号平稳，并以此信号作为基线信号。共进行50次（共200层）短轴成像。药物负荷灌注检查时，双嘧达莫剂量0.568 mg/kg，缓慢静脉推注10分钟后开始MRI灌注成像扫描。

5.图像分析

在获得对比剂通过心肌的动态变化图像后，即可对灌注图像进行分析。心肌灌注的分析方法包括目测定性法和半定量法。前者是检查者对静息时及负荷后心肌信号的动态变化图像，凭视觉分辨信号改变，并确定心肌灌注异常的方法。为避免个人主观因素的影响，一般认为以2～3位观察者进行独立的双盲分析后，对观察结果商讨的结论更为可靠。半定量法尚处临床研究阶段。

目测定性法心肌灌注的正常表现为：对比剂到达之前，心脏（心腔及心肌）在饱和预脉冲后呈低信号。静脉注入对比剂后的几个心动周期，对比剂进入右室心腔呈高信号。之后的5～6个心动周期，对比剂进入肺血管，左心室仍为低信号，随后左心室腔增强，在1～2个心动周期的延迟后，心肌信号开始升高，心肌强化的峰值通常出现在对比剂到达左心室腔的10个心动周期以内。一般而言，大多数正常心肌的增强是均匀一致的。即自心外膜至心内膜信号强度相同。少部分正常病例在对比剂到达左室后的最初几幅图像，心内膜处可出现“黑色”信号，这是心腔内高浓度对比剂与心肌之间显著的信号强度差所形成的化学位移伪影，持续时间短暂，一般随着心肌强化高峰的到来而消失。正常情况下，乳头肌可低度强化，信号强度低于正常心肌。

目测定性法心肌灌注异常表现为：①在心肌强化高峰期，缺血心肌信号强度低于同层面正常心肌（低强化），称灌注减低；②在晚期（再循环后）图像，多数灌注减低区可出现强化，但缺血区强化高峰迟于正常心肌，称灌注延迟；③严重灌注异常表现为持续固定的极低强化或无强化，称灌注缺损。

四、对比增强MRI延迟扫描心肌活性评价

1.延迟扫描检测无活性心肌的机制

对比增强延迟扫描心肌活性检查的对比剂为顺磁性钆螯合物，可分为T1对比剂（如Gd－DTPA）和T2对比剂（如Dy－DTPA）两大类，分别缩短T1和T2。两者均为非特异性细胞外对比剂，进入血池后可通过毛细血管内皮快速弥散至细胞外间隙，但均不能进入细胞膜完整的细胞内。目前Gd－DTPA更常用。静脉注入Gd－DTPA后，组织信号增强的强度取决于血流量、组织灌注、细胞外间隙大小及对比剂在心肌中的分布状态。动物实验表明，对比剂团注5分钟内，对比剂在组织中的聚集主要由血流量及组织灌注决定。5分钟后，则主要由对比剂的分布空间（分布容积）及细胞外间隙的大小决定。随着细胞膜完整性的丧失和（或）细胞外间隙的增大，Gd－DTPA的分布容积由正常心肌的20%增加到100%。而对比剂的分布率（决定延迟增强及增强程度的直接因素）与分布容积呈正比。

急性心肌梗死后，梗死区域延迟强化的机制尚未完全阐明。通常的解释为，正常的有活性心肌细胞膜完整，可将对比剂局限在细胞外组织间隙中，使之不能进入细胞内，组织信号均匀。随着组织内持续灌注，组织间隙中的对比剂将被快速“冲刷”，不会造成延迟期强化。急性心肌梗死发生后，梗死心肌细胞膜破裂，屏障消失，对比剂进入细胞内，使对比剂的分布空间（即分布容积）加大，对比剂“冲出”延迟，形成延迟期强化。因此，细胞坏死造成的细胞膜破裂是延迟期强化的根本原因。陈旧性心肌梗死延迟强化的机制也有待明确。一般认为，尽管陈旧心梗的梗死区域为密集排列的胶原矩阵，但在组织水平其胶原纤维间的间隙较正常心肌的细胞外间隙明显增大，使对比剂在纤维细胞外的分布容积增大，心肌瘢痕组织中的对比剂聚集较正常心肌明显增多，对比剂“冲出”延迟，表现为延迟强化。目前认为，虽然急性心梗与陈旧性心梗时延迟强化的机制不同，但延迟强化区域均代表梗死区域内的无活性心肌，所谓“高信号即是梗死”。

2.扫描序列

临床工作中主要应用Gd－DTPA评价心肌活性，故脉冲序列一般采用T1WI。早期的心肌活性研究使用心电门控SE序列，每个心动周期仅能采集一条K空间链。采集时间长（每个层面长达3～5分钟），

呼吸运动伪影明显，图像质量差。GRE节段K空间技术使每一心动周期内可以采集多条K空间链，采集时间大大减少，一次屏气(约8秒)即可完成一幅图像的采集，完全消除了呼吸运动伪影的影响。此外，IR预脉冲还可有效抑制正常心肌的信号，明显提高延迟强化区域的信号强度。应用IR预脉冲前，延迟强化区域的信号强度较正常心肌组织大约高出50%～100%。在使用IR预脉冲后，延迟强化区域的信号强度在实验动物较正常组织平均高出1080%，在人体实验平均高出485%。此外，选择TI值很重要。TI值不正确(如太短)会减低信号强度，加上部分容积效应影响，可能漏诊较小梗死灶或低估梗死范围。目前常用IR－Turbo FLASH序列，它的时间及空间分辨率较高，可真实反映延迟强化的透壁程度，准确诊断心内膜下心肌损害(对缺血及坏死最敏感)。

延迟强化的信号强度与延迟扫描的时间也有一定关系。研究表明，在注射对比剂后5～30分钟延迟成像，梗死灶的强化程度一般差别不大。而在5分钟以内，或30分钟以上延迟成像，信号强度就会明显不同，可能导致强化误判。因此，延迟扫描应限制在5～30分钟。

3.检查方法

经肘静脉注入Gd－DTPA(参考剂量0.2 mmol/kg)，流速2 mL/s，追加20 mL生理盐水。在延迟5～15分钟后，逐一扫描心脏四腔心、两腔心及短轴层面。四腔位、两腔位切面各3层，垂直于室间隔的短轴切面6～8层，层厚8 mm，无间隔。综合观察长轴及短轴切面，即可对异常的延迟强化区域做出诊断。

4.图像分析

心肌梗死时，延迟强化按冠状动脉供血范围分布。对比增强MRI还可清晰显示心内膜至心外膜间心肌梗死的透壁程度，以及梗死区内存活心肌的范围。随着延迟强化的透壁程度增加，血供重建后心功能恢复的可能性减小。研究表明，如果以75%的透壁强化为标准，检出的58个透壁强化程度超过75%的心肌节段中，仅有一个节段血运重建后收缩增强。因此，对比增强MRI心肌活性检查不仅可准确反映心肌梗死的透壁程度，准确诊断心内膜下心肌梗死，更可预测血运重建术后的心脏功能改善情况。

五、三维增强磁共振血管成像

3D CE MRA是近年来出现的快速成像技术，其成像原理基于Gd－DTPA缩短血液T1，而不依赖血液的物理特性。对于胸腹部大血管成像具有时间短、图像更为清晰以及后处理方式多样等优点，优于时间飞跃(TOF)和相位对比(PCA)等传统MRA。

1.基本原理

3D CE MRA利用钆对比剂缩短血液T1时间，强化血管与周围组织间的对比，获得血管图像。人体在1.5T环境下，脂肪组织T1值最短，约270 ms，血液为1 200 ms，故脂肪呈亮信号，血液为暗信号。血管内注入Gd－DTPA后，可将血液T1值缩短至100 ms左右，明显低于脂肪T1值，信号高于所有背景组织，血管呈高信号影像。

2.扫描技术

Gd－DTPA进入血管后，将迅速向血管外组织间隙弥散。3D CE MRA采用短TR(小于10 ms)，短TE(小于3 ms)，小FA的FLASH序列，扫描时间一般在30秒以内，单次屏气即可完成三维数据采集。可在对比剂首次通过动脉期间获得所有数据，降低再循环的稀释效应，减少静脉显影的重叠干扰。

3.确定延迟时间

为获得最佳MRA图像，需要团注对比剂计时。过早或延迟扫描都将影响图像质量。三维数据采集应与对比剂在兴趣血管内的循环一致，确定自注射对比剂与开始扫描之间的延迟时间最为关键。选择最佳延迟时间的方法主要有以下两种：

(1)对比剂团注试验：使用1～2 mL钆对比剂和15～20 mL生理盐水，高压注射器以2～4 mL/s的流速注射，同时在兴趣血管层面进行GRE单层面连续扫描，一般每秒1幅。然后通过视觉判断对比剂在该层面达到峰值的时间。按经验公式(延迟时间＝对比剂到达峰值时间－3/8采集时间＋1/2对比剂团注时间)计算结果，一般可获满意图像质量。

(2)自动对比剂团注检测:采用二维 GRE 序列,即 MRI 透视技术实时追踪对比剂团。当发现对比剂到达兴趣血管后,自动将其转换成三维 GRE 序列采集数据。该方法保证了对比剂在血管内达到峰值时采集中心 K 空间数据。

4.检查方法

首先通过团注试验,获得对比剂到达兴趣区的时间。正式扫描时用压力注射器经肘静脉注入 Gd-DTPA 20～30 mL(0.2 mmol/kg),注射流率 2～3 mL/s,追加 20 mL 生理盐水。一般在注射对比剂前一次和后二次采集,以便减影处理。

5.图像后处理

3D CE MRA 获得的是连续的二维数据。为了更好显示血管与病变形态,需对原始数据重组。常用方法包括:①最大信号强度投影(MIP);②多平面重组(MPR);③表面掩盖再现(SSD);④仿真内镜技术。MIP 可从不同角度显示血管的解剖和病变,最常用。

(许思祥)

第四节 缺血性心脏病 MR 诊断

缺血性心脏病是指由于冠状动脉阻塞所造成的心肌缺血、心肌梗死以及由此导致的一系列心脏形态及功能改变。心脏 MRI 可对缺血性心脏病进行全面的检查,包括形态学、局部及整体心功能评价、心肌灌注成像、心肌活性检查,正在成为一项能够全面、准确地评价缺血性心脏病的现代影像技术。

一、心肌缺血

心脏的血液供应主要由冠状动脉提供,冠状动脉各支分布供应不同的心脏节段,前降支供应左心室前壁、室间隔中段和尖段,回旋支供应左心室后壁,右冠状动脉供应右心室及左心室下壁、室间隔基底段。左心室下壁尖段由前降支和右冠状动脉双重供血,左心室侧壁尖段由回旋支和前降支双重供血。冠状动脉阻塞是心肌缺血的根本原因。严重缺血时,心肌缺氧所造成的各类致痛因子如缓激肽、前列腺素等的释放将导致心绞痛。

(一)临床表现与病理特征

临床表现为心前区可波及左肩臂、或至颈咽部的压迫或紧缩性疼痛,也可有烧灼感。其诱因常为剧烈体力活动或情绪激动,也可由寒冷、吸烟、心动过速等诱发。疼痛出现后逐步加重,一般于 5 分钟内随着停止诱发症状的活动或服用硝酸甘油缓解逐步消失。根据临床特征的不同,心绞痛可分为稳定型心绞痛、变异型心绞痛及不稳定型心绞痛。但无论那种类型的心绞痛,其疼痛强度均较心肌梗死轻,持续时间较短。

心肌缺血最常见的原因是由动脉粥样硬化斑块造成的冠状动脉狭窄,这类狭窄大多分布于心外膜下的大冠状动脉。动脉硬化斑块早期由血管内皮细胞受损、平滑肌细胞增殖内移发展而来,进而发生内皮下脂质沉积、纤维结缔组织增生。斑块阻塞面积在 40%以下时,基本不影响心肌灌注,一般无临床症状。随着斑块阻塞面积的加大,在冠状动脉轻至中度狭窄(阻塞面积达到 50%～80%)时,静息状态下狭窄冠脉远端的阻力血管将发生不同程度的扩张以维持相当的心肌灌注,静息状态下无明显临床表现。重度的冠脉狭窄(阻塞面积 90%左右)则静息时亦无法保证适当的心肌灌注,在静息时就可出现灌注异常,临床上出现静息痛。除冠状动脉粥样硬化外,心肌缺血还有以下病因:①冠状血管神经、代谢及体液调节紊乱导致的冠状动脉痉挛;②冠状动脉微血管内皮功能状态异常导致的心肌灌注下降;③冠状动脉炎症、先天发育畸形及栓子栓塞。

(二)MRI 表现

心肌缺血严重(即缺血性心肌病)时,可出现心肌内广泛或局灶性纤维结缔组织增生、局部或整体心肌变薄、心腔扩大等改变。MRI 可显示相应形态异常。但在大多数情况下，心肌缺血仅表现为功能性心肌灌注异常。根据缺血程度不同，MRI 心肌灌注可表现为：①静息状态各段心肌灌注正常，负荷状态心内膜下心肌或全层心肌透壁性灌注减低或缺损（图 18-7）；②静息状态缺血心肌灌注减低或延迟，负荷状态灌注缺损（图 18-8）；③静息状态缺血心肌灌注缺损（图 18-9）。灌注异常区域多数与冠脉供血区相吻合，与核素心肌灌注检查的符合率达 87％～100％，与目前仍作为冠心病诊断“金标准”的 X 线冠状动脉造影的诊断符合率达 79％～87.5％。此外，严重心肌缺血时（如长时间心肌严重缺血，心肌细胞结构完整但局部室壁减弱或消失，称心肌冬眠；短暂心肌严重缺血，心肌结构未损害但收缩功能需较长时间恢复，称心肌顿抑），MRI 心脏电影可发现心室壁运动异常，平行于室间隔长轴位、垂直于室间隔长轴位及无间隔连续左心室短轴位检查可准确判断运动异常的室壁范围。

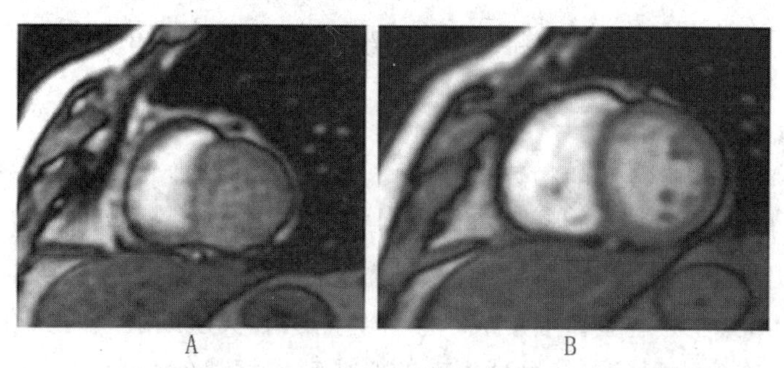

A　　B

图 18-7　心脏短轴位左心室中部层面静息及负荷心肌灌注成像

A.静息灌注成像，显示心肌灌注均匀一致；B.腺苷负荷后心肌灌注成像，显示间隔壁心肌灌注减低

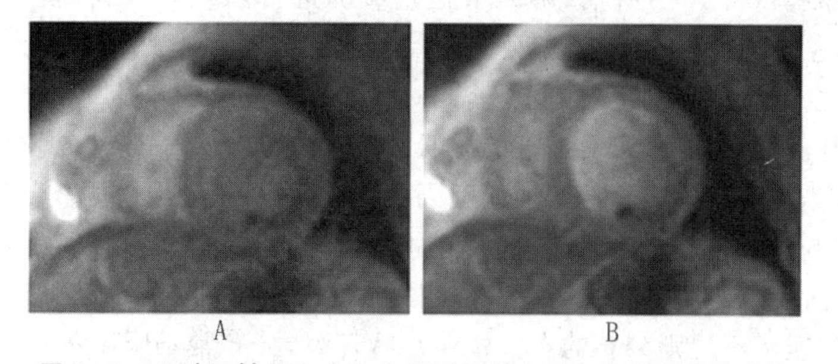

A　　B

图 18-8　心脏短轴位左心室中部层面静息及负荷心肌灌注成像

A.静息灌注成像，显示下壁灌注减低；B.负荷后灌注成像，显示该区域灌注减低更为明显，为灌注缺损表现

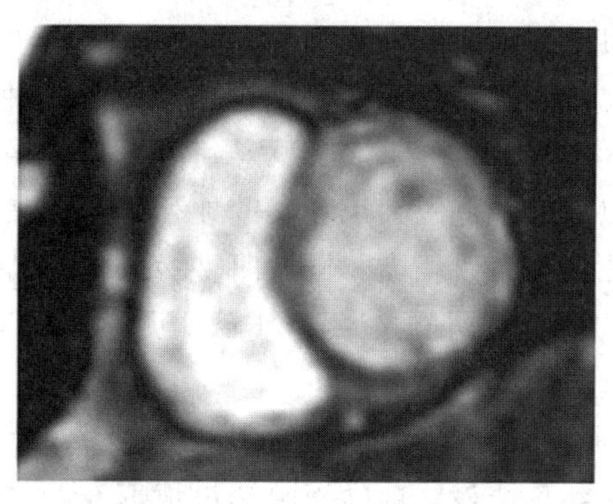

图 18-9　心脏短轴位左心室中部层面静息及负荷心肌灌注成像

静息时即可显示下间隔壁灌注缺损

（三）鉴别诊断

心肌缺血的 MRI 检查包括形态、灌注、运动功能等诸多方面。其他心脏疾病，如扩张型心肌病也表现为心腔扩大、心室壁变薄，肥厚型心肌病也会出现室壁运动减弱，甚至小范围的心肌灌注异常，但结合临床

表现和综合 MRI 检查，与心肌缺血鉴别不难。

（四）专家指点

MRI 诊断心肌缺血的核心是心肌灌注成像。MRI 心肌灌注的基础及相关临床研究始于 20 世纪 80 年代中期，至 90 年代中后期已取得相当的成绩。90 年代后期 MRI 设备在快速梯度序列多层面成像方面取得突破，一次注射对比剂后覆盖整个左室的多层面首过灌注成像成为可能（虽然还存在扫描间隔），使 MRI 心肌灌注可用于临床诊断。近年来 MRI 心脏专用机进入临床，提高了成像速度（可完成无间隔的心脏成像）及时间、空间分辨率，有望成为诊断心肌缺血的“金标准”。

二、心肌梗死

继发于冠状动脉粥样硬化斑块破裂及血栓形成基础上的急性冠状动脉闭塞是心肌梗死最常见的原因。

（一）临床表现与病理特征

急性心肌梗死的主要症状是持久的胸骨后剧烈疼痛。典型者为胸骨后挤压性或压榨性疼痛，往往放射至颈部或左上肢。疼痛持续 15～30 分钟或更长，与心绞痛比较，疼痛程度重且时间长为其特点。其他临床表现有呼吸短促、出汗、恶心、发热，白细胞计数、血清酶增高及心电图改变等。急性心肌梗死的并发症包括恶性心律失常、休克、左心室室壁瘤形成、室间隔穿孔、乳头肌断裂及心力衰竭等。病程大于 6 周以上者为陈旧性心肌梗死，临床表现除可能继续存在的心肌缺血症状外，主要为急性心肌梗死并发症的相应表现。

当冠状动脉闭塞持续 20～40 分钟后，随着缺血缺氧的进一步发展，细胞膜的完整性破坏，心肌酶漏出，心肌细胞发生不可逆性的损伤，即发生梗死。8～10 天后，坏死的心肌纤维逐渐被溶解，肉芽组织在梗死区边缘出现，血管和成纤维细胞继续向内生长，同时移除坏死的心肌细胞。到第 6 周梗死区通常已经成为牢固的结缔组织瘢痕，其间可散布未受损害的心肌纤维。心肌梗死一般首先发生在缺血区的心内膜下心肌，后逐渐向心外膜下及周边扩展。根据梗死范围，病理上分为三型：①透壁性心肌梗死，梗死范围累及心室壁全层；②心内膜下心肌梗死，仅累及心室壁心肌的内 1/3 层，并可波及乳头肌；严重者坏死灶扩大、融合，形成累及整个心内膜下心肌的坏死，称为环状梗死；③灶性心肌梗死，病灶较小，临床上多无异常表现，生前常难以发现；病理呈不规则分布的多发性小灶状坏死，分布常不限于某一支冠状动脉的供血范围。

（二）MRI 表现

1.心肌信号

在 SE 序列 MRI，心肌为类似骨骼肌信号强度的中等信号，有别于周围心外膜下脂肪的高信号和相邻心腔内血流呈“黑色”的低信号。急性心肌梗死时，坏死心肌及周围水肿使相应区域的 T1 及 T2 延长，在 T2WI 呈高信号。急性心梗 24 小时内即可在 T2WI 观察到信号强度增加，并可维持至第 10 天。但由于急性梗死灶周围存在水肿带，所以高信号范围大于真实的梗死区域。在亚急性期（心肌梗死发生 72 小时内）心肌信号异常范围与实际梗死区域大致相当。慢性期（梗死发生 6 周以上）由于梗死后瘢痕形成，水分含量较正常心肌组织降低，在 SE 序列呈低信号。T2WI 较 T1WI 明显。

2.心肌厚度

节段性室壁变薄是陈旧性心肌梗死的形态特征，坏死心肌吸收、纤维瘢痕形成是心肌变薄的病理基础，陈旧透壁性心肌梗死后室壁变薄更明显。前降支阻塞可造成左心室前、侧壁和（或）前间壁变薄，右冠状动脉阻塞则造成左心室后壁和（或）下壁变薄。MRI 可直接显示心肌组织，心外膜面和心内膜面边界清晰，可精确测量心肌变薄。电影 MRI 通过测量室壁厚度判断存在心肌梗死的标准为：病变区域室壁厚度小于或等于同一层面正常心肌节段室壁厚度的 65%；判断透壁性心肌梗死的标准为：病变区域舒张末期室壁厚度小于 5.5 mm。

3.室壁运动功能改变

电影 MRI 是评价心脏整体及局部舒缩功能的最佳影像技术。通过无间隔连续左心室短轴位、平行于室间隔左心室长轴位及垂直于室间隔左心室长轴位电影 MRI，可精确评价急性及慢性心肌梗死的一系列功能变化，如整体或局部室壁运动状态、收缩期室壁增厚率、EF 值、心腔容积等。

4.心肌灌注成像

可显示心肌梗死后的组织坏死或瘢痕形成所致的灌注减低及缺损。由于急性心肌梗死时常存在心肌的再灌注，灌注检查可无异常表现。因此，单纯心肌灌注成像无法准确诊断急性梗死心肌。

5.对比增强延迟扫描心肌活性检查

心肌梗死区域表现为高信号。MRI 的高空间分辨率，使其可精确显示梗死透壁程度。后者分为以下三种类型：①透壁强化：表现为全层心肌高信号，多为均匀强化；②非透壁强化：为心内膜下心肌或心内膜下至中层心肌区域强化，而心外膜下至中层或心外膜下心肌信号正常（存活心肌）；③混合性强化：同一心肌段内透壁和非透壁强化并存。

如果在大面积延迟强化区域内观察到信号减低区，就需与存活心肌鉴别。病理研究表明，这一位于延迟强化区域中心或紧贴心内膜下，被称为“无再灌注区”或“无复流区”的信号减低区，为继发于心肌梗死的严重微血管损伤，毛细血管内存在大量的红细胞、中性粒细胞及坏死心肌细胞，阻塞与充填使对比剂不能或晚于周围结构进入这一区域。它并非存活心肌，而是重度的不可恢复的心肌坏死。其与存活心肌的影像鉴别要点如下：①“无再灌注区”周围常有高强化区环绕且常位于心内膜下，在连续的短轴像可以观察这一征象；②在首过心肌灌注成像中，这一区域没有首过强化；③在上述表现不明显，仍难与存活心肌鉴别时，可在延长延迟时间后再次扫描，如延迟至 30～40 分钟。此时由于组织间隙的渗透作用，“无再灌注区”将出现强度不等的延迟强化。

6.并发症 MRI

①室壁瘤，分为假性室壁瘤和真性室壁瘤。前者常发生于左心室下壁及后壁，为透壁性梗死心肌穿孔后周围心包等包裹形成，瘤口径线小于瘤体直径为其主要特征，电影 MRI 可见瘤体通过一瘤颈与左心室腔相通，瘤内可见血流信号；后者为梗死心肌几乎完全被纤维瘢痕组织替代，丧失收缩能力，在心室收缩期和（或）舒张期均向心腔轮廓外膨出，常位于前壁及心尖附近，瘤壁菲薄（可至1 mm），瘤口径线大于瘤体直径。电影 MRI 显示左心室腔局部室壁明显变薄，收缩期矛盾运动，或收缩期及舒张期均突出于左心室轮廓外的宽基底囊状结构。②左心室附壁血栓，为附着于心室壁或充填于室壁瘤内的团片样充盈缺损（GRE 序列）。SE 序列血栓的信号强度随血栓形成的时间（即血栓的年龄）而异，亚急性血栓 T1WI 常表现为中等至高信号，T2WI 呈高信号，而慢性血栓在 T1WI 和 T2WI 均呈低信号。③室间隔穿孔，表现为肌部室间隔连续性中断，以横轴面及四腔位显示清晰，电影 MRI 可见心室水平异常血流信号。④乳头肌断裂，平行于室间隔长轴位或垂直于室间隔长轴位电影 MRI 可显示继发于乳头肌断裂的二尖瓣关闭不全所致左心房反流信号。⑤心功能不全，连续短轴像结合长轴位电影 MRI 可评价继发于心肌梗死的左心室局部及整体运动功能异常，测量各种心功能指数。

（许思祥）

第五节　先天性心脏病 MR 诊断

先天性心脏病是儿童最常见的心脏疾病，每年新增病例约 20 万人。长期以来，心血管造影是先天性心脏病诊断的“金标准”，但存在有创性、受对比剂剂量和投照体位限制以及解剖结构的影像重叠等问题。目前，无创性影像学检查方法如超声心动图已可完成大多数较为简单的先天性心脏病的诊断。多排螺旋 CT 以及高场强 MRI 心脏专用机的出现，使先天性心脏病的诊断有了突破性进展。心脏 MRI 较之多排螺旋 CT 具有无 X 线辐射、无严重对比剂反应的优势，正在成为先天性心脏病最佳的无创性检查技术。

一、房间隔缺损

房间隔缺损(atrial septal defect,ASD)是指因胚胎期原始房间隔发育、融合、吸收异常导致的房间孔残留。发病率约占先天性心脏病的12%～22%。

(一)临床表现与病理特征

ASD早期可无症状,活动量也无明显变化。部分患儿发育缓慢,心慌气短,并易患呼吸道感染。青少年期逐渐形成肺动脉高压,随着肺动脉压力的逐步增高,可出现心房水平右向左分流,发展为Eisenmenger综合征,可出现发绀、咯血及活动后昏厥等症状。听诊于胸骨左缘2～3肋间可闻及2～3级收缩期吹风样杂音,肺动脉第二音亢进。心电图示P波高尖,电轴右偏。

ASD可分为Ⅰ孔型(也可称原发孔型,属于部分型心内膜垫缺损)和Ⅱ孔型(也称继发孔型)。Ⅱ孔型ASD为胚胎发育第四周时,原始第一房间隔吸收过度和(或)第二房间隔发育不良所导致的房间孔残留。根据发生部位可分为中央型(缺损位于房间隔中央卵圆窝处)、下腔型(缺损位于房间隔后下方与下腔静脉相延续)、上腔型(缺损位于房间隔后上方)及混合型(常为巨大缺损),以中央型最为常见,约占75%。由于左房平均压(8～10 mmHg)高于右房平均压(4～5 mmHg),ASD时即出现房水平左向右分流,使右心房、室及肺动脉内血流量增加,右心房室因容量负荷增加而增大,肺动脉增粗。

(二)MRI表现

MRI表现为房间隔的连续性中断。但因房间隔结构菲薄,黑血序列或常规SE序列受容积效应的影响,常不能明确诊断且容易漏诊。在亮血序列横轴面或垂直于房间隔的心室长轴位(即四腔位)可明确缺损的类型及大小,是显示ASD的最佳体位和序列。还可在薄层(以3～5 mm为宜)的心脏短轴像和冠状面显示ASD与腔静脉的关系,并确定ASD大小。其他征象包括继发的右心房室增大、右室壁增厚及主肺动脉扩张(图18-10)。

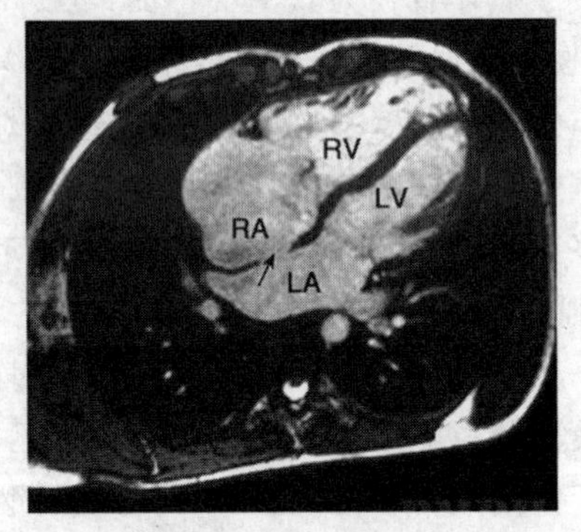

图18-10 房间隔缺损

True FISP亮血序列四腔心MRI,箭头指示RA和LA之间的房间隔信号连续性中断,右心房及右心室增大

(三)鉴别诊断

本病病理改变相对简单,只要扫描层面适当,对于具备GRE亮血序列的高场强MRI设备,诊断不难。

二、室间隔缺损

室间隔缺损(ventricular septal defect,VSD)是指胚胎第8周,心室间隔发育不全或停滞,从而形成左、右心室间的异常交通。约占先天性心脏病的20%～25%。

(一)临床表现与病理特征

患儿发育差,心悸、气短、易感冒及易发生肺内感染。听诊于胸骨左缘3～4肋间可闻及收缩期杂音,部分病例心前区可触及收缩期震颤,心电图示双室肥厚。发生肺动脉高压后,肺动脉瓣区第二心音亢进、分裂,患儿活动后口唇、指趾发绀。

VSD 分类方法较多，根据病理解剖并结合外科治疗实际，可分为三型。①漏斗部 VSD，可分为：干下型，位置较高，紧邻肺动脉瓣环，缺损上缘无肌组织，缺损在左室面位于主动脉右窦下方，易合并右瓣脱垂，造成主动脉瓣关闭不全。嵴内型，位于室上嵴内，与肺动脉瓣环之间有肌肉相隔。②膜周部 VSD，根据缺损累及范围可分为：嵴下型，缺损累及膜部和一部分室上嵴；单纯膜部缺损，缺损仅限于膜部室间隔，周边为纤维组织，缺损较小；隔瓣后型，位置较嵴下型更靠后，被三尖瓣隔瓣所覆盖，又称流入道型缺损。③肌部 VSD，可位于肌部室间隔的任何部位，靠近心尖者为多，部分为多发。

正常生理状态下，右心室内压力约为左心室内压力的 1/4。VSD 时，由于存在左右心室间巨大的压力阶差，即产生心室水平的左向右分流，致使左、右心室容量负荷增大，心腔扩大。分流所造成的肺循环血量增加使肺血管内阻力升高，血管内膜及中层增厚，使肺动脉及右心室压力逐渐升高，造成肺动脉高压。当右心室压力接近左心室压力时，心室水平即出现双向，甚至右向左为主的双向分流，患者出现发绀，即 Eisenmenger综合征。

（二）MRI 表现

MRI 可直接显示 VSD 及其缺损大小和部位，并可对并发于不同类型 VSD 的主动脉瓣脱垂及膜部瘤等做出诊断。连续横轴面扫描是显示 VSD 大小、部位的基本体位。根据缺损类型，还可辅以其他体位，以更好地显示缺损形态，判断缺损的扩展方向。例如，隔瓣后 VSD 于四腔位显示最佳。干下型及嵴内型 VSD 若加做左室短轴位扫描，对显示缺损最为有利，同时还应行左心室双口位电影扫描以判断是否并发主动脉瓣脱垂所造成的主动脉瓣关闭不全。而斜矢状面扫描有助于判断肺动脉根部下方有无室上嵴肌性结构的存在，是鉴别膜周部和嵴上型缺损的重要方法。此外，MRI 还可显示左、右心室腔扩大，室壁肥厚，主肺动脉扩张等间接征象（图 18-11）。

（三）鉴别诊断

绝大多数单纯 VSD 只要按上述检查方法扫描，即可定性定位诊断。但 VSD 常与其他先天性心血管畸形形成复合畸形，或者构成复杂畸形的组成部分。此时判断是单纯 VSD 还是合并其他畸形，或是复杂心血管畸形，有赖于更为全面的磁共振检查（包括 MRA）以及诊断医师对先天性心脏病的理解及经验。

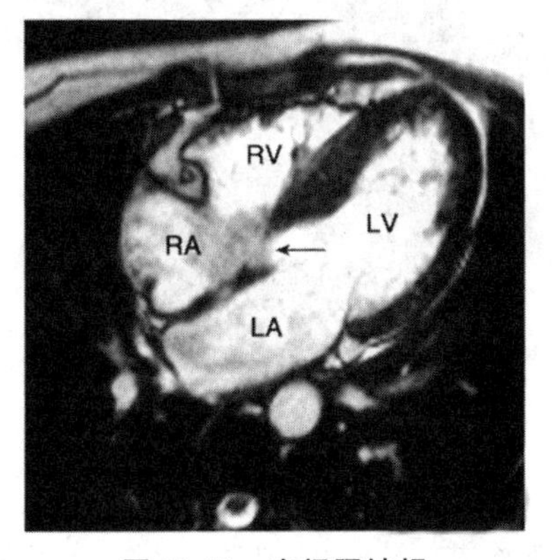

图 18-11　室间隔缺损

True FISP 亮血序列四腔心位 MRI，箭头指示室间隔连续性中断，右心房及右心室增大

三、动脉导管未闭

动脉导管由胚胎左侧第六主动脉弓的背部发育演变而来，胎儿期为连接主动脉与肺动脉的正常血管结构。胎儿肺脏处于不张状态，肺动脉内血液经动脉导管流入主动脉完成胎儿的全身血液循环。动脉导管中层为弹力纤维结构，胎儿出生后肺膨胀肺血管床阻力下降，肺循环形成，动脉导管即开始收缩并逐渐闭锁，退化为动脉韧带。动脉导管绝大多数于半年内闭锁，少数可延迟至一年，持续不闭锁者即为动脉导管未闭（patent ductus arteriosus，PDA）。本病可单发，也可与 VSD、三尖瓣闭锁、主动脉弓缩窄等合并发生，更为主动脉弓离断的必要组成部分。PDA 的发病率约占先天性心脏病的 12%～15%，男女比例

约1∶3。

（一）临床表现与病理特征

在动脉导管管径较细，主一肺动脉间分流量少时，患儿可无明显临床症状。动脉导管管径粗，分流量大时，可出现活动后心悸、气短以及反复的呼吸道感染。大多数患儿听诊于胸骨左缘2～3肋间可闻及双期粗糙的连续性杂音，并可触及震颤，心电图示左室肥厚、双室肥厚。合并肺动脉高压时杂音常不典型，甚至无杂音，但肺动脉第二音亢进明显，并可出现分界性发绀及杵状指。

动脉导管位于主动脉峡部的小弯侧与主肺动脉远端近分叉部之间。根据导管形态，一般分为四型：①管型，动脉导管的主动脉端与肺动脉端粗细基本相等，也可称圆柱型；②漏斗型，动脉导管的主动脉端粗大扩张，而肺动脉端逐渐移行变细，呈漏斗状，此型最为常见；③缺损型，动脉导管甚短或无长度，状如缺损，也称窗型；④动脉瘤型，此型甚为少见，动脉导管如动脉瘤样扩张膨大，考虑与动脉导管中层弹力纤维发育不良有关。

正常情况下，主动脉与肺动脉间存在着相当悬殊的压力阶差。PDA时，体循环血液将通过未闭之动脉导管持续向肺循环分流，致使左心室容量负荷增加，导致左心室肥厚扩张。长期的肺循环血流量增加将引起广泛肺小动脉的器质性改变，造成肺动脉压力进行性升高，右心室因阻力负荷增加而肥厚扩张。当肺动脉压接近甚或超过主动脉压时，将出现双向或右向左为主的双向分流，此时临床上出现发绀，往往以分界性发绀（即下肢发绀更重）更为常见。

（二）MRI表现

黑血序列横轴面及左斜矢状面可显示主动脉峡部与左肺动脉起始部间经动脉导管直接连通。亮血序列显示动脉导管更敏感，对于细小或管状扭曲的动脉导管，可薄层（3～5 mm）扫描后逐层观察。心脏MRI电影可显示分流方向，并粗略估计分流量。3D CE MRA可清晰显示动脉导管形态，明确分型，测量动脉导管主动脉端及肺动脉端的径线。此外，横轴面MRI还可显示左心房室增大，升主动脉、主肺动脉及左、右肺动脉扩张等间接征象（图18-12）。

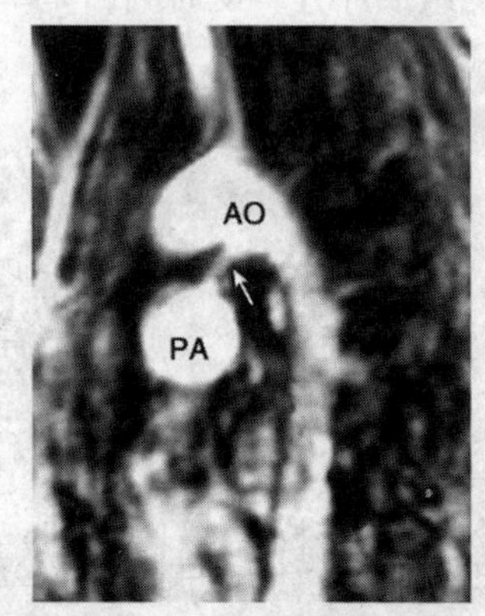

图18-12　动脉导管未闭

CE MRA经MPR斜矢状面重组图像，箭头显示主肺动脉远端与主动脉弓降部间呈漏斗形之未闭动脉导管

（三）鉴别诊断

PDA的MRI检查方法多样，综合使用可对该病做出明确诊断，不存在过多鉴别诊断问题。

四、心内膜垫缺损

心内膜垫缺损（complete endocardial cushion defect，ECD）亦称房室通道畸形，是由于胚胎期腹背侧心内膜垫融合不全，原发孔房间隔发育停顿或吸收过多和室间孔持久存在所致的一组先天性心内复杂畸形群，包括原发孔ASD以及室间隔膜部、二尖瓣前瓣、三尖瓣隔瓣的发育异常。发病率占先天性心脏病的0.9％～6％。

(二)临床表现与病理特征

患儿一般发育差,心悸气短,易患呼吸道感染。胸骨左缘 3～4 肋间闻及 3 级收缩期杂音,可出现肺动脉瓣区第二音亢进,大部分病例心尖二尖瓣听诊区亦可闻及 3 级全收缩期杂音。心电图有较为特异性表现,多为一度房室传导阻滞,P－R 间期延长,或右束支传导阻滞。

根据病理特征,ECD 一般分型如下:①部分型 ECD,Ⅰ孔型 ASD 合并不同程度的房室瓣断裂,房室瓣环下移,二、三尖瓣均直接附着在室间隔上,瓣下无 VSD;②完全型 ECD,Ⅰ孔型 ASD,房室瓣完全断裂,左右断裂的房室瓣形成前共瓣及后共瓣,前后共瓣不附着于室间隔而是形成漂浮瓣叶,以腱索与室间隔相连,瓣下有 VSD;③过渡型 ECD,介于部分型和完全型之间,房室瓣部分直接附着部分借腱索附着于室间隔上,瓣下只有很小的 VSD;④心内膜垫型 VSD,包括左室右房通道及心内膜垫型 VSD。

ECD 是由于心内膜垫发育异常所致的一系列心内复合畸形。病理改变不同,血流动力学改变也不同。单纯Ⅰ孔型 ASD 的临床表现与Ⅱ孔型 ASD 大致相同,而完全型 ECD 则会因房室间隔缺损及共同房室瓣关闭不全造成严重的肺循环高压,进而导致心力衰竭。

(二)MRI 表现

亮血序列横轴面或四腔位 MRI 显示房间隔下部连续性中断(即Ⅰ孔型 ASD),缺损无下缘,直抵房室瓣环。二尖瓣前叶下移,左室流出道狭长。完全型 ECD 表现为十字交叉消失,左右房室瓣环融成一体,形成一共同房室瓣,其上为Ⅰ孔型 ASD,其下为膜部 VSD。左室－右房通道则表现为左室、右房间直接相通。间接征象包括以右心房室增大为主的全心扩大、右心室壁增厚、中心肺动脉扩张等。MRI 电影显示房室瓣区异常反流信号(图 18-13)。

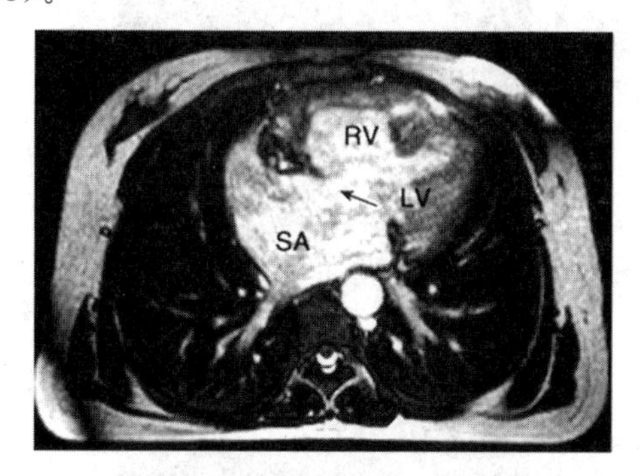

图 18-13　心内膜垫缺损(合并单心房)

True FISP 序列横轴面亮血图像,显示心脏十字交叉结构消失,房间隔缺如,左右房室瓣融合为共同大瓣(该病例房间隔完全缺如,为单心房 SA)

(三)鉴别诊断

表现为单纯Ⅰ孔型 ASD 的部分型 ECD 应与Ⅱ孔型 ASD 鉴别。掌握两型 ASD 的发生部位,鉴别不难。

五、先天性肺动脉狭窄

先天性肺动脉狭窄(pulmonary stenosis,PS)甚为常见,约占先天性心脏病的 10%～18%,居第四位。

(一)临床表现与病理特征

轻度至中度狭窄患儿,早期并无临床症状。常在体检时发现杂音进而做出诊断。随着年龄增长可逐渐出现运动后心悸气短等症状。重度狭窄者早期即可出现上述症状,伴卵圆孔未闭者可出现活动后发绀。听诊于胸骨左缘 2～3 肋间肺动脉瓣听诊区可闻及收缩期喷射状杂音,可伴震颤,肺动脉第二音减弱或消失。心电图呈右心室肥厚改变,三尖瓣关闭不全时伴右心房扩大。

PS 根据狭窄部位不同可分为四型:①瓣膜型狭窄,最为常见,约占先天性心脏病的 10%。瓣膜在交界处融合成圆锥状,向肺动脉内凸出,中心为圆形或不规则型瓣口。瓣膜增厚,瓣口处显著。瓣叶多为 3 个,少数为 2 个。漏斗部正常或因肌肥厚造成继发狭窄,肺动脉主干有不同程度的狭窄后扩张。部分病例可有瓣膜及瓣环发育不全，表现为瓣环小，瓣叶僵硬、发育不全。常合并 ASD、VSD、PDA 等。②瓣下型狭窄，单纯瓣下型狭窄即漏斗部狭窄较为少见，可分为隔膜型狭窄和管状狭窄。前者表现为边缘增厚的纤维内膜，常在漏斗部下方形成纤维环或膜状狭窄；后者由右室室上嵴及壁束肌肥厚形成，常合并心内膜纤维硬化。③瓣上型狭窄，可累及肺动脉干、左右肺动脉及其分支，单发或多发。占先天性心脏病2%～4%。半数以上病例合并间隔缺损、PDA 等其他畸形。④混合型狭窄，上述类型并存，以肺动脉瓣狭窄合并漏斗部狭窄常见。

肺动脉的狭窄导致右心系统排血受阻，右心室阻力负荷增大，右心室压增高，右心室肥厚。轻～中度狭窄病例通常不影响心排出量。重度狭窄心排出量下降，肺血流量减少。重症病例由于右心室压力增高，右心室肥厚，顺应性下降，继而三尖瓣关闭不全，右心房压力增高，伴有卵圆孔时即可出现心房水平右向左分流。

(二)MRI 表现

黑血及亮血序列轴面、斜冠状面和左前斜垂直室间隔心室短轴像可显示右室流出道、主肺动脉、左右肺动脉主干的狭窄部位、程度和累及长度。单纯瓣膜狭窄时可见主肺动脉的狭窄后扩张。MRI 电影可显示肺动脉瓣环发育情况、瓣叶数量及狭窄程度，可见与心血管造影表现相似的粘连的瓣口开放受限形成的"圆顶"征及低信号血流喷射征。CE MRA 不仅可直接显示右室流出道，测量中心肺动脉狭窄程度，还可通过重组图像逐一显示段级以上周围肺动脉狭窄，其评价肺动脉发育情况的能力已接近传统的心血管造影(图 18-14)。

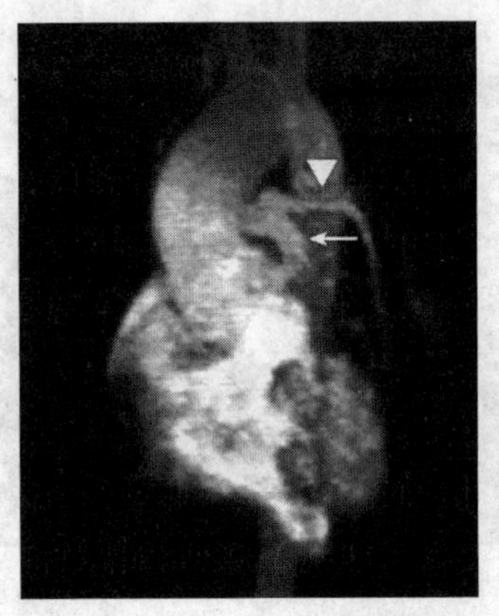

图 18-14　**先天性肺动脉狭窄**

CE MRA 后 MIP 重组正面观，显示肺动脉瓣环、主肺动脉及左肺动脉重度狭窄，长箭头所指为主肺动脉，短箭头所指为左肺动脉

(三)鉴别诊断

MRI 可做出准确的分型诊断并评估病变的严重程度，还可显示并发畸形，是诊断本病最有效的无创性检查手段，一般不存在过多的鉴别诊断。

六、法洛四联症

法洛四联症(tetralogy of Fallot，TOF)是最常见的发绀，属先天性心脏病，占先天性心脏病的12%～14%。该病属于圆锥动脉干的发育畸形，为圆锥动脉干分隔、旋转异常及圆锥间隔与窦部室间隔对合不良所致。Fallot 于 1898 年首先对其病理解剖及临床特征进行了系统的阐述，故该病以其姓氏命名。

(一)临床表现与病理特征

患儿出生半年内即表现发绀，气促，喜蹲踞，好发肺内炎症。重症者活动后缺氧昏厥。查体见杵状指趾，听诊于胸骨左缘 2～4 肋间可闻及较响亮的收缩期杂音，胸前区可触及震颤，肺动脉第二音明显减弱，心电图示右心室肥厚。

TOF 包括四种畸形:①肺动脉狭窄,本病均有漏斗部狭窄,并以漏斗部并肺动脉瓣狭窄常见,还可出现肺动脉瓣上狭窄、主肺动脉干发育不全及左右肺动脉分叉部狭窄。漏斗部狭窄常较局限,严重者形成纤维环状漏斗口,其与肺动脉瓣间可形成大小不等的第三心室,有时漏斗部弥漫狭窄呈管状。瓣膜狭窄表现为瓣膜的融合粘连,成人患者瓣膜增厚,可有钙化及赘生物。约半数以上患者肺动脉瓣为二瓣畸形,瓣叶冗长。②高位 VSD,TOF 的 VSD 有两种类型,第一种最常见,占 90%以上,是在圆锥动脉干发育较好,漏斗部形态完整的情况下,因胚胎发育时圆锥间隔前移与窦部室间隔对合不良所致,缺损位于室上嵴下方,为嵴下型 VSD。第二种为肺动脉圆锥的重度发育不良,造成漏斗部间隔部分缺如,形成漏斗部 VSD,缺损还可位于肺动脉瓣下,形成干下型 VSD。③主动脉骑跨,主动脉根部向前、向右方移位造成主动脉骑跨于 VSD 上方,但主动脉与二尖瓣前叶间仍存在纤维联系。骑跨一般为轻~中度,一般不超过 75%。④右心室肥厚,为 VSD 及肺动脉瓣狭窄的继发改变,肥厚程度超过左心室。卵圆孔未闭和Ⅱ孔型 ASD 是 TOF 最常见的并发畸形,发生率在 60%~90%之间。此外,约 30%的患者合并右位主动脉弓及右位降主动脉,头臂动脉呈镜面型,部分病例合并永存左上腔静脉和 PDA。

本病的 VSD 一般较大,因此左右心室内压力接近。肺动脉狭窄造成的右心室排血受阻是心室水平右向左分流、体循环血氧饱和度下降及肺动脉内血流量减少等血流动力学异常的根本原因。肺动脉狭窄越重,肺血流量越少,右向左分流量越大,右心室肥厚越重。

(二)MRI 表现

横轴面和斜冠状面黑血、亮血 MRI,结合 MRI 电影可显示右室漏斗部及肺动脉瓣,并观察肺动脉瓣环、主肺动脉及左右肺动脉起始部的发育情况。横轴面、四腔心黑血、亮血 MRI 可观察高位 VSD 的大小和部位,判断右心室壁肥厚的程度,薄层扫描可观察并存的肌部小 VSD。横轴面和心室短轴像可显示升主动脉扩张,判断主动脉骑跨程度。此外,CE MRA 重组图像可直观显示两大动脉的空间关系,包括主肺动脉、左右肺动脉主干及分支的发育情况和狭窄程度(图 18-15)。

(三)鉴别诊断

本病主动脉骑跨程度较大时,应与经典的右室双出口鉴别。此时应在垂直室间隔流出道的左室长轴位(即左室双口位)扫描亮血 MRI 或电影 MRI,以确定主动脉窦与二尖瓣前叶之间是否存在纤维连接,并以此除外法四型右室双出口。

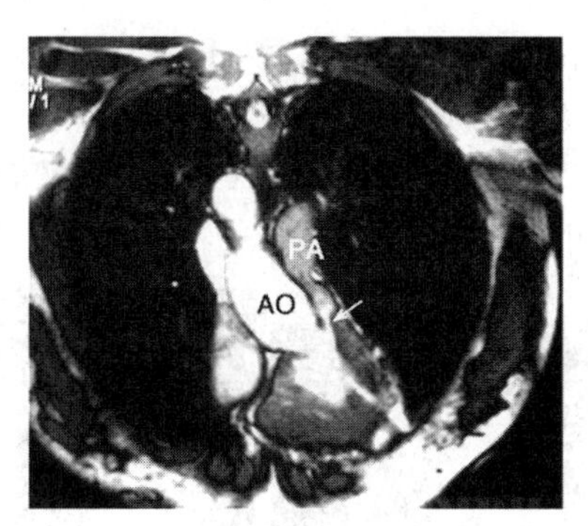

图 18-15 法洛四联症

电影 MRI 斜横轴面,显示右室流出道、肺动脉瓣环及瓣上重度狭窄,右心室肥厚

七、完全型大动脉错位

完全型大动脉错位(complete transposition of great arteries,TGA)是常见的发绀,属先天性心脏病之一,常引起婴幼儿早期死亡。约占先天性心脏病的 8%。

(一)临床表现与病理特征

该病以生后重度发绀、气促和早期发生心力衰竭为临床特征。生后半年几乎所有病例发生杵状指(趾)。听诊肺动脉第二音亢进,合并 VSD 的病例胸骨左缘下部可闻及收缩期杂音。心电图表现为左、右心室肥厚或双心室肥厚。

TGA为胚胎早期圆锥部旋转和吸收异常所致的大动脉起始部畸形。其胚胎学基础是主动脉下圆锥保留，肺动脉下圆锥吸收，以及与正常方向相反的圆锥逆向旋转形成的房室连接相适应情况下（即右、左心房分别与右、左心室连接），主动脉和肺动脉分别起自形态学的右和左心室，即心室与大动脉连接不相适应。主动脉瓣及瓣下圆锥向前上方旋转移动，肺动脉瓣口后下方移动，使主动脉位于肺动脉前方。根据旋转程度不同，主动脉位于肺动脉右前方者形成右位型异位（约占60%），主动脉位于肺动脉左前方者则形成左位型异位（约占40%）。

由于TGA表现为心房与心室间的相适应连接，以及心室与大动脉间的不相适应连接（即接受回心体静脉血液的右心室发出主动脉，接受氧合肺静脉血的左心室发出肺动脉），所以体、肺循环形成两个相互隔绝的循环系统。因无氧合血液供应心、脑、肾等脏器，生后必然伴有体、肺循环间的分流通道，如VSD、ASD、卵圆孔未闭及PDA等维持生命。因全身各器官均严重缺氧，使心排量增大，心脏负荷加重，心脏增大及心力衰竭发生较早。

根据并存畸形及临床特点，该病分为两型：①单纯TGA，约占1/2左右。室间隔完整，体、肺循环借助卵圆孔未闭或ASD、PDA沟通。患儿低氧血症严重，大部分早期夭亡。②合并VSD的TGA。VSD大小不一，约1/3为小VSD，此时体、肺循环仍主要借助卵圆孔未闭或ASD、PDA沟通，患者多早期夭折。大VSD可发生于膜周部、嵴上内或肌部室间隔（常为多发）。约5%合并肺动脉瓣或瓣下狭窄，还可合并肺动脉瓣和肺动脉发育不全，少数病例合并ECD。

（二）MRI表现

MRI诊断的关键在于明确两大动脉的空间位置关系及其与左右心室的连接关系。MRI可显示心内细微解剖结构，因此可依据左、右心室的形态特征判断与主、肺动脉相连接者是否为解剖学的右心室及左心室，再通过MRI所显示的左、右心房形态特征判断房室间是否为相适应连接，并明确房室位置关系。

心脏各房室的MRI判断标准如下：右心室，肌小梁粗糙，存在肌性流出道。左心室，肌小梁细腻光滑，无肌性流出道。右心房，其右心耳呈基底宽大的钝三角形，梳状肌结构多且明显。左心房，其左心耳狭长呈拇指状，形态较不规则。此外，无其他心内畸形时也可根据腔静脉与右心房连接、肺静脉与左心房相连参考判定左右心房。

黑血及亮血MRI标准横轴面，结合冠状面、矢状面MRI为基本观察层面，可以显示两大动脉与左右心室的连接异常及相适应的房室连接，并判断主动脉瓣下的肌性流出道及肺动脉瓣与二尖瓣前叶的纤维连接。此外，四腔位可明确显示并存的房、室间隔缺损，CE MRA可显示并存的PDA。MRI电影可显示缺损大小、位置、血流方向以及是否并存肺动脉狭窄，并进行心功能评价（图18-16）。

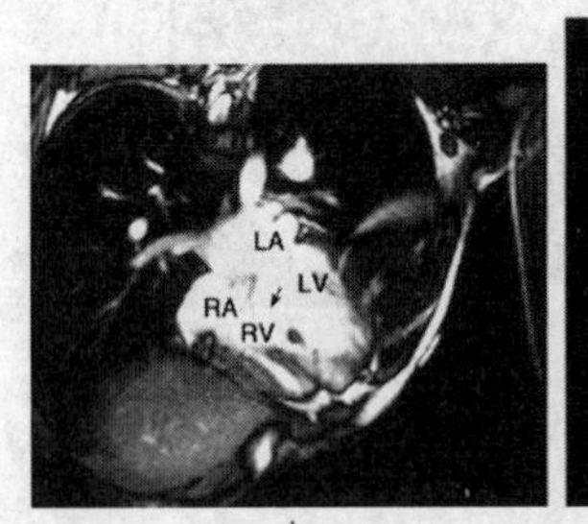

A

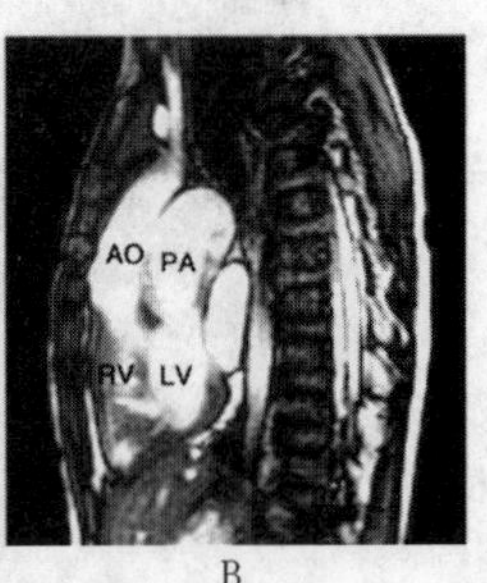

B

图18-16　完全型大动脉错位

A.True FISP亮血序列四腔心层面显示房室连接关系正常，箭头显示室间隔缺损

B.主动脉与右心室连接，位于前方，肺动脉与左心室连接，位于后方

（三）鉴别诊断

MRI可明确诊断本病。充分显示各种解剖畸形后，一般无过多的鉴别诊断。

（许思祥）

第六节　心肌病 MR 诊断

心肌病是一类伴有特定的形态、功能、电生理等方面改变的心肌疾病。1980 年世界卫生组织及国际心脏病学会联合会心肌病定义分类委员会将心肌病定义为“原因不明的心肌疾病”，并将其分为扩张型、肥厚型及限制型三类。

一、扩张型心肌病

扩张型心肌病在心肌病中发病率最高，多见于 40 岁以下中青年，临床症状缺乏特异性。

（一）临床表现与病理特征

起病初期部分病例可有心悸气短，但大多数病例早期表现隐匿且发展缓慢。随着病程发展，临床表现为心脏收缩能力下降所致的充血性心力衰竭，各类心律失常，以及心腔内血栓引起的体动脉栓塞。听诊一般无病理性杂音。心电图可显示双侧心室肥厚、各类传导阻滞及异常 Q 波等。

病理改变为心室腔扩大，主要累及左心室，有时累及双侧心室。室壁通常正常，部分病例可出现与心腔扩张不相匹配的室壁增厚。心室肌小梁肥大，肉柱呈多层交织、隐窝深陷，常见附壁血栓。心腔扩大显著者，可造成房室瓣环扩大，导致房室瓣关闭不全。心肌细胞萎缩与代偿性心肌细胞肥大并存，可见小灶性液化性心肌溶解，或散在小灶性心肌细胞坏死，以及不同程度的间质纤维化。总体而言病理所见缺少特异性。

（二）MRI 表现

MRI 征象包括：①心肌信号变化，本病于 SE 序列 T1WI、T2WI 心肌多表现为较均匀等信号，少数病例 T2WI 可呈混杂信号。心腔内附壁血栓在 T2WI 多呈高信号；②心腔形态改变，以电影 MRI 短轴位及心腔长轴位观察，一般心室横径增大较长径明显；仅有左心室腔扩大者为左室型，室间隔呈弧形凸向右心室；仅有右室扩大者为右室型，室间隔呈弧形凸向左心室；左右心室均扩大者为双室型；③心室壁改变，部分病例早期受累心腔心室壁可稍增厚，晚期则变薄或室壁厚薄不均，左室的肌小梁粗大；④心脏功能改变，电影 MRI 显示左心室或双侧心室的心肌收缩功能普遍下降，收缩期室壁增厚率减低，呈弥漫性改变，EF 值多在 50%以下（图 18-17）。

（三）鉴别诊断

本病有时需与晚期缺血性心脏病（心腔扩大时）相鉴别。缺血性心脏病有长期慢性的冠心病病史。在形态学方面，冠心病陈旧心肌梗死多呈节段性室壁变薄，病变区域左心室肌小梁稀少、心肌内壁光滑；而扩张型心肌病的室壁厚度改变广泛均一，左心室心肌小梁肥厚。

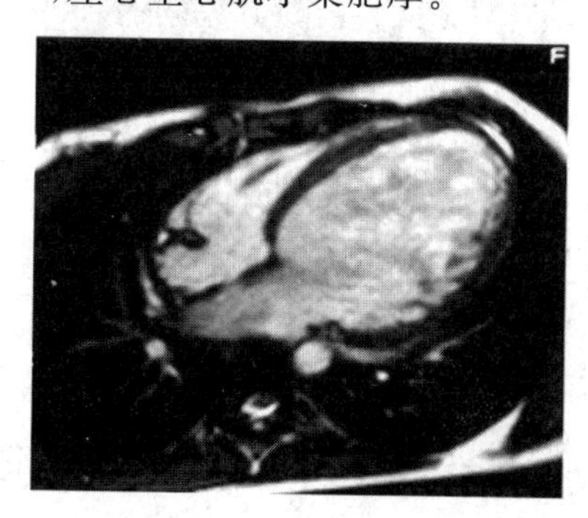

图 18-17　扩张型心肌病

True FISP 亮血序列四腔心层面见左心室腔扩大，左室游离壁肌小梁肥厚

二、肥厚型心肌病

肥厚型心肌病好发于青壮年,心肌肥厚是其主要病变形态。病因可能与遗传有关。约半数患者为家族性发病,属常染色体显性遗传。

(一)临床表现与病理特征

男女发病率无明显差别。早期症状主要为心慌、气短,缺少特征。相当数量病例无症状或症状轻微,常在体检时发现。晚期可发生心力衰竭、晕厥甚至猝死。心前区可闻及收缩期杂音并可触及震颤。心电图表现为左心室肥厚(部分表现为双室肥厚)、传导阻滞等。

心肌肥厚可以累及心室任何区域,但以左心室的肌部室间隔最为常见,非对称性室间隔肥厚(即室间隔向左心室腔凸出明显,室间隔与左室后壁厚度比大于或等于 1.5)为该病的特征性表现。功能改变为舒张期肥厚心肌的顺应性降低,收缩功能正常甚至增强。基底部和中部室间隔肥厚引起左心室流出道梗阻,根据压力阶差可分为梗阻性与非梗阻性肥厚型心肌病。病理改变包括心肌细胞肥大、变性、间质结缔组织增生等。有时见心肌细胞错综排列(细胞间联结紊乱、重叠、迂曲、交错和异常分支),正常的心肌细胞排列消失。心肌壁内小冠状动脉可发生管腔变窄、管壁肥厚等。

(二)MRI 表现

MRI 征象包括:①心肌信号变化,在 SE 序列 T1WI、T2WI 肥厚心肌一般呈等信号,与正常心肌相同。有时,肥厚心肌在 T2WI 呈混杂信号,提示病变区域缺血纤维化。②心室壁肥厚,可累及两侧心室的任何部位,但以室间隔最常见,还可累及左心室游离壁、心尖、乳头肌等。病变部位心肌显著肥厚,常超过 15 mm。测量室壁厚度应在短轴像心室舒张末期进行。本病几乎不累及左室后壁,故以肥厚心肌/左室后壁厚度≥1.5 为诊断标准,其特异性达 94%。③心腔形态改变,以垂直于室间隔长轴位及双口位(左室流入道和流出道位于同一层面)和短轴位电影 MRI 观察,左心室腔窄小,室间隔肥厚时心室腔呈“倒锥形”,心尖肥厚时心室腔呈“铲形”。④心脏功能改变,病变部位肥厚心肌的收缩期增厚率减低,而正常部位收缩期增厚率正常或增强。心脏整体收缩功能正常或增强,EF 值多正常或增加。晚期心功能不全时,EF 值下降。室间隔部的肥厚心肌向左室流出道凸出可造成左室流出道梗阻,此时于双口位电影 MRI 可见收缩期二尖瓣前叶向室间隔的前向运动,即超声心动图检查中的“SAM 征”,进一步加重流出道梗阻。收缩期于左室流出道至主动脉腔内可见条带状低信号喷射血流,左房内可见由二尖瓣反流引起的反流低信号。⑤心肌灌注及心肌活性检查,病变部位心肌纤维化并常伴局部小冠状动脉损害,可造成负荷心肌灌注减低,提示心肌缺血。心肌活性检查时,部分病变部位可出现点片状高信号,反映灶性纤维化(图 18-18)。

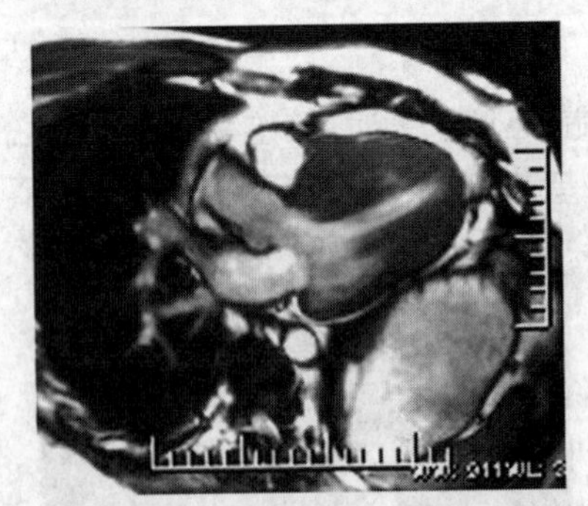

图 18-18 **肥厚型心肌病**

电影 MRI 双口层面见室间隔肥厚并向左室流出道突出

(三)鉴别诊断

本病需与高血压性心脏病引起的心肌肥厚相鉴别。高血压性心脏病的左室肥厚均匀,无左心室流出道狭窄,无二尖瓣反向运动,收缩期室壁增厚率正常,不难鉴别。

三、限制型心肌病

限制型心肌病国内相当少见。因心肌顺应性降低，两侧心室或某一心室舒张期容积减小，致心室充盈功能受限。根据受累心室不同可分为右室型、左室型以及双室型，以右室型最常见。

(一)临床表现与病理特征

轻者常无临床症状。右房压升高时出现全身水肿、颈静脉怒张、肝淤血及腹水等右心功能不全的症状。左房压升高时出现左心功能不全表现。有时表现为心悸、胸痛及栓塞症等。心电图表现无特征性，最常见异常 Q 波，心房颤动等心房异常。

病理表现缺乏特异性。可有病变区域结缔组织和弹力纤维增生，心肌细胞肥大，错综排列，心内膜增厚等。由于心室舒张功能受限及心室容积减少，心室舒张末期压力升高，进而导致受累心室心功能不全，甚至全心衰。

(二)MRI 表现

MRI 征象包括：①右心室型，黑血及亮血 MRI 显示横轴面右室流入道缩短、变形，心尖部闭塞或圆隆，流出道扩张；心室壁厚薄不均，以心内膜增厚为主；心内膜面凹凸不平；右心房明显扩大，上下腔静脉扩张；电影 MRI 可见三尖瓣反流及右心室室壁运动幅度减低；SE 序列 MRI 常可见心包积液和(或)胸腔积液；②左心室型，表现为以心内膜增厚为主的心室壁不均匀增厚，左室腔变型，心尖圆钝；心内膜面凹凸不平，有钙化时可见极低信号；左心房明显扩大；电影 MRI 可见二尖瓣反流；③双心室型，兼有上述两者的征象，一般右心室征象更明显(图 18-19)。

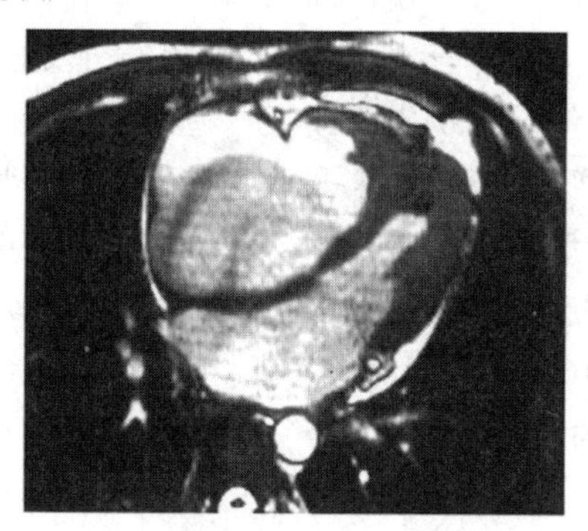

图 18-19 限制型心肌病

True FISP 亮血序列显示右室心尖部闭塞并室壁增厚，心内膜面凹凸不平

(三)鉴别诊断

该病有时需与缩窄性心包炎、先天性心脏病三尖瓣下移畸形相鉴别。缩窄性心包炎时，MRI 显示心包局限或广泛性增厚。限制型心肌病可见特征性的心尖变形、闭塞及心室壁不均匀增厚，与其他疾病鉴别不难。

(许思祥)

第七节 胸主动脉疾病 MR 诊断

胸主动脉疾病并不少见，且逐年增多。这与人口老龄化，医学影像技术进步和临床医师对本病的认识提高有关。主要疾病包括主动脉夹层、胸主动脉瘤、主动脉壁间血肿、穿透性动脉硬化溃疡、胸主动脉外伤等。现就临床较为常见的前两种疾病加以讨论。

一、主动脉夹层(AD)

AD是一类病情凶险、进展快、病死率高的急性胸主动脉疾病,其死亡率及进展风险随着时间的推移而逐步降低。急性AD指最初的临床症状出现2周以内,而慢性AD指症状出现2周或2周以上。国外报道,未经治疗的急性Stanford A型主动脉夹层,最初48～72小时期间每小时的死亡率为1%～2%,即发病2～3天内死亡率约50%,2周内死亡80%。

(一)临床表现与病理特征

胸部背部剧烈疼痛且无法缓解是急性AD最常见的初发症状,心电图无ST－T改变。疼痛多位于胸部的正前后方,呈刺痛、撕裂痛或刀割样疼痛。常突然发作,很少放射到颈、肩及左上肢,这与冠心病心绞痛不同。患者常因剧痛出现休克貌,但血压不低或升高。部分患者疼痛不显著,可能与起病缓慢有关。随着病情发展,部分患者出现低血压,为心脏压塞、急性重度主动脉瓣反流、夹层破裂所致。大约38%的患者两上肢血压及脉搏不一致,此为夹层累及或压迫无名动脉及左锁骨下动脉所造成的"假性低血压"。胸部AD体征无特征性,累及升主动脉时可闻及主动脉瓣关闭不全杂音,主动脉弓部分支血管受累可致相应动脉搏动减弱或消失,夹层破入心包腔引起心脏压塞时听诊闻及心包摩擦音。此外,AD累及冠状动脉引发急性心肌梗死,夹层破裂入胸腔或内膜撕裂后主动脉壁通透性改变可造成单侧或双侧胸腔积液,累及肾动脉可造成血尿、无尿和急性肾衰竭,累及腹腔动脉、肠系膜上下动脉时出现急腹症及肠坏死。

典型AD始发于主动脉内膜和中层撕裂,主动脉腔内血液在脉压驱动下,经内膜撕裂口穿透病变中层,分离中层并形成夹层。由于管腔内压力不断推动,分离在主动脉壁内推进不同的长度。广泛者可自升主动脉至腹主动脉分叉部,并累及主动脉各分支血管,甚至闭塞分支血管。典型夹层为顺向分离,即自近端内膜撕裂口处向主动脉远端扩展,但有时从内膜撕裂口逆向进展。

主动脉壁分离层之间充盈血液,形成一个假腔,出现所谓"双腔主动脉"。剪切力导致内膜片(分离主动脉壁的内层部分)进一步撕裂,形成内膜再破口或出口。血液的持续充盈使假腔进一步扩张,内膜片则突入真腔,真腔可受压变窄或塌陷。内膜撕裂口多发生在主动脉内壁流体动力学压力最大处,即升主动脉(窦上数厘米处)外右侧壁,或降主动脉近端(左锁骨下动脉开口以远)动脉韧带处。少数发生在腹主动脉等处。

高血压和马方综合征是AD的主要诱因。有一组74例AD患者中,有高血压病史者44例(占59.5%),马方综合征者9例(占12.2%)。胸主动脉粥样硬化性病变是否为AD的诱因,目前存在争议。国外一组17例AD患者中,11例高血压者均有广泛而严重的主动脉粥样硬化。在这组74例AD患者中,16例有粥样硬化改变,其中13例有高血压病史,3例血压正常但均为高龄患者(67～78岁)。先天性心血管疾病,如主动脉瓣二叶畸形和主动脉缩窄,妊娠期内分泌变化等也与AD发生有关。

AD主要有两种分型。Debakey分型根据原发内破口起源位置及夹层累及范围:Debakey Ⅰ型,破口位于升主动脉,夹层范围广泛;Debakey Ⅱ型,破口位于升主动脉,夹层范围局限于升主动脉;Debakey Ⅲ型,升主动脉未受累,破口位于左锁骨下动脉远端,其中,夹层范围局限者为Ⅲ甲,广泛者为Ⅲ乙(图18-20)。Stanford分型仅依赖病变累及范围:凡夹层累及升主动脉者均为A型,余者为B型。

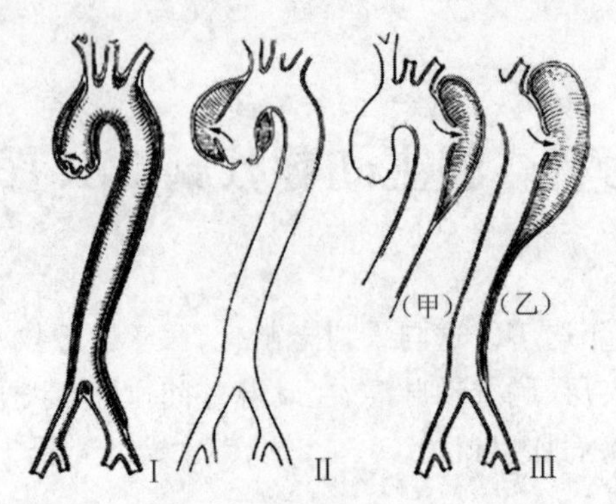

图18-20 胸主动脉夹层Debakey分型模式图

（二）MRI 表现

MRI 征象包括：①内膜片，是 AD 的直接征象，在 MRI 呈线状结构，将主动脉分隔为真腔和假腔；内膜片沿主动脉长轴方向延伸，于横轴面显示清晰，与主动脉腔信号相比可呈低信号或高信号；②真腔和假腔，形成“双腔主动脉”，是 AD 的另一直接征象；通常真腔小，假腔大；在升主动脉，假腔常位于右侧（即真腔外侧）；在降主动脉，常位于左侧（同样是真腔外侧）；在主动脉弓部，常位于真腔前上方；内膜片螺旋状撕裂时，假腔可位于任何方位；假腔可呈多种形态，如半月形、三角形、环形和多腔形；根据 MRI 序列和血流速度不同，真假腔的信号强度可以相同，亦可不同；③内膜破口和再破口，在黑血和亮血 MRI 表现为内膜连续性中断；MRI 电影可见破口处血流往返，或假腔内血流信号喷射征象；CE MRA 显示破口优于亮血与黑血序列；④主要分支血管受累，直接征象为内膜片延伸至血管开口或管腔内，引起受累血管狭窄和闭塞，间接征象为脏器或组织缺血、梗死或灌注减低；MPR 是观察分支血管受累的最佳方法；⑤并发症和并存疾病，MRI 可显示主动脉瓣关闭不全、左心功能不全、心包积液、胸腔积液、主动脉破裂或假性动脉瘤，以及假腔血栓形成等异常（图 18-21）。

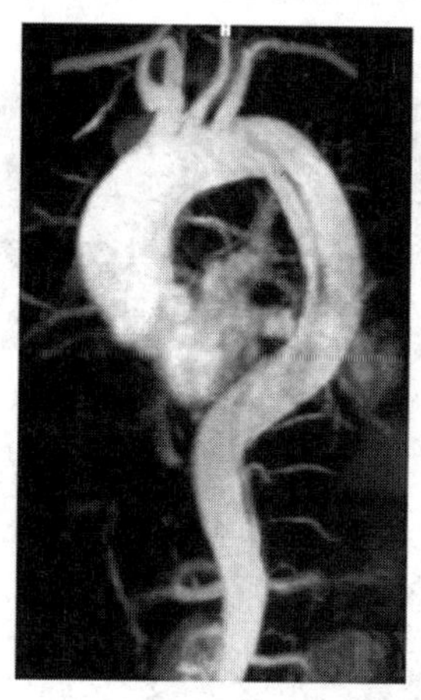

图 18-21　胸主动脉夹层 Debakey Ⅲ型 CE MRA 后 MIP 斜矢状面重组图像，主动脉自弓降部以远增宽，呈双腔主动脉，内膜片呈螺旋状撕裂

（三）鉴别诊断

综合运用各项 MRI 技术，可清晰显示该病的直接征象、间接征象及各类并发症，做出准确的定性诊断及分型诊断，不存在过多的鉴别诊断问题。

二、胸主动脉瘤

胸主动脉瘤是指局限性或弥漫性胸主动脉扩张，其管径大于正常主动脉 1.5 倍或以上。按病理解剖和瘤壁的组织结构分为真性和假性动脉瘤。前者是由于血管壁中层弹力纤维变性、失去原有坚韧性，形成局部薄弱区，在动脉内压力作用下，主动脉壁全层扩张或局限性向外膨突；后者是指因主动脉壁破裂或内膜及中层破裂，造成出血或外膜局限性向外膨突，瘤壁由血管周围结缔组织、血栓或血管外膜构成，常有狭窄的瘤颈。

（一）临床表现与病理特征

本病临床表现变化差异较大且复杂多样，主要取决于动脉瘤大小、部位、病因、压迫周围组织器官的程度及并发症。轻者无任何症状和体征。有时胸背部疼痛，可为持续性和阵发性的隐痛、闷胀痛或酸痛。突发性撕裂或刀割样疼痛类似于 AD 病变，常提示动脉瘤破裂，病程凶险。动脉瘤压迫周围结构可出现气短、咳嗽、呼吸困难、肺炎和咯血等呼吸道症状，也可有声音嘶哑、吞咽困难、呕血和胸壁静脉曲张。胸部体表可见搏动性膨突以及收缩期震颤，可闻及血管性杂音。如病变累及主动脉瓣，可有主动脉瓣关闭不全、左心功能不全的表现。

病因可分为动脉粥样硬化性、感染性、创伤性、先天性、大动脉炎性、梅毒性、马方综合征和白塞病等，以粥样硬化性主动脉瘤最常见。任何主动脉瘤均有进展、增大的自然过程，破裂是其最终后果。瘤体愈大，张力愈大，破裂可能愈大。主动脉瘤倍增时间缩短或形状改变，是破裂前的重要变化。

（二）MRI 表现

MRI 征象包括：①在 SE 序列，横轴面和冠状面 MRI 显示胸主动脉呈囊状或梭囊状扩张的低信号，以及动脉瘤内血栓、瘤壁增厚及瘤周出血。脂肪抑制 MRI 有助于区别脂肪组织与血肿或粥样硬化增厚。矢状面或斜矢状面可确定瘤体部位及累及范围。②亮血与黑血序列 MRI 的优点是成像速度快，图像分辨率和对比度高，伪影少。③对 CE MRA 原始图像重组，可形成 MIP 和 MPR 图像。MIP 类似于传统 X 线血管造影，可显示主动脉瘤形态、范围、动脉瘤与主要分支血管的关系。MPR 可多角度连续单层面显示主动脉瘤详细特征，包括瘤腔形态、瘤腔内血栓、瘤壁特征、瘤周出血或血肿、瘤周软组织结构，以及瘤腔与近端和远端主动脉及受累分支血管的关系（图 18-22）。

（三）鉴别诊断

MRI 与多排螺旋 CT 同是显示胸主动脉瘤的无创性影像技术，诊断该病极为准确，不存在过多鉴别诊断问题。

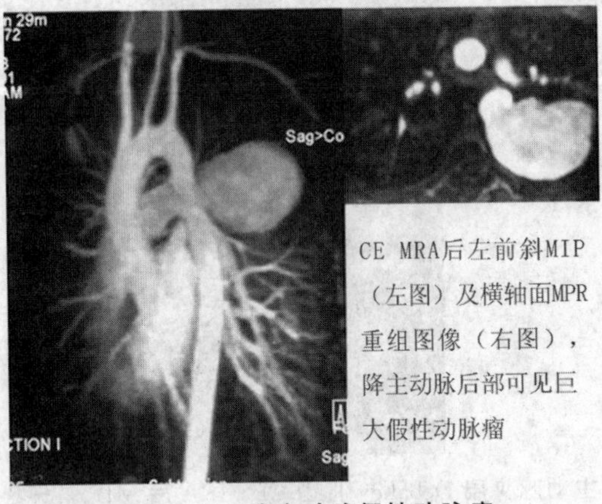

CE MRA后左前斜MIP（左图）及横轴面MPR重组图像（右图），降主动脉后部可见巨大假性动脉瘤

图 18-22 胸主动脉假性动脉瘤

（许思祥）

第十九章　肝脏MR诊断

第一节　MR检查方法和特点

肝脏MRI检查以横轴面扫描为主，首选呼吸触发脂肪抑制FSE－T2WI和屏气的梯度回波T1WI，应常规采用化学位移成像技术判断肝内病变有无脂质沉积或脂肪肝。MRI平扫怀疑或发现病变后，一般应进行脂肪抑制下的多时相动态增强扫描，应用快速扫描序列成像。增强扫描动脉期主要用于检测富血供肿瘤；门脉期肝实质明显强化，主要用于显示乏血供病灶；延迟期扫描可显示肝血管瘤、胆管细胞癌和局灶性结节增生等病灶的延迟强化。与CT增强扫描不同，肝脏MRI采用多层成像技术。所有层面同时激励，因此不存在扫描层面之间时间上的差别。MRI对比剂应用剂量少，团注效果优于CT。由于磁共振的组织特异性高于CT，所以肝脏MRI动态增强扫描的延迟时间可短于CT增强扫描。

肝脏动态增强扫描时，需要应用对比剂形成肝实质的人工对比。目前常用细胞外间隙对比剂Gd－DTPA，如马根维显、磁显葡胺、欧乃影等。通常的注射速率1.5～4 mL/s，剂量0.1 mmol/kg。定时选择动脉期15～20秒，门脉期40～50秒，延迟期扫描一般在90秒后进行。根据鉴别诊断的需要，还可选用磁共振特异性对比剂，包括肝细胞特异性对比剂(如泰乐影Mn－DPDP)，网状内皮系统(Kupffer细胞)特异性对比剂(如菲立磁Feredex、内二显Resovist)等。根据诊断需要，除可选择上述各种MRI检查外，还可申请磁共振胰胆管成像检查(MRCP)。

肝脏具有不同于其他脏器的解剖和生理特点，这些因素对肝脏的MRI检查和图像判读构成影响。具体包括：①存在呼吸运动伪影；②距离心脏大血管较近，生理性搏动会影响图像质量；③低场强、高场强、超高场强下正常肝组织的T1、T2值不同；④正常肝组织包含脂类物质，慢性肝病时肝内脂质含量增多；⑤肝脏具有双重供血，这使肝脏的MRI检查相对复杂，工作中应根据设备、患者情况和临床需要解决的问题合理选择检查技术。

(任红梅)

第二节　正常MR解剖

肝脏为人体内最大的单个器官，位于右上腹部。随着肝胆外科的进展，近年来用斜裂(中裂或胆囊裂)将肝脏分为左、右叶，此裂在膈面，自胆囊窝的中部(或胆囊切迹)向上延至下腔静脉左前壁(左肝静脉注入下腔静脉处)，在脏面自胆囊窝中部经过尾叶的乳头突与尾状突之间的切迹，至下腔静脉左前壁，该裂可考虑为自下腔静脉左前壁至胆囊窝中部的假想线，该线从功能上将肝脏分为左、右叶。

一、肝段划分原则

Couinaud及Bismuth根据肝内血管特点将肝脏分为8段，即将上述左、右叶各再分为4个段，共8个段。划分方法是以右、中、左肝静脉从纵的方向，右、左肝门蒂（门静脉、肝动脉、肝胆管）从横的方向，将肝脏依次划分为，Ⅰ：尾叶；Ⅱ：左叶外上段；Ⅲ：左叶外下段；Ⅳ：左叶内侧段或方叶；Ⅴ：右叶前下段；Ⅵ：右叶后下段；Ⅶ：右叶后上段；Ⅷ：右叶前上段。新的分段有利于非出血性肝段切除技术的应用，对于多发、孤立、位于肝外围的肿瘤，可行多段或次段楔形切除，可切除肝实质达到80%。对于不能切除的肝癌，经肝动脉栓塞、化疗或注射无水乙醇治疗，也可获得较为满意的疗效。实施这些治疗方案的前提是要在术前清晰显示并确切了解肝脏肿瘤的数量、大小与累及的肝段等信息。

二、相关结构

镰状韧带为腹膜皱褶，含两层腹膜和条状纤维组织，侧面观似镰刀，其前缘呈圆弧形附着于横膈和前腹壁。后缘分为上下两部。上部附着在肝的顶面和前面，下部游离缘内有圆韧带。正面观，镰状韧带上与膈肌相连，其两叶间容纳圆韧带。圆韧带裂及纵裂，位于方叶和左叶之间。圆韧带为胎儿期脐静脉闭锁后的残留物，为起自脐部的纤维条索，某些肝脏病变，该韧带中残存的脐旁静脉可扩张。镰状韧带和圆韧带通过其膈肌和前腹壁的附着起着固定肝脏的作用。

前面观肝脏为楔形，镰状韧带经过前面处形成一切迹。后面观尾叶位于下腔静脉和肝门之间，尾叶引流静脉不经过肝静脉，直接入下腔静脉，这种分开的引流特点在肝静脉阻塞引起的肝硬化时，尾叶可不受累，可出现代偿性肥大。胃、十二指肠、结肠肝曲、右肾和肾上腺与肝脏下面相贴，并可形成切迹；肝动脉、门脉、胆管进出的肝门亦位于肝脏的下面。

三、肝血管和胆管

肝内有4套管道系统：门静脉、肝静脉、肝动脉和肝内胆管。右、中、左3个肝静脉主干在肝的圆顶部注入下腔静脉（此处又称第二肝门），这些肝静脉均位于肝叶和肝段之间，右肝静脉主干位于右叶的前、后段之间，中肝静脉主干位于肝斜裂的上半部，左肝静脉主干位于左段间裂内。左、中肝静脉常合成一共同干引流入下腔静脉。在（第一）肝门部门静脉与相应的肝动脉和胆管出或入肝。门静脉入肝后分为右、左两个主干，右门静脉是门脉主干直接延续，进入右叶后再分出背、腹支分别进入右叶的后、前段；左门静脉横向走向左侧后再向前进入圆韧带裂，成为左门静脉脐部。右、左肝动脉与相应的门静脉伴行，肝脏系接受门静脉和肝动脉双重血供的器官，与相应肝动脉密切相伴的右、左肝管合并形成肝总管。

肝的淋巴引流注入下述4组淋巴结：肝门组、腹腔动脉组，膈上下腔静脉旁组和膈上胸骨后组。

四、在MRI划分肝叶、肝段

第一肝门和3条裂把肝分为4叶：左叶、方叶、尾叶和右叶。斜裂将肝脏分为左、右叶，其左前方为方叶，右后侧为右叶。纵裂或圆韧带裂多数位于身体中线右侧，少数在左侧，该裂轻度向右倾斜，裂内含有脂肪，该裂将左叶分为内、外段，左内段的下部又称方叶。横裂或静脉韧带裂的位置偏上、偏后，表现为肝左侧1条自左后向右前的裂隙，裂内也含有脂肪，该裂将尾叶与其前方的左叶内、外段分开。

五、肝脏MRI信号特点

肝实质在MRI表现为均匀信号。因脾的T1、T2比肝长，肝实质信号强度在T1WI较脾高，在质子密度加权像略低于脾，在T2WI明显低于脾。纵、横裂中因含有较多的脂肪，于T1WI和N(H)加权像常显示为高信号，但在脂肪抑制序列呈低信号。

在横轴面、矢状面和冠状面，门静脉主干由于流空效应，通常表现为低信号，和肝实质形成明显对比。在脂肪抑制FSE T2WI，部分层面的门静脉血管呈高信号。门静脉主干，左、右分支，多数的段分支均可显示。右、中肝静脉显示率为100%，左肝静脉98%。门静脉及肝静脉主干由于管径粗，从其不同的位置和走向，MRI易于区分，并可区分和主干相连的门、肝静脉分支。增强扫描的磁共振血管成像（MRA），可以通过二维图像和三维重组图像（图19-1）显示细小的血管。肝动脉和正常肝内胆管，由于管径较细，需要对比剂增强扫描显示。

六、扫描序列和扫描层面

在 SE 的双回波序列，偶回波图像可使肝静脉和门静脉均表现为高信号。在 FSE 序列 T1WI 和 T2WI，肝静脉和门静脉由于血管流空效应多表现为低信号。在梯度回波快速成像序列（如 FIESTA），肝静脉、门静脉、下腔静脉和腹主动脉均表现为相当高的信号。在横轴面进行多层面成像时，垂直于层面的腹主动脉和下腔静脉根据血流方向不同，可分别在第一个层面和最后一个层面出现流入增强现象。肝脏横轴面、矢状面、冠状面 MRI 可显示上述分段标志的解剖结构。代表性层面的 MRI 解剖见图 19-1～图19-5。

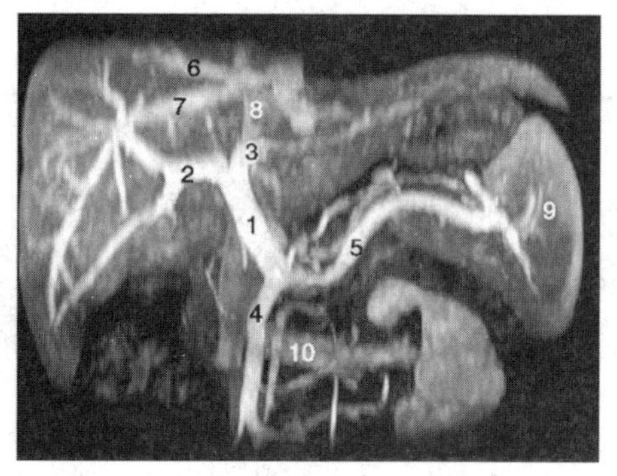

图 19-1　MRI 增强扫描三维重组图像

1.门静脉主干；2.门静脉右支；3.门静脉左支；4.肠系膜上静脉；5.脾静脉；6.肝右静脉；7.肝中静脉；8.门静脉左支前部；9.脾；10.左肾静脉

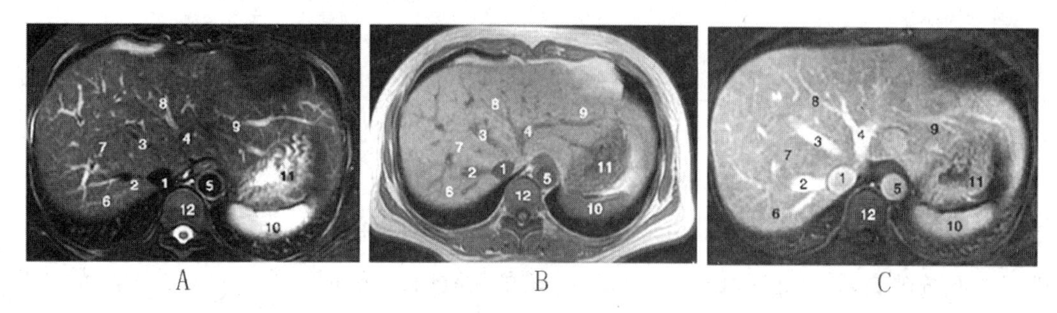

图 19-2　第二肝门水平 MRI 解剖

A.T2WI；B.T1WI；C.增强 LAVA；1.下腔静脉；2.肝右静脉；3.肝中静脉；4.肝左静脉；5.腹主动脉；6.肝右后叶；7.肝右前叶；8.肝左内叶；9.肝左外叶；10.脾脏；11.胃；12.胸椎

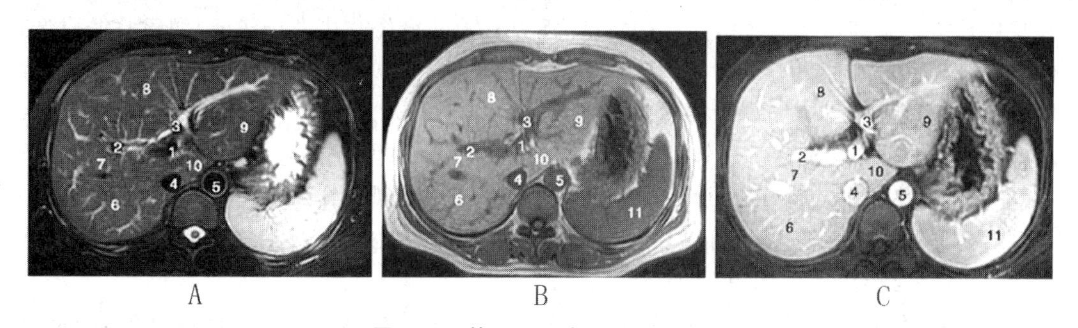

图 19-3　第一肝门水平 MRI 解剖

A.T2WI；B.T1WI；C.增强 LAVA；1.门静脉；2.门静脉右支；3.门静脉左支；4.下腔静脉；5.腹主动脉；6.肝右后叶；7.肝右前叶；8.肝左内叶；9.肝左外叶；10.肝尾叶；11.脾脏

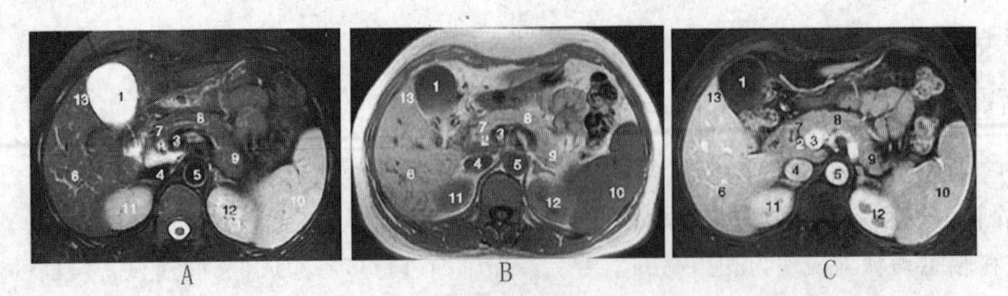

图 19-4　胆囊窝层面 MRI 解剖

A.T2WI；B. T1WI；C.增强 LAVA；1.胆囊；2.胆总管；3.门静脉；4.下腔静脉；5.腹主动脉；6.肝右叶；7.胰头；8.胰体；9.胰尾；10.脾脏；11.右肾；12.左肾；13.胆囊窝

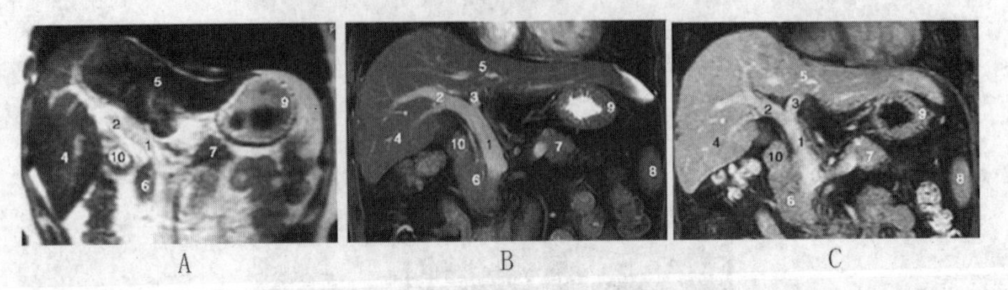

图 19-5　肝门冠状面 MRI 解剖

A.冠状面 T2WI；B.FIESTA 序列；C.LAVA 图像；1.门静脉；2.门静脉右支；3.门静脉左支；4.肝右叶；5.肝左叶；6 胰头；7.胰体；8.脾脏；9.胃；10.十二指肠

（任红梅）

第三节　肝脏肿块 MR 诊断

因可疑的或已知的肝脏肿块接受 MRI 检查和诊断的患者逐年增多。在 MRI 检查中，可以观察到一些特定类型的肝脏肿块，并以此对其分类。MRI 检查的主要目的是评估：①肝脏异常改变的数量和大小；②异常改变的部位与肝血管的关系；③病变的性质，即鉴别良恶性；④病变的起源，如原发与继发。

人们还不知道良性肝脏肿块的确切患病率，可能超过 20%。有研究显示，在那些已知恶性肿瘤的患者中，CT 显示小于 15 mm 的肝脏病灶中超过 80%是良性的。随着多排螺旋 CT 和薄层准直器的应用，更多的肝脏病灶将被发现。为了了解病灶的特征，需要其他的成像方法进行印证，如磁共振成像。

良性病变与转移瘤和原发恶性病变的鉴别诊断非常重要。一些恶性肿瘤，如乳腺、胰腺以及结直肠恶性肿瘤易于转移到肝脏。结直肠癌常转移到肝脏，死者中超过 50%可能有肝脏转移。另外，在结直肠癌肝转移的患者中，仅 10%～25%适合外科手术切除。5 年生存率如下：孤立结直肠癌肝转移切除术高达 38%，不做任何治疗 5 年生存率不到 1%；剩余 75%～90%的结直肠癌肝转移者不适合做外科手术。欣慰的是，一些新的放化疗手段已经比较成熟。人群中硬化性肝癌的发病率为 1%～2%，积极治疗可使 5 年生存率高达 75%，未经治疗者 5 年生存率不足 5%。

本节将描述在目前 MRI 技术和扫描序列条件下肝脏肿块的特点。肝脏肿块被分为非实性与实性两类。非实性病灶包括囊肿、胆管错构瘤和血管瘤，实性病灶包括肝转移瘤和肝原发病变，如局灶性结节增生、肝腺瘤和肝细胞性肝癌。第三部分讨论 MRI 与其他影像方法的比较。

一、非实性肝脏肿块

(一)肝囊肿

1.临床表现与病理特征

肝囊肿(liver cysts)是常见的疾病,分为单房(95%)和多房。肝囊肿的发病机制尚不清楚,有先天性和后天性假说。病理上肝囊肿内壁衬以单层立方柱状上皮,被覆上皮依附于潜在的纤维间质。

2.MRI 表现

磁共振成像时,囊肿在 T1WI 上呈低信号,在 T2WI 上呈高信号,并且在长回波时间(大于 120 ms)的 T2WI 仍保持高信号强度。在钆对比剂增强扫描时,囊肿不强化。延迟增强扫描(超过 5 分钟)有助于鉴别诊断囊肿与乏血供逐渐增强的转移瘤(图 19-6)。

钆对比剂增强 MRI 诊断囊肿优于 CT 图像,囊肿几乎没有 MR 信号,而囊肿在增强 CT 图像呈低密度。单脉冲屏气 T2WI(如单次激发 FES 序列)显示囊肿非常有效。在病灶比较小,且已知患者患有原发恶性肿瘤时肝脏 MRI 检查价值更大,可鉴别囊肿、转移瘤与原发肿瘤。出血性囊肿或含蛋白质囊肿可能在 T1WI 呈高信号,T2WI 呈低信号,但增强扫描表现与单纯囊肿相同。否则应被视为复杂囊肿或囊性恶性肿瘤。

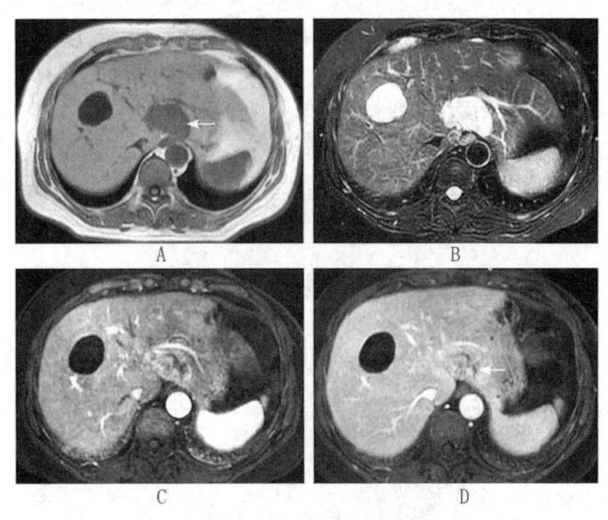

图 19-6　典型肝囊肿

A.轴面 T1WI,肝右叶圆形低信号,边缘锐利,第二个病灶(箭)在肝左叶外侧段主动脉前方,为稍低信号的转移瘤;B.轴面脂肪抑制 FSE T2WI,囊肿呈高信号且边缘锐利,左叶转移瘤为稍高信号;C.T1WI 薄层(4mm)动态增强扫描动脉期,肝囊肿未见强化,边缘锐利,左叶转移瘤呈现厚薄不均的环状强化;D.延迟期显示肝囊肿仍无强化,转移瘤呈现不均匀强化(箭),容易鉴别

3.鉴别诊断

(1)MRI 有较高的软组织分辨率和独特的成像技术,容易鉴别囊肿、转移瘤与原发肿瘤。有些囊性病变(如出血性囊肿或含蛋白质囊肿)可能在 T1WI 呈高信号,T2WI 呈低信号,但增强扫描表现与单纯囊肿相同,鉴别诊断不难。

(2)当囊肿的 T2WI 信号和增强扫描信号不典型时,应考虑复杂囊肿或囊性恶性肿瘤可能,囊壁无强化是单纯囊肿的特点。

(二)胆管错构瘤

1.临床表现与病理特征

胆管错构瘤(biliary hamartoma)是良性胆管畸形,被认为是肝脏纤维息肉类疾病的一种,是由导管板畸形引起,这是胆管错构瘤共同的本质。估计出现在大约 3%的人群中。胆管错构瘤由嵌入的纤维间质和胆管组成,包含少量血管通道。胆管狭窄与扩张并存、不规则并且分叉状。一些管腔内含有浓缩胆汁。

肿瘤可能是单发，也可能是多发。肿瘤多发时呈弥漫分布。

2.MRI 表现

在 MRI 和 MRCP，胆管错构瘤单个病灶较小，直径通常小于 1 cm，容易辨认。由于含有较多的液性成分，这些病灶在 T1WI 呈低信号，T2WI 呈高信号，边界清楚。在重 T2WI，病灶信号可进一步增高，接近脑脊液信号。在 MRCP，病灶呈现肝区多发高信号小囊病变，散在分布，与引流胆汁的胆管树无交通，较大的肝内胆管和肝外胆管无发育异常。在钆增强扫描的早期及延迟期几乎不强化。这些表现与单纯囊肿相似，但胆管错构瘤在钆增强早期及延迟期扫描中出现薄壁(图 19-7)。胆管错构瘤的环形薄壁强化与组织病理学上病灶边缘受压的肝实质有关。相反，转移瘤边缘的环形增强在组织病理学上反映了肿块最外层血管形成的部分。

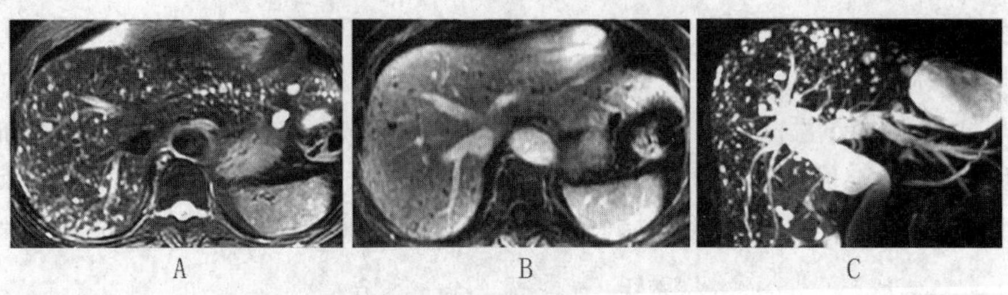

A　　　　B　　　　C

图 19-7　胆管错构瘤

A.脂肪抑制 T2WI 显示肝区多发高信号囊灶，肝右叶病灶更明显，一些病灶呈粗细不匀管状，肝左叶直径 5 cm 大囊性病变为单纯肝囊肿；B.钆对比剂增强扫描延迟期，部分病灶周边出现稍高信号薄壁强化；C.MRCP 显示病灶弥漫分布于肝实质内和肝叶边缘，外形呈圆形、卵圆形或不规则管形，胆囊已切，胆囊管残留，肝总管直径 14 mm

3.鉴别诊断

(1)单纯肝囊肿：鉴别要点是胆道错构瘤在钆增强早期及延迟期扫描中可出现薄壁。

(2)肝脓肿和肝转移瘤：有时不易鉴别。应结合临床病史分析，或追随病灶的大小变化。

(3)肝胆管囊腺瘤：囊壁上常可见结节，病灶较大；囊内出血时，T1WI 可见明显高于纯黏液或胆汁成分的高信号；T2WI 瘤内分隔呈低信号。

二、实性肝脏肿块

(一)肝转移瘤

肝转移瘤(liver metastases)是较常见的肝脏恶性肿瘤，表现为孤立或多发的结节状病灶，较少出现相互融合。病变可伴有中央坏死和液化。乳腺癌、胰腺癌、结直肠恶性肿瘤喜好转移至肝脏。MRI 检查可以检出病变，并显示灶性病变的特征。

以结直肠转移瘤为例介绍如下。

(1)临床表现与病理特征：结直肠癌与其他类型的癌不同，出现远处转移不影响根治疗法。结直肠癌肝转移(colorectal metastases)患者中，10%～25%有机会做外科切除手术；剩余 75%～90%的患者不适合手术切除，可进行放疗、化疗和射频消融等微创治疗。大约 25%的结直肠癌肝转移患者没有其他部位的远处转移。MRI 序列组合、相控阵线圈、组织特异性对比剂等的应用使其诊断能力远超 CT。

(2)MRI 表现：大部分结直肠癌转移瘤的 MRI 表现具有典型征象(图 19-8)。病变在 T1WI 呈低信号，肿瘤内部解剖不易观察。在压脂 T2WI，转移瘤呈中等高信号强度(通常与脾比较)。在 T2WI，中等大小到巨大结直肠癌转移瘤的内部解剖结构呈环形靶征，具体表现为：①病灶中央因为凝固坏死信号最高；②病灶外带因为成纤维反应表现为较低的信号，成纤维反应促进了肿瘤细胞带生长，而且形成肿瘤基质；③病灶最外层为稍高信号，是由含有较多血管和较少结缔组织所组成的致密肿瘤组织。最外层厚仅几毫米，为转移瘤的生长边缘。病灶周围可有受压的肝组织及水肿。在钆对比剂动态增强扫描中，大部分结直肠癌转移瘤在动脉期呈不规则的、连续的、环形强化。这种环形强化显示肿瘤的生长边缘，与血管瘤不连续的、结节状强化不同。在门静脉期及延迟期扫描，转移瘤常显示外带的流出效应和中央的逐渐强化。较大病灶可出现菜花样强化。小的转移瘤中央多缺乏凝固性坏死和液性信号。

结直肠癌和胰腺导管癌的转移瘤在病灶周围和节段性强化方面有所不同。典型结肠癌的周边强化是环周的，具有不确定性，而胰腺导管癌常是边界清楚的楔形强化。显微镜下观察发现，肝脏转移瘤的周围组织成分变化多样，由受压的肝实质、结缔组织增生、炎性浸润等构成。

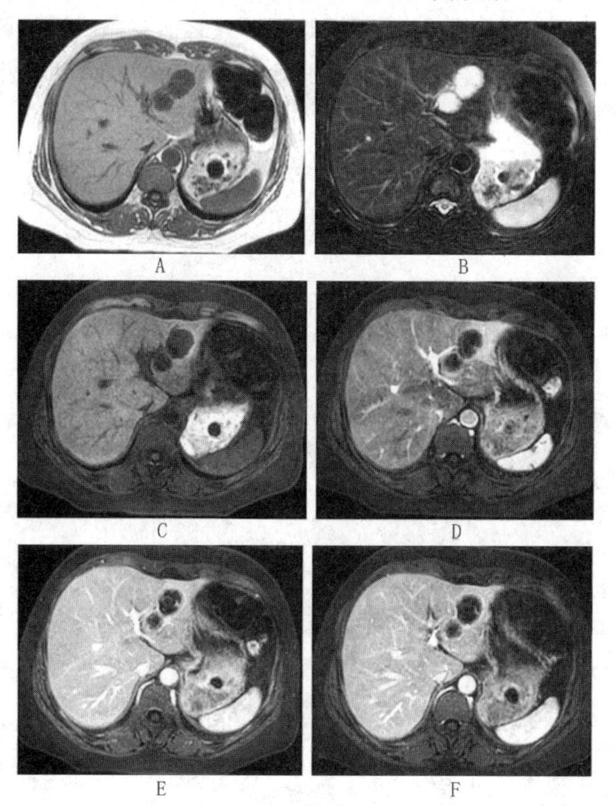

图 19-8　结直肠癌肝转移

A.轴面屏气 FSPGR，肝左叶转移瘤呈低信号，边界清楚；B.轴面脂肪抑制 FSE T2WI 显示外带中度高信号，中央液性高信号的靶环样结构；C.轴面 T1WI 平扫，转移瘤呈低信号；D.动态增强扫描动脉期，转移瘤显示连续的不规则环形强化，这种强化模式提示转移瘤病灶外带或外围生长带血供丰富；E、F.延迟扫描显示对比剂缓慢向病灶内填充，这种强化模式提示病灶中央血供少，对比剂需要更多的时间才能填充

(3)鉴别诊断：①少数血供丰富的转移瘤和存在瘤内坏死时，T2WI 可呈明显的高信号，与肝血管瘤 T2WI 表现相似。增强扫描尤其是动态加上延迟扫描有助于鉴别肝转移瘤、肝血管瘤和肝癌。临床有无炎症反应、甲胎蛋白是否升高以及短期追随病变变化有助于鉴别肝脓肿和肝癌。②与肉芽肿性疾病鉴别时，应仔细询问病史，也可抗感染后短期随诊，观察其影像表现的变化。利用重 T2WI，可鉴别小的转移瘤与肝内小囊性病灶。

(二)肝结节

肝实质的多种病变可导致肝炎、肝纤维化、甚至肝硬化。硬化的肝脏包含再生结节(RN)，也可包含发育不良结节和原发性肝癌。

1.临床表现与病理特征

除局灶性结节性增生(FNH)发生于肝脏损害之前外，肝脏结节多发生于肝脏损害之后。肝脏损害可能由以下几个因素造成：①地方病，在非洲和亚洲，黄曲霉菌产生的黄曲霉素是导致肝癌的重要原因；②代谢性或遗传性疾病，如血色素病、肝豆状核变性、α_1—抗胰蛋白酶缺乏；③饮食、肥胖、糖尿病(Ⅱ型)、乙醇中毒肝脏的脂肪浸润(脂肪变性)、脂肪性肝炎和肝硬变；④病毒，如乙肝病毒和丙肝病毒引起的病毒性肝炎。

1995 年后，一种改良的肝结节分类命名法将肝结节(hepatic nodules)分为两类：再生性病变和发育不良性或肿瘤性病变。再生结节(regenerative nodules，RN)由肝细胞和起支撑作用的间质局灶性增生而成。再生性病变包括再生结节、硬化性结节、叶或段的超常增生、局灶性结节性增生。发育不良性或肿瘤性病变是由组织学上异常生长的肝细胞形成。一些假设的或已被证明的基因改变导致肝细胞异常生长。这些病变包括腺瘤样增生、巨大再生结节、结节性增生、发育不良性结节(dysplastic nodules，DN)或肿瘤性结节、肝细胞癌(HCC)等。发育不良性病变的相关名词繁多而复杂，使不少研究结果之间无法比较。最近文献统一命名为 DN，是指发生于有肝硬化或无肝硬化背景下的肝内肿瘤性病变。

2.MRI 表现

(1)再生结节(regenerativenodules，RN)：RN 是在肝硬化基础上肝组织局灶性增生而形成的肝实质小岛。大部分结节直径在 0.3～1.0 cm。在 MRI 上，RN 在 T1WI 和 T2WI 多呈等或高信号；有些结节在 T1WI 呈稍高信号，在 T2WI 呈低信号。T2WI 低信号可能与含铁血黄素沉着，或周围的纤维间隔有关。含铁血黄素能有效缩短 T2，降低 T2 信号，使 RN 呈低信号；纤维间隔则由于炎性反应或血管扩张，使其含水量增加而形成小环形或网状高信号，而使 RN 呈相对低信号。在钆对比剂动态增强扫描时，动脉期再生结节不强化(图 19-9)。

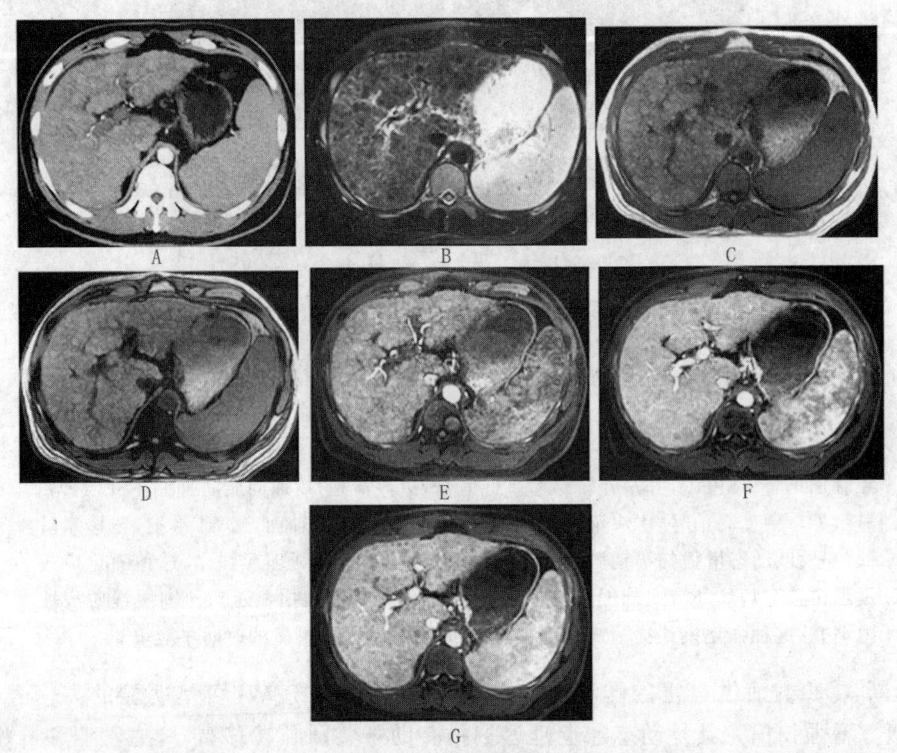

图 19-9　肝再生结节

A.CT 增强扫描动脉期见肝实质多发结节影；B.轴面 T2WI，多发肝硬化结节呈低信号，大部分结节周围环绕高信号分隔；C、D.梯度回波序列同反相位图像显示肝内多发高信号结节，肝脏外形不规则，第Ⅲ和Ⅳ肝段萎缩导致肝裂增宽，脾脏增大提示门静脉高压；E、F.轴面二维梯度回波序列动态增强扫描 T1WI，动脉期显示结节未强化；G.延迟扫描显示典型肝硬化改变，分隔强化

有些 RN 因含有铁离子，在 T1WI 和 T2WI 呈低信号。这些含铁结节在 T2 序列上呈现磁敏感效应，发生肝细胞癌的危险性较不含铁结节高。

(2)发育不良结节(dysplasticnodules，DN)：DN 是一种较 RN 大的结节，直径常大于1.0 cm，无真正包膜，被认为是一种癌前病变，可见于 15%～25%的肝硬化患者中。组织学上，低度(low grade)DN 含有肝细胞，无细胞异型性或细胞结节，但大量细胞发育不良，轻度异常。而高度(high grade)DN 有局灶或广泛结构异常，有细胞异型性。

DN 在 T1WI 呈高或等信号，在 T2WI 呈等或低信号，这两种信号结合被认为是 DN 的特征性表现（图 19-10）。DN 的 MR 信号特征与小肝细胞癌（<2.0 cm）部分重叠或相似。两者均可表现为 T1WI 高信号，T2WI 低信号。在 T2WI 呈稍高信号为肝细胞癌的特征性表现。DN 与肝细胞癌的区别在于其在 T2WI 几乎不呈高信号，也无真正包膜。

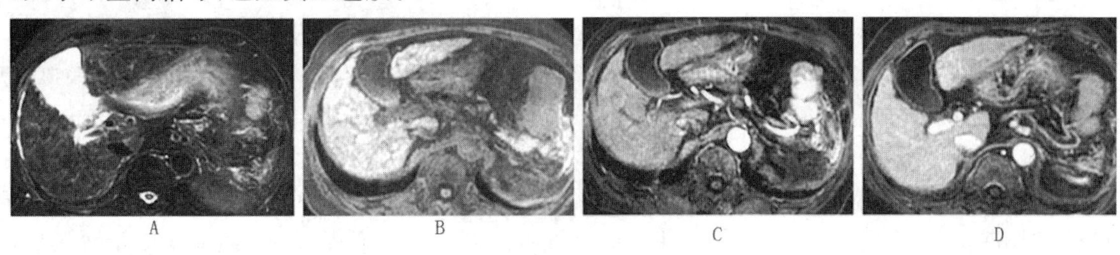

图 19-10　发育不良结节

A.脂肪抑制 FSE T2WI，肝右叶见多发低信号结节，肝硬化背景，脾切除病史；B.LAVA 蒙片为高信号和等信号；C、D.钆增强 LAVA 扫描动脉期和延迟期结节均为等信号

DN 中含有肝细胞癌结节灶时，其倍增时间<3 个月。当癌灶仅在显微镜下可见时，无论在活体或离体组织标本上，MRI 常难以显示。当癌灶增大时，MRI 出现典型的“结中结”征象，即在 T2WI 低信号结节中出现灶性高信号。有时在慢性门脉纤维化时亦可出现假性“结中结”征。因此，一旦发现“结中结”征象，即使血液检查或细胞学穿刺检查呈阴性，也应及时治疗或追踪观察。

此外，肝硬化再生结节和良性退变结节中含有 Kupffer 细胞，能吞噬超顺磁性氧化铁 Feridex（SPIO）。SPIO 缩短 T2，使结节在 T2WI 呈低信号。而肝细胞癌无 Kupffer 细胞，或其吞噬功能降低，在 T2WI 呈高信号。由此，肝硬化再生结节和良性退变结节可与肝细胞癌鉴别。

根据病灶体积和细胞密度逐渐增大情况，可对肝细胞癌分级：依序是再生结节（RN）、发育不良结节（DN）、小肝癌和大肝癌（图 19-11）。根据这种途径，RN 中局部肝细胞突变、增多，形成小灶状小肝癌，再生长为大肝癌。肿瘤血管生成对原发性肝细胞癌的生长很重要，也有利于早期影像检出。

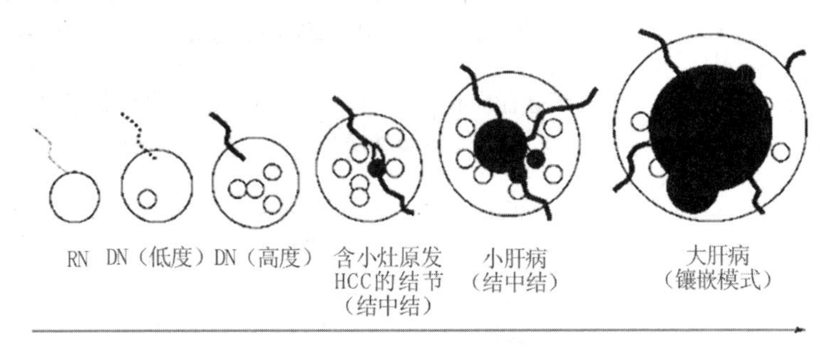

图 19-11　肝癌逐渐形成过程示意图

图中包括结节大小、细胞构成、血管生成等因素；肝脏存在潜在的疾病，如肝炎、肝纤维化、肝硬化；原发性肝癌的形成过程是再生结节到发育不良结节到肝癌的渐进发展过程，在这个过程中肿瘤血管生成（图中曲线）起重要作用；RN：再生结节，DN：发育不良结节，HCC：肝细胞癌

3.鉴别诊断

肝硬化再生结节在 MRI 上能较好地与肝细胞癌鉴别，但较难与 DN 鉴别。在 T2WI，DN 不呈高信号，而肝细胞癌可呈高信号，以此区别二者不难。此外，良性 DN 在菲立磁增强的 T2WI 呈低信号。大部分高级别 DN（如前面提到的腺瘤样增生）和分化较好的小肝癌，在 T1WI 可呈高信号。

（三）局灶性结节增生

局灶性结节增生（focal nodular hyperplasia，FNH）是一种肝脏少见的良性占位病变。病因不明，无恶变倾向及并发症。影像表现虽有特征，但缺乏特异性。临床确诊率不高。

1.临床表现与病理特征

FNH主要发生于育龄期女性,偶见于男性和儿童。常在影像检查时意外发现,大部分不需要治疗。但需要与其他的肝内局限性病变鉴别,如原发性肝细胞癌、肝细胞腺瘤和富血供转移瘤。

FNH呈分叶状,好发于肝包膜下,虽无包膜但边界清楚。大体病理的特异性表现是中央有放射状的隔膜样瘢痕。这些瘢痕将病灶分为多个异常肝细胞结节,周围环绕正常肝细胞。中央瘢痕含有厚壁肝动脉血管,给病灶提供丰富的动脉血。直径>3.0 cm的FNH均有典型的中央瘢痕。组织学上,典型FNH的特征是出现异常的结节、畸形的血管和胆小管的增生。非典型FNH常缺少异常结节和畸形血管中的一项,但往往会有胆小管增生。Kupffer细胞依然存在。超过20%的FNH含有脂肪。

2.MRI表现

FNH在T1WI呈略低信号,T2WI呈略高信号。有时在T1WI和T2WI均呈等信号。不像肝腺瘤,FNH的信号强度在T1WI很少高于肝脏。中央瘢痕在T2WI常呈高信号。在Gd-DTPA增强扫描时,动脉期FNH呈明显同步强化,中央瘢痕和放射状间隔呈延迟强化(图19-12)。强化模式以"快进慢出"为特点,与肝癌的"快进快出"不同,其中以动脉期瘢痕显著均匀强化为特征。经门脉期至延迟期,信号仍等于或略高于肝实质,中央瘢痕明显强化。动脉期病灶中央或周边出现明显增粗迂曲的血管(供血动脉)亦是FNH的特征,但并不多见。特异性对比剂,如SPIO和锰剂分别作用于Kupffer细胞和肝细胞,可证实病灶的肝细胞起源。Kupffer细胞摄取SPIO后,病灶和正常肝实质在T2WI和T2WI呈低信号;中央瘢痕呈相对高信号。MRI诊断FNH的敏感性(70%)和特异性(98%)高于B超和CT。

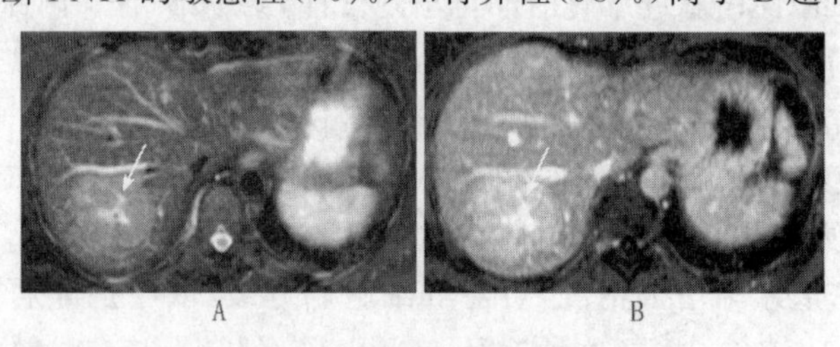

图19-12 局灶性结节增生

A.轴面T2WI显示稍高信号病灶,高信号中央有瘢痕和分隔(箭);B.二维梯度回波增强扫描轴面T1WI静脉期显示病灶均匀强化,中央瘢痕延迟明显强化(箭)

FNH的非典型表现有:动脉期强化不显著而低于肝实质;动脉期出现动脉-门脉、动脉-静脉分流;门脉期及延迟期呈低信号和(或)中央瘢痕不强化;中央瘢痕不显示;延迟期出现包膜样强化。不典型征象导致术前确诊率不高。

3.鉴别诊断

表现不典型的FNH需与原发性肝癌、肝血管瘤(<3.0 cm)以及肝腺瘤鉴别。判断良恶性最关键。FNH存在Kupffer细胞,有吞噬胶体的功能,所以核素标记胶体肝脏显像可用于鉴别FNH、肝腺瘤和肝癌。^{18}FDG PET是肿瘤阳性显像,肿瘤病变因高代谢而表现异常放射性浓聚。FNH的肝细胞无异型性,^{18}FDG PET显像时无异常放射性浓聚。但高分化肝癌的^{18}FDG PET显像也往往表现为阴性,鉴别二者需要借助于^{11}C-乙酸肝脏显像。

(四)肝细胞腺瘤

肝细胞腺瘤(hepatocellular adenomas)是一种良性新生物,好发于有口服避孕药史的年轻女性。偶见于应用雄性激素或促同化激素的男性,或有淀粉沉积疾病的患者。

1.临床表现与病理特征

通常无临床症状,肝功能正常。大病灶常出现疼痛和出血。肝细胞腺瘤由类似于正常肝细胞的细胞团所组成。与FNH不同,肝细胞腺瘤缺少中央瘢痕和放射状分隔。出血和坏死常导致疼痛。有人认为肝细胞腺瘤是癌前病变,有潜在的恶性。大的腺瘤(>5 cm)首选外科手术治疗。

70%～80%的肝腺瘤为单发。组织学见肿瘤由良性可分泌胆汁的肝细胞组成,排列成片状,内含丰富的脂肪和糖原。瘤内有胆汁淤积及局灶出血、坏死，有时可压迫周围肝组织形成假包膜，也可有薄的纤维包膜。周围的肝实质也可脂肪变。肿瘤由肝动脉供血，血供丰富。可有 Kupffer 细胞，但数量常少于正常肝实质。腺瘤中没有胆管和门管结构。

2.MRI 表现

在 T1WI 和 T2WI，典型的腺瘤与周围肝实质信号差别不明显。病灶在 T1WI 呈中等低信号至中等高信号，T2WI 呈中等高信号。动态增强扫描时，动脉期即早期强化，呈均匀强化（强化程度常弱于典型 FNH）；在门脉期强化减退，呈等信号；延迟期与肝脏信号几乎相等。在脂肪抑制 T1WI 和 T2WI，腺瘤与肝脏相比可呈高信号。腺瘤在 T1WI 呈高信号，部分原因为含有脂肪。在脂肪抑制 T2WI，在较严重的脂肪肝，肝脏信号的压低较腺瘤明显，使腺瘤呈高信号。瘤内出血时，T1WI 和 T2WI 呈高、低混杂信号（图 19-13）。

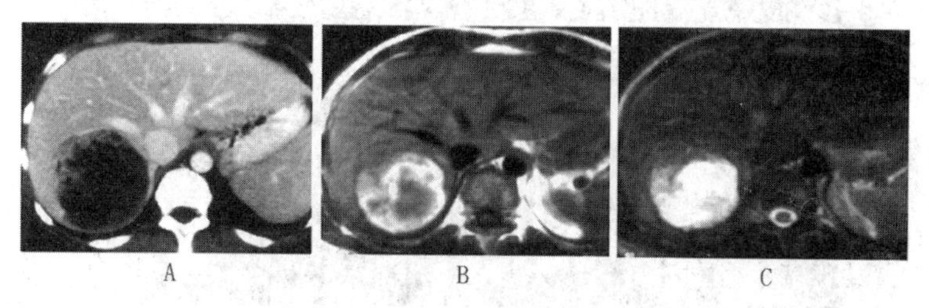

图 19-13 肝细胞腺瘤

A.CT 增强扫描门静脉期肿块边缘少许强化，中央大部为低密度，无明确出血表现；B.T1WI，肿块内见散在高信号，提示瘤内出血；C.T2WI，肿块呈不均匀混杂信号

有时，在腺瘤边缘显示完整或不完整的假包膜，通常较薄，在 T1WI 呈低信号。在 T2WI，假包膜较肝细胞癌的真性纤维包膜信号高。

（五）肝细胞癌

肝细胞癌（hepato cellular carcinoma，HCC）是由肝细胞分化而来的恶性新生物。

1.临床表现与病理特征

早期常无症状。小肝癌的定义为肿瘤直径小于 2 cm。在病理学上，鉴别小肝癌和高级别不典型增生的标准尚无明确的界定。偏向于恶性的所见包括：①细胞核明显的异型性；②高的核浆比例，两倍于正常的细胞核密度；③三倍或更高的细胞浓度，有大量无伴随动脉；④中等数量的核分裂象；⑤间质或门脉系统受侵袭。很多小肝癌和不典型增生在组织学上无法鉴别。

2.MRI 表现

相对于正常肝实质，小肝癌病灶在 T2WI 呈小片高信号或略高信号，T1WI 信号多变，可为等信号、低信号或高信号。钆对比剂动态增强扫描时，动脉期明显强化（不均匀或均匀），门脉期和延迟期呈流出效应（图 19-14）。有时出现“结中结”征象，特别在铁质沉着的增生结节中发生的点状小肝癌。

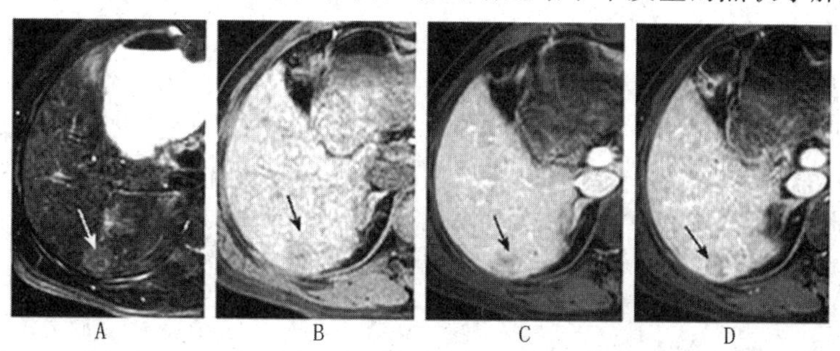

图 19-14 小肝癌

A.轴面 T2WI 显示肝右叶后下段稍高信号结节（箭）；B.轴面二维梯度回波增强扫描 T1WI 动脉期显示结节不均匀强化；C.门静脉期显示肝内结节强化；D.延迟期显示肿瘤周围包膜强化（箭）；随访患者 7 个月后，肿物增大至 9.6 cm

大肝癌(直径＞2 cm)可能出现附加的特征，如镶嵌征、肿瘤包膜、卫星灶、包膜外浸润、血管侵犯、淋巴结和远处转移等肝外播散。

镶嵌征是由薄层间隔和肿瘤内坏死组织分隔的小结节融合形成。这种表现很可能反映肝细胞癌的组织病理学特点和增殖模式。大于 2 cm 的肝癌 88％出现镶嵌征。有镶嵌征的病灶在 T1WI 和 T2WI 信号多变，在动态增强扫描动脉期和延迟期呈不均匀强化(图19-15)。

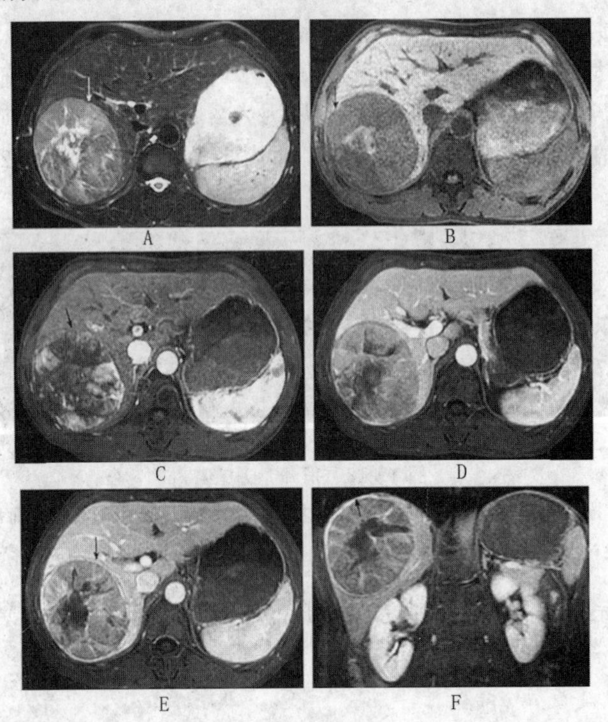

图 19-15　大肝癌

A.轴面 T2WI 显示病灶大部分为高信号，局部为低信号，病灶边缘为低信号肿瘤包膜(箭)，T2WI 低信号提示由纤维组织构成，与良性病变的假包膜不同；B.梯度回波 T1WI 显示大的圆形病灶，大部分呈低信号，病灶边缘为低信号肿瘤包膜(箭)；C.梯度回波轴面 T1WI 动脉期显示整个病灶明显不均匀强化，呈镶嵌样改变(箭)；D、E、F.轴面和冠状面 T1WI 延迟期扫描，肿瘤强化呈流出效应，肿瘤包膜强化(箭)，中央无强化

肿瘤包膜是(大)肝细胞癌的一个特点，见于 60％～82％的病例。有报道 72 例肝细胞癌中，56 例在组织学上出现肿瘤包膜，75％肿瘤包膜病灶大于 2 cm。随着瘤体增大，肿瘤包膜逐渐变厚。肿瘤包膜在 T1WI 和 T2WI 呈低信号。肿瘤包膜外侵犯指形成局部放射状或紧贴病灶的卫星灶，见于 43％～77％肝细胞癌。

门静脉和肝静脉血管侵犯也常见。在梯度回波序列 T1WI 和流动补偿 FSE T2WI 表现为流空消失，动态增强扫描 T1WI 表现为动脉期异常强化，晚期呈充盈缺损。

不合并肝硬化的肝细胞癌：在西方社会，超过 40％的肝癌患者无肝硬化。而在东南亚地区，地方性病毒性肝炎多发，仅 10％的肝细胞癌患者无肝硬化。但不合并肝硬化和其他潜在肝病的肝细胞癌患者，确诊时常已是晚期。病灶较大，肿瘤直径的中位数是 8.8 cm，常单发并有中央瘢痕(图 19-16)。这些患者更适合外科手术，且预后较好。

3.鉴别诊断

不合并肝硬化的肝细胞癌应与腺瘤、FNH、肝内胆管癌、纤维板层型癌和高血供转移瘤鉴别。合并肝硬化的肝细胞癌需与所谓的“肝脏早期强化病灶”(EHLs)鉴别。

(1)肝内胆管癌：占胆管癌的 10％，表现为大的团块，伴肝内胆管扩张，脐凹征(肿瘤被膜收缩形成)，强化模式与巨大结直肠转移瘤和肝细胞癌有部分重叠。也可出现肝细胞癌和肝内胆管癌的混合型病灶，影像表现与肝细胞癌不易鉴别。

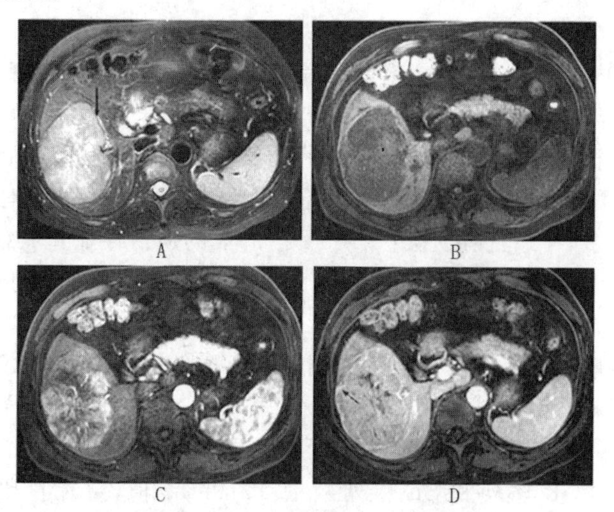

图 19-16　非肝硬化患者肝癌

A.轴面 FSE 序列 T2WI 显示肝内巨大病灶，病灶大部分呈条索状中高信号，中心呈高信号，由厚的肿瘤包膜包绕（箭）；B.二维梯度回波轴面 T1WI 肿瘤呈低信号；C.轴面 T1WI 增强扫描动脉期，病灶明显不均匀强化；D.延迟期，病灶强化呈流出效应，而肿瘤包膜明显强化（箭）；本例肝脏轮廓光滑，肝实质强化均匀，脾脏不大；病灶切除后病理证实为纤维板层肝细胞癌

（2）纤维板层型肝癌：与常规肝细胞癌的临床表现和病理存在差别，故被认为是一种单独病变。组织学上，瘤体较大，由排列成层状、束状、柱状的巨大嗜酸性细胞、多边形赘生性细胞、平行层状排列的纤维分隔组成。在 T1WI 呈低信号，T2WI 呈高信号，强化不均匀。中央的纤维瘢痕在 T1WI 和 T2WI 均呈低信号。

（3）FNH：中央瘢痕在 T2WI 多为高信号，但仅依据中央瘢痕在 T1WI 和 T2WI 的表现不足以判断肿瘤的良、恶性。少数肝癌也见纤维瘢痕，并可因炎症而在 T2WI 呈高信号。

（4）EHLs：多数呈圆形或椭圆形，也可呈楔形、地图形或三角形。这类病灶应除外高级别 DN 和小肝癌。无间隔生长的小 EHLs 表现类似血管分流和假性病灶。

（5）Budd－Chiari 综合征的结节多发，在动脉期明显均匀强化，在晚期几乎与周围肝实质等信号。

（任红梅）

第四节　肝脏弥漫性病变 MR 诊断

MRI 能够评价肝脏的正常解剖或变异。静脉注射对比剂扫描能提供血流灌注和异常组织血供来源、血管大小与数量、血管壁完整性等更多信息。MRI 也是不断发展的解剖和分子影像工具，是一种有可能实现非侵袭性病理目标的技术。

常规 MRI 检查由 FSE T2WI 或单次激发 T2WI、屏气 T1WI 以及钆对比剂多期增强扫描组成。T1WI 同、反相位图像可以评估肝内脂肪和铁的含量。钆对比剂增强 T1WI 动脉期图像，对显示急性肝炎非常重要，静脉期和平衡期则可证实急性肝炎或纤维化，发现扭曲的异常血管。在肝硬化患者，钆对比剂增强扫描对于 RN、DN 和肝细胞癌的检出和定性非常重要。

肝脏弥漫性病变包括脂肪代谢异常疾病、铁沉积疾病、灌注异常导致的肝炎与纤维化、血管闭塞导致的梗死或出血等。根据病灶分布和 MR 信号强弱，可将其分为 4 种类型：均匀型、节段型、结节型和血管周围型。现分述如下。

一、均匀型弥漫病变

包括肝细胞本身及网状内皮系统的病变。肝实质信号在 T1WI 或 T2WI 表现为均匀增高或均匀降低。

1.铁沉积病

铁元素通过两种机制沉积于肝脏:即通过正常的代谢螯合机制沉积在肝细胞内,或通过网状内皮系统的 Kupffer 细胞吞噬作用,沉积在网状内皮细胞内。原发性血色素病是一种相对常见的遗传性疾病,因不适当的调节使小肠摄取铁过多,导致全身铁沉积。85%~95%的遗传性血色素病患者纯合子发生点突变(282 位密码子的酪氨酸突变为胱氨酸)。继发性血色素病的铁沉积机制不同于原发性血色素病,是由于网状内皮系统吸收衰老或异常的红细胞增加,导致血红素中的铁被过多吸收。与原发性血色素病相比,继发性血色素病的典型表现是胰腺不沉积铁。血色素病的临床意义是很多患者发展为肝硬化,约 25%的患者发展为肝细胞癌。这个过程可由肝脏 MRI 评价。

MRI 对肝内铁浓度敏感。铁有顺磁性,影响 T2 和 T2 弛豫,导致单次激发屏气 T2WI 和屏气 SPGR 序列 T1WI 信号减低。在 SPGR 序列和 SE 序列测量 T2 和 T2 值,可定量研究肝内铁含量。在轴面 T2WI,扫描野肝脏、脾脏和腰大肌可在同一层面显示,肝脏 MRI 信号强度通常在低信号肌肉和高信号脾脏之间。在铁沉积超负荷者,肝脏信号可与骨骼肌相同或低于骨骼肌。GRE 序列 T2WI 对磁敏感效应更敏感。肝脏铁浓度增加时,在 T1WI 肝实质信号通常降低。较长回波时间(TE=4.4 ms)的肝脏信号低于较短回波时间(TE=2.2 ms)的肝脏信号(图 19-17)。在继发性铁沉积超负荷时,脾脏信号同样变暗。骨髓信号异常也可发生,如骨髓纤维化。正常骨髓脂肪的高信号被低信号的增生骨髓细胞和硬化取代。

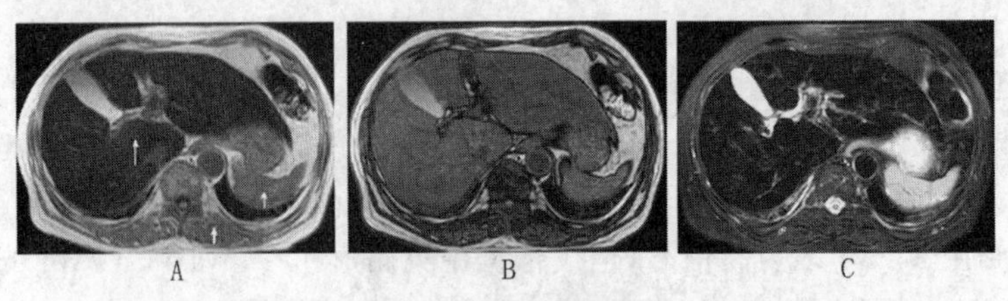

图 19-17 铁沉积疾病

女,78 岁,营养性巨幼红细胞性贫血,有反复输血史;A.GRE 序列同相位,肝脏信号(大箭)均匀降低,低于脾信号(小箭)和竖脊肌信号(小箭);B.GRE 序列反相位,肝脏信号高于同相位肝脏信号;C.脂肪抑制 T2WI,肝脏信号低于脾信号和竖脊肌信号,脾信号正常

2.脂肪肝

肝细胞内脂肪聚集是继发于多种病因的肝功能损害。非乙醇性脂肪肝由炎症反应引起,患者无酗酒史,无肥胖、糖尿病、高脂血症及神经性厌食。该病有时与急性肝衰竭相关,少数发展为肝硬化。肝组织学表现为弥漫性脂肪浸润、肝实质炎症伴纤维化和 Mallory's 小体。肝内脂肪沉积可是弥漫性、弥漫性与局灶性并存或局灶性。MRI 能够检出肝内脂肪异常聚集,比较 SPGR 序列同相位与反相位图像的肝脏信号,就能发现异常脂肪信号。在 T1WI,肝脏信号均匀增高。在脂肪抑制图像,信号均匀降低。炎性病理改变并不影响 MRI 表现。

常规 SE 序列和 GRE 序列不能区别水与脂肪的质子共振频率,诊断脂肪肝较难。通过脂肪饱和 MRI 技术检测脂肪成像时间长,扫描层数少,对磁场、射频场不均匀较敏感。GRE 化学位移 MRI 利用 Dixon 的相位位移原理抑制脂肪,结合快速成像技术,实现水和脂肪质子信号相互叠加或抵消,获得水和脂肪的同相位和反相位图像。同相位的效果是水和脂肪信号之和,而反相位的效果是二者信号之差。对比二者,反相位序列脂肪的信号强度减低。与脂肪饱和成像技术比较,GRE 化学位移技术可更有效显示混有脂肪和水组织导致的信号强度减低,更适合检测脂肪肝的脂肪含量。脾脏没有脂肪沉积,因此可作为反相位肝脏信号减低的参照。铁沉积也可改变脾脏信号。所以,肾脏和骨骼肌的信号能更可靠地评估肝脏信号在同、反相位的改变。

对脂肪肝鼠模型研究发现,当肝组织脂肪含量超过 18%时,同、反相位的信号强度差值随着脂肪含量的增加而增加。临床研究证实脂肪肝在 MRI 反相位的信号强度较同相位明显下降。肝脂肪变 MRI 指标与病理活检脂肪变分级成正相关(r=0.84),脂肪含量>20%者可明确诊断。但是,脂肪饱和 SE 图像较 GRE 反相位图像对肝脂肪定量,尤其是肝硬化患者的脂肪定量更准确(图 19-18)。

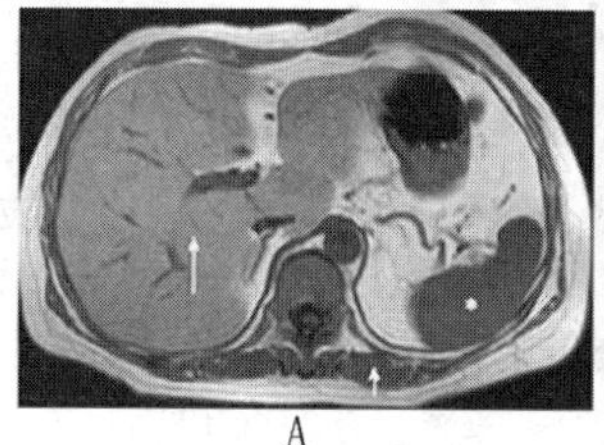

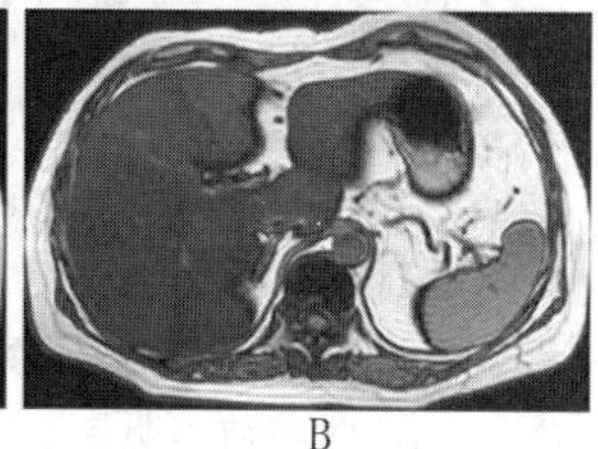

图 19-18　肝脏弥漫性脂肪浸润

A.梯度回波序列同相位,肝脏信号(白箭)高于脾脏(星号)和肌肉(白箭);B.梯度回波序列反相位,与同相位图像相比,肝脏信号弥漫性减低,低于脾脏和肌肉信号,而正常肝脏信号应介于脾脏和肌肉之间

MRS 检查为精确量化脂肪肝提供了广阔前景。活体 1H－MRS 检测到的最强信号是水和脂肪的信号,因此,可用于对水和脂肪量化测定。MRS 诊断脂肪肝的敏感度为 100%,特异度为 83%,准确度为 86%。MRS 脂水比值随着肝脂肪变程度的增加而增高。健康志愿者、1 级、2 级、3 级非乙醇性脂肪肝患者的脂水比值依次为 0.11±0.06、4.3±2.9、13.0±1.7、35.0±5.0。也可利用 DWI 的 ADC 值量化研究肝脏病变。脂肪肝的 ADC 值是$(1.37\pm0.32)\times10^{3}$ mm^2/s,与肝硬化等疾病的 ADC 值不同($P<0.05$)。

二、节段型弥漫病变

包括节段型脂肪肝、亚急性肝炎和局灶性纤维化融合。

1.脂肪肝

节段型脂肪肝的特点是脂肪浸润呈节段分布,与肝灌注有关。肝细胞脂肪变出现在糖尿病、肥胖、营养过剩、肝移植、酗酒及化学中毒的患者。典型的局灶型脂肪聚集发生在镰状韧带、胆囊窝或下腔静脉旁(图 19-19)。SE 序列 T1WI 上,由于节段脂肪浸润,肝脏局部区域信号轻度增高。GRE 化学位移同相位像上,正常肝实质和脂肪浸润区的信号相似,反相位像显示病变区的信号强度减低。用脂肪抑制技术观察脂肪浸润引起的低信号最有效。

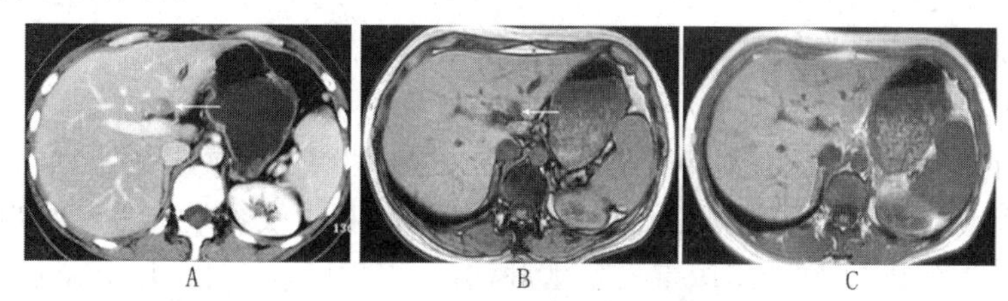

图 19-19　肝脏局灶性脂肪浸润

A.增强 CT 示肝左叶内侧段近胆囊窝处 2 cm 大小的稍低密度影,边界不清(箭);B.同一患者 MRI 扫描反相位图像,近肝门部可见 1 cm 大小的低信号区(箭);C.同相位图像,相应部位呈等信号;MRI 动态增强扫描时局部有轻度强化,脂肪抑制 T2WI 显示该部位信号与肝实质信号相同(未展示)

2.急性和亚急性肝炎

肝脏炎性疾病由许多病因引起,包括原发性、药物性、病毒性、乙醇性以及结石造成的胆管阻塞。肝损害严重时,肝实质信号在 T1WI 减低,在 T2WI 增高。另外,节段性肝萎缩可表现为轻度信号异常。

MRI 检查是了解急性肝炎的方法之一,但应用经验不多。最敏感的序列是屏气 GRE 钆对比剂动态增强扫描动脉期成像(图 19-20)。动脉期扫描时间的精确性决定其对轻度急性肝炎的敏感性。在门静脉填满而肝静脉未填充对比剂时,能显示肝脏不规则强化。这种异常强化具有标志性,可保持到静脉期和延迟期,并随病情加重而加重,随病情缓解而缓解。对于大多数患者,最佳动脉期扫描时间是在肘前静脉给药后 18～22 秒之间,注射速度 2 mL/s,20 mL 生理盐水冲洗。目前没有其他影像技术对急性肝炎更敏感。MRI 是唯一可评价轻度肝炎的影像方法。

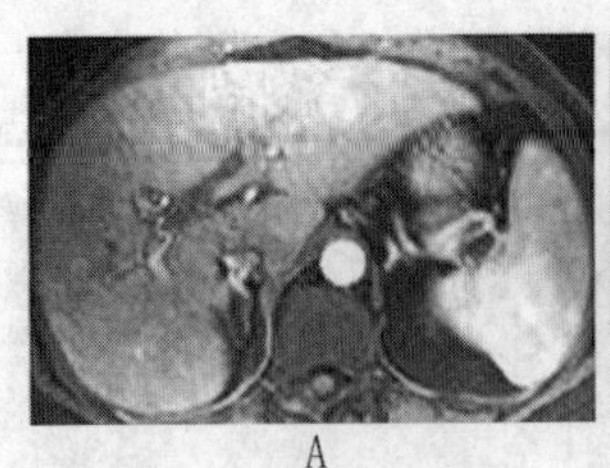

A

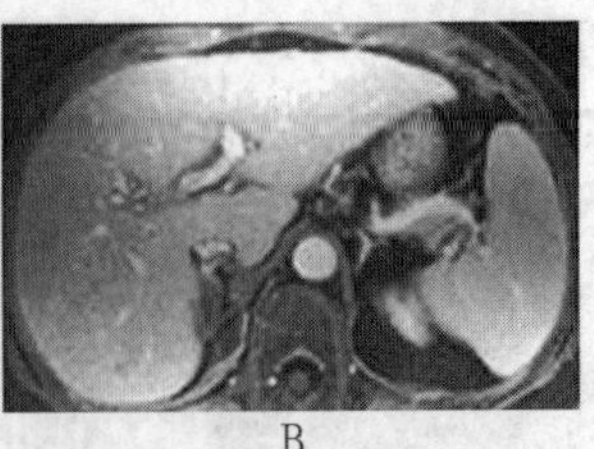

B

图 19-20　急性病毒性肝炎

A.SPGR 增强扫描 20 秒动脉期显示肝动脉灌注区域不规则斑片状强化；B. 60 秒门静脉期显示不规则强化斑片与周围组织融合，肝实质强化趋于均匀

急性肝炎时肝实质不均匀强化的机制不明。动脉期相对高信号的区域可能代表异常。门静脉炎性改变可能降低门脉肝内分支的压力，导致相应节段的肝动脉优先供血。炎症也可能改变血管的调节作用，使血管扩张，相应区域的肝动脉血流增加。对比剂动态增强 MRI 有独特的优势，所显示包括血流动力学在内的病理生理学改变是病理组织学检查难以完全揭示的。

3.放射后肝纤维化

当放射治疗的视野包含肝脏时，就有发生放射后纤维化的危险。急性期伴随炎症和水肿，慢性期病变包括纤维化和组织萎缩。影像特点是异常的肝脏信号沿着外照射轮廓分布，而不是按照解剖叶段分布。急性期 T2WI 信号升高，T1WI 信号降低。钆对比剂扫描时动脉期强化，延迟期扫描时强化持续或强化更明显。门静脉分支对放射性纤维化、萎缩和闭塞更敏感，导致受累肝组织肝动脉优先供血。肝静脉也优先受累，导致钆对比剂流出延迟。此外，由于纤维化组织血管通透性增加，组织间隙内钆对比剂也增多。这两种因素促成延迟期明显强化。

三、结节型弥漫病变

结节型弥漫病变的特征为肝内出现多发的结节状异常信号灶，包括肝硬化、Willson 病、肝结节病和巴德一吉(基)亚利综合征等疾病。

1.病毒感染后肝硬化

肝硬化是肝细胞反复损害所致的一种慢性反应，以再生和纤维化为特征。常见病因有酗酒及乙型、丙型肝炎病毒感染。肝细胞再生形成满布肝内的结节。

伴随肝硬化的纤维化病变的 MRI 特征是在延迟扫描时逐步强化。这是钆对比剂由血管内进入纤维化区域的细胞间隙所致。肝硬化的典型强化模式为由细网状和粗线状纤维带勾画出再生结节的轮廓(图 19-21)。如果出现活动性肝炎，纤维组织带发生水肿，并在 T2WI 呈高信号；肝组织在动脉期多呈不规则斑片状不均匀强化。门静脉扩张和食管胃底静脉丛曲张提示门脉高压症。

RN 发生在肝硬化基础上，内含相对更多的肝实质，主要由门脉系统供血。这些结节直径常小于 1 cm，在门脉期达到强化高峰。RN 聚集铁，在 GRE T1WI 和单次激发脂肪饱和 FSE T2WI 呈低信号，在钆对比剂增强扫描时轻度强化。

DN 是癌前病变，其发育不良有逐渐升级可能性，最终发展成肝细胞癌。典型的 DN 大于 RN，几周或几个月后会增大。DN 的 MRI 表现与肝细胞癌重叠，也会轻度升高 T1WI 信号和降低 T2WI 信号。肝细胞癌的特点是 T2WI 信号增高、标志性的动脉期快进快出强化、静脉期及平衡期边缘强化、直径常大于 2～3 cm。高级别 DN 与肝细胞癌的重叠率可能更高，且有快速转变为肝细胞癌的潜力(图 19-22)。

2.Willson 病

发病机制为铜经胆排泌减少，导致铜在肝脏、大脑、角膜蓄积中毒。铜在肝内门脉周围区域及肝血窦周围沉积，引起炎性反应与肝硬化。铜在肝细胞内与蛋白质结合，故无顺磁性效应。Willson 病最常见的表现是肝硬化。因 RN 内铁沉积，T2WI 表现为全肝小结节影，弥漫分布，信号强度与病毒感染所致肝硬化相似。

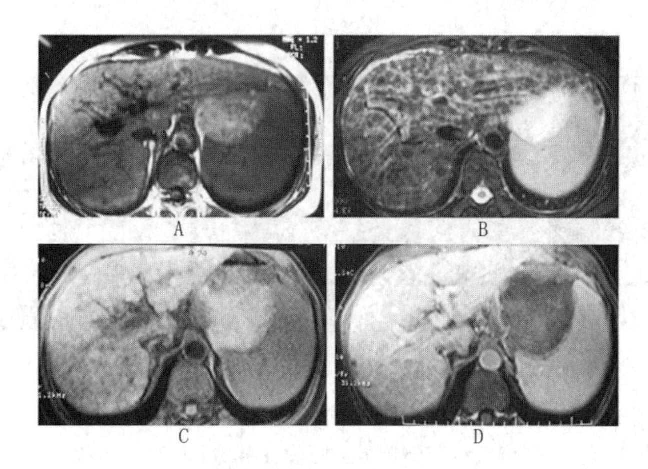

图 19-21 肝硬化小再生结节

A.肝脏 SE T1WI,肝内见散在高信号结节;B.脂肪抑制 FSE T2WI,肝内见散在低信号结节,并见不规则线状、网格状高信号带弥漫分布;C.梯度回波屏气扫描 T1WI,肝脏信号明显不均匀;D.动态增强扫描延迟期显示肝内渐进性强化的粗条和细网格状结构,很多直径 3～4 mm 的小结节轻度强化

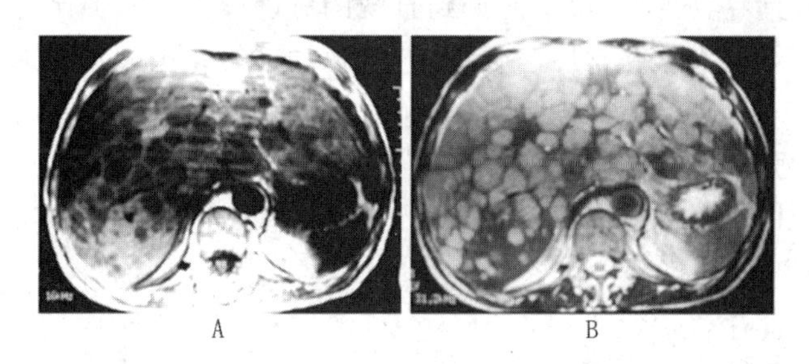

图 19-22 结节型弥漫肝癌

A.T1WI 显示肝大,肝内多发低信号结节;B.轴面 T2WI 显示肝内高信号结节,弥漫分布

3.结节病

为一种常见的系统性肉芽肿病变。偶见于肝、脾和膈下淋巴结。周边纤维化的非干酪性上皮样肉芽肿发生于门脉及其周围区域。肝脾肿大,伴有或不伴有大量微小结节。在 T2WI 结节信号低于肝实质,注射 Gd－DTPA 后强化。

4.巴德－吉(基)亚利综合征(Budd－Chiarisyn drome,BCS)

巴德－吉(基)亚利综合征是一种由于肝静脉或下腔静脉阻塞导致的临床综合征。临床表现无特征性,但有潜在致命性。原发的巴德－吉(基)亚利综合征由急性肝静脉血栓形成。现在,巴德－吉(基)亚利综合征被用来描述任何形式的病理为肝静脉或下腔静脉血栓形成的疾病。肝静脉内血栓形成常源于高凝状态,多发生于女性,特别在妊娠、产后状态、狼疮、败血症、红细胞增多症、新生物如肝细胞癌的基础之上。

肝静脉流出受阻导致充血和局部缺血。时间过长导致萎缩和纤维化,形成肝弥漫性再生结节(nodular regenerative hyperplasia,NRH)。未累及肝叶代偿性肥大。尾叶的血液直接汇入下腔静脉,尾叶通常不受累,代偿性肥大明显。肝静脉回流是可变的,其他肝叶通常备用,故代偿性肥大的区域可变。

在巴德－吉(基)亚利综合征急性期,缺乏肝内和肝外血管的侧支代偿。肝静脉阻塞后,肝组织继发性充血水肿、区域压力增高,使肝动脉和门静脉血供减少,但尾叶和中心区肝实质受累相对较轻。在 T2WI,急性期外周区域的肝实质信号不均匀增高;在 MRI 增强扫描动脉期强化程度减低,且强化不均匀,反映肝组织局部血流减少。

在亚急性期,MRI 平扫时肝实质信号特点与急性期相似,而动态强化特点则有本质的不同。动脉期外周区肝实质的强化较尾叶和中心区明显;延迟期全肝强化渐均匀,仅周边不均匀轻度强化。外周区肝实质的早期强化可能反映了肝内静脉侧支血管形成。屏气 GRE 静脉期和延迟期显示急性期和亚急性期肝静脉血栓最佳(图 19-23)。

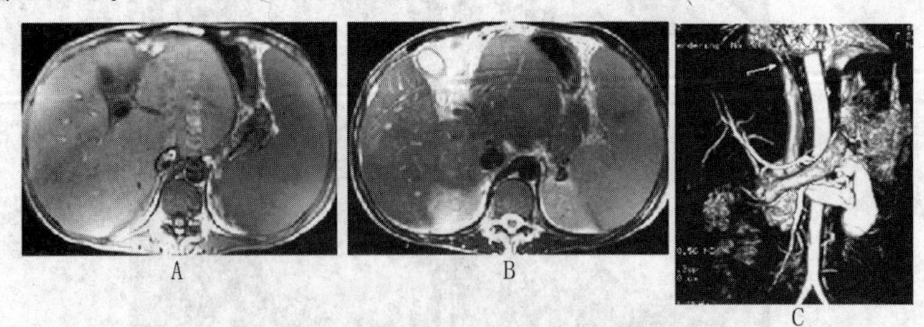

图 19-23　巴德－吉(基)亚利综合征

A.屏气轴面 T1WI 显示巨脾;B.FSE 轴面 T2WI 见肝叶增大,信号异常;C.钆对比剂增强三维重组图像显示下腔静脉第二肝门处明显狭窄(箭)

在慢性期,由于肝动脉和门静脉之间交通,门静脉的血液反流以及肝内、肝外小静脉侧支形成,血液向外分流,肝组织压力逐渐恢复正常,尾叶和中心区肝实质与外周区肝实质在 MRI 平扫和增强扫描时的信号差别均减少。另外,逐渐形成的肝实质纤维化使 T2WI 信号减低。所以,T2 信号可以反映急性期水肿和慢性期纤维化的程度。此期在 MRI 很少能见到直观的肝静脉血栓。但尾叶代常性肥大具有特征性,其他未受累肝叶也同样代偿性肥大。受累肝叶萎缩、纤维化。纤维化区域在延迟期强化并逐渐增强。

本病 NRH 的组织成分类似于正常肝细胞和 Kupffer 细胞,故 MRI 不易显示。通常在 T1WI 呈高信号,在 T2WI 呈等或低信号(与腺瘤类似),GRE 钆增强扫描时动脉－静脉期明显强化。应与肝细胞癌鉴别。由肿瘤直接侵犯形成的肝静脉栓塞最常见于肝细胞癌。GRE 屏气 T1WI 钆对比剂增强扫描时,如栓子呈软组织强化,提示肿瘤栓塞。

四、血管周围型病变

肝血管周围型病变发生于门静脉周围淋巴管及肝纤维囊。肝淤血常引起门静脉周围的肝组织信号增高,日本血吸虫则累及肝纤维囊,纤维囊和分隔在 T2WI 呈高信号。

1.肝淤血

肝淤血是由于肝实质内静脉血淤滞而致静脉引流代偿。它是充血性心力衰竭、缩窄性心包炎及由于肺癌肺动脉栓塞导致的右心衰竭表现。病理学改变呈“肉豆蔻肝”。在慢性病例,一些患者发展成肝硬化。肝充血 MRI 可出现心脏增大、肝静脉扩张、肝病性水肿和肝脏不均匀强化。T2WI 显示门脉周围高信号,可能为血管周围淋巴水肿所致。增强扫描时肝实质强化不均匀,斑片状网状交织。肝硬化时延迟期出现或粗或细的网格状、线性强化。

2.日本血吸虫病

日本血吸虫感染可导致严重的肝脏病变。血吸虫生活在肠腔中,并在肠系膜内产卵。虫卵钻进静脉血管内,随血流到门静脉并阻塞其末支,引起血管压力增高,激发肉芽肿反应。

炎性反应导致虫卵的纤维化及肝脏的弥漫性纤维化。虫卵死亡后钙化,CT 可见门脉周围及肝纤维囊周围分隔的特征性钙化,即所谓“龟背”样钙化,钙化与非钙化区均可强化。钙化的分隔常见于肝右叶的膈下部,CT 表现为线条样异常密度。纤维分隔在 T1WI 呈低信号,T2WI 呈高信号。

(卢明春)

第二十章　骨骼肌肉系统 MR 诊断

第一节　正常 MR 解剖

骨关节系统解剖部分众多，解剖结构复杂。篇幅所限，对其 MRI 解剖不能在此一一详述。本节选择五个有代表性且比较大的关节，描述其正常 MRI 解剖。这些关节也是临床实践中 MRI 检查频率较高的部位。

一、髋关节

髋关节是一个球窝关节，由股骨头和髋臼组成。髋臼由耻骨、髂骨及坐骨组成。与髋关节运动相关的肌肉很多，包括伸肌、屈肌及内收肌群(图 20-1～图 20-4)。这些解剖结构在其他书籍已有详细的描述，本书不再赘述。在此主要论述髋臼唇的 MRI 解剖。

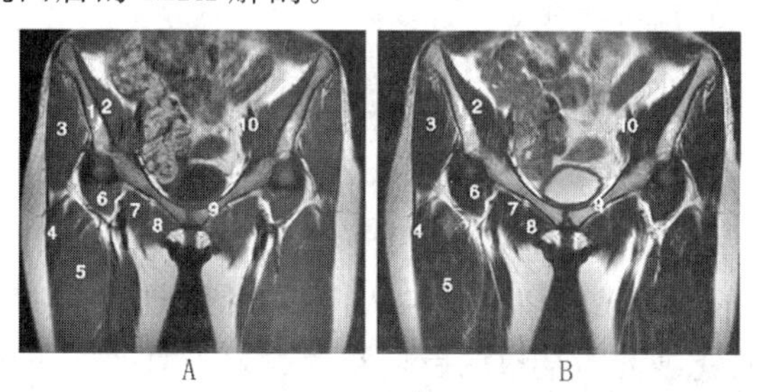

A　　B

图 20-1　髋关节冠状面 MRI 表现

A.冠状面 T1WI；B.冠状面 T2WI；1.髂骨；2.髂肌；3.臀中肌；4.阔筋膜张肌；5.股直肌；6.髂腰肌；7.耻骨肌；8.闭孔外肌；9.耻骨上支；10.髂血管

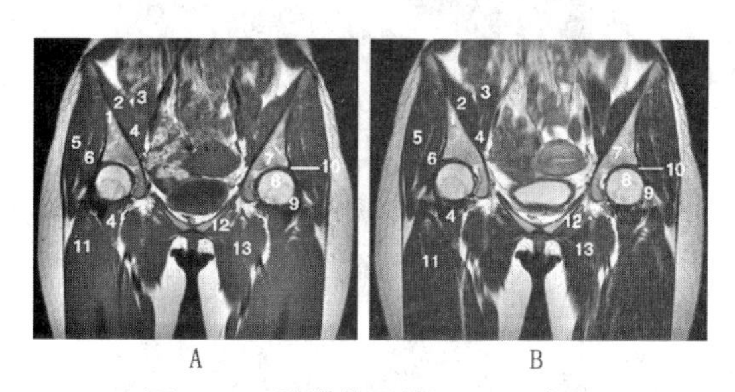

A　　B

图 20-2　髋关节冠状面 MRI 表现

A.冠状面 T1WI；B.冠状面 T2WI；1.髂骨；2.髂肌；3.腰大肌；4.髂腰肌；5.臀中肌；6.臀小肌；7.髋臼；8.股骨头；9.髂股韧带；10.盂唇；11.股直肌和骨外侧肌；12.闭孔外肌；13.大腿内收肌群

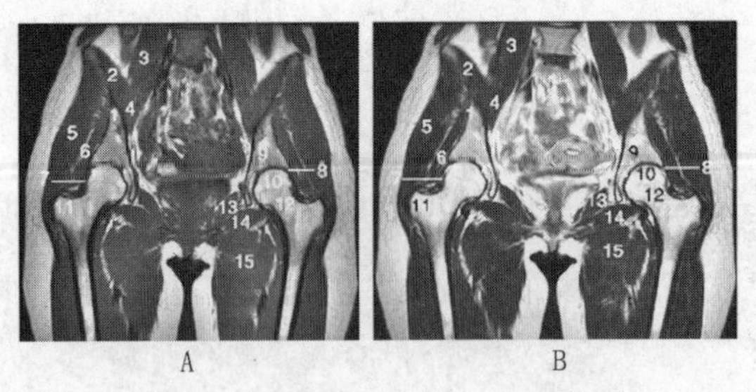

图 20-3 髋关节冠状面 MRI 表现

A.冠状面 T1WI;B.冠状面 T2WI;1.髂骨;2.髂肌;3.腰大肌;4.髂腰肌;5.臀中肌;6.臀小肌;7.髂股韧带;8.盂唇;9.髋臼;10.股骨头;11.大粗隆;12.股骨颈;13.闭孔内肌;14.闭孔外肌;15.大腿内收肌群

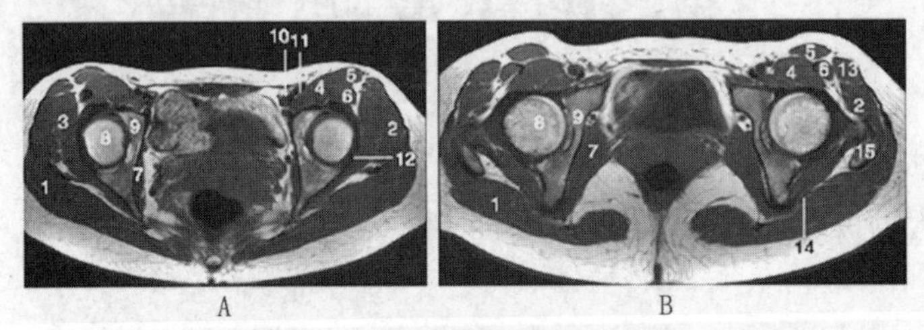

图 20-4 髋关节横断面 MRI 表现

A.横断面 T1WI;B.稍低层面横断面 T1WI;1.臀大肌;2.臀中肌;3.臀小肌;4.髂腰肌;5.缝匠肌;6.股直肌及肌腱;7.闭孔内肌;8.股骨头;9.髋臼;10.股总静脉;11.股总动脉;12.髂骨韧带;13.阔筋膜张肌;14.坐骨神经;15.股骨大粗隆

髋臼缘被髋臼唇所包绕。后者属纤维软骨性结构,在 MRI 图像清晰可辨,但完整显示此结构需要联合应用轴面、冠状面、倾斜面扫描。典型的髋臼唇呈三角形,起源于髋臼缘。髋臼唇前部一般比较薄,后部比较厚。在髋臼唇与关节软骨之间存在沟结构,不要误认为损伤。髋臼唇也可以覆盖在关节软骨上。在髋臼切迹的边缘,髋臼唇和横韧带融合,两者之间会出现一个沟,不要误认为是盂唇损伤。

髋臼唇的 MRI 表现多种多样,有时很难判断这些表现是正常变异,还是没有出现症状的异常改变。关节造影 MRI 比非造影 MRI 更易于显示髋臼唇的病变。在 MRI,髋臼唇一般表现为均匀一致的三角形低信号(图 20-5)。髋臼唇的形态变异包括髋臼唇呈圆形或扁平以及髋臼唇边缘不规则。随着年龄增长,三角形髋臼唇的出现率下降,提示可能存在退变现象。1%~14%的受检者中没有髋臼唇结构。随着年龄增长,这种比例不断增高。

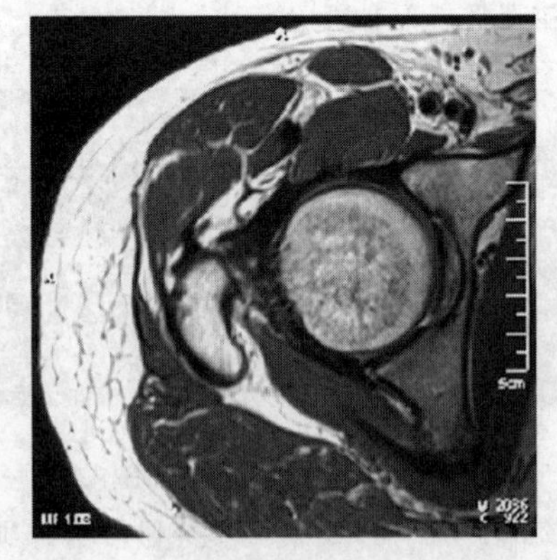

图 20-5 髋关节横断面质子像显示髋臼盂唇

二、膝关节

1.半月板(meniscus)

半月板是位于股骨髁与胫骨平台之间的纤维软骨板,分为前角、后角和体部三部分,三部分间无明确分界线。内侧半月板较大，呈 C 形；外侧半月板较小，近似 O 形。半月板由纤维软骨组成，在所有 MR 序列上呈低信号(图 20-6～9)。内侧半月板的前角是两个半月板中最小的部分，在矢状面只有后角的1/3；在矢状面，体部为最外两层，呈领结状，厚约 3～4 mm；在冠状面，前、后角呈带状低信号，体部呈等边三角形。外侧半月板前、后角大小相似，在矢状面均呈等腰三角形；与内侧半月板相似，体部为矢状面上的最外两层，呈领结状，在冠状面呈等边三角形。

2.后交叉韧带(posteriorcruciate ligament，PCL)

在一个比较好的 MRI 检查中，矢状面图像的一层或邻近两层可见全程 PCL，而冠状面图像则不能在一个层面显示全程 PCL。正常 PCL 为均一的低信号，股骨附着处可能会显示一些中等信号影，尤其在 T2WI。正常 PCL 的信号比 ACL 低。正常 PCL 的形态依赖于 ACL 的完整性和膝关节屈曲的程度。在膝关节伸直或轻度屈曲时，PCL 轻度向后缘凸出；关节屈曲加大时，韧带会被拉紧，轻度变细，轻度的弯曲是正常的。Wrisberg 韧带为斜行的低信号纤维带，从外侧半月板的后角到股骨内侧髁的外侧面。Humphrey韧带位于 PCL 的前方，其走行与 Wrisberg 韧带相似。

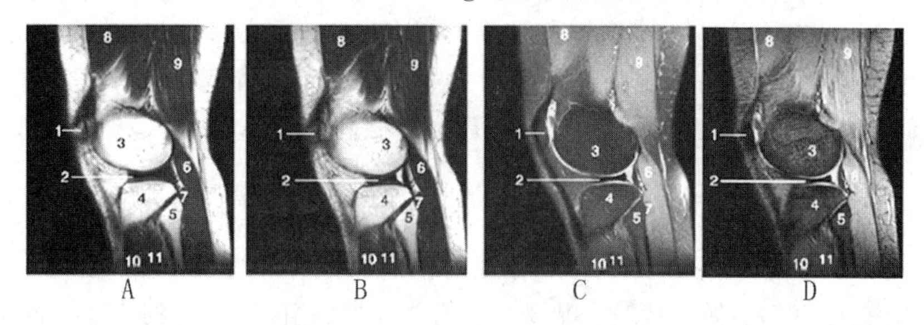

图 20-6　膝关节矢状面 MRI 表现

A.矢状面 T1WI；B.T2WI；C.压脂 T2WI；D.GRE T1WI；1.髌骨；2.外侧半月板体部；3.股骨外侧髁；4.胫骨外侧髁；5.腓骨头；6.腓肠肌；7.腘肌；8.股外侧肌；9.股二头肌；10.胫前肌；11.趾长伸肌

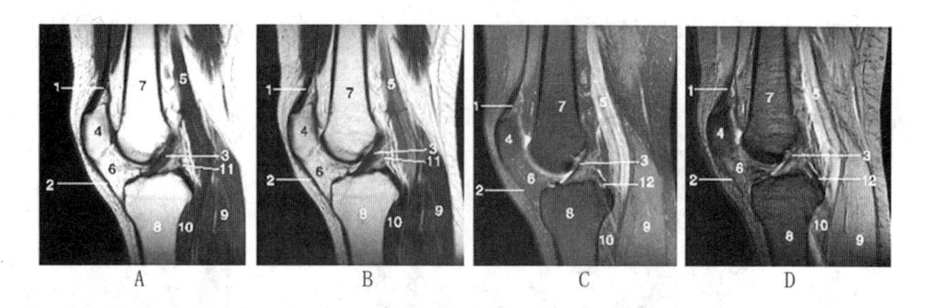

图 20-7　膝关节矢状面 MRI 表现

A.矢状面 T1WI；B.T2WI；C.压脂 T2WI；D.GRE T1WI；1.股四头肌腱；2.髌韧带；3.前交叉韧带；4.髌骨；5.腘血管；6.髌下脂肪垫；7.股骨；8.胫骨；9.腓肠肌；10.腘肌；11.板股韧带；12.后交叉韧带

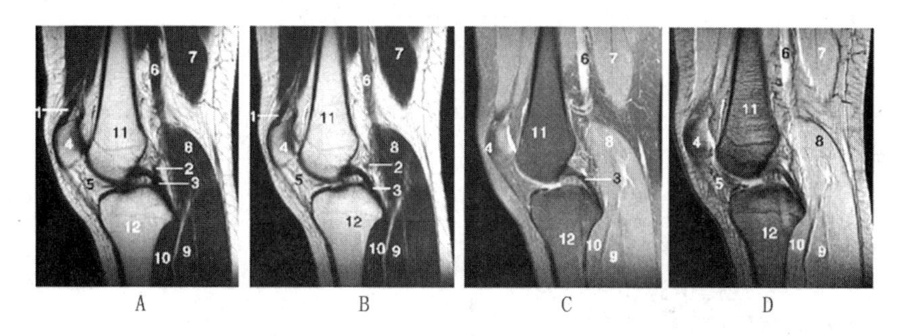

图 20-8　膝关节矢状面 MRI 表现

A.矢状面 T1WI；B.T2WI；C.压脂 T2WI；D.GRE T1WI；1.股四头肌腱；2.板股韧带；3.后交叉韧带；4.髌骨；5.髌下脂肪垫；6.腘血管；7.半膜肌；8.腓肠肌内侧头；9.比目鱼肌；10.腘肌；11.股骨；12.胫骨

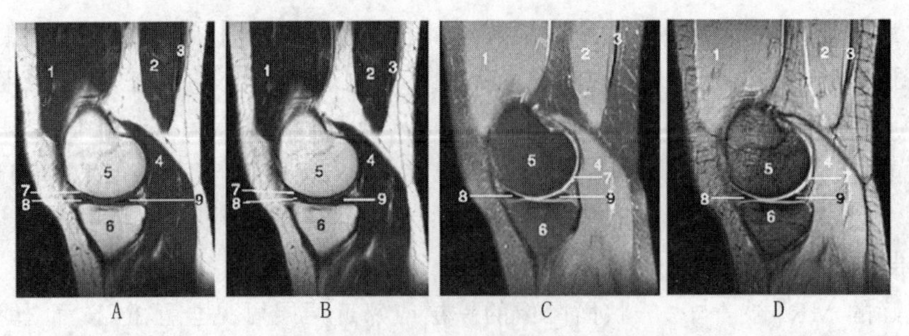

图 20-9 膝关节矢状面 MRI 表现

A.矢状面 T1WI;B.T2WI;C.压脂 T2WI;D.GRE T1WI;1.股内侧肌;2.半膜肌;3.半腱肌;4.腓肠肌内侧头;5.股骨内侧髁;6.胫骨内侧髁;7.关节软骨;8.内侧半月板前角;9.内侧半月板后角

3.前交叉韧带(anteriorcruciate ligament,ACL)

在矢状面 MRI,正常的 ACL 表现为带状或呈扇形,其内可见条纹状结构,大约有 4 条。正常的 ACL 走行比较平直,可有轻度下凹。ACL 呈低至中等信号,信号比 PCL 高。ACL 的远端可有信号增高,主要是由于远端的纤维束分散,韧带退变也是其信号增加的原因之一。在冠状面 MRI,前交叉韧带也常清晰显示,尤其在髁间窝顶的部分。在横断面图像,ACL 位于髁间窝上部外侧,呈椭圆形低信号,在从髁间窝向胫骨止点的移行过程中,由椭圆形逐渐变为马蹄形。

4.内侧副韧带(MCL)

MCL 长约 8~11 cm,宽 10~15 mm,起源于股骨内侧髁距关节约 5 cm 处,胫骨干骺端内侧距关节面 6~7 cm 处,在胫骨止点表面由鹅足覆盖。狭义的 MCL 由两层组成,广义的 MCL,即膝关节内侧支持结构由三层组成。后者包括:第 1 层或表浅层由深筋膜组成,第 2 层或中间层为狭义 MCL 的表浅层,第 3 层或深层由关节囊内侧的韧带以及板股韧带和板胫韧带组成。第 2、3 层之间有纤维脂肪组织和小的滑膜囊。第 1、2 层从前面融合,形成髌内侧支持带。第 2、3 层在后面融合,形成后斜韧带。MCL 由两个部分组成,包括前面的纵行部分(第 2 层)和后斜韧带部分(第 2、3 层的融合)。冠状面 MRI 是观察内、外侧支持结构的最佳平面(图 20-10),横断和矢状面图像也能提供有用信息。在连续的冠状面图像,MCL 前部的纵行部分和后斜部分都清晰可见。MCL 表现为从股骨内侧髁到胫骨内侧干骺端的薄层线状低信号带,周围被纤维脂肪组织的高信号包绕(图 20-11)。

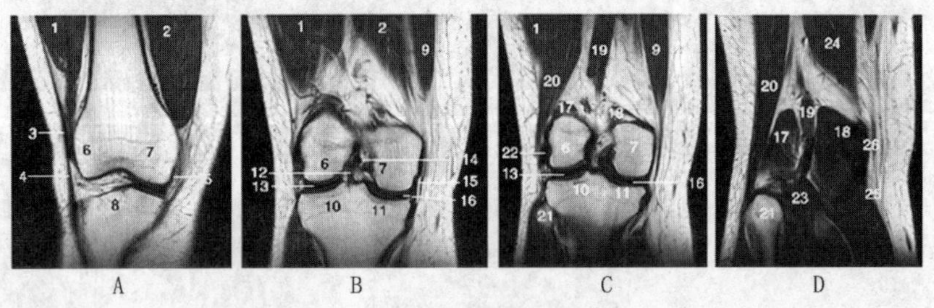

图 20-10 膝关节冠状面 MRI 表现

A~D.不同层面的冠状面 T1WI;1.股外侧肌;2.股内侧肌;3.髂胫束;4.髌内侧支持带;5.髌外侧支持带;6.股骨外侧髁;7.股骨内侧髁;8.胫骨平台;9.缝匠肌;10.胫骨外侧髁;11.胫骨内侧髁;12.前交叉韧带;13.外侧半月板;14.后交叉韧带;15.内侧副韧带;16.内侧半月板;17.腓肠肌外侧头;18.腓肠肌内侧头;19.腘血管;20.股二头肌;21.腓骨头;22.腘肌腱;23.腘肌;24.半膜肌;25.半腱肌肌腱;26.股薄肌肌腱

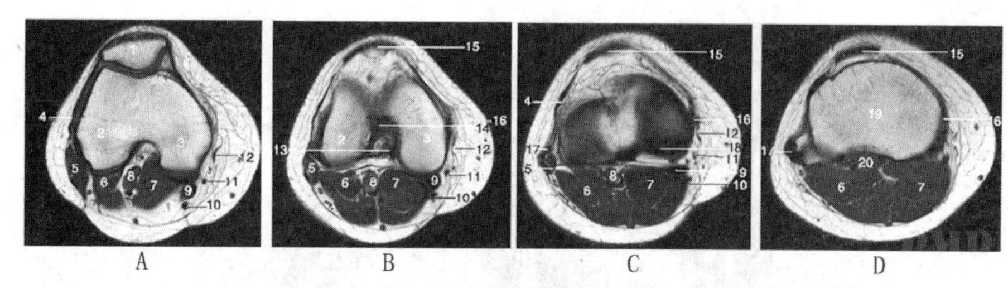

图 20-11　膝关节横断面 MRI 表现

A～D.不同层面的横断面 T1WI;1.髌骨;2.股骨外侧髁;3.股骨内侧髁;4.髂胫束;5.股二头肌;6.腓肠肌外侧头;7.腓肠肌内侧头;8.腘血管;9.半膜肌;10.半腱肌肌腱;11.股薄肌肌腱;12.缝匠肌肌腱;13.后交叉韧带;14.前交叉韧带;15.髌韧带;16.内侧副韧带;17.外侧副韧带;18.内侧半月板;19.胫骨近端;20.腘肌

5.外侧副韧带(LCL)

LCL 包括两层结构,长约 5～7 cm,位于关节囊外,与半月板分离。它起源于股骨外上髁,止于腓骨头,与股二头肌肌腱相邻。膝关节的外侧支持结构分为前、中、后三部分,各自也有表浅、中间和深层三层。第 1 层由髂胫束前部和股二头肌后部组成,第 2 层由髌骨韧带前部和 LCL 后部组成,第 3 层由关节囊外侧组成,包括外侧半月板附着部和板股韧带及板胫韧带。膝关节外侧支持结构可进一步分为更多的功能解剖部分,包括 PLC 或后外侧弓形复合体。PLC 包括 LCL、腘肌腱、腓肠肌的外侧头、弓形韧带和腘腓韧带。在冠状面的后部和矢状面的外侧,常常显示 LCL,但弓形腘腓韧带和腓肠豆腓侧韧带不能连续显示。由于 LCL 向后走行,在冠状面图像的某一层面很难看到完整的 LCL,而特殊冠状图像和层厚 1 mm 的矢状面 3D 图像,LCL 可以清晰显示。LCL 表现为从股骨外侧髁到腓骨头的薄层线状低信号带。

6.腘肌及腘肌腱

起源于胫骨后部的腘肌及腘肌腱,向外上方延伸至 LCL 的深部,止于股骨外侧髁的腘肌腱沟。弓形韧带是关节囊 Y 形增厚的部分,内侧支呈弧形,位于腘肌和腘肌腱上,并与腘斜韧带融合;外侧支在腓肠肌外侧头止点处与关节囊融合。

三、踝关节

踝关节的韧带有三组:韧带复合体由胫腓前后韧带及胫腓骨间韧带组成;外侧韧带由距腓前韧带、距腓后韧带、跟腓韧带组成;三角韧带由 5 个韧带组成,胫距前后韧带、胫跟韧带、胫舟韧带、胫韧带。在 MRI,韧带一般表现为薄层线状低信号,周围有脂肪组织的高信号(图 20-12～图 20-16)。韧带纤维束之间夹杂的脂肪组织常导致韧带的 MR 信号不均匀,这在胫腓前韧带、胫距韧带比较明显。胫腓前后韧带可见于胫腓关节水平的 MRI 横断面或矢状面的两层或更多层面。在横断面 MRI,韧带常呈条纹状、不连续,主要因韧带纤维束间的脂肪组织造成。在胫腓韧带下面的层面,距腓前韧带、距腓后韧带在横断面图像的一个层面就可以清晰显示。在 T2WI,关节积液呈高信号,有利于显示距腓前韧带。后者呈薄层拉紧的低信号带,从距骨延伸到腓骨粗隆。距腓后韧带呈扇形,止于腓骨远端,其内 MR 信号不均匀,勿误认为韧带撕裂。

在常规横断面 MRI,距骨和腓骨远端的形态有助于区分胫腓前、后韧带和距腓前、后韧带。在距骨顶的层面,距骨呈方形,可见胫腓韧带。韧带止于腓骨粗隆窝上方,此层面腓骨的形态为圆形,而距骨的形态为长方形。在距骨窦的层面,可见距腓韧带。腓骨内侧凹陷,为腓骨粗隆窝。

在常规横断面 MRI,跟腓韧带呈带状低信号,与跟骨外侧平行。在冠状面,该韧带呈圆形均匀低信号结构,可见于从腓骨起始部到跟骨止点的连续多个层面。三角韧带由于成分及走行不同,在横断面和冠状面 MRI 均能很好显示。

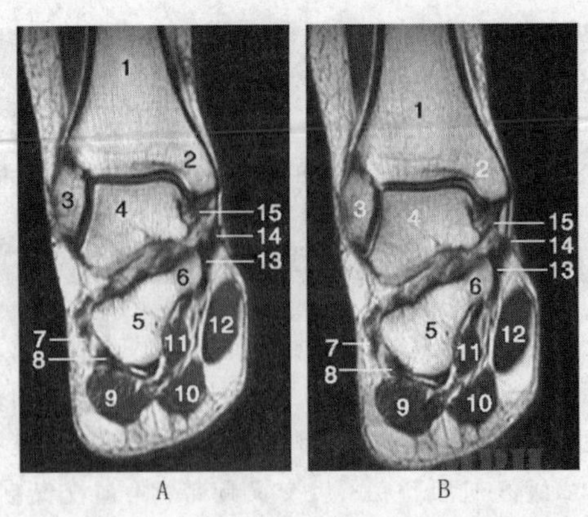

A　　B

图 20-12　踝关节冠状面 MRI 表现

A.T1WI;B.T2WI;1.胫骨远端;2.内踝;3.外踝;4.距骨;5.跟骨;6.跟骨载距突;7.腓骨短肌腱;8.腓骨长肌腱;9.小趾展肌;10.趾短屈肌;11.足底方肌;12.趾展肌;13.跗长屈肌;14.趾长屈肌;15.胫距韧带

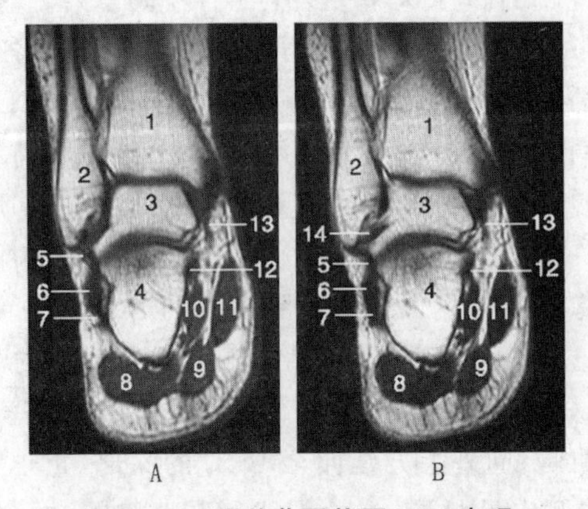

A　　B

图 20-13　踝关节冠状面 MRI 表现

A.T1WI;B.T2WI;1.胫骨远端;2.腓骨远端;3.距骨;4.跟骨;5.跟腓韧带;6.腓骨短肌腱;7.腓骨长肌腱;8.小趾展肌;9.趾短屈肌;10.足底方肌;11.趾展肌;12.跗长屈肌;13.趾长屈肌;14.距腓后韧带

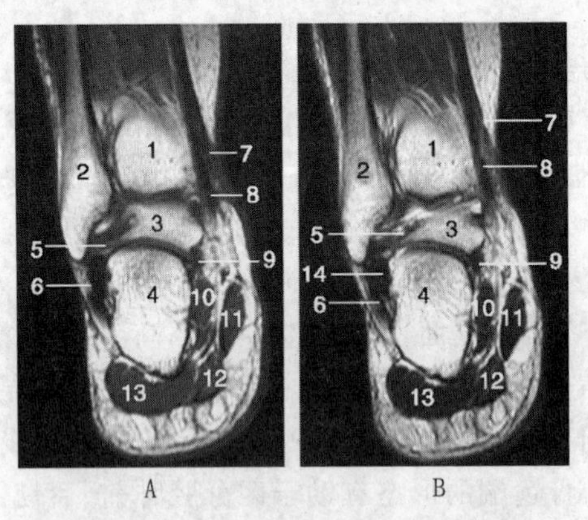

A　　B

图 20-14　踝关节冠状面 MRI 表现

A.T1WI;B.T2WI;1.胫骨远端;2.腓骨远端;3.距骨;4.跟骨;5.距腓后韧带;6.腓骨短、长肌腱;7.趾长屈肌腱;8.胫后肌腱;9.跗长屈肌;10.足底方肌;11.趾展肌;12.趾短屈肌;13.小趾展肌;14.跟腓韧带

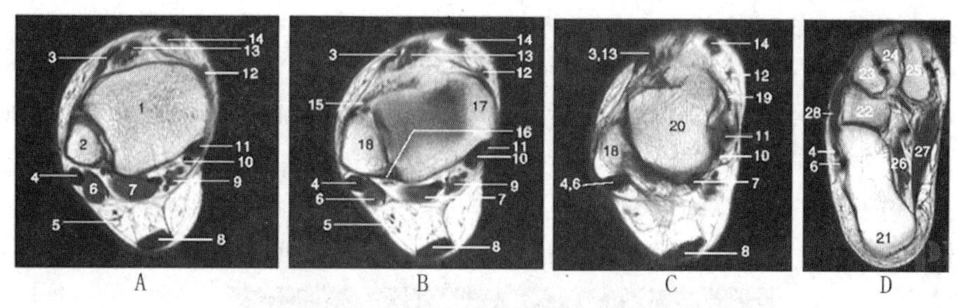

A　B　C　D

图 20-15　**踝关节横断面 MRI 表现**

A～D.不同层面 T1WI 解剖；1.胫骨远端；2.腓骨远端；3.趾长伸肌腱；4.腓骨短肌腱；5.小隐静脉；6.腓骨长肌腱；7.踇长屈肌及肌腱；8.跟腱；9.胫后血管；10.趾长屈肌腱；11.胫后肌腱；12.大隐静脉；13.踇长伸肌腱；14.胫前肌腱；15.胫腓前韧带；16.胫腓后韧带；17.内踝；18.外踝；19.距腓前韧带；20.距骨；21.跟骨；22.骰骨；23.第三楔状骨；24.第二楔状骨；25.第一楔状骨；26.足底方肌；27.趾展肌；28.趾短伸肌

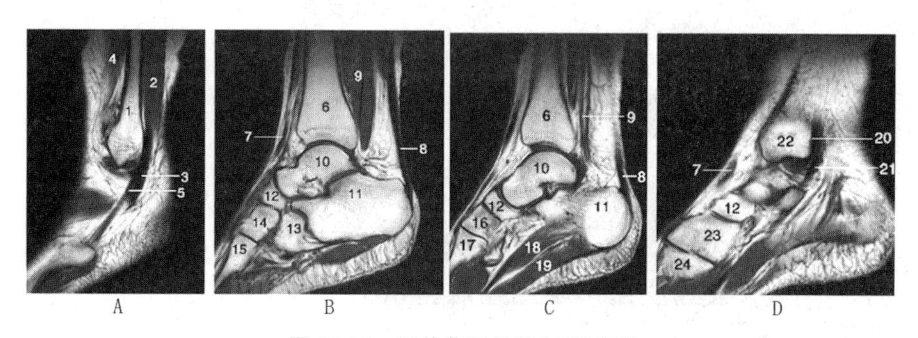

A　B　C　D

图 20-16　**踝关节矢状面 MRI 表现**

A～D.不同层面 T1WI 解剖；1.腓骨远端；2.腓骨短肌；3.腓骨长肌腱；4.趾长伸肌；5.腓骨短肌肌腱；6.胫骨远端；7.胫前肌腱；8.跟腱；9.踇长屈肌；10.距骨；11.跟骨；12.舟骨；13.骰骨；14.第三楔状骨；15.第三趾骨；16.第二楔状骨；17.第二趾骨；18.足底方肌；19.小趾展肌；20.胫后肌腱；21.趾长屈肌腱；22.内踝；23.第一楔状骨；24.第一趾骨

四、肩关节

1.肩袖

冈上肌、冈下肌、小圆肌从上向下止于肱骨大节结，肩胛下肌从前方绕过，止于肱骨小节结。在各个序列的 MRI，所有的肌腱均呈低信号。冈上肌位于斜方肌深面，起自肩胛骨的冈上窝，肌束向外经肩峰和喙肩韧带的下方，跨越肩关节，止于肱骨大结节的上部。冈上肌腱在冠状面 MRI 显示最好，在矢状面也可清晰显示，在横断面显示最差。冈下肌起自冈下窝，肌束向外经肩关节后面，止于肱骨大结节的中部，部分被三角肌和斜方肌覆盖，在横断面 MRI 显示最好，其次为矢状面。小圆肌位于冈下肌的下方，起自肩胛骨外侧缘背面，止于肱骨大结节的下部。肩胛下肌起自肩胛下窝，肌束向上外经肩关节的前方，止于肱骨小结节，在横断面和矢状面 MRI 显示较好，在冠状面显示较差。

2.盂唇

是位于骨性关节盂外围的一圈纤维软骨环，截面呈三角形，基底附着于关节盂的边缘，外侧面附着关节囊，内侧面则附于关节透明软骨。作用是加深关节窝，增加肩关节的稳定性。盂唇由纤维软骨组成，在所有的 MR 扫描序列均呈低信号，类似膝关节的半月板。关节软骨由透明软骨组成，在 MRI 呈中等信号强度。观察盂唇宜选轴面和斜冠状面，以轴面观察最佳(图 20-17～图 20-22)。

3.肱二头肌长头肌腱

起自盂上结节和上盂唇，被双层滑膜鞘包绕，走行于关节腔内和结节间沟中。肱二头肌长头肌腱在关节囊位置时，前方被喙肱韧带和盂肱上韧带覆盖，对肱二头肌长头肌腱起稳定作用。肱二头肌长头肌腱以轴面 MRI 观察较好，呈均匀低信号。

4.滑囊

肩关节周围滑囊很多，最重要的是肩峰下－三角肌下滑囊。小儿时肩峰下滑囊和三角肌下滑囊互不相通，但在成年人两个滑囊相沟通，通称为肩峰下－三角肌下滑囊。该滑囊位于肩峰下、冈上肌腱的表面，与肩关节腔不相通。正常情况下，MRI 不能显示该滑囊。当肩袖完全撕裂，或肩袖近滑囊侧部分撕裂时，可损伤滑囊，导致内部液体异常蓄积。后者在 MRI 呈高信号，从而有助于诊断肩袖撕裂。

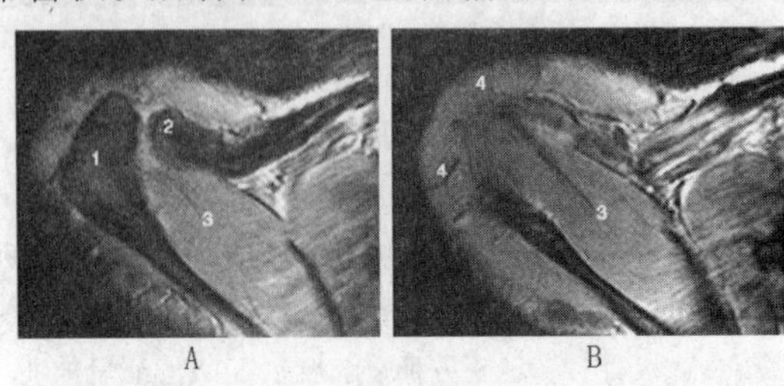

图 20-17　肩关节横断面 MRI 表现

1.肩峰；2.锁骨；3.冈上肌；4.三角肌

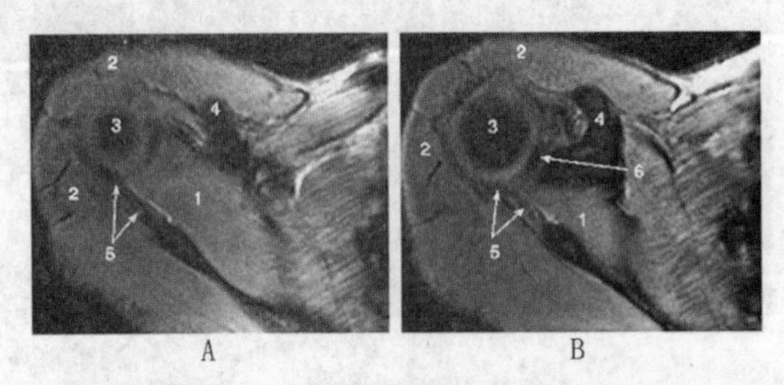

图 20-18　肩关节横断面 MRI 表现

1.冈上肌；2.三角肌；3.肱骨头；4.喙突；5.冈下肌腱；6.上盂唇

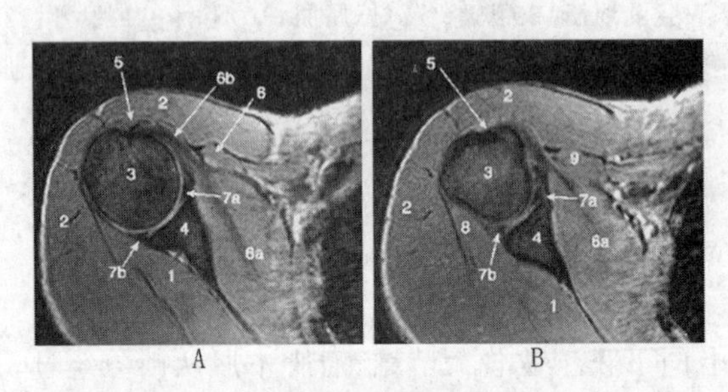

图 20-19　肩关节横断面 MRI 表现

1.冈下肌；2.三角肌；3.肱骨头；4.关节盂；5.肱二头肌长头肌腱；6a.肩胛下肌；6b.肩胛下肌腱；7a.前盂唇；7b.后盂唇；8.小圆肌；9.肱肌和肱二头肌短头

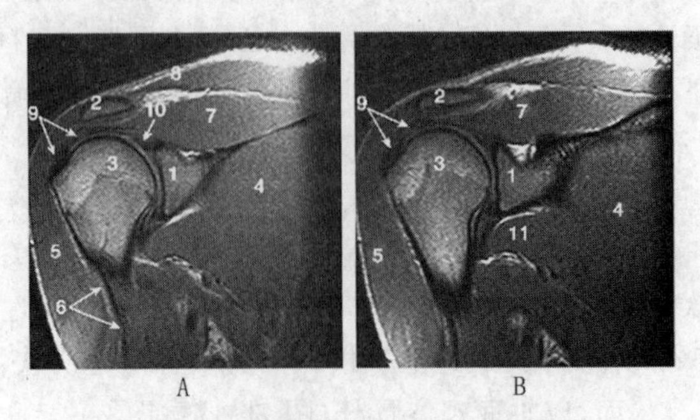

图 20-20　肩关节斜冠状面 MRI 表现

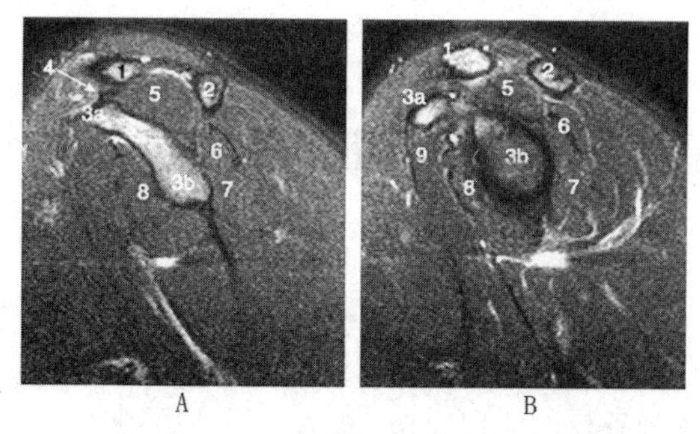

A　　B

图 20-21　肩关节斜矢状面 MRI 表现

1.锁骨远端；2.肩峰；3a.喙突；3b.关节盂；4.喙锁韧带；5.冈上肌；6.冈下肌；7.小圆肌；8.肩胛下肌；9.喙肱肌和二头肌短头

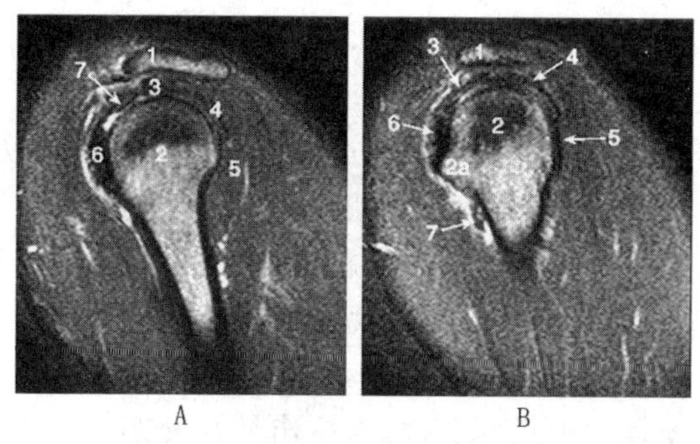

A　　B

图 20-22　肩关节斜矢状面 MRI 表现

1.肩峰；2.肱骨头；2a.肱骨小结节；3.冈上肌腱；4.冈下肌腱；5.小圆肌；6.肩胛下肌腱；7.肱二头肌长头肌腱

五、腕关节

1.三角纤维软骨复合体

由三角纤维软骨、尺腕半月板、尺侧韧带、桡尺掌侧韧带等组成。三角软骨基底部附着于桡骨远端关节面的尺侧缘，软骨尖端附着于尺骨茎突基底部，软骨的掌侧缘与背侧缘均与腕关节囊相连。TFC 在冠状面 MRI 最容易显示，呈低信号。掌侧及背侧桡尺韧带在横断面 MRI 或 3D 图像最容易显示。

2.韧带

由于腕关节韧带较多且相对纤薄，其附着情况和纤维方向复杂，在冠状断层 MRI 常不易辨认。桡舟月、桡舟头韧带和舟月韧带掌侧部在桡腕关节掌侧向背侧近 1/5 处扫描层面能较完整显示，显示腕骨间韧带近侧部和三角纤维软骨的最佳层面在桡腕关节中部断面，腕骨间韧带背侧部在桡腕关节掌侧向背侧3/5处层面可清楚显示，桡尺韧带背侧部与桡三角韧带在桡腕关节掌侧向背侧近 4/5 处层面显示最佳。

此外，在冠状面 MRI，桡腕关节中桡骨、尺骨、舟骨与月骨可共同作为辨认腕关节主要韧带及三角纤维软骨的标志。当桡腕关节在冠状 MRI 只显示桡骨头及舟骨、月骨时，可观察腕关节掌侧部的大部分韧带或韧带的桡侧附着点，在该层面 MRI 还应注意辨别桡舟月韧带和桡舟头韧带；向背侧，桡骨茎突、尺骨、舟骨和月骨同时显现，即在桡腕关节中部时，可以观察腕骨间韧带近侧部、桡腕关节韧带及三角纤维软骨；当尺骨茎突和月骨消失，此层面附近可观察到桡腕关节的背侧部韧带及桡尺关节韧带；在桡腕关节的背侧仅见桡骨头及尺骨头时，可观察桡三角韧带和背侧腕间韧带。

（许思祥）

第二节 软组织与骨关节外伤MR诊断

一、软组织外伤

投身运动职业的人会出现各种各样的肌肉损伤，但是大部分病例具有自限性，加之磁共振检查的费用不菲，接受MRI检查的患者并不多。因此，磁共振检查主要用于一些没有明确外伤史而触及肿块的患者以及外伤后长期疼痛而不能缓解的患者。

（一）临床表现与发病机制

肌肉损伤好发于下肢。股直肌、股二头肌最常见，这主要是因为这些肌肉位置表浅、含二型纤维多、离心性活动、跨过两个关节。半腱肌、内收肌群及比目鱼肌次之。

肌肉损伤可由直接钝性损伤引起，也可由于应力过大所造成的间接损伤造成。根据损伤部位和损伤机制的不同，肌肉损伤可分为三类：肌肉挫伤、肌肉肌腱拉伤、肌腱附着部位撕脱。肌肉挫伤是直接损伤，一般由钝性物体损伤所致，通常出现在深部肌群的肌腹，症状比拉伤轻。肌肉肌腱拉伤是一种间接损伤，通常由应力过大所造成的间接损伤造成。损伤多出现在肌肉肌腱连接的邻近部位，而非正好在肌肉肌腱连接处。因为在肌肉肌腱连接处细胞膜的皱褶很多，增加了肌肉肌腱的接触面积，使其接触面的应力减小，而肌肉肌腱连接处附近和肌腱附着处最薄弱，成为拉伤最好发部位。肌肉拉伤与下列因素有关，如二型纤维所占的比例、跨多个关节、离心活动、形状等。

临床上将肌肉拉伤分为三度，一度是挫伤，二度是部分撕裂，三度是完全断裂。一度没有功能异常，二度轻度功能丧失，三度功能完全丧失。撕脱损伤通常由肌腱附着部位强有力的、失平衡的离心性收缩造成，临床症状主要是功能丧失和严重压痛。

（二）MRI表现

在MRI，肌肉损伤主要有两个方面的改变，即信号强度和肌肉形态。损伤的程度不同，MR信号与形态改变也不一样。

1.一度损伤

只有少量的纤维断裂。在肌束间和周围筋膜内可出现水肿和少量出血。在T1WI，MR信号改变不明显，或只显示小片状高信号，代表亚急性出血；在T2WI或压脂T2WI，可见水肿的稍高信号，外观呈沿肌肉纹理走行的羽毛状，但形态改变不明显，可能由于水肿肌肉较对侧饱满，只有通过双侧对比才能发现。

2.二度损伤

肌纤维部分断裂。其信号改变可类似一度损伤，但在肌纤维断裂处常出现血肿，局部呈长T1、长T2信号，其内可见小片状短T1信号。由于水肿、出血，肌肉形态可以膨大，有时在纤维断裂处形成血肿。

3.三度损伤

肌纤维完全断裂。断裂处组织被出血和液体代替，T2WI呈高信号。断端回缩，肌肉空虚。断端两侧肌肉体积膨大，类似肿块。

在亚急性和陈旧性肌肉损伤，瘢痕形成时，于T1WI和T2WI均可见低信号。同时，肌纤维萎缩，肌肉体积减小，脂肪填充。

肌肉内出血或血肿信号可随出血时间不同而改变。在急性期，T1WI呈等信号，T2WI呈低信号；在亚急性期，T1WI呈高信号，T2WI呈高信号，信号不均匀；在慢性期，血肿周边出现含铁血黄素，T2WI呈低信号。

（三）鉴别诊断

1.软组织肿瘤

对无明确外伤史而触及肿物的患者，MRI 显示血肿影像时，首先应排除肿瘤。鉴别要点如下，①信号特点，均匀一致的短 T1、长 T2 信号常提示血肿，而肿瘤一般为长 T1、长 T2 信号，肿瘤内部出血时，信号多不均匀；②病变周围是否出现羽毛状水肿信号，血肿周围往往出现，且范围大，肿瘤很少出现，除非很大的恶性肿瘤；③增强扫描时，一般血肿由于周边机化，形成假包膜，可在周边出现薄的环状强化，而肿瘤呈均匀或不均匀强化，即使出现边缘强化，厚薄常不均匀；④MRI 随访，血肿变小，肿瘤增大或不变。

2.软组织炎症

肌肉损伤的患者，在 MRI 有时仅见肌肉内羽毛状水肿表现，需与软组织的炎症鉴别。鉴别主要根据临床症状，炎症患者往往有红肿热痛及白细胞增高，而且病变肌肉内可能存在小脓肿。

二、半月板撕裂

MRI 是无创伤性检查，目前已广泛用于诊断膝关节半月板撕裂和退变，成为半月板损伤的首选检查方法。

（一）临床表现与病理特征

半月板损伤的常见临床症状为膝关节疼痛。有时表现为绞锁，这一临床症状常为桶柄状撕裂所致。半月板损伤后，边缘出现纤维蛋白凝块，形成半月板边缘毛细血管丛再生的支架。瘢痕组织转变为类似半月板组织的纤维软骨需要数月或数年。新形成的纤维软骨和成熟的纤维软骨的区别在于是否有细胞增加和血管增加。半月板内的软骨细胞也有愈合反应的能力，甚至在没有血管的区域。

（二）MRI 表现

1.信号异常

正常半月板在所有 MR 序列都呈低信号。在比较年轻的患者中，有时显示半月板内中等信号影，这可能与此年龄段半月板内血管较多有关。随着年龄的增长，在短 TE 序列上半月板内可出现中等信号影，这与半月板内的黏液变性有关，但这种中等信号局限于半月板内。如果中等信号或高信号延伸到关节面就不再是单纯的退变，而是合并半月板撕裂。T2WI 显示游离的液体延伸到半月板撕裂处，是半月板新鲜撕裂的可靠证据。

2.形态异常

半月板撕裂常见其形态异常，如半月板边缘不规则，在关节面处出现小缺损，或发现半月板碎片。如显示的半月板比正常半月板小，应全面寻找移位的半月板碎片。

3.半月板损伤分级

Stoller 根据不同程度半月板损伤的 MRI 表现（信号、形态及边缘改变），将半月板损伤分为Ⅰ～Ⅳ级。

Ⅰ级：半月板信号弥漫增高，信号模糊且界限不清；或半月板内出现较小的孤立高信号灶，未延伸至半月板各缘。半月板形态无变化，边缘光整，与关节软骨界限锐利。组织学上，此型表现与早期黏液样变性有关。这些病变虽无症状，但已代表半月板对机械应力和负重的反应，导致黏多糖产物增多。

Ⅱ级：半月板内异常高信号影（通常为水平线样），未到达关节面。组织学改变为广泛的条带状黏液样变。大多数学者认为Ⅱ级是Ⅰ级病变的进展。

Ⅲ级：半月板内异常高信号灶（通常为斜形，不规则线样）延伸至半月板关节面缘或游离缘。此级损伤可得到关节镜检查证实。

Ⅳ级：在Ⅲ级的基础上，半月板变形更为明显。

4.半月板损伤分型

一般分为三型，即垂直、斜行和水平撕裂。

(1)垂直撕裂：高信号的方向与胫骨平台垂直，通常由创伤引起。垂直撕裂又可分为放射状撕裂（与半月板长轴垂直)和纵行撕裂(与半月板长轴平行)。

(2)斜行撕裂:高信号的方向与胫骨平台成一定的角度,是最常见的撕裂方式。

(3)水平撕裂:高信号的方向与胫骨平台平行,内缘达关节囊,通常继发于退变。

5.几种特殊半月板损伤的MRI表现

(1)放射状撕裂:放射状撕裂沿与半月板长轴垂直的方向延伸,病变范围可是沿半月板游离缘的小损伤,也可是累及整个半月板的大撕裂。在矢状或冠状面MRI,仅累及半月板游离缘的小放射状撕裂表现为领结状半月板最内面小的局限性缺损。在显示大的放射状撕裂时,应根据损伤部位不同,选择不同的MR成像平面。放射状撕裂好发于半月板的内1/3,且以外侧半月板更多见。外侧半月板后角的撕裂可伴有前交叉韧带的损伤。

(2)纵向撕裂:纵向撕裂沿与半月板长轴的方向延伸,在半月板内可出现沿半月板长轴分布的线状异常信号。单纯的纵向撕裂,撕裂处到关节囊的距离在每个层面上相等。如果撕裂的范围非常大,内面的部分可能移位到髁间窝,形成所谓的桶柄状撕裂。这种类型的撕裂主要累及内侧半月板,如未能发现移位于髁间窝的半月板部分,可能出现漏诊。在矢状面MRI可见领结状结构减少和双后交叉韧带征,在冠状面MRI可见半月板体部截断,并直接看到移位于髁间窝的半月板部分。

(3)斜行撕裂:是一种既有放射状,又有纵形撕裂的撕裂形式,斜行经过半月板。典型者形成一个不稳定的皮瓣。

(4)水平撕裂:水平撕裂沿与胫骨平台平行的方向延伸,在半月板的上面或下面将半月板分离,又称水平劈开撕裂。这是合并半月板囊肿时最常见的一种撕裂方式。由于撕裂处的活瓣效应,撕裂处出现液体潴留,所形成的半月板囊肿,包括半月板内囊肿和半月板关节囊交界处囊肿。如发现半月板关节囊交界处的囊肿,应仔细观察半月板是否有潜在的撕裂。如果不修复潜在的撕裂,单纯切除囊肿后容易复发。

(5)复杂撕裂:同时存在以上两种或两种以上形态的撕裂。征象包括:①移位撕裂:如上述桶柄状撕裂;②翻转移位:如在其他部位发现多余的半月板组织,很可能是移位的半月板碎片;半月板的一部分损伤后,就会形成一个皮瓣,通过一个窄蒂与完整的半月板前角或后角相连,从而导致“翻转移位”,又称双前角或后角征;这种类型的撕裂常累及外侧半月板;③水平撕裂后,一部分半月板可能沿关节边缘突入滑膜囊内,最重要的是在MRI找到移位的碎片,因为关节镜检查很容易漏掉此型撕裂;④游离碎片:当一部分半月板没有显示时,除了寻找前述的移位性撕裂外,还应逐一观察膝关节的任何一个凹陷,包括髌上囊,寻找那些远处移位的游离碎片;⑤边缘撕裂:指撕裂发生在半月板的外1/3,此部位半月板富血供,此类型撕裂经保守或手术治疗后可以治愈;如撕裂发生在内侧白区,需要清除或切除。

(三)鉴别诊断

误判原因多与解剖变异以及由血流、运动和软件问题产生的伪影有关。这些因素包括板股韧带、板板韧带、膝横韧带、肌腱、魔角效应、动脉搏动效应、患者移位、钙磷沉积病、关节腔内含铁血黄素沉着、关节真空等。

三、盘状半月板

盘状半月板(discoid meniscus,DM)是一种发育异常。由于在膝关节运动时,盘状半月板容易损伤,故在本节对其论述。

(一)临床表现

盘状半月板体积增大,似半月形。常双侧同时出现,但在外侧半月板最常见。外侧盘状半月板的发生率约为1.4%~15.5%,内侧盘状半月板的发生率约0.3%。临床上,盘状半月板常无症状,或偶有关节疼痛,这与半月板变性及撕裂有关。

(二)MRI表现

1.盘状半月板的诊断标准

正常半月板的横径为10~11 mm。在矢状面MRI,层厚4~5 mm时,只有两个层面可显示连续的半月板。盘状半月板的横径增加。如果超过两层仍可看到连续的半月板，而没有出现前角、后角的领结样形态，即可诊断盘状半月板。冠状面 MRI 显示半月板延伸至关节内的真正范围，更有诊断意义。

2.盘状半月板的分型

盘状半月板分为六型。Ⅰ型盘状半月板，半月板上下缘平行，呈厚板状；Ⅱ型，呈中心部分较厚的厚板状；Ⅲ型，盘状半月板比正常半月板大；Ⅳ型，半月板不对称，其前角比后角更深入关节；Ⅴ型，半月板界于正常和盘状之间；Ⅵ型，上述任一型合并半月板撕裂。

典型的盘状半月板呈较宽的盘状，延伸至关节深部，因此容易撕裂。半月板撕裂的表现见前文描述。

（三）鉴别诊断

1.膝关节真空现象

不应将真空现象导致的低信号影误认为盘状半月板。最好的鉴别方法是，观察 X 线平片，明确是否有气体密度影。

2.半月板桶柄状撕裂

桶柄状撕裂后，半月板内移。在冠状面 MRI，髁间窝处可见移位的半月板，勿误认为盘状半月板。鉴别要点是，冠状面 MRI 显示半月板断裂，断裂处被水的信号替代。矢状面 MRI 也有助于鉴别诊断。

四、前交叉韧带损伤

前交叉韧带损伤(anterior cruciate ligament injuries)在膝关节的韧带损伤中最常见。

（一）临床表现和损伤机制

ACL 损伤的临床诊断通常根据患者的病史、体检或 MRI 所见。关节镜检查是诊断 ACL 损伤的金标准。体检时，前抽屉试验及侧移试验可出现阳性，但 ACL 部分撕裂者体检很难发现。损伤机制：可由多种损伤引起，常常发生于膝关节强力外翻和外旋时。膝关节过伸后外旋、伸展内旋和胫骨前移也可造成 ACL 损伤。

（二）MRI 表现

1.原发征象

急性完全撕裂表现为韧带连续性中断，T2WI 显示信号增高，韧带呈水平状或扁平状走行，或韧带完全消失伴关节腔积液，或韧带呈波浪状。急性不全撕裂时，韧带增宽，在 T2WI 信号增高。慢性撕裂在 MRI 表现为信号正常或呈中等信号，典型病变常伴有韧带松弛和韧带增厚，也可表现为韧带萎缩和瘢痕形成。

2.继发征象

不完全撕裂的诊断较困难，继发征象可能有助于诊断。

(1)后交叉韧带成角：PCL 夹角小于 105°时提示 ACL 损伤。表现为后交叉韧带走行异常，上部呈锐角，形似问号。

(2)胫骨前移：胫骨前移大于 7 mm 时提示 ACL 损伤。测量一般在股骨外侧髁的正中矢状面上进行。

(3)半月板裸露：又称半月板未覆盖征，即通过胫骨皮质后缘的垂直线与外侧半月板相交。

(4)骨挫伤：尤其是发生于股骨外侧髁和胫骨平台的损伤，可合并 ACL 损伤。

(5)深巢征：即股骨外侧髁髌骨沟的深度增加，超过 1.5 mm。

其他继发征象包括关节积液、Segond 骨折、MCL 撕裂、半月板撕裂等。

（三）鉴别诊断

1.ACL 黏液样变性

MRI 显示 ACL 弥漫性增粗，但无液体样高信号，仍能看到 ACL 完整的线状纤维束样结构，表现为条纹状芹菜杆样外观。本病易与 ACL 的间质性撕裂混淆，鉴别主要靠病史、体检时 Lachman 阴性以及没有 ACL 撕裂的继发征象。

2.ACL 腱鞘囊肿

表现为边界清晰的梭形囊样结构，位于 ACL 内或外。当囊肿较小时，容易误诊为 ACL 部分撕裂。

五、后交叉韧带撕裂

后交叉韧带撕裂(posterior cruciate ligament tears)约占膝关节损伤的 3%～20%。因未能对很多急性损伤做出诊断，实际发生率可能更高。半数以上的 PCL 损伤出现在交通事故中，其他则为运动相关的损伤。单纯性 PCL 损伤少见，多合并其他损伤。合并 ACL 损伤最常见，其次是 MCL、内侧半月板、关节囊后部和 LCL。

(一)临床表现和损伤机制

疼痛是最常见的临床症状，可以是弥漫的，或出现在胫骨或股骨的撕脱骨折部位。可有肿胀和关节积液。患者无法站立提示严重的外伤。有些患者发生单独 PCL 撕裂时，仍可继续活动。体检时，后抽屉试验可呈阳性。

膝关节过屈并受到高速度力的作用，是引起 PCL 撕裂最常见的原因。这种情况常见于摩托车交通事故和足球运动员，导致胫骨相对股骨向后移位。膝关节过伸时，关节囊后部撕裂，可以引起 PCL 撕裂，常伴 ACL 撕裂。外翻或外旋应力也是 PCL 撕裂的常见原因，常伴 MCL 和 ACL 撕裂。膝关节过屈内旋、足过屈或跖屈时，也可引起 PCL 撕裂。有时，ACL 前外侧束受到应力作用撕裂，而后内侧束仍然完整。

PCL 损伤的分类和分级：PCL 损伤分为单纯性损伤和复合伤。单纯性损伤又分为部分撕裂和完全撕裂。根据胫骨后移位的程度，可将 PCL 损伤分为三级：Ⅰ级，胫骨后移 1～5 mm；Ⅱ级，胫骨后移 5～10 mm；Ⅲ级，胫骨后移大于 10 mm。

(二)MRI 表现

1.PCL 韧带内撕裂

韧带内撕裂是间质撕裂，局限于韧带内。由于出血、水肿，在 T2WI 可见信号增高，但异常信号局限于韧带内，导致韧带信号不均匀。这种损伤可累及韧带全长，导致韧带弥漫性增粗，其外形仍存在。

2.部分撕裂

韧带内偏心性信号增高。在高信号至韧带某一边的断裂之间，仍存在一些正常的韧带纤维。在残存的正常韧带纤维周围，可出现环状出血和水肿，称为晕征。

3.完全撕裂

韧带连续性中断，断端回缩迂曲。断端出现水肿和出血，边缘模糊。

4.PCL 撕脱损伤

撕脱骨折常常累及胫骨附着处。多伴随骨折碎片，PCL 从附着处回缩。骨折部位常出现骨髓水肿。韧带结构实际上正常。相关的表现包括：过度伸直时损伤出现胫骨平台和邻近的股骨髁挫伤；过度屈曲时损伤出现胫骨近端的挫伤。

5.慢性撕裂

撕裂的 PCL 在 T2WI 呈中等信号，韧带走行迂曲，外形不规则，屈曲时韧带不能拉近。韧带连续性未见中断，但是被纤维瘢痕所代替。纤维瘢痕与韧带在 MRI 均呈低信号。PCL 虽然在解剖上完整，但功能受损。

(三)鉴别诊断

1.嗜酸样变性(eosinophilicdegeneration，EG)

EG 类似于韧带内撕裂，在 T1WI 可见韧带内局限性信号增加，在 T2WI 信号减低，韧带的外形和轮廓正常。常见于老年人，无明确外伤史。

2.魔角效应

在短 TE 的 MR 图像，PCL 上部信号增加，类似于撕裂。形成机制主要是韧带的解剖结构与主磁场方向的角度呈 55°，可以通过延长 TE 而消除。

3.腱鞘囊肿

附着于 PCL 的腱鞘囊肿需与 PCL 损伤鉴别。囊肿为边界清晰的水样信号，PCL 完整。

(四)半月板桶柄状撕裂

桶柄状撕裂形成的“双后交叉韧带征”需与 PCL 损伤鉴别。PCL 走行正常，可见半月板撕裂的征象。

六、侧副韧带损伤

内、外侧副韧带(MCL、LCL)是韧带、深筋膜和肌腱附着处组成的复杂结构。因此，损伤可以是单纯内、外侧副韧带损伤，也可以合并其他多个结构损伤。另外，损伤可以是挫伤、部分撕裂或完全撕裂。MCL 损伤很少单独出现，往往合并其他软组织损伤，如 ACL 和内侧半月板。完全 MCL 撕裂一般见于严重的膝关节外伤，通常伴有 ACL 撕裂，也可伴有半月板关节囊分离和骨挫伤。

(一)临床表现和损伤机制

MCL 撕裂常为膝关节外侧受到直接暴力后发生，如果是间接损伤机制的话，临床医师应该怀疑伴有交叉韧带损伤。MCL 撕裂可根据体检而分类：1 级，膝关节没有松弛，仅有 MCL 部位的压痛；2 级，外翻应力时有些松弛，但有明确的终点；3 级，松弛明显增加，没有明确的终点。

单纯性 LCL 损伤一般不会听到爆裂声，过伸外翻应力是 LCL 损伤最常见的机制，过伸内旋也是其常见的损伤机制。患者出现膝关节不稳，处于过伸状态，后外侧疼痛。LCL 是关节囊外的结构，因此单纯 LCL 损伤只有轻度肿胀，没有关节积液。与 MCL 比较，外侧副韧带损伤的机会较少。

(二)MRI 表现

(1)MCL 急性撕裂的 MRI 表现：根据损伤程度不同可有如下改变：1 级，韧带厚度正常，连续性未见中断，周围可见不同程度的中等 T1、长 T2 信号，提示水肿，韧带与附着处骨皮质仍紧密结合；2 级，韧带增厚，纤维部分断裂，周围可见中等 T1、长 T2 信号，提示水肿或出血；3 级，韧带完全断裂，相应部位周围可见出血和水肿信号。

(2)慢性 MCL 撕裂时 MRI 显示韧带增厚，在 T1WI 和 T2WI 均呈低信号。有时，MCL 骨化，在其近端可见骨髓信号。

(3)LCL 撕裂与 MCL 不同，其 MRI 表现很少根据撕裂的程度描述。LCL 为关节囊外结构，不会出现关节积液，不会如 MCL 撕裂一样在其周围出现长 T2 信号。与 MCL 撕裂相比，急性 LCL 撕裂一般表现为韧带连续性中断或腓骨头撕脱骨折，韧带松弛、迂曲，而无明显的韧带增厚。如前文所述，LCL 撕裂很少单独出现，多伴有交叉韧带损伤。

(4)内、外侧副韧带损伤的继发征象包括关节间隙增宽、积液、半月板损伤、交叉韧带撕裂和骨挫伤。

(三)鉴别诊断

1.2 级和 3 级 MCL 撕裂

鉴别非常困难。临床上根据外翻松弛有无终点鉴别 2 级和 3 级撕裂非常有帮助，伴有 ACL 撕裂也提示 MCL 完全撕裂。

2.鹅足滑膜炎/撕脱骨折

横断面 MR 图像可以清晰显示鹅足和 MCL 解剖。

七、肩袖损伤

肩关节疼痛是患者常见的主诉，其原因众多。40 岁以上的患者中，主要原因为肩关节撞击综合征和肩袖撕裂。MRI 作为一种无创伤性检查方法，在诊断肩袖病变方面的重要性日益增加，有助于指导手术。

(一)临床表现与损伤机制

肩袖疼痛的两个主要原因是机械性原因和生物原因。前者如肩峰下肌腱的撞击作用，后者如滑膜炎。尽管肩袖有神经支配，肩峰下滑囊的末梢神经是肩袖的 20 倍。肩峰下撞击综合征的患者，肩峰下滑囊积液是引起患者疼痛的主要原因。肩关节撞击综合征是一个临床诊断，体格检查很难判断与之相关的肩袖损伤的情况。因此,MRI 检查非常重要。

绝大多数肩袖撕裂表现为慢性病程,少数伴有急性外伤。典型的临床表现为慢性肩关节疼痛,疼痛在肩关节前上外侧,上臂前屈或外展时疼痛加重。因夜间疼痛而影响睡眠是困扰肩袖病变患者的常见问题。体格检查可发现肌力减弱和摩擦音。Neer 和 Hawkins/Jobe 试验可以确定肩袖撞击综合征,肩峰下滑囊注射利多卡因试验可用于诊断肩袖撞击综合征。

肩袖损伤有三个主要机制:肩袖的外压作用、肌腱内部退变、肌肉失平衡。Neer 首次提出肩袖损伤的理论,即尖峰前部、喙肩韧带和肩锁关节外压所致,三者组成喙肩弓。通常将肩袖病变分为三期:Ⅰ期,肩袖特别是冈上肌腱水肿和出血,或表现为肌腱炎或炎性病变,好发于小于 25 岁的青年人;Ⅱ期,炎症进展,形成更多纤维组织,好发于 25～45 岁;Ⅲ期,肩袖撕裂,多发于 45 岁以上。Ⅰ期异常改变是可逆的,故在此阶段发现病变有重要临床意义。肩袖撕裂常发生于冈上肌腱距大结节 1 cm 处,这个危险区域无血管分布,是肌腱撕裂的最常见部位。

(二)MRI 表现

肩袖损伤程度不同,MRI 表现不同,分述如下:0 级,MRI 表现正常,呈均匀一致的低信号;1 级,肩袖形态正常,其内可见弥漫性或线状高信号;2 级,肩袖变薄或不规则,局部信号增高,部分撕裂时在肌腱中可见水样信号,但仅累及部分肌腱;3 级,异常信号增高累及肌腱全层,肌腱全层撕裂时液体进入肌腱裂隙中,伴有不同程度的肌腱回缩。

肌腱全层撕裂的慢性患者可合并肌肉脂性萎缩。可将部分撕裂分为关节面侧、滑囊面侧和肌腱内部分撕裂。肌腱内部分撕裂可以造成肩关节疼痛,但关节镜检查阴性。关节面侧部分撕裂比滑囊面侧部分撕裂更常见。MRI 诊断部分撕裂比全层撕裂的准确性低。部分撕裂在 MRI 可仅表现为中等信号。

(三)鉴别诊断

1.钙化性肌腱炎

肌腱增厚,常伴有局部信号减低,X 线平片检查有助于鉴别诊断。

2.肌腱退变

常见于老年人,在 T2WI 信号增高,边界不清。所有的肩袖结构均出现与年龄相关的退变。随年龄增大,肩袖内可能出现小的裂隙,MRI 显示水样信号。这些裂隙如果延伸到肩袖的表面,可能被误诊为撕裂。

3.肌腱病

是组织学检查可以发现的更小的肩袖退变。肌腱病这一术语有时也被用于年龄相关的肩袖退变,但建议将这一术语用于诊断更为年轻的有症状患者。

八、踝关节损伤

踝关节韧带损伤是临床工作中的常见问题之一。其中,外侧副韧带损伤最常见,它包含距腓前韧带、跟腓韧带及距腓后韧带三个组成部分。

(一)临床表现与病理特征

踝关节扭伤多为内翻内旋性损伤,通常导致距腓前韧带和(或)跟腓韧带断裂。其中,单纯距腓前韧带断裂最多,距腓前韧带和跟腓韧带同时断裂次之,距腓后韧带受损则很少。踝部共有 13 条肌腱通过,除跟腱外,其他所有肌腱均有腱鞘包绕。

(二)MRI 表现

足和踝关节的韧带撕裂与其他部位的韧带损伤表现类似。根据损伤程度,MRI 表现可分为:1 级,撕裂表现为韧带轻度增粗,其内可见小片状高信号,并常出现皮下水肿;2 级,韧带部分撕裂,韧带增粗更为明显,信号强度的变化更为显著;3 级,撕裂为韧带完全断裂,断端分离,断端间出现高信号。这些改变在常规 MRI T2WI 均可显示。

MRI 诊断距腓前韧带损伤比较容易,而显示跟腓韧带损伤则相对困难。原因可能是,在现有扫描方式下，距腓前韧带通常可以完整地显示在单层横断面图像上，从而容易判断其有无连续性中断。跟腓韧带则不同，不管是横断面还是冠状面图像，通常都不能在单层图像完整显示，仅可断续显示在连续的数个层面。这样，MRI 就不易判断跟腓韧带的连续性是否完好，诊断能力下降。为此，MRI 检查时应尽可能在单一层面显示所要观察的组织结构，合理摆放患者体位和选择成像平面，或选用 3D 成像技术显示踝部韧带的复杂解剖。例如，足跖屈 40°～50°的横断面，或俯卧位横断面可使跟腓韧带更容易在单层图像完整显示；MRI 薄层三维体积成像，尤其是各向同性高分辨率三维扫描，可以获得沿跟腓韧带走行的高质量图像，提高跟腓韧带损伤的诊断可靠性。

（三）鉴别诊断

1.部分容积效应

在判断复杂韧带解剖、韧带呈扇形附着或多头韧带所致的信号变化时，部分容积效应可造成假象。采用多层面、多方位或薄层 3D 成像有助于解决这一问题。

2.魔角效应

小腿部肌腱经内、外踝转至足底时，经常出现“魔角现象”。即在短 TE 图像肌腱信号增高，但在长 TE 图像肌腱信号正常。

（许思祥）

第三节　骨关节感染性疾病 MR 诊断

一、骨髓炎

骨髓炎是指细菌性骨感染引起的非特异性炎症，它涉及骨膜、骨密质、骨松质及骨髓组织，“骨髓炎”只是一个沿用的名称。本病较多见于 2～10 岁儿童，多侵犯长骨，病菌多为金黄色葡萄球菌。近年来抗生素广泛应用，骨髓炎的发病率显著降低，急性骨髓炎也可完全治愈，转为慢性者少见。

（一）临床表现与病理特征

急性期常突然发病，高热、寒战，儿童可有烦躁不安、呕吐与惊厥。重者出现昏迷和感染性休克。早期患肢剧痛，肢体半屈畸形。局部皮温升高，有压痛，肿胀并不明显。数天后出现水肿，压痛更为明显。脓肿穿破骨膜后成为软组织深部脓肿，此时疼痛可减轻，但局部红肿压痛更为明显，触之有波动感。白细胞数增高。成人急性炎症表现可不明显，症状较轻，体温升高不明显，白细胞可仅轻度升高。慢性骨髓炎时，如骨内病灶相对稳定，则全身症状轻微。身体抵抗力低下时可再次急性发作。病变可迁延数年，甚至数十年。

大量的菌栓停留在长骨的干骺端，阻塞小血管，迅速发生骨坏死，并有充血、渗出与白细胞浸润。白细胞释放蛋白溶解酶破坏细菌、坏死骨组织与邻近骨髓组织。渗出物与破坏的碎屑形成小型脓肿并逐渐扩大，使容量不能扩大的骨髓腔内压力增高。其他血管亦受压迫而形成更多的坏死骨组织。脓肿不断扩大，并与邻近的脓肿融合成更大的脓肿。

腔内高压的脓液可以沿哈佛管蔓延至骨膜下间隙，将骨膜掀起，形成骨膜下脓肿。骨皮质外层 1/3 的血供来自骨膜，骨膜的掀起剥夺了外层骨皮质的血供而形成死骨。骨膜掀起后脓液沿筋膜间隙流注，形成深部脓肿。脓液穿破皮肤，排出体外形成窦道。脓肿也可穿破干骺端的骨皮质，形成骨膜下骨脓肿，再经过骨小管进入骨髓腔。脓液还可沿着骨髓腔蔓延，破坏骨髓组织、松质骨、内层 2/3 密质骨的血液供应。病变严重时，骨密质的内外面都浸泡在脓液中而失去血液供应，形成大片的死骨。因骨骺板具有屏障作用，脓液进入邻近关节少见。成人骺板已经融合，脓肿可以直接进入关节腔，形成化脓性关节炎。小儿股骨头骨骺位于关节囊内，该处骨髓炎可以直接穿破干骺端骨密质，进入关节。

失去血供的骨组织，将因缺血而坏死。而后，在其周围形成肉芽组织，死骨的边缘逐渐被吸收，使死骨与主骨完全脱离。在死骨形成过程中，病灶周围的骨膜因炎性充血和脓液的刺激，产生新骨，包围在骨干外层，形成骨性包壳。包壳上有数个小孔与皮肤的窦道相通。包壳内有死骨、脓液和炎性肉芽组织，往往引流不畅，成为骨性死腔。死骨内可存留细菌，抗生素不能进入其内，妨碍病变痊愈。小片死骨可以被肉芽组织吸收，或为吞噬细胞清除，或经皮肤窦道排出。大块死骨难以吸收和排出，可长期存留体内，使窦道经久不愈合，病变进入慢性阶段。

（二）MRI 表现

MRI 显示骨髓炎和软组织感染的作用优于 X 线和 CT 检查，易于区分髓腔内的炎性浸润与正常黄骨髓，可以确定骨破坏前的早期感染。

1.急性骨髓炎

骨髓腔内多发类圆形或迂曲不规则的更长 T1、长 T2 信号，边缘尚清晰，代表病变内脓肿形成；脓肿周围骨髓腔内可见边界不清的大片状长 T1、长 T2 信号，压脂 T2WI 呈高信号，代表脓肿周围骨髓腔的水肿；病变区可出现死骨，在所有 MRI 序列均表现为低信号，其周围可见环状长 T1、长 T2 信号包绕，代表死骨周围的反应性肉芽组织，死骨的显示 CT 优于 MRI；骨膜反应呈与骨皮质平行的细线状高信号，外缘为骨膜化骨的低信号线；周围软组织内可见广泛的长 T1、长 T2 信号，为软组织的水肿（图 20-23）；有时骨膜下及软组织出现不规则长 T1、长 T2 信号，边界清晰，代表骨膜下或软组织脓肿形成；在增强检查时，炎性肉芽肿及脓肿壁可有强化，液化坏死区不强化，因此出现环状强化，壁厚薄均匀。

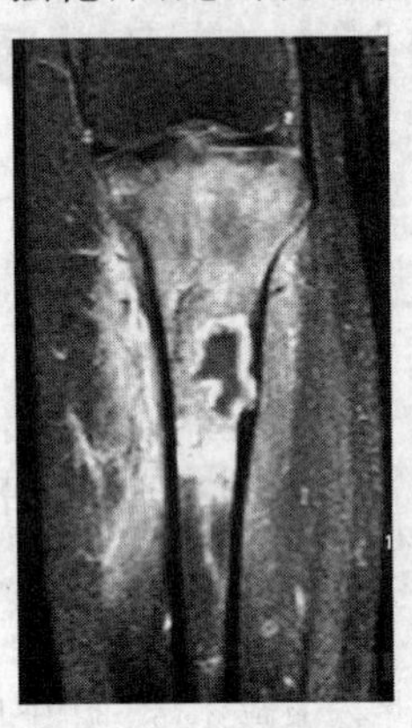

图 20-23 胫骨骨髓炎

脂肪抑制冠状面 T2WI，胫骨中上段局限性骨质破坏，周围可见环状高信号，髓内大片水肿，周围肌肉组织明显肿胀

2.慢性化脓性骨髓炎

典型的影像学特点为骨质增生、骨质破坏及死骨形成，MRI 显示这些病变不如 CT。只有在 X 线和 CT 检查无法与恶性肿瘤鉴别诊断时，MRI 可以提供一定的信息。例如，当 MRI 检查没有发现软组织肿块，而显示病变周围不规则片状长 T1、长 T2 水肿信号，病变内部可见多发类圆形长 T1、长 T2 信号，边缘强化，提示脓肿可能，对慢性骨髓炎的诊断有一定的帮助。

（三）鉴别诊断

1.骨肉瘤

骨肉瘤的骨质破坏与骨硬化可孤立或混杂出现，而骨髓炎的增生硬化在破坏区的周围。骨肉瘤在破坏区和软组织肿块内有瘤骨出现，周围骨膜反应不成熟，软组织肿块边界较清，局限于骨质破坏周围，而骨髓炎软组织肿胀范围比较广。

2.尤因肉瘤

尤因肉瘤亦可见局限的软组织肿块，无明确的急性病史，无死骨及骨质增生。MRI 有助于区分软组织肿胀与软组织肿块。

二、化脓性关节炎

化脓性关节炎是化脓性细菌侵犯关节面引起的急性炎症。大多由金黄色葡萄球菌引起，其次为白色葡萄球菌、肺炎球菌和肠道杆菌。多见于儿童，好发于髋、膝关节。常见的感染途径有血行感染、邻近化脓性病灶直接蔓延、开放性关节损伤感染。

（一）临床表现与病理特征

急性期多突然发病，高热、寒战，儿童可有烦躁不安、呕吐与惊厥。病变关节迅速出现疼痛与功能障碍。局部红、肿、热、疼明显。关节常处于屈曲位。

早期为滑膜充血水肿，有白细胞浸润和浆液性渗出物；关节软骨没有破坏，如治疗及时，可不遗留任何功能障碍。病变继续发展，关节液内可见多量的纤维蛋白渗出，其附着于关节软骨上，阻碍软骨的代谢。白细胞释出大量的酶，可以协同对软骨基质进行破坏，使软骨发生断裂、崩溃与塌陷。病变进一步发展，侵犯关节软骨下骨质，关节周围亦有蜂窝织炎。病变修复后关节重度粘连，甚至发生骨性或纤维性强直，遗留严重关节功能障碍。

（二）MRI 表现

在出现病变后 1～2 周，X 线没有显示骨质改变之前，MRI 就可显示骨髓的水肿，关节间隙均匀一致性变窄。关节腔内长 T1、长 T2 信号，代表关节积液。在 T1WI，积液信号比其他原因造成的关节积液的信号稍高，原因是关节积脓内含大分子蛋白物质。关节周围骨髓腔内及软组织内可见范围很广的长 T1、长 T2 信号，代表骨髓及软组织水肿。关节囊滑膜增厚，MRI 增强扫描时明显强化。

（三）鉴别诊断

1.关节结核

关节结核进展慢，病程长，破坏从关节边缘开始。如果不合并感染，一般无增生硬化。关节间隙一般为非均匀性狭窄，晚期可出现纤维强直，很少出现骨性强直。

2.类风湿关节炎

多发生于手足小关节，多关节对称受累，关节周围软组织梭形肿胀。关节面下及关节边缘处出现穿凿样骨质破坏，边缘硬化不明显。

三、骨与关节结核

骨与关节结核是一种慢性炎性疾病，绝大多数继发于体内其他部位的结核，尤其是肺结核。结核分枝杆菌多经血行到骨或关节，停留在血管丰富的骨松质和负重大、活动多的关节滑膜内。脊柱结核发病率最高，占一半以上，其次是四肢关节结核，其他部位结核很少见。本病好发于儿童和青少年。

（一）临床表现与病理特征

病变进程缓慢，临床症状较轻。全身症状有低热、盗汗、乏力、消瘦、食欲缺乏，血沉增加。早期的局部症状有疼痛、肿胀、功能障碍，无明显的发红、发热。后期可有冷脓肿形成，穿破后形成窦道，并继发化脓性感染。长期发病可导致发育障碍、骨与关节的畸形和严重的功能障碍。

骨与关节结核的最初病理变化是单纯性滑膜结核或骨结核，以后者多见。在发病最初阶段，关节软骨面完好。如果在早期阶段，结核病变被有效控制，则关节功能不受影响。如病变进一步发展，结核病灶便会破向关节腔，不同程度地损坏关节软骨，称为全关节结核。全关节结核必将后遗各种关节功能障碍。如全关节结核不能被控制，便会出现继发感染，甚至破溃产生瘘管或窦道，此时关节完全毁损。

（二）MRI 表现

1.长骨干骺端及骨干结核

MRI 主要显示结核性脓肿征象。脓肿周边可见薄层环状低信号，代表薄层硬化边或包膜；内层为等 T1、稍长 T2 的环状信号，增强扫描时有强化，代表脓肿肉芽组织壁；中心区信号根据病变的病理性质不同而不同，大部分呈长 T1、长 T2 信号，由于内部为干酪样坏死组织，其在 T1WI 信号强度高于液体信号，在

T2WI 信号往往不均匀，甚至出现低信号；周围骨髓腔内及软组织内可见长 T1、长 T2 信号，代表水肿；有时邻近关节的病变可导致关节积液。

2.脊柱结核

MRI 目前已被公认是诊断脊椎结核最有效的检查方法。病变椎体在 T1WI 呈低信号，在 T2WI 呈高信号。MRI 显示椎旁脓肿比较清楚，在 T1WI 呈低信号，T2WI 呈高信号。脓肿壁呈等 T1、等 T2 信号，增强扫描时内部脓液不强化，壁可强化(图 20-24)。

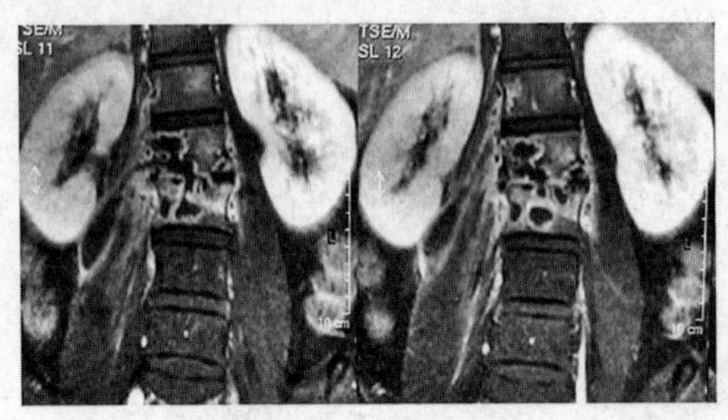

图 20-24　腰椎结核

脂肪抑制冠状面 T1WI 增强扫描，椎体内多个低信号病灶，椎间隙破坏、狭窄，右侧腰大肌内可见较大结核性脓肿

(三)鉴别诊断

1.骨囊肿

好发于骨干干骺之中心，多为卵圆形透亮影，与骨干长轴一致，边缘清晰锐利，内无死骨。易并发病理骨折。无骨折时常无骨膜反应。CT 和 MRI 表现为典型的含液病变。

2.骨脓肿

硬化比较多，骨膜反应明显，发生于干骺端时极少累及骨骺，可形成窦道。

3.软骨母细胞瘤

骨骺为发病部位，可累及干骺端，但病变的主体在骨骺。可有软骨钙化，易与骨结核混淆，也可根据钙化的形态鉴别。病变呈等 T1、混杂长 T2 信号，增强扫描时病变呈实性强化。

4.脊柱感染

起病急，临床症状比较重，多为单个椎体受累，破坏进展快，骨修复明显。

5.脊柱转移瘤

转移瘤好发于椎弓根及椎体后部，椎间隙一般不变窄。可有软组织肿块，一般仅限于破坏椎体的水平，易向后突出压迫脊髓。MRI 增强扫描有助于鉴别软组织肿块与椎旁脓肿。

(许思祥)

第四节　退行性骨关节病 MR 诊断

退行性骨关节病又称骨性关节炎，是关节软骨退变引起的慢性骨关节病，分原发和继发两种。前者是原因不明的关节软骨退变，多见于 40 岁以上的成年人，好发于承重关节，如脊柱、膝关节和髋关节等，常为多关节受累。后者多继发于外伤或感染，常累及单一部位，可发生于任何年龄，任何关节。

一、临床表现与病理特征

常见的症状是局部运动受限，疼痛，关节变形。病理改变早期表现为关节软骨退变，软骨表面不规则，变薄，出现裂隙，最后软骨完全消失，骨性关节面裸露。软骨下骨常发生相应变化，骨性关节面模糊、硬化、囊变,边缘骨赘形成。

二、MRI 表现

退行性骨关节病的首选检查方法为 X 线平片。MRI 可以早期发现关节软骨退变。在此重点讲述关节软骨退变的 MRI 表现。

在 T2WI,关节软骨内出现灶状高信号是软骨变性的最早征象。软骨信号改变主要由于胶原纤维变性,含水量增多所致。软骨形态和厚度改变也见于退变的早期,主要是软骨体积减小。退变进一步发展,MRI 表现更为典型,软骨不同程度变薄,表面毛糙,灶性缺损,碎裂,甚至软骨下骨质裸露。相应部位的软骨下骨在 T2WI 显示信号增高或减低,信号增高提示水肿或囊变,信号减低提示反应性纤维化或硬化。相关的其他 MRI 表现包括中心或边缘骨赘形成,关节积液及滑膜炎。

按照 Shahriaree 提出的关节软骨病变病理分级标准,可把软骨病变的 MRI 表现分级描述如下:0 级,正常;Ⅰ级,关节软骨内可见局灶性高信号,软骨表面光滑;Ⅱ级,软骨内高信号引起软骨表面不光滑,或软骨变薄、溃疡形成;Ⅲ级,软骨缺损,软骨下骨质裸露。

三、鉴别诊断

(一)软骨损伤

有明确的外伤史,可见局部软骨变薄或完全缺失。一般缺失的边界清晰锐利,有时发生软骨下骨折。在关节腔内可以找到损伤移位的软骨碎片或骨软骨碎片。

(二)感染性关节炎

在退行性变晚期,可出现骨髓水肿、关节积液及滑膜增厚等征象,需要与感染性关节炎鉴别。鉴别要点是明确有无感染的临床症状及化验结果;影像学上,感染性滑膜炎时滑膜增厚更明显,关节周围水肿及关节积液更明显,而退行性变时滑膜增厚、水肿及关节积液均相对较轻,但关节相对缘增生明显。

(许思祥)

第五节　骨坏死 MR 诊断

骨坏死(osteonecrosis)是指骨的活性成分(骨细胞、骨髓造血细胞及脂肪细胞)的病理死亡。在 19 世纪,骨坏死曾被误认为由感染引起。后来认识到骨坏死并非由细菌感染引起,故称无菌坏死(aseptic necrosis);此后,人们认识到骨坏死与骨组织缺血有关,故改称无血管坏死(avascular necrosis),习惯称缺血坏死(ischemic osteonecrosis)。根据其发生部位,通常把发生于骨端的坏死称为骨坏死,而发生于干骺端或骨干的坏死称为骨梗死。

一、临床表现与病理特征

病变发展比较缓慢,临床症状出现较晚。主要是关节疼痛肿胀、活动障碍、肌肉痉挛。最常见的发病部位是股骨头,好发于 30～60 岁的男性,可两侧同时或先后发病。患肢呈屈曲内收畸形,"4"字试验阳性。骨坏死最好发于股骨头,其次是股骨内外髁、胫骨平台、肱骨头、距骨、跟骨、舟骨。

骨自失去血供到坏死的时间不等,数天内可无变化,2～4 周内骨细胞不会完全死亡。骨坏死的病理改变为骨陷窝空虚,骨细胞消失。骨细胞坏死后,新生和增生的血管结缔组织或纤维细胞、巨噬细胞向坏死组织伸展,逐渐将其清除。结缔组织中新生的成骨细胞附着在骨小梁表面。软骨发生皱缩和裂缝,偶尔出现斑块状坏死。滑膜增厚,关节腔积液。病变晚期,坏死区骨结构重建,发生关节退变。

二、MRI 表现

（一）股骨头坏死

早期股骨头前上方出现异常信号，在 T1WI 多为一条带状低信号（图 20-25），T2WI 多呈内、外伴行的高信号带和低信号带，称之为双线征。偶尔出现三条高、低信号并行的带状异常信号，高信号居中，两边伴行低信号带，称之为三线征。条带状信号影包绕的股骨头前上部可见 5 种信号变化：正常骨髓信号，出现率最高，多见于早期病变；短 T1、长 T2 信号，罕见，出现于修复早期；长 T1、长 T2 信号，见于修复中期；长 T1、短 T2 信号，见于修复早期或晚期；混杂信号，以上信号混合出现，多见于病变中晚期。

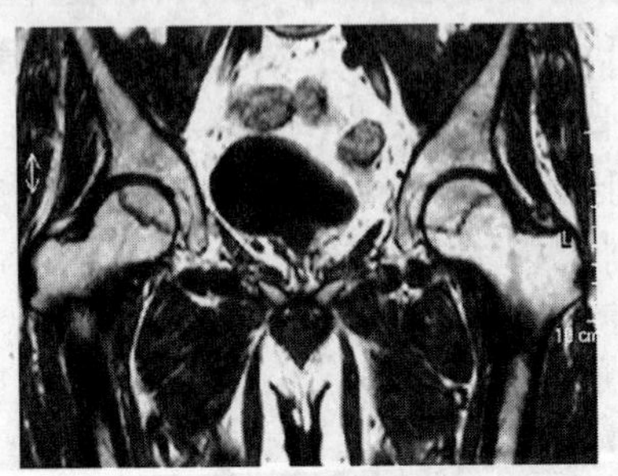

图 20-25　股骨头坏死

双髋关节 MRI，冠状面 T1WI 显示双侧股骨头内线状低信号

（二）膝关节坏死

除病变部位和形状大小外，膝关节坏死 MRI 表现的信号特点与股骨头坏死相似。病变通常表现为膝关节面下大小不一的坏死区，线条样异常信号是反应带，常为三角形或楔形，在 T1WI 呈低信号，而在反应带和关节面之间的坏死区仍表现为脂肪信号，即在 T1WI 为高信号，在 T2WI 呈现“双边征”，内侧为线状高信号，代表新生肉芽组织，外侧为低信号带，代表反应性新生骨。

（三）肱骨头坏死

MRI 表现与股骨头坏死类似。

（四）跟骨坏死

信号改变与其他部位的缺血坏死无区别。常发生于跟骨后部，对称性发病比较常见。

（五）距骨坏死

分期和影像学表现与股骨头坏死相似。好发于距骨外上方之关节面下。

三、鉴别诊断

（一）一过性骨质疏松

MRI 虽可出现长 T1、长 T2 信号，但随诊观察时可恢复正常，不出现典型的双线征。

（二）滑膜疝

多发生于股骨颈前部，内为液体信号。

（三）骨岛

多为孤立的圆形硬化区，CT 密度较高，边缘较光滑。

（许思祥）

第六节　骨肿瘤 MR 诊断

骨肿瘤的首选检查方法为 X 线平片。通过 X 线表现，结合典型的年龄和发病部位，大部分骨肿瘤可以正确诊断。有些病变在 X 线平片呈良性改变，且长期随访无进展，虽不能做出明确诊断，也仅仅需要 X 线平片随访观察。MRI 检查一般只用于侵袭性病变，且不能明确良恶性的患者，或用于已确诊的恶性病变，但需要明确病变的范围及其与周围血管神经的关系。骨肿瘤种类繁多，在此选择临床常见，且有 MRI 特征的几种骨肿瘤，描述如下。

一、软骨母细胞瘤

软骨母细胞瘤是一种软骨来源的良性肿瘤，发病率约为 1%～3%，占良性肿瘤的 9%。软骨母细胞瘤好发于青少年或青壮年，发生于 5～25 岁者占 90%，其中约 70%发生于 20 岁左右。

（一）临床表现与病理特征

与大多数肿瘤一样，本病临床表现无特征。患者可无明显诱因出现疼痛、肿胀、活动受限或外伤后疼痛。

显微镜下病理观察，软骨母细胞瘤形态变化较大。瘤体由单核细胞及多核巨细胞混合组成，典型的单核瘤细胞界限清晰，胞质粉红色或透亮，核圆形、卵圆形，有纵向核沟。肿瘤内有嗜酸性软骨样基质，内有软骨母细胞，还可见不等量钙化，形成特征性的“窗格样钙化”。

（二）MRI 表现

软骨母细胞瘤多发生于长骨的骨骺内，可通过生长板累及干骺端，表现为分叶状的轻、中度膨胀性改变，边界清楚，有或无较轻的硬化边。在 MRI，肿瘤呈分叶状或无定形结构，内部信号多不均匀。这可能与软骨母细胞瘤含有较多的细胞软骨类基质和钙化以及病灶内的液体和（或）出血有关。病变在 T1WI 多为中等和较低信号，在 T2WI 呈低、中、高信号不均匀混杂，高信号主要由软骨母细胞瘤中含透明软骨基质造成（图 20-26）。周围骨髓及软组织内可见水肿是软骨母细胞瘤的一个特点。

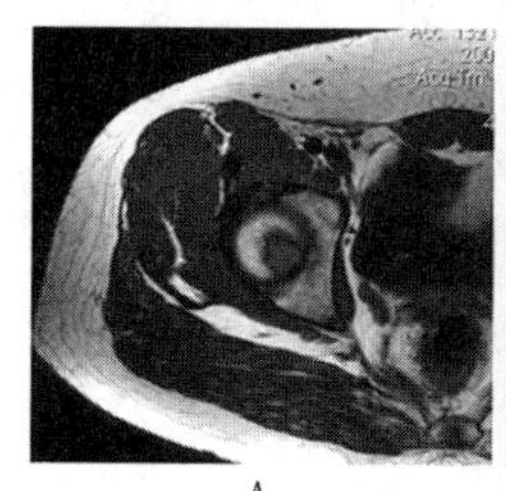

A

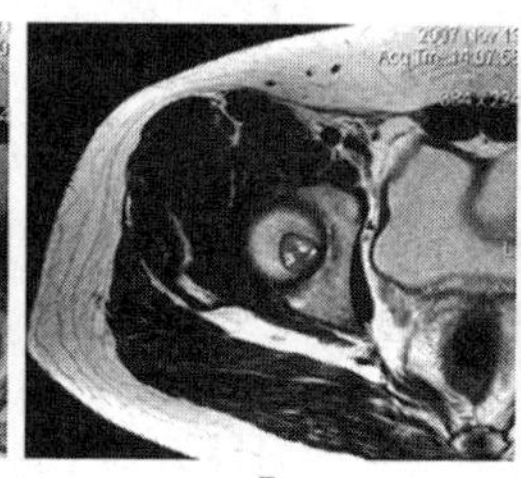

B

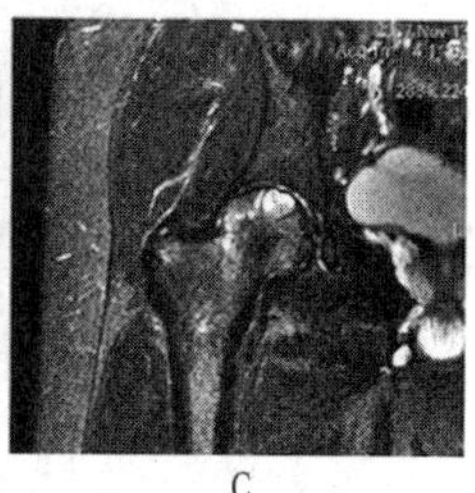

C

图 20-26　右股骨头软骨母细胞瘤

A.右髋关节轴面 T1WI，右侧股骨头可见中等信号病灶，边界清晰，内部信号均匀；B.右髋关节轴面 T2WI，病灶内中、高信号混杂，高信号为透明软骨基质；C.右髋关节冠状面压脂 T2WI 可见周围髓腔少量水肿

（三）鉴别诊断

1.骨骺干骺端感染

结核好发于干骺端，由干骺端跨骺板累及骨骺，但病变的主体部分在干骺端，周围的硬化边在 T1WI 和 T2WI 呈低信号。骨脓肿好发于干骺端，一般不累及骨骺，在 T1WI 囊肿壁呈中等信号，囊液呈低信号，可有窦道，MRI 表现也可类似骨结核。

2.骨巨细胞瘤

好发于 20～40 岁患者的骨端，根据年龄和部位两者不难鉴别。但是对发生于骨骺已闭合者的软骨母细胞瘤来说，有时易与骨巨细胞瘤混淆。鉴别要点是观察病变内是否有钙化。

3.动脉瘤样骨囊肿

软骨母细胞瘤继发动脉瘤样骨囊肿时，需与原发动脉瘤样骨囊肿鉴别。前者往往有钙化。

4.恶性骨肿瘤

发生于不规则骨的软骨母细胞瘤，生长活跃，有软组织肿块及骨膜反应时，需与恶性肿瘤鉴别。

二、动脉瘤样骨囊肿

动脉瘤样骨囊肿(ABC)约占所有骨肿瘤的 14%，好发于 30 岁以下的青年人，于长骨干骺端和脊柱多见，男女发病为 1.5 ∶ 1。本病分为原发和继发两类。

(一)临床表现与病理特征

本病临床症状轻微，主要为局部肿胀疼痛，呈隐袭性发病。侵犯脊柱者，可引起局部疼痛，压迫神经时出现神经压迫症状。

组织学方面，ABC 似充满血液的海绵，由多个相互融合的海绵状囊腔组成，内部的囊性间隔由成纤维细胞、肌纤维母细胞、破骨细胞样巨细胞、类骨质和编织骨构成。

(二)MRI 表现

长骨干骺端多见，沿骨干长轴生长，病变膨胀明显，一般为偏心生长，边缘清晰，内部几乎为大小不等的囊腔样结构。尽管病变内各个囊腔的影像表现存在很大差异，但其内间隔和液－液平面仍能清晰显示(图 20-27)。ABC 内间隔和壁较薄，呈边缘清晰的低信号，这与其为纤维组织有关。囊腔内可见大小不等的液－液平面，在 T1WI，液平上方的信号低于下方的信号；在 T2WI，液平上方的信号高于下方的信号。

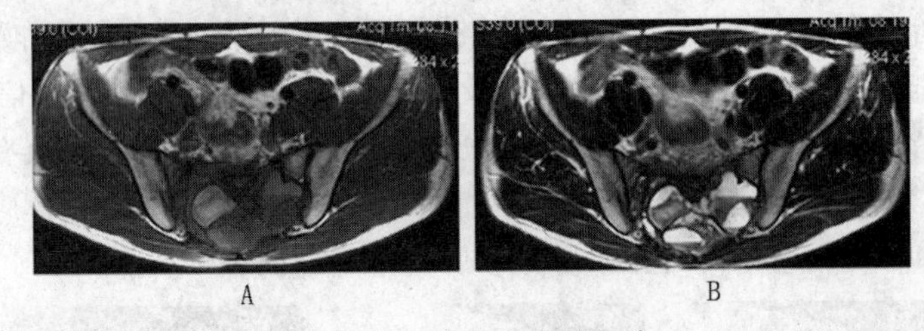

A B

图 20-27 动脉瘤样骨囊肿

A.骶骨 MRI 轴面 T1WI，骶骨可见多个囊腔，及数个大小不等的液－液平面，液平上方信号低于下方；B.横断面 T2WI，液平面上方的信号高于下方信号

(三)鉴别诊断

1.骨囊肿

发病年龄和发病部位与 ABC 相似。但骨囊肿的膨胀没有 ABC 明显；内部常为均一的长 T1、长 T2 信号；除非合并病理骨折，否则内部不会有出血信号。ABC 内部为多发囊腔，常见多发液－液平面。

2.毛细血管扩张型骨肉瘤

肿瘤内部也可见大量的液－液平面，而且液－液平面占肿瘤体积的 90%以上，因此需与 ABC 鉴别。鉴别要点是，X 线平片显示前者破坏更严重，进展快，MRI 清晰显示软组织肿块，如 X 线平片或 CT 显示瘤骨形成，提示毛细血管扩张型骨肉瘤可能性更大。

(许思祥)

第七节　软组织肿瘤 MR 诊断

软组织定义为除淋巴造血组织、神经胶质、实质器官支持组织外的非上皮性骨外组织，它包括纤维、脂肪、肌肉、脉管、滑膜和间皮等组织。它们均由中胚层衍生而来，故凡是源于上述组织的肿瘤均属于软组织肿瘤。软组织肿瘤的真正发病率不详，但良性软组织肿瘤至少是恶性软组织肿瘤的 10 倍。致病因素有基因、放疗、环境、感染、创伤等。

软组织肿瘤种类繁多，有些肿瘤虽不能确诊病变的病理学类型，但在鉴别良恶性方面有一定作用。主要的鉴别点包括肿瘤是否突破原有间隙的筋膜、肿瘤边界、肿瘤生长速度、肿瘤大小、肿瘤所在部位、肿瘤内部密度或信号的均匀程度（如有无液化坏死、出血、钙化、流空血管）等方面。部分软组织肿瘤有特征性 MRI 表现，诊断不难。在此主要列举一些 MRI 表现具有特征的软组织肿瘤。

一、脂肪瘤

脂肪瘤是源于原始间叶组织的肿瘤，是最常见的良性软组织肿瘤。

（一）临床表现与病理特征

脂肪瘤好发于 30～50 岁，女性多于男性，皮下表浅部位多见。临床常触及质软包块，一般无临床不适。病理方面，良性脂肪瘤几乎为成熟的脂肪组织，其内可有纤维性间隔，使肿瘤呈小叶状改变。瘤体内偶有灶状脂肪坏死、梗死、钙化。

（二）MRI 表现

瘤体边缘清晰，内部一般呈均匀的短 T1、长 T2 信号，在压脂图像呈低信号，与皮下脂肪信号改变相似。瘤内偶有薄的纤维间隔，呈线状低信号，其特点为间隔较薄，且厚薄均匀，没有壁结节（图 20-28）。增强扫描时病变无强化，间隔结构偶有轻度强化。

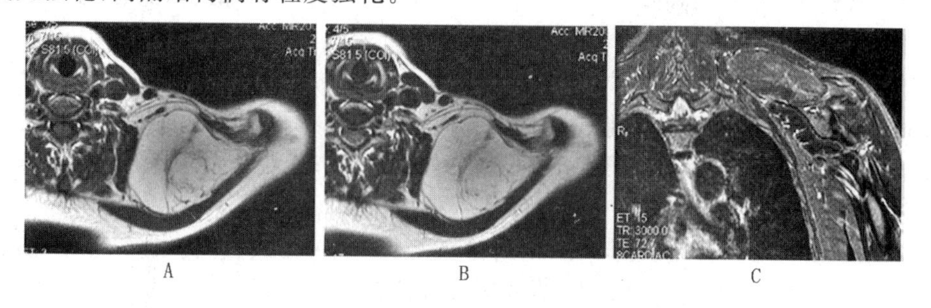

A　　B　　C

图 20-28　肩部脂肪瘤

A.左肩部横断面 T1WI，可见边界清晰的高信号病灶，内部有薄的分隔；B.左肩部横断面 T2WI，病变呈均匀高信号；C.左肩部冠状面压脂 T2WI，病灶呈低信号，与周围脂肪信号改变类似

（三）鉴别诊断

脂肪瘤内存在纤维间隔时，需与高分化脂肪肉瘤鉴别。前者间隔较薄，厚薄均匀，无壁结节，增强扫描时无或仅有轻度强化；后者间隔较厚，厚薄不均，有壁结节，明显强化。

二、脂肪肉瘤

脂肪肉瘤是起源于脂肪组织的恶性肿瘤，是成人第二位常见的软组织恶性肿瘤。

（一）临床表现与病理特征

脂肪肉瘤多见于 50～60 岁的中老年人，男女比例约为 4∶1，好发于大腿及腹膜后部位。临床上常触及肿块，边界不清，有压痛，活动度差，可有疼痛和功能障碍。显微镜下观察，脂肪肉瘤的共同形态学特征是存在脂肪母细胞，因胞质内含有一个或多个脂肪空泡，故瘤细胞呈印戒状或海绵状。大体病理观察，脂肪肉瘤边界清晰，但无包膜。

（二）MRI 表现

组织分化好的脂肪肉瘤以脂肪成分为主，在 T1WI 及 T2WI 均呈高信号，在压脂图像呈低信号。瘤体内部分隔较多、较厚，且厚薄不均，可有实性结节，增强扫描时可有强化。组织分化不良的脂肪肉瘤，其内含有不同程度的脂肪成分，对诊断脂肪肉瘤具有意义。如果病变不含脂肪成分，诊断脂肪肉瘤将很困难，因为肿瘤与其他软组织恶性肿瘤表现相似，呈长 T1、长 T2 信号，信号不均，内部可有更长 T1、长 T2 信号，代表病变内坏死区，瘤体边界不清晰，侵蚀邻近骨，增强扫描时病变明显强化，强化一般不均匀。

（三）鉴别诊断

1.良性脂肪瘤

分化良好的脂肪肉瘤需与脂肪瘤鉴别，鉴别要点见前文描述。

2.恶性纤维组织细胞瘤

分化不良的脂肪肉瘤，需要与恶性纤维组织细胞瘤鉴别。如 MRI 显示脂肪成分，可提示脂肪肉瘤诊断，如果未发现脂肪成分，则很难与恶性纤维组织细胞瘤鉴别，一般需要病理确诊。

三、神经源性肿瘤

神经源性肿瘤是外周神经常见的肿瘤之一，可单发或多发。多发者称为神经纤维瘤病，是一种复杂的疾病，同时累及神经外胚层及中胚层。

（一）临床表现与病理特征

神经鞘瘤可发生于任何年龄，以 20～50 岁常见，男女发病率差别不大，好发于四肢肌间。而神经纤维瘤以 20～30 岁多见，好发于皮下。外周神经源性肿瘤好发于四肢的屈侧和掌侧，下肢多与上肢。临床上常触及无痛性肿块，沿神经长轴分布。伴发神经纤维瘤病时，皮肤可有咖啡斑。

恶性神经源性肿瘤肿块往往较大，有疼痛及神经系统症状，如肌力减弱，感觉丧失等。肿瘤细胞排列成束，内部出血、坏死常见，异型性区域约占 10%～15%，局部可出现成熟的软骨、骨、横纹肌、肉芽组织或上皮成分。大部分恶性神经源性肿瘤为高分化肉瘤。

神经鞘瘤呈梭形，位于神经的一侧，把神经挤压到另一侧，被神经鞘膜包绕。镜下分为 Antoni A、B 两区，A 区瘤细胞丰富，梭形，呈栅栏状排列，或呈器官样结构，B 区以丰富的血管、高度水肿和囊变为特征，两者混杂于肿瘤中，两者的比例在不同患者中也有不同。肿瘤较大时常出现液化、坏死、钙化、纤维化等退行性改变。

神经纤维瘤呈梭形，位于神经鞘膜内，与正常神经混合成一块，无法分离。神经纤维瘤由交织成网状的、比较长的细胞组成，含有大量的胶原纤维，囊变区没有神经鞘瘤明显。

（二）MRI 表现

神经源性肿瘤主要沿神经走行，一般呈梭形。在 T1WI，瘤体多为信号均匀或轻度不均匀，信号强度等于或稍低于肌肉。在 T2WI，瘤体可为中度或明显高信号，轻度不均匀。良性神经源性肿瘤的信号不均匀（图 20-29），反映了肿瘤内细胞密集区与细胞稀疏区共存以及肿瘤内部囊变及出血改变。

神经源性肿瘤有时可见相对特征性的 MRI 表现，即于 T2WI 出现“靶征”。组织学上，靶缘区为结构较疏松的黏液样基质，在 T2WI 呈高信号；靶心为肿瘤实质区，含有大量紧密排列的肿瘤细胞及少许纤维和脂肪，在 T2WI 呈等信号；Gd－DTPA 增强扫描时，靶中心显著强化，信号强度高于靶缘区。有时，中心出现不规则强化，而周边出现不规则环状未强化区，这种表现类似“靶征”。不同的是，中心肿瘤实质区不规则，不呈圆形。

肿瘤多发者可在神经周围簇状分布，或沿神经形成串珠样改变。另外，由于神经源性肿瘤起源于神经，在其两端可见增粗的神经与其相连。后者在压脂 T2WI 呈高信号，增强扫描时出现中度强化，这种位于肿瘤两端且增粗的神经称为“鼠尾征”。

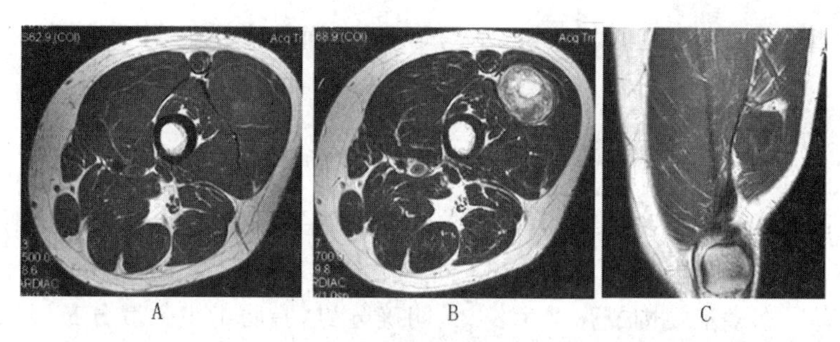

图 20-29 下肢神经源性肿瘤

A.横断面 T1WI,瘤体信号强度接近肌肉信号,轻度不均匀;B.横断面 T2WI,病变呈不均匀高信号,可见"靶征";C.冠状面 T1WI,瘤体中心可见更低信号区

(三)鉴别诊断

(1)神经鞘瘤与神经纤维瘤:单凭 MRI 表现很难鉴别。如果发生于大的神经,可根据病变与神经的关系进行鉴别。神经鞘瘤在神经的一侧偏心生长,而神经纤维瘤与正常神经混杂在一块生长,无法分割。

(2)良性神经源性肿瘤与恶性神经源性肿瘤的鉴别:恶性神经鞘瘤体积更大(大于 5 cm),血供更丰富,强化更明显,中心坏死更明显,边界不清,可侵犯邻近骨质,生长迅速。

(3)恶性神经源性肿瘤与其他恶性肿瘤的鉴别主要根据肿瘤与神经的位置关系鉴别。

四、血管瘤和血管畸形

血管瘤和血管畸形是软组织常见的良性血管疾病,占软组织良性占位病变的 7%左右。两者发病机制不清。

(一)临床表现与病理特征

实际上在儿童时期病变已存在。临床表现可为局限性疼痛或压痛,体检见暗青色软组织肿块,触之柔软如绵状,压之可褪色和缩小。大体病理组织见色灰红、质韧,有小叶状突起,表面光滑,境界清楚,无包膜,切面呈实质状,压迫后不退缩。光镜下可见增殖期血管内皮细胞肥大,不同程度的增生,在增生活跃处血管腔不明显,在增生不活跃处可以看到小的血管腔。它们被纤细的纤维组织分隔,形成小叶状结构。

(二)MRI 表现

局部血管畸形或血管瘤一般位于比较表浅的部位。但也可累及深部结构,如骨骼肌肉系统,深部血管瘤通常位于肌肉内。病灶可单发或多发,呈结节状或弥漫性生长,绝大多数无包膜。在 T2WI,血管瘤呈葡萄状高信号,这是由于海绵状或囊状血管间隙含静止的血液;间隙内也可出现液-液平面;内部可见斑点状或网状低信号,代表纤维组织、快流速的血流或局灶性钙化;血栓区可呈环状低信号,类似静脉石。在 T1WI,血管瘤呈中等信号,有些血管瘤周边可见高信号,代表病变内脂肪(图 20-30)。

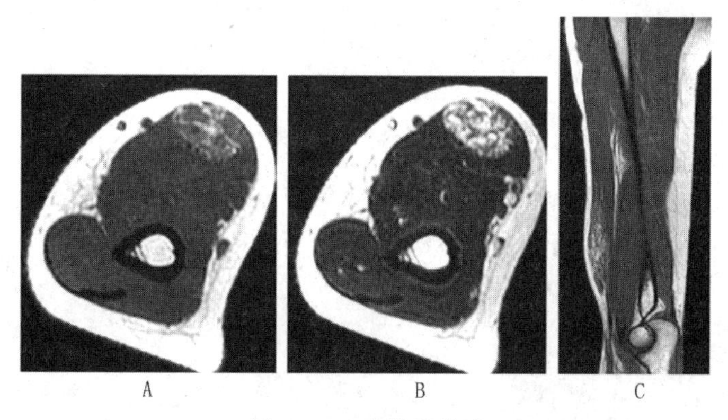

图 20-30 上肢血管瘤

A.右肘关节横断面 T1WI,皮下软组织内可见中等信号病灶,其内混杂脂肪高信号;B.右肘关节横断面 T2WI,病灶呈不均匀高信号;C.右肘关节冠状面增强扫描 T1WI,病灶呈不均匀中等程度强化

在增强扫描时，血管畸形表现为强弱不等的不均匀强化；血管瘤则强化明显，呈被线状低信号分隔的分块状、片状强化。

（三）鉴别诊断

1.脂肪瘤

血管瘤或血管畸形中可存在脂肪组织，因此需与脂肪瘤鉴别。脂肪瘤形态多规则，圆形或卵圆形，有包膜，在 T1WI、T2WI 均呈边界清晰的高信号，其内可有分隔，增强扫描无强化；压脂像呈低信号，与皮下脂肪同步变化。血管瘤形态多不规则或弥漫生长，无明确分界，脂肪组织弥散分布于病变内。

2.血管脂肪瘤

好发于青少年，位于皮下，大部分多发，体积比较小，有包膜，边界清晰，内含脂肪组织及小的毛细血管。因此，MRI 信号不均匀，呈短 T1、长 T2 信号，内含中等 T1、长 T2 信号结构，代表血管成分，这些区域在压脂 MR 图像呈高信号。

（许思祥）

第二十一章　女性生殖系统 MR 诊断

第一节　正常 MR 解剖

MRI 可提供盆腔及其脏器结构的轴面、矢状面或冠状面二维(2D)灰阶断层图像。阅片者在观片过程中应将这些独立的一个个图像在自己的大脑中重组成三维(3D)立体图像,结合患者临床资料和检查要求综合分析,做出诊断。通常,矢状面 T2WI 是观察子宫带状解剖和阴道解剖以及它们与膀胱、直肠关系最重要的序列。再结合轴面或冠状面 T2WI 所见,就可对女性盆腔结构做出整体评价。在普通 T1WI,女性生殖器官的软组织对比度较差。故 T1WI 主要被用以观察盆腔器官之间的脂肪结构、淋巴结以及肿物内部的脂肪和出血成分。熟悉女性生殖器官的正常 MRI 解剖以及周期性生理变化过程,是建立 MRI 诊断的前提。子宫、子宫附件(包括输卵管和卵巢)和阴道构成女性内生殖器官,是本章介绍的主要内容。

一、子宫

子宫位于盆腔中央,处于膀胱和直肠之间,其下端连接阴道。子宫大小个体变异较大,与营养、年龄、生育状况等因素相关。一般长 7～8 cm,宽 4～5 cm,厚 2～3 cm。但对于影像诊断,观察子宫形态似乎比大小更重要。子宫分为子宫体、子宫峡部和子宫颈。多数情况下,子宫在矢状面 T2WI 呈前倾前屈位,少部分呈后倾后屈位,同时可向左或向右倾斜。宫体与宫颈纵轴朝向不同可形成各种大小的交叉角度,决定着不同的子宫屈度。

1.T2WI 子宫带状解剖

子宫体的组织学构造以平滑肌为主,称为子宫肌层。宫腔内面覆盖子宫内膜,肌层外面包绕浆膜层(脏层腹膜)。正常子宫的 MRI 信号表现与年龄、卵巢中卵泡的成熟过程和排卵后变化有关。在生育年龄的妇女,子宫体部在 T2WI 呈带状解剖(zonal anatomy),表现为三层结构:子宫中央的长条形高信号强度代表子宫内膜(endometrium);中间的低信号强度环绕内膜,称为结合带(junctional zone),代表子宫壁内侧的深部肌层(deeper myometrium);最外侧较厚的中等信号强度结构代表外侧肌层(outer myometrium),其内可见多条高信号的细小血管穿行。子宫体部三层结构的 T2 信号强度排序,由高到低依次为,内膜＞肌层＞结合带。有时,浆膜下可见薄层带状、片状低信号,代表局部平滑肌带(组织结构类似结合带)。

2.T2WI 子宫内膜厚度变化

子宫内膜的厚度受自身体内激素状态的影响,与年龄和月经周期有关,与卵巢周期性的卵泡期和黄体期变化相对应。在 MRI 检查女性盆腔时,应记录受检者的月经周期信息和具体月经日期,以使阅片者能够结合临床信息对 MRI 所见做出正确判断。测量内膜厚度应在子宫正中矢状面 T2WI 进行,测量位置通常选择子宫底部,将测量点分别置于高信号的子宫内膜边缘,测量距离应为前后横跨子宫内膜腔的最大径线(双层内膜厚度)。在 T1WI,子宫内膜多表现为与肌层相同的信号,因而不能评估其厚度。正常情况下,T2WI 显示子宫内膜厚度在月经结束后 1～2 日为 1～2 mm。在增殖期,内膜逐渐增厚,一般为 5～8 mm,在增殖晚期有时可达 11 mm;在分泌期,内膜进一步增厚,一般生育年龄妇女可达 8～15 mm(双层内膜厚度)。MRI 通常不能分辨前后二层内膜之间的腔隙,而后者在妇科超声检查时可能被显示。

在月经周期分析子宫内膜的形态和厚度变化，可在某种程度上反映卵巢的功能状态。子宫内膜的厚度可通过超声检查或 T2WI 进行动态观察与测量。在口服避孕药的妇女，卵泡期子宫内膜常无增厚表现，子宫内膜和结合带的实际厚度也比正常月经周期的人小，而肌层往往呈更高的信号强度。肥胖者的内膜厚度可稍大于体瘦者。需要注意的是，正常和异常子宫内膜（如子宫内膜增生）的 MRI 表现存在一定的重叠。故子宫内膜厚度的测量值仅可作为一个参考指标，其实际的临床意义需要结合患者表现和内膜的组织学结构特性综合分析。

妇女绝经后，子宫内膜萎缩、变薄，但信号均匀，边缘规则而光滑，无局部突起，双层内膜最大厚度一般不超过 5 mm。在月经期以及刮宫术后进行 MRI 检查时，于 T1WI 和 T2WI 可见宫腔内各种信号强度的血性物质以及少量低信号气体。了解下述子宫内膜的生理性周期变化有助于加深对正常子宫 MRI 表现的认识。

子宫内膜的正常组织学构造与周期性变化：子宫体内膜结构分两层，上为功能层，下为基底层，厚度 1～8 mm。基底层毗邻结合带，能再生月经期剥脱的内膜功能层。受卵巢产生的雌激素和孕激素影响，子宫内膜的结构和功能呈周期性变化，即月经周期。自月经的第 1 天到下次月经来潮前称为 1 个周期，包括月经期、增殖期（第 4～14 天）和分泌期（第 15～28 天）。出血的第 1 天即周期的第 1 天，月经期持续 1～2 天。增殖期又名卵泡期（follicular phase），与卵泡生长和雌激素对内膜的增殖作用有关，第 4～7 天为增殖早期，内膜厚约 0.5 mm；第 8～10 天为增殖中期，内膜厚约 2 mm；第 11～14 天为增殖晚期，内膜厚约 4mm。分泌期又名黄体期，为排卵后的子宫内膜状态。在孕激素作用下，子宫内膜出现分泌样变化，子宫对催产素作用的敏感性降低，子宫平滑肌收缩减缓。分泌早期主要是内膜腺上皮细胞的形态和成分发生变化；第 20～23 天为分泌中期，间质出现水肿；第 24～28 天为分泌晚期，厚度约为 5～6 mm。内膜变化在第 24～25 天达到高峰，厚度可达 8 mm 或更厚，此时如未受孕，月经黄体开始退化，内膜发生皱缩与蜕变。内膜厚度的上述周期性变化可作为选择 MRI 检查日期以及判断内膜功能状态的参考依据。

3.T2WI 子宫结合带变化

在 T2WI，结合带的厚度平均为 2～8 mm，超过 12 mm 时可考虑子宫腺肌病。应注意的是，结合带的 T2WI 表现也与月经周期有一定关系。在月经结束后 1～2 日，结合带的边界可能模糊不清，在内膜增殖期逐渐明朗化，在分泌期呈边界清晰的低信号。结合带呈低信号的原因可能是，与（外侧）肌层相比，深部肌层的平滑肌排列更致密，因而细胞成分较多，水相对较少。

4.T2WI 子宫肌层信号变化

在 T2WI，子宫（外侧）肌层的信号强度通常高于横纹肌，且随月经周期变化。在月经结束后 1～2 日呈相对低信号，之后信号强度徐徐升高，在分泌期达到或呈较高信号强度。妇女口服避孕药时，肌层的 T2WI 信号强度可稍有增高。

子宫收缩运动与肌层低信号形成（uterinecon traction）：子宫收缩是一种子宫的生理性运动。子宫平滑肌收缩时，运动区域局部的血液被挤出，肌层在 T2WI 可出现与结合带连接的局限性低信号，边界模糊。同时，子宫内膜轻度弯曲、变形，状似香蕉。切勿将其误认为子宫病变信号。

在小儿和绝经后妇女，子宫体部（相对于宫颈）较小，T2WI 上子宫内膜的信号较低，三层带状结构模糊不清（图 21-1）。妇女在闭经后，如接受激素补充治疗，则子宫的 MRI 表现可类似育龄妇女。但是，仍然建议对内膜厚度超过 8 mm 者进行宫腔镜活检或随访。

5.静脉注射对比剂前、后 T1WI 子宫表现

在常规 T1WI，子宫表现为均匀的低信号或中等信号，与横纹肌信号强度类似（图 21-2），三层带状解剖不能分辨。有时，子宫内膜（相对于肌层）呈轻微高信号强度（图 21-3），这可能与内膜组织的腺体中黏蛋白和糖原含量增多有关，多见于分泌期子宫内膜。

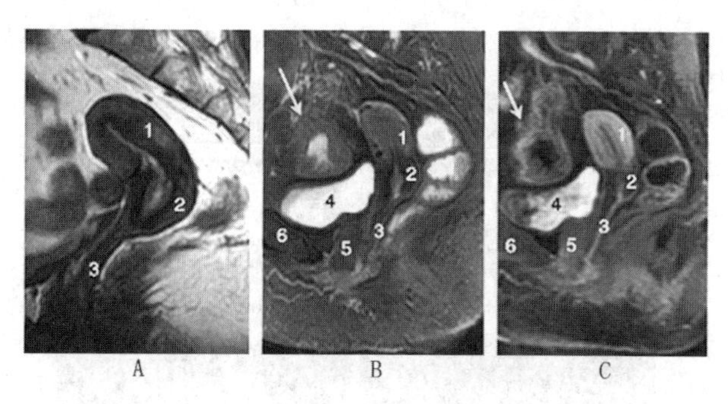

图 21-1　绝经后子宫 MRI 表现

A.54 岁，已闭经 3 年，40 岁时剖宫产 1 胎，因尾骨疼痛数年行 MRI 检查。矢状面 T2WI 显示子宫呈前屈位，宫体变小(其大小接近宫颈)，内膜萎缩、变薄，结合带模糊；B.63 岁，因结肠癌行 MRI 检查。矢状面抑脂 T2WI 显示子宫萎缩、变小，带状解剖模糊不清，膀胱上方可见结肠肿物(箭)；C.注射对比剂后 FSPGR 延迟期 T1WI 显示子宫内膜显著变薄，强化不明显，呈细线样低信号；结合带轻度强化，信号强度介于肌层与子宫内膜之间；子宫三层结构尚可分辨；结肠肿物形态不规则，强化不均匀(箭)；1.子宫体部；2.子宫颈部；3.阴道；4.膀胱；5.尿道壁；6.耻骨

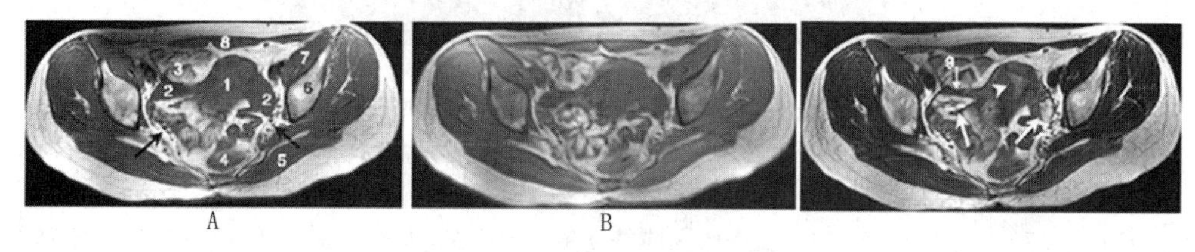

图 21-2　正常子宫 MRI 表现

A.轴面 FSE T1WI(TR 500 ms，TE 7.7 ms，AT 2.57 分钟，相位编码方向为左右)，子宫与双侧附件呈稍低信号，信号强度均匀，右侧附件前方可见圆韧带，子宫体部有小肠运动伪影，盆腔两侧见许多血管的流空信号(箭)；B.FSPGR 梯度回波同相位成像(TR 210 ms，TE 2.3 ms，屏气 17 秒，相位编码方向为前后)，子宫与双侧附件呈稍低信号，子宫体部小肠运动伪影消失，但图像对比度不如 A 图；C.同层面 FSE T2WI(TR 4000 ms，TE 125 ms，AT 2 分钟)，子宫内膜呈倒置三角形高信号(箭头)，双侧卵巢内可见许多高信号卵泡(箭)；1.子宫；2.卵巢；3.回肠；4.直肠；5.臀大肌；6.髂骨体；7.髂腰肌；8.腹直肌；9.子宫阔韧带

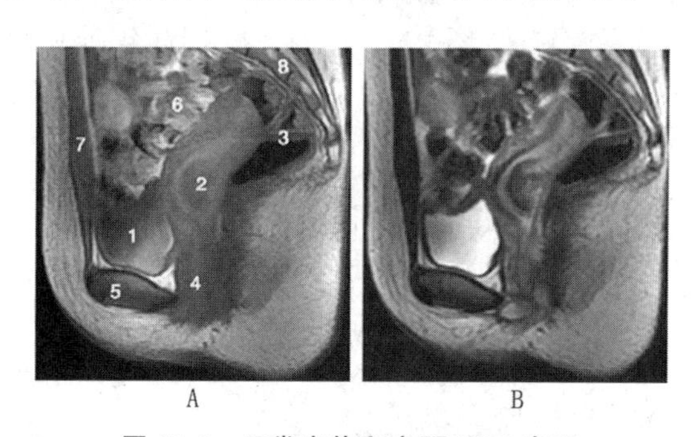

图 21-3　正常宫体和宫颈 MRI 表现

A.矢状面 FSE T1WI，子宫呈后屈位，子宫内膜和宫颈内膜呈轻微高信号强度；B.同层面矢状面 FSE T2WI，子宫内膜和宫颈内膜呈均匀高信号强度，子宫带状解剖清晰显示，膀胱内尿液呈高信号；1.膀胱；2.子宫；3.直肠；4.阴道；5.耻骨；6.肠内容物；7.腹直肌；8.第 3 骶骨

静脉注射 Gd－DTPA 对比剂后 T1WI 动态增强扫描时，子宫的强化表现取决于获取图像的时相(phase)。在动脉期和静脉期，子宫肌层明显强化，一般呈不均匀高信号，而子宫内膜则缓慢强化，表现为清晰的低信号强度。此时，结合带轻度强化，信号强度介于(外侧)肌层与子宫内膜之间，子宫体的三层带状解剖结构有可能显示，但不如 T2WI 显示清晰。在延迟期图像，外侧肌层与结合带呈均匀高信号，二者不能分辨；

子宫内膜则呈轻微高信号强度(相对于肌层信号)(图 21-4)。有时,正常子宫内膜的强化信号可高于肌层。

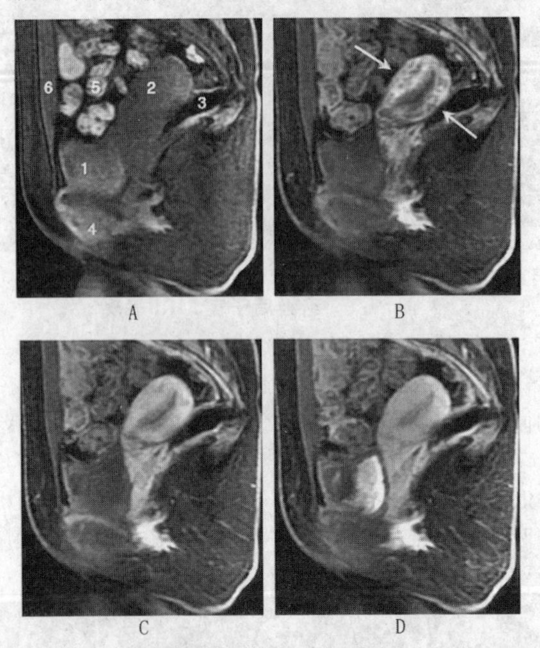

图 21-4 正常宫体 T1WI 动态增强扫描时强化表现

FSPGR 序列矢状面多期多层动态增强扫描;A.蒙片,盆壁和盆腔内脂肪的高信号被均匀抑制,呈低信号;子宫呈均匀稍低信号;B.动脉期,子宫肌层明显强化,呈不均匀高信号(箭);C.静脉期,子宫肌层强化趋于均匀;子宫内膜轻度不均匀强化,表现为相对低信号强度;D.延迟期,子宫肌层均匀强化,表现为均匀高信号;子宫内膜缓慢强化,呈轻微高信号;部分对比剂进入膀胱内,呈高信号;1.膀胱;2.子宫;3.直肠;4.耻骨;5.肠内容物;6.腹直肌

6.子宫颈部 MRI 表现

在 T2WI,宫颈一般表现为四层结构:中心的线条形或圆点状高信号代表宫颈管内黏液,周边环绕的高信号代表宫颈内膜或上皮(可形成纵行黏膜皱襞结构)。宫颈内膜再被低信号的纤维间质(fibrous stroma)包绕,后者延续于子宫体部的结合带。宫颈纤维间质与宫体结合带的区别是,前者主要由弹力纤维和少量平滑肌组成,厚度更厚,信号强度更低(纤维成分为主造成)。纤维间质外周为中等信号强度的平滑肌结构,它延续于子宫外侧肌层,但厚度较薄(图 21-5)。在女性不同年龄和生理阶段,宫颈间质和外侧肌层的厚度构成比例可以不同。宫颈内膜的厚度可随月经周期有所变化。有时,宫颈中心的高信号圆点不能明确显示,宫颈在 T2WI 可表现为三层结构。

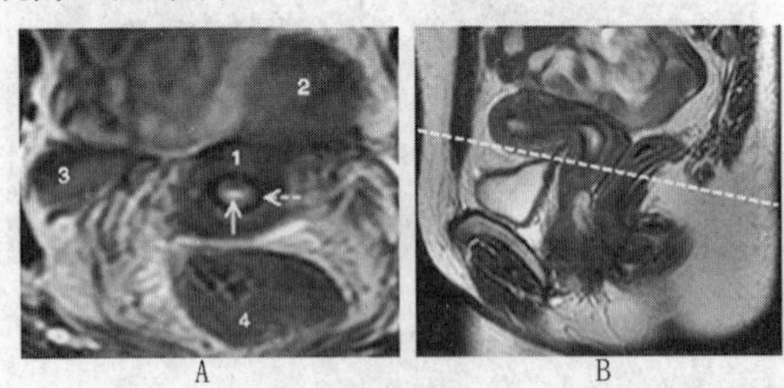

图 21-5 正常宫颈 T2WI 表现

A.FSE 宫颈轴面 T2WI(TR 4 000 ms,TE 125 ms,AT 2 分钟)显示带状解剖,中心的高信号圆点为宫颈管内黏液(箭),黏液周边的稍高信号为宫颈内膜,内膜周边的环形低信号为宫颈间质(虚箭),最外围的中等信号强度结构为肌层,宫颈两侧脂肪组织内可见低信号索条,为静脉丛结构;B.子宫体倾斜矢状面 FSE T2WI,子宫与膀胱之间的斜线代表宫颈的横断扫描层面(即 A 图宫颈短轴像实际扫描线);1.宫颈肌层;2.子宫体前壁下缘;3.右侧卵巢;4.直肠

在子宫矢状面 T2WI,多数情况下可以显示宫体和宫颈的连接处,即峡部形态。该部位的 T2WI 解剖

信号呈逐渐移行变化。子宫体和子宫颈的比例在婴儿期为 1∶2，青春期为 1∶1，生育期为 2∶1，老年期为 1∶1。正常未生育的成年妇女子宫颈长约 2.5～3.0 cm。由于宫骶韧带的牵拉作用，宫颈下部稍向后倾斜，使得多数情况下子宫保持前倾位置。如果子宫的位置变异较大，尤其是向左或向右明显倾斜时，合适的倾斜矢状面扫描就成为显示峡部的前提。

在常规 T1WI，宫颈多呈均匀低信号，带状解剖不能分辨。有时，宫颈管内黏液和宫颈内膜可表现为稍高信号。静脉注射对比剂后 T1WI 动态增强扫描时，与邻近的子宫肌层（myome trium）信号比较，宫颈强化进程更缓慢且不均匀（图 21-6）。这与宫颈癌的强化模式不同。在延迟期图像上，正常宫颈可呈轻度不均匀强化和低信号表现，勿将其误诊为癌灶或其他病变。

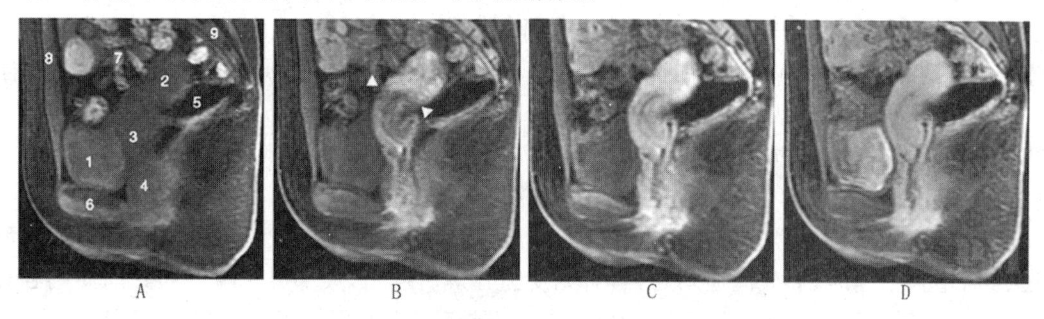

图 21-6　正常宫颈和阴道壁 T1WI 动态增强扫描时强化表现

FSPGR 序列矢状面同层面动态增强扫描；A.蒙片，宫体、宫颈和阴道壁呈均匀稍低信号；B.动脉期，了宫体部平滑肌和阴道黏膜明显强化，宫颈部组织轻度强化，与宫体分界明显（箭头）；C.静脉期，宫体平滑肌持续强化，阴道壁肌层出现强化，宫颈强化有所增加，但后者仍表现为相对低信号；D.延迟期，宫体、宫颈和阴道壁强化程度接近，信号强度趋于均匀；小部分对比剂进入膀胱内，呈不均匀高信号；1.膀胱；2.子宫体；3.子宫颈；4.阴道；5.直肠；6.耻骨；7.小肠；8.腹直肌；9.骶骨

由于盆腔脏器周围的小静脉内血流缓慢，宫颈两侧的静脉丛在 FSE 序列除流空信号外，在 T2WI（尤其在脂肪抑制 T2WI）有时可表现为高信号（反映液体成分），在 T1WI 可呈中等或稍低信号，增强扫描时表现为边界清晰的圆点或条形高信号，勿将其误认为淋巴结或病变。可通过对比观察多个序列、不同扫描层面的血管形态与信号，做出正确判断。

二、附件

卵巢是产生卵子和激素（雌激素、孕激素、雄激素）的器官，呈扁平椭圆形，左右各一，其位置和大小变异较大。它们通常位于小骨盆腔上部，子宫两侧，邻近骨盆的左右侧壁，髂内、外动静脉之间的卵巢窝内。卵巢间质（stroma）由皮质（cortex）和髓质（medulla）构成。生育期卵巢长 2.0～3.5 cm，宽 1.0～1.9 cm，厚 0.5～1.0 cm，其皮质内有不同发育与成熟阶段的卵泡、黄体、白体及纤维体等；髓质部分相对较小，由较疏松的结缔组织和厚壁血管构成。绝经后，卵泡数量减少，皮质变薄，髓质部分相对增大，卵巢体积总体逐渐变小。卵巢或卵泡的 MRI 表现具有多样性，为了能较容易地理解本节内容，在此有必要回顾卵泡的生理发育过程。

1.卵泡的发育成熟与黄体形成

卵泡主要分布于皮质浅层，经过原始卵泡、初级卵泡、次级卵泡的发育过程，最后形成成熟卵泡。在次级卵泡阶段出现卵泡腔和卵泡液。成熟卵泡的卵泡腔进一步增大，直径可达 1.5～2.5 cm。随着卵泡腔内压升高，卵泡壁变薄，直至破裂，卵泡液与浮游在其中的卵细胞一起缓慢流出，进入腹腔，称为排卵（通常发生在月经周期的第 13～15 天）。排卵后卵泡腔内压下降，卵泡壁塌陷，内卵泡膜细胞层的血管破裂出血，形成腔内出血；壁内残存的卵泡颗粒细胞体积增大，演化成黄体细胞，同时出现毛细血管和结缔组织增生，周围由结缔组织组成卵泡外膜，形成黄体。黄体逐渐增大，在月经周期的第 22～26 天（排卵后7～10 天）直径可达 1～2 cm。排出的卵细胞未受精时，黄体存在 9～11 天后快速退化；若卵细胞受精，则黄体继续发育，直至妊娠第 3 个月，直径可达 5 cm。黄体退化时，其内血管减少，周围的纤维结缔组织侵入，发生纤维化，最终形成瘢痕组织，称为白体。

2.卵巢 MRI 表现与年龄变化

MRI 显示卵巢及其内部结构的能力与所用线圈类型、扫描序列、层厚及图像的分辨力有关。在绝经前妇女，MRI 通常可以显示 95%的正常卵巢。如果在初次阅片时未发现卵巢，建议沿着圆韧带或性腺血管的行程搜索，常常可以找到卵巢。

在 T2WI，卵巢的表现多种多样，且随月经周期的时间变迁而出现卵泡大小和出血信号的消长(图 21-7)，这与患者的年龄和停经状态也有一定关系。卵巢中央一般为低信号或中等信号强度的间质，周边通常排列许多较小的高信号卵泡以及大小不等的功能性囊肿(图 21-8)。有时，可通过辨认成簇的高信号卵泡确定卵巢的位置，或通过辨认附件肿物周围排列的许多小卵泡结构确定肿物源于卵巢。在高分辨力 T2WI，绝经前女性的大部分卵巢具有带状解剖特征，即卵巢髓质呈高信号或等信号强度(相对于子宫肌层信号)，皮质呈低信号强度，表现出皮髓分辨(cortical－medullary differentiation)。在育龄女性，卵巢门处有血管进出，皮质低信号结构可局部中断。绝经后，卵巢变小，髓质信号降低，卵泡变小、变少，或卵泡缺失，间质信号趋于均匀，带状解剖特征消失，MRI 显示卵巢困难。

在 T1WI，卵巢呈稍低信号或中等信号(相对于子宫肌层信号)，信号强度均匀或不均匀。静脉注射 Gd－DTPA 后增强扫描时，卵巢间质均匀强化，无皮髓分辨。但是，大部分受检者卵巢间质的强化程度不及子宫肌层，停经后和少部分育龄女性的间质强化程度接近子宫肌层，这与不同年龄及停经状态下卵巢间质中结缔组织的疏松性和血管化程度有关。

3.功能性卵巢囊肿(functional ovarian cysts)

MRI 检查女性盆腔时，卵巢中常见各种功能性囊肿，这与受检者的年龄和激素状态关系不大。正常育龄妇女的卵巢中常见多个囊性卵泡(cystic follicles)或卵泡囊肿(follicular cysts)，平均数量 9 个，大小不同，提示卵泡处于不同发育阶段(图 21-9)。成熟卵泡或主卵泡(dominant cyst)的直径一般不超过 2.5 cm，不成熟卵泡一般小于 1.0cm，趋于成熟时达到 1.0～1.5 cm。初级卵泡大小仅 0.2～0.3 cm，镶嵌在卵巢浅表部位。

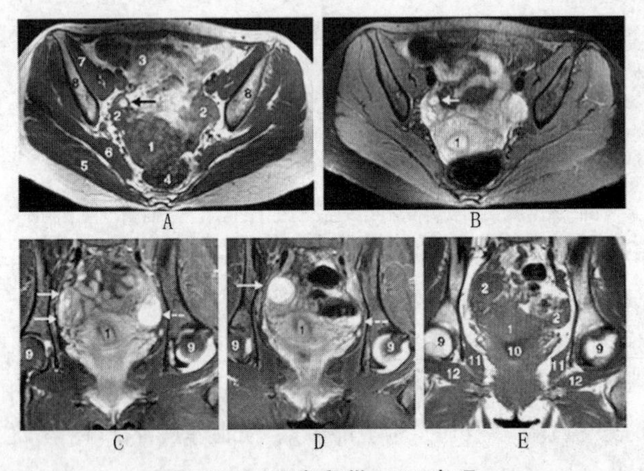

图 21-7　正常卵巢 MRI 表现

A.FSE 轴面 T1WI 显示右侧卵巢前部灶性高信号(箭)，左侧卵巢呈均匀中等信号，卵巢前方的线样低信号为圆韧带，小肠运动伪影造成子宫体结构模糊；B.在同层面抑脂 T2WI，右侧卵巢前部仍见灶性高信号(箭)，提示血肿；血肿后方见数个高信号小卵泡；左侧卵巢呈不均匀高信号；子宫体带状解剖清晰显示；C.冠状面抑脂 T2WI 显示右侧卵巢内数个高信号小卵泡(箭)；左侧卵巢内见一个较大卵泡，直径 2.7 cm(虚箭)；D、E.7 个月后 MRI 复查：D.冠状面抑脂 T2WI，与同层面 C 图相比，右侧卵巢增大(大小 4.3 cm×3.0 cm×2.6 cm)，其内见一个成熟卵泡，直径 2.8 cm(箭)；左侧卵巢变小，其内见一个高信号卵泡(虚箭)；E.同层面冠状面 T1WI 显示双侧卵巢呈均匀中等信号，边界清晰；1.子宫(内膜)；2.卵巢；3.回肠；4.直肠；5.臀大肌；6.梨状肌；7.髂肌；8.髂骨翼；9.股骨头；10.膀胱；11.闭孔内肌；12.闭孔外肌

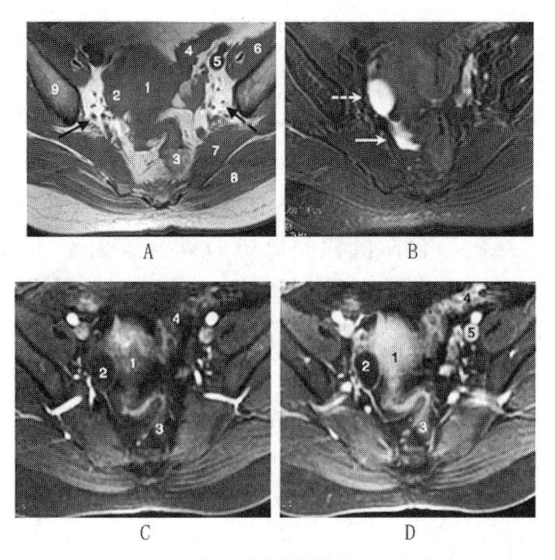

图 21-8　功能性卵巢囊肿 MRI 表现

A.FSE 轴面 T1WI,卵巢、子宫与小肠呈均匀稍低信号,辨认卵巢困难,盆腔两侧见许多血管流空信号(箭);B.同层面 FSE 抑脂 T2WI 显示右侧卵巢内较大高信号囊肿(虚箭),子宫直肠右侧见小片长 T1、长 T2 生理性腹水信号(箭);C.FSPGR 序列动态增强动脉早期扫描,右侧卵巢囊肿的边缘部分强化,子宫肌层和小肠黏膜明显不均匀强化;D.延迟期扫描,囊肿之囊壁均匀强化,厚度一致,形态光滑,子宫肌层均匀强化;1.子宫;2.右侧卵巢功能性囊肿;3.直肠;4.回肠;5.髂外静脉;6.髂肌;7.梨状肌;8.臀大肌;9.髂骨翼

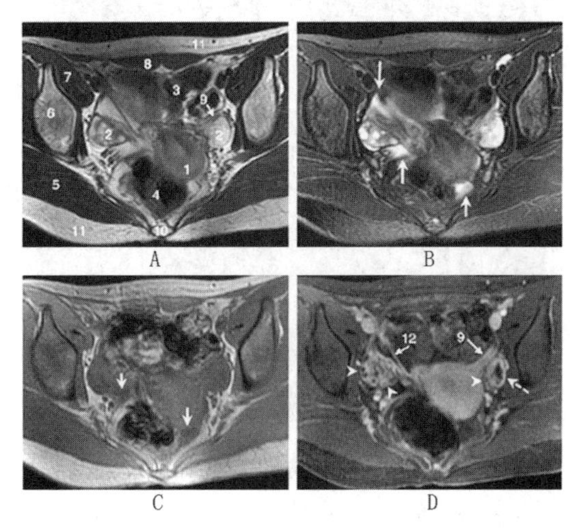

图 21-9　正常卵泡和黄体囊肿 MRI 表现

A.FSE 轴面 T2WI 显示右侧卵巢内数个小圆形高信号卵泡,大小不等,信号均匀,边界清晰;左侧卵巢呈不均匀高信号;B.同层面抑脂 T2WI,卵巢区高信号更易观察,右侧附件周边和 Douglas 窝可见少量高信号腹水(箭);C.梯度回波同相位 T1WI,双侧卵巢和子宫呈中等信号,卵巢边界不如 A 图清晰,腹水呈低信号强度(箭);D.注射对比剂后 FSPGR 延迟期扫描,卵巢的间质强化程度不如子宫肌层,卵巢周边可见多个卵泡壁强化(箭头);左侧卵巢一个较大囊性结构明显强化,壁厚且不规则,为黄体囊肿(虚箭);小卵泡主要排列于卵巢周边,成串或簇状排列的卵泡可作为辨认卵巢位置的依据;1.子宫;2.卵巢;3.回肠;4.直肠;5.臀大肌;6.髂骨体;7.髂腰肌;8.腹直肌;9.子宫阔韧带;10.骶骨;11.皮下脂肪;12.圆韧带

囊液或卵泡液一般表现为单纯液体的信号强度,在 T1WI 呈低信号或中等信号,在 T2WI 呈明显高信号。囊壁薄而光滑,相对于间质信号,在 T1WI 呈等信号或稍高信号,在 T2WI 呈低信号或等信号。静脉注射对比剂后 T1WI 扫描时,囊壁在动脉期轻微强化,静脉期和延迟期中等程度均匀强化,强化程度超过

间质信号。主卵泡的囊壁厚度不超过 3 mm,多数情况下为 1～2 mm,或不易观察到。卵泡囊肿也可见于绝经后妇女,但数量较少,常为单个。

排卵后,卵泡囊肿演变为黄体囊肿。后者囊壁较厚且不规则,血管结构丰富,静脉注射 Gd－DTPA 对比剂后动脉期即呈明显强化,静脉期和延迟期仍持续明显强化(图 21-10)。有时,常规 T1WI 和 T2WI 可显示黄体囊肿内的出血信号。这些血液多是在黄体形成过程中的血管形成期破入囊腔,可自发吸收、消散。相对于单纯液体的 MR 信号强度,含血液或凝血块的囊液多呈短 T1 和短 T2 信号强度,即在 T1WI 呈高信号,在 T2WI 呈低信号。根据出血发生到 MRI 检查之间的时间不同,囊肿内出血在 T2WI 也可呈灶性高信号,或与体位相关的较低信号分层现象。黄体囊肿与卵巢囊性肿瘤有时鉴别困难,必要时应定期复查或随访观察。

卵巢出血性囊肿(hemorrhagic cysts)常见于子宫内膜异位症,囊肿内容物通常在 T1WI 呈明显高信号,在 T2WI 呈低信号或不均匀信号(相对于子宫肌层信号)。一些出血性囊肿的 MR 信号强度与黄体囊肿类似。

4.输卵管和生理性腹水 MRI 表现

正常情况下,MRI 不易显示输卵管。当输卵管积水扩张或有大量腹水衬托时,行程蜿蜒的输卵管在 T2WI 表现为子宫和卵巢之间的管状高信号结构,管壁薄而光滑。有时,育龄妇女 Douglas 窝可有少量生理性腹水,在 T1WI 呈小片状低信号,在 T2WI 和脂肪抑制 T2WI 呈小片状高信号,应注意与其他原因的腹水区别。圆韧带(round ligaments)由平滑肌和结缔组织构成,表现为子宫角和腹股沟管之间的低信号索条。阔韧带(broad ligaments)由腹膜折叠形成,从子宫两侧向外伸展至左右盆腔侧壁,正常时 MRI 不易显示。子宫动脉和静脉穿行于阔韧带内,可作为识别后者的标志。

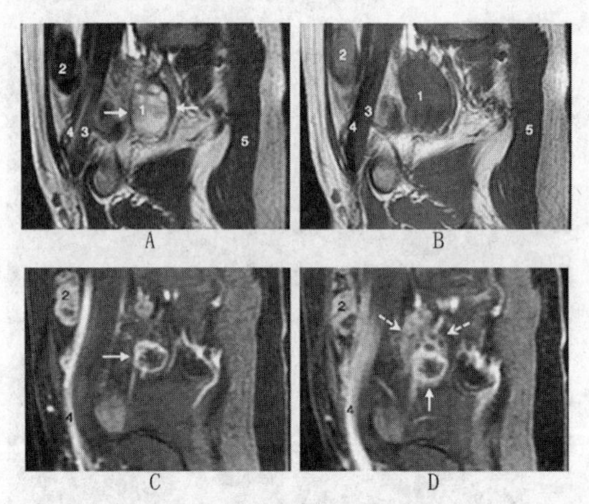

图 21-10 卵巢黄体囊肿 MRI 表现

A.FSE 矢状面 T2WI,卵巢呈不均匀高信号,上部可见数个卵泡高信号,卵巢周边可见低信号环(箭);B.同层面 FSE T1WI,卵巢呈椭圆形中等信号强度,其后下方边界清晰,前上方与回肠信号重叠;C.注射对比剂后 FSPGR 动脉期扫描,卵巢下部黄体囊壁明显强化,壁厚且不规则(箭);卵巢上部数个小卵泡囊壁轻度强化;卵巢间质未见强化;D.FSPGR 延迟期扫描,黄体囊壁持续强化(箭),卵巢上部数个小卵泡囊壁明显强化(虚箭),间质呈中等程度强化;1.卵巢;2.回肠;3.髂腰肌;4.髂外血管;5.臀大肌

三、阴道与女性尿道

阴道在 T2WI 可呈三层结构:中央的高信号强度代表阴道黏膜和液体,其外周的低信号强度代表黏膜下层和肌层(muscularis),最外层为高信号强度的阴道静脉丛,内有缓慢流动的静脉血液(图 21-11)。在 T1WI,阴道呈均匀中等或稍低信号,其内有时出现少量气体。静脉注射 Gd－DTPA 对比剂后 T1WI 扫描时,阴道壁呈显著强化。

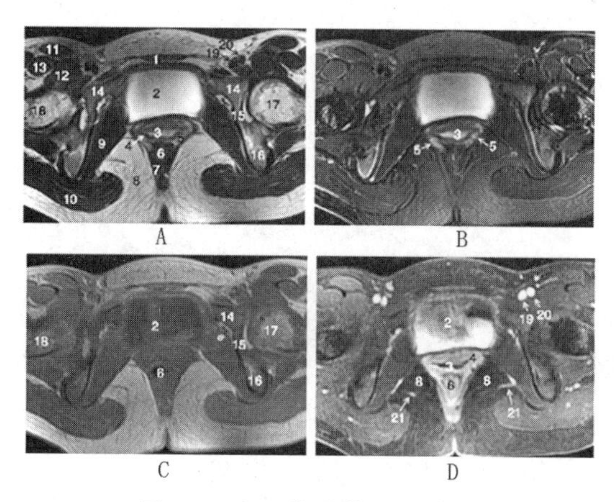

图 21-11 正常阴道 MRI 表现

A.FSE 轴面 T2WI，阴道三层结构清晰显示；B.同层面抑脂 T2WI，与普通 T2WI 比较，盆腔壁的脂肪高信号被抑制而呈均匀低信号，液体或含水丰富的组织表现为高信号；C.梯度回波同相位 T1WI，膀胱壁、阴道和直肠呈中等信号，三者边界难以分辨；D.静脉注射对比剂后 FSPGR 延迟期扫描，膀胱内有部分对比剂充盈（不均匀高信号），直肠和阴道壁显著强化，动静脉血管呈高信号（箭）；1.腹直肌；2.膀胱；3.阴道黏膜和液体；4.阴道肌层；5.静脉丛；6.直肠；7.肛提肌；8.坐骨肛门窝内脂肪组织；9.闭孔内肌；10.臀大肌；11.缝匠肌；12.髂腰肌；13.股直肌；14.耻骨体；15.髋臼；16.坐骨体；17.股骨头；18.股骨颈；19.股静脉；20.股动脉；21.阴部内动静脉

在轴面 T2WI 和静脉注射对比剂后 T1WI 增强扫描时，女性尿道可呈靶征或牛眼征表现。外层的低信号环代表外肌层，中间的高信号环代表血供丰富的黏膜下层，中央的低信号区域代表黏膜结构（图 21-12）。有时，低信号黏膜结构的中心在 T2WI 可见由尿液或黏液形成的点状高信号。静脉注射 Gd－DTPA后轴面 T1WI 增强扫描时，与尿道其他结构比较，中间的黏膜下层明显强化，表现为完整的环形高信号。

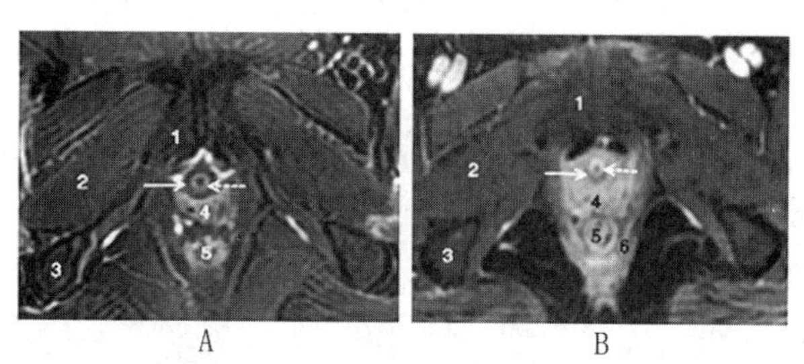

图 21-12 正常女性尿道 MRI 表现

A.抑脂轴面 T2WI，尿道区低信号环代表外肌层（箭），高信号环代表黏膜下层（虚箭），中心的点状低信号代表黏膜；B.静脉注射对比剂后同层面抑脂 T1WI 扫描，黏膜下层显著环状强化（虚箭），外肌层（箭）和黏膜层（中心点）表现为相对低信号；1.耻骨联合；2.闭孔外肌；3.坐骨结节；4.阴道；5.肛管；6.肛提肌（B 图中肛管两侧条形强化结构，对应 A 图中低信号带）

（刘林飞）

第二节 常见疾病 MR 表现

一、子宫肌瘤

子宫肌瘤(leiomyoma)是妇科最常见的子宫良性肿瘤,好发于育龄女性,绝经后可变小或消失。故推测本病发生与性激素水平有关。MRI 检查在发现病变、定性诊断以及评估疗效方面有一定优势。

(一)临床表现与病理特征

大部分患者无症状。少数患者有阴道出血、下腹疼痛、不孕、妊娠期的第 2～3 个月时流产、子宫张力障碍等表现。由于静脉栓塞引起血供障碍,妊娠期肌瘤易出现红色变性或出血变性(hemorrhagic degeneration),患者可出现剧烈腹痛和瘤体增大,以急腹症就诊。偶见子宫肌瘤蒂扭转、感染、肉瘤样变(sarcomatous degeneration)等并发症。

病理上,子宫肌瘤主要由梭形平滑肌细胞和不等量的纤维结缔组织构成。多发或单发。90%的肌瘤位于子宫体部,少数位于子宫颈部和腹膜。根据肌瘤与子宫肌壁的位置关系,一般将其分为肌壁间肌瘤、浆膜下肌瘤和黏膜下肌瘤。后二者悬垂于子宫壁外并通过蒂与子宫肌壁连接时,称为带蒂肌瘤。子宫肌瘤常常继发各种变性,如玻璃样变、黏液样变、肉瘤样变、囊性变、红色变性、钙化等。

(二)MRI 表现

绝大部分子宫肌瘤的 MRI 表现具有特征性,无论其位于子宫壁内,或是悬垂于子宫壁外,通常不会与子宫的其他肿瘤混淆。在 T2WI,子宫肌瘤主要表现为低信号,边缘锐利,与周围子宫肌层分界清晰。子宫肌瘤在 T2WI 也可呈中等信号或稍高信号强度(与正常外肌层信号强度比较,肌瘤信号强度与其类似或稍高),这与肌瘤内部的细胞密度较高有关。这种子宫肌瘤的生长更快,对激素治疗的反应更好。有时,肌瘤边缘在 T2WI 显示薄层高信号以及肌瘤内部不均匀高信号小灶(图 21-13)。前者可能代表了肌瘤与假包膜之间疏松网状间隙中的液体,后者则因肌瘤继发玻璃样变、囊性变或黏液样变等引起。在 T1WI,子宫肌瘤通常表现为等信号强度(与正常外肌层信号强度比较),但当肌瘤继发出血性退变时,在 T1WI 可呈高信号。注射 Gd－DTPA 增强扫描时,子宫肌瘤通常呈轻度强化。但细胞密度高的子宫肌瘤(cellular leiomyoma)血供丰富,呈明显强化(图 21-14)。

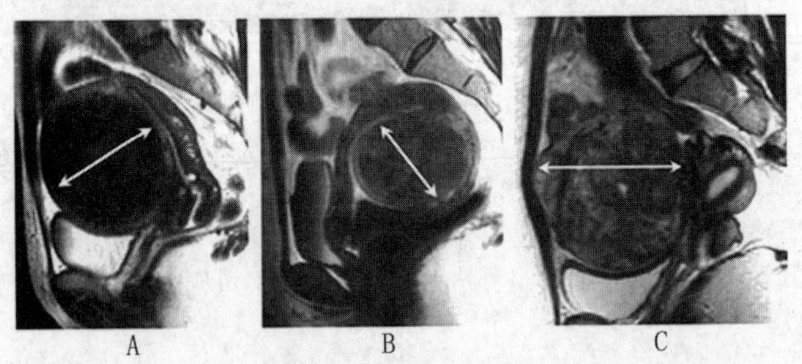

图 21-13 子宫肌瘤

A.肌壁间肌瘤:子宫前倾位,矢状面 FSE T2WI 显示子宫体前壁明显低信号,边界清晰(箭);B.黏膜下肌瘤:子宫后倾位,矢状面 FSE T2WI 显示子宫腔内中等信号肿物,形态规则,边缘光滑,肿物上部与子宫底部肌层连接,其他部分环绕高信号的子宫内膜(箭);C.浆膜下肌瘤变性:矢状面 FSE T2WI 显示膀胱上方、子宫与前腹壁之间巨大肿物,呈不均匀高低混杂信号,其间有散在更高信号小灶。肿物边缘光滑、整齐(箭),与肿物连接的子宫前壁形态不整齐,信号不均匀,可见一些迂曲、增粗的血管流空信号

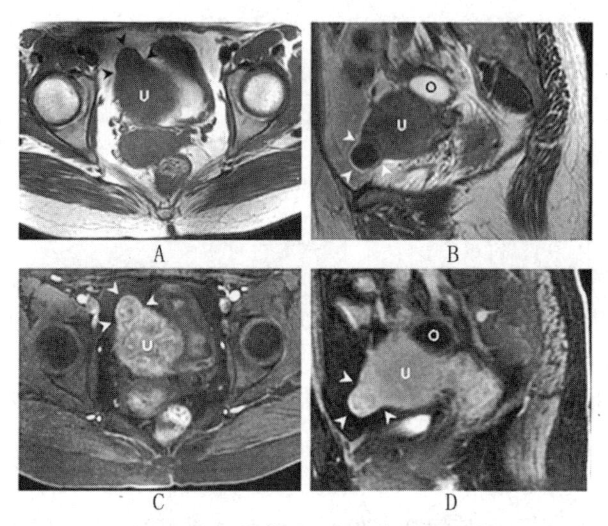

图 21-14　浆膜下子宫肌瘤伴宫颈癌

A.轴面 FSE T1WI 显示子宫底部结节样凸起，呈均匀中等信号，边缘光滑（箭头），子宫后方为肿大、变形的宫颈；B.矢状面 FSE T2WI，宫底部结节突入腹腔，呈均匀低信号，轮廓整齐，边缘锐利；C.LAVA 动态增强动脉期轴面扫描显示结节早期明显强化；D.延迟 5 分钟后矢状面 LAVA 扫描，结节仍呈高信号，强化程度高于子宫肌层；U：子宫体部；O：右侧卵巢

如果绝经后妇女的子宫肌瘤体积较大，或子宫肌瘤生长迅速，肌瘤的边界模糊不清时，应考虑子宫肌瘤肉瘤样变的可能。

（三）鉴别诊断

1.子宫纤维瘤（fibroids）

在 T2WI 可表现为均匀低信号到不均匀高信号的各种信号强度，静脉注射对比剂后纤维瘤可无强化表现。

2.附件肿物

需与带蒂浆膜下肌瘤鉴别，子宫肌瘤有典型信号和形态特征。

3.子宫内膜病变

需与带蒂黏膜下肌瘤鉴别。子宫肌瘤有典型信号和形态特征。

4.子宫腺肌病

在 T2WI 表现为子宫肌层或结合带区域的低信号病变，边界不清，内部常夹杂多发斑点状高信号。痛经等临床症状明显。

5.子宫平滑肌肉瘤

当肌瘤发生变性时，在 T2WI 可呈多种高低混杂信号，T1WI 增强扫描时可有多种强化表现。但子宫肌瘤边界清晰，由血供不畅引起的各种变性在肿瘤边缘部更明显。而肉瘤的体积更大，边界不清。

二、子宫腺肌病

子宫腺肌病（adenomyosis）又称子宫腺肌症、子宫腺肌瘤，是由于子宫内膜间质（endometrial stroma）和腺体（gland）进入子宫肌层而形成的一种良性病变。发病机制可能与子宫内膜基底层组织及细胞向邻近肌层迁移或浸润性生长有关。故本病又被称为子宫内膜异位症子宫内型（internal endometriosis）。发病者年龄多为 30～50 岁的经产妇或多次刮宫者，发病率高达 50%以上。治疗本病的主要方法是子宫切除术（hysterectomy），目前尚无其他长期或持久有效的治疗技术。子宫腺肌病半数以上合并子宫肌瘤，少数合并盆腔子宫内膜异位症。

（一）临床表现与病理特征

本病在临床上较为常见。主要症状包括痛经（dysmenorrhea）、月经过多（menorrhagia）以及因子宫增大引起的下腹隆起感和压迫症状。痛经一般呈进行性加重，与子宫肌层内异位内膜组织的功能性活动（增殖性与分泌性变化）有关。异位内膜组织随着雌激素水平升高而增生、增大，在孕激素作用下发生出血，与月经周期同步变化。也有人认为异位的内膜腺体相对不受激素刺激的影响。

子宫腺肌病的病理特点是子宫肌层内出现异位的子宫内膜组织，伴有病变周围子宫平滑肌的反应性增生与肥厚，无包膜或假包膜形成。异位的子宫内膜可继发出血、形成血肿、坏死等改变。断面观察病变区可见大小不等的出血小腔或海绵样区域。

根据病变范围，本病分为弥漫型和局限型二种。前者多见，子宫肌层内异位子宫内膜弥漫性分布，子宫呈均匀性或球形增大；后者子宫肌层内异位内膜组织呈局灶性分布，断面观察见肌壁内单个或多个结节灶。一般认为，当子宫壁内异位的子宫内膜较弥漫，又有较明显的平滑肌增生时，称子宫腺肌病；当病变较局限，并形成边界相对清楚的肿块或结节时，称腺肌瘤。有报道称子宫腺肌病和腺肌瘤可以发生恶变，但发生率很低。

（二）MRI 表现

子宫腺肌病首先累及结合带，因而其病变部位与结合带关系密切。在 T2WI，最明显的异常是低信号强度的结合带增厚，厚度常大于 12 mm（图 21-15）。增厚的结合带边界不清，或部分边界不清，有时呈分叶状。病变区在 T2WI 呈多发的小斑点状高信号是本病特征性表现（图 21-16、图 21-17）。由于长期反复出血导致含铁血黄素形成和沉积，病变区有时可见散在分布的低信号腔隙小灶。

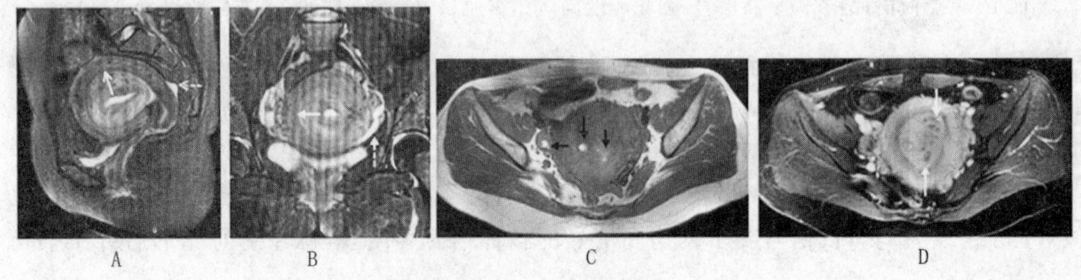

A　　B　　C　　D

图 21-15　子宫腺肌病

A.矢状面；B.冠状面 FSE 抑脂 T2WI；子宫球形增大，结合带弥漫性增厚，呈不均匀高低混杂信号，病变左侧与肌层分界不清，结合带厚度 2.5～2.9 cm（箭），超过肌层厚度，子宫内膜居中，厚度 10 mm，呈均匀高信号（箭尾）；Douglas 窝有少量腹水（虚箭），宫颈信号正常；C.FSE 轴面 T1WI，病变区可见数个点状高信号，为出血灶（垂直箭），右侧卵巢内也可见小出血灶（水平箭）；D.T1WI 动态增强扫描时病变区缓慢强化，延迟期图像显示病变区多个不规则低信号小囊结构（箭）

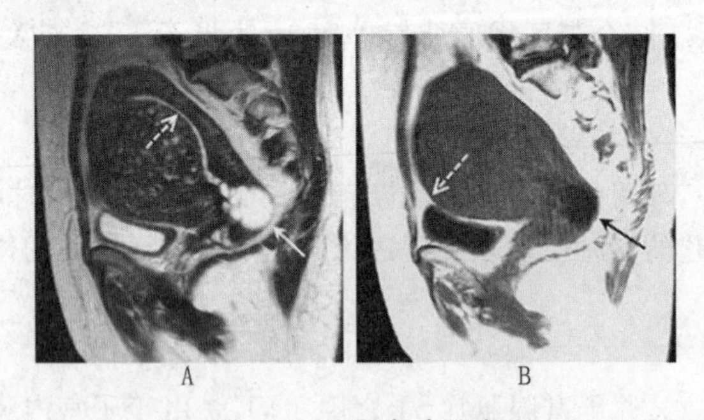

A　　B

图 21-15　子宫腺肌病

A.矢状面 FSE T2WI 显示子宫前壁低信号病变，内部夹杂斑点状高信号，边界不清，子宫内膜向后移位（虚箭），宫颈后部可见高信号的纳氏囊肿（箭）；B.矢状面 FSE T1WI，子宫呈均匀中等信号强度，未见高信号出血灶，子宫体部前凸（虚箭），纳氏囊肿呈低信号（箭）

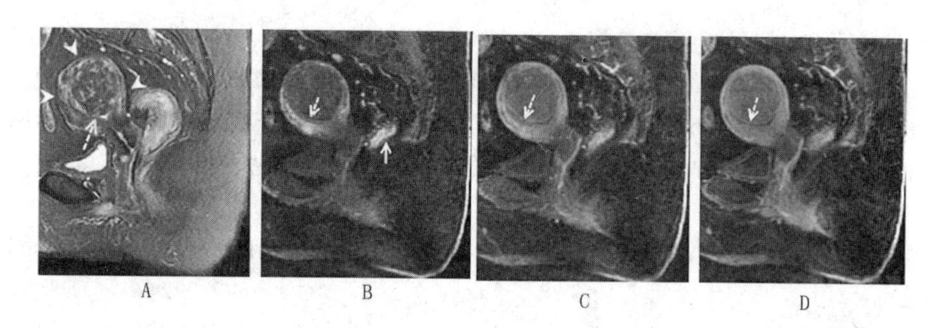

图 21-17　子宫腺肌病

A.矢状面 FSE 抑脂 T2WI 显示子宫底和后壁椭圆形低信号肿物(箭头),内部夹杂散在分布的斑点状高信号,子宫内膜向前移位(虚箭),肿物在 T1WI 表现为均匀中等信号强度(未展示),注射对比剂后 FSPGR 序列动态增强扫描;B.动脉期;C.静脉期;D.延迟期病变区缓慢强化,信号强度逐渐增高,但始终低于邻近肌层信号,在延迟期图像,病变区可见细小囊状腔隙,宫颈后方高信号为直肠溃疡型高分化腺癌病灶(箭)

在 T1WI,子宫腺肌病呈等信号和轻微低信号强度(相对于正常子宫肌层信号)。如病变区在 T1WI 显示多发高信号小灶(提示灶性出血),则进一步支持诊断。动态增强扫描时,子宫腺肌病相对于正常子宫肌层缓慢强化,呈低信号,尤其在强化早期。延迟期扫描时病变区强化程度可接近外侧肌层,其内可见多发不规则低信号小囊腔结构,提示囊变病灶。子宫腺肌病大量出血后,可形成囊性子宫腺肌病。后者 MRI 表现为子宫肌层内边界清楚的囊性病变,内含各种演变状态的血性物质。

总之,子宫腺肌病的 T2WI 特征包括:病变边界不清;外形呈椭圆形或分叶状,而非圆形;病变与低信号的结合带相连;子宫内膜的肿块效应(mass effect)轻微;多条线形高信号或条纹状病灶信号自子宫内膜向子宫肌层方向辐射分布。

(三)鉴别诊断

1.子宫肌瘤

T2WI 显示子宫壁内边界清楚的低信号病变,内部可有较大缺血性坏死区。病变周边可有假包膜形成。不典型子宫腺肌病的边界相对清楚,类似子宫肌瘤。

2.子宫肥大症(hypertrophyof uterus)

见于经产妇,无痛经表现。子宫呈均匀性增大,肌层厚度大于 2.5 cm,但肌层信号均匀,无出血灶及小囊腔信号。

3.子宫收缩

常在矢状面 T2WI 显示肌层中局限性低信号,多为一过性。系由 MRI 扫描过程中子宫平滑肌收缩造成。局限性低信号与结合带连接,内无异常点状高信号。对比观察同层面不同序列 T2WI 可见子宫肌层与内膜的形态随子宫收缩而改变,局限性低信号的位置也随时间变化相应迁移,鉴别不难。

三、盆腔子宫内膜异位症

盆腔子宫内膜异位症(pelvic endometriosis)指具有生长功能的子宫内膜组织出现在宫腔和宫壁肌层以外的部位,如卵巢、阔韧带、宫骶韧带、Douglas 窝、子宫浆膜层、脏层腹膜、膀胱、直肠等。生长于卵巢皮质内的异位内膜因周期性出血,可形成单个或多个含咖啡色黏稠液体的囊肿,俗称巧克力囊肿。近年来本病发病率有增多趋势。

(一)临床表现与病理特征

本病是育龄妇女常见病之一,多见于 25～45 岁之间。主要症状包括痛经、慢性盆腔痛、性交痛、月经量多、经期长、不孕等。当较大的子宫内膜异位囊肿破裂时,囊内液体进入盆腹腔可引发急性腹部剧痛,疼痛持续时间较长,且伴有恶心、呕吐、发热、坠肛等异常,患者多以急腹症就诊。

由于异位种植的子宫内膜在卵巢激素的作用下发生周期性出血，局部血肿反复的刺激和吸收过程导致纤维组织增生和粘连发生，并最终形成各种瘢痕结节(病变局部呈结节状、息肉状)或囊肿。继发的囊性病变可以是血肿，如巧克力囊肿(chocolate cyst)，也可以是异位子宫内膜腺体扩张形成的囊肿。病理组织学检查可见子宫内膜型间质与腺体结构，常伴继发性出血、坏死及纤维化结节。

(二)MRI 表现

盆腔子宫内膜异位症的 MRI 表现可分为两种情况，即子宫内膜囊肿型病变(endometrial cysts)和内膜异位非囊肿型病变。

囊肿型子宫内膜异位症的 MRI 表现多种多样。在 T1WI，异位的内膜囊肿往往呈均匀的高信号强度(图 21-18)，在脂肪信号被抑制的黑色背景衬托下，这些囊肿高信号犹如电灯泡般明亮。病灶常多发，大小不等。由于新、旧出血成分重叠，囊内各种血液退变物质(从巧克力样到水样液体)产生的信号高低有别，使得多发性内膜囊肿的信号强度之间可存在一定差异。静脉注射 Gd－DTPA 增强扫描时，延迟期图像显示囊壁通常较厚，呈环状强化且均匀光滑，而病变中心部分无强化，是本病特征性表现。

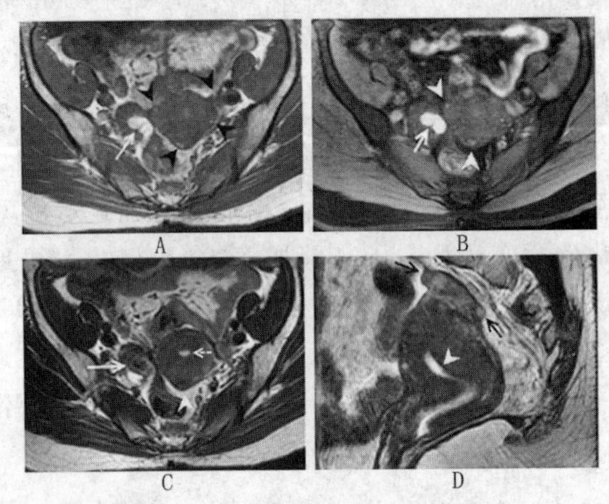

图 21-18　盆腔子宫内膜异位症

右侧卵巢巧克力囊肿破裂手术后，于月经后第 5 天 MRI 检查；A.FSE 轴面 T1WI，右侧附件区可见小片高信号(箭)，子宫壁边缘似见数个高信号小病灶(黑箭头)；B.轴面 FSE 抑脂 T1WI，盆腔脂肪高信号被均匀抑制，子宫周边数个高信号小灶被清晰显示(白箭头)，提示出血；C.同层面 FSE 轴面 T2WI，子宫内膜呈高信号(虚箭)，右侧附件区(箭)和部分子宫周边出血灶呈低信号(白箭头)，子宫前壁出血灶呈稍高信号；D.盆腔左侧 FSE 矢状面 T2WI，子宫内膜弧形受压、前凸(箭头)；子宫后壁较厚，上部与左侧卵巢(黑箭)连接；本例子宫应为前屈位，但宫底上举、后仰，宫体后缘轮廓不整，提示子宫与盆腔腹膜严重粘连、变形

在 T2WI，异位的内膜囊肿可呈高信号或低信号强度，而低信号对诊断本病更具特征性。形成低信号的原因是囊肿本身的高信号被内部的低信号强度掩盖，这可能与囊肿内反复出血，并导致短 T2 的血液代谢物质(如含铁血黄素)积累有关。本病囊壁在普通 T1WI 和 T2WI 均表现为环形低信号，这与其内含有大量的纤维组织和含铁血黄素有关。

对发生于盆腔实性脏器内部的较大子宫内膜囊肿，MRI 具有较高的诊断敏感性。而对于一些细小的子宫内膜囊肿，或非囊肿型子宫内膜异位病变，如发生于腹膜或脏器表面的微小结节、纤维性粘连、瘢痕病灶等，MRI 的诊断敏感性不如腹腔镜检查。这是由于这些病灶中存在大量致密的纤维组织成分，后者使得 T2WI 信号降低，也造成 T2WI 和 T1WI 不易显示这些病灶。当结节内有出血时，脂肪抑制 T1WI 可能显示微小的高信号病灶，提示诊断。

(三)鉴别诊断

1.卵巢功能性囊肿出血和出血性囊肿

需与发生在卵巢的单发子宫内膜囊肿鉴别。卵巢功能性囊肿出血和出血性囊肿通常在 T1WI 和 T2WI 均表现为高信号，在 T2WI 极少呈低信号。有时，单凭 MRI 表现鉴别困难，需要结合临床病史，或进行组织学检查。多发子宫内膜囊肿的 T1WI 和 T2WI 信号表现丰富多彩,诊断不难。

2.卵巢透明细胞癌、子宫内膜样癌

这些肿瘤可起源于卵巢内的异位子宫内膜,囊壁可有瘤结节。有人认为这属于异位的子宫内膜恶性变(malignant transformation of endometriosis),非常罕见。静脉注射 Gd－DTPA 增强扫描时,应注意观察壁结节有无增强,以区别与囊壁连接的血块。

3.卵巢囊腺瘤和囊腺癌

好发于 50～60 岁的中老年人,均可以表现为卵巢囊性肿物合并内部出血。但肿物体积较大,内部有分隔、软组织壁结节或乳头样突起。当附件的囊性肿物直径大于 4 cm,内部分隔较厚或者大于 3 mm,瘤体实性部分较大,发现囊壁结节,或有局部侵犯及腹膜、淋巴、血行播散证据时,应考虑恶性肿瘤。静脉注射 Gd－DTPA 增强扫描有助于观察囊壁结节和囊内分隔的形态与血供特征。

四、子宫内膜癌

子宫内膜癌(endometrial carcinoma)又称子宫体癌,发生于绝经期或绝经后妇女,发病高峰年龄为 60 岁。相关危险因素包括糖尿病、高血压、肥胖、未产妇、不孕症、雌激素分泌性肿瘤、外源性雌激素长期应用等。MRI 诊断子宫内膜癌的准确性优于超声和 CT 检查,能为术前全面评估病变进展程度和治疗后随访疗效提供有价值的信息。

(一)临床表现与病理特征

绝经后阴道出血、阴道排液、下腹部或腰骶部疼痛以及围绝经期月经不规律或月经增多是本病常见临床表现。病变早期可无临床症状。晚期病例常见子宫增大。

子宫内膜癌发生自内膜上皮,宫底好发,约 90% 为腺癌。肿瘤倾向于在子宫内膜腔(endometrial cavity)内增长,形成息肉样肿物(局限型),肿瘤也可多灶发生或弥漫性浸润整个内膜表面(弥漫型)。起初肿瘤仅侵犯深部肌层或宫颈管。当盆腔或主动脉周围淋巴结转移或腹膜转移时,提示晚期肿瘤。显微镜下有时观察到内膜癌转移至附件或阴道。

子宫内膜癌的肿瘤分期(staging)采用国际妇产科联盟(International Federation of Gynecology and Ob stetrics,FIGO)修订的手术－病理分期方案(表 21-1)。肿瘤分期结果有助于选择合理的治疗方案,判断患者预后。

表 21-1　子宫内膜癌手术－病理分期与病变范围的关系

Ⅰ期	肿瘤局限于子宫体部
Ⅰa	无肌层浸润,癌灶局限于子宫内膜
Ⅰb	有肌层浸润,未达肌层厚度 1/2
Ⅰc	有肌层浸润,超过肌层厚度 1/2
Ⅱ期	肿瘤浸润子宫颈部
Ⅱa	无宫颈间质浸润,仅宫颈黏膜腺体受累
Ⅱb	有宫颈间质浸润
Ⅲ期	肿瘤浸润子宫肌层以外结构,但局限于盆腔内
Ⅲa	子宫浆膜浸润,附件转移,腹水细胞学检查阳性
Ⅲb	阴道浸润
Ⅲc	盆腔淋巴结或主动脉旁淋巴结转移
Ⅳ期	肿瘤浸润膀胱、直肠,或盆腔外转移
Ⅳa	膀胱、直肠浸润
Ⅳb	远处转移,包括腹腔内转移,腹股沟淋巴结转移

(二)MRI 表现

在 T2WI,子宫内膜癌的肿物本身可有各种信号表现,通常呈稍高信号(信号强度高于结合带和肌层,低于正常内膜)。当肿瘤体积较大时,子宫内膜腔出现增宽,内膜厚度大于 8 mm 且不规则。同时由于瘤内坏死、出血以及宫颈管梗阻等因素,肿物往往呈不均匀的高信号和低信号混杂占位效应(图 21-19)。子宫肌层受侵犯最可靠的 MRI 征象是正常结合带局部中断,其他征象包括肌层局部变薄或肿瘤－肌层界面不规则(图 21-20)。当 T2WI 显示稍高信号强度的肿瘤组织生长至宫颈管,或宫颈间质的低信号带被肿瘤破坏中断时,提示宫颈受侵。当 MRI 显示子宫肌层信号横贯性中断,浆膜面不规则以及阴道、膀胱及直肠壁的肌层低信号中断时,提示子宫外肿瘤浸润。需要注意的是,观察子宫内膜异常和肿瘤浸润深度,如评估正常肌层和受侵肌层厚度时,应当在子宫的矢状面和轴面 T2WI 进行,而不应当基于盆腔的矢状面和轴面 T2WI 做出判断。

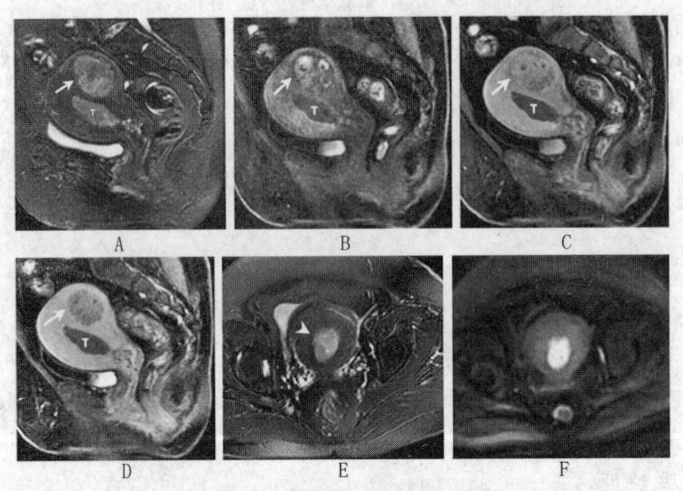

图 21-19 子宫内膜癌Ⅰb 期

A.矢状面 FSE 抑脂 T2WI,子宫内膜呈稍高信号(T),最大厚度 2.0 cm,子宫颈管周边可见多个纳氏囊肿的高信号;B、C、D.分别为 FSPGR 序列动态增强扫描动脉期、静脉期和延迟期图像,内膜肿瘤呈缓慢强化,信号强度低于肌层,子宫前壁肿瘤一肌层界面不规则;图 A～D 于子宫底、体肌壁间另见单发的子宫平滑肌瘤,在 T2WI 呈不均匀高信号(箭),T1WI 动态增强扫描时明显强化;E.轴面 FSE 抑脂 T2WI,内膜病变呈稍高信号(箭头);F.轴面 DWI ($b=1\ 000\ s/mm^2$),在黑色背景下,内膜癌灶呈异常高信号,子宫次全切术后病理:子宫底、体部宫腔内充满烂肉样肿物,为弥漫型中分化腺癌,伴鳞状上皮分化,癌瘤侵及浅肌层(约1/3),未及双侧宫角与宫颈内口。卵巢、输卵管未见癌浸润,无盆腔淋巴结转移

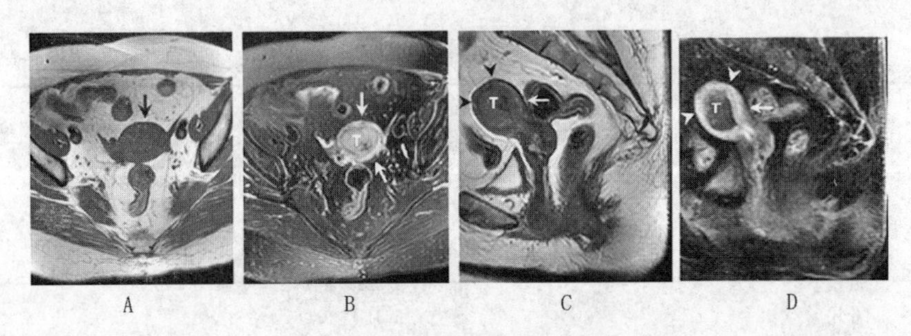

图 21-20 子宫内膜癌Ⅰc 期

A.FSE 轴面 T1WI,子宫增大,前后缘膨隆(箭),肿瘤呈均匀中等信号;B.轴面 FSE 抑脂 T2WI,子宫内膜腔增宽,肿瘤(T)信号强度低于肌层信号(箭);C.FSE 矢状面 T2WI 显示肿物呈不均匀稍低信号,前后径达 3.0 cm。正常的老年人子宫内膜信号消失,与宫体后壁比较(箭),宫体前壁和底部肌层的厚度变薄超过 1/2(箭头),注意子宫前缘白线、后缘黑线为化学位移伪影(扫描频率编码方向为前后);D.FSPGR 序列动态增强扫描延迟期图像显示肿瘤缓慢强化,信号强度低于肌层,子宫底部肿瘤－肌层界面不规则(箭头);子宫全切术后病理:子宫底、体部宫腔内见弥漫型肿物,为内膜高分化腺癌;侵及肌层厚度 4/5 及双侧宫角,未及宫颈内口;卵巢、输卵管未见癌浸润;未见周围脏器侵犯和淋巴结转移;宫颈呈慢性炎症伴潴留性囊肿

在高 b 值 DWI($b=1\ 000\ s/mm^2$),内膜癌灶呈高信号,ADC 值明显降低,平均数为$(0.86\pm0.31)\times10^{-3}\ mm^2/s$,而良性内膜病变的平均 ADC 值为$(1.28\pm0.22)\times10^{-3}\ mm^2/s$。

在 T1WI，内膜癌灶通常呈等信号(相对肌层)。

T1WI 动态增强扫描有助于显示肿瘤局部浸润范围，因为内膜癌和正常内膜的强化程度均不及子宫肌层。在动脉期图像，正常肌层的强化信号高于癌灶，肌层受侵深度清晰可见。在延迟期图像，内膜癌灶的强化信号仍较周围肌层弱，但肿瘤与肌层的分界可模糊不清。T1WI 增强扫描还有助于鉴别宫腔内肿物(有强化)与坏死组织和积液(无强化)。

诊断淋巴结转移主要取决于淋巴结的大小。正常主动脉旁、闭孔肌和髂血管周围淋巴结直径一般小于 10 mm，而子宫旁淋巴结直径不超过 5 mm。淋巴结直径大于 10 mm 时应考虑转移。平扫 T1WI 和注射对比剂后脂肪抑制 T1WI 增强扫描可以显示淋巴结异常，但对较小的淋巴结，信号强度变化对诊断帮助不大。

子宫内膜癌患者 MRI 检查的适应证包括晚期肿瘤(advanced stage)以及对内膜刮宫组织标本进行病理分级时提示的高级别肿瘤(high－grade)。MRI 的作用有：①当宫颈活检后组织学诊断腺癌时，MRI 可明确肿瘤起源于宫体内膜(子宫内膜癌)或宫颈黏膜(宫颈癌)；②由于患者体型或纤维瘤等影响，妇科超声检查困难或观察不满意时，通过 MRI 检查获得影像资料；③观察肿瘤浸润深度，评估淋巴结转移的可能性和患者预后：当肿瘤仅浸润邻近宫腔的深部浅表肌层时，淋巴结转移发生率为 3%；当肿瘤浸润超过肌层厚度的 1/2 时，淋巴结转移发生率为 40%。

(三)鉴别诊断

1.子宫内膜增生(endometrial hyperplasia)

绝经后妇女子宫内膜增生时，双层内膜厚度通常大于 8 mm，但形态较为规则。MRI 表现为子宫内膜腔增宽，增生的内膜在 T2WI 呈高信号，与Ⅰ期子宫内膜癌表现类似。这些病变均属雌激素依赖型，有时共存。一些子宫内膜癌病变可由内膜增生或内膜息肉恶变而来。DWI 显示病变区高信号，ADC 值降低提示内膜癌。MRI 鉴别诊断困难时，应考虑宫腔镜及刮宫检查。

2.子宫内膜息肉(endometrialpolyp)

是常见的子宫内膜良性病变，多在妇科超声体检时发现子宫内膜增厚以及宫腔内高回声肿物。与宫体的大多数其他病变一样，患者多有口服他莫昔芬(一种雌激素受体调节剂)历史。息肉呈结节样突入内膜腔，由间质(包括平滑肌和致密纤维组织)和增生的内膜腺体(可形成囊性结构)组成，在 T2WI 呈相应的低信号、大片高信号，或多个灶性高信号。这些 MRI 表现与内膜癌不易鉴别。当肿物有低信号长蒂连接时可助诊断，宽基底者定性困难。本病可见于中青年女性，在 T2WI 结合带无浸润表现。可进行 DWI 扫描及 ADC 值分析。

3.黏膜下子宫肌瘤

发生于育龄妇女，常多部位发生。在 T2WI 典型肌瘤呈低信号，边界清晰，形态相对规则。肌瘤较小时 MRI 鉴别诊断困难。

五、宫颈癌

宫颈癌(cervical carcinoma)是妇科最常见的恶性肿瘤。发病年龄跨度较大，原位癌多见于 30～35 岁，浸润癌多见于 50～55 岁，65～80 岁也可发病。MRI 检查能直观显示病变，了解淋巴结肿大情况，目前已成为评价宫颈癌病变范围的主要检查方法之一，诊断价值优于超声和 CT 检查。

(一)临床表现与病理特征

患者可有不规则阴道出血、接触性出血、阴道排液以及周围器官受侵表现，如下腹部疼痛、便秘、尿频尿急、输尿管积水等异常。病变早期可无症状。

病理组织学方面，宫颈上皮可经历一系列渐进性转变，由逐步严重的间变或不典型增生(dysplasia)发展为原位癌(carcinoma insitu，CIS)。当癌细胞突破上皮下基底膜，浸润间质时，形成浸润癌(invasive carcinoma)。镜下观察，宫颈癌 85%为鳞癌，其余为腺癌、腺鳞癌及未分化癌。近年来，通过宫颈刮片细胞筛查和组织活检，可以有效提示上述病变过程，使宫颈癌的早期诊断成为可能，患者的死亡率显著下降。美国目前发现的CIS大约是浸润癌的4倍，发病年龄高峰为30岁左右，比浸润癌早10～15年。浸润癌可直接侵犯邻近器官，如阴道、盆壁、膀胱和直肠。淋巴结转移范围通常局限于盆腔淋巴结，约29%的患者累及主动脉旁淋巴结。局部进展性肿瘤也可经腹膜播散。

临床上，宫颈癌肿瘤分期(staging)一般采用FIGO标准，分期结果对于评估患者预后和选择治疗方式起决定性作用。但与外科分期比较，本病的FIGO标准不包括淋巴结评价，因而有一定局限性。MRI有助于发现宫颈内病变和可疑的宫旁浸润，提供淋巴结肿大信息，提高对早期患者治疗前分期的准确性。如果患者是妊娠妇女，通过MRI检查进行肿瘤分期更为有利。总体而言，与膀胱镜检查、钡剂灌肠、静脉肾盂造影检查等比较，MRI检查具有更好的花费效益比。

(二)MRI表现

在T2WI，宫颈癌表现为低信号的宫颈间质内出现高信号病变(图21-21)，肿物内部的凝固性坏死区可呈较低信号小灶。在扩散加权图像(DWI)，由于癌组织内部的水分子自由运动受限，癌灶一般表现为高信号强度。化疗后，肿瘤在T2WI信号强度降低。放射治疗后，宫颈癌可呈多种MRI信号强度。当癌灶引起宫颈管梗阻，或放疗后宫颈管狭窄时，宫颈癌可合并子宫积血(hematometra)。

在FSE T1WI，癌灶呈等信号。由于宫颈组织和肿瘤之间缺乏对比，癌灶不能被显示。静脉注射钆对比剂后T1WI动态增强扫描时，癌组织于30～60秒明显强化，一些肿瘤的边缘部分强化更明显(图21-22)。在延迟期图像，癌组织强化减弱，呈相对低信号。宫颈癌的这些特征有助于明确肿瘤浸润范围，准确测量肿瘤体积，提高肿瘤分期的准确性。通过动态扫描T1WI观察肿瘤的强化程度还可以评估预后，因为高灌注肿瘤对放疗的反应更明显。利用宫颈癌早期快速强化的特点，可以鉴别肿瘤复发与瘢痕组织。

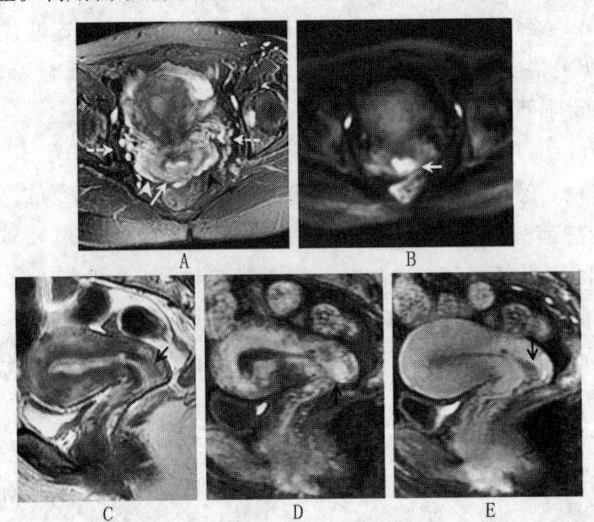

图21-21　宫颈癌(非角化型浸润性鳞状上皮细胞癌，Ⅰb期)

A.轴面FSE抑脂T2WI，宫颈后部正常低信号带消失，代之以灶性高信号(箭)，宫颈周边可见阴道后穹窿部分结构(黑箭头)，宫旁可见多个高信号血管断面(虚箭)；B.轴面DWI(b=1 000 s/mm²)，肿物呈不规则高信号(箭)，提示恶性肿瘤；C.矢状面FSE T2WI，子宫带状解剖信号存在，宫颈后部间质内可见灶性高信号(箭)；D.LAVA动态增强扫描动脉期，肿物明显强化，呈高信号(箭)；E.在延迟期图像，宫体和正常宫颈均匀强化，但肿瘤强化减弱，呈相对低信号(箭)；在静脉期图像，肿物呈等信号(未展示图片)，与周围结构不能区别；手术切除子宫后病理检查：宫颈后唇和子宫颈管内可见癌灶，大小范围2.5 cm×1.7 cm，浸润深度8 mm，至浅肌层，未侵犯宫颈内口；盆腔淋巴结未见癌转移

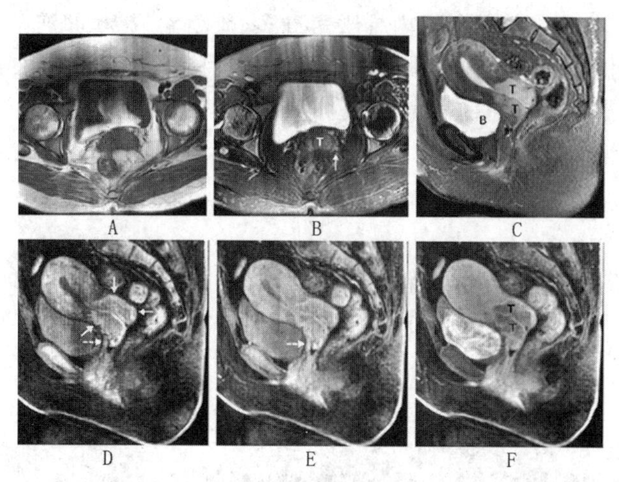

图 21-22　宫颈癌(非角化型浸润性鳞状上皮细胞癌,Ⅳb期)

A.FSE轴面T1WI,宫颈形态饱满、圆隆,呈均匀中等信号。双侧股骨头和髋臼正常信号消失,呈大片低信号;B.相应层面FSE抑脂T2WI,宫颈带状解剖信号消失,肿瘤(T)呈大片稍高信号,宫旁静脉丛向外侧移位(箭)。股骨头和髋臼呈高信号;C.矢状面FSE抑脂T2WI,显示肿瘤全貌(T)及与膀胱(B)、直肠和阴道的关系,子宫体部带状解剖信号正常;D、E、F.分别为LAVA动态增强扫描动脉期、静脉期和延迟期图像,肿瘤早期强化,且边缘部分强化更明显(箭),大小4.5 cm×4.5 cm×3.5 cm。在延迟期,肿瘤强化减弱,呈相对低信号(T);本例耻骨和腰骶椎骨异常信号及早期显著强化以及前穹窿阴道壁不规则增厚及异常强化(虚箭),均提示肿瘤浸润

宫颈癌肿瘤的蔓延方式以直接侵犯和淋巴转移为主,血行转移少见。MRI检查可为肿瘤分期提供有价值的信息,其准确性可达76%~90%。如果肿瘤周边的低信号环(代表正常宫颈间质)完整存在,提示病变局限在宫颈,可以排除肿瘤侵犯宫旁组织;如果低信号环中断或消失,则不能除外肿瘤宫旁播散。瘤体较大的Ⅰb期肿瘤可使宫旁静脉丛向外侧移位,而无侵犯。位置较高或宫颈前部的肿瘤更容易直接侵犯宫旁组织。当MRI显示宫旁脂肪内有索条结构或异常软组织信号,或宫颈旁静脉丛受侵时,提示肿瘤宫旁播散(Ⅱb期)。宫颈唇部的肿瘤向后外侧生长时,可突入阴道穹窿。当T2WI显示阴道壁的薄层低信号带中断时,提示阴道受侵。同样,如果膀胱和直肠的肌层低信号带局部中断,提示这些器官可能受侵。晚期肿瘤可沿宫骶韧带和主韧带浸润盆壁。DWI显示肿瘤浸润或转移的敏感性较高,特异性相对较低。

(三)鉴别诊断

1.宫颈良性病变

如宫颈炎、息肉、宫颈结核、黏膜下肌瘤、宫颈管肌瘤、宫颈乳头瘤等,应结合患者具体临床表现和妇科检查所见,综合分析。

2.宫颈其他恶性肿瘤

如淋巴瘤、肉瘤以及子宫内膜癌或阴道癌浸润宫颈等,MRI的定性诊断作用有限。明确诊断应依据组织活检后病理学检查结果。

六、多囊卵巢病

多囊卵巢病(polycystic ovarian disease)是由于女性体内雄激素分泌过多而形成的一种多囊性卵巢病变,多见于年龄在16~46岁之间的育龄女性。MRI检查能明确卵巢病变情况,为临床诊断本病提供可靠依据。

(一)临床表现与病理特征

患者通常有月经失调(稀发或闭经)、不育、妇女多毛症、肥胖、乳房萎缩、男性化等症状,称为多囊卵巢综合征(polycystic ovarian syndrome)。少数患者月经正常,可以妊娠,但易流产。本病多毛症出现率在美国人为70%,日本人为10%~20%。多毛与体内雄激素和游离睾酮水平升高有关,表现为阴毛浓密,并延伸至大腿内侧及肛周,下肢汗毛浓黑。一些患者呈男性化体毛分布,如浓密粗长黑毛分布于乳头旁、脐

下腹中线、四肢等。这些症状是由于患者体内雄激素过多、雌激素减少，卵泡不能正常发育成熟，退化为闭锁卵泡，进而导致排卵受阻，形成持续性无排卵状态。实验室检查提示多项内分泌激素指标异常。

病理检查可见双侧卵巢对称性明显增大，达正常人的2~5倍。卵巢也可单侧增大。卵巢白膜纤维性增厚，皮质增宽，髓质明显增生并水肿。白膜下皮质内可见许多不同发育阶段的卵泡，形成特征性的多发性囊泡，直径介于2.5～6.0 mm之间。罕见黄体。少数患者卵巢大小正常。子宫内膜呈增殖期表现。

(二)MRI表现

卵巢增大，径线通常大于4 cm。薄层轴面T2WI和冠状面T2WI检查可见无数的高信号小卵泡(cysts)排列在卵巢的周边部。这些卵泡大小相对一致，直径小于1 cm，在每个卵巢的数量通常超过10个(图21-23)。卵巢中央间质呈低信号，或低信号内混杂片状、条形高信号。卵巢表面被膜增厚，呈低信号(类似卵巢皮质的低信号)。

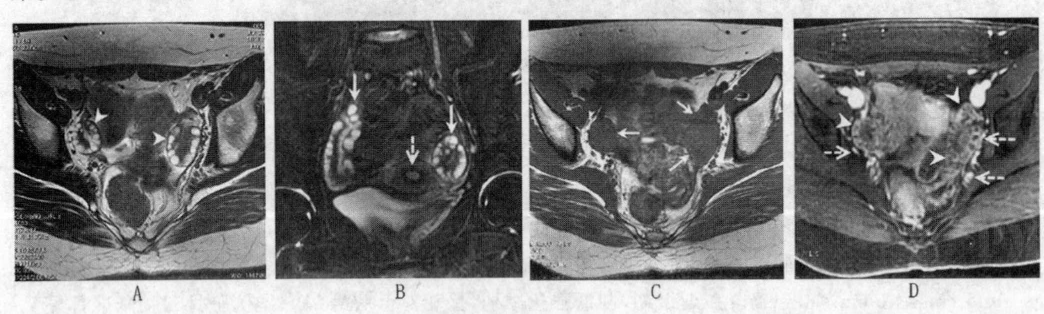

图21-23 多囊卵巢病

MRI显示盆腔壁皮下脂肪增厚(35 mm)，右侧卵巢大小为62 mm×27 mm×21 mm，左侧为34 mm×36 mm×24 mm(上下×前后×左右)；A.轴面FSE T2WI，增厚的卵巢包膜呈低信号(箭头)，许多高信号卵泡排列于包膜下，直径3～8 mm，卵巢中央低信号间质内可见索条状及片状高信号，卵巢外侧可见许多血管流空；B.冠状面抑脂T2WI，高信号卵泡串珠样排列于双侧卵巢周边部(箭)，大小接近，右侧卵巢增大呈长茄子形，宫体下部(接近峡部)带状解剖清晰显示(虚箭)；C.轴面FSE T1WI，双侧卵巢呈均匀中等信号(箭)，内部结构不能分辨；D.静脉注射Gd－DTPA后动态增强扫描，延迟期图像显示卵泡壁中等程度强化，呈清晰高信号(箭头)；卵巢间质相对轻度强化，信号不均匀；卵巢外侧血管明显强化(虚箭)

在常规T1WI，病变卵巢往往呈均匀中等信号强度，诊断价值有限。静脉注射Gd－DTPA对比剂后T1WI动态增强扫描时，卵泡壁和卵巢间质呈缓慢渐进式强化，卵泡壁的强化表现更为明显，提示存在一定程度的血供。

(三)鉴别诊断

1.正常卵泡

多囊卵巢病的卵泡(follicles)体积较小，大小相对均一，在T2WI呈均匀高信号，T1WI呈中等或低信号。这种信号特征持续较长时间，而不发生出血性改变。此与正常卵泡的周期性发育成熟过程不同。可通过超声和薄层T2WI动态观察卵泡生长变化。另一方面，正常人和多囊卵巢病患者的卵巢MRI表现存在一定程度的重叠。故诊断多囊卵巢病时应当结合实验室的激素检测结果和临床表现。

2.其他原因的不排卵、药物刺激性排卵和阴道发育不全

T2WI也可见多发高信号小卵泡排列于卵巢周边。鉴别诊断应结合临床资料。

七、卵巢恶性肿瘤

卵巢恶性肿瘤(malignant ovarian neoplasms)是女性生殖器三大恶性肿瘤之一，由其导致的死亡人数超过盆腔其他恶性肿瘤的两倍。影像学检查方面，超声是发现和诊断卵巢恶性肿瘤的首选检查，CT检查可用于术前评估肿瘤腹膜种植、淋巴结肿大及远处转移，MRI检查在术前肿瘤分期方面并无明显优势。

（一）临床表现与病理特征

卵巢原发性肿瘤的组织学类型繁杂，根据其起源大致可分为三类，即上皮性肿瘤(surface epithelial ovarian tumor)、生殖细胞肿瘤(germ cell tumor)以及性索间质肿瘤(sex cord stromal tumor)。上皮性肿瘤起源于卵巢表面生发上皮，占卵巢肿瘤的 60%左右，其中以浆液性和黏液性肿瘤居多，透明细胞癌和移行细胞癌较少。大多数卵巢癌患者的 CA125 水平高于正常。生殖细胞肿瘤来源于胚胎性腺的原始生殖细胞，占卵巢肿瘤的 30%左右，根据其细胞分化程度和组织结构可分为无性细胞瘤、卵黄囊瘤（内胚窦瘤）、胚胎癌、畸胎瘤等。性索间质肿瘤来源于原始性腺中的性索和间质组织，约占卵巢肿瘤的 5%，包括颗粒细胞瘤、卵泡膜细胞瘤、纤维瘤（fibroma）等。卵巢的转移性肿瘤统称库肯勃瘤（Kruken berg tumor），主要来自胃癌和结肠癌（肿瘤细胞产生黏液，形成印戒细胞），少部分来自乳腺癌、肺癌、胰腺癌及子宫内膜癌。

卵巢肿瘤可见于各个年龄阶段。自 30～70 岁，上皮性卵巢癌的发病率随年龄增长逐步增高。生殖细胞肿瘤好发于年轻女性，约占 20 岁以下卵巢恶性肿瘤的 1/4。性索间质肿瘤多见于中年女性。卵巢位于盆腔深处，肿瘤较小时患者无症状，常在体检时意外发现。肿瘤较大时可表现为腹胀、盆腔肿块、腹水等异常，多属晚期。肿瘤压迫膀胱与直肠时出现尿频及便秘，累及盆腔血管与神经时出现下肢水肿及疼痛症状。

（二）MRI 表现

上皮性卵巢癌约占卵巢恶性肿瘤的 85%。其中，浆液性囊腺癌约 50%是双侧发病，黏液性囊腺癌多为单侧发病。MRI 显示瘤体较大，由不同比例的囊性和实性部分混合而成（图 21-24），常见出血、坏死。由于多种成分并存，肿瘤的囊性部分在 MRI 可以呈多种信号强度。如黏液性肿瘤，在 T1WI 可呈高信号，而在 T2WI 呈中等信号强度，这与黏液蛋白含量、细胞碎屑及出血多寡不同有关。同理，不同个体或同一黏液性肿瘤的不同囊腔之间的 MR 信号强度也可不同。在 DWI，恶性肿瘤的实性部分一般表现为高信号，而坏死液化部分和囊液往往呈低信号。注射对比剂后 T1WI 增强扫描可区别肿瘤实性部分和坏死（无强化区），并可显示瘤内分隔的厚度或赘生物（壁结节或乳头状突起），液体小囊结构以及腹膜种植。

其他细胞类型的恶性肿瘤，如生殖细胞肿瘤和性索间质肿瘤，瘤体的实性部分比例更大，结构和信号更不均匀。生殖细胞肿瘤表面多呈分叶状，内部为多结节融合，T2WI 结节间可见低信号分隔。肿瘤实性部分如果纤维成分占优势，T2WI 表现趋向低信号；如水肿明显，则呈较高信号。在 T1WI，肿瘤内部出血呈片状高信号。卵黄囊瘤血供丰富，肿瘤内部可见明显出血、坏死。此外，卵黄囊瘤产生甲胎蛋白(AFP)，可致血清 AFP 升高。

卵巢恶性肿瘤最常见的转移方式是腹膜播散，瘤细胞广泛种植于大网膜、肝表面、膈等部位。其次为淋巴管转移，累及髂血管周围和腹主动脉旁淋巴结。MRI 不能显示显微镜下可见的腹膜播散病灶，但可显示较大的腹膜种植结节（实性或囊性）。当网膜边缘出现浸润征象时，提示网膜饼(omental cake)形成。

总之，卵巢恶性肿瘤的 MRI 表现可概括为：①肿瘤大小多超过 4 cm；②肿瘤呈囊性和实性混合构造时，瘤体的实性部分较大或不规则；③肿瘤呈囊性构造时，囊壁和（或）内部分隔的厚度大于 3 mm；④瘤内出现结节状或乳头状突起；⑤肿瘤坏死；⑥周围局部侵犯或腹膜、淋巴及血行转移。一般认为，囊腔内赘生物和腹水对诊断恶性病变价值较大。但应注意，腹水为非特异性征象，确诊有赖于细胞学检查。注射对比剂后 T1WI 增强扫描有助于提高 MRI 诊断的准确性。

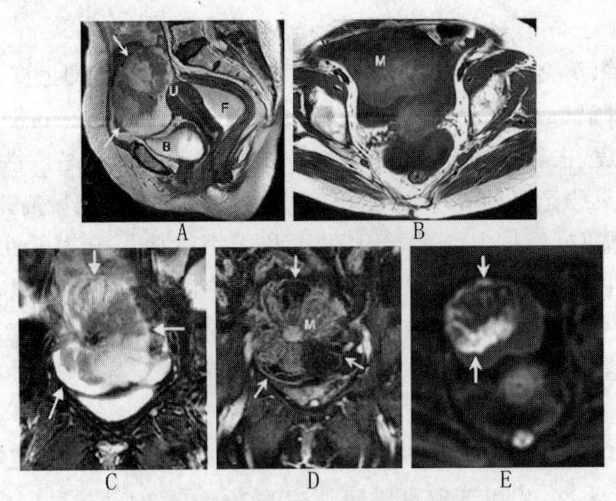

图 21-24　卵巢移行细胞癌(Ⅱ级)

A.矢状面 FSE T2WI,于子宫(U)和膀胱(B)前上方见一囊实性肿物,大小 11 cm×7 cm×6 cm,边界清晰(箭),Douglas 窝有大片长 T2 信号(F)腹水;B.轴面 FSE T1WI,肿物(M)呈不均匀低至稍高信号;C.冠状面 FSE 抑脂 T2WI,肿物囊腔大小不等(箭),形态不规则,囊壁厚薄不均,囊液呈长 T1、长 T2 信号;D.冠状面 LAVA 延迟期扫描,肿物囊壁(箭)和实性部分(M)中等程度强化,中心显著强化结节为瘢痕组织;E.轴面 DWI(b=1 000 s/mm²),肿物实性部分呈高信号(箭),囊液及腹水呈低信号;手术切除卵巢与子宫后病理所见:右侧卵巢被一肿物取代,表面光滑,包膜完整,切面可见大小不一多个囊腔,直径 3～10 mm;子宫内膜呈老年性改变,未见癌细胞浸润

(三)鉴别诊断

1.子宫内膜异位囊肿

卵巢恶性肿瘤内部出血时,应与巧克力囊肿鉴别。后者在 T1WI 呈灯泡样高信号,增强扫描可见肿物的周边部分光滑强化。前者在 T1WI 呈不均匀高信号,肿物强化表现具有中央性、结节性、不规则性。

2.皮样囊肿

畸胎瘤可见于任何年龄,由多胚层组织成分构成,包括成熟或不成熟组织。瘤体构造可为囊性、实性或囊实性。其中,成熟囊性畸胎瘤又称皮样囊肿(dermoid cyst),占所有卵巢肿瘤的 20%左右。肿瘤中等大小,圆形或卵圆形,囊壁光滑,边界清楚。由于囊腔内充填油脂成分(可混杂毛发、牙齿、骨骼),MRI 诊断相对容易。这些油脂可能是囊内的液化成分,也可能代表附着于囊壁的脂肪组织或结节。油脂与脂肪组织的 MRI 信号强度类似,但二者可能不完全一致。在脂肪抑制 T1WI 和 T2WI,肿物内油脂部分呈低信号,借此可与巧克力囊肿(T1WI 高信号)鉴别,也可凭借这一特征基本上排除卵巢或子宫的恶性肿瘤可能。未成熟畸胎瘤主要由原始神经组织构成,瘤体为实性或囊实性,主要见于 20 岁以下年轻患者。

3.良性浆液性和黏液性肿瘤

良性囊性肿瘤的特点包括单侧发病,生长缓慢,囊肿为单腔,囊壁薄而光滑,或内部分隔轻微,边界清晰,囊液呈均匀长 T1 和长 T2 信号,无乳头样结节。与浆液性肿瘤比较,卵巢黏液性肿瘤通常体积更大,囊肿多腔(分隔)更常见。根据囊液中蛋白含量或黏液构成及出血情况,黏液性肿瘤可呈各种信号强度。

4.纤维瘤

为较常见的卵巢良性肿瘤,由大量纤维组织和卵泡膜细胞(胞质内含丰富脂质)混合而成,多见于绝经后和中年妇女。瘤体中等大小,呈圆形或分叶状,边界清楚。在 T1WI,纤维瘤呈均匀的中等或低信号强度。在 T2WI,肿瘤呈明显低信号强度(类似浆膜下子宫肌瘤),瘤内可有散在的高信号区域(代表肿瘤水肿或囊性变)。T2WI 低信号与肿瘤内部丰富的胶原成分有关,是纤维瘤相对的特征性 MRI 表现(图 21-25)。勃勒纳瘤(Brenner tumor)是卵巢的另外一种良性肿瘤,瘤体由致密的纤维间质和散在的上皮巢组成,MRI 表现与纤维瘤类似。由于血供贫乏,注射对比剂后 T1WI 增强扫描时纤维瘤表现为弱强化。40%的纤维瘤合并腹水,少数纤维瘤合并胸腔积液,称梅格斯综合征(Meigs' syndrome)。

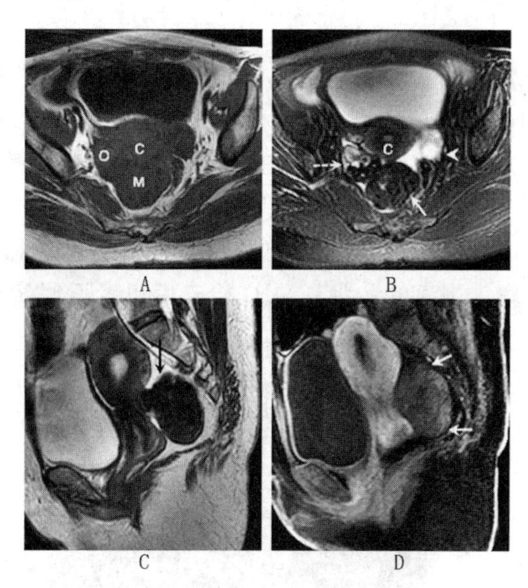

图 21-25　卵巢纤维瘤

A.FSE 轴面 T1WI，子宫后方、直肠右侧肿物（M）呈中等信号，与宫颈（C）和右侧卵巢（O）分界不清；B.相应层面 FSE 抑脂 T2WI，肿物呈明显低信号，内部夹杂灶性高信号，边缘分叶状（箭），与右侧卵巢（虚箭）连接，宫颈结构正常，左侧卵巢正常（箭头），Douglas 窝见小片长 T2 信号腹水；C.矢状面 FSE T2WI，肿物呈明显低信号，边界清晰，边缘有分叶（箭），子宫带状解剖信号正常；D.FSPGR序列动态增强扫描延迟期图像，子宫肌层明显均匀强化，肿物轻微强化

5.卵巢转移性肿瘤

约占卵巢肿瘤的 5%。倾向于在卵巢内多中心生长和融合，可双侧发生，形成各种 MRI 表现。在 T2WI，转移瘤可呈低信号，这与转移瘤引起的卵巢间质显著反应有关。注射对比剂后 T1WI 增强扫描时，瘤体实性部分可呈多种强化，可能与转移瘤内纤维结缔组织的构成比例有关。有时，胃癌、结肠癌卵巢转移时与卵巢原发性肿瘤（如卵巢黏液性肿瘤、纤维瘤）不易区别。如患者无消化道等部位的原发肿瘤病史，诊断更难。

八、胎盘滞留与胎盘植入

胎盘异常是产后出血（postpartum hemorrhage）常见的原因之一。胎儿娩出后，胎盘通常在 10～15 分钟内排出体外。如胎盘未排出，并伴有大量阴道出血，应考虑胎盘异常。胎盘滞留指胎盘自子宫肌层完全剥离或部分剥离后，由于宫缩乏力等因素，使得胎盘不能顺利排出而滞留在子宫内。胎盘植入指胎盘绒毛向内生长，并进入子宫肌层的异常状态。

（一）临床表现与病理特征

产后出血指胎儿娩出后 24 小时内阴道出血量超过 500 mL，其原因包括子宫收缩乏力、胎盘异常、软产道裂伤和凝血功能障碍。胎盘滞留和胎盘植入导致的产后出血主要表现为，胎儿娩出数分钟后阴道开始流出暗红色血液，且胎盘不能正常娩出。如失血严重，可伴有休克、贫血等并发症。为保全子宫以及挽救患者的生命，介入放射科医师在 X 线导引下，通过股动脉或动脉进行选择性双侧子宫动脉插管，或髂内动脉插管，并通过注入小块吸收性明胶海绵栓塞子宫供血动脉，可达到迅速而有效的止血效果。

病理检查植入胎盘时，可见胎盘母体面因有缺损而不完整。缺损可较局限，也可较广泛。子宫肌层内可见胎盘绒毛进入（胎盘植入）。根据胎盘植入深度可分为Ⅰ度、Ⅱ度和Ⅲ度，分别代表绒毛进入肌层 1/3 以内、达肌层 2/3 和宫壁全层进入。有时，胎盘绒毛可穿透子宫浆膜层，并侵犯邻近的膀胱和肠管。胎盘部分植入和部分粘连时，胎儿娩出后可因非植入和非粘连部分胎盘面剥离，导致子宫壁血窦开放，出血不止。又因胎盘滞留影响子宫平滑肌正常收缩，使得胎盘剥离面的宫壁血窦不能关闭，出血难以被有效控制，造成产后出血。

（二）MRI 表现

病例介绍：28 岁，自然分娩后胎盘未排出已 3 小时，阴道出血 400 mL 入院。曾于产后 36 分钟手取胎盘，取出部分胎盘组织 3 cm×10 cm×2 cm。而后，在静脉全麻下再取，未能取出残存胎盘。产后 48 小时 MRI 检查，提示子宫为产后状态，体积明显增大，在 T1WI 和 T2WI 呈中等信号。于宫颈下部和阴道上部可见一软组织信号结构，T1WI 呈中等信号，T2WI 呈不均匀混杂信号。未见明确血肿信号。静脉注射对比剂后 T1WI 动态增强扫描时，子宫肌层在动脉期和静脉期明显不均匀强化，在延迟期均匀强化；宫颈内占位病变无强化（图 21-26），考虑为剥离的胎盘。MRI 检查后患者返回病房，5 个小时后感觉阵发性下腹痛，并娩出 12 cm×10 cm×2 cm 大小胎盘组织，阴道无出血。

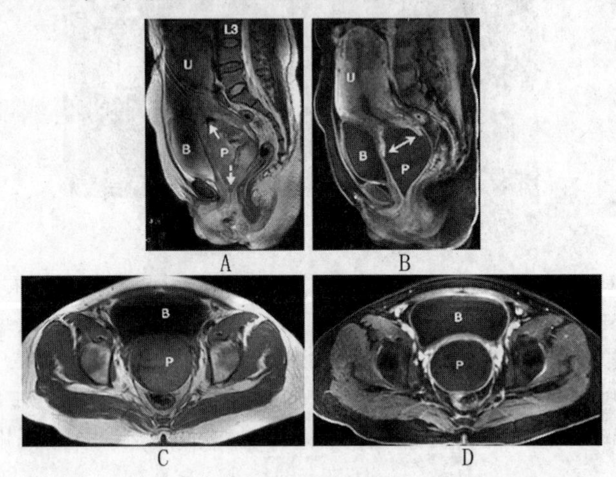

图 21-26　胎盘滞留

A.矢状面 FSE 大视野 T2WI，子宫（U）底部越过肚脐高度，达第三腰椎水平，于宫颈下部（实箭）和阴道上部（虚箭）可见软组织异常结构（胎盘，P），膀胱（B）内尿液呈高信号；B.FSPGR 序列增强扫描静脉期图像，子宫壁（U）明显强化，宫颈口张开（箭），宫颈和阴道内软组织结构（P）无强化，呈均匀低信号；C.阴道上部轴面 FSE T1WI 显示阴道扩张，其内可见中等信号软组织异常结构（P）；D.与 C 图同层面 FSPGR 序列增强扫描延迟期图像，膀胱和阴道壁光滑、均匀强化，阴道内异常结构（P）无强化

（三）鉴别诊断

1.胎盘粘连

指胎盘与子宫肌层相互粘连，不能在胎儿娩出后自行剥离的状态。造成粘连的常见原因有多次人工流产、剖宫产史、子宫内膜炎、前置胎盘、蜕膜发育不良（蜕膜减少）等。其临床和影像表现与胎盘植入类似，在体内鉴别诊断困难。

2.胎盘残留

指部分胎盘小叶碎片或副胎盘残留在宫腔内，是产后出血的原因之一。胎盘娩出后应仔细察看其完整性，如发现胎盘部分缺失，应立即检查宫腔并清除胎盘碎片。部分胎膜残留也可妨碍宫缩并导致产后出血，故应同时察看胎膜是否完整。MRI 诊断应密切结合临床病史。

（刘林飞）

第二十二章　胃肠道造影检查

医用硫酸钡作胃肠道造影仍是胃肠道疾病理想的初选检查方法，运用数字胃肠机成像系统能连续快速地获取多幅图像，并能进行多种图像后处理，缩短了检查时间，减少了辐射剂量，提高了胃肠造影检查的质量。

第一节　胃肠道基本病变

一、轮廓改变

充满钡剂后的正常消化道轮廓平滑连续，当消化道管壁（特别是黏膜层）发生病变时，即可造成轮廓的改变或管壁改变。常见的轮廓改变有：

（一）隆起

指消化道管壁向管腔内的局限性突起，主要见于肿瘤性病变（如癌、平滑肌源性肿瘤、淋巴瘤、脂肪瘤等），也可见于一些非肿瘤性局限性病变（如炎性息肉、异位胰腺等）。隆起致使消化道局部不能充盈钡剂，这时由钡剂勾画出的消化道轮廓形成局限性的内凹改变，称为充盈缺损。良、恶性隆起各有特点。

（二）凹陷

指消化道管壁的局限或广泛缺损，常见于消化道炎症、肿瘤等。黏膜缺损未累及黏膜肌层时称为糜烂，如缺损延及黏膜下层时则称为溃疡。在钡剂造影检查中，当黏膜面形成的凹陷或溃疡达到一定深度时可被钡剂填充，在切线位 X 线投影时，形成突出于腔外的钡斑影像，称为龛影或壁龛，在正面投影时则表现为类圆形钡斑。

（三）憩室

憩室是消化管壁局部发育不良、肌壁薄弱和内压增高致该处管壁膨出于器官轮廓外，使钡剂充填其内。憩室可发生于消化管任何部位，以食管、十二指肠降部、小肠和结肠多见，X 线上表现为器官轮廓外的囊袋状突起，黏膜可伸入其内，可有收缩，形态可随时间而发生变化，与龛影不同。

（四）管壁增厚及管壁僵硬

多种疾病可引起消化道管壁的增厚，一般炎性疾患如 Crohn 病，可引起肠壁广泛增厚。

管壁僵硬是指消化道壁失去正常的柔软度，形态固定，即使在压迫相中形态也无明显改变，受累段管壁蠕动波消失。

二、黏膜改变

消化道黏膜的异常表现对早期病变的发现及鉴别诊断有重要意义。

（一）黏膜破坏

黏膜皱襞消失，形成杂乱无章的钡影，正常黏膜皱襞的连续性的中断。多由恶性肿瘤侵蚀所致。

（二）黏膜皱襞平坦

条纹状皱襞变得平坦而不明显，甚至完全消失。多为黏膜和黏膜下层水肿或肿瘤浸润所引起。水肿者多为逐渐移行，与正常皱襞无明显分界（良性溃疡）；浸润者多伴有病变形态固定而僵硬，并与正常黏膜有明显界限（恶性肿瘤）。

（三）黏膜纠集

皱襞从四周向病变区集中，呈车辐状或放射状。常因慢性溃疡产生纤维结缔组织增生（瘢痕挛缩）所致，有时浸润型癌也可产生类似改变，但黏膜僵硬而且不规则，并有中断现象。

（四）黏膜皱襞增宽和迂曲

亦称黏膜皱襞肥厚，表现为黏膜皱襞的透明条纹影增宽，常伴有皱襞迂曲和紊乱。常为黏膜和黏膜下层的炎症、肿胀及结缔组织增生所致，多见于慢性胃炎和胃底静脉曲张。

（五）微黏膜皱襞改变

炎性疾病时导致小区呈颗粒状增大，大小不均，小沟增宽、模糊，伴有糜烂时小区和小沟结构破坏，呈散在小点状钡影；癌肿浸润时小区和小沟结构可完全破坏。

三、管腔改变

（一）管腔狭窄

指超过正常限度的管腔持久性缩小。病变性质不同引起管腔狭窄的形态亦不相同：①炎性狭窄范围较广泛，有时呈分段性，狭窄边缘较光。②癌性狭窄范围局限，管壁僵硬，边缘不规则。③外压性狭窄多偏于管腔一侧且伴有移位，管腔压迹光整。④痉挛性狭窄具有形态不固定和可消失的特点。

（二）管腔扩张

指超过正常限度的管腔持续性增大。常由消化道梗阻或麻痹引起，均可有积液和积气，常伴有胃肠道蠕动增强或减弱。

四、位置改变

(1)腹腔肿瘤可造成对消化道的压迫移位，局部消化道形成弧形压迹，被推移部分的肠管聚集。如肝左叶肿块可使胃底向下移位，并在该处出现充盈缺损；胰头癌常造成十二指肠曲扩大、固定及肠管浸润等。

(2)肠管粘连、牵拉造成位置改变，移动性受限。

(3)腹水可导致小肠位置、分布异常，肠管活动度增大。

(4)肠管先天性固定不良或先天性位置异常，如移动盲肠、盲肠位置过高或过低，肠旋转异常等，均可引起肠管位置和移动度的改变。

五、功能改变

消化道功能包括张力、蠕动、排空和分泌功能，消化道的各种器质性和功能性改变均可导致胃肠功能的异常。

（一）张力改变

消化道张力受神经控制和调节。①交感神经兴奋和迷走神经麻痹可使张力降低，管腔扩张。迷走神经兴奋使张力增高，管腔缩小，如麻痹性肠梗阻常使肠管张力下降，管腔扩张。溃疡的局部刺激可引起管腔变窄。②痉挛，指胃肠道局部张力增高，暂时性和形态可变性为其特点，用解痉剂可消除。食管痉挛使其轮廓呈波浪状；幽门痉挛使钡剂排空延迟；球部和盲肠痉挛可使其充盈不良；结肠痉挛使肠管变细，袋形增多，肠管呈波浪状。

（二）蠕动改变

蠕动增强表现为蠕动波增多、加深和运行加快，蠕动减弱则反之。逆蠕动与正常运行方向相反，常出现在梗阻部位的上方。肠麻痹表现为全部小肠不见蠕动；肿瘤浸润则使病变处蠕动消失。

(三)排空功能改变

排空功能与张力、蠕动、括约肌功能和病变本身有关。胃的排空时间约为 4 小时,小肠排空时间约为 9 小时,超过上述时间而仍有钡剂潴留则称为排空延迟。口服甲氧氯普胺或肌注新斯的明常可缩短排空时间。胃肠运动力增强则表现为排空时间缩短,如服钡后 2 小时即抵达盲肠则意味着运动力增强。

(四)分泌功能改变

胃肠分泌功能的改变常与疾病有关。①胃溃疡,常引起胃分泌增加,使胃液增多,立位透视可见液平面,服钡后钡不能均匀涂布在胃壁上。②吸收不良综合征,肠腔内分泌物增加,黏膜纹理增粗模糊,钡剂易凝成絮片状。③过敏性结肠炎:肠腔内有大量黏液存在,服钡后表现为细长或柱状影,结肠黏膜面钡剂附着不良,肠管轮廓不清。

(温友信)

第二节　食管及胃十二指肠检查

食管及胃十二指肠亦称之为上消化道,它们的钡剂检查称为上消化道造影。

一、单对比法上消化道造影

(一)适应证与禁忌证

1.适应证

先天性胃肠道异常;对有上腹部症状如上消化道出血、疼痛、恶心、呕吐等欲明确原因者;上腹部肿块,为确定与胃肠道的关系;胃十二指肠手术后的复查;尤其适合以器官、形态、结构改变为主的疾病(如疝、套叠、慢性不全型扭转、憩室)及功能改变为主的疾病(如吞咽困难、贲门失弛缓症、反流及反流性损害)。

2.禁忌证

胃肠道穿孔;急性胃肠道出血,一般于出血停止后两周,大便隐血试验阴性后方可进行;肠梗阻,对于轻度单纯性小肠梗阻和高位梗阻,为明确原因可酌情进行。

(二)造影前准备

1.受检者准备

造影前 3 天不服用含有铁、铋、钙等不透 X 线的药物,造影前须禁食、禁水至少 6 小时,对于有幽门梗阻的受检者,应在检查前一天晚上置入胃管给予引流,检查时除去体表异物(金属)。

2.药品准备

选择钡剂要求颗粒细小(1 μm 左右)均匀且具有较高的悬浮稳定性,浓度 50%～100%。应根据不同部位和要求,以及受检者吞咽困难程度进行浓度配比。对于食管检查,钡水比例为(3～4)∶1,浓度较高且黏稠,要求能挑起成丝;胃及十二指肠检查,钡水比例为 1∶1.2,或用 150 g 钡加 200 mL 水;调钡时必须搅拌均匀,避免成块或形成气泡。对怀疑有高位梗阻、食管气管瘘以及呕吐较严重的受检者,可改用稀钡或碘水做上胃肠道检查。

(三)操作技术

检查前常规做胸腹部透视,以除外胃肠道穿孔及肠梗阻等并发症。食管邻近结构的异常及纵隔内病变常可对食管造成推移和压迫,检查时应注意纵隔形态的变化。

受检者立位口服一大口较稠钡剂(钡水比例为 3∶1～4∶1),正位透视观察吞咽动作是否正常,双侧梨状窝是否对称,再迅速转成右前斜位,跟随钡剂走行,逐段观察食管充盈扩张及收缩排空情况。然后辅以左前斜位及正位进行观察。

再口服适量较稀钡剂(钡水比例为 1∶1.2)100～150 mL,重点观察胃黏膜。检查顺序为先胃底,后胃窦和幽门前区。在检查中应不断用手或者压迫器按压腹部作触摸涂布，这有利于胃体和胃窦区黏膜的显示。同时注意观察黏膜的柔软度、粗细形态、有无破坏中断及纠集现象。继而再服多量钡剂(200～400 mL)，重点观察胃充盈相下的形态、轮廓、蠕动、张力、位置等情况，从而可以间接判断胃壁的柔软度和韧度。充盈相的突出优点是可以清晰显示位于切线位上的龛影，所以应在透视中转动受检者，尽可能使病变位于切线位上，但对于胃窦部小弯偏前或后壁的病变，显示较为困难，应予以加压法进行检查。加压可直接用检查医师(带防护手套)的手或X线机上的压迫器，在胃中等充盈时最为方便。单对比法进行上胃肠道造影中手法操作极为重要，只有通过熟练而灵巧的手法，才能充分展现单对比法充盈相及加压相的优势，这绝非压迫器所能取代。

通过手法操作可达到以下目的：将钡剂涂布于器官内黏膜表面；转动受检者至合适角度；将与病变重叠脏器(肠道)推开，使病变显露充分，清楚；对被检器官进行扪诊，了解有无压痛，有无肿块，肿块与病变的关系等。胃底因位置较高，不易按压，同时缺乏蠕动，黏膜形态各异，容易漏诊，要采取不同体位进行观察。立位时应利用胃泡内的气体观察有无软组织肿块，钡剂通过食管下段及贲门时有无受阻、绕流、分流及走行位置的改变；右前斜位观察贲门下的连续曲线是否自然；仰卧位时胃底充盈钡剂，可显示其充盈相的轮廓；俯卧位时，胃底充气，可显示胃底黏膜。

在检查胃的过程中，若十二指肠球部充盈，应随时进行十二指肠检查。若胃检查结束后，十二指肠球部仍未充盈，可借助蠕动波到达幽门前区时局部加压把钡剂推入球部，然后按球部、球后、降部、水平部和十二指肠空肠区的顺序逐段检查，同时须用手法加压观察黏膜相。要重点观察十二指肠的形态、轮廓、蠕动和收缩功能及有无龛影和激惹征象。立位时便于将球部的前后壁病变转到切线位上观察；俯卧位胃蠕动活跃，球部和降段易于充盈，可显示其轮廓；仰卧位右侧抬高，易使胃窦内的气体进入十二指肠内，构成双对比相。

(四)常见病变的造影显示

1.食管异物

钡餐或钡棉检查的表现。

(1)圆钝状异物：因异物表面涂抹钡剂而易于显示，有时见钡棉勾挂征象。较小异物可见钡剂或钡棉偏侧通过或绕流；较大嵌顿异物显示钡剂或钡棉通过受阻。

(2)尖刺状或条状异物：常见钡棉勾挂征象，口服钡剂可见分流。若细小尖刺一端刺入食管壁，另一端斜行向下，口服钡剂或钡棉检查可无任何异常表现。

2.食管静脉扩张

(1)早期表现：食管下段黏膜皱襞增粗或稍显迂曲，管壁柔软，边缘不光整，略呈锯齿状或小凹陷。

(2)中期表现：随着曲张静脉数目的增加和程度加重，食管黏膜皱襞明显增粗、迂曲，呈串珠状或蚯蚓状充盈缺损，管壁边缘凹凸不平呈锯齿状，可波及食管中段。

(3)晚期表现：严重的静脉曲张，透视下食管蠕动减弱，钡剂排空延迟，管径扩大。但管壁仍柔软，伸缩自如，无局部的狭窄和阻塞，一般累及食管上段。

3.食管癌

(1)早期食管癌：①食管黏膜皱襞的改变：病变部位黏膜皱襞增粗迂曲，部分黏膜中断，边缘毛糙。②小溃疡：增粗的黏膜面上出现大小不等、多少不一的小龛影，一般直径小于0.5 cm，局部管壁出现轻度痉挛。③小充盈缺损：为向腔内隆起的小结节，直径0.5～2.0 cm，黏膜毛糙不规则，局部黏膜紊乱。④局部功能异常：局部管壁舒张度减低，偏侧性管壁僵硬，蠕动减慢，钡剂滞留等。

(2)中晚期食管癌：①典型表现为局部黏膜皱襞中断、破坏甚至消失，腔内锥形或半月形龛影和充盈缺损，病变管壁僵硬和蠕动消失。②髓质型：管腔内较大的充盈缺损，病变段管腔高度或中度狭窄，壁僵硬，上部食管明显扩张。癌肿向腔外生长，平片可显示局部纵隔增宽。③蕈伞型：管腔内较低平的充盈缺损，边缘不整，病变中部常显示表浅溃疡，晚期才出现管腔偏侧性狭窄。④溃疡型：显示为大小和形态不同的腔内龛影，边缘不光整，部分龛影底部超出食管轮廓。溃疡沿食管长轴破溃伴边缘隆起时，出现“半月征”，周围绕以不规则环堤。⑤缩窄型:病变食管呈环状对称性狭窄或漏斗状梗阻,病变长 2～3 cm,管壁僵硬,边缘多较光整,上部食管显著扩张。

二、双对比法上消化道造影

目前,胃肠道疾病主要依靠动态多相造影检查,即把传统单对比法的充盈相,加压相与双对比法的双对比相,黏膜相的优点相结合。在受检者躯体转动时,在充气扩张的胃内钡液流动中,发现和认识胃内所呈现出病变的变动图像。能对病变作出定位(确切部位)、定形(大小和形状)、定质(柔软度、浸润范围)及定性(炎性、良、恶性)的四定诊断。是目前最为理想的上胃肠道检查方法。

(一)适应证与禁忌证

1.适应证

(1)胃肠道起源于黏膜的病变(良、恶性肿瘤、溃疡、炎症)。

(2)起源于黏膜下的病变(主要是间质性良、恶性肿瘤)。

(3)单对比造影发现可疑病变而难以定性者。

(4)临床怀疑有肿瘤而常规造影又无阳性发现者。

(5)胃镜检查发现早期肿瘤病变者。

2.禁忌证

(1)胃肠道穿孔。

(2)急性胃肠道出血一般于出血停止后两周,大便潜血试验阴性后方可进行。

(3)一周内内镜活检者。

(4)肠梗阻以及低张药物使用禁忌者。

(二)造影前准备

1.受检者准备

造影前 3 天受检者不服用含有铁、铋、钙等不透 X 线的药物,造影前须禁食、禁水至少 6 小时,并禁烟,对于有幽门梗阻的受检者,应在检查前一天晚上置入胃管给予引流。上机检查前除去体表异物(金属)。

2.药品准备

山莨宕碱(654-2)针剂 20 mg,产气粉 3～5 g。应选择颗粒具有高度杂异性(大小不均、形态各异)的胃肠道专用双重对比造影用硫酸钡。

(三)操作技术

1.操作方法

对没有禁忌证的受检者于检查前 3～5 分钟给予肌注低张药物(山莨宕碱)20 mg。检查前常规做胸腹部透视,除外胃肠道穿孔及肠梗阻。受检者用 10 mL 温开水口服产气粉 3～5 g,吞服后约产气 300 mL,可使胃腔充气扩张。透视观察应使胃泡相当于拳头大小。气太多,则不利于黏膜涂钡。随即口服双对比造影专用硫酸钡混悬液 150 mL 左右,最后含一满口(40～50 mL)于口中,站立于检查床前。

嘱受检者将口含钡剂一次咽下后分别于左右前斜位透视观察食管充盈像及双对比像并摄片。将检查床转至水平位,请受检者在床上由左向右翻滚转动 2～3 周,然后正位仰卧,使钡剂在胃表面形成良好涂布。按照全面无遗漏的原则,在透视下改变受检者体位,使钡液在腔内流动,使器官的各部分依次分别成为双对比区,并适时摄片。

常规检查应包括以下体位:①立位右前斜位及左前斜位,观察食管。②仰卧正位观察胃体胃窦双对比像。③仰卧右前斜位观察胃幽门前区双对比像。④仰卧左前斜位观察胃体上部及胃底双对比像。⑤仰卧右后斜位观察贲门正面相。⑥俯卧右后斜位观察胃窦前壁双对比像,必要时可使床面倾斜至头低足高,并借助棉垫垫压,效果更好。⑦俯卧左后斜位观察胃体与胃窦充盈像和十二指肠充盈像。⑧仰卧右前斜位观察十二指肠双对比像。⑨立位观察胃窦及球充盈加压像。受检者恢复立位,使胃体下部胃窦部与十二指肠充盈钡剂。然后依次压迫球部、胃幽门前区及胃窦等处，如近身检查操作时，检查者可用传统手法“推”与“压”同时进行，效果更好。⑩立位胃充盈像：受检者取立位后，再加服浓度较低（60%～80%）的钡液 150 mL。此时胃体、胃窦及十二指肠呈充盈相，胃底部呈立位双对比相，部分小肠也可显示，应在透视下转动体位，以充分显示胃角切迹及十二指肠曲。以上步骤大约 15 次曝光，一般选择 12 幅图像照片。

检查可根据情况灵活掌握顺序，重点部位可反复观察，随时可吞钡。双对比像必须使各观察部位先由近侧向远侧，而充盈像则相反。胃底贲门区必须有四个体位（俯卧右前斜、右侧位、半立右后斜、直立左后斜），同时应注意观察贲门形态及胃底双对比像。在检查过程中，检查者应熟悉各种体位的显示内容，做到心中有数，当一个体位显示出多个部位时，要全部摄片，不必重复检查。显示全貌以不遗漏病变为原则，尽量减少不必要的曝光。胃肠道双对比造影每次检查持续时间应以 10～15 分钟为宜。时间太长可发生钡液沉淀、涂布不佳，时间太短则可能有所遗漏。对于特殊疾病还常需采用特殊体位和方法。如食管静脉曲张受检者，因站立位减少了食管静脉的充盈，可取卧位及头低足高位，同时深吸气、深呼气后作相反的屏气动作可暂停食管蠕动，以增加食管静脉充盈。不合格的双对比像常可导致漏、误诊。

2.双对比造影的基本质量要求

（1）腔壁应充分而适度扩张，皱襞基本展平，钡液可在充分扩张的囊腔内随体位变化而自由流动是扩张适度的标志。

（2）被检查的器官应有 2/3 以上面积为双对比区，低洼积钡或钡池不应占有过多的投影面积。

（3）腔壁线应连续、无中断、均匀、清楚、纤细（宽度小于 1 mm）。如同一器官腔壁线的粗细相差明显，或出现非病理所致的中断，均应视为不合格，不能据此诊断。

（4）双对比区内应无或极少有气泡、钡液凝聚、皲裂等伪影。

（四）常见病变的造影显示

1.基本要点

（1）利用角隅积钡现象显示病变为隆起或凹陷。

（2）利用潮礁现象显示近地壁低小隆起。

（3）利用低洼积钡现象显示近地壁浅小凹陷。

（4）利用涂钡表面层数增加（如息肉为 4 层）显示病变侧面的范围。

（5）利用低垂滞钡现象显示远的壁病变。

（6）利用腔壁多边现象显示侧壁病变。

（7）利用“竖板”现象显示病变的侧壁。

2.胃溃疡

（1）一般造影表现：①良性龛影：是胃溃疡的直接征象，龛影位于胃轮廓之外，边界清楚。②黏膜水肿带，是龛影口部一圈黏膜水肿造成的透明带，是良性溃疡的重要特征。它有以下形式——黏膜线：为龛影口部一宽 1～2 mm 光滑透明线；项圈征，为龛影口部宽 0.5～1.0 cm 透明带，形如一项圈而得名；狭颈征，为龛影口部上下端明显狭小、对称光滑透明影，形如颈状。③黏膜纠集，无中断。④其他间接征象。痉挛切迹：为小弯溃疡在大弯壁上相对应处出现一光滑凹陷；胃液分泌增多致胃内大量潴留液，钡剂涂布差；胃蠕增强或减弱致胃排空加快或减慢；胃变形和狭窄，因瘢痕收缩所致，表现为“蜗牛胃”、“葫芦胃”或“B 型胃”和幽门狭窄、梗阻。

（2）胃特殊类型溃疡：①穿透性溃疡：龛影深而大，深度多超过 1.0 cm 以上，口部有较宽大透亮带。②穿孔性溃疡：龛影大，如囊袋状，可见气钡二层或气、液、钡三层现象。③胼胝性溃疡：龛影大，但直径不超过 2.0 cm，而深度不超过 1.0 cm，有较宽透明带伴黏膜纠集。④多发性溃疡：指胃内发生两个以上的溃疡，可在同一部位或相距较远。⑤复合性溃疡：指胃及十二指肠同时发生溃疡。

（3）胃溃疡恶变的 X 线征象：①龛影周围出现小结节状充盈缺损，指压征或尖角征。②龛影周围黏膜皱襞杵状增粗、中断、破坏。③治疗中龛影增大，变为不规则。④胃溃疡恶变的后期与溃疡型胃癌 X 线表现一样，难以鉴别时统称为恶性溃疡。

3.十二指肠溃疡

(1)良性龛影：是球部溃疡的直接征象，充盈加压像可见龛影周围有一圈光滑的透亮带，或见放射状黏膜纠集。

(2)球部变形：是诊断球部溃疡的重要征象。由瘢痕收缩，黏膜水肿，痉挛引起，表现为山字形、三叶状、花瓣状或葫芦形或假性憩室形成，恒定存在。

4.胃癌

(1)早期胃癌：①隆起型(protruded type，Ⅰ型)：表现为小而不规则的充盈缺损，高度超过 5 mm，边界清楚。②表浅型(Ⅱ型)：表现为胃小沟、胃小区破坏呈不规则颗粒状，轻微凹陷小龛影，僵硬、界限尚清楚。隆起型(Ⅱa 型)——癌肿突出高度不超过 5 mm。平坦型(Ⅱb 型)——病灶几乎无隆起和凹陷。凹陷型(Ⅱc 型)——病灶轻度凹陷不超过 5 mm。③凹陷型(Ⅲ型)：表现为形态不规整，边界明显的龛影，深度超过 5 mm，可见黏膜皱襞中断，杵状或融合。但早期胃癌的诊断还有赖于胃镜活检。

(2)中晚期胃癌：①蕈伞型癌：多表现为不规则分叶状的充盈缺损，与正常胃界限清楚。也可表现为胃腔狭窄，胃壁僵硬。②浸润型癌：多表现为胃腔狭窄，胃壁僵硬。胃广泛受累时形成“皮革袋状胃”。③溃疡型癌：多表现为恶性龛影，常有下列征象：指压征，指因黏膜及黏膜下层癌结节浸润使龛影口部有向龛影隆起的不规则的弧形压迹，如手指压迫样，加压后显示清晰；裂隙征，指在两指压征之间指向口部的尖角，为溃疡周围的破裂痕迹或两个癌结节间的凹陷；环堤征，指在正位上环绕龛影的宽窄不一的不规则透明带，切线位呈半弧形，为肿瘤破溃后留下的隆起边缘；半月综合征：为龛影位于轮廓内、龛影周围环堤及龛影大而浅的综合征象，呈半月形，切线位加压摄影叫显示清晰。

三、数字摄影消化道造影

数字胃肠成像系统(digital GI imaging system，DGIS)由探测器(image intensifier Ⅱ)，数字图像处理器(digital image processor)和高分辨力监视器(high resolution monitor)组成。目前随着像素和矩阵数目的增加及较小焦点 X 线管的应用，图像质量已获得大幅提高。数字成像胃肠道检查技术同样是运用动态多相对比造影技术，检查方法与胃肠道造影相同。其特点有：

(一)数字成像可以快速获取多幅图像

数字成像速度可达 0.5～15 帧/秒，这对处于运动状态下的胃肠道检查极为有利。在做咽、上段食管检查时，可选用 2～8 帧/秒连续摄取图像，以便清晰显示这些结构及其异常变化。食管双对比造影检查时，0.5～2 帧/秒的连续摄取可获得食管处于双对比状态下不同时相的多幅图像。十二指肠球部溃疡常有痉挛激惹征象，连续图像采集与回放方式更有利于发现溃疡龛影，可作为常规使用。

(二)数字成像可以实时采集和显示图像

在数字成像胃肠检查过程中因为可以实时采集和显示图像，便于及时观察病变是否被适当地显示。因此在检查中可以随时采取补救措施，如改变体位、重新涂布、补充图像等。

(三)数字成像可以进行多种图像后处理

对数字成像要进行合理的图像后处理，通过改变图像的亮度、对比度、对图像中的感兴趣区进行放大观察、增强图像的锐利度以及将图像进行正负相对比，可使各种不同类型的病变得以发现和清晰显示。

(四)数字成像可以进行标记说明

为了恰当地突出在胃肠造影图像中的感兴趣表现，可以对数字图像用箭头或圆圈加以标记，对其所作的解释或诊断也可以用文字进行说明。也可将检查中含有突出发现和病变的图像，有选择地打印于纸上作为诊断报告。对连续采集的图像全部检查后，挑选满意的图像进行激光打印，以减少信息丢失，保证图像的高清晰度与高分辨力。

(五)数字成像可以进行存储

采用光盘储存数字成像胃肠造影的影像资料，不但经济，而且便于查阅，对重复检查者也很容易与其早前的检查资料进行对比。

(六)数字成像可以进行网络传输

数字胃肠图像资料若与其他数字图像资料(如 CT、MR)统一建立数字图像档案,就能在一个工作站上很容易将受检者的与其他影像学检查进行综合分析,从而提高诊断水平。图像存贮和传输系统(picture archiving and communication system,PACS)一旦建立,还可将数字胃肠检查资料经医院的网络,高速地传送至各临床科室,或进行远程会诊。

(温友信)

第三节 肠系检查

一、口服钡剂小肠造影

(一)适应证与禁忌证

1.适应证

临床怀疑有小肠病变者;全身情况差,不能耐受插管者;需要了解小肠走行及功能状态者。

2.禁忌证

急性肠梗阻;急性胃肠道出血;胃肠道穿孔。

(二)造影前准备

1.受检者准备

检查前日低渣饮食,晚上服用轻泻剂(开水冲服番泻叶 9 g,30 分钟后再冲服一次,或服用 50%硫酸镁 30~50 mL),并禁食一夜。

2.药品准备

钡剂采用 40%~50%浓度的硫酸钡悬浊液。可在检查前 10 分钟口服 2 mg 甲氧氯普胺以加快钡剂通过小肠的时间。

(三)操作技术

造影前常规观察胸腹部。口服钡剂小肠造影检查通常在上胃肠道造影后,立即让受检者口服 300 mL 左右 40%~50%浓度稀钡,使小肠完全充盈;单纯口服钡剂小肠造影则直接口服 600 mL 稀钡。向右侧卧位可增加胃内张力,使钡剂更容易进入小肠。透视中须用压迫法仔细分开相互重叠的肠袢,并顺序摄取各部位点片,必须观察到钡剂充盈回盲部,在末端回肠、部分盲肠及升结肠显影后,才可结束检查。

(四)常见病变的造影显示

1.肠管改变

表现为肠腔狭窄或扩张。炎性肠腔狭窄范围多较广泛,边缘较整齐,可呈节段性。肿瘤性肠腔狭窄范围多局限,边缘不整齐,且管壁僵硬,局部可扪及包块。外压性狭窄多在管腔一侧,可见整齐的压迹或伴有移位。先天性狭窄则边缘光滑而局限。肠腔扩张可由远端肠腔狭窄或梗阻所致,肠梗阻引起的管腔扩张常有液体和气体积聚,可形成阶梯状气液面,并有蠕动增强。张力降低如肠麻痹引起的肠管扩大也有液体和气体积聚,但蠕动减弱。

2.肠腔轮廓和黏膜的改变

肠壁肿瘤突入肠腔可造成局部钡剂充盈缺损,向腔外生长会推移邻近肠管,表现为肠袢间距离增宽。良性肿瘤可使黏膜展平、皱襞消失,表现为表面光滑的充盈缺损;恶性肿瘤则侵蚀破坏黏膜导致充盈缺损局部表面不规则,而且常见管壁僵硬,钡剂通过困难。肠道憩室表现为肠管壁向外囊袋状突出阴影。

3.位置和功能的改变

肿瘤等占位性病变压迫推移可改变肠道的位置。肠粘连可使肠管移动受限;蠕动增强、运动力增加可致排空过快，口服钡剂不到2小时就可到达盲肠，超过6小时为通过缓慢，超过9小时小肠内钡剂尚未排空为排空延迟；分泌增多会使钡剂分散在分泌液中，呈不定形的片状或线状影，黏膜皱襞则模糊不清。

二、小肠灌肠气钡双重造影

小肠气钡双重造影检查是目前诊断小肠疾病的主要检查方法，可同时观察整个小肠黏膜形态，明确病变部位，对小肠腔内及管壁受累病变如肿瘤、憩室、狭窄性病变等具有重要诊断价值。

(一)适应证与禁忌证

1.适应证

反复消化道出血，经其他方法检查除外食管、胃和大肠出血者；原因不明的腹痛、腹泻者；临床怀疑小肠不完全性梗阻；先天性小肠畸形；腹部包块，需除外小肠肿瘤者；原因不明的贫血、低蛋白血症者；原因不明的发热、消瘦者；胃肠道其他部位的病变需要除外小肠受累者。

2.禁忌证

急性胃肠道出血；胃肠道穿孔；小肠坏死；十二指肠活动性溃疡及山莨菪碱禁忌者。

(二)造影前准备

1.受检者准备

为避免盲肠充盈引起小肠内容物滞留于回肠内，应按结肠双重对比造影要求进行肠道准备。检查前1天中午嘱受检者吃少渣饮食，下午口服50%硫酸镁50 mL清肠导泻，尽量多饮水，总量应达到1500～2000 mL，可以间断饮用。晚餐进流食，睡前(21：00)服用缓泻剂(酚酞或果导2片)。检查当日早晨禁食，肛门内注开塞露一支，尽量排净大便。清洁结肠不能采用洗肠法，因为洗肠液可经回盲瓣逆流进入并滞留于回肠，会严重影响末端回肠及回盲部的充盈。造影前行胸腹部透视，排除消化道穿孔及梗阻受检者。

2.器械准备

插管法可采用Bilao-Dotter导管或经胃镜引导下插管，不插管者可选用能释放CO_2气体的小肠溶空心胶囊或采用“口服钡剂＋肛门逆行注气法”，灌肠桶或压力灌注泵。

3.药品准备

造影用钡剂为浓度35%(W/V)硫酸钡悬浊液，山莨菪碱(654-2)10～20 mg。

(三)操作技术

1.插管法

(1)插管前用凡士林涂抹导管外壁及导丝，以保持润滑。受检者取卧位或斜立位，经鼻孔插入。随受检者的吞咽动作将导管送过咽部进入食管，然后可较快地下达贲门。导管过贲门后，常自然地形成向胃底部的弧形弯曲。让受检者改取仰卧位，在透视下插入弯头导丝，旋转金属旋钮，将导管末端调节到弯向胃小弯，顺势继续插入导管，直达胃窦部和幽门前区。再让受检者取仰卧右前斜位，甚至近于左侧卧位，使气体充满胃窦部，如胃内气体不多，可用气囊注入适量气体(约50 mL)，并取头稍高位。将导丝换成直头。当导管端送到幽门时，将导丝向后略撤3～5 cm，使导管端部柔软、易弯曲，导丝不得进入十二指肠。将导管慢慢送过幽门，进入十二指肠，这时(仰卧位)在绝大多数受检者导管进入十二指肠后外侧、沿十二指肠降支向下行走，少数受检者向内向下弯转进入十二指肠降支。边慢慢后撤导丝，边向前送入导管，直到导管达Treitz韧带为止。

(2)应用胃镜直视下插管，成功率高且操作方便，可使导管快速到位，不需要X线定位，检查时间也明显缩短。胃镜进入十二指肠降部过乳头后，由胃镜活检孔插入交换导丝，沿导丝退出胃镜。在数字胃肠监控机下，沿导丝进入导管，送达至十二指肠水平部以下，撤出导丝。用胶布固定口腔外导管另一端，将导管尾部与灌肠桶或压力灌注泵相连接。

插管成功后沿导管按100 mL/min的流量注入35%硫酸混悬液600～800 mL，当钡剂进入小肠后，注入气体约800 mL。在电视监控下连续观察各组小肠，当钡剂至3～4组小肠时，再次注入气体200 mL，直至整个小肠呈气钡双重对比像。同时，转动受检者体位，在电视监控下摄片，直至钡剂到达回盲瓣。在灌注过程中应透视下密切观察钡剂走行，及时对可疑区进行加压检查，观察其充盈缺损、龛影、憩室、扩张及狭窄等。

2.无管法

(1)使用小肠溶空心胶囊，在 pH≥6 的环境中即可溶解释放 CO_2 气体，结合口服钡剂即可在小肠内形成与插管法相媲美的小肠气钡双对比像。操作简便易行，安全有效。

(2)使用"口服钡剂＋肛门逆行注气法"，重点观察末端回肠病变。具体做法是口服 80%硫酸钡混悬液 150 mL，分两次服用，待钡头到达盲肠时，肌注低张药物(山莨菪碱)，然后肛门插管，注入空气 800～1000 mL，使气体逆行进入小肠，形成回肠末端低张双对比相。此方法因直肠和乙状结肠充气扩张，使盆腔内回肠上抬，易于病变显示。

(四)常见病变的造影显示

要根据小肠的环状皱襞、管腔大小、肠壁厚度及绒毛形态等表现作出诊断。钡剂涂布并被气体充分扩张的正常小肠表现为均匀连续、肠袢走行弯曲自然、肠管粗细均匀。空肠宽度为 4 cm(充气后为 4.5 cm)，回肠管径稍细，为 3.5 cm(充气后为 4 cm)，若肠腔宽度超出范围，应仔细检查是否存在病变。两个相互平行的肠管即相邻两肠壁间的距离，代表了肠壁的厚度。正常不应大于 3 mm。小肠绒毛是小肠黏膜表面肉眼可见最小的解剖结构，造影常常不显示，若出现充盈缺损，应警惕有病变存在。小肠气钡双重造影对显示黏膜较小隆起性和凹陷性病变，尤其对直径＜1 cm 的小肠肿瘤常能显示满意的形态学表现，但对壁内和向腔外生长的肿瘤鉴别尚有困难。

(温友信)

第四节　钡剂灌肠检查

一、结肠气钡低张双重对比造影

(一)适应证与禁忌证

1.适应证

怀疑有结肠息肉或肿瘤者；慢性溃疡性结肠炎或肉芽肿性结肠炎者；鉴别肠管局限性狭窄的性质；结肠高度过敏或肛门失禁的受检者。

2.禁忌证

结肠穿孔或坏死；急性溃疡性结肠炎；中毒性巨结肠；肠镜活检一周以内；危重受检者或虚弱受检者忌用抗胆碱药物时可改用胰高血糖素。

(二)造影前准备

1.受检者准备

检查前 1 天中午嘱受检者吃少渣饮食，下午口服 50%硫酸镁 50 mL 清肠导泻，尽量多饮水，总量应达到 1500～2000 mL，可间断饮用。晚餐进流食，睡前(21：00)服用缓泻剂(酚酞或果导 2 片)。检查当日早晨禁食，肛门内注开塞露一支，尽量排净大便。

2.器械准备

带气囊的双腔导管，灌肠桶或压力灌注泵。

3.药品准备

造影用钡剂：结肠双对比造影应采用细而颗粒均匀的钡剂。浓度为 70%～80%为好，太浓易引起龟裂，太低不易显示结肠细微结构以及使腔壁线勾画不清。调钡时钡剂温度应控制在 40℃左右，温度太低易使肠管痉挛收缩，导致钡剂絮凝龟裂。山莨菪碱(654-2)10～20 mg。

(三)操作技术

肌内注射山莨菪碱10～20 mg。受检者取俯卧头低位(倾斜检查床，使头低10°～15°)或左侧卧位，肛门插入带有气囊的双腔导管，在透视下经灌肠桶或压力灌注泵注入钡剂。在透视中密切观察，待钡头到达横结肠中段时立即停止注钡。换上注气囊，经导管缓慢向内注入空气，通过气体压力驱使钡剂进入结肠肝曲、升结肠并达盲肠。注气量一般为800～1000 mL，见右半结肠直径扩张至5 mm为适度，然后拔出导管。嘱受检者顺时针方向翻身4～5次，观察钡剂均匀涂布于肠壁上时，即可进行结肠各段点片。

一般在俯卧头低足高15°前后正位，显示直肠、乙状结肠和降结肠下端，以显示前壁为主；仰卧前后位，显示直肠、乙状结肠和降结肠下端，以显示后壁为主；仰卧左右前斜位，显示直肠、乙状结肠和降结肠下端，其目的是为了减少肠曲间影像重叠；左侧和右侧卧位摄取直肠、乙状结肠侧位片；半立位左前斜位，显示结肠脾曲、降结肠上中部和横结肠左半部；半立位右前斜位，显示结肠肝曲、升结肠近肝曲部和横结肠右半部；卧位或半立位，显示横结肠；仰卧头低15°，显示盲肠、升结肠近端和回盲部；最后摄取全结肠仰卧前后位、俯卧前后位、左侧水平侧卧位、右侧水平侧卧位及全结肠立位前后位。造影检查时间不宜过长，一般应控制在15～20分钟，否则钡液中的水分被肠道吸收后可出现龟裂和钡剂絮凝，容易产生伪影，影响小病灶的显示。检查中应多体位、多角度进行观察，

(四)常见病变的造影显示

1.肠腔轮廓改变

气钡双重对比造影可直接显示肿块。恶性肿瘤常边缘不规则，且伴有黏膜破坏、局部管壁僵硬。溃疡型结肠癌可见大而不规则的龛影，其周围有僵硬、边缘呈毛刺状的环堤所致充盈缺损。溃疡型结肠炎可见小而密集的龛影以致结肠袋消失，肠管边缘呈锯齿状。

2.管腔大小改变

由恶性肿瘤所致的管腔狭窄较局限，边缘多不整齐，且管壁僵硬，局部常触及包块。炎症所致的狭窄范围多较广泛。狭窄或梗阻的近端结肠常扩张。

二、结肠稀钡钡灌肠造影

(一)适应证与禁忌证

1.适应证

结肠梗阻；乙状结肠扭转及观察结肠的功能性改变；年老体弱和不适宜多翻动的受检者。

2.禁忌证

结肠穿孔或坏死；急性阑尾炎；肛裂疼痛不能插管者。

(二)造影前准备

1.受检者准备

与结肠气钡低张双重对比造影准备相同。

2.器械准备

肛管，灌肠桶或压力灌注泵。

3.药品准备

造影用钡剂。浓度为15%～20%硫酸钡悬浊液。

(三)操作技术

受检者取屈膝左侧卧位，将肛管缓慢插入直肠，后取仰卧位，行胸腹常规透视，以了解胸腹部一般情况。再将右侧略抬高，透视下经灌肠桶或压力灌注泵将浓度为15%～20%的稀钡800～1000 mL，经导管注入全部结肠直至盲肠充盈，在灌肠过程中，密切注意钡头有无受阻、分流及狭窄，发现异常，立即停止注钡，用手或压迫器在患处按压，观察肠管轮廓、宽窄、移动度及有无压痛与激惹征象，必要时进行点片。最后摄取全结肠片和结肠各段压迫点片，一般不需要摄取黏膜像。

（四）常见病变的造影显示

结肠稀钡钡灌肠因不使用低张药物，可以观察结肠的张力、运动及分泌等功能异常。张力异常可表现为肠道痉挛、不规则收缩、张力增高或减低；运动功能异常可表现为肠管蠕动加快或减慢；分泌增加时，可见肠腔内大量黏液存在，成细长的条状或柱状，其外涂以薄钡层，或呈现双层肠壁样表现。

（温友信）

第二十三章 泌尿及生殖系统造影检查

泌尿及生殖系统的各器官均为软组织结构，缺乏组织的天然对比，平片只能显示肾脏的轮廓、大小、钙化及阳性结石，其内部结构及排泄功能等必须通过造影检查方能显示。

泌尿及生殖系统造影检查是诊断泌尿及生殖系统疾病的重要检查方法，此法可了解泌尿及生殖系统的内部结构和生理功能，对观察和了解有无病变或生理性变异等均具有很大的帮助。

第一节 泌尿及生殖系统解剖生理学

一、泌尿系统

泌尿系统由肾、输尿管、膀胱及尿道组成。主要功能是排出机体内溶于水的代谢产物。

（一）肾

肾是成对的实质性器官，形似蚕豆，有前后两面、内外两缘和上下两端，分别位于脊柱两侧，腹膜后间隙的上部。肾长 11～13 cm，相当于 3～4 个腰椎椎体高度，宽 5～7 cm，厚 3～4 cm，右肾比左肾约低 1.5 cm。肾内侧缘中部凹入部称肾门，肾门通入肾内的腔称为肾窦，内含肾血管、淋巴管、神经、肾盏、肾盂及脂肪组织等。在肾的纵切面上，可见红褐色的肾实质和被白色肾盂肾盏所占的肾窦。

肾实质分为皮质和髓质两部分。肾皮质位于浅层，富有血管，主要由肾小体和肾小管构成。肾髓质位于肾实质深部，血管较少，由许多密集的管道组成。肾髓质形成 15～20 个肾椎体，肾椎体的基底朝向皮质，尖端圆钝，朝向肾窦，称肾乳头，突入肾小盏内。有时 2～3 个肾椎体合成一个肾乳头。肾乳头上有许多乳头孔，肾生成的尿液经乳头孔流入肾小盏内。肾窦内有 7～8 个呈漏斗状的肾小盏，2～3 个肾小盏合成 1 个肾大盏，2～3 个肾大盏再合成 1 个肾盂。肾盂出肾门后，弯行向下，逐渐变细移行为输尿管。

（二）输尿管

输尿管为一对细长的肌性管道，起于肾盂，终于膀胱，长 25～30 cm，管径 0.5～0.7 cm。输尿管有较厚的平滑肌，可做节律性的蠕动，使尿液不断地流入膀胱。输尿管根据其行程分为三段，即腹段、盆段和壁内段。

输尿管有三处生理性狭窄：肾盂与输尿管移行部；与髂总动脉交叉处；膀胱入口处，即膀胱壁内段。这些生理狭窄常是输尿管结石的滞留部位。

（三）膀胱

膀胱为盆腔储存尿液的肌性中空囊性器官，其形状、大小、位置及壁的厚度均随尿液充盈程度而变化。膀胱的平均容量为 300～500 mL。成人空虚的膀胱呈三棱锥体形，有一尖四面，可分为尖、底、体、颈四部分。膀胱尖细小，朝向前上方。膀胱底近似三角形，朝向后下方。膀胱尖与膀胱底之间的部分为膀胱体。膀胱的最小部称膀胱颈，以尿道内口与尿道相连。膀胱各部分之间无明显界限。膀胱充盈时男呈长卵圆形，女呈扁圆形。

膀胱位于盆腔的前部，其前方为耻骨联合。后方在男性为精囊、输精管、壶腹和直肠，在女性为子宫和阴道。膀胱的下方,男性邻接前列腺,女性邻接尿生殖膈。

(四)尿道

尿道是膀胱与体外相通的一段管道,因男女性别不同有很大差异。男性尿道,长 16～22 cm,兼有排尿和射精功能。起自膀胱的尿道内口,止于尿道外口,全长分为前列腺部、腹部和海绵体部,临床上称前列腺部和腹部为后尿道,海绵体部为前尿道。男性尿道在行径中粗细不一,它有三处狭窄、三处扩大和两个弯曲。三处狭窄分别位于尿道内口、腹部和尿道外口。三处扩大分别位于前列腺部、尿道球部和尿道舟状窝。两个弯曲,一为耻骨下弯,在耻骨联合下方,位于前列腺部和腹部和海绵体部起始段;另一个弯曲是耻骨前弯,在耻骨联合前下方,位于海绵体部。临床上向男性尿道插入导尿管或器械时,便采取这种位置。

女性尿道短而直,长 3～5 cm,仅有排尿功能。起于膀胱的尿道内口,末端开口于阴道前庭。

二、生殖系统

生殖系统分男性生殖系统和女性生殖系统。生殖系统的主要功能是产生生殖细胞,繁殖新个体;分泌性激素,激发和维持第二性征。

(一)男性生殖系统

男性生殖系统包括前列腺、精囊、睾丸、输精管和阴茎等。

1.前列腺

前列腺是一个实质性器官,位于膀胱下方,其大小和形状犹似核桃。前列腺中有尿道穿过,腺的排泄管均开口于这段尿道。

2.精囊

精囊位于前列腺的头端,前方为膀胱,后方为直肠,为一卷曲的管腔。

3.睾丸

位于阴囊内,左、右各一,形似略扁的卵圆体。成人睾丸长径为 4～5 cm,宽径为 2～3 cm,前后径为 2～3 cm。前外侧由睾丸固有鞘膜所包绕,后外缘为附睾,10～12 条睾丸的输出管由睾丸网进入附睾,并开口于附睾管。由睾丸产生的精子,先贮存在附睾内,当射精时经输精管、射精管,最后经尿道排出体外。

4.输精管

为附睾管的延续部分,其行程较长约 30 cm,壁厚,肌层发达,管腔细小,自阴囊经腹股沟管到腹腔,再降入盆腔达膀胱后面。

5.阴茎

阴茎由两个阴茎海绵体、一个尿道海绵体以及外面的筋膜和皮肤所组成。尿道海绵体内有尿道穿过。阴茎的前端称阴茎头,有尿道外口;后端为阴茎根,固定在耻骨和坐骨上。

(二)女性生殖系统

女性生殖系统包括子宫、卵巢、输卵管和附属腺等。

1.子宫

子宫位于真骨盆的中部,在膀胱和直肠之间。子宫的前后略扁,状如倒置的梨,分底、体、颈三部,上端圆凸的部分称子宫底;下部呈圆柱状称为子宫颈;底与颈之间的部分称子宫体。成人子宫约 4 cm×7 cm×4 cm,子宫的内腔分为子宫腔和子宫颈管两部分。子宫腔在子宫体内,为倒置的三角形腔隙,其底在上,两侧与输卵管相连;尖朝下与子宫颈相通。子宫颈管下口称子宫口。

2.卵巢

卵巢位于子宫的阔韧带的后下缘,形似扁椭圆体,位于骨盆两侧壁,是产生卵子和分泌女性激素的生殖腺。正常育龄妇女卵巢的最大径约为 4 cm,绝经后卵巢的最大径约为 2 cm。

3.输卵管

输卵管位于子宫两侧,左右各一,是弯曲的肌性管道。输卵管的内侧段较细,与子宫相连,开口于子宫腔;外侧段较粗呈漏斗状,开口于腹膜腔,边缘靠近卵巢处有许多指状突起称输卵管伞。

4.阴道

阴道是一个前后较扁的肌性管道，其上端包绕子宫颈的下部，下端开口于阴道前庭。

（温友信）

第二节　静脉尿路造影检查

静脉尿路造影有以下两种：常规静脉尿路造影和大剂量静脉尿路造影。

一、常规静脉尿路造影

常规静脉尿路造影是将对比剂通过静脉注入，经肾脏排泄至尿路而使其显影的一种检查方法，又称排泄性尿路造影或静脉肾盂造影（IVP）。此方法简便易行，痛苦少，危险性小，能同时观察尿路的解剖结构及分泌功能，应用广泛。肾功在严重受损时，尿路显影不佳或不显影。

（一）适应证与禁忌证

1.适应证

①尿路结石、结核、囊肿、肿瘤、慢性炎症和先天性畸形。②原因不明的血尿和脓尿。③尿路损伤。④腹膜后肿瘤的鉴别诊断。⑤肾性高血压的筛选检查。⑥了解腹膜后包块与泌尿系的关系。

2.禁忌证

①碘过敏及甲状腺功能亢进者。②严重的肾功能不良者。③急性尿路感染。④严重的心血管疾患及肝功能不良。⑤妊娠或疑有早期妊娠者。

（二）造影前准备

(1)造影前 2 天不吃易产气和多渣食物，禁服钡剂、碘对比剂、含钙或重金属药物。

(2)造影前日晚服用缓泻剂，一般泡服中草药番泻叶 5～10 g。

(3)造影前 12 小时开始禁食及控制饮水，造影当日需要禁水。

(4)造影前先行腹部透视，如发现肠腔内产物较多，应做清洁灌肠或皮下注射垂体加压素 0.5 mL，促使肠内粪便或气体排出。

(5)摄取全尿路平片以备与造影片对照诊断。

(6)做碘过敏试验，并向受检者介绍检查过程以取得受检者的合作。

(7)对比剂为 76%复方泛影葡胺或者 370 非离子型对比剂。成人用量一般为 20～40 mL，少数肥胖者可用 40 mL。儿童剂量则以 0.5～1 mL/kg 体重计算。6 岁以上即可用成人量，若将对比剂加热到 37℃后注入效果更好，由于有一定的副作用，必要时可选用非离子型对比剂，如碘海醇或碘普罗胺等。

（三）操作技术

被检者仰卧在摄影床上，将 2 个圆柱状棉垫呈“倒八字”形压迫在两侧髂前上连线水平上，此水平相当于输尿管进入骨盆处，输尿管后方为骶骨，故在此处压迫输尿管可有效阻断其通路。在棉垫之上放血压表气袋，用多头腹带将棉垫、气袋同腹部一起束紧，然后由静脉注入对比剂。当注入对比剂 1～2 mL 后减慢速度，观察 2～3 分钟，如被检者无不良反应即将对比剂在 2～3 分钟内注完，必要时可缩短注药时间。注药中若有反应，立即停止注药。如反应轻微，待症状缓解后仍可继续造影。对比剂注射完毕，给血压表气袋注气，压力为 80～100 mmHg 压迫输尿管，以阻止对比剂进入膀胱，有利于肾盂充盈显示。

(四)摄影技术

常规法静脉尿路造影多摄取肾区前后位及全腹部位片。摄取肾区前后位时被检者身体正中线对准台面中线,两臂放于身旁。胶片或IP尺寸为25 cm×30 cm(10英寸×12英寸)横放于滤线器托盘上,中心线对准胸骨剑突至脐部连线的中点垂直射入。若全数字摄影时照射野尺寸应控制在25 cm×30 cm(10英寸×12英寸)。全腹部位摄影的体位摆放与肾区前后位相同。胶片或IP尺寸为35 cm×42.5 cm(14英寸×17英寸)竖放于滤线器托盘上,中心线经剑突至耻骨联合连线中点垂直射入。全数字摄影时照射野尺寸应控制在35 cm×42.5 cm(14英寸×17英寸)。曝光时,被检者先深吸气后呼气再屏气。

摄片时间常规于对比剂注射完后7分钟、15分钟及30分钟各摄肾区片1张。然后观察肾盂肾盏内对比剂的充盈情况,若肾盂肾盏显影良好,可解除腹带摄全尿路片。若30分钟肾盂肾盏仍然充盈不好或显影较淡或不显影,可根据情况延长到60分钟再摄取肾区片,然后解除腹带摄全尿路片。若观察全尿路影像输尿管及膀胱内无对比剂,应解除腹带,时间延长至1～2小时重摄尿路片。

除摄取卧位片外,也可摄取立位,如观察肾下垂,用于了解肾脏的位置、活动度、腹部肿块或钙化灶与肾脏的关系等;根据病变所在的位置有时需拍摄左右斜位,例如正位片上的肾盏为杯口状重叠或平片结石被肾盂内对比剂遮蔽时,需加照斜位进行鉴别诊断;还有为区别肾区的阳性阴影是否在肾脏内,排除肾影前面的肠内容物干扰影,观察肾盂肾盏的异常以及从不同角度观察肾脏的外形等。

对于疑有肾血管性高血压者,应采用每分钟连续摄片法尿路造影。其原理是:一侧肾动脉狭窄严重至引起高血压时,该侧肾血流量减少,肾小球之滤过率也随之减少,对比剂在该侧肾盂肾盏内的出现时间就要慢于血流量正常的对侧肾脏。连续摄片对照分析两侧肾脏的这种功能参数,若发现一侧延迟显影,在排除尿路梗阻和肾实质疾病之后,就可以强烈的提示肾动脉狭窄之可能。随着CT的快速发展,肾动脉CTA也已逐渐代替此方法。

连续摄片法一般不需要压迫输尿管,对比剂量同常规尿路造影,但注射速度要尽可能地加快,一般不能长于20～30秒。注射开始后的第1、2、3、4和第5分钟连续摄片,第15和20分钟再各摄一片。

对于5岁以下的婴幼儿童,一般在注入对比剂后3～10分钟内摄完所有照片。必要时可摄延迟照片,除摄取仰卧位片外,还应摄取俯卧位、左右斜位、立位等片,胶片或IP尺寸应选用18 cm×25 cm(8英寸×10英寸)竖放,以便观察全部尿路情况。

(五)诊断要点

1.正常尿路

正常尿路造影是经静脉注入对比剂后1～2分钟肾实质显影,密度均匀。2～3分钟后,肾小盏开始显影,随后肾大盏和肾盂也对称显影。7分钟时肾盂、肾盏在照片上显示的影像较淡,15分钟后影像显示清晰,30分钟时肾盏、肾盂显影最浓。如果肾功能不良,则显影延迟,密度较低,严重时可不显影。

正常肾盂多呈三角形,上缘凸,下缘凹呈弧形弯曲,基底位于肾窦内,尖端向内下与输尿管相连。在全尿路片上输尿管呈细带状影。膀胱内虽有对比剂充盈,但因量较少充盈不足,故膀胱上方多呈凹陷状。正常两侧肾盂肾盏密度相等。图23-1～图23-2所示。

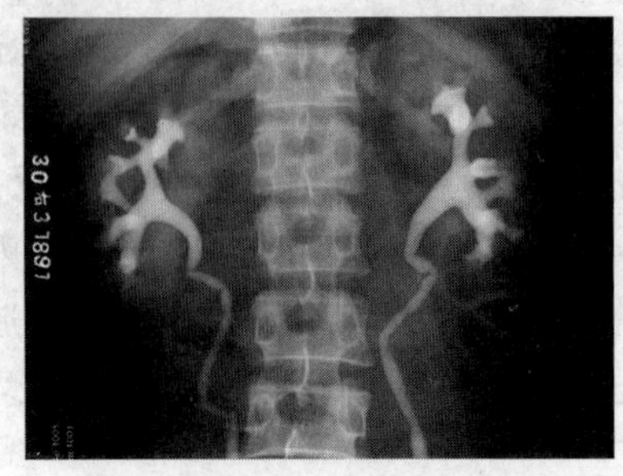

图23-1 静脉尿路造影双肾影像显示照片

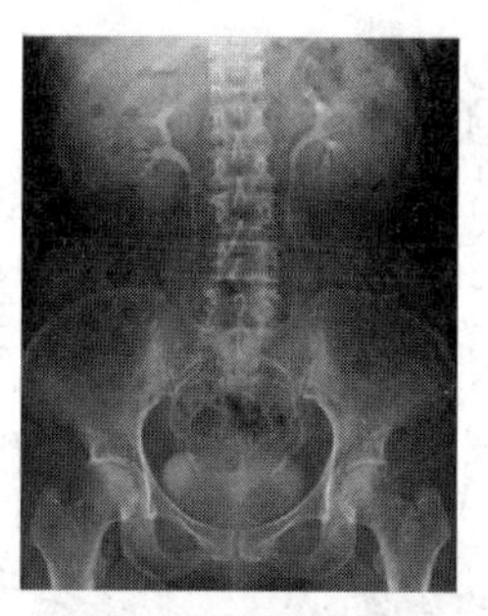

图 23-2　静脉尿路造影全尿路影像显示

2.尿路造影的异常表现

排泄性和逆行性尿路造影的异常表现相似，但对某些征象显示有差异。

(1)肾实质显影异常：仅在排泄性尿路造影显示。①不显影：常见于肾积水。②显影浅淡：常见于肾功能减退。③显影增强：常见于输尿管梗阻。

(2)肾盏、肾盂的牵拉和变形：常见于肾内肿块，包括肾囊肿、肾肿瘤、肾血肿和肾脓肿等，但其间难以鉴别。

(3)肾盏、肾盂破坏表现为肾盏肾盂边缘不整，见于肾结核、肾盂癌和侵犯肾盏肾盂的肾癌。

(4)肾盏、肾盂、输尿管和膀胱内充盈缺损：常见于这些部位的结石、肿瘤、血块和气泡。

(5)肾积水、输尿管积水和巨膀胱：表现为肾盏、肾盂、输尿管和膀胱明显扩张，常见于肿瘤、结石、血块或炎性狭窄引起的尿路梗阻所致。

(6)膀胱输尿管反流：仅在逆行膀胱造影时显示，表现为对比剂由膀胱反流至输尿管内，可为先天性异常、尿道梗阻、感染等多种病因所致。

3.尿路结石

结石主要表现为充盈缺损或因此而导致的尿路梗阻征象。

4.尿路畸形

多见于先天变异所致的尿路重复畸形和异位肾。尿路重复畸形有单侧或双侧，多无临床症状，其尿路造影主要表现为肾功能较好，可观察到两套独立的肾盂、输尿管(图 23-3 为双肾双输尿管影像显示照片)。异位肾是指一侧或两侧肾脏因先天发育失常，造成肾脏不居于正常的解剖位置。造影显示为单侧或双侧肾脏显影，但不在正常的位置，肾功能较好，多伴有旋转不良，肾盂肾盏如花瓣状，大多位于盆腔内(图23-4为异位肾模式图)，有极少数可居膈下，甚至可异位于后纵隔内。

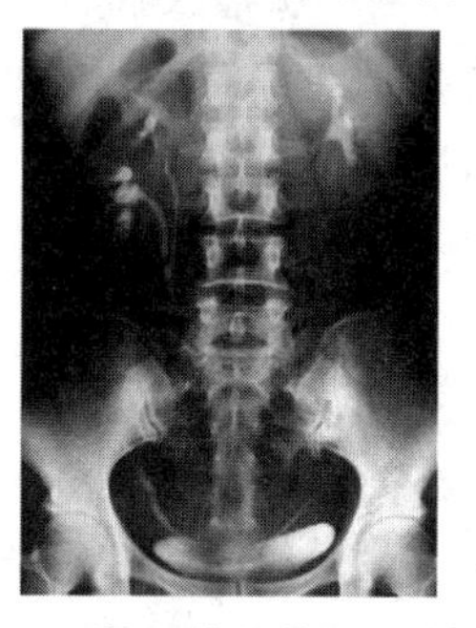

图 23-3　双肾双输尿管影像显示照片

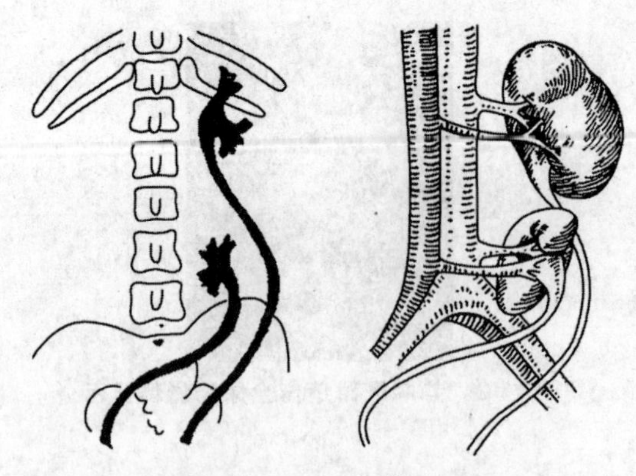

图 23-4 异位肾模式图

5.肾结核

根据结核病灶发展程度或范围，一般初期表现为肾小盏顶端圆钝且边缘不齐如虫蚀状，相应肾盏的边缘亦不整或变形狭窄。当肾盏肾盂广泛破坏或形成肾盂积脓时，常表现为肾盂肾盏不显影或显影延迟且浅淡。

6.肾积水

显示为肾扩张、肾盏杯口影消失，积水严重全肾变为一囊状。

7.肾性高血压

造影主要显示肾脏萎缩，外形轮廓不规整或局限性凹陷，肾盂肾盏细小，两侧肾脏比较，长径相差1.5 cm以上。

8.肾肿瘤

造影可显示肾外形增大，肾盂或肾盏拉长、受压、变形或破坏。肾癌，可在肾盂中出现充盈缺损或肾盂、肾盏扩大等。

(六)注意事项

(1)腹部有巨大肿块、肥胖及腹水的受检者压迫输尿管有困难时，可采用倾斜摄影床面的方法，使被检者头低足高 30°以减缓对比剂及尿液流入膀胱。

(2)若因腹带压力过大，出现迷走神经反应或下肢血供不足时，应减轻腹带压力或暂时松解，待症状缓解后重新加压或采用头低足高位继续造影，症状严重者应立即解除腹带，进行对症治疗。

(3)对于年老体弱、5 岁以下的儿童或腹主动脉瘤及腹部手术后不久的受检者，也可采用将双倍量的对比剂 3 分钟内注射完毕，不加压迫带，取头低足高 15°～25°位，被检者无压迫之苦，且能达到诊断要求。

(4)静脉尿路造影，尤其是注入对比剂后头 5 分钟的照片上，更能清晰地显示肾脏的大小、形态和轮廓。肾盂肾盏充盈后，也利于测量肾实质厚度和侧位观察肾脏位置。

二、大剂量静脉尿路造影

大剂量静脉尿路造影又称静脉滴注尿路造影。是将 100 mL 以上的对比剂加葡萄糖液做快速静脉滴注，使全尿路显影的一种检查方法。其优点在于：尿路显影较常规静脉尿路造影法清晰，肾盂和肾盏显影持续时间较长且较浓密，可代替逆行肾盂造影，免除造影前之准备。

(一)适应证与禁忌证

1.适应证

①常规法静脉肾盂造影或逆行肾盂造影显影不满意。②肥胖、腹水及腹部巨大肿块。③高血压受检者，需要观察肾脏者。④不合作的小儿和为了观察全尿路者。

2.禁忌证

①碘过敏者。②有严重的心血管疾病，因大量液体快速注入静脉，可增加心脏负担。③多发性骨髓瘤

合并肾衰竭者。④有严重肝病者。

（二）造影前准备

不必禁水。肾功能损害严重时，禁水不但达不到提高肾盂内对比剂浓度的目的，反而导致体内电解质紊乱，引起无尿症。亦不需要做压迫输尿管准备。但需要备好相应的输液器和较大号的针头，其他准备事项同常规法静脉尿路造影。

对比剂为76%复方泛影葡胺或者370非离子型对比剂，一般用量按体重2 mL/kg计算，加入等量5%葡萄糖混匀后使用。对比剂量最大不应超过140 mL。必要时也可选用副作用少的非离子型对比剂，如碘海醇或碘普罗胺等。

（三）操作技术

被检者仰卧于摄影台上，先摄取全尿路平片一张。然后采用较大号针头将100～140 mL对比剂通过静脉在5～8分钟内快速滴注完毕，若因对比剂黏稠度大不易快速滴注，可将对比剂进行加热到37℃后滴注可提高滴注速率，因时间过长会影响显影效果。自开始注入对比剂10分钟、20分钟及30分钟各摄尿路片1张。若肾盂、肾盏及输尿管显影不良，可适当延长时间后再摄片。

（四）摄影技术

摄影位置同腹部前后位，因在一张照片上能够同时显示肾实质、肾盂、输尿管及膀胱，所以胶片应包括第11胸椎及耻骨联合，胶片或IP尺寸应选用35 cm×43 cm(14英寸×17英寸)，中心射线经耻骨联合至剑突连线的中点垂直射入胶片，被检者呼气后屏气曝光。当在肾脏轮廓内发现有钙化时，应加摄左右斜位片，以便确定钙化影的实际位置。

（五）诊断要点

大剂量静脉尿路造影因对比剂量大，肾实质内充有较多的对比剂，使肾影密度增高，肾盂、肾盏、输尿管及膀胱内可同时有对比剂显影。

1.肾盂

正常肾盂形态有很大变异，一般略呈三角形，还有呈喇叭形状，少数呈分支和壶腹形。

2.肾盏

肾盏包括肾大盏和肾小盏。其形态各自有很大差异，可短粗或细长，数目常有不同，两侧也多不对称。

3.输尿管

正常输尿管左右各一条，全长约25 cm，宽3～4 mm，上端与肾盂相连，在腹膜后沿脊柱两旁向前下斜行入膀胱，边缘光滑，走行柔和，有轻度弯曲和波浪状表现，输尿管有三个生理性狭窄区，即与肾盂交界处、髂嵴平面处和进入膀胱处。

（六）注意事项

造影中少数受检者可出现轻度咳嗽、喷嚏、皮疹或面部潮红等，通常不需要作任何处理而自愈。如症状较重，应降低注药速度或停止注药，予以对症处理。

（温友信）

第三节　逆行尿路造影检查

逆行尿路造影是通过膀胱镜将输尿管导管插入输尿管肾盂内，经导管逆行注入对比剂，使肾盂、肾盏、输尿管等充盈并显示其形态的一种造影检查方法。优点为充盈完全，显影清晰，不受肾功能障碍的影响，同时摄片时间及体位不受限制。缺点为操作复杂，痛苦较大，不能观察肾功能，且易发生逆行性感染。故此种检查多用于做选择性应用。

一、适应证与禁忌证

(一)适应证

①碘过敏者。②静脉尿路造影不能达到诊断目的者,如严重的肾盂积水、肾结核及先天性多囊肾等。③输尿管疾患。如肾、输尿管连接处狭窄及中下段输尿管受阻、占位、重复肾及输尿管断裂等。④邻近肾及输尿管的病变。⑤证实尿路结石的部位等。

(二)禁忌证

①尿道狭窄。②肾绞痛及严重血尿、泌尿系感染。③严重膀胱病变禁做膀胱镜检查者。④心血管疾患及全身性感染者。

二、造影前准备

(一)清洁肠道

检查前清洁灌肠,清除肠道内积粪和气体;禁食有关药物;摄全尿路平片等。

(二)对比剂

目前常用的离子型对比剂有60%、76%复方泛影葡胺稀释至15%～35%,一般用量为每侧10～20 mL,以受检者有胀感为标准,具体用量要根据临床实际操作而定。如有阳性结石可选用气体。

三、操作技术

通常在无菌条件下,由泌尿科医师在膀胱镜窥视下,将导管插入输尿管,透视观察导管位置,导管头一般在肾盂下方一个椎体为宜。透视下缓慢注入对比剂,速度不宜过快,压力不能过高,以免对比剂外溢影响诊断。对比剂为76%复方泛影葡胺或者370非离子型对比剂。一般每侧注入5～10 mL,用10～15秒注入完毕,还可根据病情多次重复注射。当透视下观察肾盂、肾盏充盈满意后根据诊断需要立即摄片,照片显示满足诊断要求后,拔出导管,终止检查。

四、摄影技术

常规被检者仰卧于专用的摄影台上,脊柱对准台面中线,根据诊断需要常规摄取腹部仰卧前后位片,或加摄侧位、斜位、头高位或头低位片等。

(1)若需观察肾盂、肾盏的排空,可在注入对比剂后2分钟再摄片。

(2)若观察肾盂、输尿管交界处,须先把导管抽至输尿管上1/3处,然后注入对比剂并摄片。

(3)若观察输尿管情况,应将导管缓慢抽至输尿管下端,注入少量对比剂后摄片。同时加摄左右斜位片以明确导管与阴影的前后左右关系,以便确诊。

五、常见病变的造影显示

(一)正常表现

由于对比剂浓度高,肾盂、肾盏及输尿管与周围组织对比良好,影像清晰,优于静脉尿路造影。另外由于对比剂是通过导管直接注入,如注射压力过高会造成对比剂回流或逆流,造成对比剂逆行进入肾盂肾盏以外的区域,例如入肾小管或血管周围等处,表现为肾盂肾盏比静脉尿路造影时有所扩大,此现象称肾盂回流现象,需认识,应尽量避免对比剂的回流发生,以免误诊。

(二)肾积水

插入导管后可吸出大量液体,使对比剂冲淡。

(三)输尿管结石

输尿管结石多由肾结石下移而来,易停留在生理狭窄处。当导管进入输尿管逆行而上遇到阻力或与致密影重叠或贴紧,证明致密影在输尿管内。如果导管止于输尿管的下方,则注射少量对比剂可以证明此影在输尿管内。

（四）输尿管囊肿

本病较典型的表现为膀胱内近输尿管开口处显示一圆形或卵圆形充盈缺损，直径多为 1～3 cm，边缘整齐锐利。有时形如蛇头状。或在囊肿中有对比剂充盈且与输尿管相连，而囊壁则在膀胱影中显示为一个环状透明影。输尿管常有不同程度的扩大。

（五）肾结核

通常表现为肾盂肾盏变成一个扩大而不规则的腔，波及整个肾。有时可见肾盏狭窄或闭塞。

（六）肾肿瘤

可见肾外形增大，肾盂、肾盏拉长、受压、变形或破坏。肾癌，可在肾盂中出现充盈缺损或肾盂、肾盏扩大。

六、注意事项

在对双侧输尿管导管注射对比剂时，注射速度切忌过快，必须同步。若受检者一侧肾区有胀感时，应停止注药，另侧继续注射至肾区有胀感为止；对于肾盂积水的受检者，造影的目的在于了解梗阻病变的位置和性质，切忌在扩大的肾盂内再注入大量对比剂，否则会因突然增加肾脏内的压力，导致输尿管完全梗阻或并发感染。如图 23-5 所示。

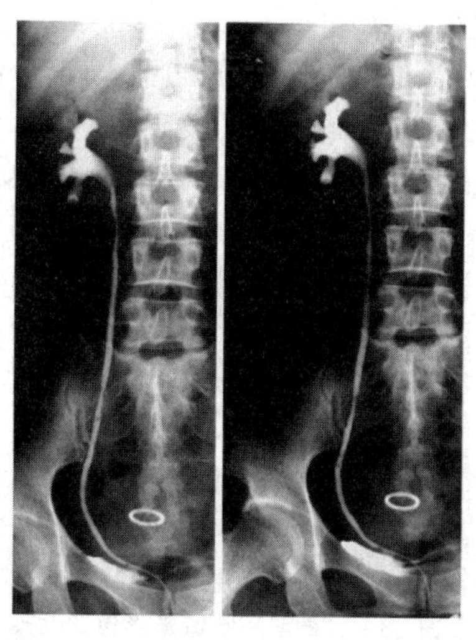

图 23-5　逆行尿路造影影像显示照片

（温友信）

第四节　膀胱造影检查

膀胱造影是利用导管经尿道插入膀胱内，并直接注入对比剂，以显示膀胱的位置、形态、大小及与周围组织器官的关系，是诊断膀胱疾患最为常见的检查方法。膀胱造影检查还有静脉造影法、空气造影法和气钡双重对比造影法等。

一、适应证与禁忌证

（一）适应证

（1）膀胱器质性病变：肿瘤、结石、炎症、憩室及先天性畸形。

(2)膀胱功能性病变:神经性膀胱、尿失禁及输尿管反流。

(3)膀胱外在性压迫:前置胎盘、盆腔内肿瘤、前列腺疾病、输尿管囊肿等。

(二)禁忌证

①尿道严重狭窄。②膀胱大出血。③膀胱及尿道急性感染等。

二、造影前准备

(1)清洁灌肠清除结肠及直肠内的粪便和气体。

(2)让受检者尽力排空尿液,排尿困难者应插管导尿。

(3)准备导尿管,成人用 12~14 号,小儿用 8~10 号。

(4)插导尿管所需消毒用具等。

(5)对比剂为 76%复方泛影葡胺或者 370 非离子型对比剂稀释至一半浓度,一般成人用量为 250~300 mL;小儿视年龄而定:2~5 岁 20~70 mL;6~12 岁 70~150 mL。疑有膀胱结石或肿瘤病变者,应用低浓度对比剂,以免对比剂浓度过高遮盖病变的显示;空气作对比剂一般用量为 250~300 mL,通常注气到受检者有胀感为止;碘液加空气作对比剂,是先将 30~50 mL 碘液注入膀胱,再注入空气或氧气 250~300 mL 做双重对比造影。

三、操作技术

被检者仰卧检查台上,导尿管顶端涂润滑剂后,经尿道插入膀胱,固定导尿管,在透视下将对比剂缓慢注入膀胱,注药中经常变换受检者体位,做多轴位观察,发现病变及时点片。注药完毕即拔出导尿管摄取前后位及左、右后斜位片。图像观察满意后,嘱被检者自行排尿,将对比剂排出。

一般采用膀胱前后位、膀胱右后斜位、膀胱左后斜位,必要时加摄侧位或俯卧位。如图 23-6 所示。

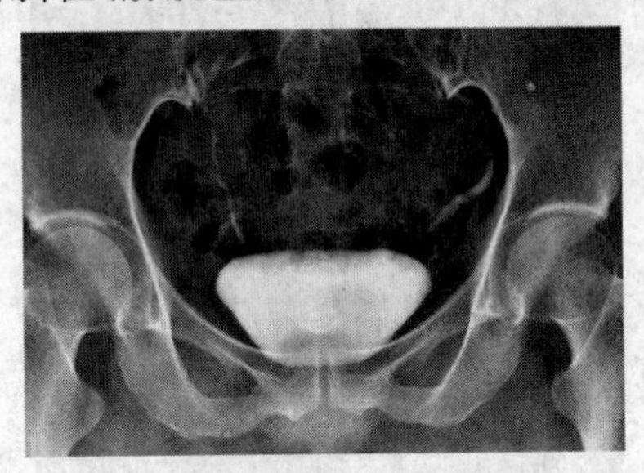

图 23-6 正常膀胱造影影像照片

四、常见病变的造影显示

(一)正常表现

膀胱显示为密度增高的椭圆形影,前后位显示膀胱两侧壁及顶部边缘。右后斜位观察膀胱的右前缘及左后缘。左后斜位则显示膀胱左前缘及右后缘。

(二)膀胱结石

大多为单发,亦可多发,常横置于耻骨联合的上方,居盆腔中线部位。结石可为圆形或卵圆形,边缘可以光滑或毛糙,密度可能均匀,不均或呈分层状。小者仅数毫米,大者可达 10 cm 以上。结石可随体位而改变位置,总是在膀胱最低处。

(三)膀胱肿瘤

表现为局部充盈缺损,大小不一,呈结节状或菜花样。肿瘤较小不影响膀胱的形状,较大且浸润膀胱壁内时可造成不规则的充盈缺损。

五、注意事项

(1)摄取膀胱造影片均用滤线器,焦-片距 75~90 cm。

(2)插导管时动作要轻,以免损伤尿道。

(3)单纯膀胱气体造影,对观察膀胱内低密度结石、小肿瘤及异物等更为清晰。

(温友信)

第五节　尿道造影检查

尿道造影是诊断尿道疾病常用的检查方法,多用于检查男性尿道。

一、适应证与禁忌证

(一)适应证

①尿道结石、肿瘤、瘘管及尿道周围脓肿。②前列腺肥大、肿瘤及炎症。③先天性尿道畸形,如后尿道瓣膜、双尿道及尿道憩室。④尿道外伤性狭窄等。

(二)禁忌证

急性尿道炎、阴茎头局部炎症及尿道外伤出血等。

二、造影前准备

(一)排尿

检查前嘱受检者自行排尿。有过敏史者做碘过敏试验。备好导尿管、对比剂及消毒用具等。

(二)对比剂

对比剂为76%复方泛影葡胺或者370非离子型对比剂稀释至一半浓度,注入法20～30 mL;排尿法是将76%复方泛影葡胺40 mL加入150～200 mL氯化钠稀释后注入。

三、操作技术

(一)注入法

被检者仰卧摄影台上,尿道外口及周围常规消毒,将导尿管插入尿道外口内少许,用胶布固定,由导管注入对比剂。在注药20 mL时,嘱受检者做排尿动作,使随意括约肌松弛,利于后尿道充盈。继续注药的同时进行摄片。亦可用一带锥形橡皮头的注射器将对比剂直接注入尿道,该法适用于尿道狭窄不易插入导管需观察前尿道病变者。

(二)排尿法

为注入法的补充检查方法。通常在注入法检查完毕时膀胱内留有多量的对比剂,此时可嘱受检者排尿并同时摄片。也可将导尿管插入膀胱,注射对比剂150～200 mL,拔出导尿管。将受检者置于摄影体位,嘱其自行排尿,在排尿过程中摄片。排尿法造影时,因后尿道松弛,管腔较大,利于观察膀胱颈及尿道功能或有无后尿道狭窄等先天性畸形。

四、摄影技术

被检者仰卧于摄影床上,右侧抬高,使身体矢状面与床呈45°角。左髋及膝关节屈曲90°,平放摄影台上。阴茎拉向左方,与床面平行。胶片横放,上缘与髂前上棘平齐,下缘包括全尿道,耻骨联合前方对准胶片中心。男性尿道造影常摄取左后斜位。亦可摄前后位或右后斜位片。中心线经耻骨联合前缘垂直暗盒射入胶片中心。

五、常见病变的造影显示

(一)正常表现

正常男性尿道起于耻骨联合上方的膀胱下缘，向下行走为后尿道，长 3～3.5 cm。在侧位表现为 S 形弯曲的细管状影，轮廓清楚，边缘光滑，管径宽窄不均。女性尿道侧位观察呈倒置的锥形。

(二)慢性炎症

表现为尿道狭窄，范围较广，粗细不均，边缘毛糙等。

(三)尿道结石

尿道结石多来自膀胱，常见于男性后尿道。结石易停留在尿道几个生理狭窄处，多呈长形黄豆大的致密影，正位片上与耻骨联合重叠，与后尿道的走向一致。斜位摄影时结石位于耻骨联合稍后方。

(四)尿道肿瘤

良性肿瘤多在壁内或尿道附近，可使局部尿道受压移位；恶性肿瘤表现为局部充盈缺损，边缘不规则，并可引起梗阻。

六、注意事项

(1)注入法造影时，注药压力不宜过高，以免因尿道狭窄而引起破裂，使对比剂进入组织间隙及血管内。

(2)急性尿道感染在感染被控制前不宜造影。

(3)尿道黏膜较为脆薄，尿道膀胱器械检查如膀胱镜检后 48 小时内，不宜接着进行造影，否则会增加对比剂逆流的发生。

(温友信)

第六节　子宫输卵管造影检查

子宫输卵管造影是经子宫颈口注入对比剂，以显示子宫颈、子宫腔及两侧输卵管的一种 X 线检查方法。主要用于观察子宫的位置、形态、大小、有无畸形以及输卵管是否通畅等各种疾患。部分受检者造影后可使原输卵管阻塞变为通畅而达到治疗目的。对于多次刮宫后引起的宫腔内粘连，造影还有起到分离粘连的作用。

一、适应证与禁忌证

(一)适应证

①子宫病变，如炎症、结核以及肿瘤。②子宫输卵管畸形，子宫位置或形态异常。③确定输卵管有无阻塞及阻塞原因和位置。④各种绝育措施后观察输卵管情况。

(二)禁忌证

①生殖器官急性炎症。②子宫出血、经前期和月经期。③妊娠期、分娩后 6 个月内和刮宫术后一个月之内。④子宫恶性肿瘤。⑤碘过敏者。

二、造影前准备

(1)造影时间选择在月经停止后第 3～7 天内进行。

(2)做碘过敏试验。

(3)造影前排空大小便，清洁外阴部及尿道。

(4)对比剂将 76%复方泛影葡胺或者 370 非离子型对比剂 6～8 mL,优点为易吸收和排出,缺点为刺激性较大,可致严重腹痛,且流动快,不便摄片。

三、操作技术

常规插管及注射对比剂由妇产科医师操作。受检者仰卧检查台上,在透视下注射对比剂,注射速度要缓慢,压力不宜太高,被检者下腹部有胀感或透视见子宫及输卵管全部充盈后即停止,根据子宫、输卵管充盈情况适时摄片。

被检者仰卧摄影台上,正中矢状面对准并垂直台面中线。暗盒置托盘上,上缘达髂前上棘,下缘包括耻骨联合。中心线对准暗盒中心垂直射入。

四、常见病变的造影显示

(一)正常表现

正常造影子宫腔呈倒置三角形,底边在上,为子宫底,下端与子宫颈管相连。充盈对比剂的子宫腔,密度均匀,边缘光滑。宫颈管边缘呈羽毛状或棕榈状。两侧输卵管自子宫角伸向盆腔两侧,呈迂曲柔软之线条状影,由内端向外端分为间质部、峡部、壶腹部和伞部。如果输卵管通畅,对比剂可进入腹腔,分布于肠管之间以及子宫直肠窝和子宫膀胱窝内,呈多数弧形和波浪形条纹影。如图 23-7 所示。

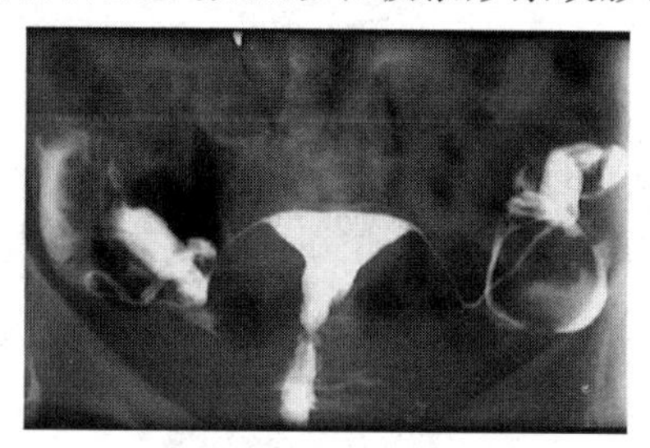

图 23-7　子宫输卵管造影影像照片

(二)慢性输卵管炎

多为双侧。主要征象为输卵管腔内粘连、不通。近端输卵管阻塞扩大,可粗如拇指。如对比剂进入输卵管内,则显示为对比剂聚集在一起。若炎症发生在伞端附近和盆腔,输卵管只有轻微的改变,但对比剂不能顺畅地通过伞端并在腹腔内自由弥散,而是堆积在伞端附近。

(三)输卵管阻塞

若完全阻塞,则对比剂不能进入腹腔;不完全阻塞,可有少量对比剂进入腹腔,堆集于伞部,不能弥散到盆腔。

(四)子宫、输卵管结核

多为双侧,造影显示宫腔边缘不规则,可见子宫狭小、变形,有锯齿状小龛影。宫颈管僵直,边缘不整。输卵管狭窄、变细、僵直、边缘不规则,管腔可有局限性狭窄。由于多数溃疡形成的小瘘道,形如植物的根须状,这是结核的重要征象。

五、注意事项

(1)注射对比剂过程中,透视发现子宫腔轮廓不清,周围出现条纹状和树枝状阴影时,为对比剂进入子宫静脉征象,应立即停止注药。

(2)尽量缩短透视时间,减少 X 线照射量。

(温友信)

第七节 输精管、精囊腺造影检查

输精管、精囊腺造影是通过穿刺或插管将对比剂注入输精管内，使输精管、精囊腺等显影的检查方法。通过造影检查可观察男性生殖系统本身病变以及周围脏器疾患所致的继发性病变。

一、适应证与禁忌证

(一)适应证

①输精管结扎术后要求再育者。②不育症查找原因。③可疑先天性畸形、囊肿、肿瘤、炎症时。④前列腺癌肿及盆腔肿瘤明确其与输精管及精囊的关系。

(二)禁忌证

①对比剂过敏者。②输精管及精囊腺急性炎症时。

二、造影前准备

(1)对比剂过敏试验。

(2)术前常规清洁肠道和外生殖器皮肤消毒。

(3)准备皮肤钳，10 mL 注射器，7 号针头，弯盘、小药杯及棉球等。

(4)术前排尿。

(5)对比剂 60%～76%复方泛影葡胺，或非离子型对比剂，生理盐水。

三、操作技术

对比剂过敏试验阴性者，阴部常规消毒，局麻，切开阴囊根部找出双侧输精管使其游离 1～2 cm，用皮肤钳固定，用 7 号针头向睾丸远侧插入，为 76%复方泛影葡胺或者 370 非离子型对比剂稀释至一半浓度，每侧 2～3 mL 缓缓注入。当受检者感到有尿意时，表示对比剂已达精道远端。对比剂注入量不宜过多，以免流入尿道或膀胱产生重叠，影响显影效果。

注射完毕后，立即摄前后位片，或透视下进行，待显影满意时立即点片。摄片时尽量将耻骨避开，中心线向足侧倾斜 15°，X 线中心对准耻骨联合上 3 cm 处。

四、常见病变的造影显示

(一)正常表现

睾丸呈椭圆形，位于阴囊内。附睾实际上是睾丸的连续部分，为一半圆形小体，附着在睾丸外后侧，分头、体及尾三部分。输精管全长约 50 cm，横径为 3 mm，由附睾内侧发出后，向上至腹股沟管，再沿盆腔内侧壁上行，然后转向内下，至膀胱底处为壶腹部。输精管延续为射精管，开口于后尿道精阜。精囊位于膀胱与直肠之间的前列腺上方，内侧有输精管壶腹部。在造影片上，精囊呈蜿蜒曲折的囊状影，位于耻骨上方。射精管很短，呈线状影。

(二)精囊部分阻塞

精囊明显扩大，盘旋部分略伸直，如蚯蚓状，扩大的精囊影可重叠于输精管壶腹上，或使两者分界不清。严重的精囊扩张及伸直，可使整个精囊的形态类似扩大迂曲的输尿管，其中有多个圆形或卵圆形的局部膨出。

(三)精囊狭窄

对比剂分散或充盈不全，有的部分变细，也有分散不规则导致扩张，边缘呈虫蚀状。

(四)前列腺癌

可见射精管狭窄及充盈不全，或有局部变形及缺失。

(五)结核性精囊炎

在耻骨联合上方的两侧可见小虫样钙化影。

五、注意事项

(1)注射对比剂时压力不宜太大，以免引起输精管破裂。

(2)欲观察输精管功能情况，在注药后 24 小时再摄片 1 张。

(温友信)

第八节　乳腺造影检查

乳腺造影检查是 X 线检查常用的方法之一，是早期发现乳腺癌的重要手段。目前临床最为常用的是乳腺导管造影。此外还有乳腺淋巴管造影和肿瘤周围充气造影等检查技术，但随着医学科技的不断进步，随着 CT、MRI 以及 B 超等新的检查技术广泛应用于临床，乳腺淋巴管造影和肿瘤周围充气造影检查已逐渐被淘汰。

一、乳腺的解剖学基础

(一)正常解剖

乳腺为成对器官，是有皮肤、皮下脂肪、纤维组织和腺体构成。是人类和哺乳动物特有的结构，男性乳腺不发达。乳腺位于胸骨两侧的胸大肌表面，两侧外形基本相似。一般乳腺的上界在第 2～3 前肋，下至 6～7 前肋，内侧缘至胸骨旁线，外侧缘可达腋中线。乳腺的中央为乳晕，乳晕的中央为乳头，乳头顶端有输入管的开口。未生育的年轻妇女，乳腺呈半球形，紧张而富有弹性，已生育及哺乳后的妇女，乳腺多趋于下垂而稍有扁平，绝经期后的老年妇女的乳腺趋于萎缩，体积缩小，且松软。乳腺是好存积脂肪的器官，故女性的胖瘦对乳腺体积影响很大。

在组织结构上，乳腺主要由输乳管、乳腺叶、乳小叶、腺泡以及它们之间的间质构成。乳腺为复泡管状腺体，分为腺泡和乳管两部分，每一乳管的分支及所属腺泡组成乳腺小叶，若干小叶汇集成一个乳腺叶，整个乳房共有 15～20 个乳腺叶。乳腺叶以乳头为中心呈放射状排列。每一乳腺叶均有一条导管引流至乳头，称输乳管。15～20 条输乳管自乳房各个方向辐凑状向乳头中心汇集。输乳管在近乳头基部(乳晕深面)呈现一梭状膨大，称输乳窦，有暂时储存乳汁的作用。窦以远的末端输乳管口径重又缩小，最终以小孔开口于乳头。

每个乳房所含的乳腺叶数目是固定不变的，但腺小叶的数目和大小有很大变化。一般青年妇女腺小叶数目多且体积大，而绝经期后的腺小叶则明显萎缩，仅有少数老年妇女仍可保留完整的乳腺小叶。

乳腺内的间质由纤维结缔组织和不等量的脂肪组织组成，其间有血管、神经、淋巴管等结构。

(二)定位方法

将乳腺划分成一些小区域，一是方便诊断医师定位，二是方便技师体位操作。乳腺的定位方法一般采用以下两种：

1.四象限法

按照四象限分区法将乳腺分成 5 个区域：即外上象限(外上 1/4)、内上象限(内上 1/4)、外下象限(外下 1/4)、内下象限(内下 1/4)以及中央区。如图 23-8 所示。

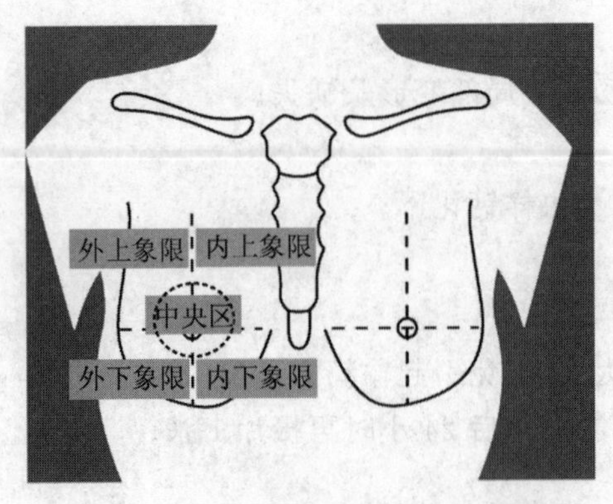

图 23-8 乳腺四象限定位法示意图

2.时钟法

把乳腺比喻成一个时钟，即按照指针指向的时间位置，将乳腺分成 12 份小区域，例如 6 点钟的位置即乳头垂直向下的位置。如图 23-9 所示。

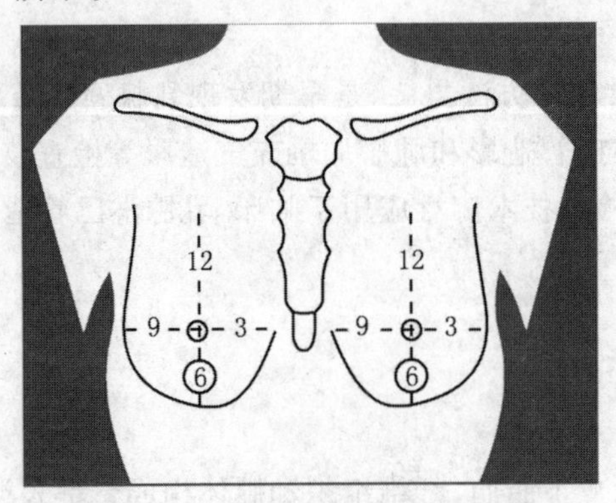

图 23-9 乳腺时钟定位法示意图照片

(三)不同时期的结构特点

1.胚胎期

乳腺大约从胚胎第 4～6 周开始发育，3 个月乳管逐渐形成，8 个月以后乳腺管腔发育完成。

2.幼儿期

幼儿期乳腺从外表到体内均处于相对停滞发育，乳头微小且乳晕颜色浅淡，只有微突出胸部的脂肪组织和少量的腺管。

3.青春期

女性进入青春期后卵巢开始发育，子宫逐渐长大。乳腺也逐渐隆起，发育成均匀的半圆形，在乳头下可触及盘形"肿块"，乳头和乳晕的着色也逐渐加深。乳腺的增大主要是由于纤维间质的增生、脂肪的存积以及乳管支的延长、分支及扩张所致。

4.月经期

乳腺随正常月经周期而有所变化。在每个月经周期中，其组织学变化可分为月经、增殖和分泌三个时期：

(1)月经期：月经来潮一般历时 4～5 天，经前和经期乳腺会出现增大、发胀、变硬，触及有小结节并伴有疼痛。经期后，乳腺即变软及变小，疼痛及触痛减轻或消失。

(2)增殖期：正常于月经周期的第 5～14 天，此期卵巢中卵泡生长，血液中的雌激素水平逐渐升高，子宫内膜逐渐增厚，子宫腺体也随之生长。乳腺导管系统逐渐扩张，脂肪纤维组织也逐渐增生。

(3)分泌期：正常于月经周期的第 15～28 天，开始于卵巢排卵之后，雌激素水平逐渐降低，成熟的卵泡排卵后生成黄体，黄体分泌的孕激素促使血液中的孕激素水平迅速到达高峰。由于孕激素的升高也促使乳腺腺体增生，组织增厚。此期如果受孕，乳腺组织将会在雌激素和孕激素的双重作用下，持续增生，为产后哺乳做好准备。此期若未受孕，黄体将发生萎缩，并停止分泌孕激素，增厚的子宫内膜出现坏死、出血和脱落。乳腺组织由于失去激素的支持，也发生组织水肿，导管和腺泡内液体潴留，甚至出现胀痛、变硬等不适感。

5.哺乳期

一般在产后到泌乳前，乳腺会出现显著地胀痛感，一旦哺乳开始，症状顿消。授乳期中，由于婴儿的吸吮会加速乳汁的分泌，乳腺小叶极度扩张并向皮下脂肪膨突。断乳后的乳腺呈松软或下垂状。

6.绝经期

进入更年期的妇女，其乳腺的上皮结构及间质开始出现退化。绝经之后，卵巢和子宫萎缩，排卵停止。此时可因皮下脂肪量的增加，乳腺的皮下脂肪也会伴随增厚，乳腺小叶和各大叶之间的脂肪等间质组织也开始增加，逐渐替代乳腺实质的空间，乳腺外形开始下垂，呈退行性改变。

二、乳腺导管造影

乳腺导管造影是经乳头上的输乳管开口，向输乳管内注入对比剂并进行摄影，以显示部分输乳管的形态及邻近组织结构的检查方法。

（一）适应证与禁忌证

1.适应证

①任何有乳头溢液，包括血性、浆液性、黄色和清水样溢液等。②单侧乳腺逐渐增大。③了解乳腺肿块与乳导管的关系。④分辨手术容易遗漏的深部病变。⑤用于鉴别乳头状瘤和乳腺癌。

2.禁忌证

①对碘对比剂过敏者。②急性乳腺炎。

（二）造影前准备

(1)清除乳头表面分泌物。

(2)乳头皮肤表面的消毒用品一份。

(3)造影器具，如 4 或 5 号钝头针、2 mL 无菌注射器等。

(4)其他备品：用作乳头分泌液细胞学检查的载玻片、照明灯、放大镜等。

(5)对比剂为 350～370 非离子型对比剂，每次用量 0.5～2 mL，水溶性，优点是在各级导管内扩散充盈良好，易于自动排出和吸收。

（三）操作技术

(1)术前行常规碘过敏试验：一般采用皮试或眼角滴入试验，确认阴性后方可施行造影。

(2)被检者取坐位或仰卧位，清除乳头表面分泌物，用碘酊或 75%乙醇棉球常规消毒乳头部。

(3)可将乳头涂上橄榄油，或轻轻挤压乳房，仔细找出溢液的乳导管外口或与肿块相邻部位的乳眼。

(4)根据乳眼大小选择针头的粗细，用左手固定乳头，右手持针缓缓地插入乳孔，切勿用力过大而造成人为的假道，或穿破导管使对比剂进入乳导管外的间质，一般进针不超过 1 cm。

(5)注射对比剂前先排除针管内气体，以免造成类似肿瘤的导管内充盈缺损，防止注射压力过大，当注射到有胀感、并能指出对比剂的方向时，即可拔出针头。

(6)用棉球或其他胶膜包裹乳头，以免对比剂流出，并迅速进行摄片工作。

（四）摄影技术

常规采用内外斜位(MLO)和头尾位(CC)摄影。必要时需追加侧位。

1.内外斜位(MLO)

正确的内外斜位是能够在单一体位中显示所有乳腺组织的摄影法。特别是乳腺上部外侧的深部组织可很好地显示。

(1)首先将乳腺摄影机机架置于倾斜的位置，倾斜的角度应视被检者的体型进行调节。以能使暗盒

(或探测器)与胸大肌的角度保持平行为宜。一般标准体型在45°～55°为宜。X线的入射方向是由乳腺的上内侧射入,从下外侧射出(图23-10)。

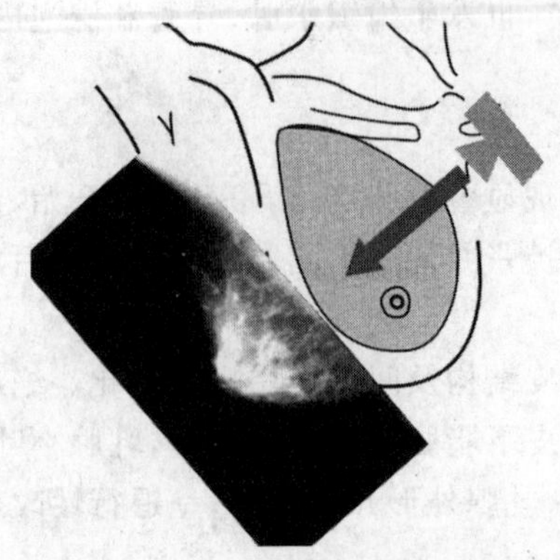

图23-10　MLO位X线入射方向示意图

(2)被检者面对乳腺摄影机站立,两脚自然分开与肩同宽,若不能站立,则可取坐位。将摄影平台的上部调至约与被检者肩平齐的高度。

(3)被检者患侧手臂抬起,放在机架上,被检侧上身侧屈,使胸大肌及腋窝紧贴在暗盒(探测器)的外上角,使暗盒与胸大肌保持平行,并将乳腺放到摄影平台上。

(4)为了最大限度地显示乳腺组织,不使乳腺下垂,须将它拉离胸壁,轻压到摄影平台上。为了使乳腺组织伸展,一边用手拉伸压平乳腺,一边用压迫板轻轻压迫乳腺,压迫程度以能达到使乳腺固定在暗盒(探测器)上,但又不会使对比剂被挤出为宜。

(5)摄影时为了避开非检侧乳腺,可让受检者用手轻轻将非检侧乳腺推向外侧。确认AEC的位置,嘱被检者不要动后,屏气后曝光。如图23-11所示。

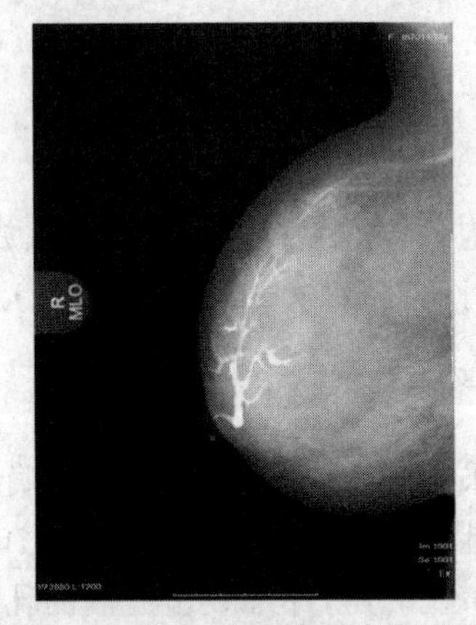

图23-11　MLO位乳腺影像显示照片

2.头尾位(CC)

头尾位主要显示乳腺内侧的组织结构,是MLO位的补充。

(1)首先将乳腺摄影机暗盒托盘(或探测器)置于水平位置,调节暗盒托盘(或探测器)的高度与被检者乳腺的自然高度相一致为宜。X线的入射方向由乳腺的头侧端射向足侧端。如图23-12所示。

(2)被检者面向摄影台站立,若不能站立,则可取坐位。被检侧肩部下垂(或轻轻附在机架上),使胸大肌尽可能松弛。

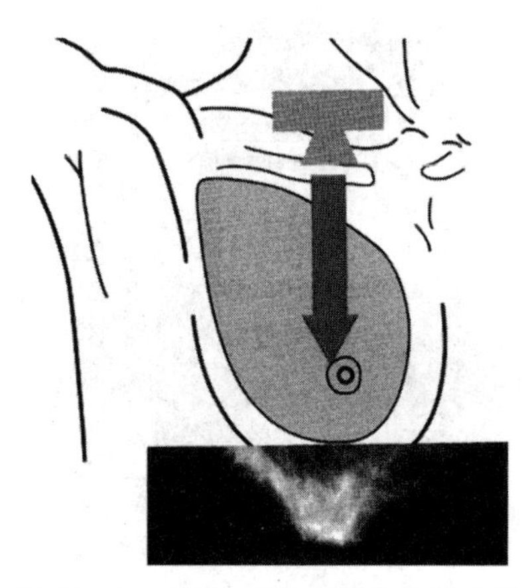

图 23-12　CC 位 X 线入射方向模式图

(3)技师用单手托起被探测乳腺下部,放于暗盒(或探测器)的中央,并尽可能向前拉伸,使胸壁内侧紧贴暗盒前缘。

(4)为了最大限度地使乳腺组织伸展,要一边用手拉伸并轻压乳腺,一边进行压迫。压迫的程度以能达到使乳腺固定在暗盒(探测器)上,但又不会使对比剂被挤出为宜。

(5)确认 AEC 的位置,嘱被检者不要动,屏气后曝光。如图 23-13 所示。

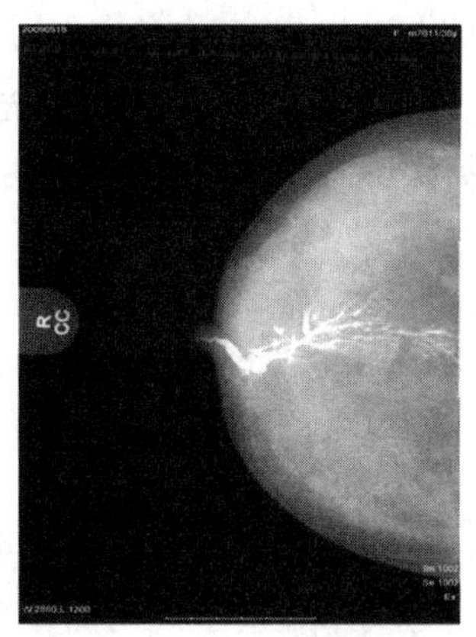

图 23-13　CC 位乳腺影像显示照片

3.侧位(ML)

在 MLO 位和 CC 位摄影中,当在其中的任何一个体位上有异常发现,为了明确和鉴别该异常的存在,应追加侧位摄影。

(1)首先将乳腺摄影机暗盒托盘(或探测器)置于 90°位置,被检者面向摄影台站立,被检侧手臂外展 90°放在暗盒托盘上。若不能站立,则可取坐位。X 线的入射方向为水平方向,即由乳腺的内侧端水平射向外侧端。

(2)调节暗盒托盘中心(或探测器中心)的高度与被检者乳头的自然高度相一致为宜。

(3)技师用手托起乳腺,将乳腺和胸大肌尽量向前内侧拉伸并固定在暗盒托盘中心位置上。

(4)为了最大限度地使乳腺组织伸展,要一边用手拉伸并轻压乳腺,一边进行压迫。压迫的程度以能达到使乳腺固定在暗盒(探测器)上,但又不会使对比剂被挤出为宜。

(5)确认 AEC 的位置,嘱被检者不要动,屏气后曝光。如图 23-14 所示。

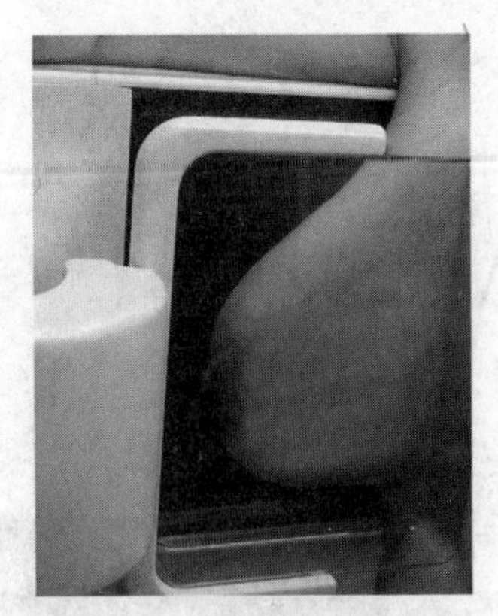

图 23-14 ML 乳腺位置照片

(五)诊断要点

1.正常乳腺的影像学表现

正常乳腺导管自乳头向内分支逐渐变细,呈树枝状影。管径由 2～3 mm 逐渐变细,各支导管通畅、舒展、充盈均匀,直至末支盲管和小叶。青年妇女的乳腺管多而细,且密度一致,分支多少可以有所不同。

2.良性病的影像学表现

(1)慢性乳腺炎:一般慢性乳腺炎在行乳导管造影时,对比剂可进入脓腔,形成不规则斑片状阴影,脓腔周围的乳导管可因炎性纤维粘连而显示为不规则扭曲、变形,以及狭窄、扩张、移位等改变。

(2)乳管扩张症:造影时可见数支主导管呈中度或高度扩张,当扩张的管腔内充满黏稠分泌物时,可造成不过则形态的充盈缺损,此时,应注意与乳头状瘤的充盈缺损鉴别。

(3)乳头状瘤:单发或多发于主导管或 2 级以下导管内。呈圆形或类圆形充盈缺损,表面光滑,有时可见导管断端呈杯口状,近段导管扩张明显,但导管柔软光整,远端导管可显示或因完全阻断而不显影。

3.乳腺癌的影像学表现

(1)直接征象:①恶性钙化。②肿块,边缘欠清或有毛刺,密度不均,大小常小于临床测量,晚期可见肿块与邻近皮肤间有致密索条影相连(淋巴管受侵)。

(2)间接征象:①皮肤局限增厚、局部凹陷(酒窝征)。②乳头内陷、漏斗征,多见于中晚期乳腺癌。③血供增加,多见于中晚期乳腺癌。④病灶周水肿呈小规则的透亮环。⑤彗星尾征,指病灶后或上方,逐渐变细的狭长三角形致密影,是肿瘤侵犯和(或)牵拉乳腺实质所致。⑥结构紊乱,多见于早期乳腺癌。⑦乳腺后间隙消失,深位乳腺癌在早期即可出现。⑧腋窝淋巴结肿大。

4.乳腺导管造影的影像学表现

①乳导管有轻度扩张并扭曲,管内呈不规则充盈缺损。②当导管行至肿瘤附近时会截然中断,且断端不整齐。③在病灶处呈断续显影,缺乏正常分支,管壁显示僵硬。④导管分支分布紊乱,内壁稍毛糙,管腔呈不规则或鼠尾状狭窄。⑤当肿瘤侵蚀导管时,可致对比剂溢入肿块内或间质内等。如图 23-15、图 23-16 所示。

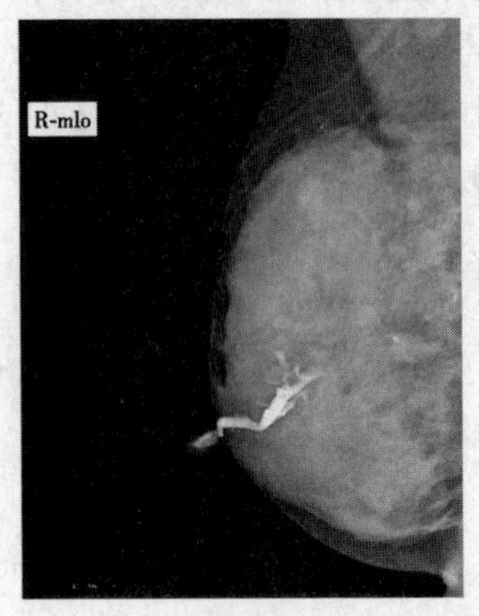

图 23-15 MLO 位乳腺导管造影影像照片

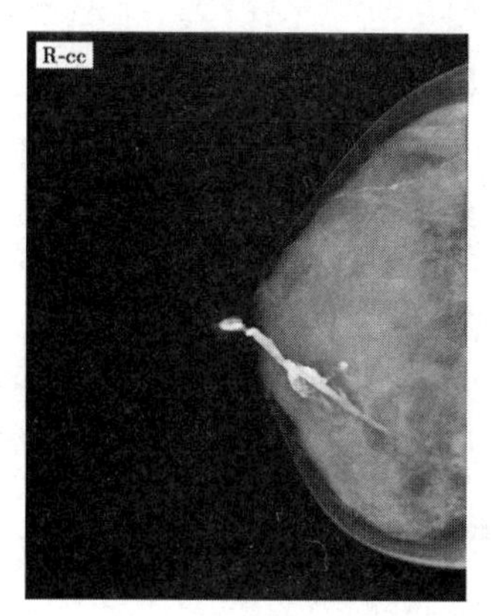

图 23-16　CC 位乳腺导管造影影像照片

（六）注意事项

（1）患乳导管口的选择必须正确，若误插入正常的乳孔，可造成假阴性表现。

（2）操作时，勿将小气泡注入乳导管内，否则可造成假性充盈缺损，影响正常诊断。

（3）若乳头溢液较多，注入对比剂前务必将溢液尽量抽净，以免对比剂被溢液冲淡而影响对比。

（4）针头不宜插入过深，很容易刺破管壁使得对比剂外溢。

（5）注射对比剂时应缓慢、轻柔，若注射时感到阻力，且被检者主诉有痛感，则表示插管不当，对比剂有外溢进入间质，应立即停止注射。

（6）检查后应尽量将对比剂挤出。

（温友信）

第二十四章 核医学成像在各系统中的应用

第一节 核医学在神经系统疾病中的应用

一、局部脑血流断层显像

(一)原理

静脉注射能通过血脑屏障进入脑细胞的脂溶性显像剂,该显像剂进入脑实质后即转变成水溶性化合物,它不能再反向通过血脑屏障,故可在脑内长时间滞留。显像剂进入脑细胞的量主要取决于局部脑血流量,且与之成正比,断层显像可显示脑组织局部血流量。局部脑血流量一般与局部脑细胞代谢和功能状况一致。

(二)适应证

(1)脑卒中的早期诊断(尤其是脑梗死 48 h 内诊断)及疗效观察。

(2)短暂性脑缺血发作(TIA)和可逆性缺血性脑疾病(PRIND)的早期诊断。

(3)局灶性癫痫(原发性与继发性)的定位诊断。

(4)痴呆病因的鉴别诊断。

(5)锥体外系疾病的定位诊断。

(6)脑血管畸形及其他脑内病变的定位诊断。

(7)判断脑肿瘤的血供,鉴别术后或放疗后复发和瘢痕。

(8)偏头痛的研究与诊断。

(9)精神和情感障碍性疾病的辅助诊断。

(三)显像剂

^{99m}Tc-HMPAO 或 ^{99m}Tc-ECD,放化纯度分别大于 80% 和 90%,活度均为 740～1 110 MBq (20～30 mCi)。

(四)方法

1.病人准备

注射显像剂前半小时,空腹口服过氯酸钾 400 mg,封闭脑室内脉络丛及甲状腺。

2.给药方法

静脉注射显像剂前 5 分钟戴眼罩和耳塞,直至注药后 5 分钟方可取下。

3.影像采集

(1)仪器条件:SPECT,低能高分辨平行孔准直器或低能通用平行孔准直器。

(2)受检者取仰卧位,头置于头托内,OM 线垂直于地面,探头尽量贴近头颅,以缩小探头旋转半径。

(3)采集条件:矩阵 128×128,窗宽 20%,矩形探头放大 1.6,圆形探头放大 1.0,探头旋转 360°,1 帧/5.6°×64 或 6.0°×60,每帧采集时间 10～30 s[每帧计数以(40～80)×10^3 为宜]。

4.影像处理

(1)先行水平面影像重建,再行冠状面和矢状面影像重建。

(2)前滤波多用 Butterworth 滤波函数,截止频率 0.4,陡度因子 12～20。

(3)反投影重建用 Ramp 滤波,层厚 6～8 mm。

(4)衰减校正多用 Sorenson 法或 Chang 法,系数 μ＝0.12 cm－1。

(5)冠状和矢状断面重建,适用横断层影像制作。

(6)若采集影像时 OM 线与地面不垂直,影像重建前要通过转动影像,使 OM 线平行于 X 轴。

二、脑血一脑屏障显像

(一)原理

正常脑组织由于存在着血一脑屏障,血液中放射性药物不能进入脑细胞,脑实质呈放射性空白区。脑部病变若致血一脑屏障功能损害,放射性药物乃可进入病变区而聚集为浓影。

(二)适应证

(1)脑肿瘤的诊断。

(2)脑梗死的诊断。

(3)硬膜下血肿的诊断。

(4)病毒性脑炎的辅助诊断。

(三)显像剂

$^{99m}TcO_4$ 或^{99m}Tc-DTPA,剂量 740 MBq(20 mCi)。

(四)方法

1.病人准备

注射显像剂前半小时,空腹口服过氯酸钾 400 mg,封闭脑室内脉络丛及甲状腺。

2.给药方法

口服$^{99m}TcO_4$ 两小时后或静脉注射^{99m}Tc-DTPA 半小时后显像。

3.影像采集

(1)仪器条件:γ 相机或 SPECT,低能通用准直器。断层显像方法同 rCBF,仅需选择适当的滤波。

(2)体位:常规行前、后、侧位和顶位显像。

(3)采集条件:矩阵 128×128,能峰 140 keV,窗宽 20%,计数 500×10^3,侧位显像时病侧按健侧的相同时间采集,探头与病侧的距离亦可与健侧相同。

(4)影像显示:本底扣除 10%,断层处理同 rCBF。

(五)显像分析

1.正常影像

(1)前位:头颅影像左右两侧基本对称,头颅外周的放射性增高带由头皮、颅骨板、脑膜血窦及颞肌内的放射性构成,顶部中央为矢状窦影像,眶以下因骨松质、鼻窦和口腔内的放射性很高而明显显影。两侧大脑半球呈椭圆形放射性空白区。

(2)侧位:头顶与颅底之间的空白区为脑半球。

(3)后位:整体图形与前位相似。

(4)顶位:外围带构成对称的椭圆形空白区,从前到后由上矢状窦将它分为左右两半球。总之,脑实质呈放射性缺损改变,辐矢状窦、横窦、乙状窦、窦汇等处有放射性聚集。断层影像亦表现为脑内呈空白区,外周有放射性显影。

2.异常影像

脑内局部放射性增高是最常见的异常影像,因疾病不同而有多种异常浓聚改变。脑内弥漫性放射性增加可见于病毒性脑炎和多发性脑脓肿,有时其放射性高于头颅外周,而使周边带显示不清。

脑内局部放射性减低常见于脑内囊肿。至少在两个互相垂直的平面影像的相应部位出现放射性增高才能确定为异常。

(六)临床意义

1.脑肿瘤的检测

表现为局部异常浓聚影,因CT和MRI对脑肿瘤定性和定位更可靠,故本方法已较少使用。

2.脑梗死的诊断

起病2～8周内阳性率较高,无明显优势。

3.硬膜下血肿的诊断

典型表现是前位影像上患侧脑外缘呈边界较为分明的月牙形放射性聚集影,侧位像无明显异常。

4.病毒性脑炎

单纯疱疹脑炎多表现为双侧或单侧颞部局灶性放射性增加,额叶和顶叶也可出现异常。本法在发生神经症状或体征的第2天呈阳性,较CT早且阳性率较CT高。本法对艾滋病的脑损害亦较CT发现早。

三、放射性核素脑血管造影

(一)原理

静脉"弹丸"式注射$^{99m}TcO_4$后,立即用γ相机在头颈部以每1～3 s/帧的速度连续采集,即可显示显像剂在脑血管内充盈、灌注和流出的动态过程,从而了解脑血管的形态及血流动力学改变。

(二)适应证

(1)脑动静脉畸形的辅助诊断。

(2)烟雾病的辅助诊断。

(3)缺血性脑血管病的辅助诊断。

(4)脑死亡的诊断。

(三)显像剂

$^{99m}TcO_4^-$ 或^{99m}Tc-DTPA,活度370 MBq(10 mCi)。体积<1 mL。

(四)方法

(1)病人无特殊准备。

(2)给药方法为"弹丸"式静脉注射。

(3)影像采集:①仪器条件:γ相机,低能高分辨平行孔准直器。②体位条件:受检者取仰卧位,不用枕头,头部放正后固定。如观察大脑后动脉,可行后位采集。③采集条件:矩阵64×64,能峰140 keV,窗宽20%,每1～3 s/帧动态采集,共采集40～60 s。

(五)影像分析

正常所见:脑血管造影可分为三个时相。①动脉相:自颈内动脉显像起,两侧大脑前、中动脉、颅底Willis环陆续显影,呈两侧对称的五叉影像,历时约4 s。②脑实质相(微血管相):从五叉影像消失起,放射性在脑实质内呈弥漫性分布,历时约2 s。③静脉相:自上矢状窦显影起,脑实质放射性逐渐减少,至再循环又有所上升,历时约7 s。

(六)临床意义

1.脑动静脉畸形(AVM)

AVM多为先天性畸形,常称为动静脉瘘(AVF),单发或多发。常以癫痫或颅内出血的症状就诊。显像中可见动脉相局限性异常过度灌注,静脉相放射性消退迅速,硬脑膜窦提前出现。

2.烟雾病(Moyamoya病)

颈总动脉和颈内动脉显影良好,但放射性阻断在脑基底部,逐渐出现放射性向脑基底部轻度扩散,然后突然出现大脑前、中动脉影像,接着是正常的脑实质相和静脉相。

3.缺血性脑血管病

大脑中动脉病变的阳性率最高，前动脉次之。观察椎－基底动脉需行后位显像，阳性率较低。脑血管狭窄或阻塞主要表现为动脉相灌注减低或缺少。部分病例病变处在动脉相呈过度灌注。静脉相病变处放射性由于消退减慢而较正常处反而增高。本法简便、快速，但无 rCBF 显像准确可靠。

4.脑死亡

典型表现为在颈动脉显影的同时，大脑前动脉和中动脉不显影，硬膜窦不显影，仅有颈外动脉灌注至周边带显影。

四、脑池显影

（一）原理

将无刺激和不参与代谢的水溶性显像剂注入蛛网膜下隙，用γ相机跟踪显示显像剂随脑脊液循环的空间，即为蛛网膜下隙及各脑池的影像，根据各脑池影像出现的时间、形态、大小和消退的速度，可以了解脑脊液的循环径路和吸收过程是否正常。

（二）适应证

(1)交通性脑积水的诊断。

(2)脑脊液漏的诊断和定位。

(3)脑穿通畸形的辅助诊断。

(4)蛛网膜囊肿的辅助诊断。

(5)中脑和后颅凹肿瘤的辅助诊断。

（三）显像剂

^{99m}Tc-DTPA，活度 74～370 MBq(2～10 mCi)。

（四）方法

1.给药方法

严格无菌条件下常规行腰椎穿刺，用缓慢流出的脑脊液稀释显像剂至 2～3 mL，再注入蛛网膜下隙。注入后去枕仰卧。

2.影像采集

(1)仪器条件：γ相机，低能通用平行孔准直器。

(2)体位：患者去枕仰卧，在注药后 1、3、6、24 h 分别行前、后及侧位头部显像，必要时加做 48 h 显像。

(3)采集条件：矩阵 64×64，能峰 140 keV，窗宽 20%。先采集前位影像，计数达 200×10^3 时，记录采集时间，其他各体位采集时间皆与前位像相同。

（五）影像分析

正常影像：3 h 侧位影像最清晰，脊髓蛛网膜下隙影像过枕大孔后向后方凸起为小脑延髓池（枕大池）影像，向上延伸经小脑凸面至小脑脑桥角显示四叠体池影像，再向前上方延伸为胼胝体周池影像。从脊髓蛛网膜下隙影像向前上方延伸依次为桥池、脚间池、交叉池影像。胼胝体周池以下，交叉池后上方和四叠体池前方之间为脑室所在部位，呈放射性稀疏缺损改变，或在 24 h 内有一过性较强的放射性聚集影。3 h 前位出现典型的向上的三叉影像，以底部最浓，是小脑凸面与四叠体池、桥池、脚间池和交叉池等基底池从后往前的重叠影像，中间向上的放射性聚集影为胼胝体周池和大脑半球间池影像，两侧对称向外的放射性突起为外侧池影像。胼胝体周池与外侧之间的空白区为侧脑室所在。后位与前位影像相似。24 h 前位和后位呈伞状影像，伞柄为残留的基底池影像，伞杆为矢状窦影像，伞蓬为大脑凸面蛛网膜下隙的影像。侧位可见大脑凸面蛛网膜颗粒部较淡的团块样影像，脑室不显影。

（六）临床意义

1.交通性脑积水的诊断

交通性脑积水的常见病因有两类：一类是蛛网膜下隙因出血、炎症或损伤而粘连，或受外压而使脑脊液引流不畅。这部分病人早期脑室扩大并不十分明显，颅压多为正常，故被称为正常颅压性脑积水。本病的典型表现为持续性脑室显影，大脑凸面延迟显影，它既有脑室反流性持续显影，又有引流延迟。少数病人只表现为其中一种，或仅表现为脑室反流性持续艘影，或仅表现为引流延迟。这三类影像提供形态和功能两种信息，特异性较高，对诊断很有帮助，而X线CT和MRI只能显示轻度扩大的脑室，不能提供功能方面的信息。另一类病因不十分明确，但无蛛网膜下隙的粘连，可以只是脑室和蛛网膜下隙局部明显扩大，颅压多正常。X线检查见脑膜和蛛网膜下隙明显扩大，脑沟增宽，能提供较可靠的诊断依据，多不需进行脑池核素显像。

2.脑脊液漏的诊断和定位

放射性核素脑池显像时观察鼻腔内有无放射性是迄今最有效的诊断和定位方法。方法为在注入显像剂2 h后，在每一鼻孔内七、中、下鼻道放置棉球，尽量向后放，上鼻道的棉球尽量向上靠近筛板。2～4 h后取出棉球，用井型γ闪烁计数器测量10分钟。有人测得在进行脑池显像时，正常鼻黏膜分泌物有少量放射性出现，但其放射性浓度仅为廊浆浓度的1/3，这可以作为诊断有无脑脊液鼻漏的值。此方法灵敏、可靠，但对漏口定位的精度尚不理想。

3.其他

非脑池部位异常放射性浓聚，根据其部位和形态可帮助诊断某些疾病，如在脑实质部位，以脑穿通畸形可能性大；在脑膜部位且呈囊状者，以蛛网膜囊肿可能性大；在脑膜部位而呈片状者，为蛛网膜下隙局部阻塞。某脑池不显影、延迟显影或影像扩大和放射性滞留，提示被邻近部位的占位病变压迫。这对诊断中脑和后颅凹肿瘤很有意义。

（贠新泉）

第二节　核医学在消化系统疾病中的应用

消化系统包括消化管和消化腺。消化管由口腔、咽、食管、胃、小肠、大肠、肛门等组成。消化腺有唾液腺、胃腺、胰腺、肝、胆囊及肠腺。

肝脏位于右上腹，是人体最大的实质性器官，是网状内皮系统的重要组成部分。成人肝重约1 200～1 500 g，肝分左、右叶、方叶和尾叶四叶，肝脏形态和大小的变异并不少见。如左叶萎缩、缺如或仅成一扁平的带状组织；左叶也可以很发达，右侧肝也可出现萎缩，但较少见。有时在肝的右下部可见到向下如舌状突出生长的舌叶（又称Riedel肝叶），它甚至可伸长入右髂窝。肝脏由肝组织和一系列管道系统组成。门静脉，肝动脉和肝管在肝内的分布大体一致。后者为肝静脉，系单独构成一个系统，由腔静脉窝的上部（第二肝门）注入下腔静脉。肝细胞所产生的胆汁，经过毛细胆管和一系列由小而大的胆管，导出肝脏，进入胆囊和十二指肠。胆管系统起源于肝毛细胆管，止于乏特（Vater）壶腹，分肝内管道和肝外管道两部分。肝内管道自毛细胆管始，经过一系列由小而大的胆管，出肝门而与肝外胆管连接。肝外管道包括左、右肝管、肝总管、胆囊管、胆总管和壶腹部。左、右肝管出肝后合并成一条总肝管，其后再与胆囊管合成总胆管，最后与胰管汇合，共同开口于十二指肠降部的十二指肠乳头即乏特氏壶腹部。在肠壁开口处有Oddi括约肌，控制胆汁和胰液的排出。

胆囊为一倒置的梨形囊状器官，位于肝右叶下面的胆囊窝内，可容纳30～60 mL胆汁，胆囊壁有平滑肌，能使胆囊收缩排出胆汁。在非消化期间，胆汁经肝管、胆囊管而在胆囊内贮存与浓缩。只有在消化期间才直接由肝及胆囊经胆总管排入十二指肠。

一、肝实质显像

肝脏显像是显示肝脏位置、大小、形态和功能状态的一种放射性核素检查方法。采用单光子发射计算机断层显像(SPECT)，其主要优点是保留了核医学反映功能的特点，同时又能像X射线CT一样获得解剖断层图像，消除病变区以外重叠组织的干扰，提高对深部病变的探测能力。

(一)显像原理及适应证

肝脏主要由多角细胞和星形细胞(Kuffer细胞)组成，星形细胞即吞噬细胞，是肝脏网状内皮系统的组成部分，它和多角细胞一样均匀地分布在整个肝脏。当静脉注射30～1 000 nm大小的放射性颗粒，一次流经肝脏时，90%左右被吞噬细胞吞噬固定，其余的则被脾、淋巴腺、骨髓等单核吞噬细胞系统摄取。由于Kuffer细胞的吞噬作用，使放射性核素能均匀地分布在整个肝脏而显像。当肝脏发生弥漫性或局灶性病变时，病变部位吞噬细胞的吞噬功能减低或丧失，用SPECT即可显示病变区呈一放射性减低或缺损区。

其适应证如下：

(1)了解肝内占位性病变的有无、数目、位置及大小。

(2)了解肝脏的大小、形态和位置及其与周围脏器的关系。

(3)了解肝外恶性肿瘤有否肝内转移。

(4)上腹部肿块与肝内肿块的鉴别诊断。

(5)肝穿刺或引流前病灶定位。

(6)肝脏肿瘤手术、化疗或放疗后的疗效观察。

(7)肝脏外伤及肝包膜下血肿的诊断。

(8)肝脏弥漫性病变(肝硬化、肝炎)的辅助诊断。

(二)检查方法

1.显像剂

(1)^{99m}Tc-植酸钠(phytate)：植酸钠本身不是胶体颗粒，静脉注入后与血中钙离子螯合可形成不溶性^{99m}Tc-植酸钙胶体(直径为300 nm)，然后被肝脏Kuffer细胞吞噬而显示肝影像。正常情况下脾可轻度显影，骨髓不显影。当肝内Kuffer氏细胞数量明显减少和功能不良，或脾功能亢进时，进入脾和骨髓的颗粒增多，脾显影增强，骨髓亦可显影。

(2)^{99m}Tc-硫胶体(sulfur colloid)：是一种放射性胶体颗粒(直径为30～1 000 nm)，静脉注射后90%被肝脏的Kuffer细胞吞噬，而显示肝的影像。8%被脾摄取，另2%进入骨髓。正常情况下，脾可显影，骨髓不显影。

2.显像方法

静脉注射^{99m}Tc-植酸钠或^{99m}Tc-硫胶体185 MBq(5 mCi)，10 min后开始显像。病人仰卧位于断层床上，将SPECT探头对准肝脏部位。SPECT配低能高分辨平行孔准直器，能峰140 kev，窗宽10%～20%，矩阵128×128。放大倍数1.4或2.0倍，探头围绕体轴旋转360°，每6°采集1帧，每帧10～12 s(约120 K计数)，全部资料记录在磁盘内。随后经计算机处理，重建横断面、矢状面及冠状面断层图像。依据肝脏大小，重建16～24帧断层层面，每层厚度约0.7 cm。此外，还可同时获得各体位肝平面图像。

(三)图像分析

1.正常平面图像

肝影像的大小、位置和形态与解剖所见相似。放射性胶体在肝组织内分布均匀，但由于肝脏的形态不规则，有些部位肝组织较厚，有些部位较薄，放射性叠加效果使肝的平面影像上肝组织较厚处放射性略浓，肝组织较薄处则稍淡。

(1)前位：多呈三角形。肝右叶上缘相当于第5肋间，紧贴右膈面，为饱满的穹隆部，右缘沿体壁走行，向右呈圆弧形，少数受肋弓处挤压有轻度内凹，下缘自右至左与右肋弓平行，边缘完整。左叶内侧以镰状韧带为界与右叶相接，上缘紧贴心脏形成略凹陷的心脏压迹，下缘可达到剑突下方。由于肝脏各部位组织的厚薄不同，肝右叶比左叶放射性稍浓。

中心部位较周边浓。左右叶间沟和肝门区放射性减低。胆囊窝部有时形成内凹形放射性减低区。

正常人肝脏形态的变异较多。据国内统计，约30%的正常人，肝脏表现为变异形态，如帽形肝、直立型肝、水平位肝、球形肝、四方肝及舌叶肝等。

(2)右侧位：多呈逗点状，卵圆形或菱形。放射性分布中心部较高，周边较低，右前叶中部可见一凹陷区，为肝门结构及肝管汇集所致。前下部胆囊窝处放射性亦稍低，后下缘由于右肾压迫亦呈轻度凹陷。

(3)后位：右叶呈卵圆形，内下缘肾压迹处可见一内凹形放射性稀疏区。左叶大部分被脊柱遮盖，仅有部分显像。后位象脾脏较前位清晰。

2.异常平面图像

(1)位置异常。①高位肝：由于膈肌抬高或结肠高位，使肝下缘明显高于肋弓，有时伴有右叶下部放射性减低，容易误诊为肝右叶下部占位病变。②低位肝：常由肺气肿，右侧胸腔肿块或积液，右膈下病变、年老、多孕致腹肌及肝韧带松弛等引起肝位置下移。轻度时仅使右膈面的外部下移，肝穹隆部消失(见于右膈下病变时)，需与肝右叶上方占位性病变鉴别。③左位肝：先天性的内脏转位，比较少见。

(2)形态异常。①发育异常：肝脏某一叶发育异常，如右叶下角呈舌样延伸称 Riedel 肝，左叶缺如或发育不全形成直立位肝，右叶发育不全形成的水平肝；有时左叶缩小或缺失，并伴右叶变钝时，呈球形肝。此外右叶穹隆部增生可呈帽形肝。②邻近组织器官外压变形：如增大的胆囊使肝门区扩大或形成明显的放射性稀疏区，易误诊为肝右前叶占位病变；腹膜后肿瘤如肾上腺或肾肿瘤压迫肝脏，出现明显的放射性减低区，易误认为右后下段占位性病变；胃泡膨胀，挤压左叶使左肝影消失，易误诊为左叶占位病变。③肝脏本身病变引起的变形：如肝内各种占位性病变引起的肝形态异常，有时肝影完全不能辨认。晚期肝硬化则呈现右叶萎缩，左叶增大。

(3)大小异常。①肝影增大常见于急、慢性肝炎、脂肪肝、血吸虫病、肝硬化代偿期、肝脓肿、肝囊肿、肝包虫病、原发性肝癌、肝转移癌及充血性心力衰竭竭等。②肝影缩小常见于失代偿期的肝硬化。

(4)放射性分布异常。

1)肝内放射性分布弥漫不均：肝内放射性普遍稀疏不均，见于弥漫型原发性肝细胞癌、肝转移灶、肝硬化及弥漫性实质性肝病等，无特异性，必须结合临床加以鉴别。

2)肝内局限性放射性减低或缺损区：在正常放射性减低区以外的部位，尤其是较厚的解剖部位和触及的肿物处，出现局限性稀疏和缺损区，主要由以下原因引起：①肝组织本身菲薄见于左叶先天性缺如，肝硬化所致的右叶病理性萎缩等。②被邻近器官或其他病变压迫如结肠高位挤压肝下缘出现放射性减低区；胆管疾病(胆囊积液、胆囊癌和胆管囊肿)可在胆囊窝或肝门附近形成边缘较整齐的放射性减低区或缺损区；右肾或右肾上腺肿物从后方挤压肝右叶，可造成肝右叶下缘稀疏或缺损；胰腺肿物造成肝门区放射性减低或缺损。③肝内占位性病变。原发性肝癌：分巨块型、弥散型和结节型3类。巨块型肝癌：单独巨块型肝癌因近乎膨胀式生长，故肝明显肿大，附近肝组织被挤压形成假包膜，以致在肝显像上呈边缘较整齐的“洞状缺损”。结节型肝癌：一般为多个大小不等的稀疏缺损区。若许多密集小结节融合时，则缺损区增大且不规则，其中常有少许放射性分布，系结节间残留的功能性肝组织所致。由于我国原发性肝癌常发生于肝硬化的基础上，故60%以上的原发性肝癌可见脾摄取放射性胶体增强。肝囊肿：可为单发或多发，肝呈不规则肿大。当囊腔为单发时，减低区多呈边缘光滑之球形。多发囊腔者放射性减低或缺损区不甚规则。肝脓肿：阿米巴肝脓肿大多呈单个放射性缺损区，边缘整齐。细菌性肝脓肿可为单个或多个放射性缺损区，治疗后短期随访，可见缺损区逐渐缩小。肝海绵状血管瘤：一般呈单发或多发大小不等的放射性稀疏缺损区。结合肝血池显像，有助于确诊。良性肿瘤：肝神经纤维瘤，多房性乳头状假黏液性囊腺瘤等均可出现局限性放射性减低区，形态及边缘无固定特征。

3)肝内局限性放射性增高：放射性胶体显像有时可见左右叶之间的尾叶出现放射性局部浓聚，称为“热区”，这种现象多见于上腔静脉梗阻和肝静脉栓塞(Buddchairi 综合征)等。前者的原因可能为侧支循环所致，后者为肝静脉阻塞时，除尾叶有侧支静脉直接回流下腔静脉外，其他肝叶均因血流障碍而显影不良，呈现为尾叶显影相对增浓。此外，肝结节增生以及少数肝脓肿和血管瘤也可出现局部“热区”。

4)肝外放射性分布异常增多：当肝吞噬细胞功能受损时，肝外吞噬细胞系统代偿增强，或由于肝内动静脉瘘时，胶体颗粒不能有效地被肝 Kuffer 细胞清除，放射性出现在脾、骨髓，甚至肺内。脾功能亢进或肝硬化时，脾脏及骨髓内放射性异常增高，因此，脾影的出现及放射性浓聚程度与肝功能受损程度有关。

3.正常断层影像

(1)横断面：自下而上依次将肝脏横断 10～16 层面，多数于第 5～8 层可见三个内凹放射性减低或缺损区，一般先见右叶靠前的胆囊窝以及靠后的肾压迹，在胆囊窝的后上方，相当于肝门处亦呈放射性缺损或稀疏区。此外，两叶间靠前可见一由镰状韧带所形成的小裂隙。脾脏放射性分布均匀，位于肝影的左下方。

(2)矢状断面：自右向左依次将肝脏矢状断面 10～16 层，多数于 5～8 层可见右叶靠后的肾窝和靠前的胆囊窝，在胆囊窝的后上方可见肝门所造成的放射性缺损或减低区，脾脏显示于肝左叶后方或侧面。

(3)冠状断面：自前向后依次将肝脏冠状断面 10～16 层，亦可见到胆囊窝、肝门和肾压迹所致的稀疏或缺损区。脾脏放射性分布均匀。

由于正常的肝脏形态有较多变异，不同形态的肝脏断层影像亦有很大差别；肝脏邻近脏器的大小、形态和位置也可对肝断层图像造成一定影响。另外，由于 SPECT 肝显像提高了分辨率，在平面肝显像上不能显示的正常血管在断层图像上可表现为放射性缺损区，所以在分析肝断层图像时必须与平面肝显像的图像进行对照，综合分析，以免误诊。

4.异常断层影像

病变区在断层图像上表现为放射性减低或缺损区。诊断肝内占位病变的标准为：至少需在二种方位的断层图像、连续两个以上的层面上显示“冷区”，方能确定诊断。要注意鉴别胆囊窝、肝门和肾脏压迹造成的正常稀疏或缺损区。

(四)临床应用及评价

肝实质显像主要用于肝占位性病变的诊断。由于 SPECT 重建了三维图像，可分层显示脏器内的显像剂分布情况，消除了重叠在病灶前后的放射性干扰，对占位性病变的检出率不受深度的影响，故对较小或位置较深的占位性病变的检出率较常规平面肝显像有明显提高。SPECT 肝占位病变检出的灵敏度为 89%，特异性 87%，准确率为 88%，平面显像的准确率仅为 79%，对不同大小占位性病变的检出率，SPECT 显像与平面显像的检出率见表 24-1。

表 24-1　肝平面显像和断层显像对不同大小肝占位性病变检出率比较

病变大小	断层显像	平面显像
0～2 cm	18%	0
2～4 cm	71%	49%
4～6 cm	100%	98%

二、肝血流、血池显像

肝实质显像在肝占位性病变的定位诊断上有较大价值，然而却难于确定病变的性质。肝血流、血池显像是一种显示占位性病变的血运及血容量的检查方法，由于不同性质病变的动脉供血量和血容量不同，在血流及血池显像上有不同表现，借此有助于鉴别肝内占位性病变的性质。

(一)显像原理及适应证

正常肝脏由双重血管供血，肝动脉供血占 25%，门静脉占 75%。肝脏是一个含血丰富的器官，总血容量为 250～300 mL(15～20 mL/100 g)，血液交换迅速，每秒钟从肝动脉获得 5 mL 的血液，从门静脉获得 20 mL的血液。这一解剖生理特点，提供了利用肝脏动脉供血的差别来鉴别病灶性质的基础。不同的肝脏占位性病变，其动脉供血的情况有较大差别。利用血池显像剂迅速注入血循环后，立即启动 SPECT 行连续动态血流显像，待示踪剂在血循环中充分混合平衡后，再进行肝脏的血池显像，即可显示病灶的动脉供血和血容量情况，借以判断病灶的性质。

其适应证如下：

(1)肝脏实质显像发现明确的占位性病灶，拟进一步了解其血流状况以便鉴别病灶的性质者。

(2)疑占位性病变为肝血管瘤者。

(3)提供恶性肿瘤的血供和血容量情况以供选择治疗方案和预测化疗效果。

(二)检查方法

1.显像剂

常用^{99m}Tc-红细胞(^{99m}Tc-RBC)：有体内标记法和体外标记法两种。

(1)体内标记法：静脉注射亚锡焦磷酸盐 10 mg(内含氯化亚锡 1 mg)，30 min 后再静脉注入^{99m}Tc-淋洗液 740 MBq(20 mCi)。

(2)体外标记法：经三通管静脉注入亚锡焦磷酸盐 10 mg，半小时后接上含有$^{99m}TcO_4$ 740 MBq 和肝素抗凝的注射器，采血 5 mL，混合后关闭三通开关，放置半小时后，开启三通开关，将标记红细胞快速注入静脉内。目前临床常用体内标记法。

2.显像方法

显像方法分肝血流显像和血池显像两种。

(1)血流显像：病人无须特殊准备。检查前向病人解释全检查过程，以取得密切配合。检查时，受检者仰卧于检查床上，采用以肝平面显像时显示病灶最清晰的体位，然后自肘静脉“弹丸”式注射显像剂 740 MBq(20 mCi)/<1 mL，同时启动计算机行连续采集，每 3 s 一帧，连续 9 帧为血流期。

(2)血池显像：于血流显像检查后 30～120 min，待^{99m}Tc-RBC 在血循环中混合均匀后进行多体位肝平面和断层显像，为血池期。显像条件同肝实质显像。视野包括肝脏、脾脏和一部分心脏，以便于放射性强度的对比。

(三)图像分析

1.正常图像

(1)正常肝血流象：自肘静脉“弹丸”式注入^{99m}Tc-RBC 后在右心和肺显影后约 3～6 s，腹主动脉开始显影，9 s 后，脾及双肾显影，而肝区没有或仅有少量放射性，原因是肝动脉供血占肝脏血供的 25%左右，其余 75%为门静脉供给。故约于脾、肾显影 10 余秒进入静脉期后肝脏方才显影。

(2)正常肝血池象。

1)平面影像：正常肝血池平面影像与肝实质影像相似。不同之处是，肝区放射强度较实质影像略低，边缘不甚规整，肝门区因血管丰富而呈放射性浓集，腹主动脉和下腔静脉与肝重叠的部分(相当于肝左右叶交界处)放射性较浓，此外在左叶上方可见放射性强度高于肝影的心血池影像，脾血池显影亦较浓。

2)断层影像：正常肝血池断层图像上，除显示肝实质的血池影像外，肝内血管包括肝动脉、肝静脉和门静脉等显影较浓。正确识别这些血管结构所致的浓集区，才能保证临床诊断的准确性，减少假阳性结果。上述血管结构浓集影像多呈条索状或点片状，位置和形态与解剖一致。此外结合肝实质断层影像对照分析，血池图像上呈浓集改变的血管影像在实质图像上呈形状相同缺损区。

2.异常图像和临床意义

(1)异常图像的类型。

1)血流、血池象对比分析：综合分析肝流和血池图像，其异常类型可有以下三种：①血流、血池不匹配：即血流相(－)，血池相(＋)，此种图形一般见于肝血管瘤。②另一种血流、血池不匹配：即血流相(＋)，血池相(－)，这种图形应高度怀疑肝癌。但一些肝脏良性占位如肝腺瘤等亦可见到此类图像。③血流、血池匹配：分两种情况，一是血流，血池相均为(＋)，这种图形亦常见于肝血管瘤。另一种是血流、血池相均为(－)；此类图形可见于肝囊肿、脓肿及肝硬化结节等血供差的良性病变，也可见于肝癌(有坏死时)、肝转移瘤等恶性病变。

2)肝实质象与肝血池象对比分析：当肝实质显像发现肝脏占位性病变后，根据血池显像病变部位有无放射性填充，分为三种类型。①不填充：即原缺损区处在血池图像上仍无放射性集聚。见于肝囊肿、脓肿、肝包虫病及肝硬化结节等。肝癌发生中心坏死时也可表现为不填充。②一般填充：即原缺损区在血池图像上有少量或近似于周围正常肝组织的放射性集聚。此种情况多见于肝癌，但由于病变血供受影响因素较多，不能据此确诊为肝癌，应结合 AFP 及^{99m}Tc-PMT 显像综合分析判断。③过度填充：即原缺损区有大量放射性集聚，其浓度高于正常肝组织而近似于心血池，提示该病变含血量丰富，多为肝血管瘤。

(2)临床应用及评价。

1)肝血管瘤：肝血管瘤在肝血流、血池显像时多数表现为匹配性阳性结果，即血流相和血池相均呈阳性，少数表现为血流相阴性，血池相阳性。血池显像与肝实质显像对照呈过度填充者是诊断肝血管瘤的强指征。准确率 90%以上，特异性达 100%。可作为诊断肝血管瘤的可靠依据。但必须指出，如病变不呈过度填充，不能断然排除肝血管瘤，因为瘤体内机化、钙化或血栓形成等均可使病变血供减低，血容量减少。

2)原发性肝癌：原发性肝癌由于血供丰富，血液周转率较快，所以血流，血池显像大多表现为血流相阳性，而血池相呈阴性的结果。由于影响肝癌供血的因素较多(如肿瘤组织出血、坏死等)，故血流、血池显像对其诊断的价值有限，用于和肝血管瘤鉴别有一定意义。

3)肝囊肿及肝脓肿：由于病变部位无血供，故血流、血池显像均为放射性缺损区，且缺损区的边缘较为规整，部分肝脓肿，四周充血，血流、血池象可表现为环状放射性浓集区。肝实质显像对肝囊肿和脓肿的诊断符合率达 90%以上，但必须结合病史，症状和体征，方能做出病因诊断。

三、胆系显像

肝胆系动态显像，能清晰显示肝胆系各部位功能、形态和胆系通畅情况，对于胆系疾患的诊断有重要价值。

(一)显像原理及适应证

^{99m}Tc-2,6-二甲基乙酰替苯亚氨二醋酸(^{99m}Tc-EHIDA)及其衍生物静脉注射后，可被肝脏多角细胞摄取，然后迅速分泌排入毛细胆管，经肝胆管、胆囊和总胆管排到肠腔。用 SPECT 可连续动态地观察其摄取和排泄的过程及显示肝脏和胆管的影像。

其适应证如下：

(1)急慢性胆囊炎的诊断。

(2)鉴别黄疸系肝内或肝外梗阻引起。

(3)异位胆囊的定位。

(4)胆总管囊肿的诊断。

(5)肝胆手术后观察疗效或监测有无术后并发症(胆汁漏、吻合口狭窄、梗阻等)。

(二)检查方法

1.显像剂

目前最为常用的显像剂为^{99m}Tc 标记的 IDA 类显像剂，该类显像剂在胆汁中浓聚高，肝内通过快，血中清除迅速，加之^{99m}Tc 的物理性能良好，适合于 SPECT 显像，故临床应用有一定优势。由于 IDA 和血中胆红素都是通过与肝细胞膜外的阴离子膜载体结合，再进入肝细胞内，所以二者具有相互竞争作用，血清胆红素高达一定程度即可使 IDA 类化合物进入肝细胞的量大大降低，从而使胆管系统显影不清晰。

2.病人准备

检查前禁食 4 h，其他无需特殊准备。

3.显像方法

病人取仰卧位，SPECT 探头视野包括整个肝脏、肾脏、部分心腔及肠道，以观察心、肝、肾、胆囊及肠影的出现及消退情况。用低能平行孔准直器，能量置 140 keV，窗宽 20%。静脉注入^{99m}Tc-EHIDA 185～370 MBq(5～10 mCi)，于注射后立即、5、10、15、30、45 及 60 min 分别进行显像，第 1 帧采集 300～500 K计数，以后各帧采集时间与第 1 帧同，60 min 时加拍一张右侧位象，以确定胆囊的位置，如 60 min胆囊或肠道仍未显影，应进行 2 h，4 h 甚至 24 h 的延迟显像。若胆汁排泄延缓，为确定有无梗阻和胆囊收缩功能是否正常，可给病人进脂肪餐或用缩胆素(CCK)，促进胆汁排泄，以观察胆囊收缩功能。

(三)图像分析

1.正常图像分析

静脉注射^{99m}Tc-EHIDA后，肝胆各部位相继显像，其正常时相见表24-2。

表24-2 正常肝胆系^{99m}Tc-EHIDA动态显像时相

静脉注射后时间(min)	各部位显像时相及放射性分布							
	心	肾	肝	肝总管	胆总管	胆囊	十二指肠	空肠
0～1	++++	+	+	−	−	−	−	−
4～5	++	++	++	−	−	−	−	−
9～10	±	+++	+++	−	−	−	−	−
14～15	±	+	++++	+	+	+	−	−
19～20	−	±	++++	++	++	++	−	−
29～30	−	−	+++	++++	++++	+++	++	+
44～45	−	−	++	++	++	++++	+++	++
59～60	−	−	±	±	−	++++	++++	+++

显像剂静脉注射后迅速被肝细胞摄取，3～5 min心影即消失，肝脏开始显影，有时可见肾脏轻度显影，但很快消失，10～15 min肝影清晰，放射性分布均匀。左右肝管，总胆管相继显影。15～30 min胆囊开始显影，并逐渐变浓、增大，肠腔内有少量放射性出现。随着显像剂由胆系排入肠道，肝影逐渐消退，但胆囊持续显影。30～60 min肝影消失，肠道放射性逐渐增强，胆囊持续清晰显影，可维持数小时始缓慢消退，正常人肝胆系各部位显影于1 h内完成。

2.异常图像及临床意义

异常图像有以下几种表现：①肝胆系统各部位显影时相异常，即各部位开始显像和影像消退的时间延缓或某些部位不显影。②各部位显像时相的顺序异常。③显影形态异常。此三种情况可单独出现或合并出现。

(1)急性胆囊炎：95%以上的急性胆囊炎患者伴有胆囊管机械性(胆石、黏液塞、局部炎症水肿)或功能性(运动功能障碍)梗阻，因此其肝胆显像的特点为肝脏、肝内胆管、总胆管和小肠显影时相、顺序及各部位的形态完全正常，惟胆囊始终不显影。胆系显像诊断急性胆囊炎的灵敏度和特异性均达95%以上，可作为诊断急性胆囊炎的首选检查项目。

(2)慢性胆囊炎：其显像情况不一，约90%的轻症患者显像正常，其余10%胆囊显影延迟(1～4 h)或不显影。其原因可能为胆囊壁炎症使其不能有效地浓聚胆汁或胆囊管慢性黏膜水肿和管腔内碎屑引起胆囊管功能性梗阻所致。若慢性胆囊炎病情较重或反复急性发作，胆囊壁进一步纤维化和挛缩，胆囊管闭塞，延迟显像及静脉注射Sincalide胆囊亦不显影。此外慢性胆囊炎患者给予缩胆囊素后，胆囊收缩功能差。

(3)肝外阻塞性黄疸。

1)完全梗阻：在完全性梗阻的早期或急性梗阻时，肝功能障碍不明显，注入显像剂后，肝细胞摄取显像剂的能力、速度正常，肝影清晰。但因胆管系存在完全性梗阻导致胆管内胆汁滞留，张力增高；显像剂不能顺利排入胆管系流，故梗阻近端胆管扩张，远端胆管不显影，肠道不出现放射性核素。

2)不全梗阻：由于梗阻的部位和程度不同，胆管显影的情况也不同。如果总胆管下端梗阻，则胆囊可显像；如梗死部位较高，胆囊不显影，肝内胆管也可有不同程度的扩张。放射性核素进入肠腔内时间明显延迟，随着时间延长，肠腔放射性明显增加。据此可与完全梗阻相鉴别。

3)肝内阻塞：由于肝细胞功能障碍，肝摄取显像剂速度减慢，心、肾均持续显影，肝影淡而模糊，且显影延迟、胆囊、胆管显影时间亦延迟，或不显影。肠道放射性出现时间延缓浓度减低。若肝细胞功能严重受损以致肝细胞功能衰竭时，肝脏几乎没有摄取显像剂的能力，胆管系统不显影。此时显像剂仅通过肾脏排泄。

4)异位胆囊定位：正常胆囊位于肝右叶下部，异位胆囊则在正常胆囊位置不见胆囊影像，而在其他部位见胆囊显影。

5)肝胆手术后的疗效观察:可通过胆系显像了解术后胆管是否通畅及是否存在胆管缝合不良而引起胆汁漏或胆汁淤积等。此外,胆系显像还能用于肝移植术后监测,了解移植肝是否存活等。

四、异位胃黏膜显像

正常胃黏膜具有摄取和分泌$^{99m}TcO_4$的功能,静脉注射$^{99m}TcO_4$后,可显示正常的胃影像,某些先天性消化道疾病,如Barrett's食管。美克憩室等,病变部位有异位胃黏膜存在,这些异位的胃黏膜和正常的胃黏膜一样也具有摄取$^{99m}TcO_4$。的能力。静脉注射$^{99m}TcO_4$后进行显像,病变部位呈异常放射性浓集影像。

其适应证如下:

(1)Barrett's食管的诊断。

(2)小儿消化道出血疑美克氏憩室者。

(一)检查方法

检查前空腹,排空大小便,静脉注射$^{99m}TcO_4$淋洗液2.6～3.7 MBq(70～100 μCi/kg体重)。注射后每10 min显像一次,连续观察1 h,必要时延迟至2 h显像。常规取前后位显像,疑Barrett's食管时,视野应包括食管及胃,疑美克氏憩室时视野包括整个腹部。

(二)图像分析和临床意义

(1)正常时,仅见胃显影,食管不显影,肠道可因胃内放射性的排泄而呈一过性显影,尤以十二指肠球部较为明显。晚期图像上,膀胱内放射性渐增浓(必要时令病人排尿后再显像)。

(2)Barrett's食管,于注射后20～40 min显像,可见食管下端有异常放射性浓集。

(3)美克尔憩室多发生于回肠,显像时常见右下腹显示一固定的放射性浓集灶。诊断灵敏度75%～80%,注射西咪替丁可以提高诊断的阳性率,假阳性常见于脓肿、阑尾炎、外科术后及肠重复症等。假阴性见于憩室炎症、梗阻或憩室内无异位胃黏膜等,疑小儿下消化道出血时应首选$^{99m}TcO_4$憩室显像。

五、消化道出血检查

消化道出血是消化系统疾病常见的症状。确定出血部位对于临床上选择治疗方案有重要意义,内镜和选择性动脉造影对大多数消化道出血特别是上消化道出血病人能提供准确的定位诊断,但是对下消化道出血,如小肠、结肠出血的定位有一定的困难。应用放射性核素示踪显像,对下消化道出血的定位诊断有重要价值。

根据出血类型不同,如活动性出血或间断性出血,所用示踪剂和检查方法不同,诊断原理亦不同。

用^{99m}Tc-RBC作为示踪剂,静脉注射后,正常只存留于循环血液中,胃肠道内无放射性,消化道出血时,^{99m}Tc-RBC可从出血灶处渗出,体外显像见消化道出血灶处有异常放射性聚集。

其适应证如下:由于^{99m}Tc-RBC在血循环中存留时间较长,允许在24内反复显像,因此,该方法适于间歇性出血的诊断,也可用于活动性出血者。

(一)方法

静脉注射^{99m}Tc-RBC 740 MBq(20 mCi)令病人仰卧于ECT探头下。视野包括整个腹部,每10分钟显像一次连续观察1 h,必要时延迟至2 h,4 h甚至24 h显像。

(二)结果分析和临床意义

正常腹部大血管显影清晰,呈倒"Y"字形,可作为定位标志。肝、脾轻度显影,有时肾脏呈一过性显影,晚期图像上,膀胱内集聚较多放射性。消化道出血患者,在出血部位出现局灶性浓集区。检出率约83%。85%的病人在1 h内显像可得到阳性结果,检出最小的出血量为0.1～0.4 mL/min。示踪剂标记率低时,胃肠内游离^{99m}Tc可造成假阳性结果。因此要求^{99m}Tc-RBC标记率应达95%以上。

(贠新泉)

第三节 核医学在呼吸系统疾病中的应用

核素肺显像方法主要包括肺灌注和肺通气显像，这些检查方法是反映肺功能的显像。肺灌注显像可用于了解肺循环的血流灌注情况，肺通气显像主要反映肺的通气功能。肺灌注显像和肺通气显像联合应用可以对肺部多种疾病进行诊断、鉴别诊断并评价肺功能。核素肺显像对肺肿瘤的诊断与分期亦有重要帮助，特别是正电子核素标记物FDG的PET-CT显像，对肺癌的早期诊断、肺部结节的良恶性鉴别诊断，肺癌的疗效观察及复发预测均有重要价值。

一、常用核素肺显像

(一)肺灌注显像

1.显像原理

将肺毛细血管系统看作一滤过装置，静脉注射核素标记的放射性蛋白颗粒随血流到达肺动脉，一过性嵌顿在肺毛细血管前小动脉及毛细血管床内，其在肺部的分布反映了肺的血流灌注状况，放射性颗粒在肺部的分布量与肺动脉血流呈正比，因此，对肺部分布进行显像，就可反映各部位的血流灌注和血流受损情况。

2.显像方法

显像剂为^{99m}Tc标记的大颗粒聚合人血清白蛋白(^{99m}Tc-MAA)。常规取仰卧位，静脉注射^{99m}Tc-MAA 111-185MB(3～5 mCi)。一般采集6～8个体位显像，即前位(ANT)、后位(POS)、左后斜位(LPO)、右后斜位(RPO)、左侧位(LL)、右侧位(RL)，必要时加左前斜位(LAO)和右前斜位(RAO)，两肺解剖模式图及正常肺灌注显像见图24-1。

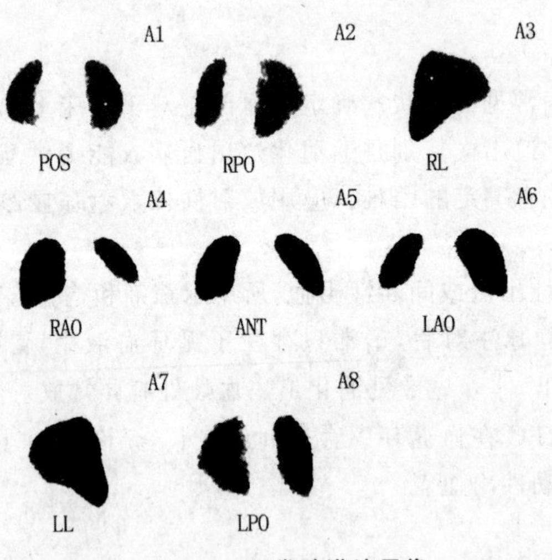

图24-1 正常肺灌注显像

3.适应证

(1)可疑肺动脉血栓栓塞症。

(2)原因不明肺动脉高压或心电图等提示右心负荷增高。

(3)全身性疾病或胶原性疾病疑累及肺血管者。

(4)了解肺部病变对肺血流影响的程度和范围，如肺肿瘤、肺结核等。

(5)先天性肺血管病(肺动脉发育不良、肺动脉缺如、肺动脉狭窄)的诊断以及先天性心脏病左向右分流的定量分析。

(6)慢性阻塞性肺疾病患者，了解肺血管受损以及肺动脉高压情况。

(7)肺移植的监测。

(二)肺通气显像

1.显像原理

经雾化装置将显像剂雾化成气溶胶，将放射性核素(简称核素)标记的气溶胶或放射性惰性气体吸入支气管和肺泡内，体外探测双肺各部分的放射性显像剂分布，肺内放射性分布与局部通气量成正比，因此，可估价肺的通气功能，了解气道的通畅性以及肺泡与气体的交换功能。

2.显像方法

肺通气显像剂分为两类，一类是放射性惰性气体，如^{133}Xe、^{127}Xe、^{81m}Kr 等；另一类为放射性气溶胶，目前常用方法为^{99m}Tc 标记的二乙三胺五醋酸(^{99m}Tc-DTPA)，经超声雾化器雾化为气溶胶，患者反复吸入后沉积在支气管和肺泡内，采集 5～8 个体位肺显像(同肺灌注显像)，正常肺通气显像见图 24-2。

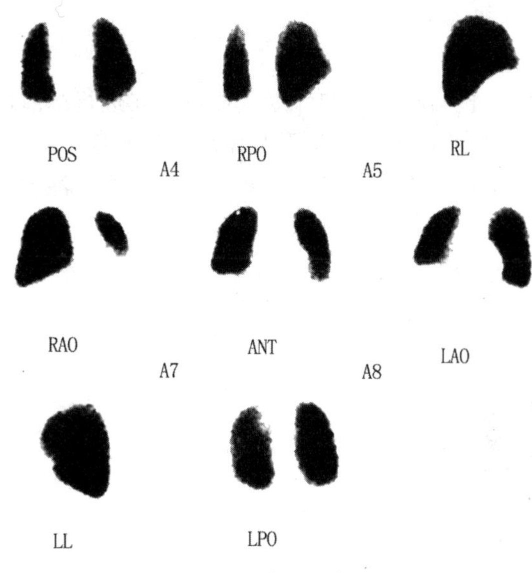

图 24-2　正常肺通气显像

3.适应证

(1)与肺灌注显像配合鉴别诊断肺栓塞、肺血管病与慢性阻塞性肺疾病(COPD)。

(2)了解各种肺部疾患的通气功能，诊断气道阻塞性疾病。

(3)评估治疗前后局部肺通气功能，观察疗效。

(三)^{18}F-FDG PET 肺显像

PET 显像，即正电子发射性断层，是目前最新的显像诊断方法之一，它是利用正电子核素标记化合物在体内摄取情况的显像技术，对肺癌诊断具有独特的价值。

1.显像原理

针对各种肿瘤的 PET 显像大多使用的显像剂是^{18}F-FDG(氟一脱氧葡萄糖)。多数恶性肿瘤细胞与周围的正常组织细胞比较，其葡萄糖代谢明显增强，FDG 是葡萄糖的类似物，进入细胞后代谢成为FDG-6-磷酸并停留在细胞内，因此可根据组织细胞内的 FDG 摄取多少推测细胞葡萄糖的代谢状况，而肿瘤组织细胞多显示较高的 FDG 摄取量。一般来说，FDG 摄取越多，肿瘤的进展越快，预后也越差。

2.显像方法

显像剂：^{18}F-FDG(氟-脱氧葡萄糖)。显像前空腹 4～6 h，常规检测血糖。^{18}F-FDG 注射剂量一般为 370～550 MBq，注射后饮水 800～1 000 mL，静卧 15～30 分钟后行 PET 采集。

3.适应证

(1)肺部单发结节的鉴别诊断。

(2)早期检出肺癌纵膈淋巴结及远处转移灶，提供准确的临床分期，为临床制定治疗方案提供依据。

(3)肺癌治疗后效果评价。

(4)检测肿瘤残余与复发。

(5)不明原因的恶性胸腔积液。

(6)发现转移性肿瘤欲寻找其原发病灶和其他转移灶。

4.显像仪器

目前采用的^{18}F-FDG 肺肿瘤显像仪器有 PET、PET/CT、SPECT 符合线路方法及 SPECT/CT。

二、核素肺显像临床应用

(一)核素肺显像在肺栓塞中的应用

1.肺显像对肺栓塞的诊断

肺栓塞诊断的核素肺显像方法包括肺灌注和肺通气显像。在进行肺灌注显像的同时还可进行双下肢深静脉显像，这是因为肺栓塞最常见的栓子来源是下肢深静脉的血栓。

肺栓塞的肺灌注和肺通气显像主要影像特征是：呈肺段分布的灌注缺损而肺通气显像正常，即肺灌注/通气显像的不匹配(图 24-3a，图 24-3b)。

国外多中心研究前瞻性肺栓塞诊断检查(PIOPED)提出肺栓塞诊断可分为高度可能性、中度可能性、低度可能性和正常四级。

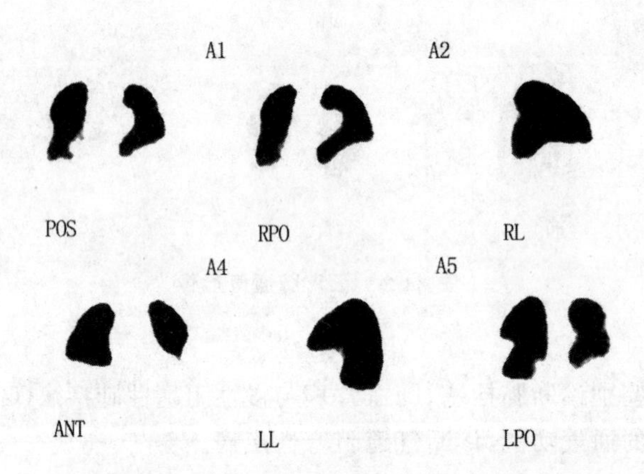

图 24-3a　肺灌注显像可见双肺多发肺段分布的灌注缺损

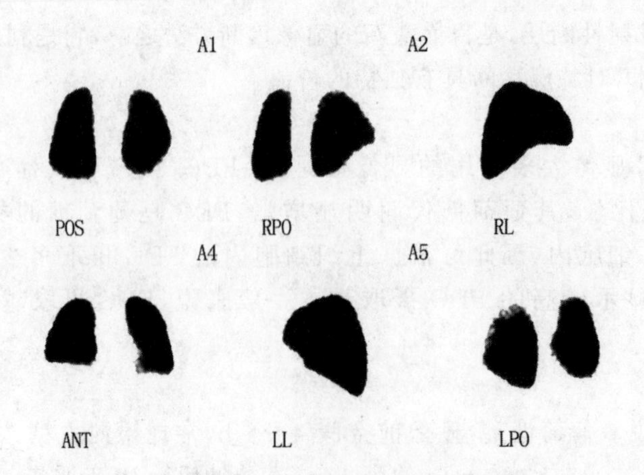

图 24-3b　肺通气显像可见正常，与肺灌注显像不匹配，为肺栓塞改变

重新修订的 PIOPED 诊断标准见表 24-3。

表 24-3　PIOPED 诊断标准

1.高度可能性(准确率＞80%)
①2 个以上肺段性灌注稀疏、缺损区,同一部位的肺通气显像和 X 线胸片检查正常。②1 个肺段的和 2 个以上亚肺段灌注稀疏、缺损区,同一部位的肺通气显像和 X 线胸片检查正常。③4 个以上亚肺段灌注稀疏、缺损区,同一部位的肺通气显像和 X 线胸片检查正常
2.中度可能性(准确率 20%～80%)
①1 个肺段、2 个以下亚肺段的灌注稀疏、缺损区,同一部位的肺通气显像和 X 线胸片检查正常。②1～3 个亚肺段的灌注稀疏、缺损区,同一部位的肺通气显像和 X 线胸片检查正常。③1 个肺段的灌注稀疏、缺损区、通气缺损区,X 线胸片检查正常
3.低度可能性(准确率 10%～20%)
①多发的灌注/通气匹配性稀疏、缺损区,相同部位 X 线胸片检查正常。②出现肺灌注/通气显像均为放射性分布减低、缺损,同一部位 X 线胸片检查异常。③1 个肺段或 1 个的以上灌注稀疏、缺损,异常范围明显小于 X 线胸片阴影的范围
4.正常
肺形态与 X 线胸片检查一致,无灌注通气稀疏、缺损

2.鉴别诊断

(1)与慢性阻塞性肺疾患的鉴别诊断:慢性阻塞性肺疾患主要表现为通气功能障碍,气溶胶吸入显像时,通过病变气道会出现浓聚或弥散性减低或缺损。严重的慢性阻塞性肺疾病患者常常表现肺灌注/通气均有受损,肺通气受损更为严重,范围更大,并可常见中心型放射性浓聚。

比较困难的诊断是慢性阻塞性肺疾病患者合并肺栓塞,慢性阻塞性肺疾病常有肺循环系统血流动力学改变,易产生肺部的微小血栓,栓塞远端微小动脉,有文献报道 76.9%的慢性阻塞性肺疾病患者有肺血流灌注异常,45.2%肺外带出现楔形缺损,这种改变可能是慢性阻塞性肺疾病患者合并肺栓塞的表现,因此当肺灌注显像出现肺段性缺损区时鉴别诊断很困难,应结合病史、体检及各项检查资料,综合分析做出诊断。

(2)与大动脉炎的鉴别诊断:大动脉炎累及肺动脉时核素肺灌注/通气显像与肺栓塞表现无明显差别,均可见呈肺段分布的灌注缺损和通气显像的不匹配,其鉴别要点主要根据病史及体检的不同,如大动脉炎是慢性病史,以头痛、头晕为主诉,体检有血管杂音,高血压等表现。

3.肺显像在肺栓塞治疗中的作用

核素肺显像可用于评价肺栓塞治疗效果,可作为溶栓治疗及取栓手术后的常规检查方法(图 24-4a,图 24-4b),是随访观察肺栓塞动态变化的最简便易行的手段。

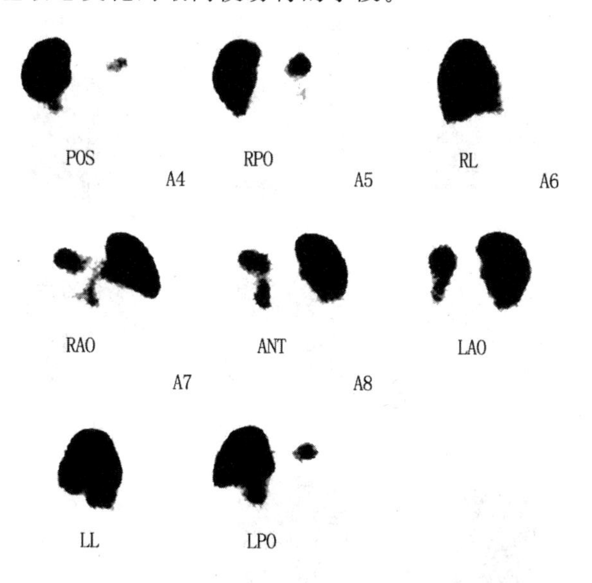

图 24-4a　溶栓前肺灌注显像:双肺多发肺段缺损

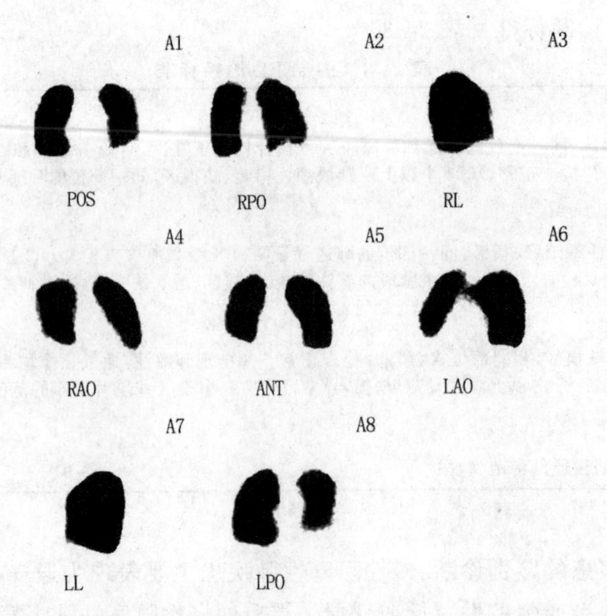

图 24-4b　溶栓后肺灌注显像，与治疗前比较灌注明显改善

（二）核素肺显像在慢性阻塞性肺疾病中的应用

放射性核素肺灌注/通气显像除应用于诊断肺栓塞外，对慢性阻塞性肺疾病诊断也有重要作用。肺灌注/通气显像可显示肺血流灌注和通气功能，与胸部 X 线相结合，可从不同侧面反映慢性阻塞性肺疾病和慢性肺心病肺部病变的状态。

慢性阻塞性肺疾病患者肺灌注显像可见肺部体积增大，轮廓不完整，可出现肺内放射性分布不均匀，多处斑片状不呈肺段分布的放射性减低或缺损区，由于肺动脉高压的形成，肺尖明显浓聚，而肺底部放射性稀疏，甚至缺损。在肺通气显像表现多为肺内放射性分布不均匀，呈斑片状表现，双肺可有散在的放射性稀疏、缺损区，常有放射性沉积在较大气道中，甚至肺门附近表现为中心性沉积。

肺灌注/通气显像对比：慢性阻塞性肺疾病患者常常表现肺灌注/通气均有受损，多数患者肺灌注/通气受损程度不完全相同，通气受损更为严重，表现为通气缺损的范围大于灌注缺损区，即所谓的反向不匹配（图 24-5a，图 24-5b），这种肺灌注/通气图像反映了慢性阻塞性肺疾病患者从气道、肺泡通气受损在前，肺血管损伤血流灌注异常在后的病理、生理发展过程。

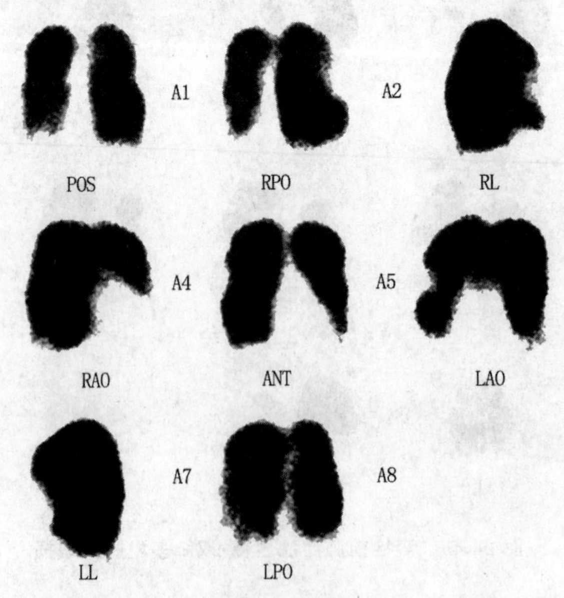

图 24-5a　慢性阻塞性肺病灌注显像双肺多发性稀疏、缺损

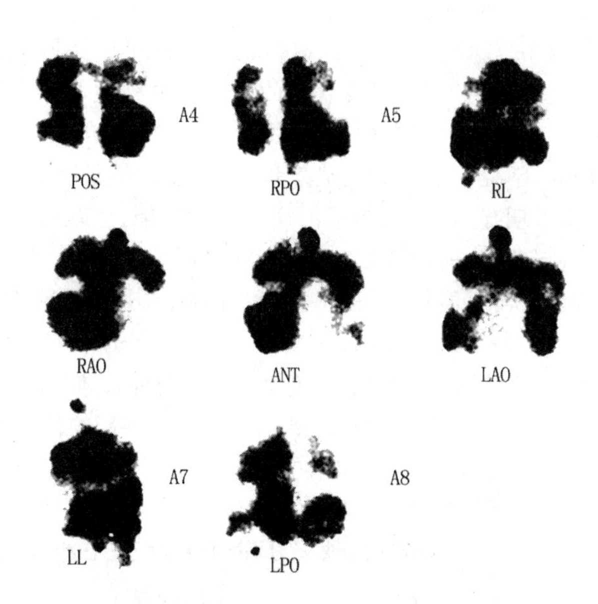

图 24-5b　慢性阻塞性肺病通气显像多发性稀疏、缺损区，可见常有放射性沉积在较大气道，中心性沉积

(三)^{18}F-FDG PET 在肺癌中的应用

1.FDG PET 在肺单发结节鉴别诊断中应用

肺结节良恶性的鉴别诊断是临床常见的问题，一直为大家所关注，目前尽管有多种方法，但对肿块定性尚不能令人满意。CT 检查是评价肺部结节的常规方法，特别是高分辨率的薄层 CT，能更好地鉴别结节内解剖结构改变，主要不足是对结节的诊断尚缺乏特异性。近年来，PET 中心不断增加，检查的例数和实践经验不断积累，特别是 CT 结合 PET 即 PET-CT 的应用提高了肺部结节诊断的准确性，成为目前评价肺部结节良恶性的可靠无创的诊断方法。

关于鉴别良恶性病变，可定性比较 FDG PET 肺显像时肺部结节与纵膈血池的放射性摄取来判定结节的代谢活性，还可半定量分析平均标准摄取值(SUV)或病灶与本底(L/B)比值。一些学者推荐以 SUV 为 2.5 或 L/B 为 5 作为判断良恶性的阈值。

当然 FDG PET 在肺单发结节鉴别诊断也存在假阳性和假阴性问题。FDG PET 显像在良性肺结节表现为假阳性常见于炎性病变，如活动性结核、嗜酸性肉芽肿、结节病、肺炎和炎性假瘤。假阴性主要发生在病灶小于 8 mm 或肿瘤代谢活性较低时，有学者报道，低代谢的肿瘤如细支气管肺泡癌和类癌^{18}F-FDG 显像时低摄取，诊断易出现阴性。

因此，FDG PET 并不是恶性肿瘤的特异性显像剂，有许多炎症病变，如结核、肉芽肿、化脓性病灶等都浓聚 FDG，从而难于和肺癌鉴别，即使作为肿瘤显像剂，FDG 也只是广谱的肿瘤显像剂，而且并非所有的肺癌都表现为高代谢病灶，对 FDG 肿瘤显像原理及其非特异性充分理解，是做出诊断、恰当解释的关键。因此，要提高 PET 显像诊断肺部良恶性结节的准确性，必须结合临床资料，如对病史、临床表现、其他影像学结果、痰液检查、结核菌素试验以及对抗炎或抗结核治疗的反应进行综合分析。

2.FDG PET 在肺癌临床分期中的作用

肺癌患者有无淋巴结转移对诊断、治疗和预后至关重要，FDG PET 一次检查可获得全身断层显像，在判断图像时对肺癌常见的纵膈及肺门淋巴结转移、是同侧还是对侧、有无锁骨上淋巴结的转移及全身远处器官的转移(包括骨骼、肾上腺、肝、脑等)可以从不同的断层和角度进行观察，从而获得准确的分期，帮助临床医生对肿瘤病情做出正确的判断，从而给予更个性化治疗，减少不必要的有创诊断。但 FDGPET 亦有局限性，如在当一些较小的脑转移灶位于高代谢活性的大脑皮质时，PET 较难分辨，而且脑转移瘤在 PET 的表现也多种多样，或表现为高、低代谢活性，或与正常脑组织代谢活性相同，因此诊断脑转移瘤的灵敏度较低。

3.FDG PET 对肺癌治疗的随访的评价

观察肺癌治疗的效果，可采用 FDG PET 显像，有效的放化疗可破坏肿瘤细胞，肿瘤组织代谢会明显减低，因此放化疗治疗早期的反应可由 PET 显像获得的病灶葡萄糖代谢变化来进行监测治疗效果，在部分小细胞肺癌，某些化疗药物可导致癌细胞产生抗药性，这类患者化疗后 X 线胸片可显示肿瘤范围缩小，但 FDG 在局部的摄取异常增高，常提示化疗无明显效果，并可能产生了肿瘤的抗药性；而化疗后肿瘤范围未见明显变化，但局部 FDG 摄取明显减低，仍提示治疗有良好效果。肺癌放疗后出现肺纤维化时，CT 检查较难与肿瘤残余或复发灶进行鉴别，FDG PET 有助于两者的鉴别诊断。

综上所述：理想的医学影像仪器是能够使得灵敏度和分辨率兼得，但目前仍然或多或少有一定差距，在现行的成像技术中灵敏度依次为 PET、SPECT、MRI、CT，而分辨率依次为 MRI、CT、PET、SPECT。PET 是利用正电子核素标记的显像剂进行成像的影像设备，可表现人体生理、生化和病理的变化，在肿瘤的诊断、分期、治疗方案的拟定和疗效监测方面有重要作用，但是 PET 的低分辨率和低信噪比使其不能进行精确的解剖定位，CT 可以提供高分辨、高信噪比的断层图像，但不能完整评价其功能和代谢方面的信息。PET/CT 是将 PET 和 CT 两种先进的影像技术有机地结合，使一次显像可获得功能与解剖两方面的信息，弥补了 CT 定性困难和 PET 定位不精确的缺陷，同时 CT 对 PET 图像进行衰减校正，缩短了检查时间，解剖定位更加精确，减少了假阳性与假阴性，进一步提高了准确性。

由于 PET/CT 仪的价格昂贵，检查费用高，国内的现状尚不可能广泛推广应用。目前在临床应用更为普遍的仍是 SPECT 符合线路方法和 SPECT/CT。SPECT 符合线路是将 SPECT 和 X 线球管结合，虽然其灵敏度和图像质量不如 PET/CT，但在我国的从卫生经济学角度，用 SPECT 符合线路做肿瘤显像更有可能被人们接受。

（贠新泉）

第四节　核医学在循环系统疾病中的应用

一、解剖与生理

（一）心脏的解剖

1.心脏结构

心脏位于胸腔内纵隔的前下部，约 2/3 位于身体正中线的左侧，1/3 在中线的右侧。心脏前面大部分由右心室和右心房构成，小部分为左心室和左心房，膈面主要为左心室，后面大部分为左心室，小部分为右心室，左侧面几乎全部由左心室构成。

心脏分为左心房、右心房、左心室、右心室四个心腔。心房与心室之间有房室口相通，两心房和两心室之间，分别有房间隔和室间隔分开，正常时互不相通。

心壁的主要组成部分为心肌，其外面覆有心外膜，里面为心内膜，心内膜与大血管的内膜相连，并构成心脏的瓣膜。心壁各部的厚度不等，左心室壁最厚，12～15 mm；右心室壁次之，约 5～8 mm；心房壁最薄，仅 2～3 mm。

2.心脏的血液供应

心脏的血液供应来自冠状动脉，冠状动脉分左、右两支，右冠状动脉起始于主动脉前窦，绕过右心缘至心脏膈面，绕行中分后降支和左心室后支，供应右心房、右心室大部，室间隔后 1/3 及左心室后上部血液，右冠状动脉阻塞时，常引起左心室下壁及右心室心肌梗死；左冠状动脉起始于主动脉左后窦，经左心耳与肺动脉根部之间向左行，随即分为前降支和左回旋支。前者供应左心室时壁，右心室前壁的一部分和室间隔前上 2/3 的血液，后者供应左心室外侧壁、左心室后壁的一部分和左心房的血液，前降支阻塞时，常引起左心室前壁和前间壁心肌梗死，左间旋支阻塞时，则引起左心室侧壁和后壁心肌梗死。心脏的血液供应主要在舒张期完成，因此心脏舒张功能正常与否和心肌供血关系更为密切。

3.心脏的传导系统

心脏的传导系统包括窦房结、房室结、房室束、左右束支和浦肯野纤维等，正常窦房结产生兴奋后，自右向左，自上向下传导，先激动两心房，并通过结间束迅速传导至房室结，激动在房室结内传导延缓，随后沿房室束，左右束支和浦肯野纤维迅速下传，几乎同时到达两心室的心内膜，再由心内膜传导至心外膜。使整个心室肌肉兴奋，心肌的电兴奋和机械收缩之间在时相上具有相关关系，相位分析即据此产生。

（二）心脏的生理

1.心室的泵功能

心脏有节律的收缩和舒张，类似于一个“动力泵”，推动着血液不断地循环流动。反映心室泵功能的参数是心输出量(CO)，CO的大小和每搏量(SV)及心率(HR)成正比，即CO＝SV×HR。其中SV的大小又与心肌收缩力和心室舒张末期(EDV)容积呈正相关。因此维持正常的心输出量，需要有良好的心肌收缩力和适度的舒张末期容积，在心功能受损的早期，常通过提高心肌收缩力(心肌肥大)和增加EDV(心脏扩大)进行代偿。射血分数(EF)综合反映了心肌收缩力和EDV的改变(EF＝SV/EDV×100%)，因此是反映心室泵功能的敏感指标。心室功能还与心脏舒张时间、心肌的顺应性、血液充盈速率和充盈容量有关。因此测定反映上述改变的心室舒张功能参数也是了解心室功能的另一重要方面。

2.心肌的自律性、传导性、兴奋性和收缩性

心脏传导系统的各部位具有自主兴奋的特性，以窦房结最强，房室结次之，房室束及以下的传导通路依次减弱。心肌产生的自主性兴奋可通过传导系统扩布于整个心肌，接受刺激后的心肌发生应激反应，产生机械性收缩。心肌以其自律性、传导性、兴奋性和收缩性保证了心脏的节律性收缩和舒张。

二、心肌灌注显像

（一）显像原理及适应证

正常心肌细胞对某些放射性核素或放射性标记化合物如^{201}Tl、^{99m}Tc-甲氧基异丁基异腈(^{99m}Tc-MIBI)等有选择性摄取能力，其摄取量和冠状动脉血流量及心肌细胞活性相关，冠状动脉狭窄或阻塞致心肌缺血、梗死，或心肌炎、心肌病致心肌细胞变性坏死时，病变区摄取量减少或不摄取。显像表现为放射性稀疏或缺损，据此可对冠心病和心肌损伤性疾病进行诊断并确定病变的部位和范围。

其适应证如下：

(1)冠心病的诊断：①心肌缺血的诊断和鉴别诊断。②心肌梗死的诊断、鉴别和预后估价。③室壁瘤的诊断。

(2)冠心病手术或介入治疗前了解心肌细胞活性。

(3)评价冠心病的疗效。

(4)原发性心肌病的诊断。

(5)心肌炎的辅助诊断。

(6)肺心病和右心室梗死的辅助诊断。

（二）检查方法

1.显像剂

目前临床上常用的显像剂有^{201}Tl和^{99m}Tc-MIBI两种，心肌对^{201}Tl的摄取可能是通过激活细胞膜上的Na^{+}-K^{+} ATP酶，主动转运于细胞中，而^{99m}Tc-MIBI的摄取可能是被动扩散的作用。

(1)^{201}Tl：^{201}Tl的优点是注射后心肌摄取迅速，5 min左右即达高峰，被称为初期分布。其在心肌内的分布景和冠状动脉血流量呈正比，初期显像一般在注射后5～10 min进行，反映冠状动脉供血情况。以后细胞膜内外的^{201}Tl重新分布或称为再分布，一般在3 h达到平衡，此时显像为再分布显像。正常心肌摄取与清除^{201}Tl迅速，故初期显像显影正常，再分布显像影像消失。缺血心肌摄取与消除均延缓，初期显像表现为稀疏、缺损，再分

布显像显示“填充”。坏死心肌既无初期摄取又无再分布，故初期与再分布显像均不显影。根据^{201}Tl的这一特性，一次注药进行运动一再分布显像，即可对缺血和梗死做出鉴别诊断。^{201}Tl的缺点是物理半衰期长(73 h)，不能大剂量应用，加之γ射线能量偏低，显像质量较差，另外^{201}Tl系加速器生产，价格昂贵，不利于应用。

(2)^{99m}Tc-MIBI：^{99m}Tc-MIBI是乙腈类显像剂中性能最好的一种，是一种脂溶性正一价的小分子化合物。静脉注射后通过被动扩散机制进入心肌细胞，再由主动转运机制浓聚于线粒体中。目前已广泛应用于临床。其优点是心肌摄取量高，注射1 h后，心/肺和心/肝比值分别为2.5和0.5。^{99m}Tc的γ射线能量适中(140 keV)，物理半衰期短(6.02 h)，能够大剂量应用，显像质量较好，特别适合于断层显像。缺点是无再分布相，鉴别缺血和梗死时，需两次注药，分别做运动和静息显像。^{99m}Tc-MIBI主要经肝胆系排泄，可于注射后服用脂肪餐以加速排泄，以减少肝影对左心室下壁影像的干扰。

2.显像方法

(1)静息显像：病人于检查前24 h停服β受体阻滞剂及扩张冠状动脉的药物，检查当日空腹。在静息状态下静脉注射^{99m}Tc-MIBI 55～92.5 MBq(1.5～2.5 mCi)，10 min后行心肌显像，或静脉注射^{99m}Tc-MIBI 555～740 MBq(15～20 mCi)，1 h后显像。由于狭窄冠状动脉具有一定储备能力，故静息显像对早期冠心病的检出率较低。

(2)介入试验：心肌灌注显像介入试验大致分为两类：一类是负荷试验，主要用于早期诊断冠心病，包括运动负荷显像与药物负荷显像，如踏车试验与潘生丁介入显像；另一类是介入试验，用于检测心肌梗死区的存活心肌，如硝酸甘油介入显像、再注射及再注射延迟显像。

1)运动负荷显像：运动负荷主要是通过体力活动增加心肌的耗氧量，以激发心血管系统的反应，用以评价冠状动脉血流的储备功能。正常冠状动脉运动负荷后明显扩张，血流量增加3～5倍，而狭窄的冠状动脉储备能力下降，运动后不能相应扩张，造成相对性心肌缺血。运动负荷显像的价值主要是提高早期冠心病的检出率。常用的运动方式有活动平板法和踏车法两种。以踏车法为例介绍其方法如下：运动前测量基础心率和血压，描记心电图并预置静脉通道。踏车时患者坐或半仰卧于踏车运动床上，按运动量分级方案逐级增加运动量，直到心率升至预期心率(190－年龄)，或出现心绞痛、血压下降、心电图ST段降低＞1 mm等，立即注入^{201}Tl或^{99m}Tc-MIBI显像剂(用量同静息显像)，并嘱病人继续运动30～60 s，运动过程中连续监测心电图。应用^{99m}Tc-MIBI时，于注射后1 h显像，如对照观察静息显像，需间隔24 h后再注射显像剂显像。应用^{201}Tl时，注射后5～10 min做运动显像，延迟3 h后行再分布显像。

2)潘生丁介入显像：潘生丁是一种冠状动脉扩张药物，是间接地通过内源性腺苷起作用的。腺苷具有强有力的扩张小动脉作用，静脉注射大剂量潘生丁后正常冠状动脉明显扩张，血流增加4～5倍，由于狭窄的冠状动脉仅能轻微扩张或不扩张，故血流增加很少或不增加，使正常心肌与缺血心肌之间供血量差别增大，即所谓“窃血现象”。在此情况下注射显像剂，能提高早期冠心病的检出率，可用于代替运动试验或用于不能做运动负荷的息者。具体方法为：按0.56 mg/kg体重的剂量计算出潘生丁的用量，用生理盐水稀释至20 mL，在4 min内缓慢静脉注射完毕，3 min后注射^{201}Tl或^{99m}Tc-MIBI，显像剂用量及显像时间同运动负荷显像。需要注意的是注射潘生丁后，一部分病人可出现心绞痛、血压下降等副作用，静脉注射氨茶碱(用量0.125 g)或舌下含化硝酸甘油即可缓解。

3)硝酸甘油介入显像：硝酸甘油具有扩张冠状动脉的作用，且这种扩张作用对于狭窄冠状动脉较正常冠状动脉更显著。此外硝酸甘油还有增加缺血心肌侧支循环以及降低中心静脉压的作用。以上综合作用的结果使得缺血心肌血流量增加，心肌耗氧量减少。硝酸甘油介入显像的主要价值是用于缺血心肌(或称顿抑心肌、冬眠心肌)和坏死心肌的鉴别，有助于评价心肌细胞的活性。方法为常规显像呈不可逆缺损(运动、静息显像均为缺损)或只做静息显像呈缺损患者，24 h后舌下含化硝酸甘油0.5 mg，即刻静脉注射^{201}Tl或^{99m}Tc-MIBI，前者注射后5～10 min显像，后者注射后1～2 h显像。显像剂用量和显像条件应与原运动一静息显像一致。原有的不可逆缺损区出现一定放射性填充时，表明有存活的心肌。

4)^{201}Tl再注射显像及再注射延迟心肌显像：^{201}Tl再注射显像也应用于评价心肌细胞的活性。如果常规^{201}Tl运动一再分布显像呈不可逆缺损，则于延迟显像结束后，立即再注射^{201}Tl 37 MBq(1.0 mCi)，15 min后按同样条件再次进行静息显像，如原缺损区出现放射性填充，即为存活心肌。再注射延迟心肌显像是在运动显像和再分布显像后，再行 18～24 h 的延迟显像，如延迟相原缺损区有放射性填充，提示心肌存活。

3.显像方式

心肌显像方式分为平面显像、断层显像。

(1)平面显像：静脉注射显像剂后，以静态采集的方式获取三个体位的显像即前后位、左前斜 45°和左侧位。平面显像尽管采用多体位观察，但仍无法避免某些心肌节段相互重叠而难以分辨。临床上目前已较少应用，而多采用 SPECT 断层显像。

(2)断层显像：静脉注射^{201}Tl 或^{99m}Tc-MIBI 555～740 MBq(15～20 mCi)，静脉注射 1 h 后显像。准直器采用低能高分辨准直器，采集矩阵 64×64，ZOO M1.0，能峰选用 140 keV，窗宽 20%。受检者取仰卧位，双臂抱头并固定。探头贴近胸壁，视野包括整个心脏。探头从 RAO45°至 LPO45°顺时针旋转 180°，每间隔 6°采集一帧图像，每帧采集时间 20～30 s，总采集时间在20 min以内。运动及药物介入断层显像的条件和方式同上。采集结束后先进行均匀度校正，再用滤波反投影法进行图像重建。由于心脏的长短轴和人体躯干的长短轴方向不一致，故不能按人体长短轴的方向进行断层图像重建，而是用专门的计算机软件沿着心脏本身长短轴(心脏长轴为心尖到心基底部的连线，短轴为左心室间壁到侧壁的连线)的方向重建以下三个方向的断层图像。①短轴断面图像：垂直于心脏长轴，由心尖到心基底部的依次断层图像。②水平长轴断面图像：平行于心脏长轴由心脏膈面向上的依次断层图像。③垂直长轴断面图像：垂直于水平长轴断面，由左心室间壁到侧壁的依次断层图像(图 24-6)。各断层图像每一层面的厚度一般为6～9 mm。

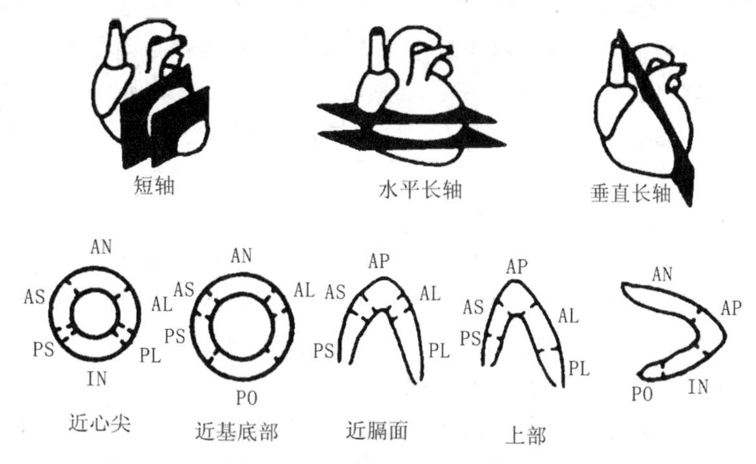

图 24-6　心肌灌注断层显像示意图

AN 示前壁，AL 示前侧壁，PL 示后侧壁，IN 示下壁，AS 示壁，PS 示后间壁，PO 示后壁，AP 示心尖

极坐标靶心图是经圆周剖面分析建立起来的一种定量分析图像，简称靶心图。在重建心肌短轴断层图像时，自心尖向心底部制成连续短轴切面，每一层面形成一个圆周剖面，按同心圆方式排列，圆心为左心室心尖部，从心尖到心底部的各层圆周剖面依次套在外周，形成左心室展开后的全貌平面图。以不同颜色或色阶显示各个室壁部位内的相对放射性百分比计数值，构成一幅二维式彩色或不同色阶的靶心图，通过负荷与静息显像靶心图的比较，显示心肌血流灌注异常的部位、范围与程度，并可进行定量分析。也可对单次显像的靶心图上各部位的放射性计数与正常值比较，以标准差为度量，以不同色阶表示，凡低于正常值 2 个标准差的病变部位则用黑色表示，称为变黑图。

靶心图对确定病变部位和范围更为直观。静息、负荷和延迟显像，均可得到各自的原始靶心图、标准差靶心图和变黑靶心图。靶心图的优点是：小范围的心肌病变在断层图上被分离显示，易漏诊，但在靶心图上则连成一片，容易识别且定位直观。缺点是：由于靶心图自中心向外周放大的程度不同，近心尖部层面被缩小，近基底部层面被扩大，因此用于估测病变区大小时受到限制。各扇形区的洗脱率，可显示为洗脱率靶心图，其临床应用价值尚在研究中。

(三)图像分析

心肌断层图像分析主要从以下四个方面进行观察:①心肌内放射性分布情况。②心肌形态。③心腔大小。④右心室心肌显影情况。

1.正常图像

正常静息图像只显示左心室心肌影像,右心室心肌不显影,主要与右心室肌肉薄,血流灌注较少有关。而负荷状态下右心室心肌血流量增加,可轻度显影,在左心室右侧呈弧形淡影。

(1)垂直长轴断层图像:起于室间隔至后外侧壁,形状为弧形,显示左心室前壁、心尖、下壁和后壁。下后壁放射性分布因为膈肌衰减,往往较前壁稀疏,前壁由于乳腺、胸肌等组织的衰减影响,可见不同程度的放射性减低区。膈肌与下壁的重叠关系因人而异,不同人下壁、后壁放射性分布稀疏的程度可有差异。

(2)水平长轴断层图像:自前壁至膈面或相反方向水平断层,切面形状为弧形,显示前、后间壁与前、后侧壁和心尖,后间壁影像为间壁膜部,间壁放射性较侧壁略低。由于膜部的影响,使间壁影像常短于侧壁,约半数正常人心尖部出现放射性减低区,乃该处心肌较薄所致。

(3)短轴断层图像:心尖部呈均匀性放射性分布,由此向后呈环状,中心部位为心腔,无放射性分布。环的上部为前壁,下部为下壁,至近心底部为后壁,环的左部为前、后间壁,右部为侧壁。正常心肌内放射性分布相对均匀,间壁放射性浓度略低于侧壁。间壁近基底部放射性分布稀疏,有时为缺损,此为室间隔膜部。下壁放射性分布一般较前壁稀疏;可能是被左半隔衰减所致。

(4)靶心图:图的中心为心尖,周边为基底部,右侧为前、后间壁,左侧为前、后侧壁,上部为前壁,下部为下、后壁。放射性分布与短轴断面图像相同。间壁、下后壁放射性分度较侧壁、前壁略低,间壁基底部呈放射性稀疏、缺损(膜部),有时心尖和前壁可出现小范围稀疏区,变黑靶心图上不出现变黑区。靶心图能直观显示冠状动脉的供血区(图 24-7 与图 24-8)。根据心肌灌注稀疏或缺损区所在心肌节段,可对冠状动脉病变进行定位诊断。但因冠状动脉解剖上存在个体差异,加上侧支循环的形成,使根据灌注缺损区判断冠状动脉病变部位的准确性受到一定影响。

2.异常图像

(1)放射性分布异常:除正常可见的放射性分布稀疏区外,在两种断面连续两个以上层面出现放射性稀疏、缺损区,变黑靶心图上表现为变黑区,即为放射性分布异常,常见以下几种类型:

1)可逆性灌注缺损:运动负荷或潘生丁介入显像出现局限性稀疏或缺损区(以稀疏区为主),延迟(或静息)显像该区显示放射性填充(再分布),为心肌缺血改变。

2)不可逆性灌注缺损:运动负荷或潘生丁介入显像出现局限性稀疏或缺损区(以缺损区为主),延迟(或静息)显像无变化(无再分布),为心肌梗死、瘢痕或其他原因引起的心肌坏死。严重的心肌缺血也可有此表现。

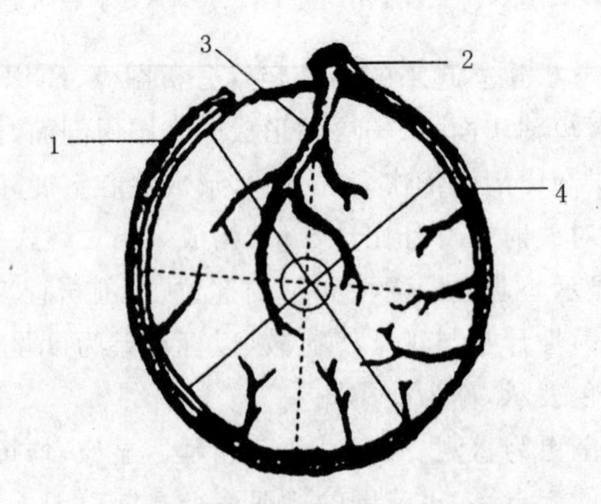

图 24-7　靶心图与冠状动脉供血的对应关系

1.右冠状动脉,2.左冠状动脉,3.左前降支,4.左回旋支

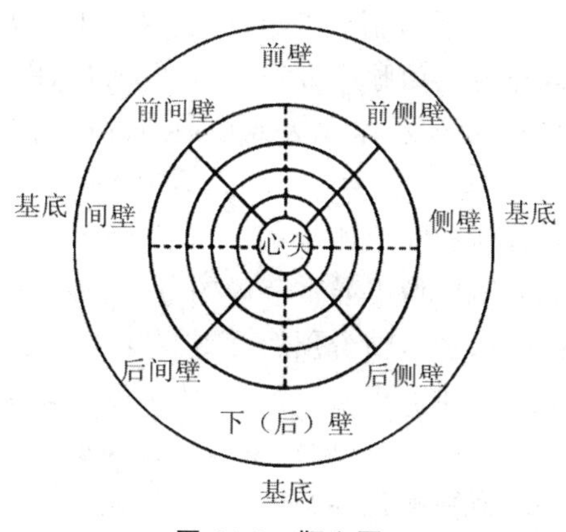

图 24-8　靶心图

3)可逆加不可逆性灌注缺损：运动负荷或潘生丁介入显像出现局限性稀疏或缺损区(以缺损区伴周围稀疏区多见)，延迟(或静息)显像原稀疏、缺损区范围缩小(部分再分布)，见于心肌梗死伴缺血或严重缺血。

4)反向再分布：反向再分布是指运动负荷或潘生丁介入显像正常，延迟(或静息)显像出现放射性稀疏、缺损区，或负荷及延迟(或静息)显像均有稀疏、缺损区，但以后者较明显或范围增大。有关反向再分布的机制目前尚不清楚，对反向再分布的临床意义尚无肯定结论。

5)弥漫性放射性分布不均匀(或称花斑状改变)：心肌内放射性分布弥漫性不均匀，呈点、片状稀疏、缺损，个别区域呈过度放射性浓集，见于心肌炎和扩张型心肌病等。另外，在分析断层心肌显像图时，靶心图是个比较客观的方法。正常情况下，负荷与静息心肌显像的靶心图上的色阶或灰度无明显差异，但当发生心肌缺血时，负荷靶心图上病变部位放射性明显降低，而静息靶心图上可见到该部位放射性增浓，将两次显像图像相减时，可清晰地见到填充部位、程度和范围。

(2)心肌形态异常：某些病变，如心肌梗死、室壁瘤等，可使一些心肌节段显影缺如，造成心肌形态不完整或失去正常形态。

(3)心腔大小异常：扩张性心肌病心腔扩大，心壁变薄。肥厚性心肌病或高血压病心腔相对缩小，心壁增厚。前者以间壁增厚为主，后者为弥漫性增厚。

(4)右心室心肌显影异常：正常静息显像右心室心肌不显影，运动后可轻度显影。肺心病合并肺动脉高压时，右心室心肌肥厚，显影增浓。左心室大面积心肌梗死或左心肌供血明显减少时、右心室心肌供血相对增多，右心室亦可显影。右心室显影在短轴断面图像上最易分辨，位于左心室右侧呈“C”字形。

(四)临床应用及评价

1.冠心病的诊断

对冠心病的诊断是心肌灌注显像的主要适应证，其图像表现如前所述，即心肌缺血为可逆性灌注缺损，心肌梗死为不可逆性灌注缺损。其对冠心病诊断的具体价值如下：

(1)灵敏度和特异性：以冠状动脉造影显示管腔狭窄＞50％作为诊断冠心病的标准。负荷心肌显像对冠心病诊断的灵敏度达90％左右，特异性80％以上。靶心图的灵敏度高于断层图像，且具有确定病变的部位、范围和严重程度更为直观的优点。应用^{99m}Tc-MIBI和^{201}Tl对冠心病诊断的灵敏度和特异性相似。心肌灌注显像对冠心病诊断的灵敏度和冠状动脉受累的支数及冠状动脉狭窄程度有关。心肌灌注显像对冠心病诊断的灵敏度与血管狭窄的程度呈正比，即狭窄越严重检出率越高。冠状动脉造影是临床上公认的诊断冠心病的金标准。但必须明确的是冠状动脉造影主要是血管形态学的诊断，即反映冠状动脉管腔的变化，不能反映这种形态学异常引起的最终结果——心肌血流量的改变。而心肌灌注显像主要显示心肌供血和心肌细胞活性，因此二者相比，既有一定的可比性，即冠状动脉分支与其供血区域的关系，冠状动脉狭窄程度和心肌缺血的正相关性等，又有某些不一致性，如冠状动脉主干狭窄时，由于心肌各个节段缺血程度相近似，心肌灌注显像可显示为正常(放射性分布相对均匀)。另外，心肌内小动脉狭窄或阻塞时

(即X综合征),冠状动脉造影可正常(冠状动脉造影主要显示主干和大分支的情况),而心肌灌注显像则显示出异常缺血区。心肌灌注显像与冠状动脉造影相比,还具有能评价心肌细胞活性、能用于指导治疗、观察疗效以及非创伤性等优点。当然,由于技术原因或如前所述的射线衰减因素等可使心肌灌注显像产生假阳性结果。

(2)急性心肌梗死的诊断、预后判断和疗效评价:急性心肌梗死大多表现为可逆加不可逆性灌注缺损,即中心部位梗死伴周围缺血。根据心肌影像上异常节段的分布,可以推断是哪支或哪几支冠状动脉分支受累,因而可判断冠状动脉病变的部位,这对估价预后有重要参考价值。

(3)室壁瘤的辅助诊断:室壁瘤处心肌多为瘢痕组织,故不摄取显像剂,心肌灌注显像表现为不可逆性灌注缺损,范围和大小与瘤体一致。心肌灌注显像对室壁瘤诊断的灵敏度较高,但缺乏特异性,故不是诊断室壁瘤的首选方法。可结合门控心血池显像综合评价,灌注缺损部位在门控心血池图像上表现为室壁的反向运动。

2.评价心肌细胞活性

评价冠心病心肌细胞的活性,对指导治疗和判断预后有重要意义。运动——再分布(或静息)显像呈可逆性灌注缺损者,是心肌细胞存活的指征,而不可逆性灌注缺损者多为无活性心肌。但有低估存活心肌的情况,即部分呈不可逆性灌注缺损的节段,仍有活性心肌细胞存在。一些研究表明^{201}Tl再注射显像和硝酸甘油介入显像能提高存活心肌的检出率。硝酸甘油介入^{99m}Tc-MIBI显像与静息显像相比较,如果静息显像显示的放射性缺损区在硝酸甘油介入后被填充或部分填充,则可视为存活心肌。

3.评价冠心病的疗效

应用心肌灌注显像评价冠状动脉搭桥术、经皮冠状动脉腔内成形术(PTCA)、溶栓治疗以及其他治疗方法的疗效,是较为可靠且无创的方法。治疗后负荷心肌显像恢复正常,说明病变血管已再通。反之,则治疗失败。由于^{99m}Tc-MIBI没有再分布相,可于溶栓和PTCA前注入显像剂,待治疗后病情稳定时进行显像,仍可反映治疗前心肌血流和心肌细胞受损情况,数天后可再次注射^{99m}Tc-MIBI作对照显像,以评价治疗效果。

4.原发性心肌病的诊断

扩张性心肌病为心肌细胞散在性退行性变,间质纤维化,因此心肌显像呈弥漫性分布不均匀,尤其以心尖、下后壁受累明显,有时甚至呈大面积稀疏、缺损。此外伴有心腔扩大,心壁变薄等表现。肥厚性心肌病心肌显像显示间壁增厚。其厚度与后壁的比值大于3∶1,并伴有心室腔的缩小。心肌灌注显像对原发性心肌病的诊断不具特异性,如心肌梗死伴心功能不全的患者心肌显像也可表现为扩张性心肌病的图像特征。可结合门控心血池显像进行鉴别,扩张性心肌病在门控图像上表现为弥漫性室壁运动低下,而心肌梗死多为节段性室壁运动异常(低下或无运动)。

5.心肌炎的辅助诊断

心肌炎是临床上常见的心血管疾病之一,好发于青少年,为继发于病毒感染后发生的非特异性间质炎症和心肌细胞变性、坏死等病理改变。目前临床上没有好的方法对心肌炎做出确切诊断,常用的心肌酶学检查因受病程影响而灵敏度较低。心电图检查常见ST段改变和各种心律失常,但不具特异性。心肌灌注显像对心肌炎的诊断也仅具有辅助诊断价值。弥漫性心肌炎表现为心肌内放射性分布弥漫性不均匀,呈点片状轻度稀疏,称“花斑状”改变。局灶性心肌炎表现为病变局部呈放射性减低,需与冠心病心肌缺血相鉴别。心肌灌注显像诊断心肌炎的灵敏度为80%左右,但因不具特异性,所以应结合病史、发病年龄及其他实验室检查进行综合分析评价。

6.右心室心肌显像的临床意义

正常显像右心室心肌多不显影,当右心室心肌肥厚或左心室心肌严重损伤时,右心室心肌方可显影,且显影程度与右心室心肌肥厚的程度或左心室心肌损伤程度成正比。有报道采用右心室心肌计数/左心室心肌计数比值法测定肺心病右心室肥厚的程度,发现该比值和平均肺动脉压呈显著正相关,对肺心病肺动脉高压的诊断具有较高的特异性。另有报道,采用屏蔽左心室而单独显示右心室心肌的显像方法,对右心室心肌梗死的诊断有一定意义。

三、门控心血池显像

应用放射性核素技术测定心脏功能是心血管核医学的一项重要内容，对心血管疾病的诊断、疗效观察、预后判断和手术适应证的选择均有重要意义。与其他方法相比，核素技术测定心功能具有全面、准确、无创伤等优点。本节主要介绍门控心血池显像。

（一）显像原理及适应证

静脉注射放射性示踪剂，当它首次通过心脏或经过一段时间在血中混合均匀达到平衡后，测定心室中放射性强度变化即反映心室容量变化，快速连续测定心动周期中每一瞬间心室内的放射性计数，绘制成时间一放射性曲线，即相当于一条心室容积曲线，对此曲线进行分析，可得到反映心室收缩和舒张功能的参数。同时对 SPECT 显像的图像进行特定处理，还可得到反映心室收缩和舒张功能的图像。其适应证如下：

(1)冠心病的早期诊断，预后和疗效观察：①怀疑早期冠心病，心电图或其他检查正常者。②急性心肌梗死的心功能变化和预后判断。③陈旧性心肌梗死的心功能变化和劳动力鉴定。④右心室心肌梗死的辅助诊断。⑤室壁瘤的诊断。⑥冠状动脉搭桥术，PTCA 以及药物治疗前后心功能的估价。⑦心肌活性的判断。

(2)原发性心肌病的诊断和鉴别诊断。

(3)瓣膜置换前后心功能估价。

(4)高危病人手术前心功能的估价。

(5)中老年人保健监测。

(6)室内传导异常疾病的诊断。

(7)慢性阻塞性肺疾病的右心功能估价。

（二）检查方法

1.静息显像

示踪剂一般采用^{99m}Tc-RBC 或^{99m}Tc-HSA。^{99m}Tc-RBC 的标记分为体内和体外两种，后者标记较复杂且费时，所以临床多采用体内标记法。具体方法为，先给病人静脉注射亚锡焦磷酸盐 20 mg(其中含亚锡离子 0.5～1 mg)，半小时后再注射^{99m}Tc 淋洗液 555～740 MBq(15～20 mCi)。$^{99m}TcO_4$ 离子经与亚锡红细胞复合物作用，由高价还原为低价，进而与红细胞内亚铁血红素结合，形成^{99m}Tc-RBC，血液中的^{99m}Tc-RBC混合均匀达到平衡后(约在注射^{99m}Tc 淋洗液后 15 min)即可进行显像。患者取仰卧位，SPECT 探头于左前斜(LAO)30°～45°对位，观察左心室前壁时需加 RAO30°对位，以门电路控制的方式进行显像，因此该检查方法又称为门控心血池平面显像。具体方法为以病人心电图的 R 波作为触发门电路的开门信号，控制 ECT 在一个心动周期内(R-R)等间隔快速连续显像，一般在一个 R-R 间期内采集 16～32 帧图像(多门显像法)。连续采集 300～500 个心动周期，将资料存入计算机内，经图像对应叠加，获得一个心动周期的系列图像。

2.运动显像

主要用于评价心肌的储备功能，具体方法是采用仰卧式踏车试验，功量计由200 kg/(m・min)始，每 2 min增加一次，每次增加 200 kg/(m・min)，直到达到最大心率(190一年龄)或出现心绞痛发作，心电图 ST 段下降>1 mm 等，立即采集图像，并嘱患者继续踏车至采集完毕(出现心绞痛或 ST 段下降 1 mm 时可终止运动进行显像)。运动时应注意体位保持不变动，以保证显像质量，显像方法同静息显像。

（三）数据和图像处理及结果分析

在原始采集的图像上，用光笔勾画出左、右心室舒张末期的 ROI 和本底 ROI，由计算机自动处理并显示左、右心室的时间一放射性曲线，由于心室内放射性计数与心室内血容量成正比，因此，该曲线实际上相当于一条心室容积曲线(图 24-9)。曲线分为下降段和上升段两部分。下降段为射血期，上升段为充盈期。充盈期又分为快速充盈期和房缩期两部分。曲线起始点的最大放射性计数(EDC),代表舒张末期容积(EDV),最低点计数(ESC)代表收缩末期容积(ESV)。对此曲线进行分析,可获得多项心功能参数。同时提取显像中的某一特定功能组分进行图像处理,还可得到反映心室功能的图像,即功能图。临床上常用的心功能参数及其计数方法和功能图的处理如下:

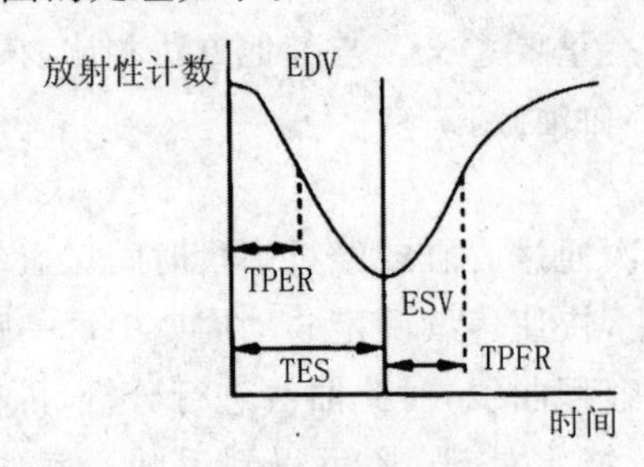

图 24-9 心室容积曲线

EDV 示舒张期熔剂;ESV 示收缩末期容积;TPER 示峰射血时间;TES 示收缩末期时间;TPFR 示峰充盈时间。

1.反映整体心室功能的参数

1)收缩功能参数。

(1)EF:EF 是最常用的反映心室收缩功能的参数,为每搏量占舒张末期容量的百分比,用计数法计算 EF 的公式如下:

EF=(EDC-ESC)/(EDC-BG)×100%

其中 BG 为本底计数。

EF 正常值根据使用仪器不同,检查方法不同,可稍有差异。国际心脏病学会和世界卫生组织推荐的左心室 EF(LVEF)正常值为 62.3%±6.1%,正常下限为 50%。运动后升高大于 5%。右心室 EF(RVEF)正常值为 52.3%±6.2%,正常下限为 40%。

(2)1/3EF:为前 1/3 射血期搏出血量占舒张末期容量的百分比。

1/3EF=(EDC-1/3ESC)/(EDC-BG)×100%

式中 1/3ESC 为射血期前 1/3 时间点对应的计数。1/3EF 的正常值为 21%±5%,临床研究认为,1/3EF对心室收缩功能损伤的反映较整体 EF 更灵敏。

(3)峰射血率(PER):为心室射血期单位时间的最大射血量,通过对心室容积曲线进行 dv/dt 运算求出,其单位为 EDV/s。参考正常值为(3.7±0.8)EDV/s。

(4)峰射血时间(TPER):为心室开始收缩至高峰射血的时间,单位为毫秒(ms)。参考正常值为(186±49)ms。心室收缩功能受损时 EF、1/3EF、PER 降低,TPER 延长。

2)舒张功能参数。

(1)峰充盈率(PFR):为心室快速充盈期单位时间的最大充盈血量,计算方法同 PER,单位亦为 EDV/s。参考正常值为(3.3±0.6)EDV/s。

(2)峰充盈时间(TPER):为心室开始充盈到达高峰充盈的时间,单位为 ms,参考正常值为(3.3±0.6)EDV/s。

(3)峰充盈时间(TPFR):为心室开始充盈到达高峰充盈的时间,单位为 ms。参考正常值为(181±23)ms。

(4)快速充盈分数(RFF):为快速充盈期充盈血量占舒张期总充盈血量的百分比。RFF 的参考正常值大于 63%。

(5)房缩分数(A):为舒张期心房收缩射血量(ASF)占舒张期总充盈血量的百分比。ASF 反映心室被动充盈情况,当 RFF 降低时,ASF 代偿性增大,二者均与舒张期心肌的顺应性有关。ASF 的参考正常值为小于 34%。心室舒张功能受损时,PFR、RFF 降低,ASF 增大(代偿期),TPFR 延长。

3)心室容量参数。

(1)舒张末期容积(EDV):为反映心室前负荷的参数,前负荷增加时,如充血性心力衰竭、瓣膜返流、冠心病等 EDV 增大。EDV 的计算方法有几何法和计数法两种。前者根据面积　长轴公式求得,因受心脏几何因素影响较大,准确性差;计数法系依据心室内计数与其容积成正比的原理求得,不受心脏几何形态影响,正确性较高。尤其采用断层显像,可减少心室相互重量的影响,结果更为精确。缺点是需采取血样作为参照,操作较为繁琐。

(2)收缩末期容积(ESV):ESV 与心室负荷关系不大,主要与心室收缩与舒张功能有关,其计算方法为:

ESV＝EDV－SV

为了计算简便,现多采用相对测量法计算 EDV 和 ESV。EDV 和 ESV 的参考正常值为(88.53±31.6)mL/m^2 和(36.5±18.7)mL/m^2。

2.局部室壁运动分析

1)定性分析。

(1)心动电影显示:在计算机屏幕上显示心脏收缩与舒张的动态影像,可直接观察室壁运动情况。正常人左心室收缩幅度大于右心室,左心室心尖及游离壁的收缩幅度大于间壁。须注意多体位观察,以全面显示室壁各节段运动情况,心动电影只能做定性观察而无法定量分析。

(2)室壁勾边图:将心室收缩末期和舒张期的影像勾边叠加,两边缘之间的间隙即为室壁运动幅度,观察室壁各节段该间隙的大小,即可评价其室壁运动情况。

2)定量分析。

(1)轴缩短率:用计算机将心室舒张末期(ED)和收缩末期(ES)影像勾边叠加。自左心室几何中心向四周作射线,将左心室分成若干扇形区。

用下式可计算每个扇形区的轴缩短率:

轴缩短率(%)＝(ED 轴长度－ES 轴长度)/ED 轴长度×100%

正常人轴缩短率＞20%。

(2)局部 EF(REF):将左心室分成 3～8 区,根据各区的 EDC 和 ESC(减本底后)计算 REF。

REF＝(REDC－RESC)/REDC×100%

REF 反映心室局部的收缩功能,和轴缩短率一样,也是定量分析节段性室壁运动的参数。三分区法 REF 的参考正常值如下:

侧壁(LAT):73%±13%;心尖下壁(INF-AP):72%±9%;间壁(SEPTAL):43%±7%。

室壁运动分为四种类型,即正常、运动低下、无运动及反向运动(图 24-10)。运动正常表现为 ED 和 ES 边缘间隙较宽,轴缩短率和 REF 正常。运动低下表现为 ED 和 ES 边缘间隙变窄,轴缩短率和 REF 减低。无运动为病变部位 ED、ES 边缘重叠,轴缩短率为零。

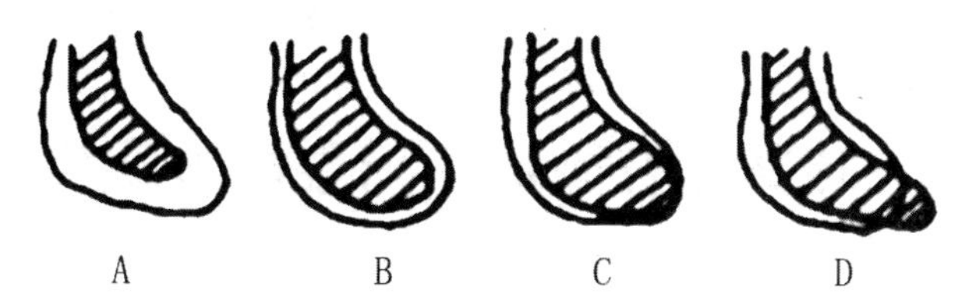

图 24-10　室壁运动类型

A.正常运动,B.运动减弱,C.无运动,D.反向运动

反向运动为病变部位 ES 边缘突出至 ED 边缘之外,轴缩短率为负值。室壁运动异常分为弥漫性和局限性两种。前者多见于扩张性心肌病和心力衰竭时,后者主要见于冠心病。

3.功能图

应用计算机技术将某一心功能参数,经数据一图像转换后生成的图像即为功能图。如每搏量(SV)图是以像素为单位,用每一像素的 EDC-ESC,求出其 SV,然后用不同的灰度或色阶,表示不同大小的 SV。

SV 大的像素用高灰度或色阶显示，反之显示为低灰度或色阶，以此构成的图像即为 SV 图。根据 SV 图上灰度或色阶的高低不同，可直观地显示心室局部的收缩功能。目前，临床上常用的功能图除 SV 图外，还有 REF 图、矛盾运动图等。它们均从不同方面显示了局部心肌的收缩功能。临床上也用于估价局部室壁运动，与轴缩短率、REF 等联合应用，可提高探测局部室壁运动异常的准确性。

4.相位分析

相位分析是 1979 年 Adam 等提出的一种分析方法，其原理是对心血池显像所包含的每一像素在心动周期中形成的时间－放射性曲线进行正弦或余弦拟合，获取振幅因子和相位因子，振幅因子与每搏计数相关，表达该像素处心肌收缩的幅度。相位分析是一种显示心肌局部收缩功能、收缩协调性和激动传导过程的方法，对冠心病和室内传导异常疾病的诊断有重要价值。

相位因子为该像素在心动周期中开始收缩的时间。用不同的灰度或颜色代表不同大小的振幅和相位因子，显示在原像素区，即构成振幅图和相位图，同时还可获得相位直方图以及用相位电影的形式进行显示。

(1)振幅图：振幅图显示心肌各部位的收缩幅度。以不同的灰度和色阶显示，灰度和色阶高的区域表示收缩幅度大，反之收缩幅度小。正常振幅图左心室呈卵圆形，右心室为 L 形，左、右心房呈八字形位于两心室上方。正常左心室收缩幅度大于右心室，故灰度或色阶较右心室高。左心室心尖和游离壁收缩幅度最大，故灰度或色阶最高。局部室壁运动障碍处灰度或色阶减低。

(2)相位图：相位图显示心脏各部位的收缩时序。以不同的灰度或色阶显示，灰度或色阶高的区域代表开始收缩的时间晚，反之收缩发生很早。正常相位图的形态与振幅图相似，由于正常左右心室各部位的收缩基本同步，故两心室的灰度成色阶差别不大，以 16 种颜色显示的彩色相位图上，两心室的颜色相差不超过 3 个灰阶。由于心房与心室呈逆向运动，故房室间灰度或色阶相差较大。

(3)相位直方图：相位直方图为各像素区的相位频率分布图，其横坐标为相位角的度数(0°～360°)，纵坐标为一定范围相位角的像素个数。正常相位直方图上有心室和心房大血管两个峰，心室大血管峰高而窄，心房大血管峰低而宽，二者均呈正态分布并相距 180°。对相位直方图可作定量分析，计算心室峰的相角程(即心室峰底宽 VW)，相位标准差(SDP)和偏态(SK)等，这些参数均反映心室收缩的同步性。亦可分别计算左、右心室的上述参数，反映每一心室收缩的同步性。参考正常值为左心室相角程(LVW)：(44±4.06)。左心室相位标准差(LVSDF)。(10.33±1.88)；左心室偏度(LVSK)：(0.06°±0.18°)。

(4)相位电影：根据心肌收缩与心电兴奋的对应关系，对心肌依次收缩的部位，用光点作标志，进行动态显示，直接观察心肌激动和传导的过程，即为相位电影。正常时，心肌兴奋始于右心房相当于窦房结处，继之向左、右心房扩布。向下传导至房室结时，由于兴奋在房室结内延缓，且房室结本身不具收缩性，故光点消失，经瞬间延搁后兴奋自房室结传出，光点再现，先出现于室间隔基底部右侧，然后沿着室间隔下行，迅速传导至左、右心室，最后消失于左心室或右心室基底部。本法对显示室内传导异常较为直观。

(贠新泉)

第五节 核医学在泌尿生殖系统疾病中的应用

泌尿系统由肾脏、输尿管、膀胱和尿道组成肾脏位于腹腔后壁，脊柱两旁，相当于第 11 胸椎至第 3 腰椎的高度，大小约为 11 cm×5 cm×3 cm，重约 120 g，外形似蚕豆状肾内侧缘中部称肾门。肾脏的长轴剖面上可见皮质、髓质和肾盂。皮质包围在肾髓质周围；髓质由三角形锥体组成，锥体的底部与皮质相连，尖端为肾乳头，肾小盏漏斗状包围肾乳头，2～3 个肾小盏形成一个肾大盏与肾盂相连。肾脏的血供主要来自起始于腹主动脉的肾动脉。正常成年人的肾脏血供相当于 1/4 的心输出量，其中大部分(占 90%)流经肾皮质，每分钟流经肾脏的血浆量大约为 660 mL。

肾脏的基本单位为肾单位。每个肾脏有 100 万个以上肾单位，每个肾单位由肾小球、肾小管组成。肾小球主要分布于皮质，由血管球及肾小囊组成，总过滤面积累计可达 1.5 m^2。肾小管又分为近曲小管、髓袢和远曲小管。在尿液生成过程中肾小球主要起过滤作用，而肾小管则选择性重吸收和分泌一些物质，起到排泄代谢终末产物，调节水、电解质及酸碱平衡作用。输尿管是一对细长的肌性管道，长为 20～30 cm，起于肾脏，终于膀胱。其管壁由较厚的平滑肌层组成，管径为 0.5～0.7 cm。输尿管全程有三个狭窄部，即肾盂与输尿管移行处、越过小骨盆入口处和壁内段(开口于膀胱内面的输尿管口)。这些狭窄部常是结石滞留的部位。1956 年 Taplin 首先应用放射性核素及体外闪烁计数法来估计肾脏功能。近年来由于新的放射性核素及其标记化合物的不断制备和改进，仪器设备除线性扫描机外，又有了 γ 照相机、多道分析仪和电子计算机配合，适合于器官和组织显影的定量分析以及快速连续动态观察，使得放射性核素对泌尿系统的检查更趋于完善。核素诊断在某些方面优于 X 射线检查，属非创伤性检查。检查时所受到的辐射剂量比 X 射线检查要小，因而可以进行多次的、连续性的动态观察。另外，病人在检查前一般不需要特殊准备，肠内充气、腹壁肥厚等均不影响检查。但是直至目前，这种检查尚不能做出有关病因或病理改变的诊断，这是因为不同原因或病理所引起的肾脏形态和功能的改变，在显影时可能出现同样的影像；因此，这项检查必须结合临床体征以及其他检查进行综合性分析，才能得出确切的判断。

一、肾图

肾图是一种用于了解肾功能的检查方法，具有简便、无创，且能显示出肾功能的优点，是核医学常规检查方法之一。

(一)^{131}I-邻碘马尿酸肾图

1.原理

^{131}I-邻碘马尿酸(^{131}I-Orthoiodohipurate，^{131}I-OIH)静脉注射入血以后随血液流经全身，其中 95%以上从肾脏排出体外，有人做过实验证实流入肾静脉血中 OIH 的含量仅为进入肾动脉血液中的 8%左右，静脉注射 30 min，尿液可排出注射总量的 67.5%±5.85%，肾脏清除的 OIH 中 80%是由肾近曲小管上皮细胞吸收，然后分泌到肾小管腔随尿液排出体外，OIH 在肾脏的聚集速率和从肾内排出的速率，分别与肾血流量，肾小管功能，肾小球滤过率，尿流量和尿路通畅情况有关。以放射性^{131}I 取代 OIH 中稳定性 I 使之具有放射性(所谓示踪剂即其物理性质与被示踪物不同，而化学性质完全相同体内代谢过程完全一致)。示踪剂入血后，^{131}I-OIH 迅速在肾脏聚集并排泄至尿液中，用测量仪器(肾图仪，多功能仪，γ 照相机)对 γ 射线进行连续测量，即可获得一条指示放射性强弱的涨落曲线一放射性肾图，简称肾图。放射性肾图在临床上对多种专科疾病的辅助诊断具有重要价值。

2.适应证

(1)了解肾功能状态。

(2)病肾、残留肾功能的判断。

(3)观察尿路通畅情况。

(4)肾输尿管术后疗效随访。

(5)尿路返流的诊断。

(6)移植肾的监护。

3.检查方法

(1)准备：病人勿需特殊准备，正常饮食，检查前饮水 300 mL，30 min 后检查。

(2)肾脏定位关键在于找出肾脏的中心位置，使双肾完全位于肾图仪的两个探头视野之内。

方法之一：左髂嵴上 11 cm，右髂嵴上 10 cm。

方法之二：第十二肋距中线左右各 6～6.5 cm。

正常体形用以上方法，特殊体形、儿童、疑肾移位及肾下垂等情况最好结合 B 超或 X 射线方法定位。

病人体位，一般取坐位，尤其对肾下垂病人，肾图曲线更能反映其正确的肾功能及尿路通畅情况。重病人可取仰卧位。不论取何种体位，探头与病人两肾间的几何位置不能变动。

(3)肾图描记:将肾图仪两探头对准病人两肾中心位置,要求病人在检查过程中保持体位不变,然后先用肾图仪描记一段本底曲线,根据仪器的灵敏度和量程确定用药剂量,一般按 0.01～0.02 μCi/kg,总体积<0.5 mL计算。于肘静脉快速注入("弹丸"式注射),注射时应注意衣袖不可过紧,不要注入血管外,注射完毕即在已描记一段的本底曲线上作一注射时间记号,这时,即可见曲线开始上升。如肾图曲线正常,连续描记 15 min 已足够,遇有异常情况应适当延长描记时间。

(二)正常肾图

1.正常肾图曲线

(1)a 段:示踪剂出现段。静脉注入^{131}I-OIH,10 s 左右开始出现的上升曲线,它提示示踪剂已在肾区聚集,它的高度代表肾周围血管床放射性、肾内血床放射性及肾实质放射性(来自早期肾小管上皮细胞快速摄取随血流来的示踪剂)的总和。其中肾外血管占 60%,肾内血管占 10%,近曲小管占 30%(图24-11)。

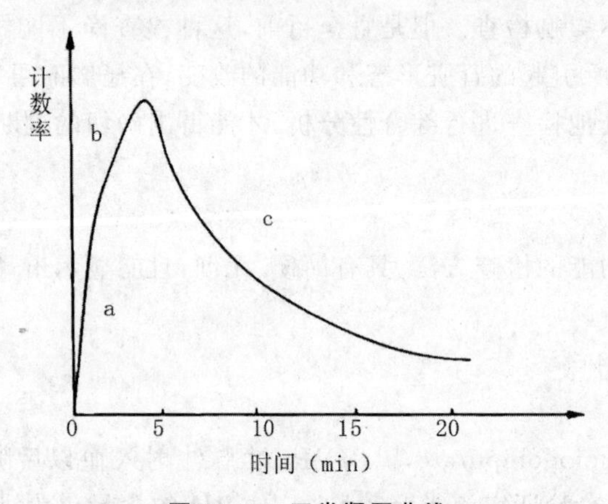

图 24-11　正常肾图曲线

a 段主要代表肾外血管床即肾外放射性,肾内因素不占主导因素,这可由^{131}I-白蛋白与^{131}I-OIH 肾图 a 段相似,无肾侧亦可达健侧 50%左右所证实。

(2)b 段:示踪剂聚集段 a 段后曲线斜形上升,经 2～4 min 到达高峰,在肾功能正常,尿液流速足够时,b 段斜率和高度的大小反映肾小管上皮细胞从血液中摄取^{131}I-OIH 的速度和数量,也就是说反映了肾有效血浆流量的大小和肾清除血液中^{131}I-OIH 的功能。

(3)c 段(示踪剂排出段):是曲线的下降部分。一般前段比较快,斜率与 b 段上升斜率近似,二者夹角呈锐角,后段比较慢,其形成是^{131}I-OIH 随尿液下行离肾的结果,其下降趋势的快慢主要反映示踪剂随尿液离肾下行的速度。

由于尿液主要受到肾有效血浆流量的制约,因此,在无尿路梗阻的情况下,c 段下降的斜率不但反映肾功能,实际也反映了肾血浆流量同时也受肾功能的影响。

此外,在肾盂以下部位的尿流通畅与否亦可影响 c 段下降趋势的快慢,即肾前性、肾性及肾后性因素均可影响 c 段的斜率。因此,c 段可反映肾功能、肾有效血浆容量(尿流量)和尿路通畅情况。

2.肾图分析的定量指标

直接观察肾图曲线的形态可对肾功能作定性评价,为了更客观评价肾功能,可利用肾图曲线的一些定量指标来帮助分析。

常用的肾图定量分析指标如下。

(1)峰时(T_b):静脉注射开始到 b 段高峰,正常情况下应小于 4.5 min。

(2)半排时间($C_{1/2}$):即 b 段从峰值下降一半的时间,正常小于 8 min,亦称半高峰时间。

(3)肾脏指数(RI):正常>45%,RI 计算公式如下:

$$RI=(b-a)^2+(b-C_{1/2})^2/b^2\times100\%$$

3.影响测定肾图曲线的因素

(1)生理因素:①病人因素:病人的体形,高矮胖瘦、年龄及肾脏大小均可影响肾图形态,应根据实际情况,调整探头与肾区体表间的距离,尽量消除这些因素的影响。②饮水量:饮水量可影响尿流量,肾功能正常者,由于进水量减少,可致半排时间延长,c 段下降较缓,此种情况可在让病人饮水后复查,肾图可恢复正常。在天气炎热时,因出汗量较大,尤其应注意这一点,以避免出现错误的诊断。有人做过试验,当尿流量小于 2～3/min 时,多数人肾图曲线 c 段斜率与尿流量呈一定的函数关系。当尿流量大于 2～3/min 时,c 段斜率不再减小,说明了尿量的多少对肾图形态产生影响。③精神因素:当病人因疼痛、恐惧和精神过度紧张时,交感神经兴奋,引起肾有效血浆流量下降、肾小球滤过率(GFR)下降和尿流量突然减少,使放射性尿液不能及时离肾下行至膀胱,此时见可肾图曲线持续上升,不见 c 段,b 段呈急剧上升形态,这种情况可根据病人昏厥等表现做出判断。

(2)技术因素的影响:①肾脏定位:肾脏中心位置的准确定位对肾图检查至关重要,否则可致肾图形态异常,尤其是单侧肾图的异常分析时应充分注意,以免做出错误的结论。当探头偏离肾中心位置时,曲线振幅随偏离距离增大而下降,当探头对准肾脏的中心位置,肾图曲线的振幅随探头与肾脏的距离增加而下降。②示踪剂的放射化学纯度:^{131}I-OIH 中,游离^{131}I 的量应小于 10%,即该示踪剂的放射化学纯度大于 90%。否则由于游离^{131}I 的再循环,肾小球上皮细胞再吸收可致肾图 c 段下降缓慢,斜率减小。③注射技术亦可对肾图形态造成影响,注射时病人衣袖过紧,血管穿透,“弹丸”过大等可致 b 段峰时延迟。

(3)药物因素:一些药物能增加肾脏清除的负荷、阻塞尿路或改变血管容量等,从而影响肾图曲线。

①青霉素钠盐:由于其也是主要从肾小管排出,因而可影响^{131}I-OIH 的排出,致使肾图 b 段的斜率减小。②磺胺类:当使用不当时,可在肾小管内形成结晶,使尿液不能排出,肾图可出现类似梗阻的形态。③丙磺舒:此药可抑制肾小管上皮细胞内运转邻碘马尿酸酶系统的活力,使肾小管分泌^{131}I-OIH 的功能下降,致使 b 段斜率及 b 段峰值降低。④升压药及降压药:升压药由于引起血管收缩,肾脏有效血浆容量下降,可引起 b 段形态异常,峰值降低,出现假阳性;舒张药,尤其是组胺类,由于血管舒张,肾脏有效血浆容量增加,可致 a 段峰值升高,当剂量大时,b 段峰值增高,峰时后延。所以高血压病人使用降压药,能改善病理原因所致的异常肾图,有时可出现假阴性。故检查前应停药。

此外,X 射线肾盂造影后,短期内不宜进行肾图检查。其原因为大量的碘造影剂可影响^{131}I-OIH 的代谢,造成肾图形态失常。

(三)异常肾图

1.异常肾图的形成原因

主要由于肾脏供血不足,肾功能受损,尿路排泄障碍等病理因素影响以下几点所致。

(1)肾脏对血中^{131}I-OIH 的清除效率。

(2)^{131}I-OIH 在肾中的通过时间。

(3)^{131}I-OIH 自肾盂离肾下行排出的效率。

2.异常肾图常见的类型

异常肾图常见的类型如图 24-12、图 24-13。

(1)急剧上升型特点:a 段正常,自 b 段开始,曲线快速上升,不见 c 段该种肾图出现在单侧者多见于急性上尿路梗阻。若出现在双侧可由肾前性和肾后性原因所引起,前者多见于急性肾功能衰竭的少尿期;后者多见于继发于下尿路急性梗阻引起的双侧上尿路引流不畅。其鉴别诊断可根据病史,如失水通过补充体液,肾图形态可明显改善,必要时可进行甘露醇试验,即静脉注射甘露醇后再行肾图显像,肾前性因素引起的肾图可明显恢复,而肾后性因素引起的肾图异常更加明显。

(2)高水平延长线型特点:a 段基本正常,自 b 段开始即成一水平直线或略向上伸展的直线,无 c 段。

(3)抛物线型特点:a 段略低于正常水平,b 段上升迟缓,高峰时间后延,然后徐徐下降出现 c 段,整个图形显示峰顶圆钝,呈抛物线状。

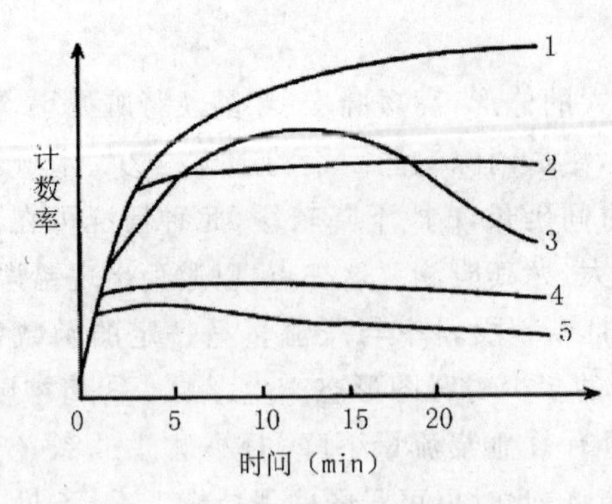

图 24-12　异常肾图常见的类型

1.急剧上升型;2.高水平延长线型;3.抛物线型;4.低水平长线型;5.低水平递降型

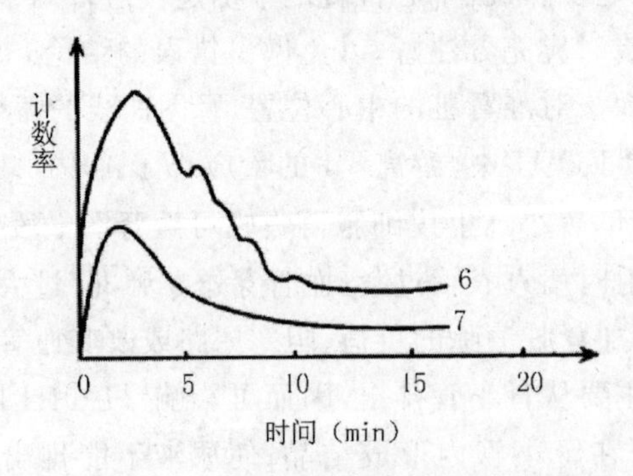

图 24-13　异常肾图常见的类型

6.阶梯下降型;7.小肾

此种肾图的出现提示由于肾脏近曲小管上皮细胞清除^{131}I-OIH 速率下降,肾功能出现轻度至中度的损伤。其中肾前性因素引起的多见于由于肾脏血流不足所致肾脏缺血;肾性因素多见于尿路感染等所致肾功能损伤,其中以肾盂肾炎尤为多见;肾后性因素多见于轻度上尿路梗阻伴轻、中度积水。

(4)低水平长线型特点:a 段下降,约为正常水平的一半左右,然后呈一水平延长线或略为向上伸展的直线,b 段和 c 段不分,形态类似高水平延长线型,但 a 段明显降低。

此种肾图说明肾脏功能出现严重受损。单侧出现者为各种原因如尿路结石、肾结核等造成肾脏功能严重受损;双侧多见于慢性肾小球肾炎的失代偿期、急性肾前性肾功能衰竭未得到有效治疗以及慢性上尿路严重梗阻者。

(5)低水平递降型特点:a 段明显降低,仅为正常水平的一半左右,随后即呈一缓慢下降的曲线。此种肾图见于无功能肾或肾脏缺如。

(6)阶梯下降型特点:a 段和 b 段正常,c 段呈阶梯状下降。这是肾脏功能性梗阻的典型图形,临床多见于尿路炎症刺激、输尿管痉挛、疼痛、精神紧张等原因。该种肾图重复性差,可根据病史或重复肾图检查予以鉴别。

(7)小肾图:肾图形态和正常一致,但各段峰值较正常肾图相差大于 30%。单侧出现此种肾图是肾动脉狭窄的典型图形。

分析异常肾图的注意事项:肾图的形态无特异性,各段所受的病理因素的影响各有侧重,但都不是单一的,而是错综复杂的,也就是说各段所代表的生理和病理意义不是孤立的或不变的,相同的病因可出现不同的肾图形态,同一肾图形态可由不同的病因所引起。在临床分析时应密切结合临床实际情况全面地、相互联系地具体分析。

(四)肾图的临床应用

1.尿路梗阻

尿路梗阻可分为机械性梗阻和功能性梗阻。机械性梗阻又可分为急性梗阻和慢性梗阻,可由前列腺疾病(前列腺增生、结石)、尿路结石、泌尿系统肿瘤、盆腔肿瘤、腹膜后肿瘤、泌尿系结核、外伤、先天性尿道狭窄、膀胱纤维化等病因所引起。功能性梗阻则一般无器质性病变,可由于疼痛、精神紧张及尿路炎症刺激等原因所致。

(1)急性机械性梗阻:若机械性梗阻时间不长,尚未引起肾脏处理^{131}I-OIH功能减退时,尿液容量未明显减少,尿液聚集在肾盏、肾盂或梗阻以上部位,致使肾区放射性持续增高,肾图则表现为急剧上升型曲线。

(2)慢性机械性梗阻:若梗阻前肾功能已有损伤,则因某种原因又发生急性梗阻后,肾小管因分泌^{131}I-OIH速率下降,肾盂内聚集放射性尿液的速率也有下降,此时肾图多表现为高水平延长线型。此外,肾图形态还受梗阻部位和梗阻程度的影响,若梗阻为不完全性,上尿路的容量虽增加,但仍能部分通过梗阻部位,此时肾图曲线可见c段呈直线型下降,当梗阻程度进一步加重时,c段由直线型下降逐步转化成水平线,整个肾图形态转化成高水平延长线形态。梗阻部位对肾图的影响主要与梗阻发生的位置有关,梗阻位置越低,肾盂、肾盏由于尿液排出不畅所造成的扩张时间越推迟,肾图出现异常的时间和程度越推迟。这是因为输尿管、肾盂均有一定的代偿作用。

(3)陈旧性梗阻:引起急性尿路梗阻的原因未予以及时解除,1周后,可影响肾小管处理。^{131}I-OIH的能力(此时肾小管细胞发生组织学改变)。肾小球滤过率亦因近曲小管压力增高而降低。若梗阻进一步加剧,使肾内压力接近肾入球小动脉压力则肾小球滤过率将接近停止,肾血流量亦明显下降,此时,肾图a段振幅下降,c段下降缓慢趋向水平型。若梗阻持续存在,则肾图曲线进一步呈水平延长线型,最后发展成为无功能曲线,即低水平延长线型曲线。当机械性梗阻原因去除以后,除梗阻时间过长使肾功能产生不可逆转的损伤以外,一般由机械性梗阻所致的肾图异常均可逐渐恢复正常形态。

(4)功能性梗阻:各种原因引起的尿路痉挛,肾图形态与机械性梗阻类似,其明显特点主要表现在c段,即c段曲线可呈突然加速下降,若尿路呈周期性痉挛和松弛,则其肾图曲线呈阶梯状下降形态。此外,这类病人的另一重要特点是检查的重复性差,对可疑病人应再次行肾图检查,若两次肾图形态差别明显应考虑功能性梗阻的可能性。

2.肾功能减退

(1)急性肾功能衰竭:急性肾功能衰竭的无尿期呈急剧上升型肾图。多尿期(发病10 d左右,继无尿期后出现)可出现以下三种肾图形态。

①a段及b段无明显异常,c段下降迟缓。②类似抛物线曲线,b段起始部尚正常,但峰时后延,c段下降极缓慢。③类似低水平延长线型曲线,反映肾小管功能严重受损。

以上3种肾图出现的临床意义:第一种图形说明肾功能将很快恢复;第二种图形说明病情若不进一步恶化,需3个月左右,肾图形态可恢复正常;第三种肾图的病人预后不肯定,复查肾图若图形未改善,说明肾功能损伤严重,若曲线向第二种图形过渡,说明病情已有好转,预后尚可,反之亦然。

(2)慢性肾炎:病变多为双侧性及弥漫性,少数可呈局灶性,肾图形态可随病情轻重、病程长短而变化不一。

疾病早期,由于肾脏的代偿功能,肾图曲线变化不明显,随病程进展,b段和c段斜率开始减小,其后a段亦可发生变化。逐渐通过抛物线型曲线转化成低水平延长线型曲线,甚至转化成无功能曲线的低水平递降型曲线。

肾图曲线的变化较BUN测定灵敏,与BUN含量反映的病情严重程度呈高度的正相关。

(3)慢性肾盂肾炎:多为单侧,肾图曲线变化多端,以抛物线型曲线较为多见,其原因也较复杂,通常是由于肾脏缺血、伴肾功能减退所引起。其特点之一是a段及b段峰时均后延,c段半排时间延长。

(4)肾结核:多为单侧,早期肾图曲线可无明显变化,此时即使尿中可查到结核菌,肾图亦可呈正常表现，晚期病变破坏严重，累及肾实质或导致输尿管狭窄，肾图才可能出现异常，严重者可出现低水平递降型曲线。尽管病变以单侧居多，但个别病人病变侵及膀胱三角可造成对侧肾脏的下尿路梗阻而出现对侧曲线异常（梗阻型曲线）。

3.肾动脉狭窄

肾动脉狭窄单侧发病多见，肾图检查是肾动脉狭窄检查的灵敏和筛选指标。在肾动脉狭窄时，典型的肾图形态是病侧肾脏呈小肾图，即病侧肾图形态与正常侧基本一致，但各段峰值与正常侧相比相差30%以上，由于血管狭窄的部位及程度不同，使肾脏血流量减少及尿流速度变慢的程度不一。肾图形态亦可呈多样表现，可仅见病肾图a段偏低，b段斜率降低，峰时后延，c段半排时间延迟。或a段正常，仅见b段斜率降低，峰时后延，c段下降延缓。

4.肾移植术后的监测

肾移植术后须观察有无排异现象及排异现象出现的时间和程度、肾脏供血有无障碍、手术部位有无渗漏、尿路是否通畅，这些因素对移植肾脏的存活具有重要意义。肾图检查能可靠、迅速、简便地得到以上有关资料，为诊断和及时处理提供可靠依据。

判断移植肾脏血供有无及功能状况，关键是观察肾图b段的情况。假如a段减低，但b段存在；即使其斜率很小，亦说明肾皮质内有血液循环存在，若仅见b段持续上升而无c段，说明肾内已长期供血不足；若肾脏浓聚^{131}I-OIH较多时，即使缺血时间较长，预后亦好于b段斜率明显低平者；肾图曲线呈低水平延长线型常提示移植肾主要肾动脉发生阻塞，预后不良；肾排异出现时常表现为c段异常，如c段下降迟缓或b段持续上升而无c段；肾移植术后出现少尿可由多种原因引起，若由尿漏引起者，应结合肾脏显像，肾区以外部位出现异常放射性浓集区可做出诊断；尿路梗阻引起尿液引流不畅者，肾图可表现为持续上升型。此时亦可说明肾小管浓聚^{131}I-OIH的能力尚好。

5.泌尿系统手术后观察肾功能

手术后利用肾图可以检查部分肾切除术后的肾功能状态，自体肾移植后的血供和尿路通畅情况，血管搭桥术后血运通畅情况，尿路改道后的尿路通畅与否以及肾动脉扩张术后肾脏的血供改善情况等。如肾前搭桥的血管阻塞，肾图可呈无功能型曲线，若尿路改道后尿流不畅，可因程度不同，肾图呈急剧上升型或抛物线型等形态。

6.盆腔肿瘤治疗前后观察肾功能

盆腔肿瘤常侵犯输尿管，治疗前后观察输尿管通畅情况有以下几点意义。

(1)了解治疗前输尿管或肾盂有无积水及肾功能情况，以帮助估计预后。

(2)了解术中造成输尿管损伤的各种原因或了解放射治疗引起盆腔结缔组织增生形成纤维化而影响输尿管功能。

(3)了解癌肿有无复发、转移或残留，若术后肾图持续异常、由正常转化为异常或异常状况加剧者均应高度怀疑癌肿复发或残留。

盆腔肿瘤治疗后最易引起输尿管损伤，其肾图多表现为c段斜率的变化。

7.儿科肾图检查注意事项

儿童正处于生长发育期，其甲状腺浓聚^{131}I的能力较强，在进行肾图检查前应封闭甲状腺；此外，小儿肾脏生理与解剖结构与成人有所不同，9～12个月后才能达到成人水平的肾脏功能，在进行肾图分析时应予以注意。

8.优缺点

优点是方法简便、安全、无创伤等，尤其了解分肾功能、观察有无尿路梗阻及用于移植肾的监测有独特价值。缺点是影响因素较多，如饮水量不够、对位偏移、^{131}I-OIH放化纯度降低等均可致肾图异常。此外，肾图缺乏特异性，不能作病因诊断。

二、肾显像

利用某些放射性化合物可以被肾小球滤过或肾小管上皮细胞浓聚的特性，经静脉注射以后，利用扫描机、照相机、SPECT 等显像装置在肾区体外探测放射性在肾脏的分布情况并获得肾脏的放射性分布图像的方法称为肾显像。根据临床情况和检查目的采用不同的显像剂，可以进行不同的显像方式，即静态显像和动态显像。前者可显示肾脏的位置大小形态及放射性分布等解剖学信息，而动态显像则在此基础上以可以了解肾脏的功能状况。

(一)显像剂

1.快速通过型显像剂

此类显像剂可在较短时间内通过肾脏排出体外，适合进行动态显像。常用的有以下几种。

(1)肾小球滤过型显像剂：最常用的^{99m}Tc-DTPA，其相对分子量为 500，血液内的^{99m}Tc-DTPA 经过肾小球时，20%被滤出，然后随尿流排出体外，第 1 h 排出 50%左右，24 h 为 90%左右。1 h 末血液内尚存留初始浓度的 1%。^{99m}Tc-DTPA 的上述特性基本符合泌尿系动态显像和定量测定 GFR 的要求。缺点有二：一是经尿排出不够迅速，显像时间内体内存留量较高，致本底较高而影响影像的清晰度，尤其是当肾功能减退时为甚；二是血浆蛋白结合率为 3%～5%，可导致 GFR 测定值偏小。

(2)肾小管分泌型显像剂：最常用和应用经验最多的是^{131}I-邻碘马尿酸钠，但由于^{131}I 的物理性能不理想，使用药量受限，影响影像质量。近年用^{99m}Tc 标记的新的同类显像剂，如^{99m}Tc-巯基乙酰三甘氨酸(^{99m}Tc-MAG_3)和^{99m}Tc-双半胱氨酸(^{99m}Tc-EC)，可以获得质量很好的泌尿系动态影像，但临床应用经验尚有待积累。

1)^{131}I-OIH：其化学性质与测定肾血浆流量的金标准试剂——PAH 相似，静脉注射后血浆蛋白结合率为 60%～70%，随血液流经肾脏，被肾脏摄取 96%左右，其中 80%由肾小管近端小管上皮细胞吸收，然后分泌到肾小管腔内；20%未结合部分由肾小球滤出。两者在小管腔内汇集而随尿流排出体外，30 min 内排出 70%左右。^{131}I-OIH 从血液清除到肾内的速率主要取决于有效肾血浆流量(ERPF)，因化学量极微，肾小管上皮细胞的数量和摄取功能关系不大，除非数量和功能有极度的降低。故^{131}I 的清除率或肾摄取率已用于定量计算 ERPF。杂质超过 1.5%将影响 ERPF 的测定值。随着存放时间的延长，^{131}I-OIH 可脱碘，故应定期检查放化纯度。

2)^{99m}Tc-MAG_3：^{99m}Tc-MAG_3 的血浆蛋白结合率为 88%±5%，经尿排出率与^{131}I-OIH 基本相同。其不足之处：①血浆清除率仅为^{131}I-OIH 的 60%～65%。②^{99m}Tc-MAG_3 在肝内和肠道有较多的聚集。③制备时需加热。

3)^{99m}Tc-EC 它的血浆蛋白结合率虽低(31%±7%)，但血液清除率较^{99m}Tc-MAG_3 高，为^{131}I-OIH的 75%±5%，故本底较低，肝肠也无明显摄取，泌尿系影像十分清晰，制备不需加热。

2.慢速通过型显像剂

该类显像剂经血流到达肾脏以后，可结合于肾皮质内，在一定的时间内其在肾脏的放射性保持一定的动态平衡，在体外通过显像方法可获得肾脏的解剖学图像。

(1)^{99m}Tc-DMSA(^{99m}Tc-2，3-Dimercaptosuccinic Acid，二巯基丁二酸)：静脉注射以后大部分和血浆蛋白结合随血流通过肾脏，在 1 h 内约有总量的 50%牢固地结合于肾皮质内，而且在 1～5 h 内保持恒定的浓度，因而适合静态显像。

(2)^{99m}Tc-GH(^{99m}Tc-Glucoheptonate，葡庚酸钠)静脉注射 1 h 内肾皮质可积聚注入总量的 16%～28%，该显像剂价格较^{99m}Tc-DMSA 便宜，肾脏显影尚可，但与^{99m}Tc-DMSA 相比图像的清晰度稍次之。临床该显像剂应用较多。

(二)显像方法

肾脏显像根据检查目的不同可分为以下 2 类，即肾静态显像及肾动态显像，后者又可分为肾血流显像和肾动态显像。

显像前准备：①进食饮水如常。②尽可能前 3 d 停服任何利尿药物，前 2 d 不进行静脉肾盂造影。③如用^{99m}Tc 标记的显像剂，显像前 1 h 口服过氯酸钾 400 mg。④显像前 20～30 min 饮水 300 mL。

1.肾血流显像

肾血流显像属于动态显像的一种形式，由于肾血流显像是观察血流动力学及放射性一次性通过血管的过程，所以对显像剂的选择要求不高。凡是适合体内显像应用的放射性药物均可使用，但一般情况下肾血流显像后都要进行肾功能检查，即还要进行肾动态显像，所以常选用^{99m}Tc-DTPA或其他快速通过型显像剂，显像剂的剂量为370 MBq(10 mCi)，体积应小于1 mL，病人体位一般为后前位，尽量使探头包括两侧肾脏及膀胱上部，移植肾、游走肾、肾下垂及腹部可疑肿块则应将探头置于相应位置。注射时要求"弹丸"(Bolus)式注射，即对静脉穿刺要求较高，病人衣袖不能过紧，穿刺部位以肘部较粗大的静脉为好。穿刺成功后，加压冲击式推注药物，同时开机进行连续动态显像，每秒钟采集1～2帧图像，连续采集30 s。在检查过程中病人应保持呼吸平稳，身体不能活动。

2.肾动态显像

(1)显像剂选择及剂量：显像剂^{131}I-OIH用量为9.25～11.1 MBq(250～300 μCi)，^{99m}Tc标记的显像剂为148～296 MBq(4～8 mCi)。体积皆小于1 mL。显像剂用量根据仪器效率而定，以保证以下各种计数不发生漏记为度。

(2)仪器条件：显像剂为^{131}I-OIH时，用中能平行孔通用准直器，能峰364 keV。显像剂为^{99m}Tc标记显像剂时，用低能平行孔通用(或高分辨)准直器，能峰140 keV。窗宽皆20%，矩阵64×64，在同时需观察肾血流及肾功能时，肾动态显像可于肾血流显像结束后即可开始，即在30 s末开始每30 s采集1帧图像，连续采集20 min结束，应用电子计算机应用程序进行图像综合和数据处理，可获得肾脏的连续动态图像及肾脏的时间—放射性活性曲线，即DTPA肾图，通过对动态图像和肾图曲线的综合分析可对肾脏的形态和功能状况做出正确评价。

3.肾静态显像

显像剂选择慢速通过型放射性药物，目前以^{99m}Tc-GH应用较多，剂量为5～10 mCi(选择^{99m}Tc-DMSA时剂量为1～5 mCi)，静脉注射后1 h开始进行显像，肾功能不好的病人必要时可延时显像。根据病人肾脏的位置采集不同体位的平面图像，必要时可进行断层显像。

(三)图像分析

1.肾血流显像

肾血流显像亦称放射性核素肾血管造影，主要是观察含有放射性弹丸的动脉血液首次通过肾脏时肾血管的灌注情况。因此，这种方法对诊断肾血管病变以及观察病变的血运情况有较大的应用价值。

(1)适应证：①了解肾供血情况，协助诊断肾血管性高血压和估价肾动脉病变情况。②协助诊断肾栓塞及观察溶栓疗效。③监测移植肾的血供情况。④观察肾内占位性病变血运情况，有助于良、恶性病变的鉴别诊断。

(2)正常图像：腹主动脉上段显影后2 s左右，两侧肾动脉几乎同时显影，随之出现完好的"肾影"，继而影像逐渐减淡，此时为肾内小动脉和毛细血管床的灌注和未被肾实质摄取部分又由肾静脉带离的影像，两侧基本对称。两侧影像出现的时间差和峰时差小于1～2 s，峰值差小于25%。

(3)异常图像及临床应用。

1)异常类型：①肾动脉显影延迟，肾影小而淡，多见于该侧肾血管主干病变或肾萎缩。②肾影像中出现局部放射陛降低区，提示局部缺血病变或其他良性病变。③肾内已知占位病灶的有较早和较多的放射性聚集，提示恶性病变的可能性大。

2)临床意义：①肾性高血压的诊断：肾动脉狭窄时(一般单侧发病)病侧肾脏灌注不佳，显影延迟，肾内放射性分布稀疏且不均匀，肾脏影像缩小，时间—放射性活性曲线可显示峰时延迟、峰值降低。②肾肿瘤与肾囊肿的鉴别诊断：恶性肿瘤血管丰富，尤其是动脉血运较强，肿瘤细胞可从肾动脉获得充分的血供，因而在肾血流显像时病变区域显示放射性聚集程度强于周围的正常肾组织，而在进行的肾动态显像时，因其是功能显像，肿瘤细胞不具备正常的肾代谢功能，显像图上病变区域表现为放射性缺损区。肾囊肿因无血供，病变区域在肾血流显像及肾动态显像始终不显影。③肾移植术后的监测：利用肾血流显像可以观察肾移植术后新连接的肾脏血管是否通畅，血流灌注良好则移植肾显示清晰，否则显像不清甚至不显影。④了解肾外伤的部位、程度及肾脏的血流灌注情况；外伤肾脏的血流灌注一般明显降低，表现为肾血流灌注显影差，当外伤治愈后血流灌注可恢复正常。⑤间接了解肾功能衰竭的程度：当肾功能衰竭晚期，肾脏萎缩，肾血流灌注可明显下降。

2.肾动态显像

(1)适应证：①综合了解肾脏的形态、功能和尿路通畅情况。②肾血管病变的诊断。③肾实质病变主要累及部位(肾小球或肾小管)的探讨。④急性肾功能衰竭的病变部位鉴别。⑤上尿路梗阻的诊断。⑥了解病肾残留功能，供选择病肾手术类型时参考。⑦移植肾监护。⑧观察有无尿漏发生。⑨当非显像肾图疑有对位影响或不能区分功能受损与上尿路引流不畅而临床需要鉴别诊断时。

(2)正常图像：肾动态图像包括功能及形态两方面的信息，图像分析时除应注意肾脏的形态方面的变化以外，重点应动态的观察肾脏显影及消影的全部过程。

肾动态显像的时相特征：静脉注射放射性药物后约 15 s，两肾区即可出现少许放射性，在 1 min 内两肾显影清晰，2～4 min 肾实质显像清晰且完整，肾区内放射性达到高峰，5～6 min 肾盂放射性开始增高，肾实质进入消影过程，肾外侧皮质的放射性逐渐向肾盂集中，膀胱显影，10 min 后肾盂放射性逐渐减退，放射性尿液逐步排入膀胱，膀胱的放射性不断增强，正常情况下尿路通畅，输尿管一般不显影或显示不清晰。至 20 min 末两肾影像极淡，仅见肾内侧皮质和肾盂仍有少量的放射性分布。肾动态显像形态学表现：分析肾动态显像图时，应注意两肾对比，分别从肾脏的位置、大小、形态及放射性分布几个方面进行分析。

(3)异常图像：①肾脏不显影：各种原因所引起的肾实质病变或肾血流障碍致使肾功能严重受损、肾脏无功能均可造成肾脏不显影，如慢性肾小球肾炎肾功能衰竭期、肾动脉严重狭窄等疾病。②肾脏显影及消影过程延缓：见于多种原因造成的肾实质功能严重损伤，肾前性及肾后性因素均可出现，单侧肾功能严重损伤的一个典型表现为“倒相”现象，即病侧肾脏显影时相延迟，较健侧肾脏显影明显延缓，但在健侧肾脏进入消影过程以后，其影像放射性反而较健侧浓集。肾脏显影及消影过程延缓由尿路严重梗阻并发肾积水引起者，可见肾盂扩大，有时可见到输尿管显影，输尿管粗大显影的下方即为梗阻部位。③肾实质持续显影：提示各种原因引起的尿生成不良或肾小管对水的再吸收增加，使肾小管内尿液冲刷不畅，放射性尿液持续滞留于肾实质内造成肾脏持续显影，肾小管淤塞和急性上尿路完全性梗阻亦可出现此种现象，这是由于肾小管内压力急剧增高所引起。④肾脏内局部区域放射性持续不消退：提示局部肾盏引流不畅。⑤肾脏周围或腹腔出现放射性：提示有尿漏存在。

(4)临床应用：肾动态显像是用 γ 显像图像来反映肾脏清除 ^{99m}Tc-DTPA 等放射性示踪剂的全过程显像法，即用图像的方法来了解在显像过程中肾脏的时间－放射性的变化，因此这种方法是一种形态功能测定法，其临床意义明显高于单纯的肾时间－放射性曲线(肾图)方法，其临床主要应用于以下几个方面。

1)综合评价肾脏的功能状态：如在诊断肾小球肾炎肾功能损伤程度的同时，观察肾脏大小、形态及放射性分布等形态学的变化，对肾脏受损的程度做出综合判断。

2)诊断肾脏占位性病变：在诊断肾脏占位性病变的同时或解剖学异常的同时确定肾脏的功能状态。

3)肾性高血压的诊断：及鉴别诊断肾动脉狭窄的显像特点为病肾显影时相延缓，较健侧显影时间延迟 1 s 以上，病肾影像明显缩小，肾内放射性浓聚不良，晚期病人如肾功能严重受损，病肾可不显像，此时可延迟一定时间后再次进行显像，以观察病肾是否确无功能，其时间－放射性活性曲线显示典型的小肾图特点，即其病肾明显小于健侧，形态与健侧肾脏基本一致但其各段放射性峰值较健侧肾脏低 30%以上。

4)尿路梗阻和梗阻部位的诊断：急性尿路梗阻时，肾功能尚未受到严重损伤，则病肾显影及消影时相可呈轻度延迟，但梗阻以上部位可呈明显的放射性浓集，肾图可呈现典型的急剧上升型形态。慢性尿路梗阻时肾功能损伤较重，如合并有肾盂积水，显影早期可见肾脏体积略增大，肾门区出现放射性分布稀疏区或缺损区，显影后期则该区放射性明显浓集。消退明显延迟，输尿管梗阻时，由于示踪剂在肾盂内和输尿管内潴留，不仅肾盂显像，而且输尿管梗阻部位上端扩张、放射性潴留，其下端即梗阻部位。

5)肾移植术后监测:肾移植手术后合并症可有急性肾小管坏死、急慢性排异反应、尿路梗阻及尿漏等。肾动态显像可以直接显示移植肾的位置、血运情况、有无排异反应、尿路梗阻和尿漏存在。由于肾动态显像无创伤,能在观察移植肾变化之中明确诊断,国内外已列为移植肾的常规监测方法。①显像时间第一次检查是在移植后 24 h 内进行,留做基础值。病情稳定后 2～3 d 内做第二次检查,继后在二至三周内间隔 2～3 d 检查 1 次,以便及时诊断及时治疗。②正常移植肾图像静脉注射显像剂后 2～4 min 肾显影清晰,肾内放射性活度分布均匀;6～9 min 后肾影开始消退;膀胱在 3～6 min 后开始显像,并逐渐增强,15～18 min时膀胱内放射性高于移植肾。

3.肾静态显像

肾静态显像是用慢速通过肾脏的显像剂,由静脉注射后,经一定时间在体内达到平衡并浓聚在肾实质细胞内,利用显像剂所放出的 γ 射线,通过 SPECT 进行静态平面及断层显像,借以了解肾的位置、大小、形态和肾内占位性病变。

(1)适应证:①先天性肾解剖异常的诊断。②肾位置异常的诊断。③肾内占位性病变、缺血性病变和破坏性病变的检出。④上腹部肿块与肾的鉴别诊断。

(2)显像剂:^{99m}Tc-葡庚糖酸盐(GH)、^{99m}Tc-DMSA(二硫基丁二酸)是良好的肾皮质显像剂,主要被肾小管上皮细胞吸收和浓聚,排泄缓慢,静脉注射后 5 h 内约 54%聚集在肾,肾皮质与肾髓质比为22∶1,可在 5 h 内放射性浓度保持相对稳定。由于排泄缓慢,肾盂及输尿管不显影,能使肾皮质显示清晰的图像。^{99m}Tc-GH 是一种优良的肾显像剂,与^{99m}Tc-DMSA 近似,静脉注射后,部分被肾小球滤过,迅速从循环中被清除,部分被肾小管重吸收并滞留在肾皮质中,随着时间的延长(直至注射后 6 h)肾皮质的放射性逐渐增加。

(3)显像方法:①平面显像:病人在静脉注射^{99m}Tc-葡庚糖酸盐或^{99m}Tc-二硫基丁二酸(3 mL)1～2 h 后,排空膀胱,应用 SPECT 取后位摄得影像为肾实质影像。必要时加做左后斜位、右后斜位及前后位显像。如有肾功能异常则需行 2 h 后延迟显像。②断层显像:在肾静态平面显像后病灶显示不清时需接着做断层显像,将探头对准肾部位围绕病人做 360°旋转,每 6°采集一帧,每帧 10 s,矩阵 64×64,经图像重建和断层处理,可得横断面、冠状面、矢状面 3 种断层面的肾实质图像。断层显像能发现和提供肾平面显像所不能显示功能状态的肾内"肿块"。

(4)临床应用。

1)正常肾影像:双肾位于第 1～2 腰椎两侧呈蚕豆状,轮廓清晰,内侧中央部稍凹陷为肾门。两肾纵轴呈"八"字形,右肾常较左肾稍低,左肾多较右肾稍长,右肾多比左肾稍宽,大小约 11 cm×6 cm,两侧肾纵径差＜1.5 cm,横径差＜1 cm。放射性分布密度除肾门处略稀疏外,一般匀称,两侧对比放射性分布无明显差异。

2)异常图形分析与临床意义:①肾数目的异常如先天性单肾缺如,常见于左肾,图像显示一侧肾缺如,正常单肾通常代偿增大。②肾位置的异常:异位肾:多见于左侧,男性较多,位于下腹部者居多,也有位于纵隔者,其肾动脉从邻近的大血管腹主动脉或髂动脉分出。异位肾常伴有形态失常或体积缩小;肾下垂:多见于右肾,常见女性患者,其肾动脉的位置正常,若在各种体位上见肾影中心下降大于 3 cm 者属肾下垂,若直立位肾脏位置明显下降而卧位检查时肾脏影像位置正常则称为游走肾。③肾形态畸形:马蹄肾,常见两肾下极相连,有时一侧大,另一侧肾小。双肾一侧融合畸形,双肾融合于一侧,肾形态失常。先天性一侧肾发育不全或肾萎缩,图像显示体积小且放射性降低。④肾占位性病变:图像显示肾体积增大,形态失常,放射性分布不均匀,呈局限性放射性缺损或稀疏区,缺损区可单发亦可多发,如肾功能严重受损,整个肾不显影。肾占位性病变可见于肾肿瘤(如肾癌)、肾囊肿及肾血肿等疾病。单独依据肾静态显像难以确定占位性病变性质,应结合临床及其他影像诊断结果综合分析,采用肾动态显像有助于占位性病变的定性诊断。断层显像可提高占位性病变的检出率。肾静态显像诊断多囊肾较为准确,其图像特征是肾体积增大,肾区放射性分布不均匀,可见多个放射性稀疏区或缺损区,肾边缘常不规则,多有"弧形"改变。⑤肾炎症病变:细菌感染、自身免疫功能低下及化学物质中毒均可引起肾实质病变所致肾功能受损,如急性肾盂肾炎、慢性肾盂肾炎、肾小球肾炎、肾脓肿、肾结核及肾硬化症等。其损伤范围可以是单肾或双肾、弥漫性或局限性；功能受损程度有轻有重。肾静态显像可显示单肾或双肾单发或多发性的放射性分布稀疏缺损区，严重功能受损或功能丧失的肾显影模糊或不显影。

三、阴囊、睾丸显像

近年来，有人用^{99m}Tc-过锝酸盐观察阴囊内病变，其原理是：当睾丸扭转或睾丸积水时，由于睾丸内血运减少，病变部位会出现放射性稀疏或缺损区；而当有炎症时，如睾丸炎或附睾炎，则因充血，病变部位出现放射性浓聚。据此可鉴别上述两类疾病。

睾丸由睾丸动脉供血，而阴囊壁则由阴部动脉分支供应。睾丸一旦发生扭转即可引起局部血流减少，导致睾丸梗死，而阴囊壁的供血仍正常，或因睾丸附睾炎症引起局部血流增加。这些由血供改变所引起的放射性变化可造成睾丸阴囊血流、血池影像发生异常改变。

1.受检者准备

显像前 1 h 服过氯酸钾 400 mg。

2.显像剂

^{99m}Tc-用量 555 MBq(15 mCi)成人，儿童为 185 MBq(5 mCi)。

3.仪器

γ 相机，低能通用平行孔准直器。

4.影像采集

(1)受检者仰卧位使双腿分开，将阴茎贴于腹壁，用铅橡皮托起阴囊，探头从前方对位于阴囊。

(2)采集条件：矩阵 64×64，能峰 140 kev，窗宽 20％。

(3)采集方法：静脉"弹丸"式注射显像剂后立即以每 3 s 1 帧的速度连续采集血流灌注影像，共 10 帧，注射 10 min 后采集 1 帧血池影像。

5.正常图像

灌注相可见髂动脉和股动脉显影，阴囊无明显放射性出现，睾丸动脉不显影。血池相可见阴囊轻度显影，浓度低于股动脉影像，但分布对称。

6.异常影像及临床意义

(1)急性睾丸扭转：此病若发病后数小时不能得到及时诊治，睾丸的存活几率将大大降低，而急性附睾睾丸炎的临床表现与此病极为相似，但后者只需保守治疗，所以二者的鉴别诊断具有重要意义，急性睾丸扭转的显像特征为患侧中心心部位呈放射性缺损的"冷区"，周围有一圈放射性增强的浓聚带。

(2)附睾睾丸炎：患侧显示放射性弥漫性增加，慢性期睾丸显像基本正常，如有脓肿形成，则在血池相呈现中心放射性降低的"冷区"图像，提示睾丸内有坏死。

(3)精索静脉曲张：患侧血液郁结造成左右两侧阴囊内血池容量不等，使曲张侧有更高的放射性浓聚，本病的血池相类似于急性附睾睾丸炎，应结合临床和其他检查结果综合考虑。

(4)睾丸肿瘤：临床多表现为无痛性肿胀，睾丸显像也多与炎症类同，与急性睾丸扭转易于区别。

（高莹莹）

第六节 核医学在骨骼肌肉系统疾病的应用

一、原理

(一)静态骨显像原理

骨骼组织主要是由无机盐羟基磷灰石晶体和有机质骨胶原、骨黏蛋白等构成。^{99m}Tc 或^{113m}In 标记的磷或磷酸盐化合物是通过化学吸附方式与晶体表面和有机质(骨胶原)结合而沉着在骨骼内,使骨组织聚积放射性而显像。骨骼各部位聚积放射性核素的多少与其血流灌注量和代谢活跃程度有关。当骨骼组织无机盐代谢更新旺盛,局部血流量增加,成骨细胞活跃和新骨形成时,可较正常骨骼聚积更多的趋骨性放射性药物,显像图上呈现异常放射性浓集区;当骨骼组织血液供应减少,或病变部位呈溶骨性变化时,骨显像剂聚集亦随之减少,可形成放射性稀疏区。

(二)三相骨显像原理

静脉注射显像剂后进行局部骨血流、血池和延迟三个时相的显像,可观察到病变部位动脉血流灌注、血床量和骨盐代谢等方面的情况,综合分析有助于提高一些骨骼疾病的诊断率和探讨其发病机制。

二、适应证

(1)恶性肿瘤怀疑骨转移:X 线摄片无异常发现或结果不能确定时,早期寻找转移病灶,肺癌、乳腺癌、前列腺癌等肿瘤患者手术前后定期全身骨显像检查。

(2)全身或局部骨痛,排除骨肿瘤。

(3)疑似某些代谢性骨病。

(4)观察移植骨的血供和存活情况。

(5)骨肿瘤患者放射治疗野的判定,放疗或化疗的评价。

(6)诊断骨缺血坏死,观察血供状况。

(7)诊断骨髓炎,特别是临床高度怀疑而 X 线阴性者。

(8)判断 X 线难以发现的骨折,如应力性骨折等。

(9)鉴别陈旧性或新近发生的压缩性椎体骨折。

(10)烧伤后骨坏死的诊断、治疗随访及预后判断。

三、显像剂

(一)^{47}Ca、^{85}Sr

早期用于骨显像,但由于其核物理特性的固有缺陷.现已被淘汰。

(二)^{99m}Tc-磷酸盐

现为临床上应用最广泛的显像剂。

(1)^{99m}Tc-亚甲基二磷酸盐(MDP),注射后 1、6 h,骨骼沉积量分别为 55%、68%。6 h 尿累积排出量为未进入骨骼量的 60%~70%。

(2)^{99m}Tc-焦磷酸盐(PYP),注射后 1、6 h 进入骨骼沉积量分别为 40%、47%。未进入骨骼的部分有 50%从尿中排出。MDP 的生物学特性明显好于 PYP,临床上应用最为常见。

四、方法

(1)病人无需做特殊准备。

(2)^{99m}Tc-磷酸盐标记：①准备：取MDP(或PYP)冻干品一支(MDP 5 mg，氯化亚锡0.5 mg；PYP 10 mg，氯化亚锡0.5 mg)，注入$^{99m}TcO_4$淋洗液2～8 mL(比放射性为74～740 MBq/mL)，充分摇匀，放置5分钟备用。标记药物无色透明。标记后3 h内均可使用。②^{99m}Tc-磷酸盐放化纯测定：纸层析，使用新华滤纸1号，展开剂为85%甲醇。^{99m}Tc-MDP，$R_f=0$，$^{99m}TcO_4^-=1.0$。

(3)受检者口服过氯酸钾($KClO_4$)400 mg，20分钟后，静脉注射^{99m}Tc-MDP 740～1110 MBq(20～30 mCi)。鼓励受检者多饮水，多排尿，以加速非骨组织放射性清除，降低非骨组织本底。2～4 h后进行显像，显像前排空小便，必要时进行导尿。显像时移去受检者身上的金属物品，如皮带扣、钥匙串等。

(4)三相骨显像：①血流、血池显像：矩阵64×64，每2秒一帧连续采集20帧，再每分钟采集一帧连续采集5帧。②延迟显像：3 h静态骨显像，必要时行24 h延迟显像。

五、仪器条件

(1)应用大视野γ相机做全身扫描时，做前位、后位全身显像，将探头尽量接近体表，对局部可疑病变行局部静态显像。

(2)低能高分辨或低能通用准直器。必要时局部静态显像采用针孔准直器。

(3)如无全身显像γ相机，可用一般γ相机进行分段显像，因病人排尿后膀胱内放射性减少，故依次先做骨盆前位及后位显像，然后做腰部、胸部、下肢，最后做头颅、下肢显像。显像时注意左、右、上、下肢对称部位采集时间应相同。

六、影像分析

(一)正常影像

(1)全身骨骼显影清晰，放射性分布均匀，左、右对称。

(2)血运丰富、代谢活跃的疏质骨，放射性浓聚较多，主要包括颅骨、胸骨、脊椎、骨盆等扁平骨；长骨骨骺端，肩关节、胸锁关节、骶髂关节等大关节处呈对称性放射性增浓。

(3)双肾中度显影，有时可见到肾盂肾盏少量放射性滞留。

(4)儿童及青少年骨显像特征：生发中心摄取增加；不同年龄段其摄取量存在很大差异；颅骨骨缝摄取增加；耻骨联合摄取增加。

(二)异常影像

骨显像异常变化，根据放射性聚积的多少分为放射性浓聚区(热区)和放射性稀疏区(冷区)；根据放射性浓聚病灶的形态不同可表现为点状、圆形、条形、片状和团块状等；根据异常表现的数目可分为单发或多发。

1.骨异常放射性浓聚区(热区)

这是骨显像最常见的异常特征。凡是可产生骨质破坏和新骨形成的病变(如骨转移肿瘤、原发性骨肿瘤、骨折、骨髓炎和骨膜撕裂等)及骨质代谢紊乱性疾病(如畸形性骨炎)均可产生异常的放射性浓聚区。

2.骨异常放射性稀疏区(冷区)

凡是可产生骨骼组织血液供应减少或产生溶骨的病变(如骨囊肿、骨梗死、骨坏死早期、骨转移肿瘤、激素治疗后或放射治疗后)均可产生异常放射性稀疏区。

3.骨外异常放射性浓聚区

许多骨外病变可摄取骨显像剂，如不同程度钙化的心瓣膜、心包、包囊虫病、畸胎瘤，有羟基磷灰石形成的急性心肌梗死，泌尿系某些结石，某些软组织恶性肿瘤或炎症等。肿瘤放疗后照射野软组织亦可浓聚。判断结果应予以注意。

4.超级影像

肾不显影的骨骼影像称“超级影像”，是显像剂聚集在骨组织明星增加的表现。对于恶性肿瘤患者，这种影像提示有广泛弥漫骨转移的可能。这种骨影像也是代谢性骨病的表现之一。

5.代谢性骨病骨影像的一般特征

(1)骨影普遍增浓。

(2)头盖骨和下颌骨尤为明显。

(3)肋软骨呈串珠状。

(4)领带样胸骨影。

(5)肾影不清。

(6)肺和胃等软组织异常钙化影像。

(7)24 h 全身^{99m}Tc-MDP存留率明显增高。

(8)常伴有散在的假性骨折影像。

6.三相骨显像异常征象

(1)血流相异常:①局部放射性增高:骨骼部位或连同邻近的软组织内放射性异常增高示骨骼局部动脉灌注增强,常见于原发性恶性骨肿瘤和急性骨髓炎。②局部放射性减低:示该局部动脉灌注减少,可见于股骨头缺血性坏死、骨梗死和一些良性骨病变。

(2)血池相异常:①局部放射性增高:可以由局部血管增生扩张造成,如骨骼恶性肿瘤和骨髓炎等;也可以由静脉回流障碍所致,如儿童特发性股骨头坏死等。②局部放射性减低:多与局部放射性增高同时存在,表现为局部放射性分布不匀,减低部位为坏死区。

(3)延迟显像同前。

七、临床意义

(一)转移性骨肿瘤

(1)易发生骨转移的肿瘤:如乳腺癌、肺癌、前列腺癌、鼻咽癌等肿瘤的术前诊断及术后随访观察。

(2)骨显像早期发现骨转移肿瘤较X线摄片敏感,一般认为要早半年以上显示病变,这是由于X线诊断骨肿瘤的基础是骨骼被肿瘤侵犯引起脱钙、致局部解剖密度差异方能被显示、核素骨显像除对转移肿瘤诊断具有高的灵敏度外,另一重要因素是能全身成像,反映不同病变部位情况,而X线受摄片范围的影响,难免遗漏病变部位的检测。

(3)骨显像所显示的转移肿瘤部位与临床常见疼痛部位大多相一致,但很多患者早期可无骨痛的表现。如前列腺癌老年患者,大约40%骨显像阳性而无临床骨痛症状。

(4)骨转移肿瘤的转移部位以中轴骨占90%,其中脊椎骨39%,肋骨、胸骨和肩胛部28%,骨盆12%,颅骨10%。

(二)原发性恶性骨肿瘤

1.骨肉瘤

多见于10~20岁年轻人,平均为14.6岁,男、女之比为2∶1。发病以膝关节上二下的股骨(58.9%)、胫骨(21.4%)为多见。早期易发生肺转移,尸检发现25%患者有骨转移。骨显像在制定骨肉瘤治疗计划时,尤其是外科切除肿瘤时能提供有价值的信息。按照骨显像的范围行外科切除是有效和安全的。

骨显像表现特征为:①血流血池相见局部血供增加。②延迟相见病变处放射性异常浓聚。③同侧近端骨摄取增加,可能与血流量增加、骨塑形改变有关。④部分肺转移灶也能浓聚骨显像剂。⑤远离病灶的骨骼呈放射性异常浓聚,提示骨肉瘤转移的可能性大。

2.尤因肉瘤

尤因肉瘤为一种原发骨恶性肿瘤,来源于骨髓的结缔组织。约占骨恶性肿瘤的10%~15%。发病在20岁以前,多发于10~14岁之间。男女之比约为2∶1。发病最常见部位为骨盆(25%),其次是肋骨、股骨、脊柱、胫骨、腓骨、肩胛骨等。

骨显像在确定尤因肉瘤的范围和早期诊断转移瘤上优于X线检查。

骨显像表现特征:不像骨肉瘤反应性充血严重,故延迟显像能准确确定病变的范围,有助于放射治疗计划的制定和外科手术切除范围的确定。尤因肉瘤易发生骨转移，骨显像进行随访观察是有价值的。

3.软骨肉瘤

软骨肉瘤多见于成年人，儿童罕见。好发部位以髂骨多见，其次是长骨，如股骨、胫骨或肱骨等上端。病变大多位于干骺端，靠近软骨板处。

骨显像特征：①血流血池相为局部血供增加。②延迟相见病变处摄取增加。③病变轮廓改变，肿瘤边界清楚。

4.骨膜肉瘤

骨膜肉瘤来源于骨膜或骨膜外结缔组织，多发于股骨远端、肢体骨、掌骨、趾骨等。骨显像可见局部骨或骨干外放射性浓聚区。

5.多发性骨髓瘤

发病年龄以 40 岁以上较多见。X 线片骨骼有多发的穿凿样溶骨性缺损，X 线片出现异常为 40%。骨显像表现为局部放射性浓聚或缺损改变。

（三）骨良性肿瘤

良性骨肿瘤多见于儿童和青少年，好发部位以长骨为主。骨显像对骨良性肿瘤是一种辅助性诊断检查。良性骨肿瘤的血流显像中，病变部位不出现放射性增高或者出现放射性轻微增高。恶性骨肿瘤的血流显像则在病变部位见到放射性明显增高。

（四）骨和软组织炎症

1.骨髓炎

特别是血源性骨髓炎多发生于儿童。早期诊断相当困难，因为临床症状和体征、实验室检查以及 X 线片的征象常常是非特异性的、不肯定的，或者无异常发现。骨髓炎发生部位以股骨和胫骨及长骨干骺端多见。骨显像在临床症状出现后 1～2 天即可见到异常征象；而 X 线则要在 7～10 天发现异常。

骨显像特征表现为，血流血池相显示病变部位摄取增高，延迟显像亦示摄取增加。但在病程早期，三相骨显像的延迟骨显像可表现为“冷区”。随着病程发展，“冷区”可逐渐被放射性浓聚所取代。

2.蜂窝织炎

骨显像的特征表现为血流血池相非限局性中等度放射性增加，与骨髓炎不同之处在于延迟相放射性逐渐减弱或消失。

（五）骨外伤

骨显像在骨折后数小时内即可出现异常放射性浓聚，特别是对应力性骨折的诊断具有极高的价值，其骨显像特征表现为病损处出现梭形放射性异常浓聚。骨显像对陈旧性骨折亦有诊断价值。骨折后骨显像随访可以显示骨折愈合的程度。

（六）代谢性骨疾病

骨显像对代谢性骨疾病的敏感性较高，但其特异性较差。归纳其骨显像特征为：①广泛的中轴骨放射性增加。②弥漫性长骨放射性增加。③干骺端和关节周围的放射性增加。④锁骨和下颌骨的放射性增加。⑤肋软骨连接处的串珠征。⑥胸骨领带征。⑦肾脏不显影或显影较差。不同的代谢性骨疾病具有自身的骨显像特征，有时较难鉴别。

1.骨质疏松

中老年骨质疏松早期骨显像无特征性表现；中晚期骨显像见弥漫性放射性减低，以脊柱、四肢骨较明显。

2.骨质软化征

骨质软化征是成年人骨基质有过量的类骨质累积而使骨软化的一种疾病。最常见的症状是骨痛、肌无力。骨显像特征为骨摄取示踪剂普遍增加，骨和软组织的放射性比值明显增高，尤以颅骨、下肢骨、下颌骨及关节周围最为明显。

3.甲状旁腺功能亢进症

原发性甲状旁腺功能亢进主要因甲状旁腺瘤腺体分泌过多所致,伴血清钙升高、血清磷降低、血清碱性磷酸酶及甲状旁腺素升高。其骨显像特征表现为弥漫性骨放射性增高,较少见到串珠征和领带征。而肾性骨营养不良伴继发性甲状旁腺功能亢进,双肾不显影或显影极差,呈超级影像征象。

4.畸形性骨炎(Paget 病)

Paget 病多发于 40 岁以上,男性多于女性。病理生理改变为骨吸收增加,新生的异常畸形骨生成。临床症状表现为骨痛。骨显像特征表现为病变骨呈边缘锐利的大片摄取增高,伴骨弯曲增粗。定期进行骨显像对 Paget 病的随访及治疗效果的判断是有价值的。

(七)缺血性坏死

缺血性坏死可发生于任何骨骼,但股骨头缺血性坏死最为常见。

1.股骨头缺血性坏死

骨显像特征为早期见患侧股骨头区摄取减少,逐渐呈现“炸面圈”样改变,即股骨头中心放射性减少而周边放射性增多。后期由于髋面磨损更加严重,放射性浓聚愈加明显,掩盖了股骨头坏死的放射性减少区,但行断层显像大多仍能见到“炸面圈”样征象,有助于诊断。

2.骨梗死

骨显像特征:①早期可见梗死区放射性摄取减低。②后期病变部位呈局限性放射性增高。

(八)关节疾病

1.类风湿关节炎

骨显像较 X 线摄片更能早期发现病变,其骨显像特征表现为受累关节放射性明显增强,以腕关节、掌指关节、指间关节、肘关节等呈弥漫性放射性增高征象最为常见。

2.骨关节炎或退行性关节病

骨显像特征表现为第一腕掌关节放射性明显增加,也可能见到远端指(趾)间关节的放射性增加,有时见到更多的关节受侵犯。

3.化脓性关节炎

多发生在儿童,常发生在皮肤或上呼吸道感染之后,局部红、肿、痛和全身症状是最常见的征象。

髋部的化脓性关节炎,骨显像显示股骨头摄取骨显像剂减低或缺如,这是由于关节囊压力增加引起缺血所致。

(九)移植骨监测

移植骨是否存活,不同植骨材料诱骨形成的定量分析等,骨显像比 X 线片具有明显的优势。

骨显像对移植骨的判断,如血池相及静态相移植骨放射性高于或等于健侧示存活良好;相反,若移植骨放射性缺损呈透明区示微循环障碍导致移植骨死亡。还可对植骨材料诱骨形成进行定量分析。

(高莹莹)

第二十五章　介入放射技术

第一节　经导管血管栓塞术

经导管血管栓塞术(transcatheter arterial embolization,TAE)是介入放射学的基本技术之一,是指在X线电视透视下经导管向靶血管内注入或送入某种栓塞物质,使之闭塞,从而达到预期治疗目的的一项技术,急诊介入主要用于治疗血管性出血及肿瘤、实体器官的破裂出血。TAE在介入放射学中的作用与结扎术和切除术在外科学中的角色类似。因本术具有微创性、全程影像引导和选择性靶血管插管技术而使得栓塞的准确性和可控性大大提高,成为一项崭新的革命性的临床治疗方法。

Lussenhop等在20世纪60年代试用冻干牛心包碎片经导管注入脊髓动脉,治疗无法手术的脊髓AVM,此后TAE逐步在临床推广应用。20世纪70年代至80年代初,分别出现TAE用于治疗胃十二指肠和鼻出血,治疗以肾癌为代表的恶性肿瘤和以脑膜瘤为代表的富血性良性肿瘤以及脾功能亢进、脑动脉瘤和AVM等。其间多种栓塞物质被研究开发,经受考验的常用的有明胶海绵、聚乙烯醇、组织黏合剂、弹簧钢圈、可脱离球囊、无水乙醇等,这为TAE技术的发展奠定了基础。特别是电解可脱性铂金圈、可脱性钢圈和房间隔封堵器的应用,使TAE在栓塞动脉瘤、巨大的异常血管通道(如动静脉瘘、动脉导管未闭、房间隔缺损)等方面的安全性、准确性和疗效显著提高。

一、治疗机制

栓塞物质经导管注入靶血管内,使血管发生栓塞,进而对靶血管、靶器官和局部血流动力学造成不同程度的影响:阻塞或破坏异常血管床、腔隙和通道使血流动力学恢复正常;阻塞血管使之远端压力下降或直接从血管内封堵破裂的血管以利于止血;使肿瘤或靶器官造成缺血坏死。

(一)对靶血管的影响

栓塞的目标血管称为靶血管,它通常包括主干、小动脉和末梢三大部分。栓塞物质可分别使毛细血管床、小动脉和主干,或三者同时被栓塞。栓塞物质对靶血管的影响与其性质有关。一般同体栓塞剂进入靶血管后,在与其直径相同的血管内停留下来,形成机械性栓塞,在此基础上栓子周围及被栓血管的远端和近端常可并发血栓形成,造成局部血流中断。一般固体栓子对血管壁的结构不产生破坏。栓塞后早期镜下观察血管壁的内皮、肌层和外层保持完整。栓子周围可见异物反应。随着时间的延长,部分可吸收的栓塞剂被吸收后,可观察到血管的机化和血管的再通。未再通者血管萎缩变细,结构模糊,甚至消失,局部纤维化,血管永久性闭塞。液体栓塞剂如无水乙醇,多通过化学破坏作用损伤血管内皮,并使血液有形成分凝固破坏成泥状,从而淤塞毛细血管床,并引起小动脉继发血栓形成。栓塞后早期镜下即可见小动脉及毛细血管广泛血栓形成,血管内皮细胞肿胀、脱落。栓塞后一个月左右,镜下可见血栓机化,较少有再通现象,血管结构破坏,甚至仅轮廓残存。

栓塞后血管是否再通的影响因素很多,主要有:①栓塞物质是否可被吸收。不能被吸收的固体栓塞物质,如医用胶类、不锈钢圈、PVA颗粒等,造成的局部血管栓塞多不再通。可被吸收的栓塞物质如自体血凝块、明胶海绵等,则较易再通。但靶血管被可吸收物质长段充填,再通亦十分困难。②能对靶血管造成严重伤害的栓塞剂如无水乙醇等，栓塞后血管较难再通。即使部分再通，血管亦明显变细。③栓塞的靶血管为终末血管，缺乏侧支循环，栓塞后不易再通，反之易再通。④靶器官栓塞后大部坏死，则血管难再通，少或无坏死者多可再通。

（二）对靶器官的影响

被栓塞血管的供应器官、肿瘤或血管本身统称为靶器官。栓塞靶器官供血动脉的直接后果是造成局部不同程度缺血，进而根据不同靶器官对缺血的耐受性和不同栓塞程度以及栓塞方式而产生不同的影响。①重度缺血坏死，栓塞使大部分组织器官缺血坏死，并伴随功能丧失和随后的萎缩吸收或液化坏死。多发生在缺少侧支血供的器官如肾、脾。使用液态栓塞物质易造成大范围坏死，因其作用强烈通常可造成大范围的靶血管栓塞，侧支循环不易建立。②中度缺血坏死，靶器官部分缺血坏死，通常发生在栓塞程度较轻、小动脉栓塞或靶器官存在较丰富的侧支循环等情况下，可伴有器官功能的部分丧失，如脑动脉栓塞。部分性脾、肾动脉栓塞。使用微粒和液态栓塞物质作某动脉分支的栓塞，亦可造成局部坏死，而同样情况下使用其他较大颗粒栓塞物质则不造成坏死。③轻度缺血坏死，靶器官缺血，但不产生坏死，且缺血可通过侧支循环血供代偿而恢复。因此，对器官的功能影响为一过性，多无严重的后遗症。此影响多产生存有丰富血供的器官，如胃、十二指肠、头面部和盆腔；双重血供的器官如肝脏、肺脏；用较大的栓塞物栓塞动脉主干，如脾动脉主干栓塞。

（三）栓塞水平和栓塞程度

栓塞水平是指栓塞剂到达或闭塞血管的位置，可分为毛细血管、小动脉、动脉主干和广泛水平栓塞几种(图 25-1)。毛细血管水平栓塞常使靶器官产生严重坏死。小动脉栓塞，栓塞后侧支循环较易建立，除靶器官缺乏侧支血供的情况外，多不造成靶器官的严重坏死。主干栓塞后其分支血压迅速下降，侧支循环极易建立，除心、脑对缺血、缺氧极为敏感的器官外，极少造成靶器官坏死。广泛水平血管栓塞是指以上三者均被同时或相继栓塞，可产生严重的靶器官坏死。

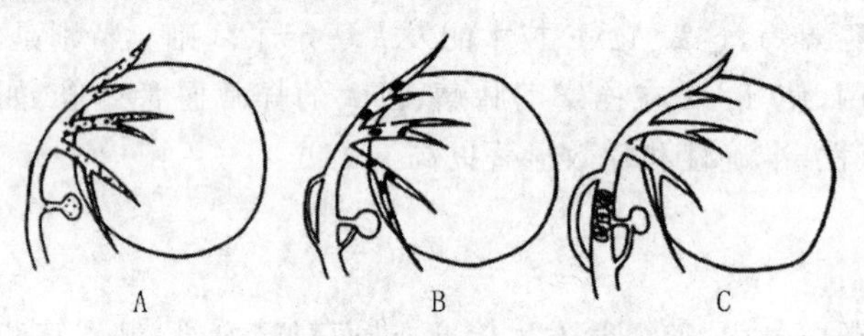

图 25-1　不同水平的栓塞

A.毛细血管；B.小动脉；C.动脉主干

栓塞程度是指靶血管和(或)所属分支闭塞的比例，或可理解为栓塞后靶血管血流减少的程度，可造成相应程度的靶器官坏死。如一个靶器官有数条供应的动脉，仅栓塞 50％以下的供血动脉可称为部分栓塞，50％～90％的栓塞称为大部栓塞，90％以上的栓塞可称为完全性栓塞。栓塞程度越高，靶器官坏死的范围越大。

（四）对局部血流动力学的影响

血管一旦被栓塞，局部血流动力学会发生改变，从而实现栓塞的治疗作用。

(1)局部血供中断或明显减少，潜在的侧支通路开放对靶器官供血。此情况常出现于动脉主干及小动脉水平的栓塞，由于远端的毛细血管床尚未严重受累，且呈低压状态，侧支循环易于建立。若对毛细血管床进行完全性栓塞，则侧支循环不易建立。

(2)栓塞后血液发生重分布，对于双重血供的器官如头面部、胃十二指肠、盆腔等，对其一支或一侧动脉主干的栓塞，很快可由另一支或对侧动脉代偿供血。虽然血供不一定能恢复到先前的状态，但在一般情况下不致产生缺血症状，且随着时间的延长，局部供血量可恢复至接近栓塞前水平。

(3)恰当的栓塞可使异常循环所致的盗血、分流、涡流等得到纠正或解除，如治疗各种动静脉畸形、动静脉瘘、动脉瘤和静脉曲张等。

(4)栓塞术通过直接用栓塞物质堵塞破裂的血管，或将出血动脉近端栓塞，使之压力下降并继发局部血管痉挛性收缩或继发性血栓形成而达到止血的目的。

二、使用器材及操作方法

(一)器材

用于栓塞术的器材主要为常用的导管和导丝，在此仅介绍较新的特殊器材。

(1)导管：除普通导管外，现常采用超滑导管，其外层涂有亲水膜，遇水十分光滑，易于随导丝跟进靶血管。再就是应用微导管，一般外径为 2.8～3 F，配有 0.025 in 的微导丝，可由内径0.038 in的导管送入，用于超选择插入迂曲的或细小的靶动脉。

(2)导丝：为了超选择性插管，目前超滑导丝和超硬导丝亦较常用，前者主要用于进入迂曲的血管，同时可减少血管损伤。超硬导丝可起到良好的支撑力，可引导导管进入成角较大的血管。

(二)操作技术

血管栓塞的操作技术并不十分复杂，正确合理的操作有赖于对血管影像和血流动力学改变的正确诊断。准确的靶血管插管、选择适当的栓塞物质、把握栓塞剂的释放方法、随时监测栓塞程度和控制栓塞范围。所以，对术者的综合知识、手眼协调能力、操作的灵巧性、对器材的感知和临床经验等有相当高的要求。

栓塞术前的血管造影检查是十分必要的，是栓塞的基础。没有清晰的血管造影图像和对其正确的认识，栓塞术即是盲目的。

血管造影的目的：①明确病变的诊断，即使已有其他影像学甚至病理学资料，亦应对病变从血管造影诊断方面加以研究。主要包括病变部位和性质的确定，了解血管本身的解剖位置和变异情况。②明确靶动脉的血流动力学改变，主要包括血管的走行、直径、动静脉显影的时间和顺序、血流速度、侧支循环，以及病变的显影程度和造影剂排空时间等。术后造影则是对栓塞程度和范围评估的重要手段。

选择或超选择性靶血管插管水平可影响栓塞术的疗效和并发症的发生率，原则上要求导管应插入欲被栓塞的血管，而尽量避开非靶血管。对于走行迂曲、复杂的靶血管超选择性插管往往很困难，可采用改变插管入路，选用不同形状的超滑导管和超滑、超硬导丝，甚至微导管等，提高超选择性插管的成功率。

栓塞物质的选择是栓塞术的重要一环。选择适当的栓塞物质可提高疗效，减少并发症。

选择的原则：①根据靶血管的直径选择适当大小的栓塞物质。②根据治疗目的选择作用不同性质的栓塞物质，如肿瘤的姑息性治疗选用携带化疗药物的微囊、碘油、明胶海绵等，AVM、动静脉瘘和动脉瘤等的根治性治疗，则选用永久性栓塞物质。出血或肿瘤术前栓塞则可选用中短期栓塞物质。

栓塞物质经导管注入靶血管的过程是完成栓塞术的关键步骤，栓塞过程中术者需始终注视动态影像，手眼动作协调，以控制栓塞剂的准确释放。

常用释放栓塞剂的方法：①低压流控法，即导管插入靶血管但并不阻断其血流，以低压注入栓塞物质，由血流将栓塞剂带到血管远端而形成栓塞的方法。常用于颗粒性和液态栓塞物质的释放。其技术关键是在透视监视下低压注入栓塞物质，边注射边观察造影剂流速和流向。一旦流速减慢或明显减慢即意味着靶动脉前端部分或大部分栓塞，造影物质停滞或反流时证实前方血管已近全部堵塞。②阻控法，即以导管端部嵌入靶学管或以球囊导管阻断其血流，然后再注入栓塞物质的方法。多用于液态栓塞物质的释放，有助于减少血流对液态栓塞物质的稀释，亦防止其反流，本技术并不常用。③定位法，即导管准确插入靶动脉的欲被栓塞的部位，然后送出栓塞物质，完成局部栓塞。常用于大型栓塞物质的释放。技术关键是定位准确，选用栓塞物质较被栓血管直径稍大或与动脉瘤腔大小相近。透视下将栓塞物质经导管送入被栓塞的部位，经注入造影剂证实位置正确，方可释放栓塞物质。

(三)栓塞程度的监测和控制

根据病情选择所需的栓塞程度，以取得较好疗效，且对减轻不良反应和并发症也十分重要的。栓塞不足则疗效欠佳，过度栓塞可造成严重并发症。目前对术中栓塞程度和范围的监测，仍主要依靠术者的经验,缺乏实时量化监测的有效手段。术者根据注入造影物质显示靶血管的血流速度判断栓塞程度。一般认为可见流速变慢时栓塞程度达 30%～50%,明显减慢时达60%～90%,造影剂呈蠕动样前进或停滞则栓塞程度约达 90%以上。此种监测方法易受术者经验和血管痉挛等因素影响。分次少量注入造影剂并不断造影复查了解栓塞程度是较好的控制方法。术者必须有一个十分明确的概念,即栓塞剂一旦进入血管是难以取出的,所以宁可注入偏少再追加,而不可过量。

三、临床应用

(一)适应证

(1)止血:特别是动脉性出血,如外伤性盆腔和内脏出血、泌尿系统出血、消化道出血、产科大出血、严重鼻出血和颌面部出血、大咯血、手术后所发生的内出血等(图 25-2)。静脉性出血,主要为保守治疗无效的食管静脉曲张出血,可通过经皮肝穿门脉插管入曲张的胃冠状静脉栓塞止血(图 25-3)。

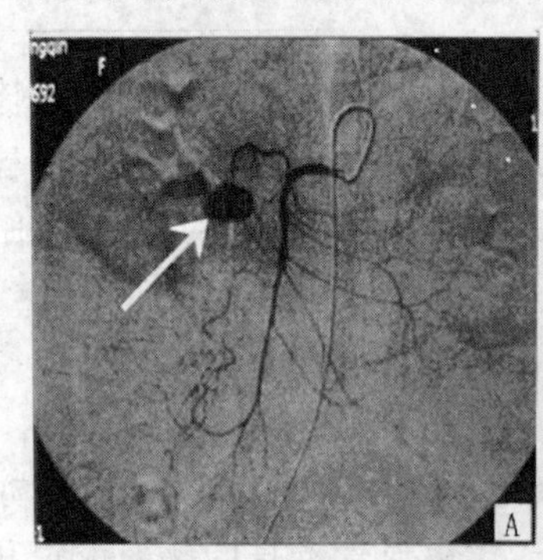

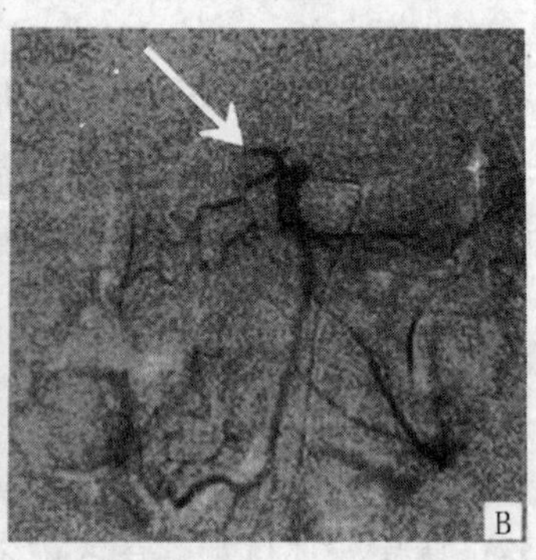

图 25-2　消化道大出血栓塞治疗

A.肠系膜上动脉造影示胰十二指肠下动脉出血(箭头所示);B.栓塞后造影示造影剂不再溢出(箭头所示)

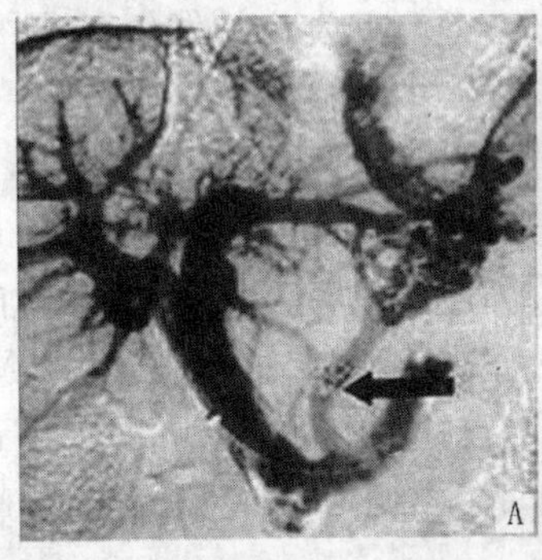

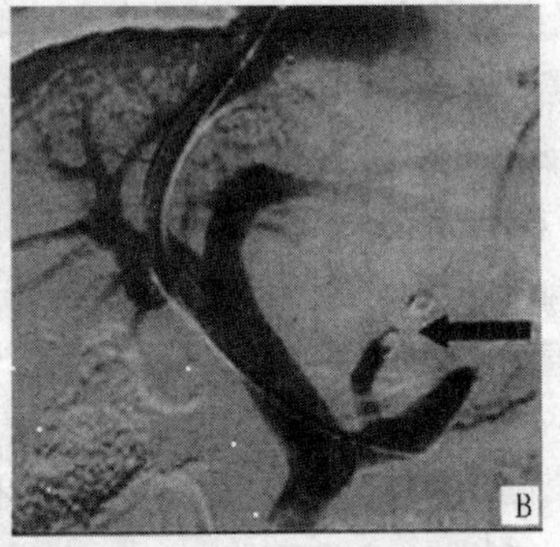

图 25-3　食管静脉曲张大出血栓塞治疗

A.TIPPS 术中造影显示胃冠状静脉及其增粗扩张;B.弹簧圈栓塞后造影显示冠状静脉主干阻塞,其分支消失(箭头所示),消化道出血得以控制

(2)异常血流动力学的纠正或恢复,如 AVM、动静脉瘘、静脉曲张、动脉瘤。

(3)治疗肿瘤,原则上富血管性实体瘤有明确的供血动脉并可插管到位者,均可通过栓塞其供血动脉,使肿瘤缺血坏死,达到缩小肿瘤体积,减轻或消除由其引起的症状,改善患者生存质量和延长生存期。或减少术中出血、获得二期手术切除机会。某些肿瘤可通过栓塞得以根治(图 25-4)。

(4)内科性器官切除,如脾功能亢进和巨脾、异位妊娠的栓塞治疗。

(二)禁忌证

(1)难以恢复的肝、肾衰竭和恶病质患者。

(2)导管未能深入靶动脉,在栓塞过程中随时有退出的可能。

(3)导管端部前方有重要的非靶血管不能避开,可能发生严重并发症者。

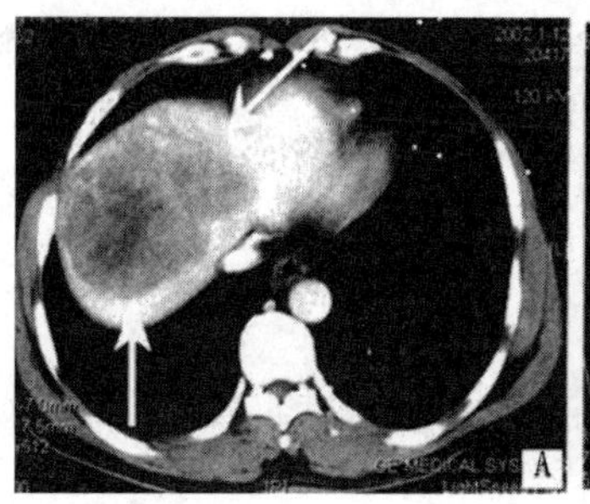

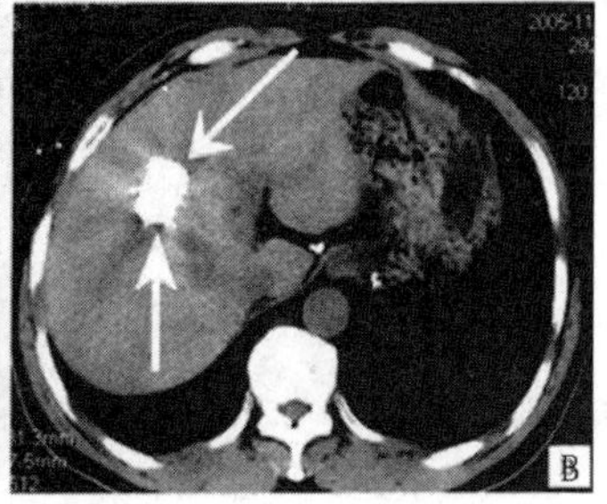

图 25-4　肿瘤栓塞治疗

A.肝右叶实性行肿块，临床诊断为原发性肝癌(箭头所示)；

B.多次 TACE 治疗后肿瘤明显固缩，患者存活近 4 年(箭头所示)

四、栓塞反应及并发症

血管栓塞术既是介入治疗的一个重要手段，又是一个创伤过程。任何组织、器官的栓塞都或多或少地会引起患者的生理反应和病理变化。但若术前准备充分，介入操作规范，术后处理恰当，则可减轻术后反应的程度，降低并发症，并使患者术后早日康复。

(一)栓塞反应

栓塞反应是指靶器官栓塞后出现的、预料中的症状和体征，多为自然过程，对症处理后可康复。其表现及程度与使用栓塞物质的种类、栓塞水平和程度，不同靶器官有关，轻者可无明显症状和体征，重者可出现栓塞后综合征：①疼痛，栓塞后靶器官缺血损伤，释放致痛物质或局部肿胀刺激包膜引起。疼痛可持续 1～10 天，并逐渐缓解，但疼痛剧烈者需用镇痛剂。疼痛较严重且持续时间较长者，应注意排除发生并发症的可能。②发热，好发于实质脏器栓塞后和使用明胶海绵较多者，可能与坏死组织释放的致热物质和坏死组织、明胶等的吸收热有关。体温常在 38 ℃左右。脾栓塞时体温可高达 39.5 ℃左右。一般坏死组织越多，体温越高，持续时间亦越长。此种反应性发热患者的精神状态常较好，除难以忍受的高热外，在 38 ℃以下时，可不予以积极处理，以利于坏死组织的吸收。应注意排除合并感染引起的发热。③消化道反应，主要有恶心、呕吐、食欲下降和腹胀等。多发生于腹部脏器的栓塞治疗后，常持续 1～3 天，并逐渐好转，仅严重者需对症处理。

(二)并发症

并发症是指术后出现的不期望发生的症状和体征。轻者可通过适当的治疗好转，严重者可致残或致死，应引起重视，尽量避免其发生。

(1)过度栓塞引起的并发症，是指栓塞程度和范围过大，尤其是在使用液态栓塞剂和过量使用颗粒或微小栓塞物质时，其后果是造成大范围组织坏死，引起相应的肝功能衰竭，胃肠、胆管坏死及穿孔，胆汁湖，皮肤坏死，脾液化等。

(2)误栓，是指非靶血管或器官的意外栓塞。其后果与被误栓器官的重要性和误栓程度有关。提高操作技术水平和在有经验的医生指导下进行栓塞可减少或避免其发生。

(3)感染，可发生于所用器材和栓塞剂污染及手术场所消毒不严的情况下，栓塞后大量组织坏死时亦可为感染埋下伏笔。感染常发生在实质性器官，如肝和脾。

五、其他栓塞技术

除用栓塞剂栓塞血管外，还有其他理化方法用于栓塞技术。

(一)电凝法

国外最早由 Philips 于 1973 年研究。电源多采用直流恒流电源，阳极用不锈钢导丝，也有人用铂金材料，阴极多用外科电刀设备上的接地板。其机制较复杂，一般认为是多种因素综合作用的结果。正常血管壁内、外存在着内负外正的电位差，而血小板、血细胞及蛋白质为负电荷，当使血管壁成内正外负的电压时,电位差倒转,吸附上述负电荷物质沉积而凝血。此外,离子因素、平滑肌收缩与高温因素也可能有关系。

1.电凝法的优点

(1)定位精确。

(2)栓塞永久。

(3)无反流性误栓。

(4)不引入异物。

(5)可用于血小板减少或肝素化等。

2.电凝法的缺点

(1)阳极导丝易被腐蚀而断裂。

(2)所需通电时间难以预计。

(3)不锈钢微粒可能脱落。

(4)耗时。

(5)需特殊设备与阳极导丝。

(二)热造影剂注入法

热造影剂注入法即将加热到 100 ℃的造影剂通过导管注入靶血管内,引起血管壁损伤,注入后 1～5 天有血栓形成,2 周后出现机化,引起血管永久性闭塞。也可用等渗盐水、葡萄糖液加热后注入,应用造影剂的好处是可在透视监视下注入,避免过量。

(张荣强)

第二节　经导管药物灌注术

血管内药物灌注术是通过导管经血管注入各种不同的药物到病变组织或器官,以达到疗效高而不良反应轻的治疗效果,通常是指动脉内药物灌注术(trans-arterial infusion,TAI),少部分局部病变如肝转移瘤和静脉血栓等,亦可局部静脉给药。该技术具有操作简单、可重复性强、适应证广、插管位置准确、安全、并发症小和疗效高等优点,是血管内介入治疗应用最广泛的技术之一。

一、理论依据

药物的疗效除主要与其自身的药理作用和病变对其的敏感性有关外,病变区的药物浓度(相对于外周血浆药物浓度而言)和药物在一定的浓度下与病变的接触时间等因素也产生重要影响。而药物不良反应与其用量的外周血浆浓度成正比。TAI 经皮穿刺,动脉内插管至靶动脉给药,能使靶器官药物浓度提高和延长药物与病变接触时间,外周血浆药物浓度降低,药物效价可提高 2～22 倍,疗效提高 4～10 倍。

二、器械

(一)常规器械

常规器械与动脉栓塞术所用相同,主要有穿刺针、导丝、导管。

(二)特殊器械

灌注导丝、灌注导管(图 25-5)、球囊阻塞导管(图 25-6)、同轴导管、全置入式导管药盒系统(Port-Catheter system,PCS)等。

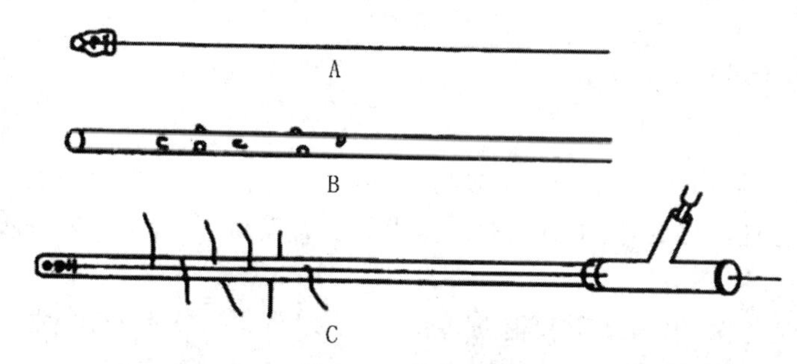

图 25-5　**灌注导管**

注：A.为大头细身导丝；B.多侧孔灌注导管；C.插入导丝阻塞导管头，经“Y”形阀门注药，药液均匀喷出

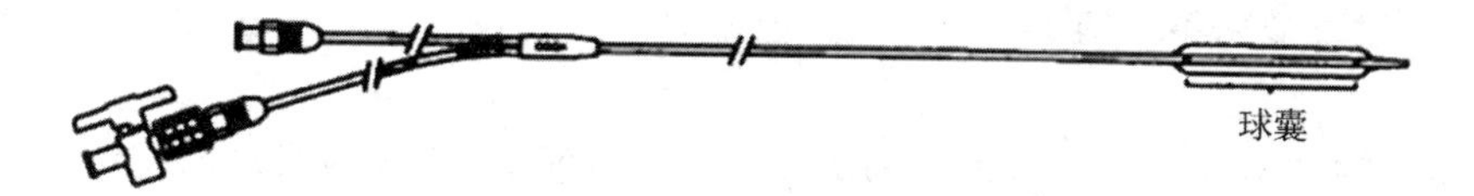

图 25-6　**球囊导管**

三、灌注方法

常规采用 Seldinger 技术插管，将导管选择性插入靶动脉后先行血管造影，以了解病变的性质、大小、范围和血供等情况，然后即可行治疗或在超选择插管后再行治疗。主要方式有以下几种。

(一)一次性冲击法

是指在较短时间内(通常为 30 min 至数小时)将大剂量药物注入靶动脉，然后拔管结束治疗的方法。适用于恶性肿瘤的化疗、溶栓治疗等。其优点为操作迅速、简单、并发症少、护理简单，但因药物与病变接触时间较短及不能重复给药，疗效可受影响。

(二)球囊导管注射法

是将专用的球囊阻塞导管插入靶动脉，然后用稀释的造影剂膨胀球囊使其阻断动脉血流，再行化疗药物灌注的方法。该技术能进一步提高病变区药物浓度和延长药物停滞时间，减少正常组织的药物接受量。主要用于肝、肾、盆腔和四肢恶性肿瘤的治疗。

(三)连续注入法

用常规导管留置于靶动脉内，持续注入药物，一般导管保留一周，优点为疗效好，缺点为置管部位易感染。适用于肿瘤的姑息性治疗、胃肠道出血和溶栓治疗等。

(四)全置入式导管药盒系统(图 25-7)

以股动脉或锁骨下动脉为插管途径，将导管插入靶动脉后与植入皮下的药盒相连。治疗时穿刺药盒进行持续或间断性药物注射。优点为不必每次治疗时均作动脉插管，患者行动方便，治疗可在门诊进行。

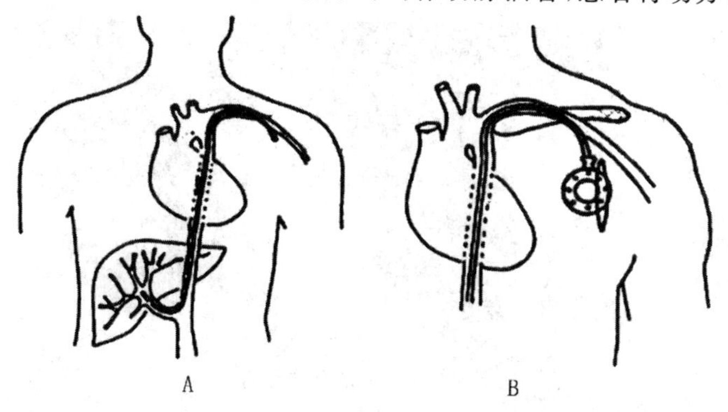

图 25-7　PCS **插入**

注：A.经锁骨下动脉超选择至肝右动脉留置管；B.留置管与药盒连接

四、临床应用

(一)化学药物灌注治疗

指经导管在肿瘤滋养动脉内注入化疗药物，使肿瘤局部化疗药物浓度增高，而外周血浆最大药物浓度降低，相比全身性化疗的生存期明显延长，患者生存质量得到显著提高，全身不良反应减少。

1.常用药物

常用药物主要有化疗药物、生物制剂和辅助药物等，化疗药物为基本药物，常用的有：①细胞周期非特异性药物，如丝裂霉素、卡铂、顺铂或表柔比星等，作用特点是呈剂量依赖性，治疗效果与剂量成正比。使用时应一次性大剂量给药。②细胞周期特异性药物，如氟尿嘧啶等，其作用特点是给药时机依赖性，当药物达到一定剂量时，治疗效果不再增加。

2.药物用法

通常根据癌肿的病理性质和对抗癌药物的敏感程度联合应 2～4 种药物同时给药或交替使用。动脉灌注可数十倍增加肿瘤局部的药物浓度，并延长肿瘤细胞与高浓度药物的接触时间，减轻药物全身毒副反应。

3.适应证与禁忌证

适应于动脉导管能抵达的实体肿瘤，目前已经在临床中应用于全身各种组织来源的恶性肿瘤姑息性治疗、术前辅助化疗及各种恶性肿瘤切除术后复发的预防性化疗。包括头颈部恶性肿瘤，肝癌、肺癌、消化道肿瘤等胸腹部恶性肿瘤，盆腔肿瘤，骨科及软组织恶性肿瘤以及全身各种转移性肿瘤(图 25-8，图 25-9)。无绝对禁忌证，原则上只要患者能耐受。

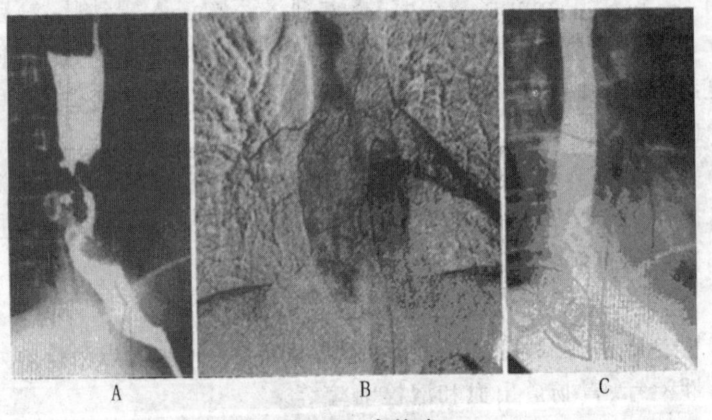

图 25-8　食管癌

注：A.钡透胸下段食管癌，溃疡型；B.食管固有动脉供血肿瘤，可见有明显肿瘤血管和肿瘤染色；C.治疗后复查钡剂造影，见肿瘤基本消失，管壁光整，食管腔扩张良好

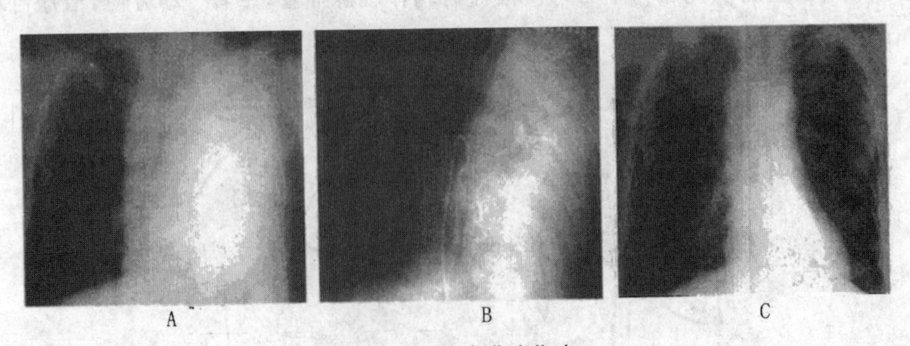

图 25-9　肺癌灌注化疗

注：A.肺癌伴左肺不张；B.支气管动脉灌注治疗；C.复查肺组织复张

4.常见并发症

在长期化疗灌注的靶动脉可发生血管狭窄及闭塞；在行支气管动脉、脊髓动脉、脑动脉化疗灌注时可发生神经损伤如截瘫、失明、偏瘫；消化道反应如恶心、呕吐、腹泻、腹胀及食欲下降；骨髓抑制；肝、肾、心脏受损等。

（二）溶栓

选择性插管至局部血栓形成的血管内，持续灌注溶栓药物，已成为治疗血栓栓塞性疾病的常用方法。

1.优点

与静脉内溶栓治疗相比有效率高、用药量小、溶通时间短、并发症少，且可随时造影复查了解血管再通和器官再灌注的程度，在确定溶栓治疗无效时可借溶栓通道采用其他治疗方法，如血栓抽吸术、血管内支架技术和激光血管成形术等。

2.常用溶栓剂

包括链激酶、尿激酶、组织型纤维蛋白溶酶原激活剂、蛇毒制剂等。

3.适应证与禁忌证

适用于血栓形成或血栓脱落所致的急性血管闭塞者（图 25-10，图 25-11），有出血倾向者、消化性溃疡活动性出血期、近期脑出血者、严重高血压、凝血功能障碍者、左心血栓形成者以及月经期的女性患者、近10 d有较大外科手术史者为溶栓治疗禁忌证。

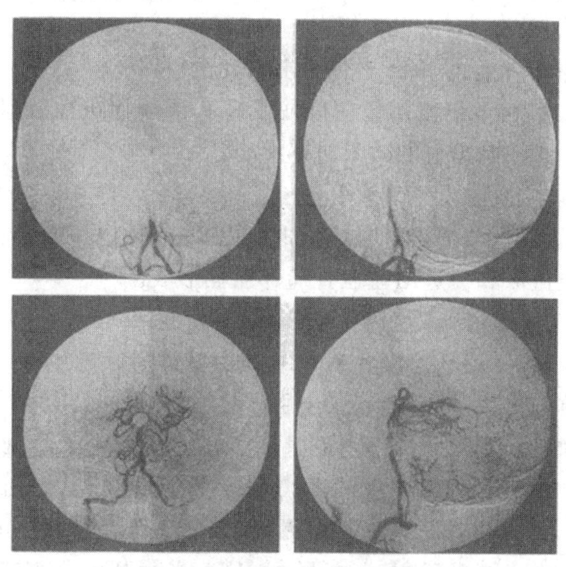

图 25-10　脑血栓溶栓前后

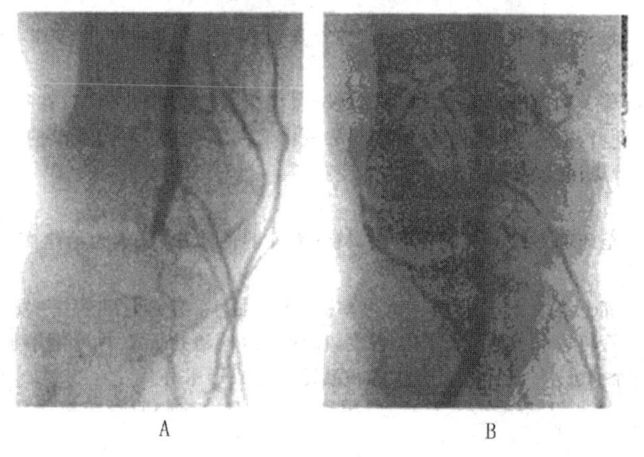

A　　B

图 25-11　股动脉急性血栓形成

注：A.患者下肢剧烈疼痛、皮温低、无搏动，造影腘动脉闭塞；B.经动脉留置导管溶栓 72 h 后疼痛减轻，皮肤温度正常，造影腘动脉已通

4.操作方法

依据血栓形成的部位进行动脉血管造影,明确血栓闭塞部位后,经造影导管送入超滑导丝,贯通血栓闭塞部位,然后交换灌注导管埋入血栓中进行灌注。若导丝难以通过血栓闭塞部位,则留置灌注导管嵌入血栓闭塞部位近端,进行灌注,但疗效相对较差。在血栓部分溶解后,需把导管进一步深入到残留的血栓中,连续进行灌注尿激酶。采用小剂量(1 000 U/min)慢速滴入法或大剂量(4 000 U/min)快速滴入法,一般主张尿激酶用量不超过100万U,以凝血酶原时间为正常1.5倍,部分凝血激活酶时间为正常2倍,纤维蛋白原大于100～150 mg为宜。

5.溶栓中止指标

(1)血栓基本或全部溶解,管腔恢复通畅。

(2)出现严重并发症如内出血、失血性休克、药物变态反应等。

(3)连续溶栓治疗24～48 h,仍未见血栓溶解。

(4)溶栓治疗过程中造成其他重要脏器如脑血管、肾动脉急性栓塞等。

6.治疗效果

血管开通率在70%～90%,症状好转率可达100%。但治疗时间窗是溶栓治疗成功的关键。溶栓时机越早越好。脑动脉溶栓超过病后6 h,冠状动脉超过9 h,周围血管溶栓超过3个月,成功率明显降低。

(三)治疗出血

经导管灌注术是临床上最有效的诊断出血和控制出血的方法之一。理论上认为出血速度大于0.5 mL/min时即可为造影发现,一旦出血部位明确或发现有活动性出血,置导管尖端于出血动脉的近侧灌注血管收缩药,越接近出血点控制出血的效果越好。

1.原理

血管收缩剂可使局部血管强烈收缩以暂时性减少血流,并降低灌注压,同时也可使局部肠管平滑肌痉挛性收缩,从而减少出血部位血流和促进出血血管局部血栓形成。

2.常用灌注药物

加压素(vasopressin),也称为抗利尿激素(ADH),是由垂体后叶产生的一种水溶性加压物质,直接作用于血管平滑肌,不对α受体起作用,具有抗利尿作用和收缩血管作用。大剂量时对所有的血管平滑肌有直接收缩作用,特别对毛细血管和小动脉的作用更明显,因此造成皮肤、胃、肠道血流量减少,甚至冠状动脉血流减少。初始剂量为0.2 U/min,匀速灌注。20 min后造影复查,出血停止者,保留导管继续灌注24 h,然后减量至0.1 U/min,24 h灌注。初始剂量无效时,可将剂量增加至0.4 U/min,维持6～8 h,然后逐步减量。通常用药后48 h均应停止灌注,止血无效时则应采用其他有效方法治疗。

3.适应证

(1)胃肠道出血,包括食管贲门黏膜撕裂、炎症等原因引起的弥漫性胃黏膜出血、溃疡出血、憩室出血。

(2)术后出血、肿瘤出血、外伤引起的渗血或弥漫性小动脉出血。

(3)部分血管性疾病破裂出血。

4.禁忌证

血管收缩治疗无绝对禁忌证,冠心病、肾功能不全、高血压、心律失常者慎用。较大动脉血管破裂出血时,应配合栓塞或手术治疗措施。

5.疗效

治疗上、下消化道出血的总有效率为52%～90%,复发率15%～30%。

6.并发症

常见的并发症主要有三类。

(1)穿刺插管所致的血肿、血管内膜损伤、血栓形成、栓塞等。

(2)造影剂引起的变态反应。

(3)血管加压素引起的全身和局部不良反应,最常见的反应是痉挛性腹痛,一般在半小时内缓解。严重并发症为：心肌梗死、心律失常、严重高血压、肠缺血坏死、外周血管缺血等。

（四）治疗缺血性病变

缺血性病变是指由于动脉痉挛、狭窄和闭塞（尚有侧支血供）使受累器官处于低血流状态，可造成器官的萎缩、功能障碍甚至坏死。TAI 主要适应于脑缺血、肠缺血和肢体缺血等。

1.常用药物

有罂粟碱、前列腺素、妥拉唑啉、酚妥拉明、缓激肽等。

2.操作方法

在常规股动脉插管行诊断性动脉造影后，根据病变性质经导管灌注血管扩张药。

（1）脑血管痉挛者用 0.5 mg 尼莫地平、6 000～12 000 U 尿激酶灌注，然后用 0.2％罂粟碱1 mL，以 1 mL/min的速度重复多次灌注。

（2）肠缺血者，先灌注妥拉唑啉 25 mg 行试验性治疗，若血管口径增粗，则改用罂粟碱以60 mg/h持续灌注，灌注浓度根据病情适当调整。灌注 24 h 后造影复查，若疗效满意，可停止灌注，若无效再灌注 12～24 h后停止。

（3）Raynand 现象和急、慢性冻伤者可用利舍平做动脉内注射。

（4）寒冷引起的血管痉挛先用妥拉唑啉注射后，接着灌注罂粟碱。

（5）继发性动脉粥样硬化性闭塞的足部缺血病变常常灌注前列腺素 E_1。

（张荣强）

第三节 经皮腔内血管成形术

一、历史和发展

经皮腔内血管成形术（percutaneous transluminal angioplasty，PTA）是经皮穿刺血管，置入导丝、球囊导管、支架等器械，再通动脉粥样硬化或其他原因所致的血管狭窄或闭塞性病变的介入治疗技术。

1964 年，Dotter 和 Judkins 采用 12 F 同轴导管系统，经预先穿过病变的导丝的引导，通过了动脉阻塞性和狭窄性病变，在阻塞的部位产生了一个开放的动脉内腔，从而里程碑式的宣告了经皮腔内血管成形术（PTA）的诞生。1974 年，Andreas Gruntzig 发明了聚氯乙烯制成的双腔球囊导管，它以小剖面的球囊导管带入较大剖面的球囊，借助球囊的均匀径向张力将狭窄的管腔扩开，随着这一技术的日趋成熟，PTA 技术在治疗血管阻塞和狭窄性疾病的应用越来越广泛。

在 20 世纪 80 年代后又陆续出现了几种新的血管成形技术，主要是粥样斑切除术（atherectomy）、激光血管成形术（laser angioplasty）、血管内支撑器（endovascular slent）及超声血管成形术（ultrasonic angioplasty or angiosonoplasty）等。一些日新月异的新血管影像技术，如血管镜、血管内超声和 CTA、MRA 等对于 PTA 的发展也起到越来越重要的指导和评价作用。现在 PTA 技术可用于全身动脉、静脉、人造或移植血管狭窄闭塞性疾病的治疗，成为此类病变治疗中不可或缺的重要治疗手段（图 25-12，图 25-13）。

二、临床要点

PTA 的机制：充胀的球囊压力造成了狭窄区血管壁内、中膜局限性撕裂，血管壁中膜过度伸展以及动脉粥样斑断裂，从而导致血管壁张力减退和腔径的扩大。激光血管成形术、粥样斑切除术等是利用激光的汽化消融或者机械性内膜切除、吸收设备清除引起血管狭窄的斑块从而治疗血管狭窄、闭塞。PTA 的优点在于对患者创伤小，并发症少，见效快，操作较简便，一旦发生再狭窄可以重复 PTA 治疗。

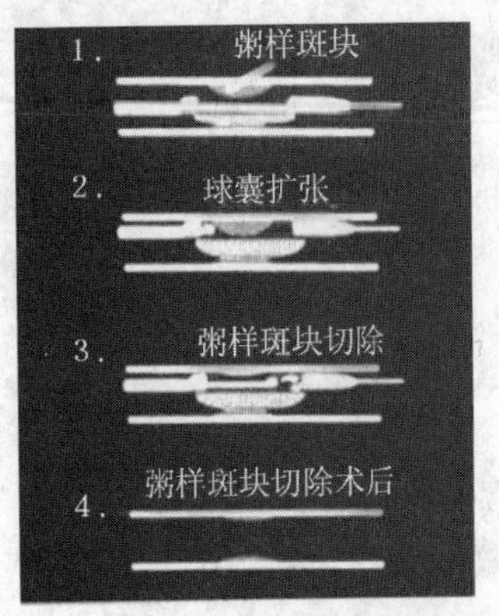

图 25-12　定向冠状动脉粥样斑块切除术

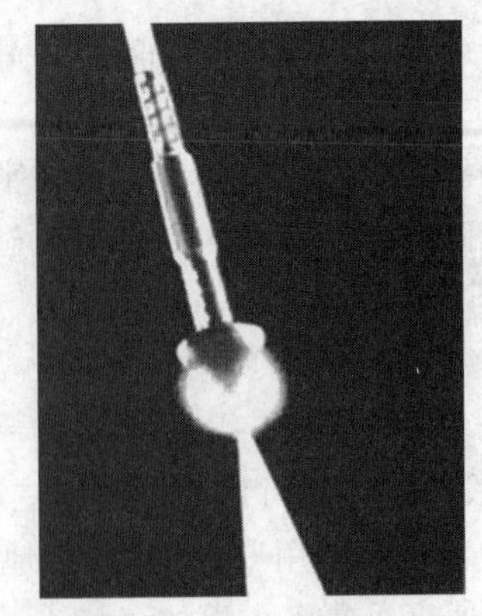

图 25-13　激光血管成形术

三、病例选择

PTA 原来主要用于肢体血管，以后扩展至内脏动脉，如肾动脉、冠状动脉，并且由动脉发展至静脉，如扩张治疗腔静脉狭窄；治疗人造血管、移植血管的狭窄或闭塞。在疾病的急诊介入治疗中，PTA 主要应用于各种原因所致的急性心血管、脑血管、主动脉、颈部血管、肢体血管、肾血管狭窄闭塞所致的急症治疗。

(一)适应证

(1)中等大小血管或大血管局限、孤立性狭窄。

(2)多发、分散的短段狭窄和闭塞：①动脉粥样硬化及大动脉炎引起的有血流动力学意义的血管狭窄或闭塞。②血管搭桥术后吻合口狭窄及移植血管狭窄。③血管肌纤维不良所致的局限性狭窄。④肾动脉狭窄所致的继发性高血压。⑤原发性下腔静脉膜性狭窄或节段性不完全梗阻。⑥血管移植术前病变血管扩张的辅助措施；或因缺血造成截肢，术前试行挽救肢体或降低截肢的水平。

(二)禁忌证

(1)碘过敏(对碘过敏患者，日前已可用 CO_2 行 DSA 造影)。

(2)严重心律紊乱，心功能不全。

(3)肝、肾功能不全，或凝血机制异常，凝血功能障碍和治疗后的凝血酶原时间小于 40%。

(4)长段狭窄或闭塞、小血管病变、溃疡性狭窄或已有钙化的狭窄或闭塞病变。(对肢体动脉而言，闭塞段血管长度超过 10 cm，或为钙化性狭窄，或伴外周小血管病变；对冠状动脉而言，多支病变，或血管腔内有 3 个月以内新鲜血栓，或溃疡性血管狭窄等)。

(5)大动脉炎活动期。

四、器械要求和术前准备

器械要求：PTA 技术主要使用各式各样的血管球囊成形导管。包括同轴球囊导管(双腔球囊导管)、快速交换球囊导管、切割球囊导管、激光、热球囊导管等。在 PTA 治疗过程中，能否顺利的操作并达到预期的治疗效果，选择合适的球囊导管至关重要。理想的球囊导管应具有良好顺应性，较小的直径有较大的球囊；球囊膨胀后其顺应性很低，有较强的径向张力及较快的充盈与排空速度。球囊导管可有不同的长度和直径，应根据病变的长度和管腔的直径选用，一般长度应超过狭窄段 5～10 mm，直径为正常管腔的 11%左右。球囊段有 2～3 个金属标记，表示球囊有效段的两端和中点，常用的球囊膨胀时可耐受 404～1 010 kPa。多数血管成形导管为 5 F，球囊直径为 4～8 mm，双腔型，中孔可通过导丝及注入造影剂，侧孔与球囊相通，可注入造影剂将其膨胀。冠脉与外周小血管的球囊成形导管一般为 3 F，球囊直径 2～6 mm(图 25-14)。

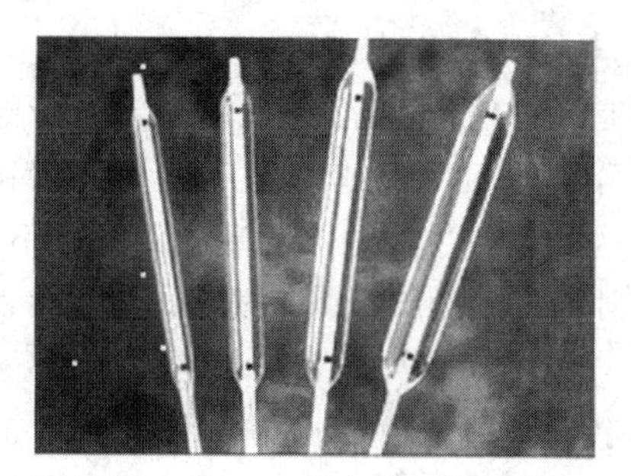

图 25-14　不同直径的球囊

术前准备：介入治疗前应进行全面的体格检查，应进行包括超声、CT、MRI 等详尽的影像学检查，术前的血管造影检查能够提供更为详尽的病变血管解剖，因而是十分必要的。术前的实验室检查包括凝血参数、血小板计数、凝血酶原时间、部分凝血酶原时间和血清肌酐水平。当计划施行肾动脉和髂动脉的 PTA 时，因为存在血管破裂的危险性，推荐进行血型检查。

为了减少并发症和预防再狭窄，从术前 3～5 天开始应用抗血小板聚集药物，如阿司匹林 100～300 mg(1 次/天)、噻氯匹啶 250 mg(2 次/天)或氯吡格雷 75 mg(1 次/天)。

在 PTA 治疗之前，患者应禁食 8 h。如果对肾动脉或下肢动脉施行 PTA 术，可在介入治疗之前口服的钙离子拮抗剂(硝苯地平 10 mg)防止动脉痉挛。

五、操作技术和注意事项

操作技术：血管造影确定病变位、程度和侧支供血情况以及狭窄上下方的血压血流动力学改变后，将造影导管换成球囊导管。将球囊置于狭窄区，球囊的中点应与狭窄的中点相吻合，用压力泵或手推稀释的造影剂充胀球囊。充胀的球囊作用于狭窄的血管，使之发生扩张。透视下显示狭窄段对球囊的压迹(蜂腰征)，如压迹在球囊的有效扩张段，可继续加压注入，使压迹消失，一般每次扩张 15～30 s，必要时可重复 2～3 次，将球囊用注射器抽憋后，退出。扩张结束后，要复查血管造影，了解血管扩张情况，同时再次测量原狭窄区上下方的血压差以确定扩张治疗的效果。

注意事项：导丝通过狭窄段为 PTA 治疗的关键。对完全性闭塞者，需先打通血管。所选球囊直径与狭窄段两端正常管径相当或稍大 1～2 mm，球囊长度应超过狭窄长度 1～2 cm。术中经导管注入 3 000～5 000 U肝素行全身肝素化，同时术中给予 1 000 U/h 静脉滴注。治疗术中，在通过狭窄段时，动作轻柔，防止粗暴操作致使血管痉挛、夹层、穿孔、闭塞，导致 PTA 失败。

六、术后处理和疗效判断

术后处理：一般处理同经血管介入治疗。因术中要用肝素抗凝，术后压迫止血时间应足够(15 min)，无出血后方可加压包扎。术后继续全身肝素化 24～48 h，现多使用低分子肝素，如速避凝 0.3～0.4 mL，2 次/天，皮下注射，注意检测出凝血时间，使 INR 值在正常的 1.5～2.5 倍，3 d 后改服用阿司匹林、氯吡格雷、双嘧达臭等药物抗血小板药物 3～6 个月。以上处理供参考，应根据患者具体情况，个体化处理。

疗效判断：疗效的评价包括血流动力学评估及临床治疗效果评价。成功的 PTA 治疗应是血流动力学、形态影像学得到改善及临床症状得到缓解。PTA 的近期和远期疗效均较好，髂、肾动脉的 PTA 成功率在 90%以上，五年平均血管开放率在 70%以上，冠状动脉脉单支病变 PTA 成功率在 90%以上。影响疗效的因素中。除病变部位外，病变性质、病变的解剖与病理学特征、患者全身状况、设备情况以及术者经验等也是重要因素。例如，在肾动脉狭窄中，以纤维肌发育不良的疗效最好，扩张成功率在 90%～95%，临床上高血压治愈和改善率达 93%；其次为动脉粥样硬化症；而多发性大动脉炎的疗效较差。

七、并发症处理原则和预防

PTA 的并发症较少，发生率为 0.76%～3.3%，常见的有以下几种。

(一)穿刺部位血肿形成、出血

这是最常见的并发症,主要原因是术中使用肝素量较大,球囊导管的外径较粗,压迫止血不易充分。为预防该并发症发生,压迫止血必须充分,适当延长压迫时间;或留置导管鞘 24 h,既可减少穿刺部位发生血肿的几率,又可以为术后急性血管闭塞的处理提供方便。出现小的血肿不需特殊处理,可自行吸收,较大的血肿影响肢体血液循环,则需外科行血肿清除及动脉穿刺口缝合。

(二)动脉痉挛

动脉痉挛在 PTA 操作过程中较常见,主要由于操作过程中导丝、导管对血管的刺激,尤其是在操作粗暴、选用器械不当的情况下会增加这种可能。动脉痉挛处理不当可导致血管闭塞,治疗无法完成,因此,在通过迂曲狭窄的血管段时,要求动作轻柔,避免暴力推送;出现动脉血管痉挛,可注入利多卡因 2～3 mL 或罂粟碱15～30 mg解除痉挛、扩张血管,如疑有血栓形成,可注入尿激酶溶栓。

(三)血管内膜损伤

因为球囊扩张本身就是一个对动脉的损伤的过程,所以,在 PTA 的操作过程中对血管内膜的损伤是难免的,尤其在动脉硬化的患者。严重的内膜损伤会导致内膜掀起形成夹层,严重的影响血流,甚至导致血管的穿孔。发生夹层或穿孔时,应立即将球囊扩张导管置病变处,充盈膨胀,然后置入血管内支架固定掀起的内膜或急诊外科手术修补治疗。

(四)球囊破裂

球囊破裂可造成动脉切割或急性血栓形成,甚至导致血管破裂,而需急诊手术治疗。术前需了解球囊导管的最大承受压力,术中扩张时最好使用压力表。球囊破裂如为纵向破裂,退管一般是安全的;如为横向破裂,破裂的远端球囊退出时可能折返,推出会有阻力,退出困难需用大血管鞘套取,退出时边退边旋转导管,使破裂顺一个方向有序的套入鞘内后取出。

(五)异位栓塞、远侧端血管闭塞

在 PTA 操作过程中,穿刺、血管扩张、导丝及导管对血管壁的损伤均可继发血栓形成,操作或经高压注射器造影可致血栓脱落。导致急性的血管闭塞。如出现急性的血管闭塞,可将导管头尽量靠近血栓形成部位灌注溶栓、抗凝药物:尿激酶 100 万～200 万 U;同时给予肝素抗凝;局部溶栓无效,远端肢体可能由此产生缺血坏死。

(六)术后再狭窄

是 PTA 治疗后存在的主要问题,PTA 术后再狭窄多发生在 PTA 后数月至 1 年之内,平均发生率约为 30%。主要原因:①PTA 是一种损伤血管壁成分的机械治疗方法,术后必然会引起一系列修复反应,球囊扩张的结局具有两重性,内、中膜局限性撕裂造成了血管腔的扩大,血流灌注得以恢复;同时内、中膜撕裂也成为纤维组织增生导致再狭窄。②血管壁的弹性回缩和原有病变的进展导致再狭窄。

为了减少再狭窄,可采取三种措施。

(1)改进设备:已研制成新型材料的球囊,可减少对血管的损伤。

(2)药物治疗:减少、预防和治疗 PTA 进程中和 PTA 后出现的血管痉挛、血小板黏附、血栓形成和内膜纤维细胞增生。常用药物为阿司匹林、肝素、硝苯地平(心痛定)、硝酸甘油以及正在试用的前列腺环素、血栓素合成酶抑制剂等。

(3)新技术的应用:经皮血管内支架植入术、超声血管成形术、激光血管成形术等。

八、结语

球囊血管成形术具有微创、并发症少、收效快、操作较简便、可重复性强等优点,在治疗血管阻塞和狭窄性疾病方面有着广泛的应用,但由于其术后再狭窄率较高,正逐渐被以血管内支架成形术、激光血管成形术、粥样斑切除术等为代表的新的血管成形技术所取代,现在更多的是作为血管内支架植入的前期准备和治疗得到应用。

(张荣强)

第四节 非血管管腔扩张术

胃肠道、胆管、气管、支气管等器官由于肿瘤、炎症、外伤或手术后发生的管腔狭窄，可用球囊扩张术和（或）放置支架的方法治疗。

一、器材

主要为导管、导丝、球囊导管和支架。

二、操作技术

（一）术前影像学检查

明确诊断，了解病变的部位、程度、范围。

（二）进入管腔的途径

开放性管腔，如气道、消化道、泌尿道和输卵管，可经体外管口放入介入操作器械。封闭性管腔，如胆管，需经肝穿刺胆管或经手术后留下的通道或经内镜。

（三）术前麻醉与用药

气道与消化道插管需经咽喉部，术前给予局部喷雾麻醉，甚至环甲膜穿刺麻醉。对儿童及神经过敏者，可用全麻。为减少分泌物，术前应给予阿托品或山莨菪碱。

（四）操作步骤

透视下插入导管、导丝，经导管注入造影剂，确认导管位于管腔内；用导管导丝交换方法将预先选好的球囊导管置于狭窄中心部位。以稀释造影剂充胀球囊。球囊内压根据病变部位、性质而定；如狭窄段较长，球囊先从远侧狭窄开始扩张，逐步移向近心端；扩张间隔时间以一周左右为好，过于频繁会加重损伤，间隔过久扩张效果差。

（五）如需支架置入

经导管导丝交换技术引入支架，透视下准确释放。根据病变部位、性质，选择适当的支架，如食管癌以覆膜防滑式支架为好，食管气管瘘必须用覆膜支架，良性狭窄以防滑支架为宜，贲门括约肌病变宜放防反流支架。支架腰部位于狭窄段中央，两端应超过狭窄段 2 cm 以上。

（六）术后

全面监护患者情况。消化道扩张后头 2～3 d 进流食至半流食，后进软食和普通饮食。胆管、泌尿道扩张后需置管引流。

三、临床应用

（一）胃肠道狭窄

胃肠道狭窄原以外科治疗为主，1982 年开始用球囊扩张术治疗。

1.适应证

（1）各种良性病变引起的胃肠道狭窄，如化学灼伤后、反流性食管炎、幽门梗阻等。

（2）放疗后、外伤或异物损伤后及先天性病变等所致狭窄。

（3）手术后吻合口狭窄，应在术后 2～3 个月后进行。

（4）食管外压性狭窄。

（5）恶性狭窄（图 25-15）。

（6）功能性狭窄如贲门失弛缓症等。

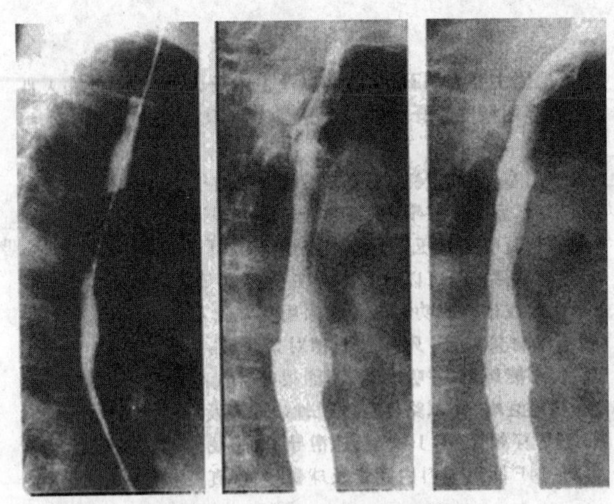

图 25-15　食管狭窄支架植入

2.禁忌证

(1)食管灼伤后的急性炎症期,不能进行球囊扩张,由于食管壁炎症、水肿,甚至坏死,不宜扩张,须待炎症消退、瘢痕形成后进行,一般需在伤后 3 个月以上。

(2)上胃肠道手术后 3 周内的患者亦不能进行球囊扩张,因可能造成穿孔。

(3)狭窄伴有瘘道者,只能采用支架治疗(图 25-16)。

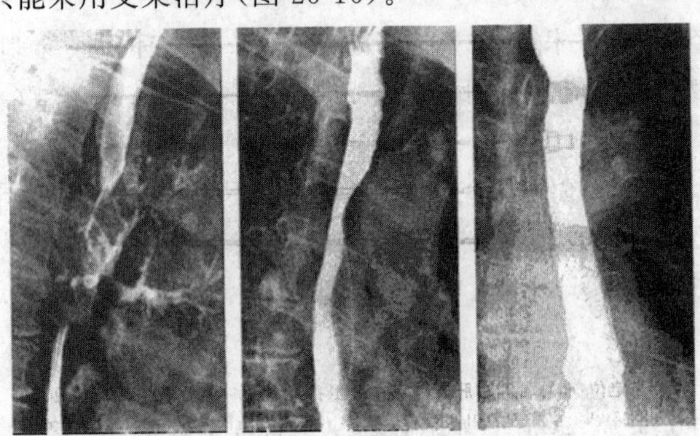

图 25-16　食管气管瘘覆膜支架植入

3.疗效评价

(1)同狭窄原因有关,良性短段狭窄疗效好,化疗灼伤的长段、多处狭窄疗效较差。支架技术操作成功率近 100%,食管良性狭窄球囊扩张有效率可达 90%或以上,术后症状改善明显。

(2)食管气管瘘病例,由于瘘道封闭,肺部感染、饮食改善,提高了生存质量,延长患者生存时间。

(3)再狭窄的发生和发生的时间与肿瘤治疗有关。

4.并发症

一般少见。较为严重的并发症是狭窄段胃肠道破裂,一般禁食、消炎、保守治疗即可。术后都会出现局部黏膜出血、水肿,几天后可缓解。高位食管狭窄支架的留置可能会造成气管受压并进而狭窄引起窒息。结肠支架在接近直肠的位置时,可能出现严重的刺激症状,如疼痛、里急后重等。

(二)胆管狭窄

胆管狭窄梗阻的原因主要为结石症、肿瘤以及手术后、放疗后以及先天性狭窄等病因,过去以手术治疗为主,现多用经皮经肝胆管内外引流(PTCD)和支架(EMBE)治疗。

1.适应证

(1)胆管恶性狭窄闭塞:肿瘤侵犯、压迫或转移淋巴结压迫引起的狭窄阻塞。

(2)胆管良性狭窄:术后胆管狭窄,胆肠吻合口狭窄,胆管炎、胰腺炎引起的胆管狭窄。

(3)外科手术前做暂时引流减压以改善全身情况，为手术做准备。

(4)胆石症和术后残留结石，可以行 PTCD 并为经皮 T 管或内镜取石术等作准备。

(5)球囊扩张术无效或难以成功时可考虑采用支架置入。

2.禁忌证

没有绝对禁忌证，只有以下相对禁忌证：明显出血倾向，凝血酶原时间低于 70%以下，经治疗后仍不能纠正；呼吸困难，不能很好屏气配合检查；大量腹水，因腹水潴留而肝脏与腹壁分离；肝功能衰竭；穿刺路径有占位性病变者及广泛胆管狭窄者。

3.器材

21 G 套管穿刺针(图 25-17)、超滑导丝、超硬导丝、Cobra 造影导管；引流管有多侧孔内外引流管；12～14 F胆管塑料内涵管及球囊导管(直径 8～10 mm)；支架(直径肝外胆管需10～12 mm，肝管为 8～10 mm，肝内胆管为 6～8 mm)等。

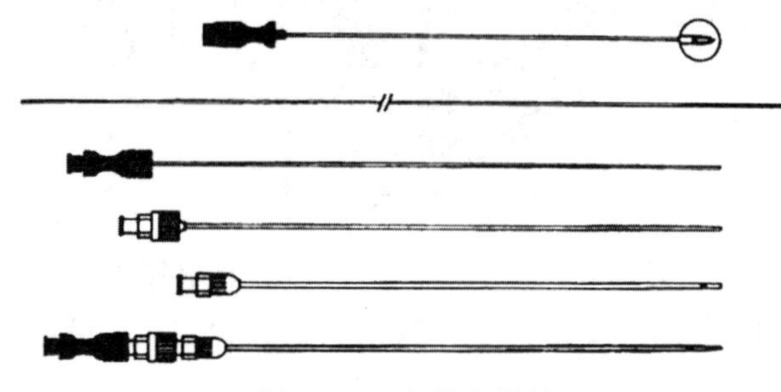

图 25-17　**套管穿刺针**

4.操作技术

(1)穿刺点定位：胆总管和右肝管阻塞宜采用右腋中线，一般在腋中线第 8～9 肋间肋骨上缘，剑突下入路适用于左肝管的阻塞和右侧入路不能完成操作者，一般选择在剑突下 2～3 cm，偏左侧 2～3 cm。

(2)穿刺和造影：用 Chiba 针快速向 11～12 胸椎方向进针至脊柱旁 2 cm，拔出针芯，边退针边注射造影剂，直至胆管显影；然后引入导丝、导管造影。

(3)内涵管置入术：内涵管跨越狭窄端，远端放在十二指肠，多用于良性胆管狭窄治疗；一般支撑 6 个月左右通过内镜在十二指肠内拔除。

(4)内支架置入术(图 25-18)：一般在 PTC 术后即刻或 PTCD 术 1～2 周后进行。先行球囊扩张，然后送入支架，确认支架超越狭窄两端 1.0 cm 以上释放，胆管与支架直径之比为1：(1～1.1)。

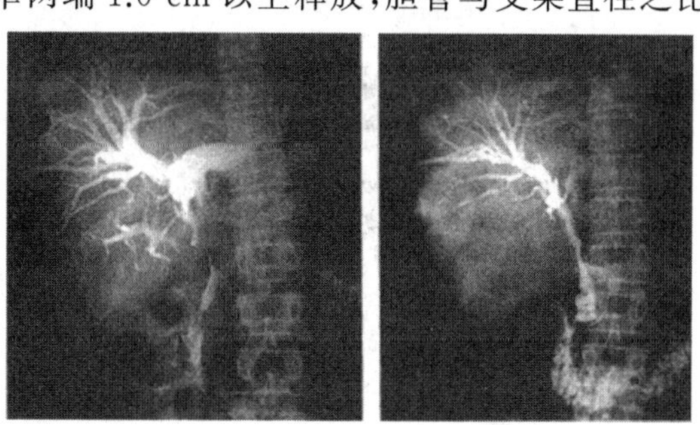

图 25-18　**胆管内支架植入**

5.术后处理

卧床 24 h，观察血压和脉搏，应用抗生素、止血药，引流管每日用 20 mL 等渗氯化钠注射液加庆大霉素 16 万 U 冲洗 1～2 次，每隔 3～6 个月需更换导管，患者术后黄疸消退、肝功能恢复正常时，即进行针对肿瘤的后续治疗，以保证治疗效果。

6.并发症

主要有逆行感染、腹腔出血、胆管出血、胆汁性腹膜炎、引流管堵塞和脱位、再狭窄及闭塞、支架移位等。

7.疗效评价

减黄作用十分明显,有效率可达95%以上。

(三)气管、支气管狭窄

20世纪80年代开始应用支架治疗,适用于肿瘤、结核、炎症、外压及先天性原因等所致的气管狭窄,气管外伤性(如插管、手术后等)局限性瘢痕狭窄、吻合口狭窄,各种原因的气管软化(图25-19)。但如果狭窄距声门3 cm以内、良性狭窄和小婴儿禁用。

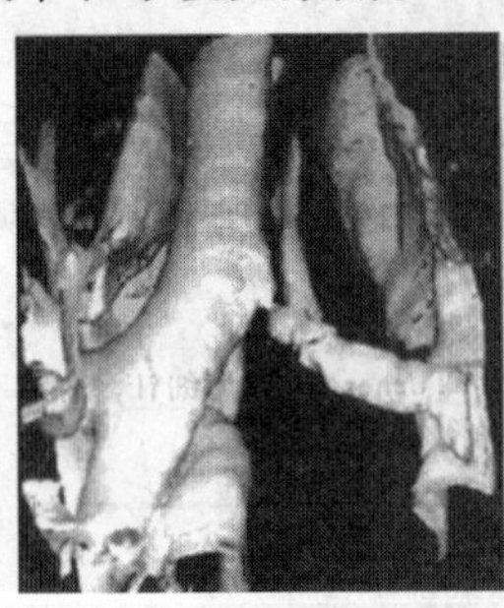
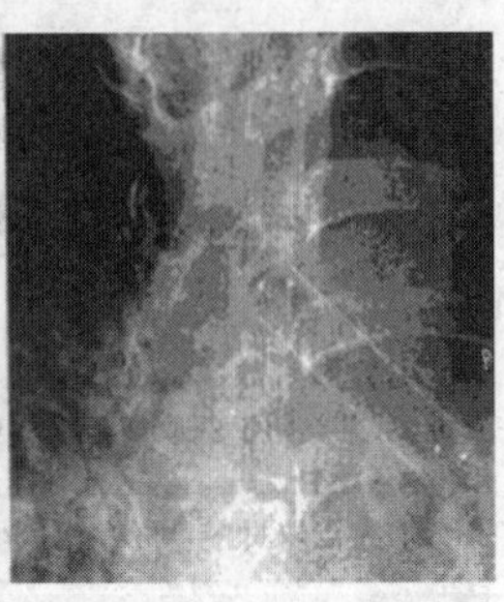

图25-19　气管支架

气管支架的放置方法同食管支架,但由于气道的特殊情况,要求技术娴熟、放置速度快、位置准确。支架可选用自扩式Z形支架或网状支架,直径应是所留置气管直径的1.2倍,置入后要超出狭窄两端各在10 mm以上。

气管支架是最立竿见影的获得疗效的方法,放置后呼吸困难即刻缓解,氧分压上升,肺功能得到改善。恶性狭窄如不辅以其他抗肿瘤治疗时,将在3～6个月内出现再次狭窄。

(四)良性前列腺增生

前列腺增生症是老年男性的常见病,50岁以上的发病率近80%,多引起尿道狭窄造成排尿困难。前列腺增生症的介入治疗包括尿道扩张术及金属内支架置放术,适用于良性前列腺肥大具有梗阻症状者,尤其是伴有严重并发症者如高血压,心脏病,肝、肾功能不全,不能耐受或不愿开放手术的患者及生存期有限的患者。

支架远端应在尿道膜部以上5 mm,术后应加强控制感染、多饮水、定期碱化尿液,以防结石形成。

尿道球囊扩张治疗有效率为72%～94%,内支架治疗为92%～95%,且复发率较低,有望成为前列腺增生的首选疗法。

(五)输卵管阻塞

输卵管阻塞是妇科的多发病,是女性不孕的重要原因,约占女性不孕患者的1/3。输卵管再通术的主要机制是借助导丝、导管的通过、扩张作用和造影剂、肝素盐水等液体的冲击力,将输卵管粘连松解或将输卵管内堵塞物碎屑冲走,从而消除狭窄达到使输卵管再通的目的。

治疗在月经期后3～7 d进行,主要适用于输卵管间质、峡部和壶腹部的阻塞,壶腹部远端、伞段阻塞、子宫角部严重闭塞、结核性输卵管炎性闭塞不适宜做再通术。

输卵管近端阻塞再通成功率约95%,壶腹中段约30%。再通成功者中部分人可子宫妊娠。目前介入治疗已成为输卵管阻塞的主要治疗方法。

(张荣强)

参考文献

[1] (德)拉克内,(德)库克.影像误诊病例分析.济南:山东科学技术出版社,2013.
[2] (美)Robert D.Halpert.胃肠影像病例点评200例.第2版.北京:北京大学医学出版社,2010.
[3] (美)安吉诺普洛斯.现代牙颌面影像学.北京:人民军医出版社,2011.
[4] 白人驹,张雪林.医学影像诊断学[M].北京:人民卫生出版社,2010.
[5] 陈武凡,康立丽.现代医学影像技术 MRI 原理与技术[M].北京:科学出版社,2012.
[6] 陈星荣.消化系统影像学[M].上海:上海科学技术出版社,2010.
[7] 邓星河,葛英辉.特殊与少见骨关节病影像诊断学[M].北京:中国协和医科大学出版社,2011.
[8] 杜永成.影像诊断要点与处理方法分册[M].太原:山西科学技术出版社,2013.
[9] 范光明,焦俊.胸部影像诊断学图谱[M].上海:第二军医大学出版社,2010.
[10] 方燕南.神经内科疾病影像诊断思维[M].广州:广东科技出版社,2011.
[11] 郭佑民.呼吸系统影像学[M].上海:上海科学技术出版社,2010.
[12] 贺斌,姜庆军,杨家明,等.实用医学影像诊断与介入治疗学[M].广东:世界图书出版广东有限公司,2013.
[13] 胡春洪,张追阳.胸腹部影像图谱 正常解剖一常见变异一常见病变[M].北京:人民军医出版社,2012.
[14] 华佳.腹部影像解剖图谱[M].上海:上海科学技术出版社,2010.
[15] 宦怡,石明国.西京放射科临床工作手册[M].西安:第四军医大学出版社,2012.
[16] 黄钢,赵军.分子影像与核医学 临床病例解析[M].上海:上海科学技术出版社,2011.
[17] 黄穗乔.中枢神经系统疑难病例影像诊断[M].北京:人民卫生出版社,2010.
[18] 吉强,洪洋.医学影像物理学[M].北京:人民卫生出版社,2010.
[19] 姜玉新,王志刚.医学超声影像学[M].北京:人民卫生出版社,2010.
[20] 李杰,马玉香.腹部疾病超声影像图鉴[M].北京:人民军医出版社,2011.
[21] 李军,钱蕴秋.超声报告书写示例[M].北京:人民军医出版社,2010.
[22] 李晓陵,姜慧杰,姚家琪.临床常见疾病影像诊断及治疗原则[M].北京:科学出版社,2011.
[23] 李義,张劭夫.胸部X线征 影像表现与临床意义[M].北京:化学工业出版社,2012.
[24] 林礼务,高上达,薛恩生.肝胆胰脾疑难疾病的超声诊断[M].北京:科学出版社,2012.
[25] 马菲.Valvassori 头颈影像学[M].北京:中国医药科技出版社,2011.
[26] 全冠民.神经系统 CT 与 MRI 影像解读[M].北京:人民卫生出版社,2011.
[27] 宋彬.骨骼肌影像检查答疑[M].北京:人民卫生出版社,2011.
[28] 吴晶涛.肿瘤影像诊断与病理对照 肿瘤及肿瘤样变[M].北京:人民军医出版社,2011.
[29] 向子云,雷剑.胸部影像诊断读片精粹[M].北京:人民军医出版社,2010.
[30] 徐爱德,王世山.骨关节软组织疾病影像鉴别诊断[M].北京:中国协和医科大学出版社,2010.
[31] 许茂盛.医学影像学[M].北京:清华大学出版社,2012.
[32] 杨斌,詹维伟.浅表器官超声诊断学图解 实用超声诊断学图解[M].北京:人民军医出版社,2010.
[33] 杨莉.现代心脏超声诊断学[M].广州:中山大学出版社,2010.
[34] 叶滨滨.儿科影像诊断与临床 骨关节系统卷[M].北京:人民军医出版社,2011.

[35] 于兹喜.医学影像检查技术学[M].北京:人民卫生出版社,2010.
[36] 袁会军,赵明祥,曹俊华.现代影像基本知识[M].西安:第四军医大学出版社,2010.
[37] 张钧,王燕冰,贾玉昌.中国医学影像诊断图解[M].郑州:郑州大学出版社,2011.
[38] 张兆琪.临床心血管病影像诊断学[M].北京:人民卫生出版社,2013.
[39] 郑穗生.医学影像疑难病例解读[M].合肥:安徽科学技术出版社,2013.
[40] 周纯武.放射科诊疗常规[M].北京:中国医药科技出版社,2012.
[41] 周红军.多层螺旋 CT 在肺内孤立性结节中的诊断价值及其作用[J].中国医药指南,2012,10(24):155－156.
[42] 陈佳,邹利光,杨华.肺撕裂伤合并肺含气囊肿影像诊断 1 例[J].创伤外科杂志,2012,14(5):474－475.
[43] 金国军.急腹症的影像诊断[J].成都医学院学报,2012,7(B09):164.
[44] 陈涛,张雷,李静,等.影像学诊断在脑弥漫性轴索损伤中的应用[J].医学综述,2012,18(19):3273－3275.
[45] 贾户亮,钦伦秀.肝癌术后复发影像学早期诊断及其评价[J].中国实用外科杂志,2012,32(10):817－821.